決定版！

完全図解

介護リスクマネジメント

事故防止編

著者 山田 滋　監修 三好春樹 下山名月
編集協力 東田 勉

講談社
介護Library

まえがき　――介護の事故防止活動への疑問から始まった

２０００年４月、介護保険制度のスタートの年に、私はその当時在籍していたある損害保険会社で介護施設のリスクマネジメントについてのノウハウを研究することになりました。リスクマネジメントについては、それまでも製品事故や労災事故などに関わっていましたが、介護施設というのはまったく未知の分野でした。

まずは介護現場を見ておこうと思い、ある施設に介護の勉強にお邪魔したときのことです。職員が「この利用者は認知症で『立ち上がり』をくり返すので困ってるんです」と言われましたが、意味が理解できませんでした。よく聞くと「認知症の利用者が理由もなく車イスから立ち上がり転倒するので、対策はないか？」ということでした。しかし、「立ち上がる身体機能があれば人は立ち上がるだろうし、立ち上がる理由があるんじゃないの」と不思議に思いました。

しばらくすると、この利用者が転倒して骨折しました。すると、「見守りが足りないからだ」と主任が怒っています。じっと見守っているだけで転倒が防げるわけがありません。

介護業界の事故防止活動は非常に観念的で、具体的なノウハウがほとんどなかったのです。利用者が転倒したとき、原因は「見守りを怠った」こと、再発防止策は「見守りの強化」と機械的に書いて出せば済んだのです。また、管理者も「職員の意識が重要」とかけ声ばかりで、「何を怠って事故を起こしたら過失になるのだろう？」なんて考える人もいませんでした。

私が現場の介護職員に「まず防ぐべき事故と防げない事故を区別して、防ぐべき事故に対して優先的に防止対策を講じよう」と言ってから、理解してもらえるまでには2年かかりました。「人は生活していれば誰でも誤嚥《ごえん》や転倒の危険はあるのだから、当然、防げない事故もある」という当たり前のことが介護業界では新鮮な驚きだったようで、セミナーの参加者から「目から鱗《うろこ》が落ちました」と言われました。

その後も、多くの施設職員のみなさんと共に、現場で事故防止に取り組んできました。あるとき、夜勤にお付き合いしていたら、職員がくり返し転倒しそうになる認知症の利用者への対応をしていました。立ち上がって2～3歩歩いて転びそうになると職員が支えるのです。「そんな対応じゃキリがないでしょ」と聞くと、「危ないからといって歩かせないから、歩けなくなっちゃう。一時的な機能低下だから、最初は2～3歩でもくり返していると、そのうち歩けるようになりますよ」と言うのです。しばらくすると本当に安定して歩けるようになっていました。

介護の現場では、事故防止よりも利用者の生活の価値を優先させなければならないことがたくさんあります。事故を防げてもそれと引き換えに生活の満足が損なわれてしまっては、事故防止に価値はありません。

ある現場で、90歳くらいの女性利用者に「転ぶと危ないから座っててね」と職員が言いました。すると彼女は「転ぶくらい怖くないよ。若い頃は頭の上から爆弾が降ってきたんだよ」と言いました。介護の事故防止の難しさは、生活の安全と生活の満足のバランスをとることでしょう。だからこそ、介護現場にはおもしろい答えがたくさんあるのです。

本書は私が17年間現場で積み上げた事故防止ノウハウの蓄積です。利用者にしっかり顔を向けてその生活を大切にしながら事故防止に取り組んでいる、心やさしい介護職員のお役に立てれば幸いです。

山田　滋

監修のことば ——介護に必要なのは「監視」ではなく「関係」

介護の世界に入ったのは、私が24歳のとき、１９７４年のことです。当時はまだ施設の介護職は〝寮母〟、ホームヘルパーは〝家庭奉仕員〟と呼ばれていました。

でも、介護保険制度が始まり、措置から契約へと転換され、介護福祉士という国家資格もつくられました。

牧歌的な田舎から、急にネオン輝く都会にやってきたかのような大きな変化でした。

いまだにその変化についていけない古い体質の介護事業所もあるようです。そんな時代遅れでは困ります。

かつては介護事故が起こっても、家族は「お世話になっているのだから」と黙っていました。でも、今はそんな時代ではありません。私たちの介護が、契約に相応《ふさわ》しいものかどうか厳しくチェックされるようになりました。

古い体質の事業所は、この本で発想と体質を変え、近代的対応を身につけてもらいたいものです。

一方で、現代資本主義社会の常識である、契約による等価交換という考え方で介護を行っている近代的事業所は、それとは別の問題を抱えています。

ほかの業種では通用する社会の常識が、この介護の世界では必ずしも通用しないということです。

それは対象が「商品」ではなくて「人間」だからです。「商品」なら、事故を防止するためには「見守りの強化」でいいでしょう。

しかし「人間」相手では、それは監視の強化になってしまいます。監視は「関係」を壊してしまいます。

監視カメラは、介護者が利用者を一方的に見ることです。でも、「関係」とは相互的なものです。見ている相手からも見られているというのが「関係」です。

「相手から見られることのない一方的な関係から権力が生まれる」とは、哲学者ミシェル・フーコーの名言です。

権力者となった介護者の下で、高齢者は落ち着けません。特に認知症の老人は権威や権力を認めませんから、抵抗し、管理的事業所では、化学物質＝薬で抑制される結果になっています。

つまり、ほかの業種で成功した近代的方法では、高齢者はダメにされ、介護者は堕落するのです。

介護に必要なのは「監視」ではなく「関係」です。周りの介護職が利用者を肯定的に受け止めていて、本人が、自分はこのままでいいんだと思えること、それこそが老人を落ち着かせ、結果的に事故が起きなくなるのです。

したがって、介護現場の事故を防ぐには、管理主義ではなくて、介護者と利用者の相互の信頼関係があること、それを具体化する安全で安心な介護方法、介護技術であることが前提となるのです。

本書の存在意義は、介護が近代的契約関係であるという基本を十分に押さえつつ、よい介護に不可欠な牧歌的な（これは前近代的と思われるかもしれないが、決してそうではない）いい関係性をどう保持し、つくりあげるかを説いている点にあります。山田滋さんと下山名月さん、東田勉さんによって、他に類を見ない書が生み出されました。

三好春樹

本書の特色と役立て方

介護業界最大の課題を集大成

介護事故をいかに防ぐかは、業界永遠のテーマです。しかしながら、「目指せ!事故ゼロ」といった空疎なかけ声ばかりが多く、正しい対処法が知られていませんでした。本書はそうした現状を是正し、事故防止のあるべき姿を共有するために編纂された集大成本です。全ての介護現場に1冊常備し、日頃の事故防止活動に役立ててください

豊富な事例で事故原因の本質を指摘

介護事故の原因を見抜くことは、決して容易ではありません。経験豊富な管理職であっても、適切かつ冷静なジャッジを下すことは至難の業です。もしも、身贔《みびい》屓《き》な判断や場当たり的な対応をすれば、職員の士気は下がり、組織がバラバラになりかねません。本書は豊富な事例を示しつつ、それぞれの原因を客観的な立場から検証します

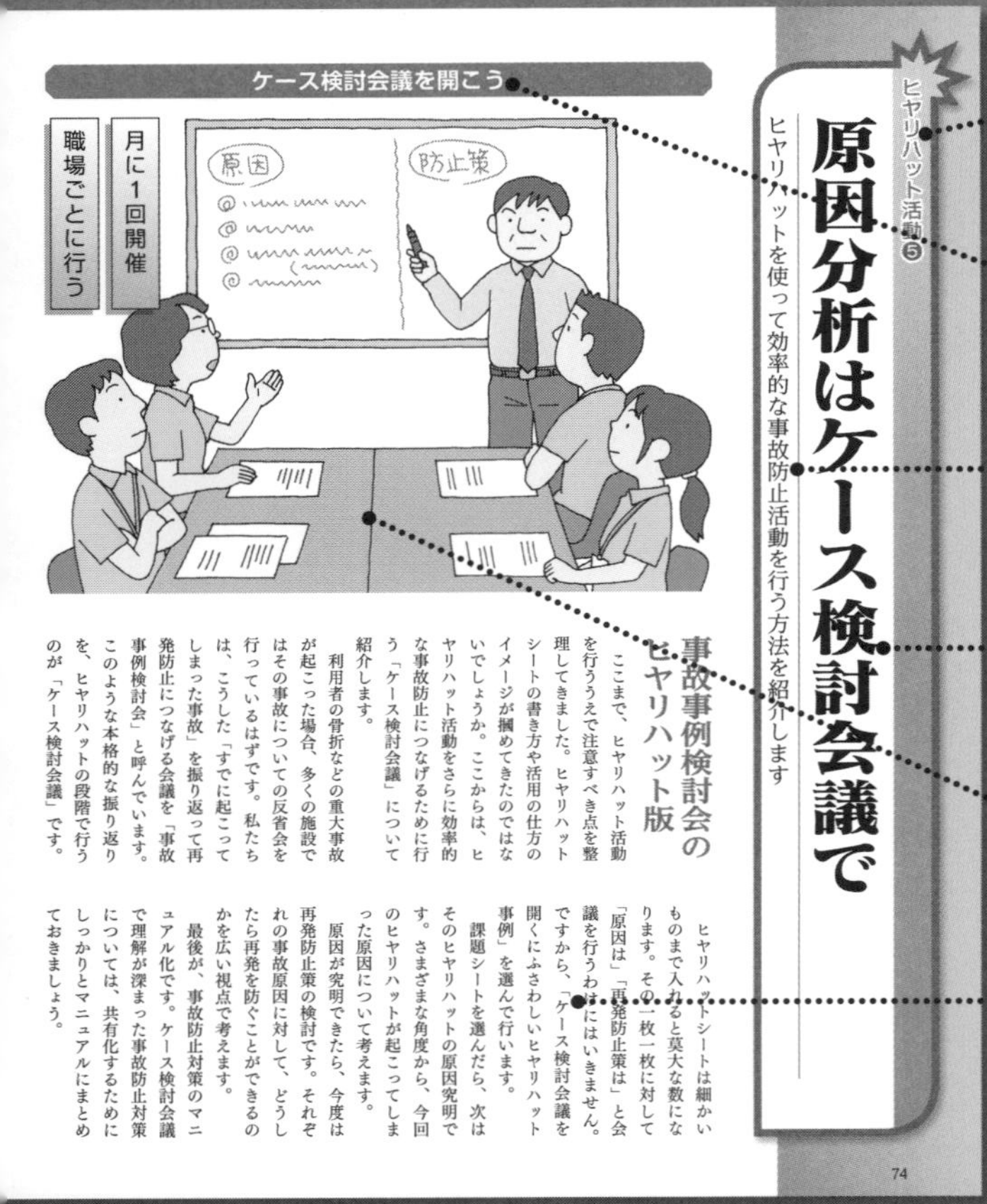

ヒヤリハット活動⑤

原因分析はケース検討会議で

ヒヤリハットを使って効率的な事故防止活動を行う方法を紹介します

ケース検討会議を開こう

事故事例検討会のヒヤリハット版

ここまで、ヒヤリハット活動を行ううえで注意すべき点を整理してきました。ヒヤリハットシートの書き方や活用の仕方のイメージが掴めてきたのではないでしょうか。ここからは、ヒヤリハット活動をさらに効率的な事故防止につなげるために行う「ケース検討会議」について紹介します。

利用者の骨折などの重大事故が起こった場合、多くの施設ではその事故についての反省会を行っているはずです。私たちは、こうした「すでに起こってしまった事故」を振り返って再発防止につなげる会議を「事故事例検討会」と呼んでいます。このような本格的な振り返りを、ヒヤリハットの段階で行うのが「ケース検討会議」です。

ヒヤリハットシートは細かいものまで入れると莫大な数になります。その一枚一枚に対して「原因は」「再発防止策は」と会議を行うわけにはいきません。ですから、「ケース検討会議を開くにふさわしいヒヤリハット事例」を選んで行います。

課題シートを選んだら、次はそのヒヤリハットの原因究明です。さまざまな角度から、今回のヒヤリハットが起こってしまった原因について考えます。

原因が究明できたら、今度は再発防止策の検討です。それぞれの事故原因に対して、どうしたら再発を防ぐことができるのかを広い視点で考えます。

最後が、事故防止対策のマニュアル化です。ケース検討会議で理解が深まった事故防止対策については、共有化するためにしっかりとマニュアルにまとめておきましょう。

74

❶区分がわかりやすい
タイトル前に章内の区分を示し、順番を把握しやすくしています

❷図解の内容が文でもわかる
図解には見出しバーを設け、把握してほしい内容を1行で伝えています

❸コンパクトなリード付き
タイトル横にリード（導入文）を付け、本文に入りやすくしました

❹構成はどれも見開き単位
全ての内容が見開き単位（2ページか4ページ）なので、すぐに探せます

❺豊富なイラスト入り
「完全図解」の名に恥じないよう、全編に豊富なイラストを入れました

❻とてもわかりやすい本文
「完全図解」シリーズに共通する、とてもわかりやすい本文です

各章の特徴

第1章
事故防止活動に関する基本的な考え方を解説します。間違った考え方は、ここでしっかり見直しておくと、その後の事故防止活動がスムーズです

第2章
ヒヤリハット活動、ケース検討会議など、事故防止活動の具体的な進め方を理解します。こうした地道な取り組みが、事故を未然に防ぐのです

第3章
万一事故が発生したら何をしなければいけないかを学ぶ章です。事故対処マニュアルの作成法も、ここでしっかり身につけておきましょう

管理職だけでなく職員にも役立つ

介護事故を防ぐための知識は、職場全体で共有されなければなりません。管理職の意識が高くても、上意下達方式では、泥縄式に陥ってしまうからです。全ての職員の意識を高め、介護事故を未然に防げる組織に育てていくためには、日頃から定期的な学習を行う必要があります。そのようなときに、最良のテキストとなるのが本書です

安全な介護のための実技をプラス

介護事故を防ぐためにいちばん大切なことは、安全な介護を行うことです。人間の生理学的な動きに沿った食事、排泄、入浴の介助を日常的に行っていれば、大きな事故は起きにくくなります。本書はそうした安全な介護が行われていることを前提に書かれていますが、第7章では特にページを割いて、安全な介護の基本動作を解説しました

❼ チャートで流れを明確に

何をすればいいのか、チャートやイラストを使って具体的に示しました

❽ 詳しい解説は別枠で

本文だけでは説明できない細かな内容は、コラムで詳述してあります

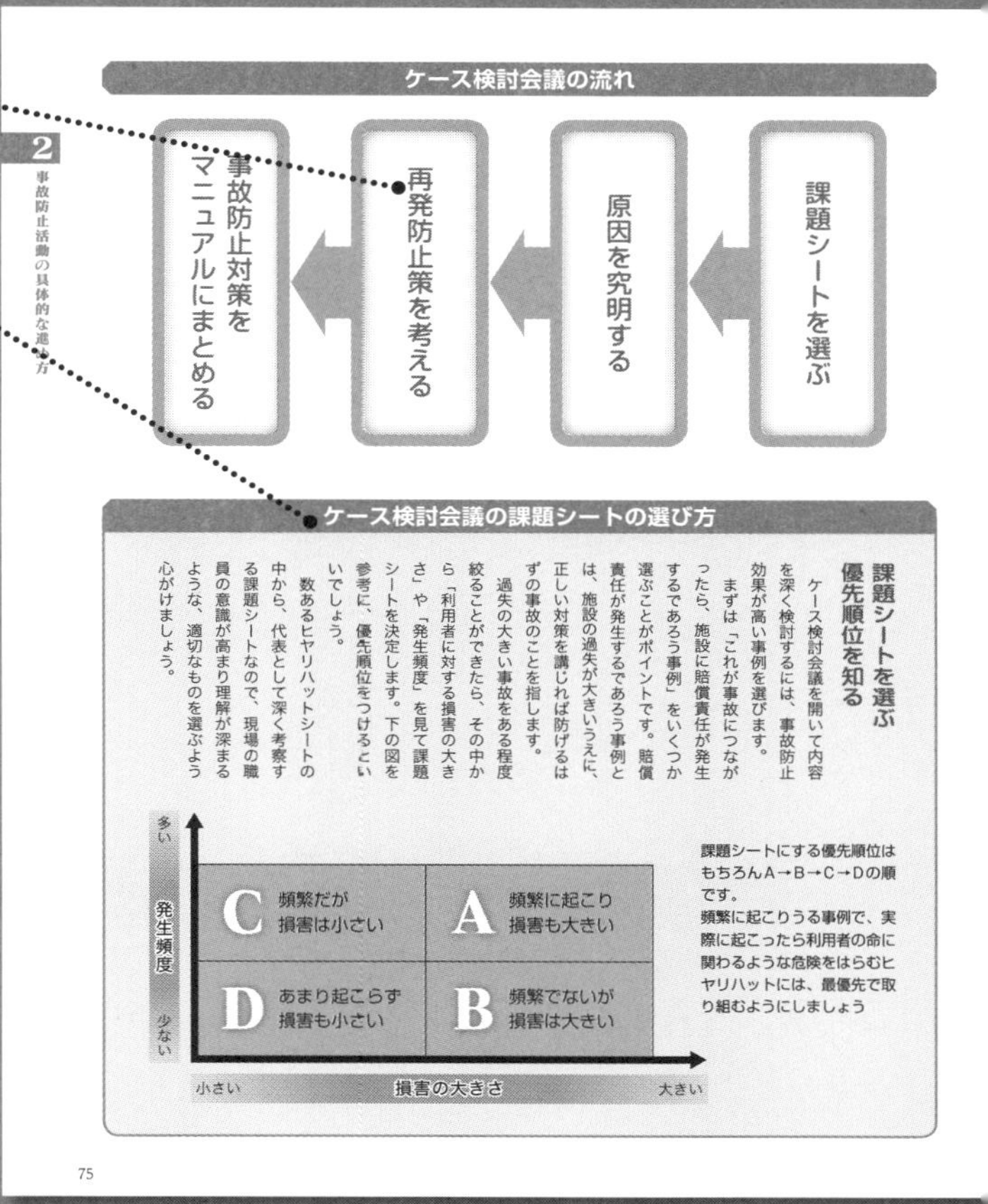
ケース検討会議の流れ

課題シートを選ぶ → 原因を究明する → 再発防止策を考える → 事故防止対策をマニュアルにまとめる

2 事故防止活動の具体的な進め方

ケース検討会議の課題シートの選び方

課題シートを選ぶ優先順位を知る

ケース検討会議を開いて内容を深く検討するには、事故防止効果が高い事例を選びます。

まずは「これが事故につながったら、施設に賠償責任が発生するであろう事例」をいくつか選ぶことがポイントです。賠償責任が発生するであろう事例とは、施設の過失が大きいうえに、正しい対策を講じれば防げるはずの事故のことを指します。

過失の大きい事故をある程度絞ることができたら、その中から「利用者に対する損害の大きさ」や「発生頻度」を見て課題シートを決定します。下の図を参考に、優先順位をつけるといいでしょう。

数あるヒヤリハットシートの中から、代表として深く考察する課題シートなので、現場の職員の意識が高まり理解が深まるような、適切なものを選ぶよう心がけましょう。

多い
発生頻度
少ない
C 頻繁だが損害は小さい
A 頻繁に起こり損害も大きい
D あまり起こらず損害も小さい
B 頻繁でないが損害は大きい
小さい
損害の大きさ
大きい

課題シートにする優先順位はもちろんA→B→C→Dの順です。
頻繁に起こりうる事例で、実際に起こったら利用者の命に関わるような危険をはらむヒヤリハットには、最優先で取り組むようにしましょう

75

トラブル対策編も同時刊行！

本書と同時に『完全図解　介護リスクマネジメント　トラブル対策編』も刊行しました。2冊常備して、リスクマネジメントをより完璧なものにしてください

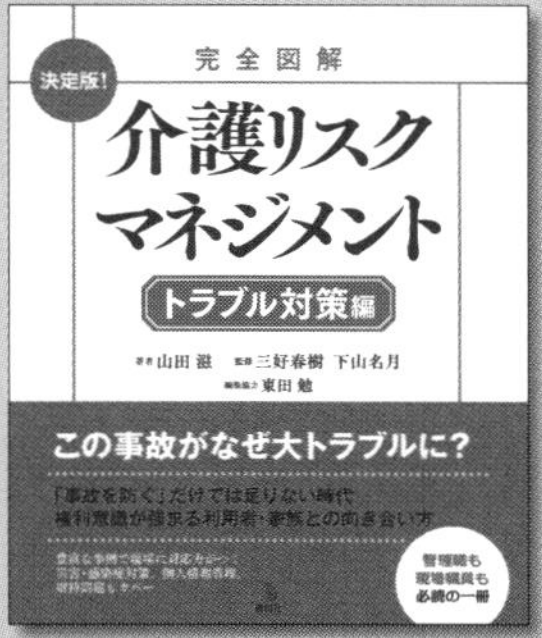

決定版!
完全図解
介護リスクマネジメント
トラブル対策編
著者 山田 滋　監修 三好春樹 下山名月
編集協力 東田 勉
この事故がなぜ大トラブルに?
管理職も現場職員も必読の一冊

定価：本体3200円（税別）

第4章 入所施設における事故防止の具体例を紹介する章です。具体的な事故事例を豊富に用いて、現場の職員の実践力が向上する内容になっています

第5章 通所施設における事故防止の具体例を紹介する章です。送迎やレクリエーションなど、通所ならではの場面を想定し、対応力の向上を目指します

第6章 訪問介護における具体的な事故事例を紹介する章です。利用者の居宅で行われる訪問介護の特殊性を理解し、さまざまな事例について考えます

第7章 介護指導のプロ、下山名月さんが担当し、安全な介護技術を学ぶ章です。日々の事故を防ぐために欠かせない、基本的な介護の極意を学びます

事故防止に取り組む前に

✕ 介護事故は絶対にゼロにしなければならない

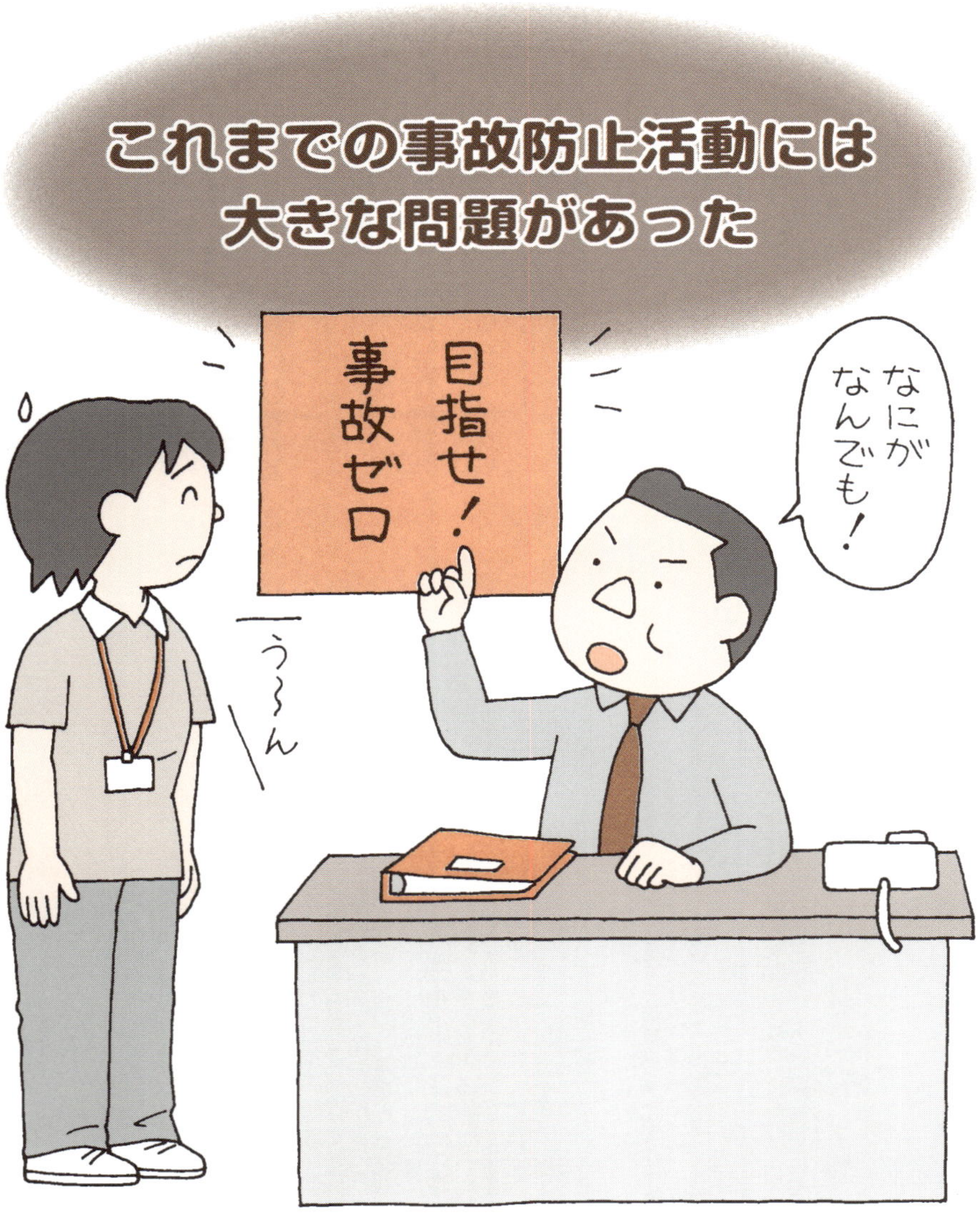
これまでの事故防止活動には
大きな問題があった
目指せ！
事故ゼロ
なにがなんでも！
う〜ん

介護事故防止活動の原点を理解しよう

本書の監修者三好春樹は、介護の良し悪しを見分ける方法を尋ねられると、「いい介護とは、老人がイヤがることをしないことだ」と答えます。同時に、「開かれた施設である」ことも大切です。開かれた施設とは、外部の人が見学や面会を自由にできて、ボランティアなどで地域住民の出入りがあり、お年寄りがお出かけや散歩を楽しんでいる施設を指します。

ところが、世の中には「安全のために」利用者の自由を制限している施設が少なくありません。安全はもちろん大切ですが、お年寄りの自由を制限するほど大切なものでしょうか。これは本書の根幹に関わる問題なので、第1章で取り上げています。

私たちはまず、製造工場を持つ企業

事故には防ぐべき事故と防げない事故がある

これからの事故防止活動は発想を変える必要がある

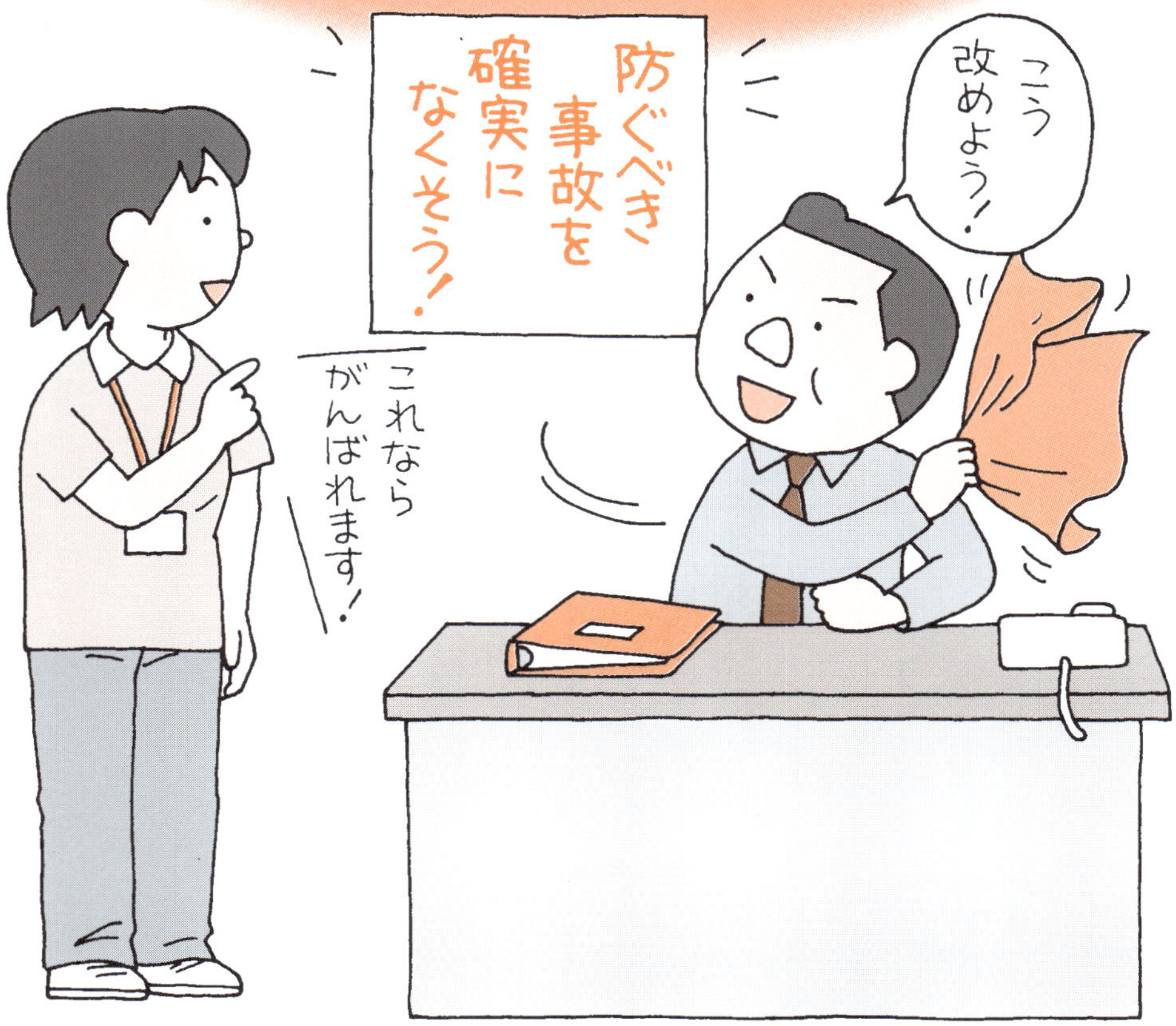
防ぐべき事故を確実になくそう！
こう改めよう！
これならがんばれます！

などが取り組むリスクマネジメントと介護施設のリスクマネジメントは、かなり異なることを理解しなければなりません。介護職は、人が生活することを援助しているのです。それもかなり高齢の人が利用者なので、取り除けない危険（リスク）を抱えています。「目指せ！ 事故ゼロ」といった機械や道具を操作しているときのような厳しすぎる目標を設定すると、「安全のために」という理由でお年寄りの活動を制限しかねません。生活の場とは程遠い不自由な介護施設になったのでは、本末転倒です。

また、介護家族側も「開かれた施設であってほしいなら、ある程度のリスクは覚悟する」必要があります。「事故には防ぐべき事故と防げない事故がある」ことを、施設は家族に理解してもらわなければなりません。

正しい介護事故防止活動は、全ての職員とそれぞれの介護家族との相互理解の上に成り立つのです。

✕ 危険を減らすためには活動の制限もやむをえない

見当違いな事故防止活動は介護職が追いつめられるだけではすまない

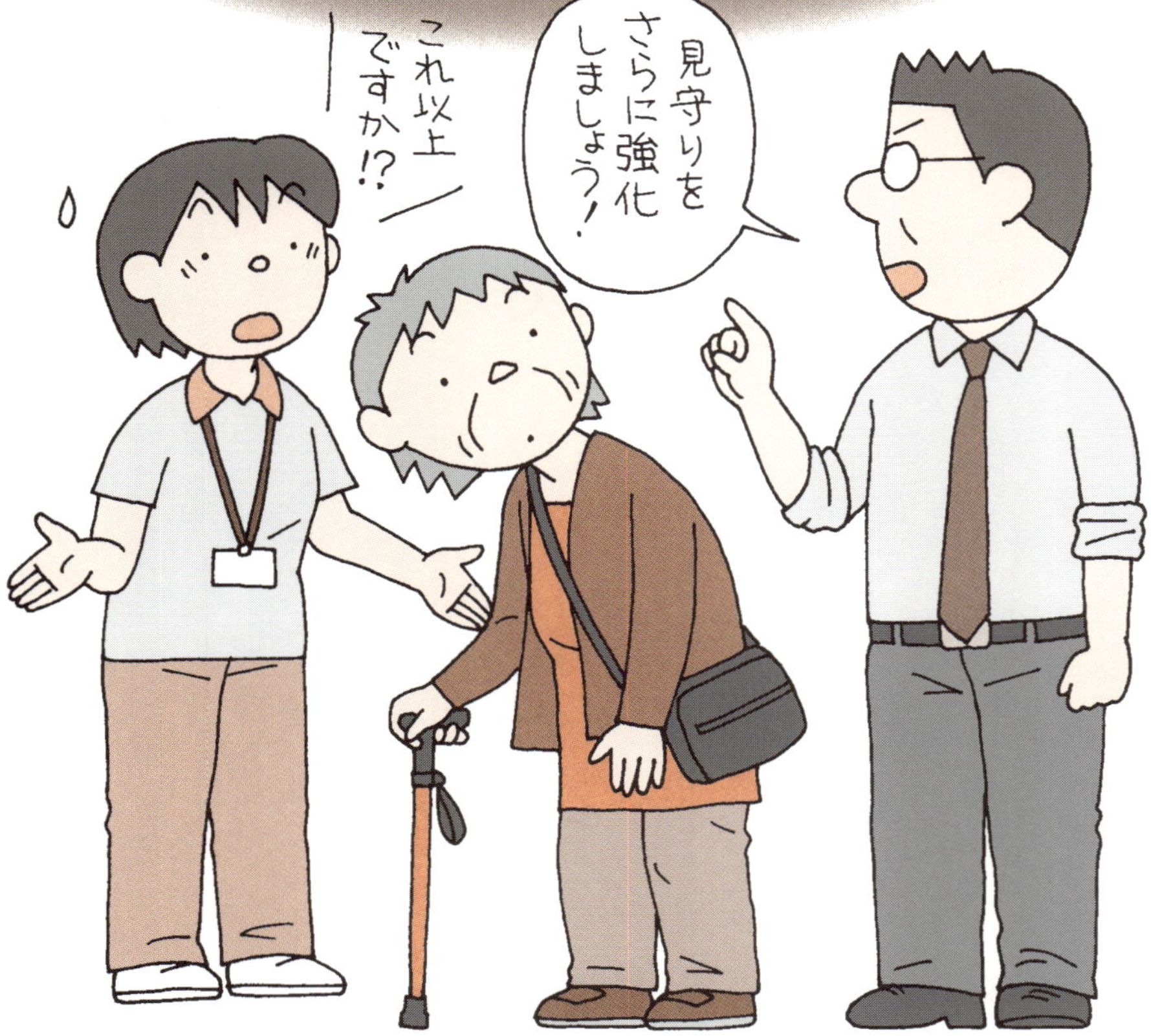
見守りをさらに強化しましょう！
これ以上ですか!?

抑制（身体拘束）は介護現場最大のタブー

6ページに老人がイヤがることをしてはいけないと書きましたが、これは医療と介護のもっとも異なる部分です。医療の世界では、医者の指示に対して患者がイヤがるという発想がありません。そのため、必要であれば患者の活動を制限することもあります。急性期病院などでは身体拘束のガイドラインをつくり、医者の指示があれば一定のルールのもとで身体拘束を行うことができるのです。

介護現場では、身体拘束は絶対に行ってはいけません。厚生労働省は1999年の厚生省（当時）令で、介護施設に対して「身体的拘束その他入所者の行動を制限する行為」を禁じました。さらに、2001年には「身体拘束ゼロへの手引き」というガイドライ

○ 生活に伴うリスクは認めて なるべく自由に

身体拘束や虐待などの温床にしてはいけない

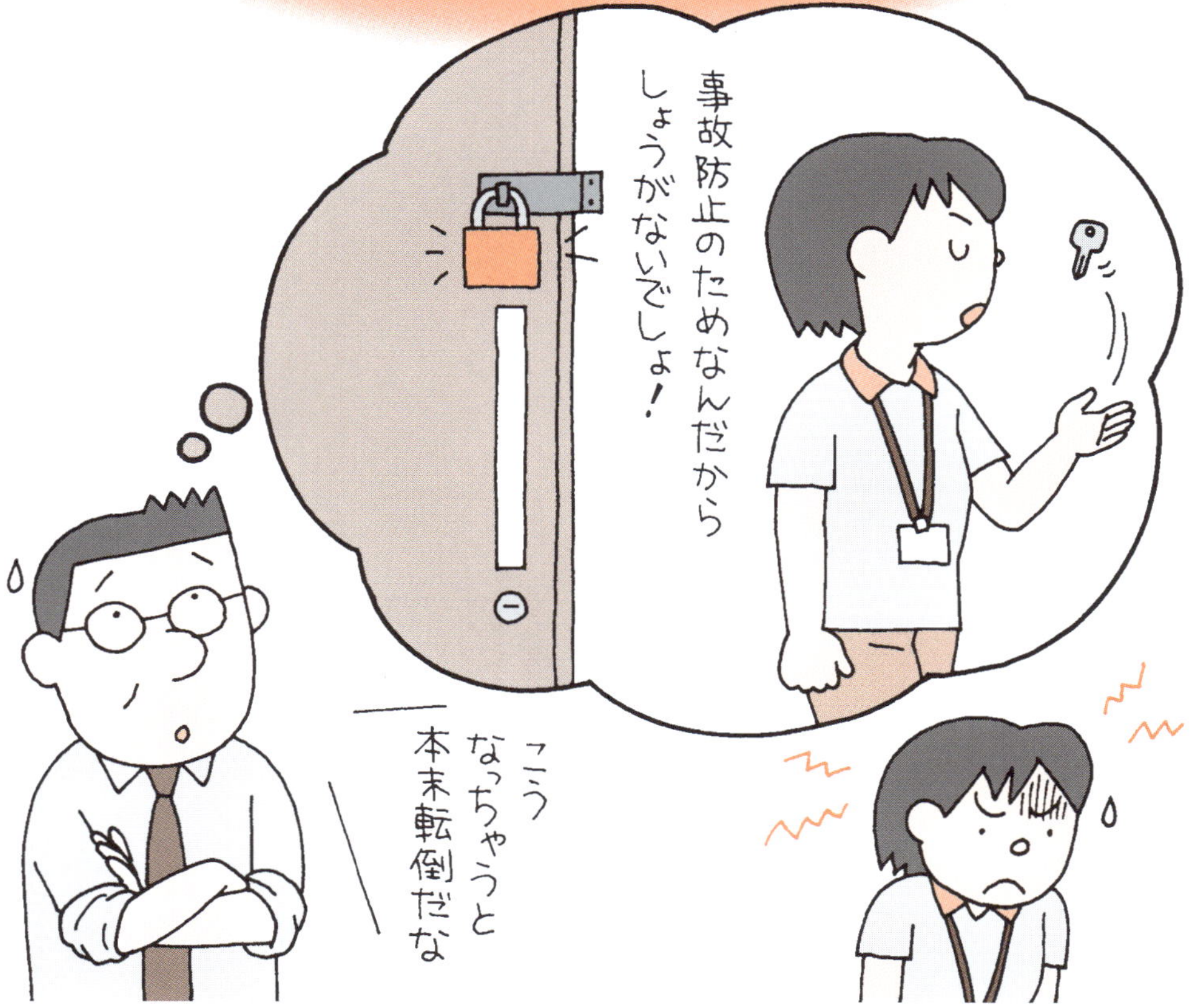
事故防止のためなんだからしょうがないでしょ！
こうなっちゃうと本末転倒だな

ンで身体拘束に当たる行為を具体的に示しました（39ページ参照）。

身体拘束は、一般的に抑制または拘束と呼ばれ、その手法は、①物理的に相手を縛るフィジカルロック、②薬でおとなしくさせるドラッグロック、③言葉や口調で心身をすくませるスピーチロックの3種類です。

このうち①と②が「やむをえない場合を除き」禁止されていますが、③も行ってはいけないことは言うまでもありません。多くの心ある介護施設では、無意識のスピーチロックをやめる訓練が行われています。

特養の新設要件で義務化されましたが、介護施設によってはエレベーターボタンへのカバーや暗号化も広義の抑制と見なして廃止しているほどです。また玄関の近くに事務所があって人の出入りがよく見える施設では、玄関の自動ドアも内側から開くようにしてあり、入所者が建物の外へ出る自由を保障しています。

事故防止に取り組む前に

✕ 事故を減らすためにも リハビリは継続すべき

「無理」は知らず知らずのうちに事故へつながる

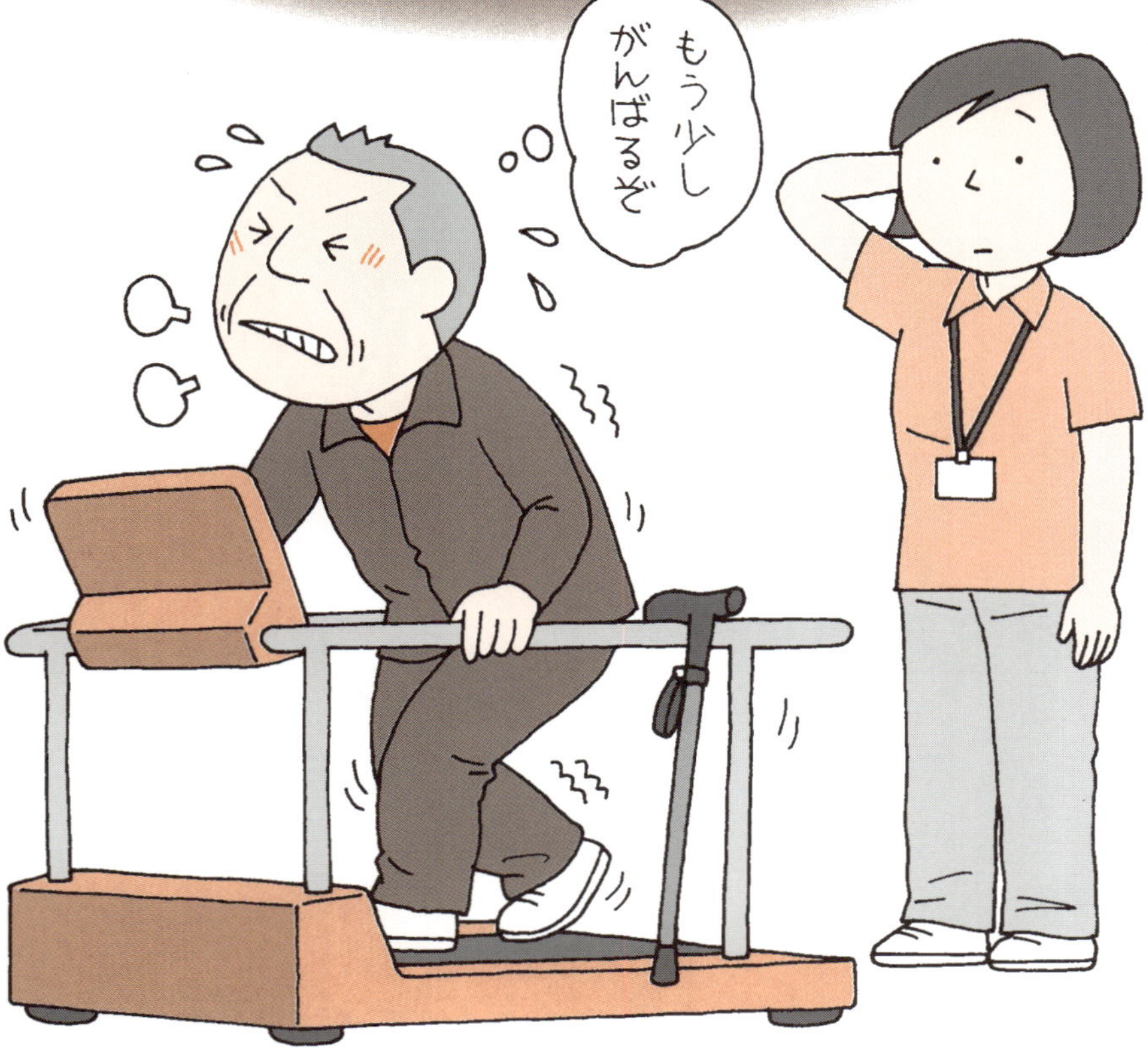

生活行為に優る訓練なし

退院して在宅復帰を目指しながら介護老人保健施設へ入所したお年寄り、または在宅介護が始まってデイケアへ通い始めたお年寄りは、一般的にリハビリテーションに熱心です。本人だけでなく、家族がリハビリに熱心な場合もあります。

これは、「マシーンを使って関節や筋肉を鍛えれば、かつての元気な姿に戻るに違いない」と信じているからです。しかし、スポーツでケガをしたアスリートのような若い患者さんとは違い、お年寄りは強めの訓練を行ったからといって、元の状態に戻るとは限りません。むしろケガをしたり、体調を崩したりしてしまうものです。

お年寄りの場合は、訓練室でのリハビリよりも、生活行為の中で体を動か

お年寄りに必要なのは リハビリよりも生活行為

特別な運動メニューではなく 生活リハビリが安全

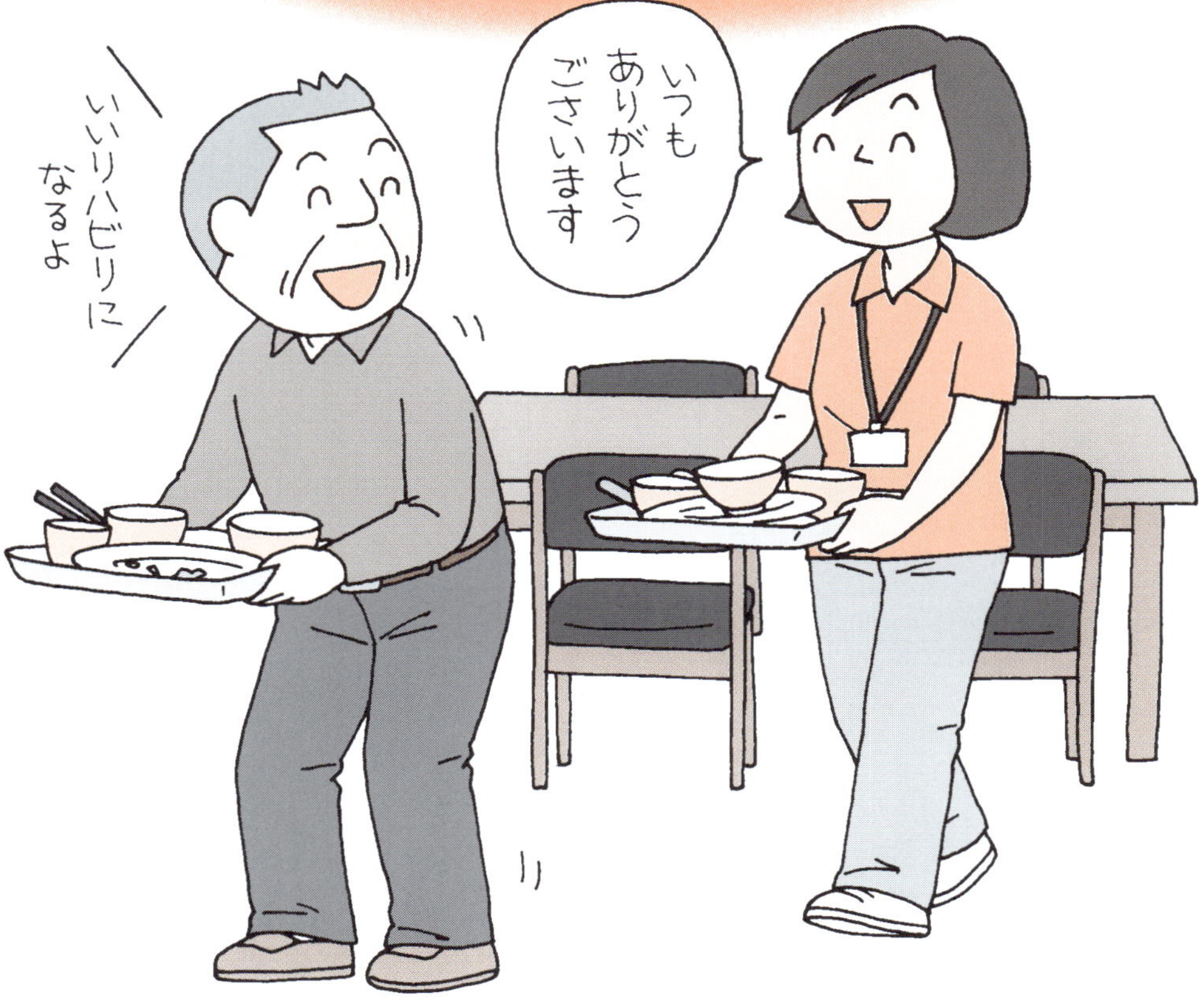
いつもありがとうございます
いいリハビリになるよ

していくことを考えましょう。この考えは、老化、手足のマヒなどの障害、慢性疾患があっても、残された機能を活用してその人らしい生活を手づくりしていこうというもので、生活リハビリと呼ばれています。

生活リハビリを代表するのが、「生活行為に優る訓練なし」という言葉です。「訓練室での1時間以外はベッドにいる」「週2回のデイケア以外は家に閉じこもっている」ようではいけません。身体機能を向上させて事故を防ぎたいのであれば、本人の生活意欲をかきたてる必要があります。やりたいことを見つけ、本人の力で起き上がり、立ち上がれる環境をつくって毎日の生活行為をくり返せば、訓練以上の効果が期待できるのです。

家族がリハビリを強く望む場合は、事故の危険性を具体的に説明しましょう。本人がどうしてもマシーンを使ったリハビリを希望する場合は、十分な安全確認が必要です。

×力のある人が身体介護を行えば事故にならない

身体介護を力任せに行うことが介護事故の原因となる

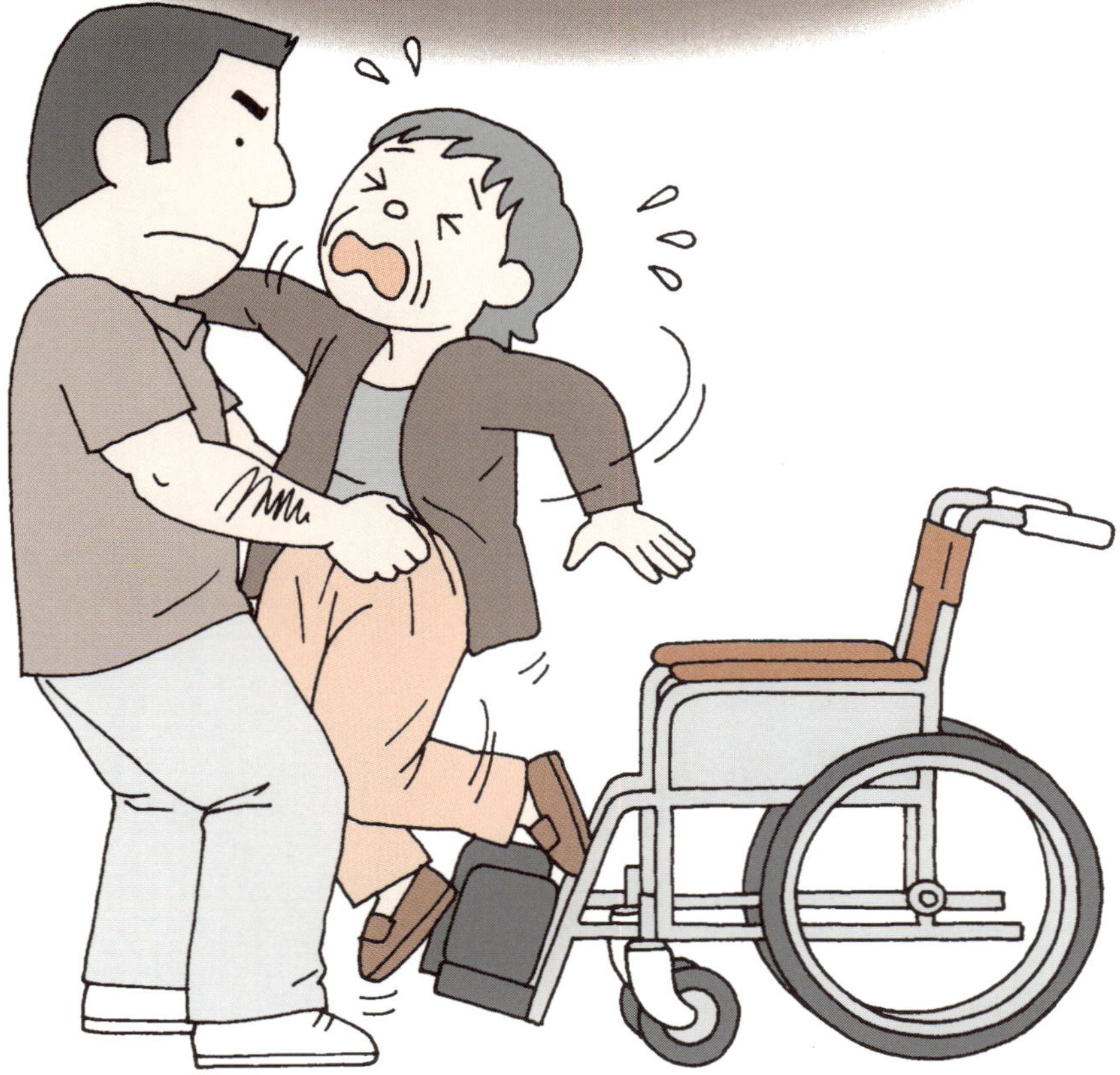

安全な介助なしに事故防止は語れない

介護事故の防止活動には、大前提があります。それは、「介護職が安全な介助を行っている」ということです。安全な介助は、力任せの介助の対極にあり、人の生理学的な動きを応用しています。これを無視したのでは、どんなに事故防止活動を行っても介護事故はなくなりません。

「力任せの介護＝物理学的介護」です。たとえば荷物を運ぶときは体で支えますし、赤ちゃんを抱くときは体を密着させます。しかし、高齢者介護で体を密着させるのはタブーです。左ページのイラストにあるように、立ち上がりの介助ではお年寄りに前かがみになってもらい、介護者はひざを落としてお年寄りの生理学的な動きを引き出す必要があります。

○身体介護の基本はバランス　力に頼ってはいけない

必ず人の生理学的な動きに沿った介助法を行うこと

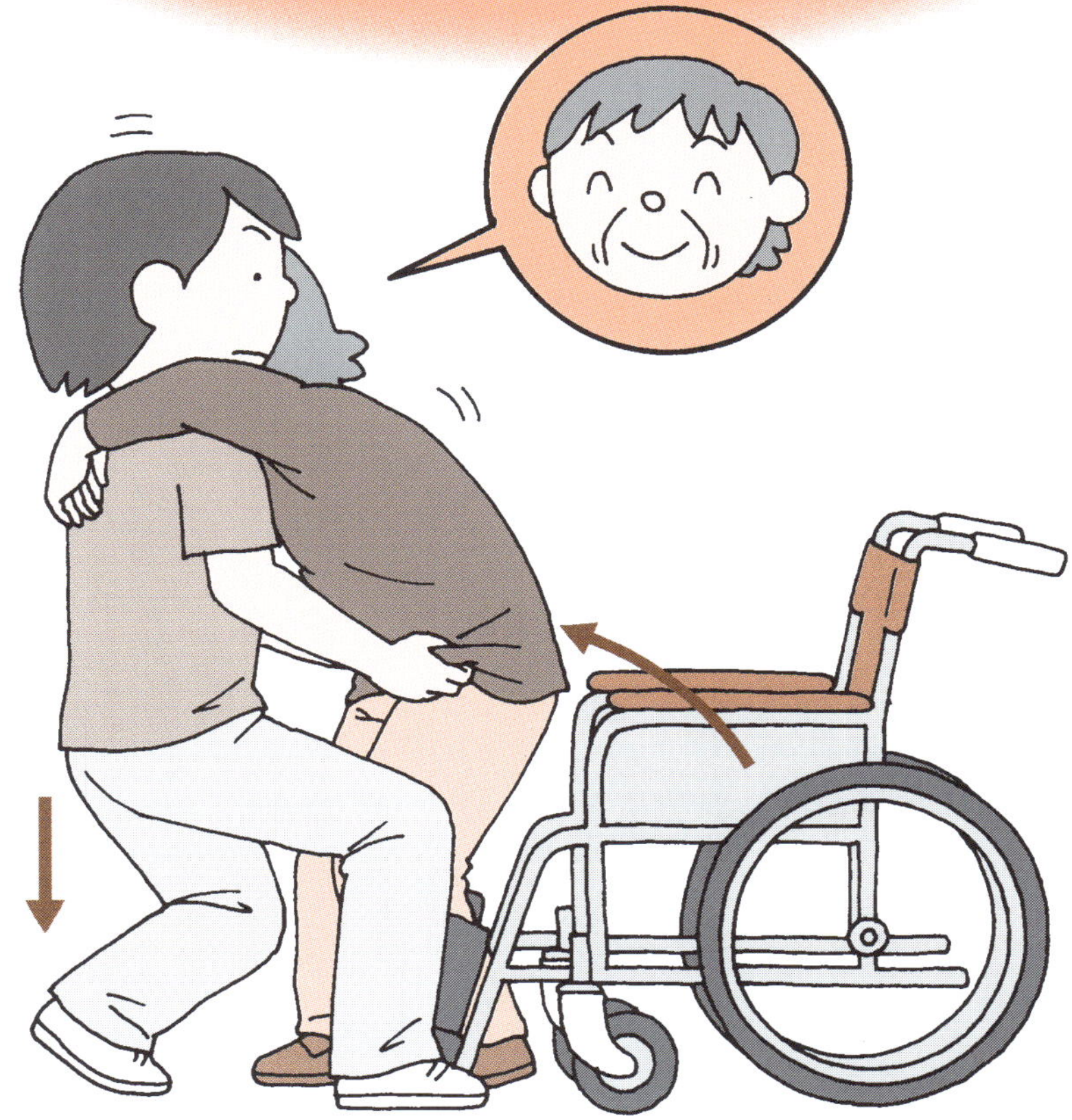

力任せの介護の問題点は、介護者が腰を痛めるだけではありません。お年寄りが持っている機能の低下を速めて介護が重度化し、お年寄りと介護者の双方が不幸になるのです。高齢者介護は、お年寄りの残存能力を引き出す介護でなければなりません。

身体介護を安全に行うには、力ではなくバランスを大切にする必要があります。人が起き上がるとき、立ち上がるとき、移乗するときには、必ず上下左右のバランスをとっているのです。介助するときは、そうした「人間の自然な動きを」サポートしなければなりません。介護者が力任せに「持ち上げる」「吊り上げる」「宙を飛ばす」といったありえない動きをしている施設は、無意識のうちに介護事故だらけになってしまいます。

本書の第7章は、介護技術指導のスペシャリストである下山名月さんに安全な介護を学ぶ章です。全職員の教材として活用してください。

目次

完全図解 介護リスクマネジメント 事故防止編

第1章 介護事故防止活動の新しい考え方 23

第2章

事故防止活動の具体的な進め方

第3章 事故発生時の対処の基本

第4章　入所施設における事故防止の具体策　119

第5章　通所施設における事故防止の具体策　171

第6章 訪問介護における事故防止の具体策 215

第7章

安全な介護の技術

257

協力者一覧 （五十音順・敬称略）

石川裕梨 （社会福祉法人 甲有会 理事長）
河野敦子 （社会福祉法人 練馬区社会福祉事業団 サービス向上担当課長）
竹田一雄 （社会福祉法人 若竹大寿会 理事長）
鳥海房江 （特別養護老人ホーム 清水坂あじさい荘 元副施設長）
寺西久子 （大喜デイサービスセンター 元施設長）
野上美千代（宅老所はじめのいっぽ 施設長）
宮田澄子 （介護老人保健施設 ごぎょうの里 施設長）

社会福祉法人 甲有会の皆様
社会福祉法人 練馬区社会福祉事業団の皆様
社会福祉法人 横浜市福祉サービス協会の皆様
社会福祉法人 若竹大寿会の皆様
特別養護老人ホーム 清水坂あじさい荘の皆様
特別養護老人ホーム 野庭苑の皆様

＊肩書は取材時のもので統一しました。

装幀	山原 望
本文イラスト	松本 剛
本文デザイン・図版	長橋誓子
地図	朝日メディアインターナショナル

第1章

介護事故防止活動の新しい考え方

第1章のポイント

考え方を見直す

介護事故防止活動の過去と未来

第1章では、「介護事故防止活動の新しい考え方」を紹介します。具体的な事故防止活動の進め方の話をする前に、まずは介護事故防止活動についての正しい考え方を知っていただくことが目的です。

前半部分は、介護現場でこれまで行われてきた一般的な事故防止活動を振り返り、問題点を整理します。忙しい業務に追われながらも事故をなくそうと日々頑張っておられるかたがたに、現在の事故防止活動が抱える問題点を理解していただけたら幸いです。

後半部分は、これまでの事故防止活動が抱えていた問題点に対する回答として、身につけるべき新しい考え方を紹介します。効率よく事故防止活動を行うためには、起こった事故を正しく評価できる視点が不可欠です。まずは「防ぐべき事故」と「防げない事故」とを切り離して考えるという、事故防止活動の原点を知りましょう。

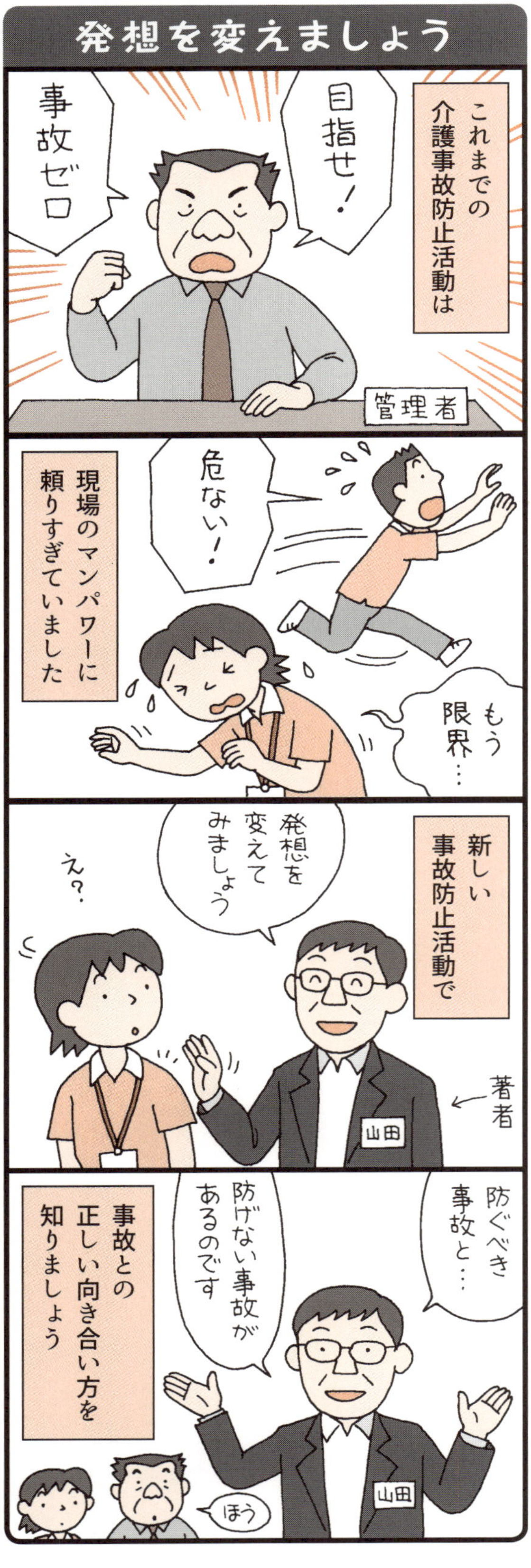
発想を変えましょう
これまでの介護事故防止活動は
目指せ！
事故ゼロ
管理者
現場のマンパワーに頼りすぎていました
危ない！
もう限界…
新しい事故防止活動で
発想を変えてみましょう
え?
著者
山田
事故との正しい向き合い方を知りましょう
防ぐべき事故と…
防げない事故があるのです
ほう
山田

テーマ	内容	掲載ページ
介護の事故防止活動への疑問	介護現場で今まで行われてきた、一般的な事故防止活動を整理します。「目指せ！ 事故ゼロ」という目標や、「見守りを強化する」「注意を欠かさない」などの事故防止策に覚えがある人は要注意です	26→31ページ
新しい事故防止活動の考え方	今までの介護事故防止活動の問題点を解決する、新しい考え方を紹介します。「防ぐべき事故と防げない事故を分ける」「事故は損害の大きさではなく、過失の大きさで評価する」など、介護事故を防止するうえで、原点となる部分です	32→39ページ

介護の事故防止活動への疑問1

「目指せ！事故ゼロ」の大きな弊害

まずは従来の介護の事故防止活動の進め方を検証してみましょう

管理者が目標設定を「事故ゼロ」にすると

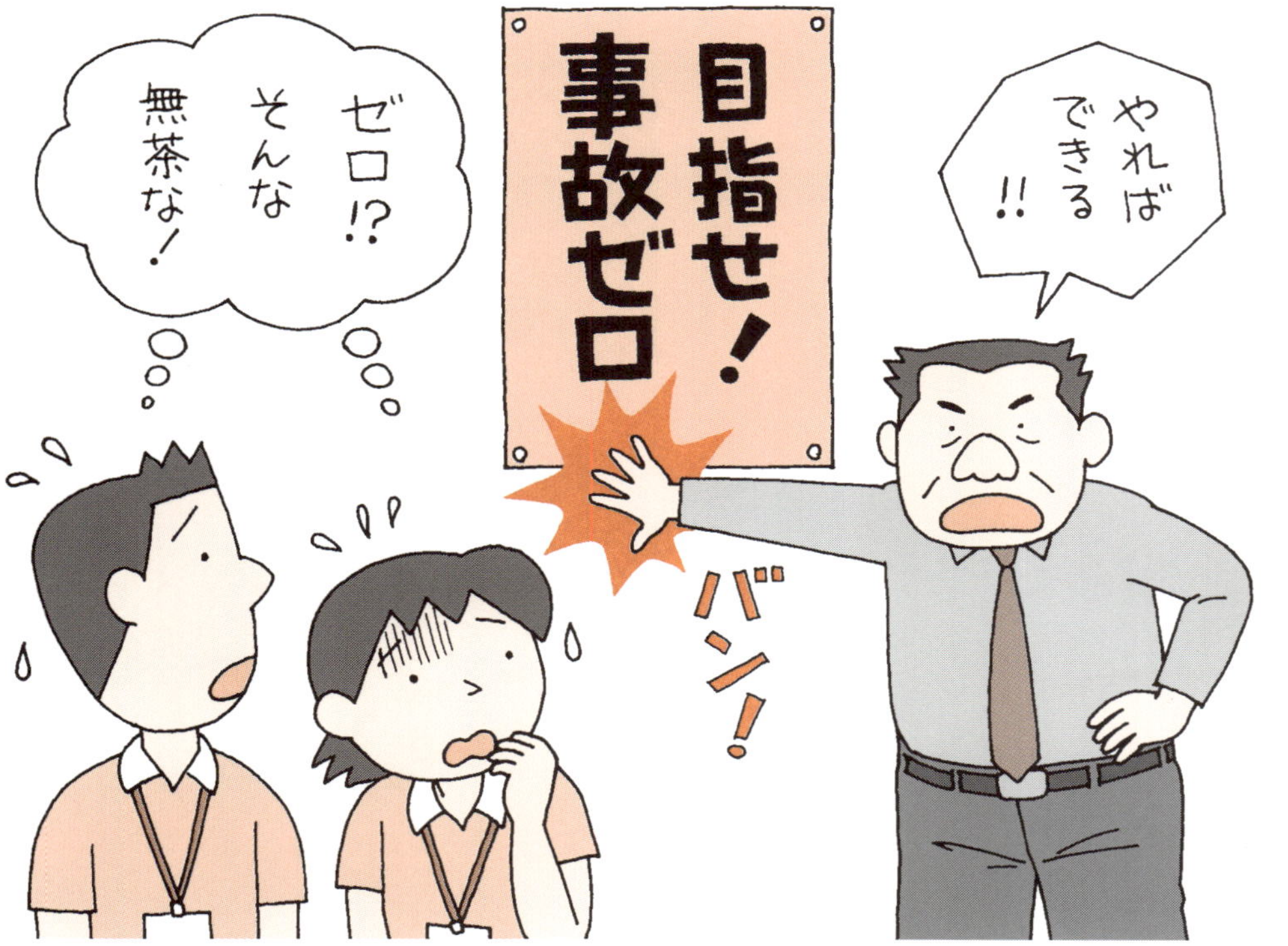

目指せ！事故ゼロ
やればできる!!
ゼロ!? そんな無茶な！
バン！

無理な目標設定が職員を追いつめる

正しい事故防止活動を説明する前に、これまでの一般的な事故防止活動のどこに問題があるかを整理してみましょう。

介護施設で事故防止活動を始めるに当たって、まず管理者が行うのが目標設定です。このときに「どこを目指すのか」という方向性を間違うと、その後の活動はうまくいきません。

たとえば、「目指せ！事故ゼロ」を目標に設定している施設がありました。これは工事現場や製造工場などでよく見かける目標なので、一見すると事故防止活動に適しているように思います。しかし介護現場において「事故ゼロ」を目指すのは、非常に危険なのです。

というのも、介護職は機械や道具を操作しているのではなく、人が生活することを援助しています。そして、人が生活を送っている以上、どうしても事故は起こってしまうのです。

人間は、歩いていれば誰でも転ぶ危険性があります。これは生活を送るうえで当然のことですが、介護現場で起こると「転倒事故」と呼ばれる事故になってしまいます。

介護において、管理者が「事故ゼロ」を目標に設定すると、現場に無理が生じてしまうのです。現場は、目標達成のために「見守りを強化する」などマンパワーで乗り切ろうとしますが、ただでさえ忙しい介護現場であるため、たちまち気力、体力の限界が来てしまいます。

現場の職員が追いつめられると、介護の質が低下したり、身体拘束などの安易で非人間的な行為につながりやすくなってしまうので非常に危険です。

生活をしていれば事故は起きてしまう

ごはんを食べれば、誰でもむせたり、気管に詰まらせる可能性があります。しかし、お年寄りはそれだけのことで「誤嚥《ごえん》事故」になってしまうのです

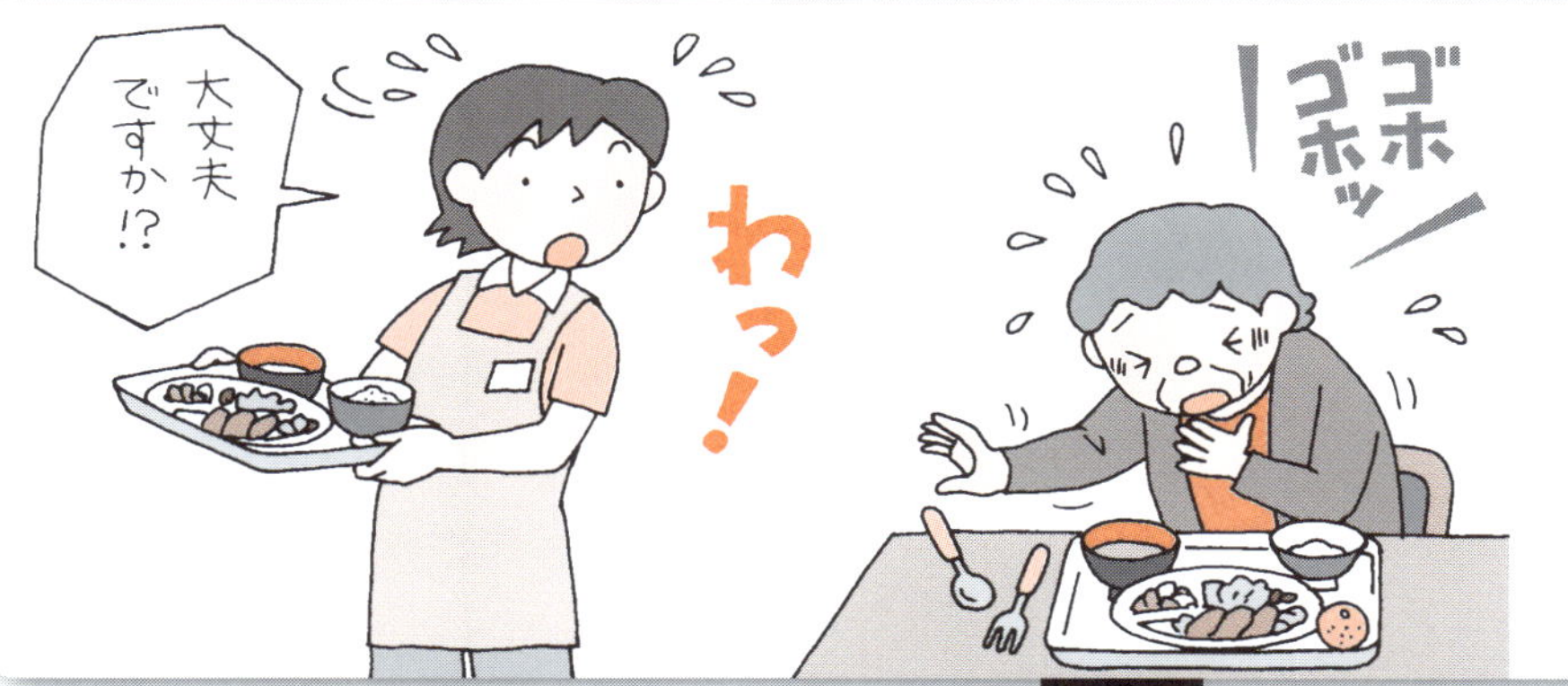
ゴホゴホッ
わっ!
大丈夫ですか!?

あっちも見守り強化 こっちも見守り強化

全ての事故を防ぐとなると、見まわり回数を増やすなど仕事が大幅に増えます。それでも事故は起こるものなので、目が100個あっても足りない状況です

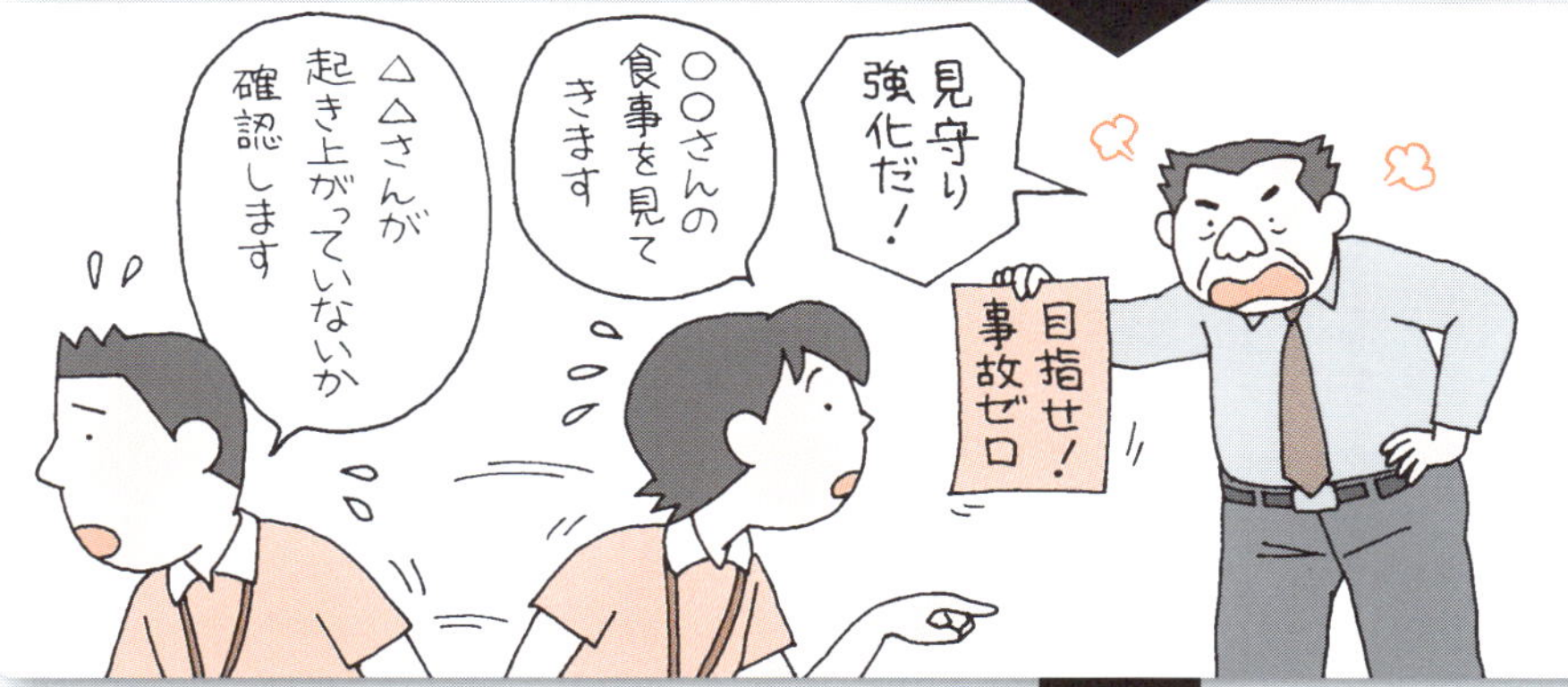
目指せ!事故ゼロ
見守り強化だ!
○○さんの食事を見てきます
△△さんが起き上がっていないか確認します

現場に無理が生じ、介護職が追いつめられる

現場がどんなに頑張っても、事故は起きるものです。それを管理者から強く叱責されると、次第に介護職は肉体的にも精神的にも追いつめられてしまいます

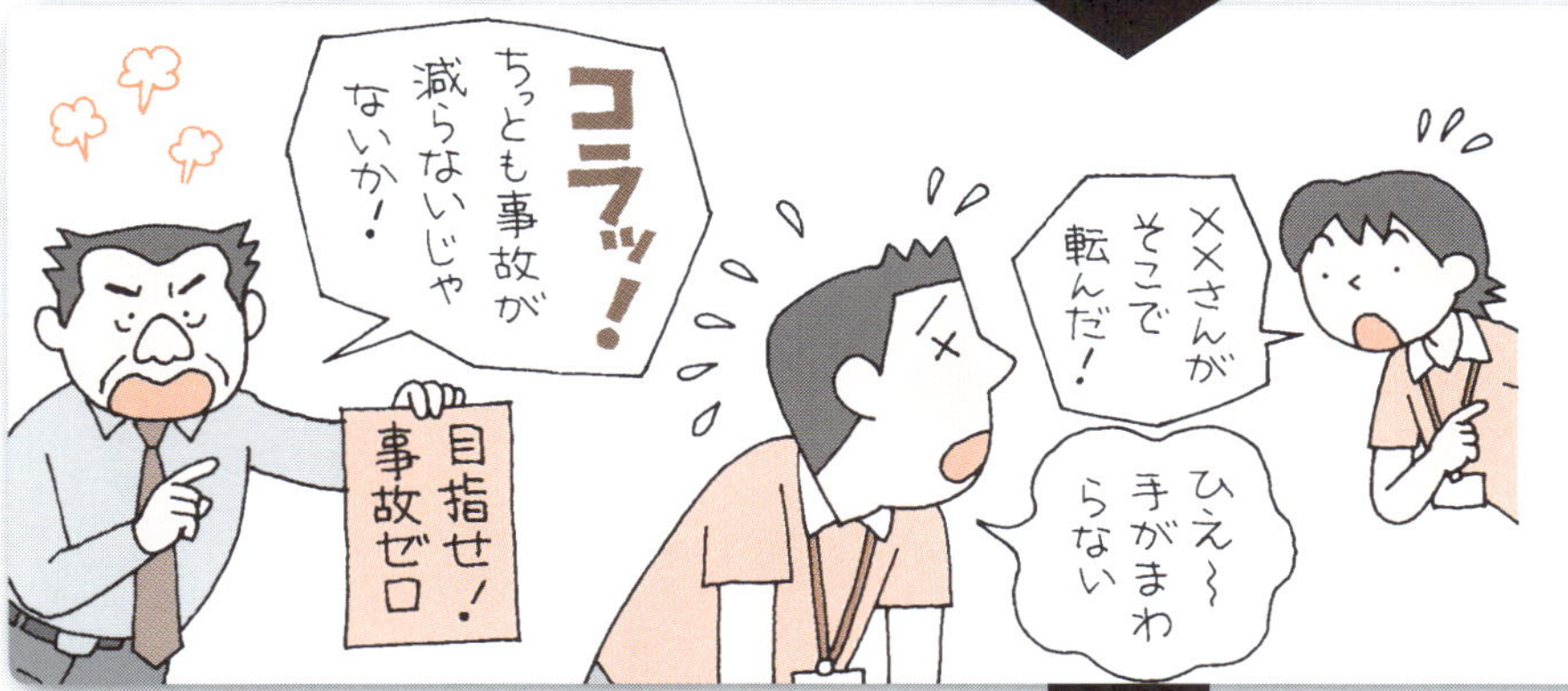
××さんがそこで転んだ!
ひえ〜手がまわらない
コラッ!
ちっとも事故が減らないじゃないか!
目指せ!事故ゼロ

身体拘束や虐待など、非人道的な対処を生みやすくなる

現場職員が追いつめられている施設は、非常に危険な環境です。何かのきっかけで身体拘束などの生活制限に発展してしまうことがあります

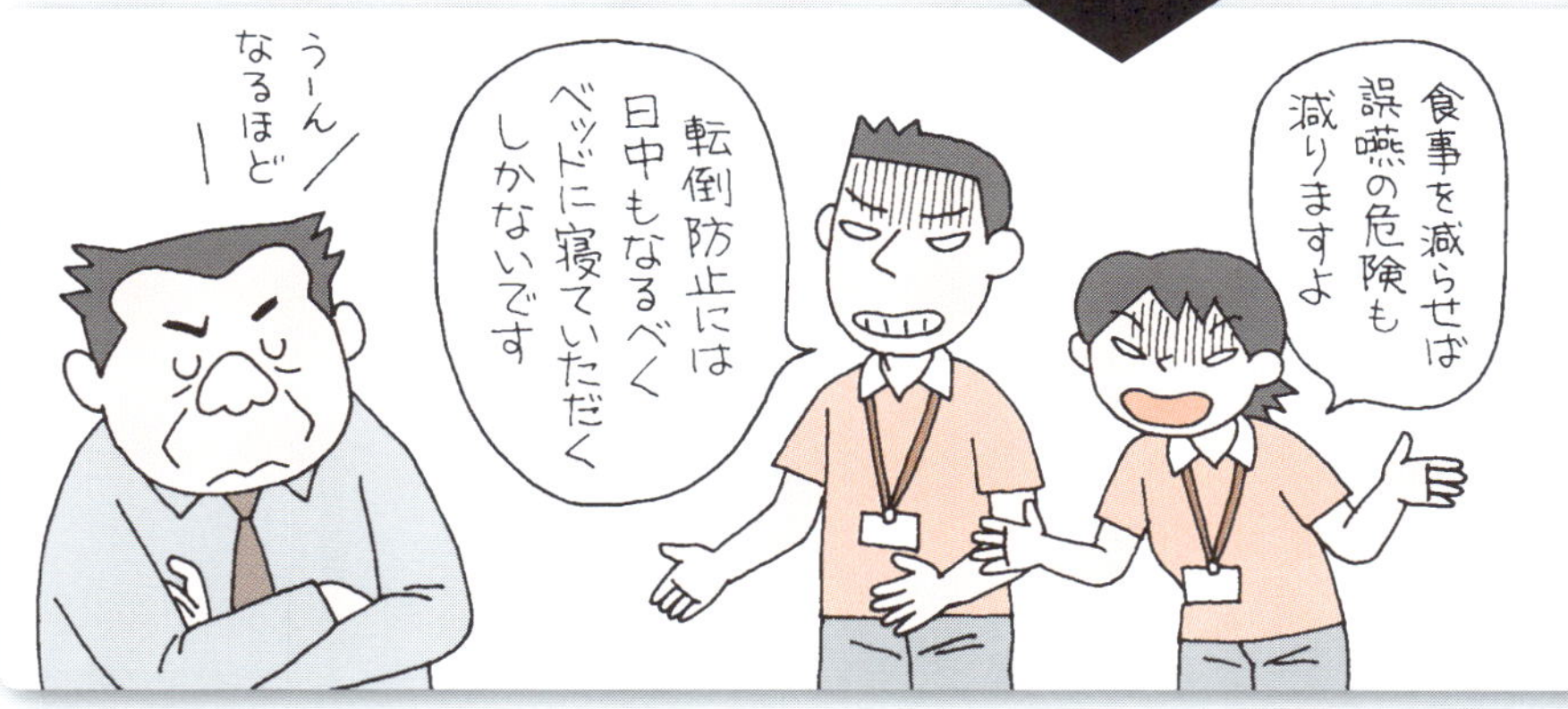
食事を減らせば誤嚥の危険も減りますよ
転倒防止には日中もなるべくベッドに寝ていただくしかないです
うーん なるほど

介護の事故防止活動への疑問❷

注意力や見守りで事故が防げるか

介護事故の原因や対策を気合論や観念論ですませていませんか

従来の事故報告書によく書かれていた内容

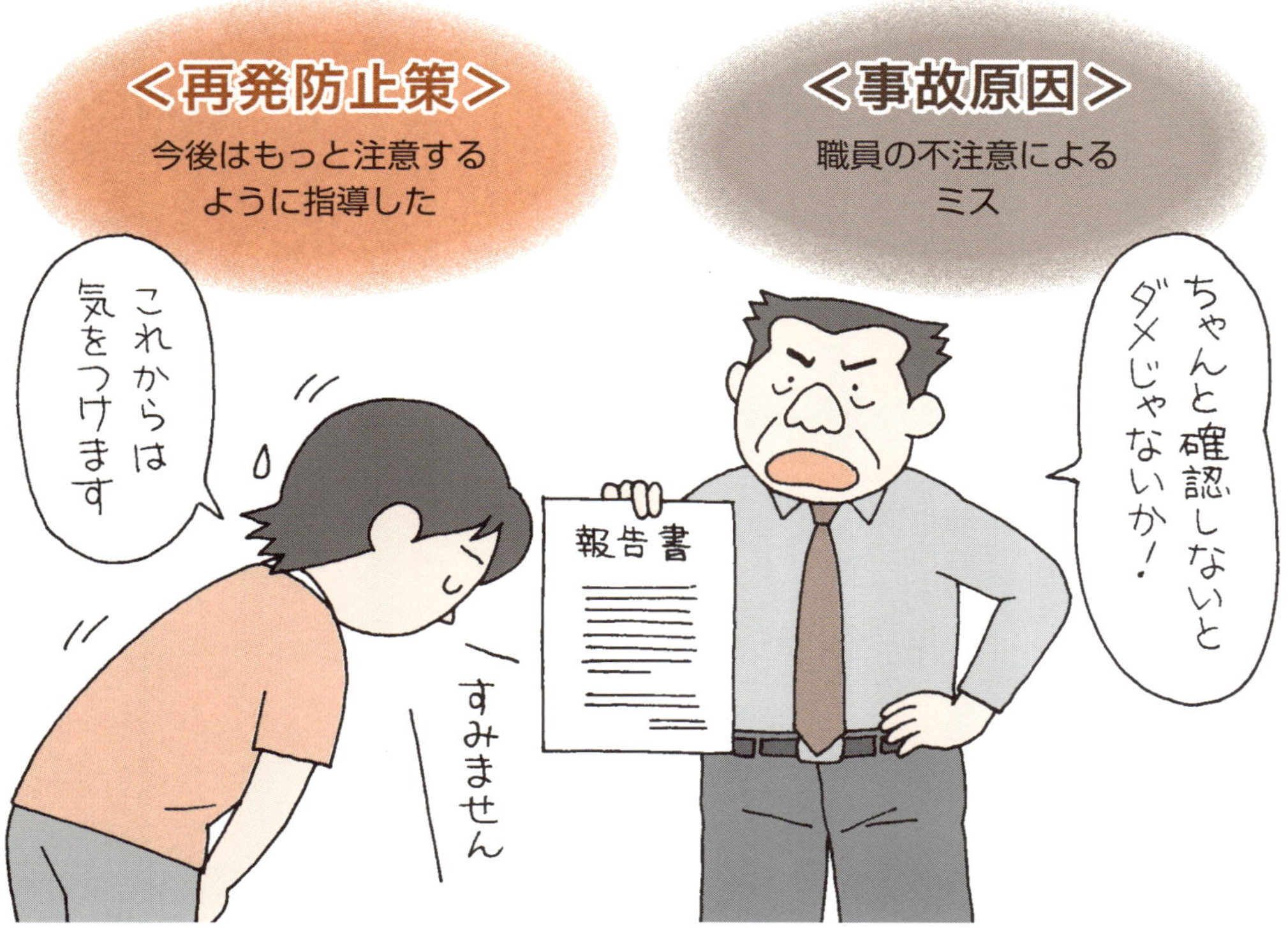
＜再発防止策＞
今後はもっと注意するように指導した
＜事故原因＞
職員の不注意によるミス
ちゃんと確認しないとダメじゃないか！
報告書
これからは気をつけます
すみません

人のミスという事故原因の危険性

間違った目標設定と並んでよく見かけるのが、間違った事故原因の解釈です。事故が起こったときに原因の解釈を間違えて対応すると、事故防止活動はやはりうまくいきません。

介護施設の事故報告書を見ているとよく出てくるのが、「職員の不注意によるミス」というフレーズです。そして、多くの場合、それに対する再発防止策の欄には「もっと注意する」と書かれています。これでは事故を減らすことはできません。

人間は機械ではなく生き物ですから、誰でも必ずミスをします。ですから、誰かが一つミスをしただけで重大な事故につながってしまう現在の体制に大きな問題があるのです。

たとえば、現場に何かしらミスを誘発する原因があるかもしれません。まずは、事故原因を「人のミス」のままにするのをやめることから始めましょう。その先の「本当の事故原因」にたどり着けなくなってしまうからです。

そもそも、これまで介護の世界では「この事故はどうやったら防ぐことができたのか」という科学的な検証がなされてきませんでした。そこで私たちのチームは、実際に歩行の介助によってどの程度転倒を防止できるかの実証実験を行いました。その結果、近くで見守っていても20％程度しか転倒を防げないことがわかったのです（125ページ参照）。

このように、事故防止活動の効果を上げるには「どうしたら事故を減らせるのか」「本当の原因はどこにあるのか」をしっかり考える必要があります。

事故原因を個人の責任にすることで陥る悪循環

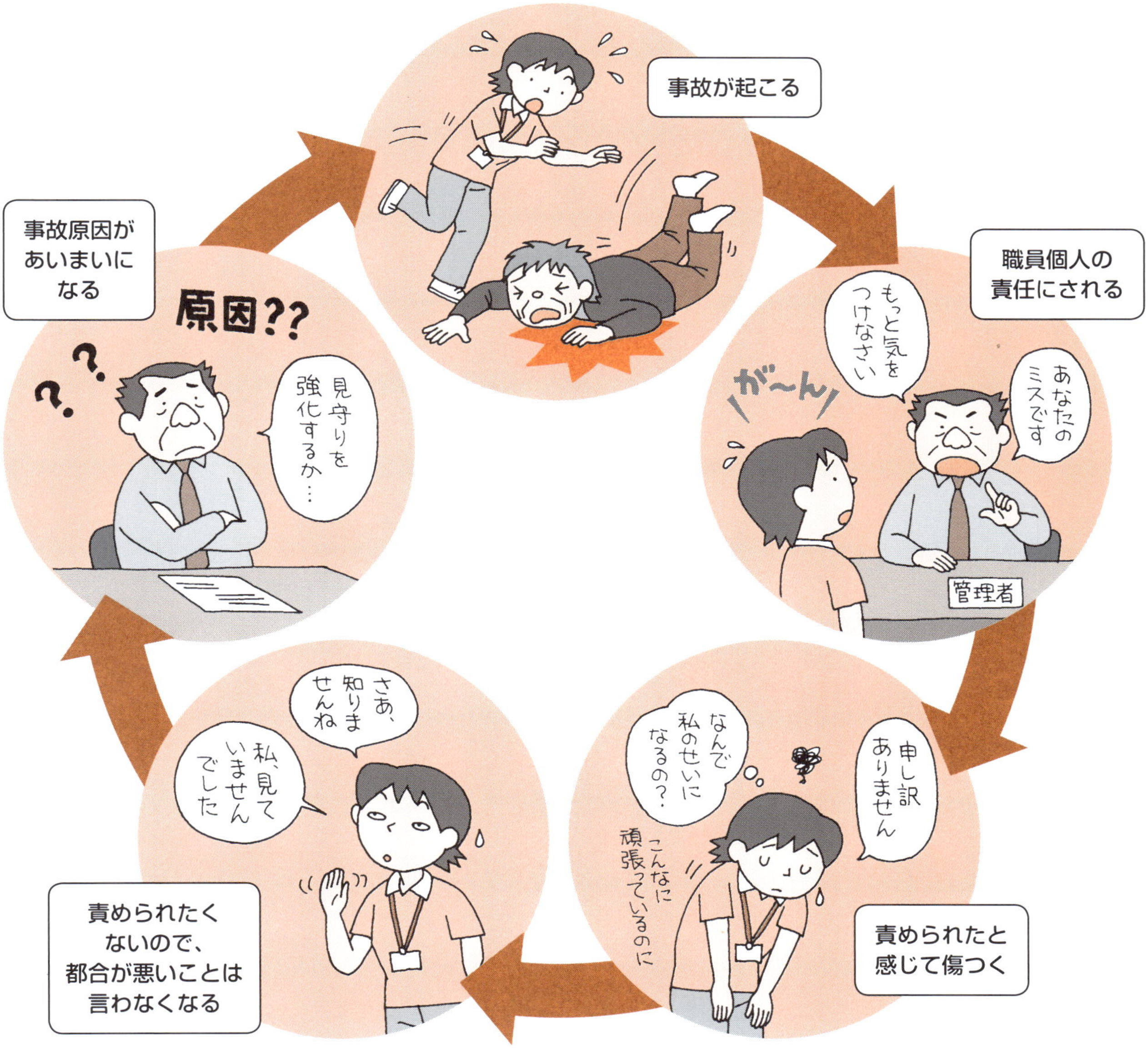

個人責任の追及は何も生み出せない

実は、事故原因を「職員の不注意によるミス」とすることで起こる弊害がもう一つあります。それは、「事故原因を個人の責任に転嫁し、押しつけてしまっている」という点です。

管理者にそのつもりがなくても、職員は責められたと感じて傷ついてしまいます。職員にも感情やプライドがありますから、個人責任を追及されるとわかると、都合が悪いことは隠したくなるものです。

そうなると正確な情報が掴めなくなるので、本当の事故原因を究明できなくなってしまいます。このように職場全体の雰囲気を隠蔽《いんぺい》体質にしてしまうので、決して個人責任を追及してはいけません。

事故が起きたら、管理者は「今回は偶然その職員だったが、全員が同じ立場になる可能性がある」と考えましょう。そして今後誰がその立場になっても大きな事故に結びつかないように、対策を考える姿勢が大切です。

「責任の重い事故」とは？

ひと口に「事故」と言っても、防止責任の重さはさまざまです

介護事故の評価は本当にそれでいいのか

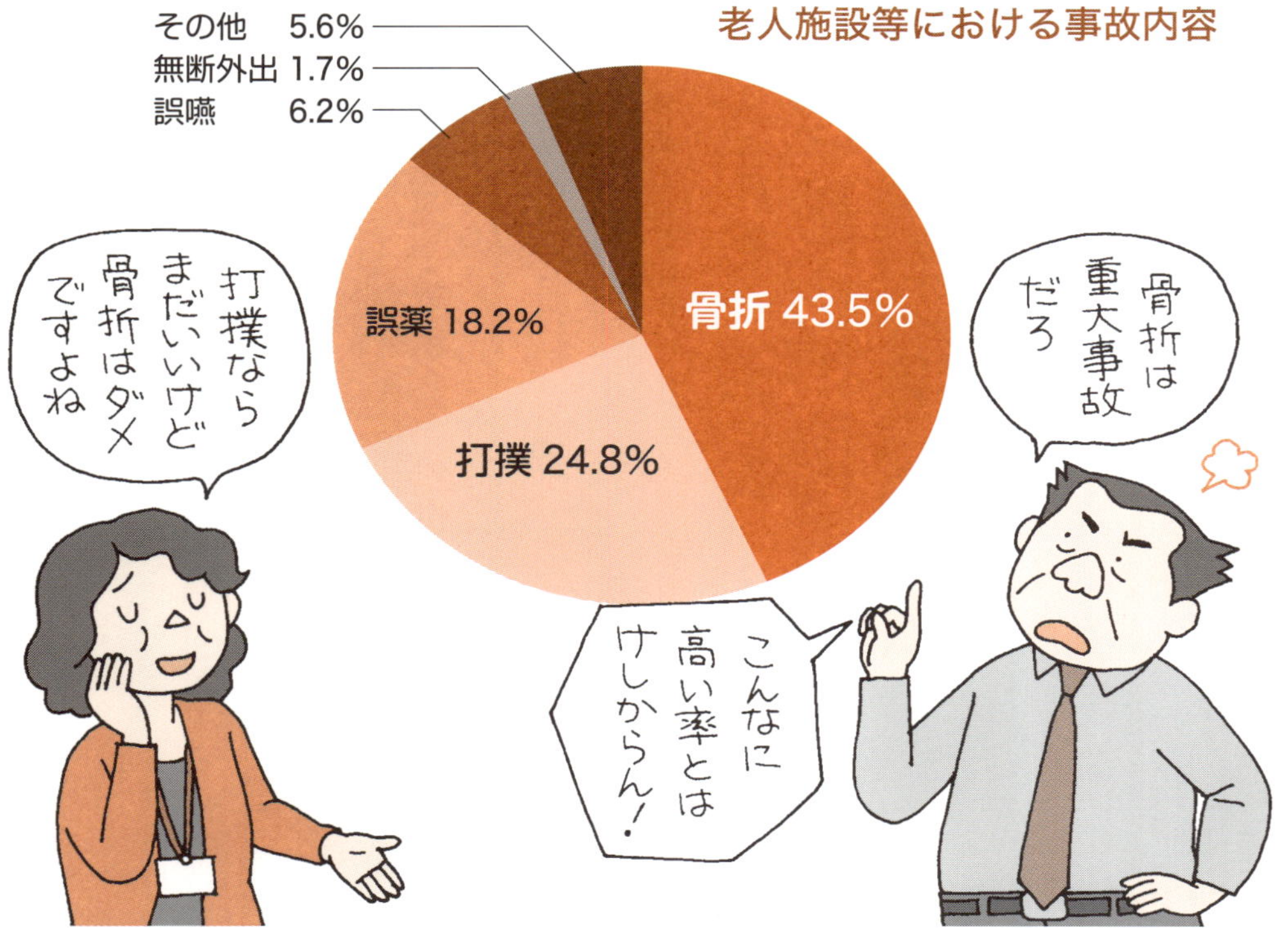
老人施設等における事故内容
その他 5.6%
無断外出 1.7%
誤嚥 6.2%
骨折 43.5%
誤薬 18.2%
打撲 24.8%
打撲なら
まだいいけど
骨折はダメ
ですよね
骨折は
重大事故
だろ
こんなに
高い率とは
けしからん！

※グラフは北海道保健福祉部福祉局施設運営指導課が平成26年に公表したもの

誤った事故評価で生じる危険性

事故防止活動を進めるうえで「間違った目標設定」と「間違った原因の解釈」の危険性についてお伝えしました。これに加えてもう一つ注意したいのが、「間違った事故評価」です。

間違った事故評価とは、「事故をどのようにとらえるか」の評価基準がズレている状態を指します。事故評価を誤ると、事故防止活動は非常に効率が悪くなってしまうのです。

私が出会った施設の中で、「レベル3以上の事故を20％削減したい」という施設がありました。この施設でレベル3とは「骨折や入院などの大きな事故」とのことでした。

この言葉だけを聞くと、特に問題ないように思われるかもしれません。しかしこの施設の事故評価方法には、介護施設にふさわしくない根本的な誤りがあります。

第一に、「骨折や入院に至った場合は大きくて悪い事故」と「損害の大きさ」で測っている点です。利用者が転倒したときに、頭から倒れてしまうか、手を突いて倒れるかで事故の損害の大きさはまったく違います。つまり損害の大きさはあくまで「結果論」であって、基本的に事故の大きさをコントロールすることはできません。

第二に、目標を単純に数字で出している点です。事故の内容や利用者の状況をしっかり検討することなく、「骨折事故を○件に減らす」など数字だけで目標が決められています。これでは、頑張っても結果に結びつくとは限らないので現場は追いつめられ、やる気を失ってしまうことでしょう。

介護事故を評価する際の二大間違い

損害の大きい事故が悪い事故

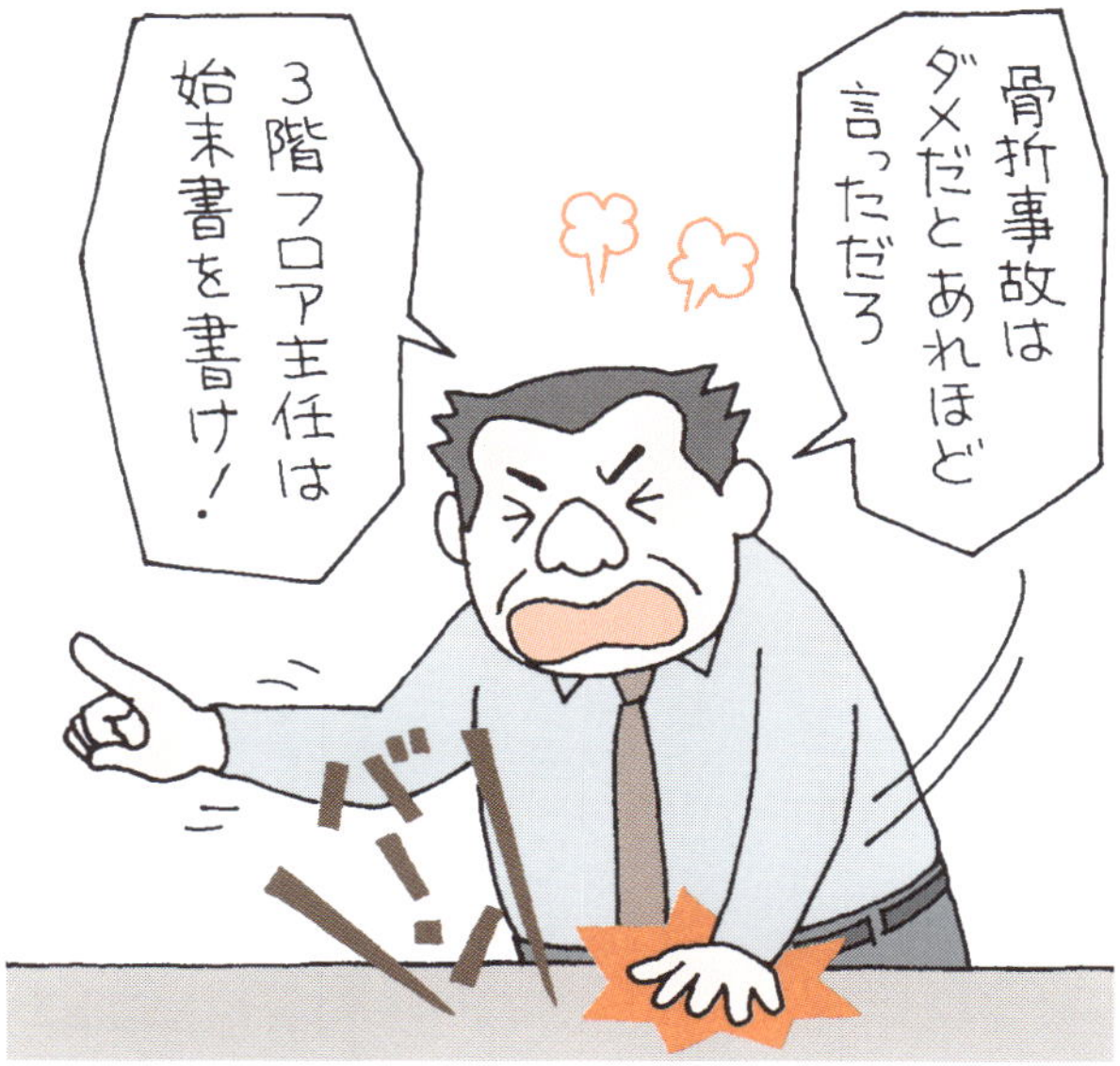
3階フロア主任は始末書を書け！
骨折事故はダメだとあれほど言っただろ
バン！

事故の大きさの基準が、骨折や入院など
ケガの大きさで単純に判断されている

問題点

評価の基準が間違っている点

正しい視点

結果としての損害の大きさではなく、介護のプロとしての過失の大きさで評価する

➡36ページ参照

とにかく事故の数を減らしたい

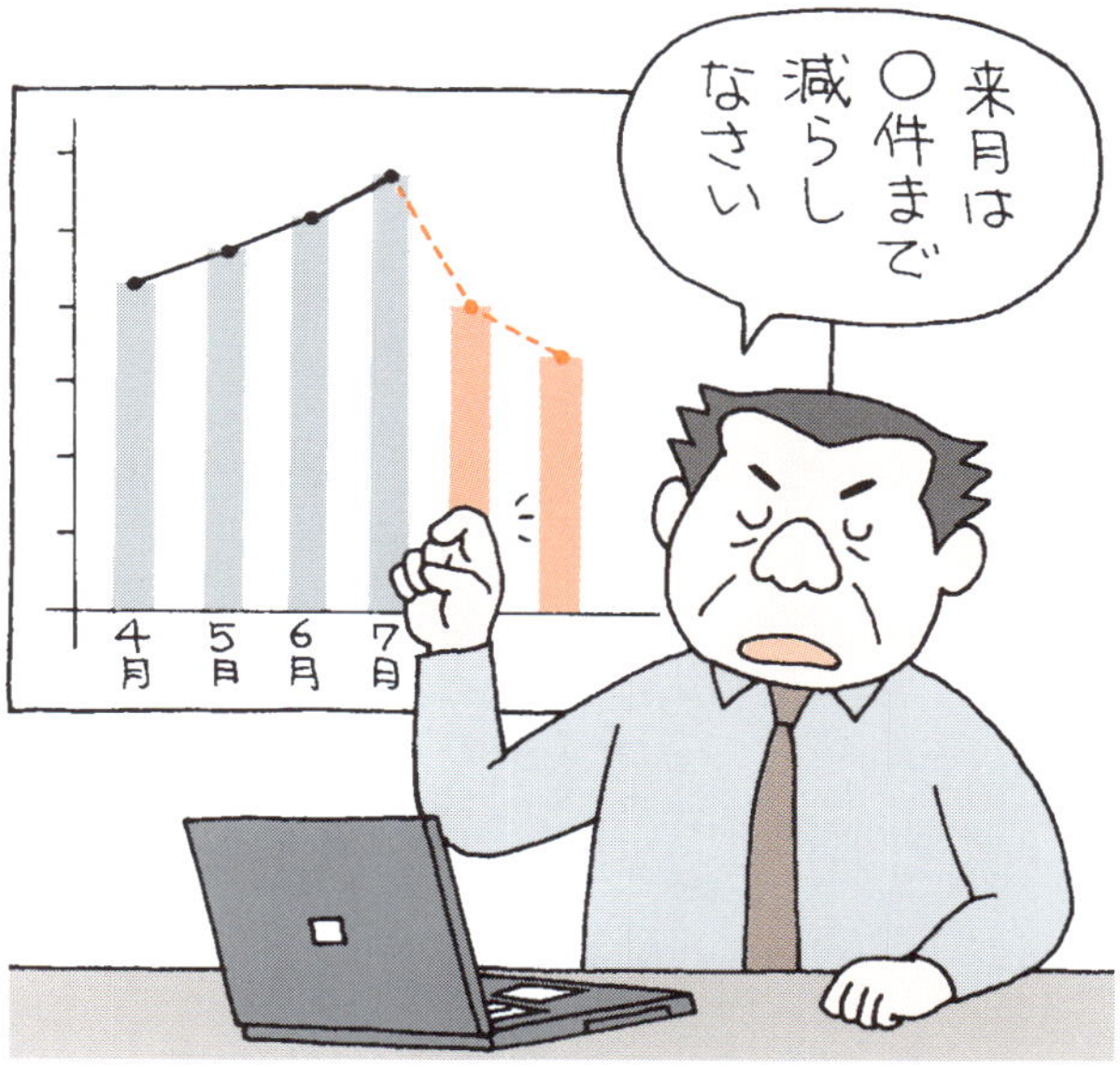
来月は〇件まで減らしなさい
4月
5月
6月
7月

事故の内容や利用者の状況を見ることなく、
数字だけで目標を設定してしまう

問題点

どの事故も同じ重さで評価している点

正しい視点

介護のプロとして、防ぐべき責任の重い事故とそうでない事故とに分ける

➡32ページ参照

新しい事故防止活動の考え方❶

「防ぐべき事故」とは何か

これは事故防止活動を進めるうえでの原点となる考え方です

防ぐべき事故と防げない事故

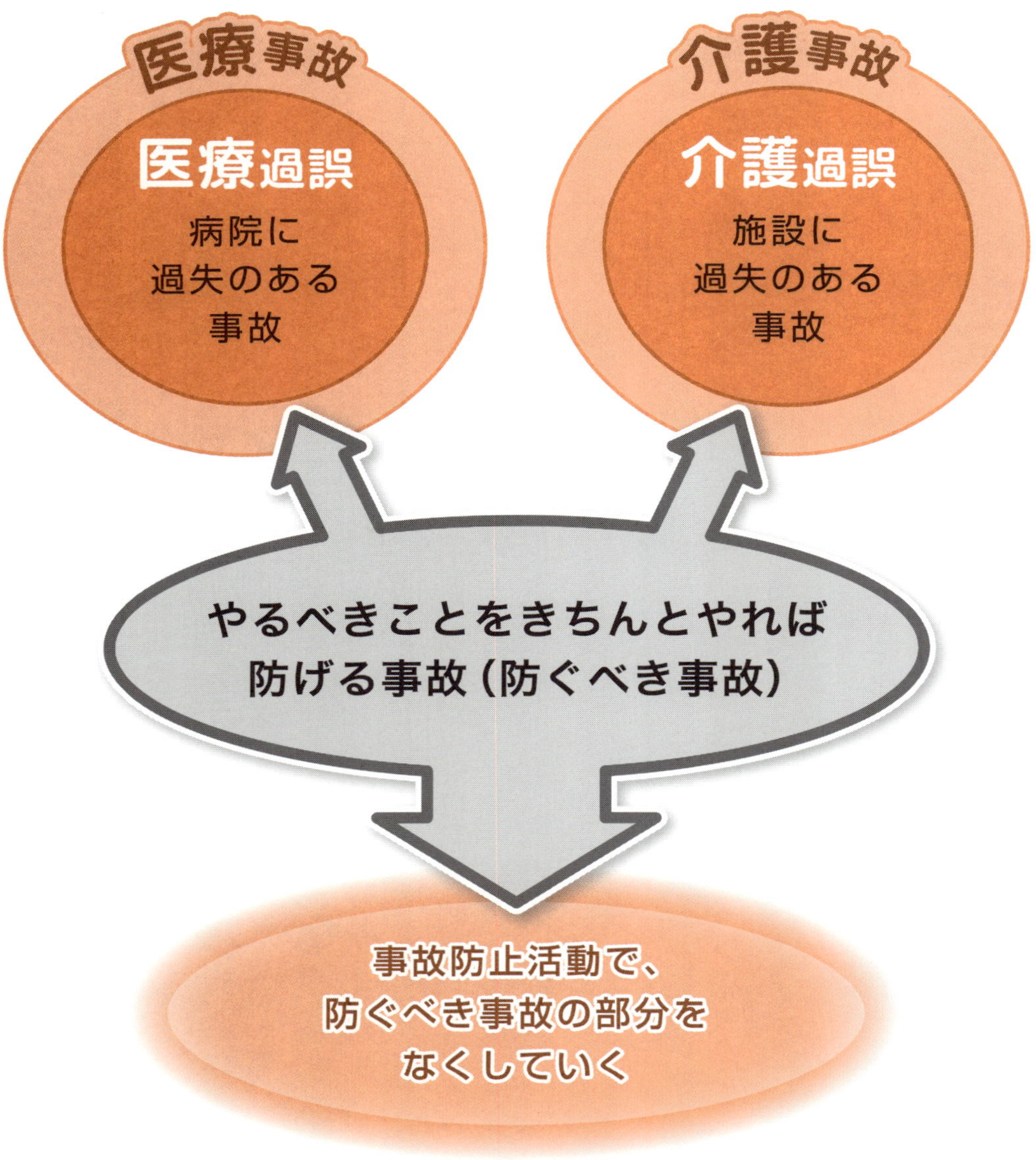

医療事故
医療過誤
病院に
過失のある
事故
介護事故
介護過誤
施設に
過失のある
事故
やるべきことをきちんとやれば
防げる事故（防ぐべき事故）
事故防止活動で、
防ぐべき事故の部分を
なくしていく

まずは2種類に分ける

事故防止活動を始めるに当たって、原点とも言える大切な考え方があります。「介護事故には防げる事故と防げない事故がある」という視点です。

「防げる事故」とは、やるべきことをきちんとやれば防げる事故のことで、「防ぐべき事故」とも言えます。

一方、事故には事故防止活動では防げないものもあるので、「全ての事故を防がなくてはいけない」という思い込みは捨てなければなりません。

そして「防ぐべき事故は一件も起こさない」という視点で、あらためて目標を設定するのです。事故が起きたら、一件一件「これは防ぐことができた事故か、防げなかった事故か」を検討して仕分けます。そこで「防

事故を分けるとどう変わるのか

事故の評価

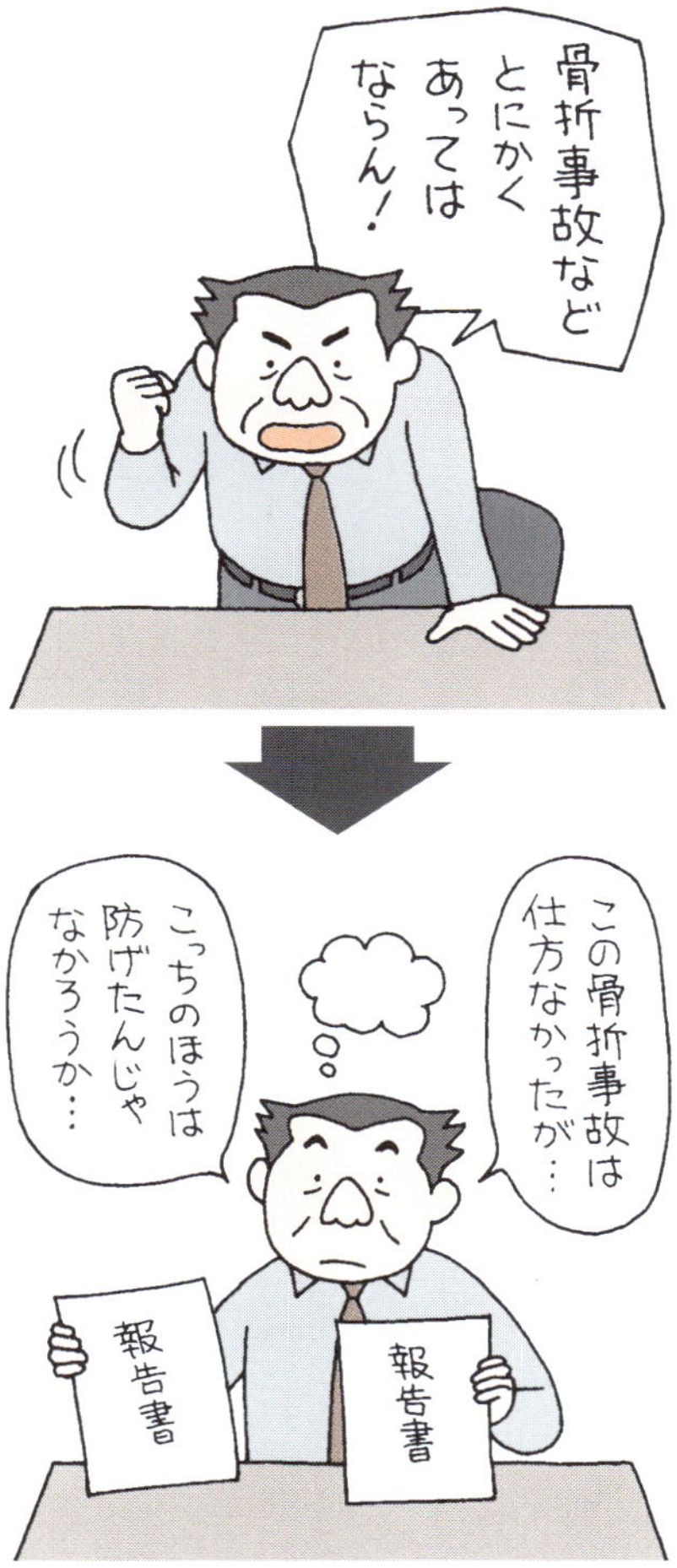
骨折事故などとにかくあってはならん！
この骨折事故は仕方なかったが…
こっちのほうは防げたんじゃなかろうか…
報告書
報告書

「骨折事故は重大事故」という画一的な評価から、「同じ骨折事故でも防げるか防げないか」という形で事故の質に対する視点が増える

事故原因の究明

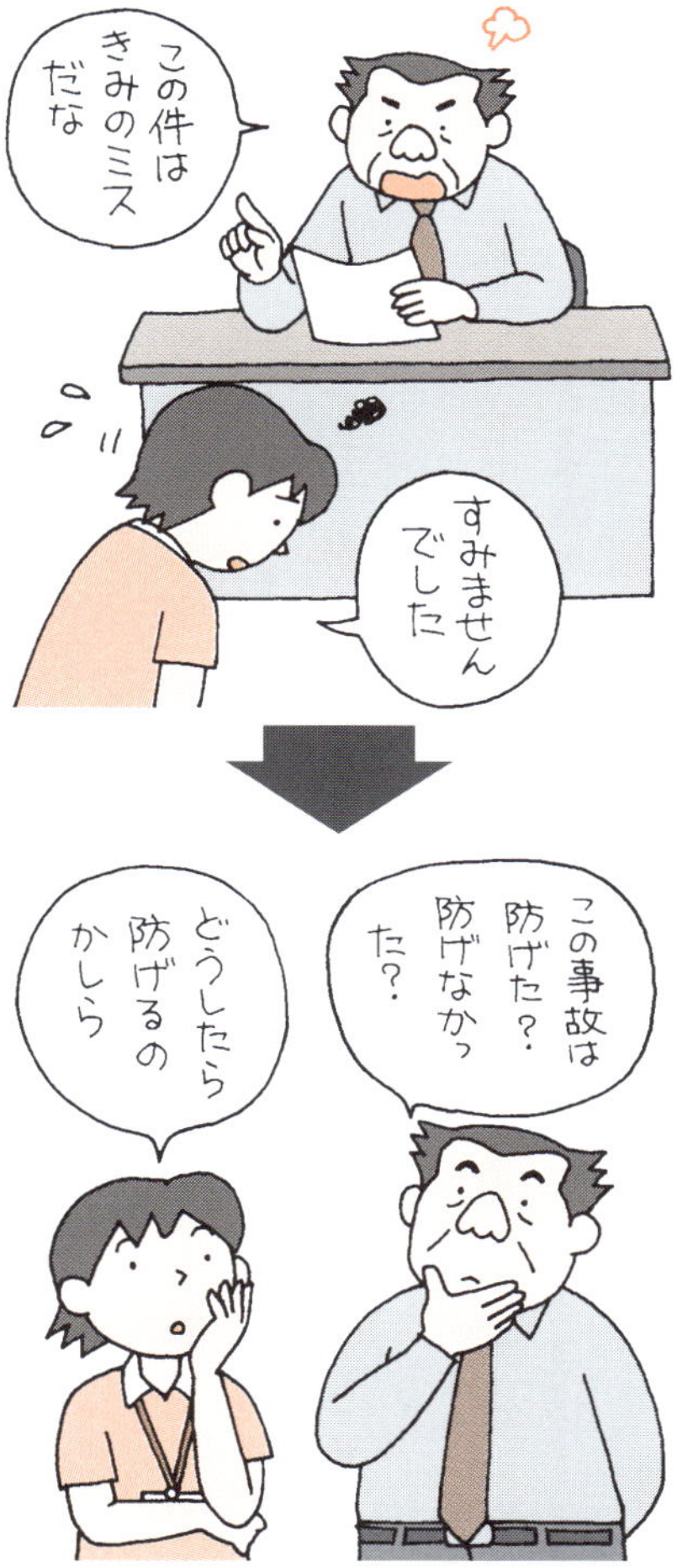

事故が起こるたびに、まずは「防げる事故か、防げない事故か」という視点が加わるので、安易に「介護職のミス」で終わらない

目標設定

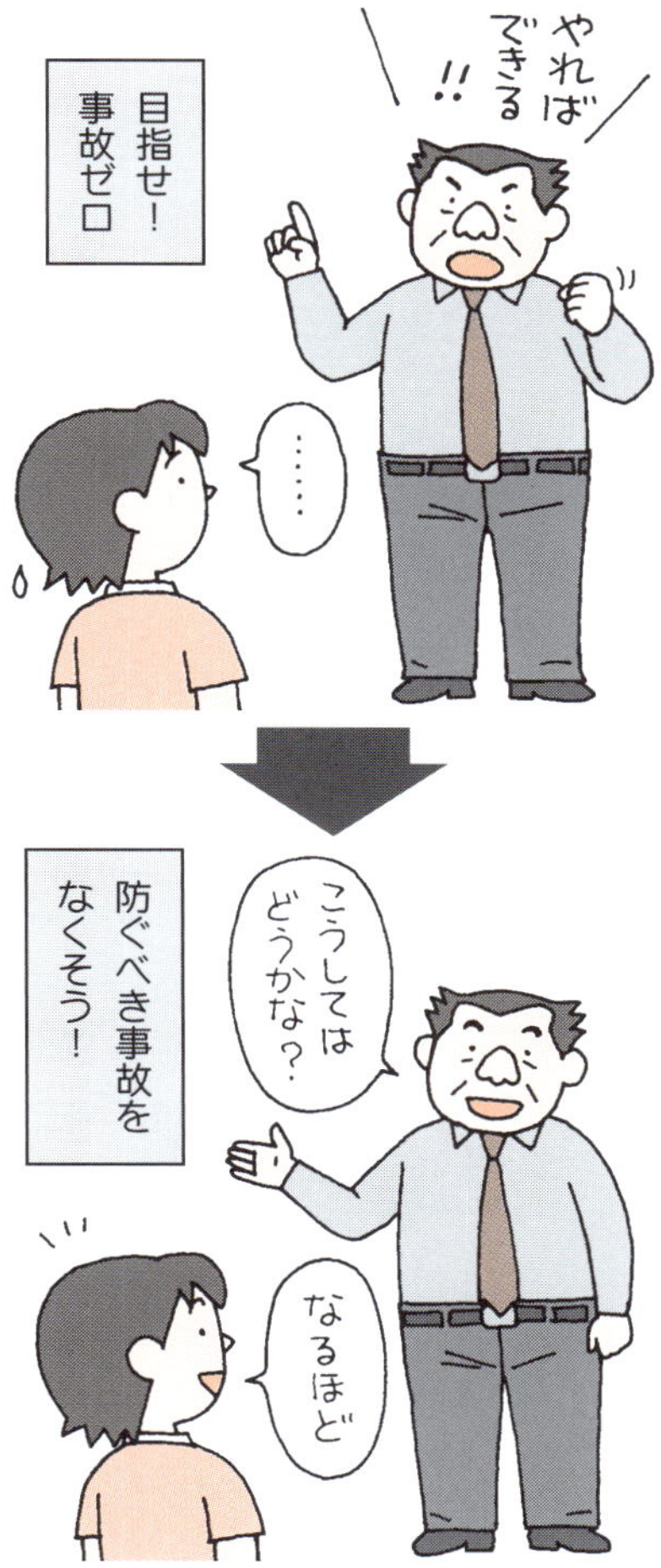
やればできる!!
目指せ！事故ゼロ
……
防ぐべき事故をなくそう！
こうしてはどうかな？
なるほど

防げない事故があることを認めたうえで、「努力して、防ぐべき事故の部分はなくしていこう」という目標設定に変わる

げなかった」に分類されたものはいったん保留にするのです。そうすると、防ぐべき事故を起こさないだけでもいかに大変なことかが見えてきます。

　では、防ぐべき事故と防げない事故とはどのように分けるのでしょうか。これは、ひと言で表すなら「過失があるか、ないか」という点を見ます。

　医療の世界では、事故防止活動の対象になるのは「医療過誤」と言われる事故のみです。つまり、病院側に過失があって起こった事故だけが対象となります。

　一方、介護の世界では、今でも「介護過誤」という言葉は耳にしません。介護の世界では、過失の有無が明確に区別されてこなかったからです。ここに、介護業界の事故防止活動が効率的に進まなかった根本原因があります。ですから私は、あえて介護事故の中にも「介護過誤」があると言いたいのです。

　まずはこの、「やるべきことをきちんとやらなかったために起こった、施設側に過失のある事故」をなくしましょう。

過失のある事故を防ぐ

プロとして防ぐべき事故とは。その見分け方を覚えましょう

事例で考える過失の有無

　介護職が部屋に様子を見に行ったら、利用者がベッドのそばで倒れていました。どうやら排泄のために自力でポータブルトイレに移乗しようとして、転倒してしまったようです。

　すぐに看護師を呼んで診てもらうと、太もものあたりを激しく痛がります。病院に搬送したところ、大腿骨骨折でした

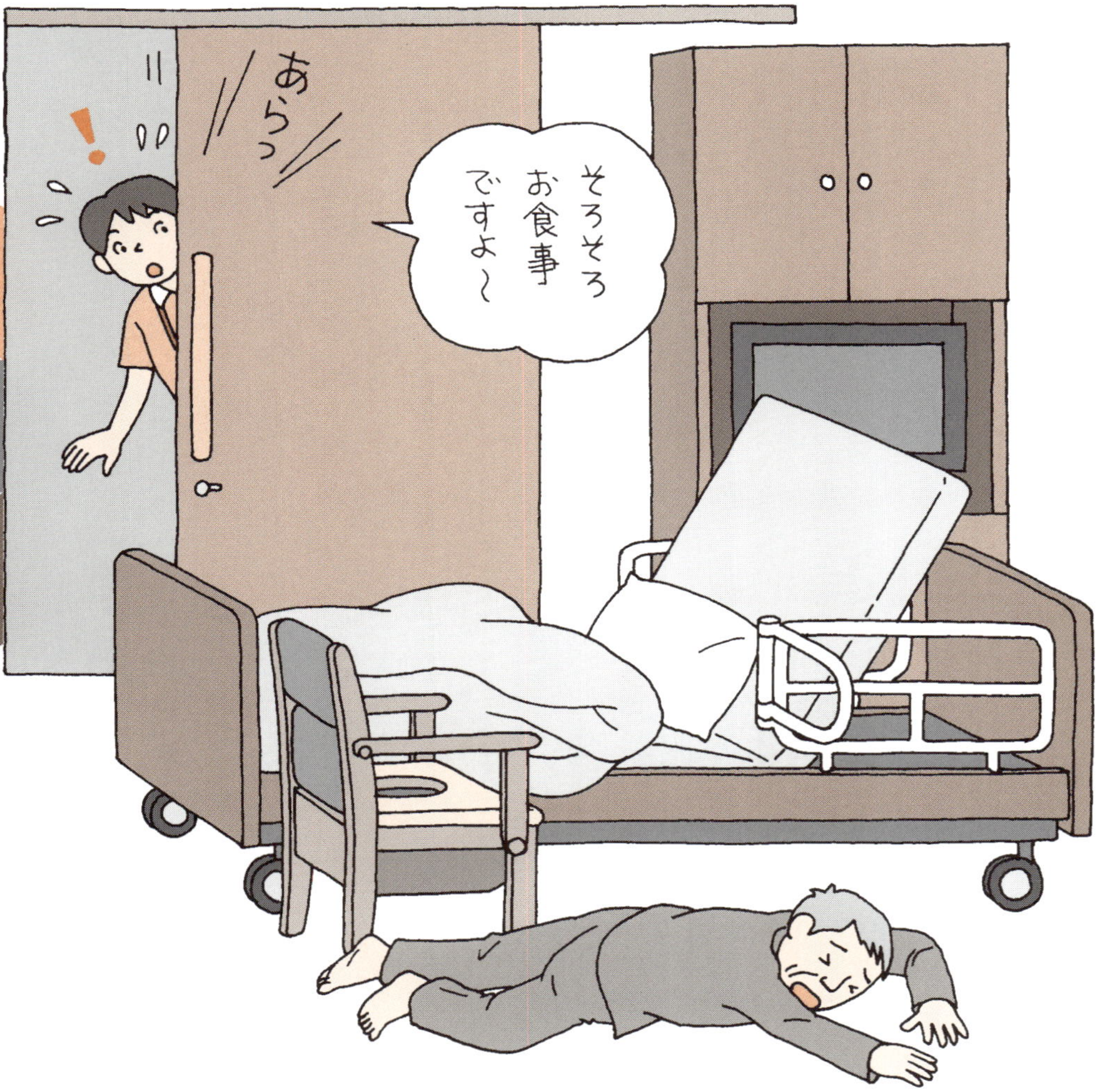

何をもって過失になるかの基準とは

　それでは、「過失のある事故」とはどんな事故なのでしょうか。上の事例を参考に、過失の判断について考えてみましょう。

　職員の目が届かない居室の中で起こった転倒事故は、一般的に「防げない事故」です。居室にいる利用者が自由に動くのを抑制することはできませんし、転倒するときに支えることもできません。この状態で事故が起きたなら、多くの場合は「過失のない事故」になります。

　こうした「事業者の過失に当たらない、防ぎようがない事故」に対して、必死に防止対策を考える事業者が多いのが問題です。防ぎようがない事故を無理に防ごうとすると多くの場合、マンパワーに頼って非効率的になります。たとえばこの事例の場合

過失にならない(防げない事故)

●この利用者が日頃は問題なく自力で移乗ができていて、この日だけつまずいたなどの突発的な原因によって転倒した場合
●いつもは排泄の際に必ずナースコールを押して介助依頼していたのに、この日だけ突発的に自力でやろうとしてしまった場合

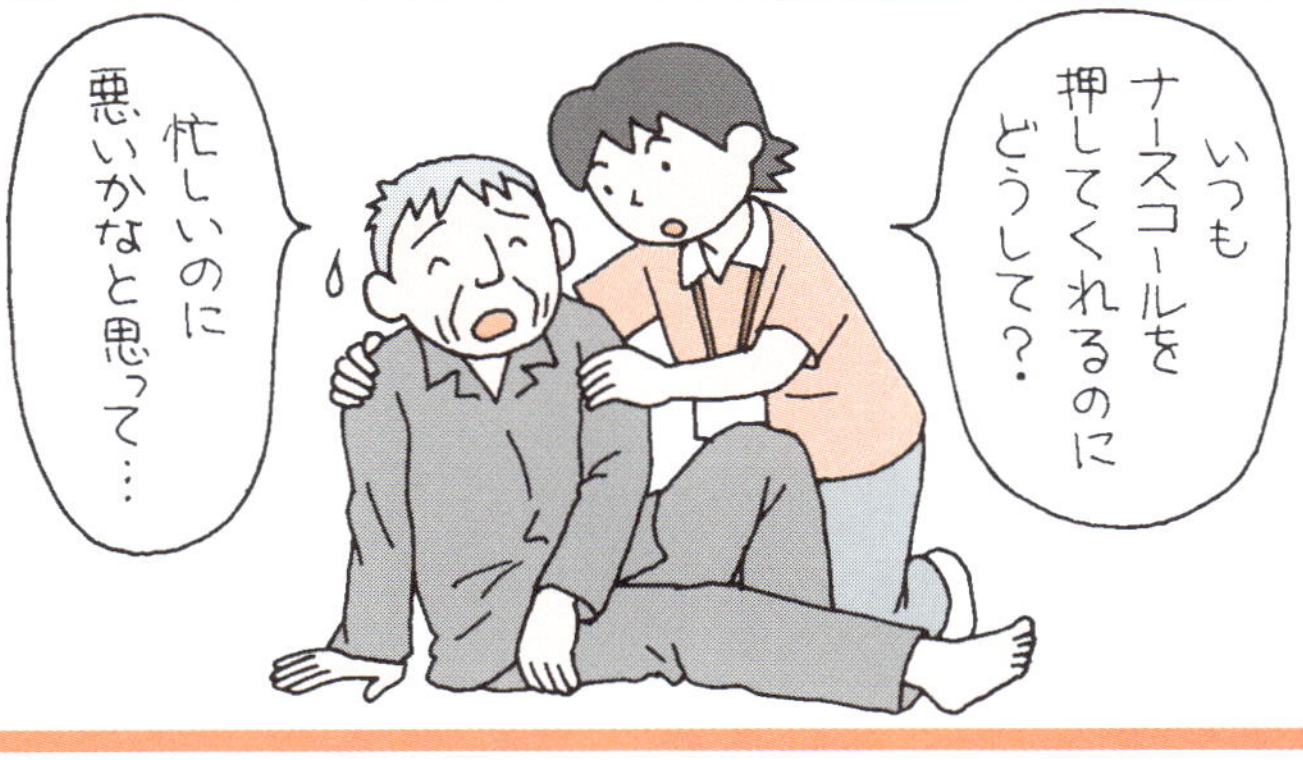
いつもナースコールを押してくれるのにどうして?
忙しいのに悪いかなと思って…

過失になる(防ぐべき事故)

●この利用者が以前にも同様の転倒事故を起こしていて危険だと気がついていたのに、特に何も対策を立てていなかった場合
●ナースコールを鳴らしたのに職員が来なかったため、自力で移乗しようとした場合
●日頃からナースコールを無視することが何度もあった場合

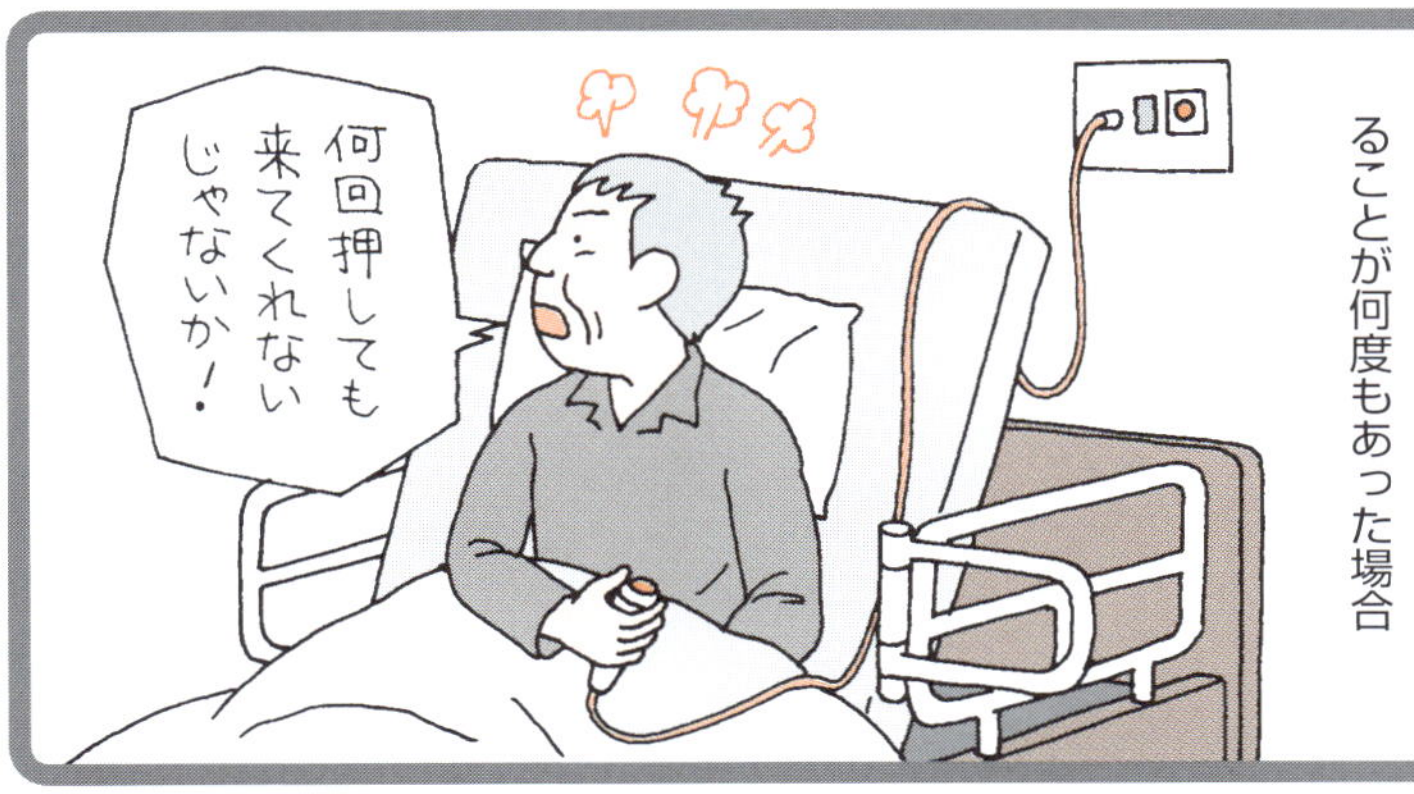
何回押しても来てくれないじゃないか!

判断が難しくなる場合

●認知症がある利用者の場合、「尿意を感じたらナースコールを押して排泄介助をしてもらう」という一連の流れが理解できるかどうかによって過失の大きさが変わることがある

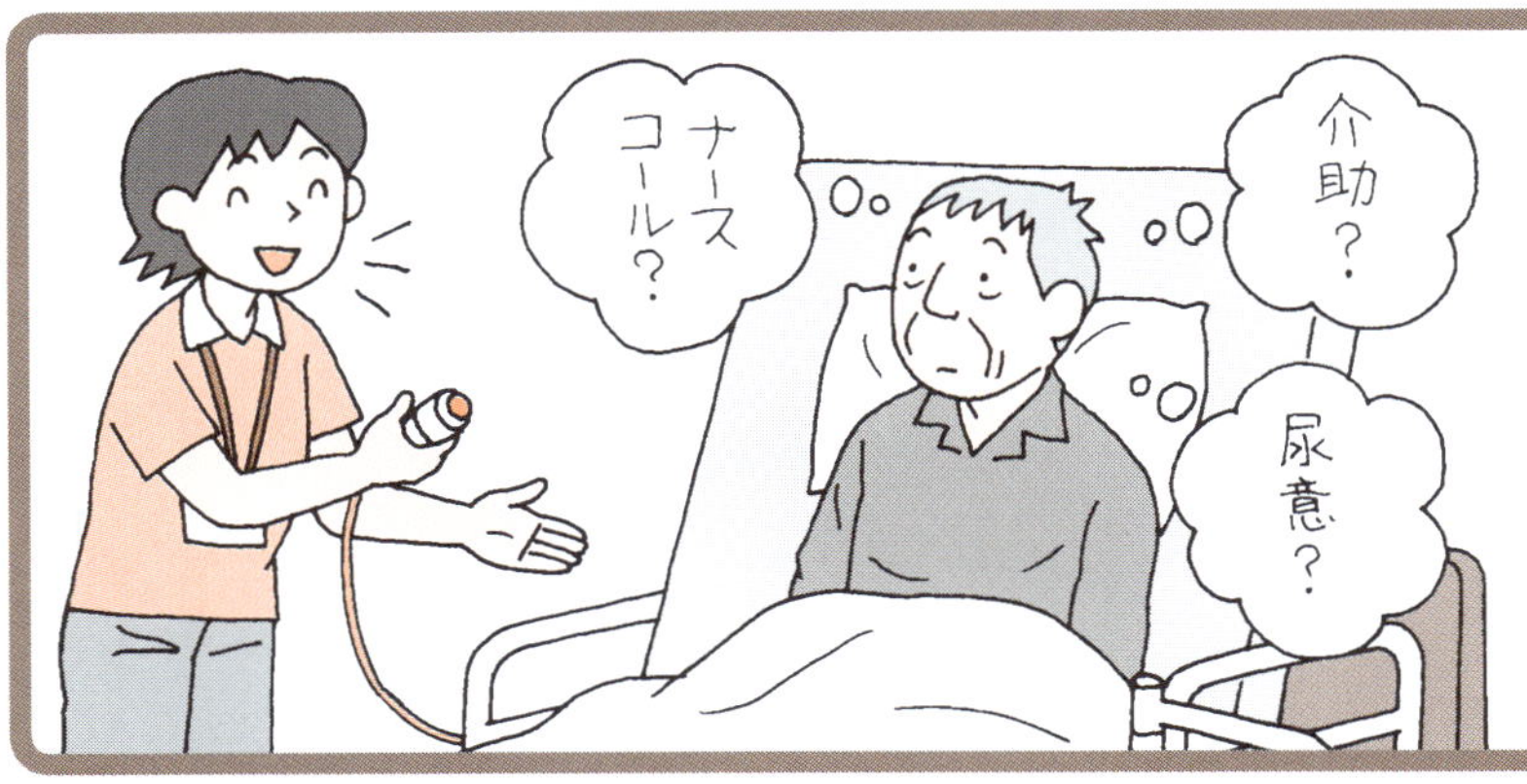
介助?
ナースコール?
尿意?

だと、「事故を未然に防げるように、見まわりを強化しよう」といった防止対策のことです。居室の中で利用者がいつ何を行い、どれが事故に結びつくかはわかりません。それをただでさえ忙しい職員による見まわりの強化で防ごうというのは、無駄な労力と言わざるをえません。

しかし、過去にこの利用者が同様の転倒事故を起こしていたらどうでしょうか。その場合は危険の予測ができますから、事故を防ぐためにこの利用者個人に対しては何かしらの対策を講じる必要があります。それを怠ったために起きてしまった事故であれば、「施設に過失のある事故」になるでしょう。

難しい言葉になりますが、法律の観点から言うと「予見可能性がある事故で、結果回避可能性が認められれば多くの場合は結果回避義務が生じる。これを怠ると過失と認定される」と説明されます。これはつまり、「過失のある事故とは、プロとしてやるべきことをしっかりできていれば、防ぐことができた事故を指す」ということです。

事故を正しく評価するには

事故防止活動の要となるのは、正しい基準を持つことです

事故の正しい評価方法

施設に過失のない事故でも、家族が納得するとは限りません。
利用者の安全に対する家族の期待はもっと高いのです

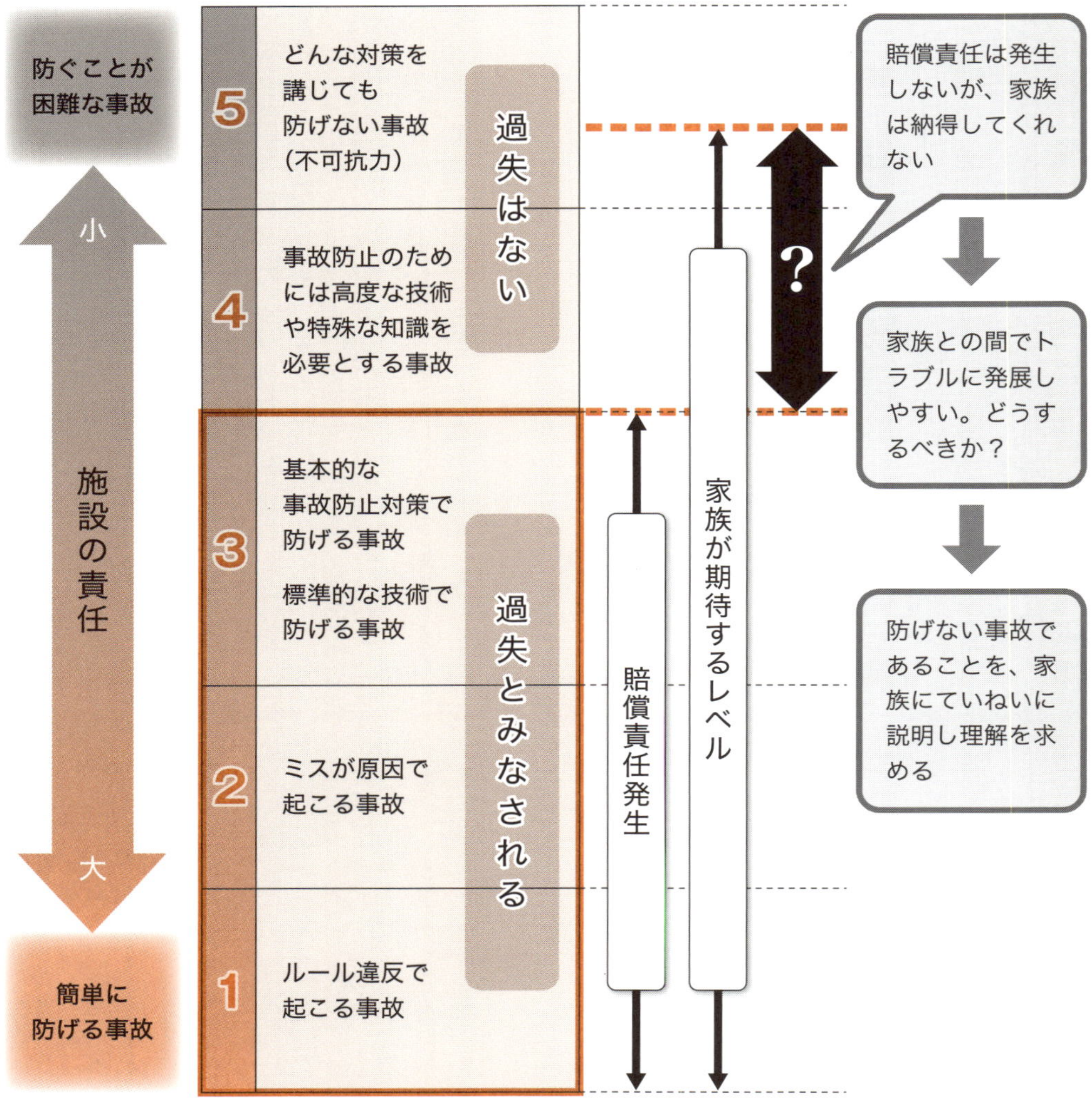

過失の大きさで事故を評価する

事故の大きさを損害の大きさで評価すると、努力でコントロールできない部分なので現場の士気が下がってしまうことはすでに紹介しました（30～31ページ参照）。では、事故はどう評価すればいいのでしょうか。

私たちは施設の過失の有無や大きさによって、上のように5段階に分けて評価します。もっとも施設の過失が大きいのが、レベル1の「ルール違反で起こる事故」です。反対に施設の過失が「なし」とされるのが、レベル5の「どんな対策を講じても防げない事故」です。

レベル1～3は過失になるので、賠償責任が発生する「防ぐべき事故」と言えます。一方のレベル4と5は、基本的に施設の過失にはなりません。

入所時に家族に渡す資料（一例）

【私たち介護職員は、入居者様の転倒防止に取り組んでいます】

ご家族の皆様もご協力をお願いします

1人でトイレに行って転倒するケース

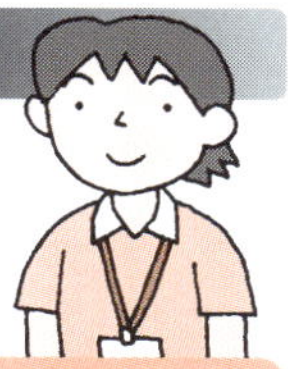

施設内の転倒事故で多発しているのが、1人でトイレに行こうとして転倒するケースです。特に夜中や早朝は完全に覚醒していないため、転倒する危険性が高まります。

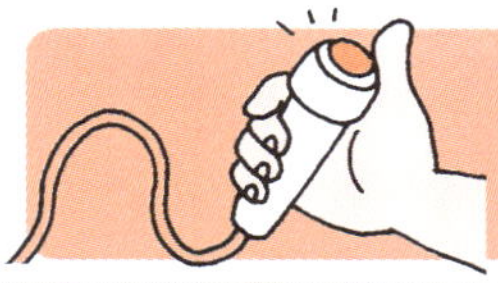

トイレに行くときは、ナースコールで介護職員を呼んでいただくようお願いしています。転倒の危険の少ないポータブルトイレや、尿器の使用もおすすめです。

ご家族様へのお願い

介護職員に対する遠慮から、ご自分でトイレに行こうとする入居者様がいらっしゃいます。ご家族からも、遠慮しないで介護職を呼ぶようにお話しください。

服薬の影響で転倒するケース

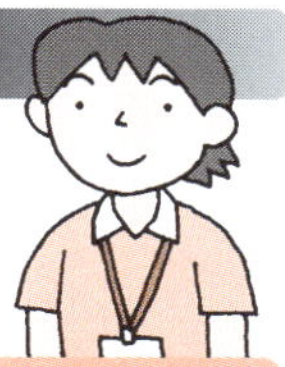

糖尿病や高血圧症などの持病の薬が原因で転倒しやすくなったり、精神安定剤や睡眠薬の影響でふらつきが出て転倒したりすることがあります。

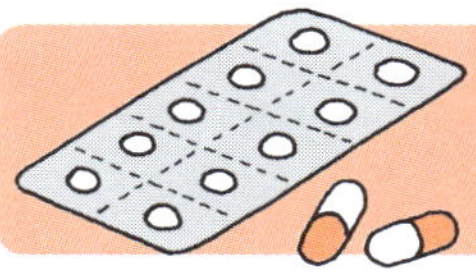

転倒の原因となりやすい薬を服用されている場合は、入所時にご相談させていただきます。場合によっては服薬を調整させていただくことがあります。

ご家族様へのお願い

施設側でも確認をしておりますが、もしも処方される薬に変更があった場合は必ずスタッフにお伝えくださるようお願いします。

ベッドからの立ち上がりで転倒するケース

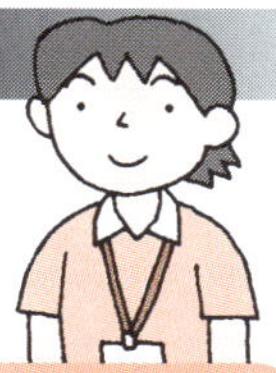

入居者様のベッドは、高さが変えられるものがあります。ベッドから立ち上がるとき、ベッドの高さが高すぎても低すぎても危険です。

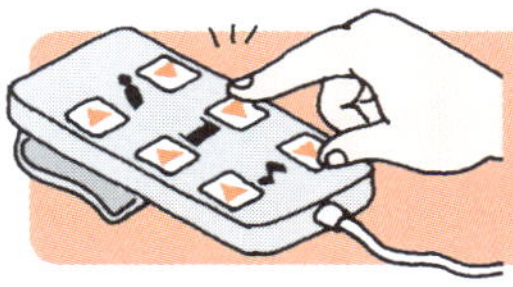

ケアのためにベッドの高さを変えたときは、入居者様に合った高さに戻すよう徹底します。また、車イスへの移乗の前にも、立ち上がりやすい高さであるか確認します。

ご家族様へのお願い

面会時にベッドの高さを変えた場合は、必ず元の位置に戻すようご協力をよろしくお願いします。

防げない事故と家族への説明

防げない事故が起こったときに問題になるのが、家族の感情です。多くの家族は「この事故は防げません」と言われても、そう簡単には納得できません。ですから、事故の可能性について、入所時からていねいに説明しておくことが大切です。

その際、「お父様は歩行が不安定なので転倒する危険性があります。ご了承ください」などと事実だけを述べてはいけません。これでは施設が何の努力もなしに、責任を放棄しているように聞こえてしまいます。そのようなときは、「事故の危険性」と「防止するために施設で行っている対策」をセットで説明することが必要です。

そこで家族に協力してほしいことを併せて伝えれば、家族も当事者意識を持ってくれます。「プロに預けたから万事安全」ではなく、当事者意識を持って施設生活を見てもらうと、初めて事故防止の難しさを理解してもらえるのです。

身体拘束は違法行為です！

モラルの問題という次元ではなく、犯罪なのだと認識しましょう

事故防止と拘束との関係性と考え方

事故防止活動は、それを行うことによって利用者に与える悪影響と安全とを比較して判断します

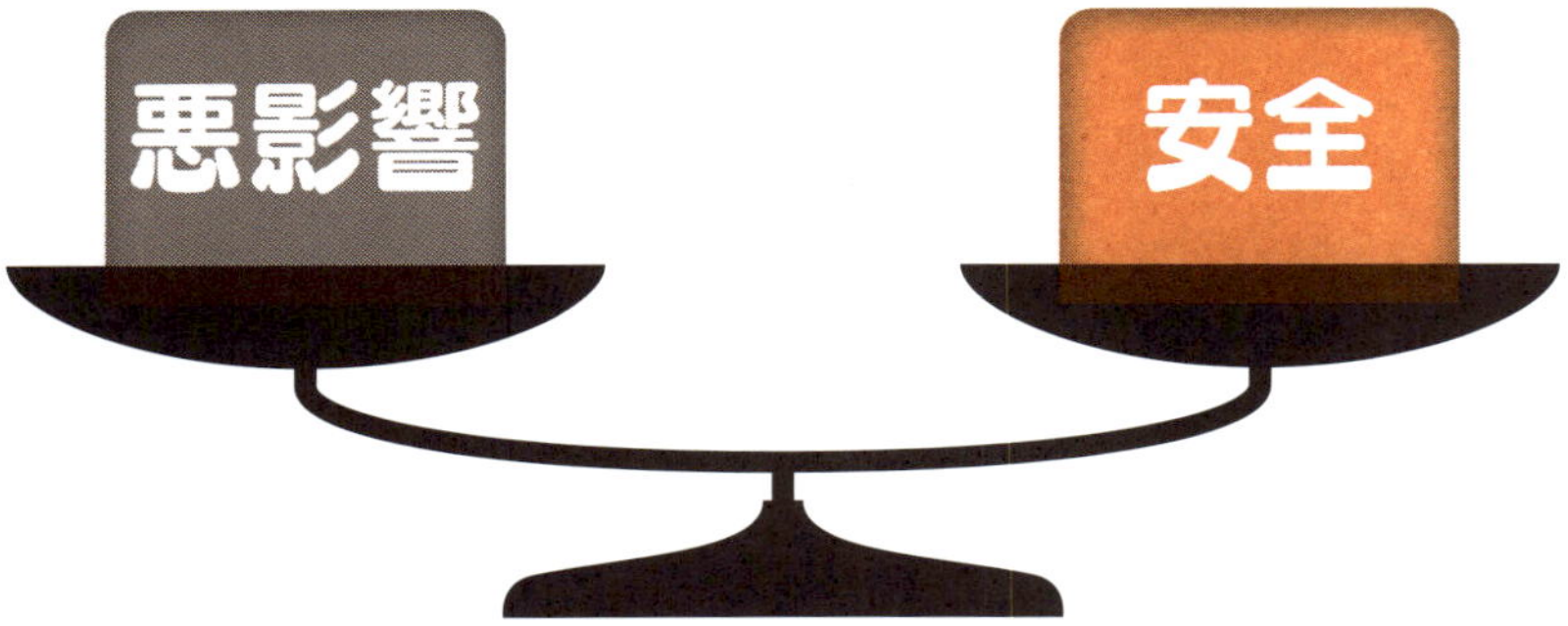
悪影響
安全

利用者が自分で降りられないように、ベッドを柵で囲む

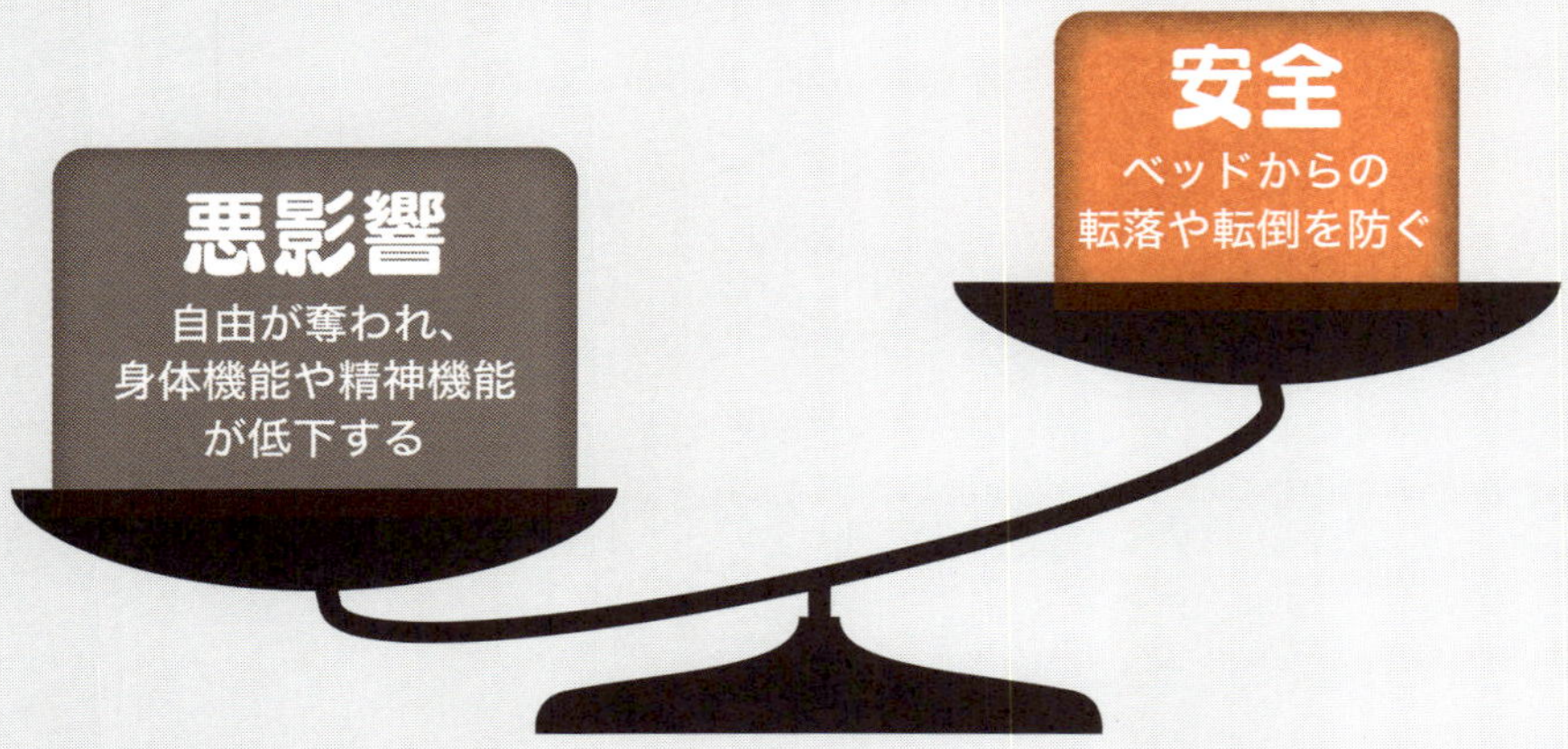
安全
ベッドからの
転落や転倒を防ぐ
悪影響
自由が奪われ、
身体機能や精神機能
が低下する

ベッドからの転落や、ベッドから降りて転倒するのを防ぐために柵を取り付けるのも身体拘束です。得られる安全に対して、「自由に動くことが奪われ、寝たきりになるため筋力も衰え、認知症も進む」ということであれば悪影響が大きすぎます

介護の目的は生活を支えること

介護事故防止活動を進めていくと時々、必要以上に利用者の自由を制限しようとする施設が出てきます。確かに立てないようにすれば、転倒することもできません。事故件数も減るでしょうし、数字の上では事故防止活動が順調に進んでいるように見えるかもしれません。

事故を起こしたくない気持ちはわかりますが、これでは介護の目的を見失っています。介護の目的はあくまでも生活を支えることであり、事故防止のために利用者の自由な生活を奪ってしまっては本末転倒です。

そうは言っても、プロとして利用者の安全を守る義務もあります。利用者の自由な生活をどこまで守れるかというのは、非常に難しい問題です。

厚生労働省が発表した身体拘束に当たる行為

1	徘徊しないように、車イスや椅子、ベッドに体幹や四肢をひも等で縛る
2	転落しないように、ベッドに体幹や四肢をひも等で縛る
3	自分で降りられないように、ベッドを柵（サイドレール）で囲む
4	点滴・経管栄養等のチューブを抜かないように、四肢をひも等で縛る
5	点滴・経管栄養等のチューブを抜かないように、または皮膚をかきむしらないように、手指の機能を制限するミトン型の手袋等をつける
6	車イスや椅子からずり落ちたり、立ち上がったりしないように、Y字型拘束帯や腰ベルト、車イステーブルをつける
7	立ち上がる能力がある人の立ち上がりを妨げるような椅子を使用する
8	脱衣やオムツ外しを制限するために、介護衣（つなぎ服）を着せる
9	他人への迷惑行為を防ぐために、ベッドなどに体幹や四肢をひも等で縛る
10	行動を落ち着かせるために、向精神薬を過剰に服用させる
11	自分の意思で開けることのできない居室等に隔離する

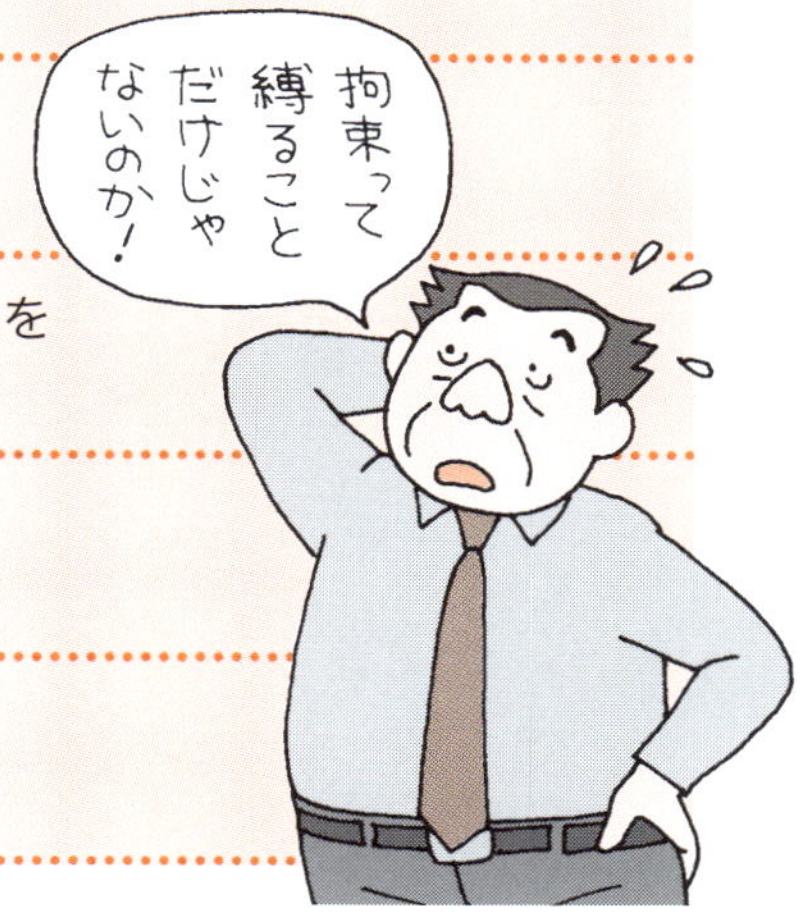
拘束って
縛ること
だけじゃ
ないのか！

※厚生労働省「身体拘束ゼロへの手引き」をもとに作成

そんなときは「事故防止活動で得られる安全の大きさ」と、「それによって利用者が受ける悪影響」を天秤《てんびん》にかけて考えるようにしましょう。いくら安全で便利でも、利用者の心身に対する悪影響が大きい方法であれば採用してはいけません。

介護保険法では、「介護は自立支援」という理念があるため身体拘束は禁止されています。ただし、「利用者の生命または身体が危険にさらされる可能性が著しく高く」「身体拘束以外に代替する介護方法がなく」「身体拘束が一時的なものである」という3つの条件がそろった場合のみ、例外的に身体拘束が認められているのです。

また、身体拘束は刑法によっても禁止されています。介護の一環でも、他人の行動の自由を奪うことは権利侵害になるので、「逮捕・監禁罪」に該当する違法行為だと考えられるからです。本当にやむをえない場合のみ例外的に正当性が認められることもありますが、身体拘束が原則的に犯罪であるということは覚えておきましょう。

コラム❶

医療と介護はどこが違うのか

ケガをした人や病気になった人に治療を行い、元の元気な状態に戻すのが医療の役割です。それが私たちの生活に必要不可欠であることは論を俟《ま》ちません。しかし、そこに1つの問題が生じます。医療は、人間を「傷病者か元気な人か」という二元論で見る性質を持っているのです。

かつての野戦病院や結核療養所では、その二元論が通用しました。ケガや病気の人に治療を行い、安静にさせることで元気にできたからです。元気になれない人は亡くなりました。「脳卒中で倒れたら動かすな」と言われ、2〜3ヵ月間寝込んで亡くなる人が多かったのも昔の話です。

今では、そんな二元論は通用しません。近代医療の飛躍的な発展が二元論を崩し、かつては亡くなっていた重症の人でも、一命を取り留めるようになりました。かといって元気になったわけではなく、病気と元気の間に停滞する新たな層が生まれたのです。

たとえば、脳血管障害によって手足にマヒが残った人、加齢によって認知症になった人など、障害を抱えたまま生きるお年寄りが増えてきました。この中間層に対しては、医療も看護も無力でした。医療は治癒できない人に興味を持てませんし、看護は安静を強要するあまり、動きまわるお年寄りをベッドに縛りつけたりしました。

そこで、何とか治したい医療側が導入したのが、リハビリテーションという手法です。リハビリ医の指導のもと理学療法士、作業療法士、言語聴覚士などが訓練を行い、これが発達したアメリカでは、戦場で負傷した兵士の社会復帰に大いに役立ちました。

しかし、リハビリが役立つのは、おもに若くて訓練意欲のある患者なのです。お年寄りにも役立つのですが、リハビリをしても手足のマヒや認知症は治りません。根底に老化がある場合、リハビリは万能ではないことがわかってきました。

そこで登場するのが介護です。介護は、単に高齢者が増えたから登場したのではなく、病気と元気の中間にいる人々の個別的なニーズに応えるために登場しました。一人ひとりの心身の状況を把握し、その人らしい生活をつくるのが介護の役割です。

医療側は、治療やリハビリを行って身体機能を取り戻せばふつうの生活ができるようになると考えますが、介護側はその逆の発想をします。排泄や入浴などの生活行為を引き出してふつうの生活を送れば、身体機能が回復すると考えるのです。ふつうの生活とは、要介護状態になったお年寄りが、元気に暮らしていた頃の生活です。

つまり、口から食べ、トイレで排泄し、今までどおりの方法でお風呂に入らなければなりません。食事、排泄、入浴のことを「三大介護」と言いますが、残された機能を活用して三大介護をしっかり行い、毎日の生活を楽しんでもらうのが介護だと言えます。

第2章

事故防止活動の具体的な進め方

第2章のポイント

実行するためのノウハウ

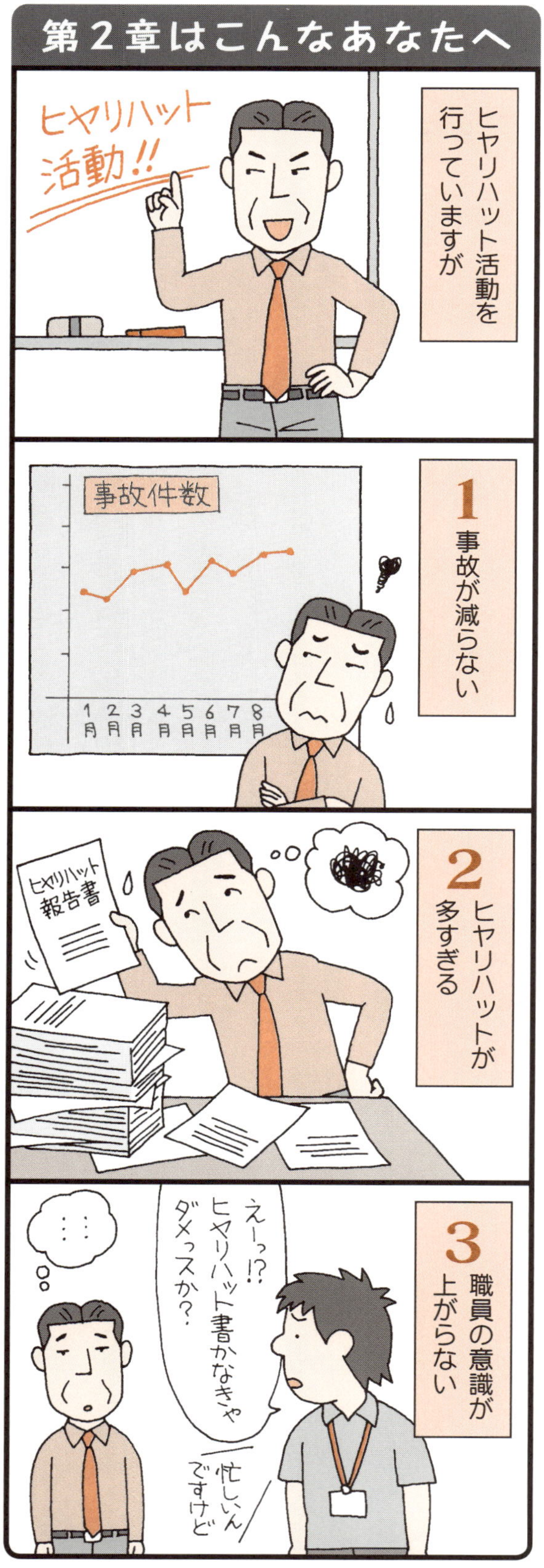
第2章はこんなあなたへ
ヒヤリハット活動を行っていますが
ヒヤリハット活動!!
1 事故が減らない
事故件数
1月 2月 3月 4月 5月 6月 7月 8月
2 ヒヤリハットが多すぎる
ヒヤリハット報告書
3 職員の意識が上がらない
・・・
えーっ!? ヒヤリハット書かなきゃダメっスか?
忙しいんですけど

正しいヒヤリハット活動の進め方

第1章では、新しい介護事故防止活動の考え方を説明しました。この章では「効率的な事故防止活動の取り組み方」についての具体的な話に入ります。

介護業界の事故防止活動と言えば、もっぱら「ヒヤリハット活動」です。しかし、ヒヤリハット活動を行う前に徹底していただきたいことがあります。それが第2章の前半で紹介する「介護事故防止の基本活動」です。それができたら、いよいよ具体的なヒヤリハット活動の進め方に入ります。

その際、ただヒヤリハットの事例を集めるだけではなく、集めた事例をどう活用していくのかがポイントです。

ヒヤリハット活動で集めた事例を事故防止に最大限に活かすには、第2章の後半で紹介する「ケース検討会議」を行いましょう。こうした会議を定期的に開くと、事故防止に対する職員の理解が深まることになるのでおすすめです。

テーマ

内容

掲載ページ

介護事故防止の基本活動

ヒヤリハット活動をする前に、徹底しておいてほしいのが基本活動です。これは大きく「安全規則の順守」と「危険発見活動」の2段階に分かれます

44→65ページ

ヒヤリハット活動

ヒヤリハット活動を行い、報告書を書いている施設は多数ありますが、それを本当に効率的な活動にするためには、どこに注意したらいいのでしょうか

66→75ページ

ケース検討会議

ヒヤリハット活動で集まった事例を使って、より深く事故防止を考えるための会議です。これを定期的に行えば、非常にレベルが高い事故防止活動が可能になります

76→91ページ

ヒヤリハット活動の前に行うべきこと

ヒヤリハット活動をしているのに、なかなか事故が減らないのはなぜでしょうか

ヒヤリハット活動とは

ヒヤリハット活動とは、さまざまな業界で広く行われている事故防止活動の手法です。事故にはならなかったものの、「ヒヤリとした」「ハッとした」など事故になりそうだった事例を発見し、集めます。ハインリッヒの法則によると、1件の重大事故の裏には300件ものヒヤリハットが潜んでいるそうです。つまり、「重大事故を起こす前に事故の芽を摘もうとする活動」と言えます

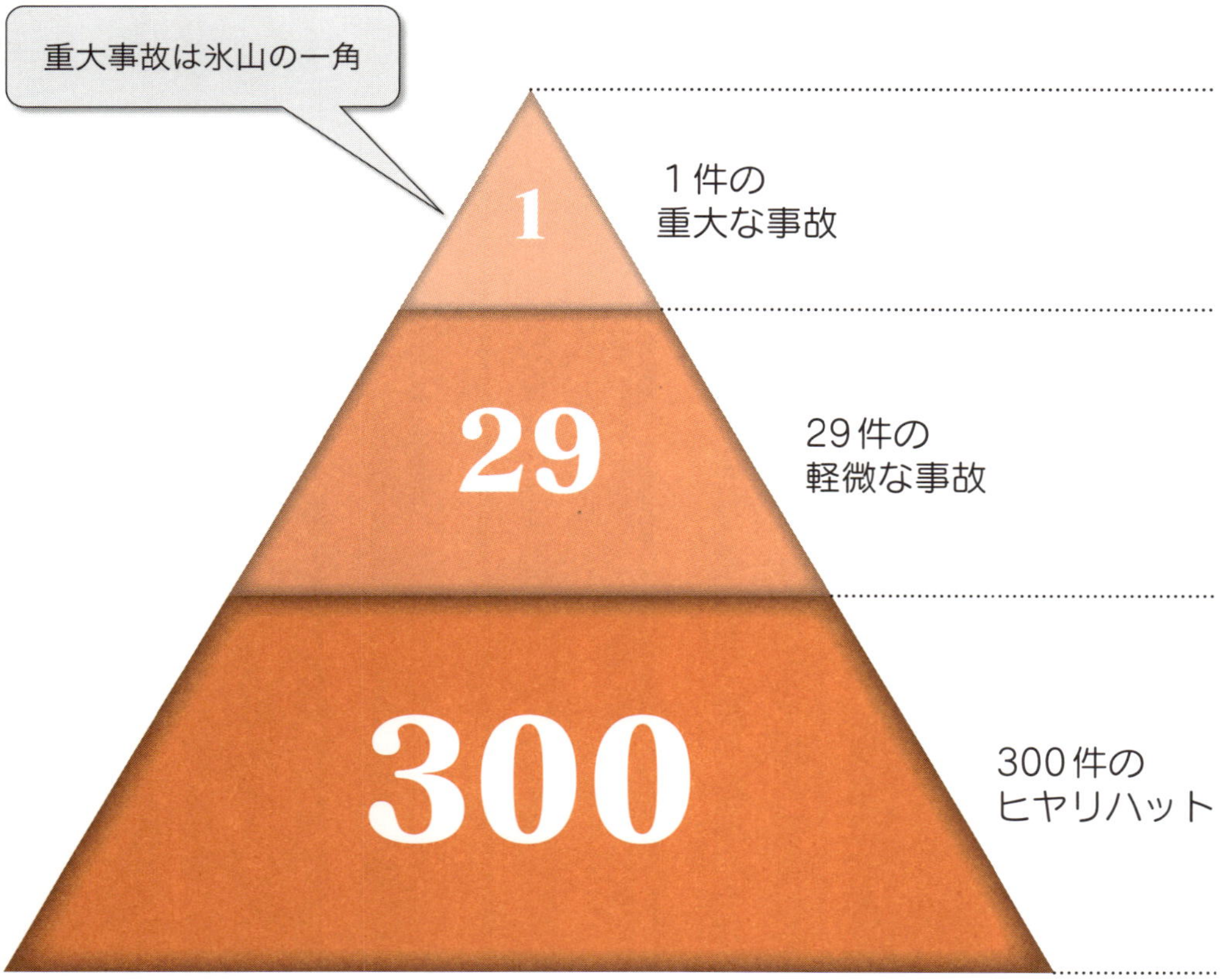
重大事故は氷山の一角
1
1件の
重大な事故
29
29件の
軽微な事故
300
300件の
ヒヤリハット

（ハインリッヒの法則）

ヒヤリハットで事故が減らない!?

ヒヤリハット活動は医療現場から建設現場まで、事故防止の手法として幅広く行われてきました。当然、介護業界でも大きな成果を上げるだろうと思われましたが、意外にも「ヒヤリハット活動を行って事故が大幅に減った」という話はあまり聞きません。なぜでしょうか。

その理由は2点考えられます。1点目は「ヒヤリハット活動の前に行うべき、事故防止の基本活動がおろそかになっているから」です。事故防止の基本活動については、次ページから詳しく紹介します。

2点目は「ヒヤリハット活動の〝方法〟が間違っているから」です。どうすれば正しく行えるかについては、66ページ以降で紹介します。

ヒヤリハット活動の本来の位置づけ

介護事故防止の基本活動

安全規則の順守

介護手順等の安全ルールを徹底することによって、ルール違反による事故を撲滅する

危険発見活動

施設の管理に関する危険の改善
- 建物、設備、用具の危険箇所を発見し、改善する

介護動作の見直し
- 介護動作で危険なやり方を発見し、改善する

利用者個別の危険性の把握と対処
- 利用者個人の身体能力・認知能力に関わる問題点やリスクを把握し、対処法を考える

ヒヤリハット活動

基本活動でカバーできなかった危険を発見し、改善する

ヒヤリハットは補完的な活動

ヒヤリハット活動を行っても介護事故が減らない原因として「ヒヤリハット活動がそもそも補完的な活動である」という点が挙げられます。介護事故を防止するうえで中心になるのは、「事故防止の基本活動」です。

上の図で示したように、介護事故を防止するための基本活動は「安全規則の順守」と「危険発見活動」の2段階に分かれます。つまり、「ルール違反による事故をなくし」「身のまわりにある、事故につながりやすい危険を改善する」ことが、ヒヤリハット活動の前に行う基本活動となるわけです。

この基本活動の2点がしっかり行われて初めて、ヒヤリハット活動は効果を発揮します。基本活動をやらない状態で行うヒヤリハット活動は目の粗いザルのようなもので、一向に事故を防ぐことができないのです。

では、事故防止の基本活動の具体的な進め方を見ていきましょう。

職員のルール違反をなくす

まずは「つい破ってしまって」を撲滅することから始めましょう

「こんな低レベルの違反など起きない」と思っていたのに……

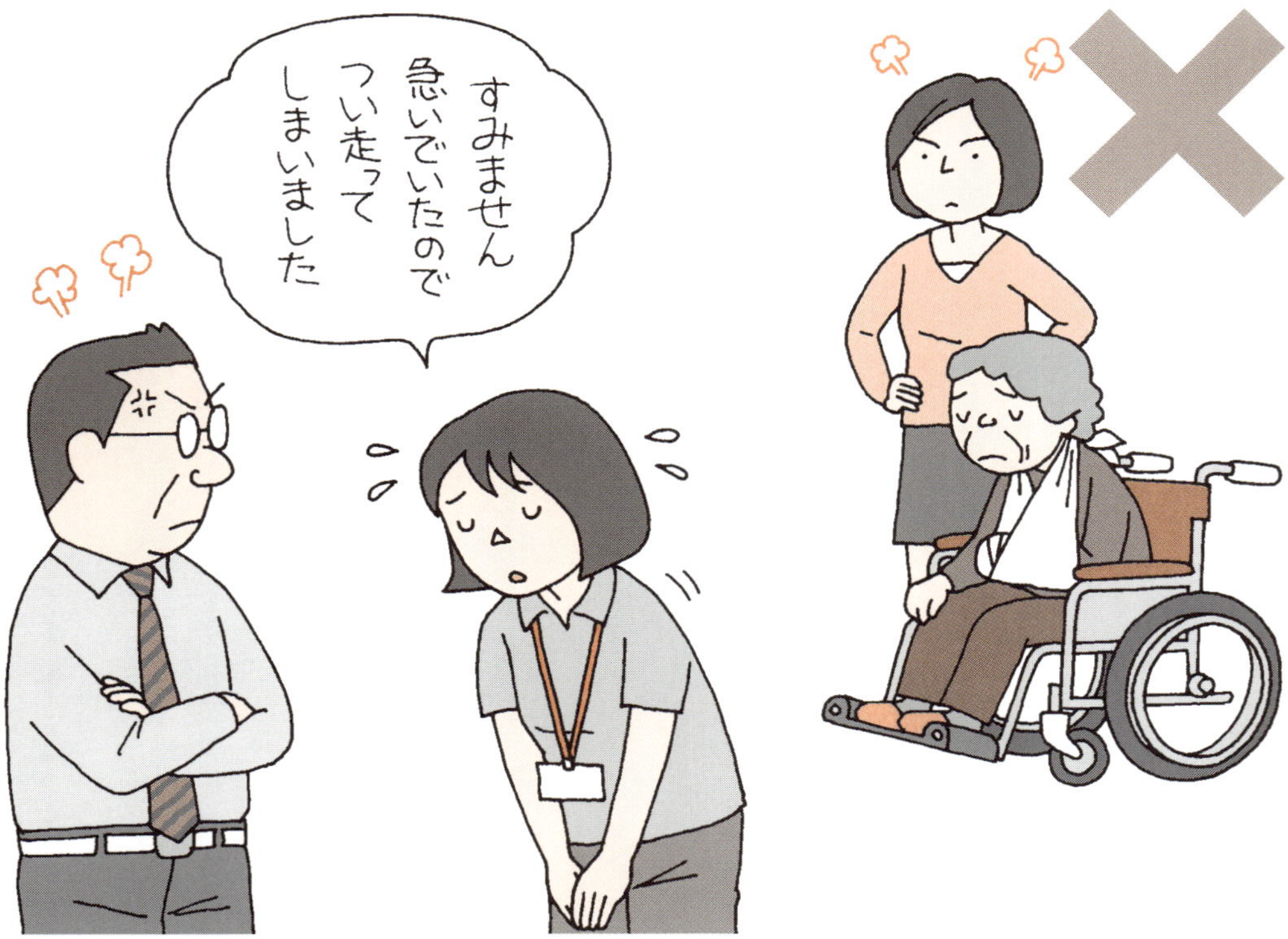
すみません
急いでいたので
つい走って
しまいました

初歩的な事故を防ぐのが第一歩

事故防止活動は、「安全規則の順守」から始まります。介護事故にはさまざまなものがありますが、その中でももっとも過失が大きく、また防ぐべきなのは「職員のルール違反によって起きた事故」です。事故防止活動を始めるのであれば、まずはルール違反をする職員をゼロにするところから始めましょう。

では、ここで言う「ルール違反」とはどのようなことを指しているのでしょうか。

ひと言で説明するなら、「こうした行為を続けていれば、いつか必ず事故につながる」といった事故誘発の危険性が高い行為を指します。たとえるならば、建設現場でヘルメットを着用しないとか、厨房に入るのに手を洗わないとか、そういう種類の行為のことです。

左ページからは、「介護現場における、守るべき基本的な安全規則の代表的な例」を、イメージしやすいようにシーンごとにまとめてみました。これらの「規則を破ると起こる事故」と「安全規則」を見て、どのように感じるでしょうか。「こんなにレベルの低い事故は、うちでは起こらない」と思われる人もいるかもしれません。こうした基本的なルール違反が絶対に起こらないという自信は、それ自体は素晴らしいことです。

しかし、私が今までセミナーでお会いした管理者の皆さんに話を聞くと、「こんな低レベルの違反はうちでは起きないと思っていたのに、やはり違反者が出てしまいました」と嘆く人が多くいました。ルールとは、わかっていても「ついうっかり」破られてしまうものなのです。

動作介助全般における安全規則

規則を破ると起こる事故		安全規則
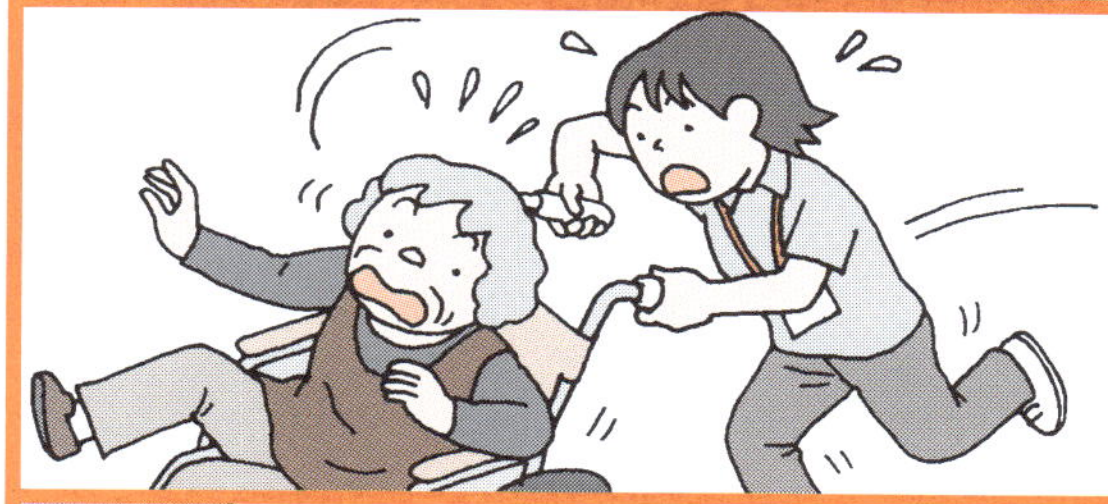	車イスでスピードを出すと、利用者のちょっとした体重移動でバランスを崩しやすく、転倒するので危険	**車イスを押すときは走らない（歩く）**
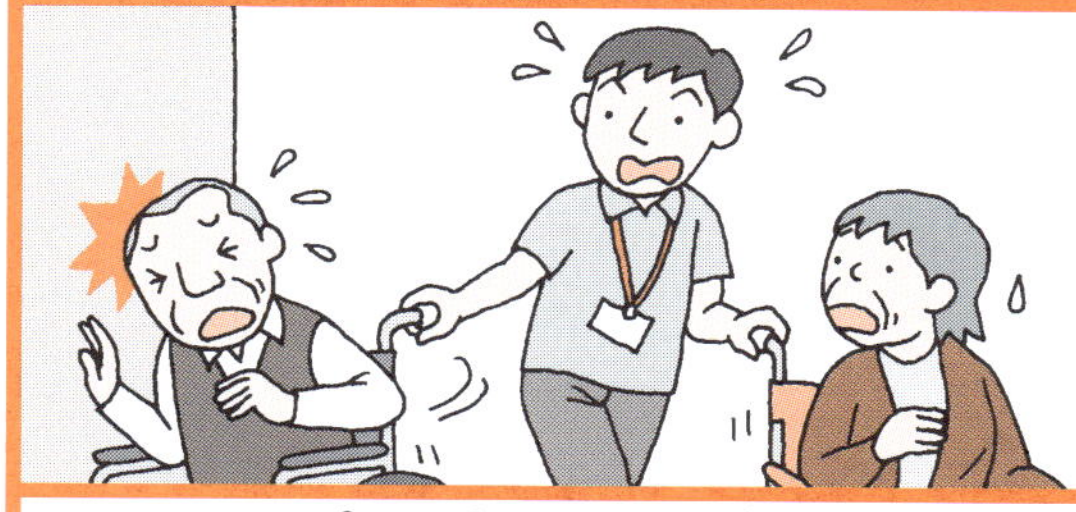	車イスを2台同時に押すと片方のグリップしかにぎることができず、方向操作を誤って壁にぶつかりやすい	**車イスを押すときは必ず１台ずつ**
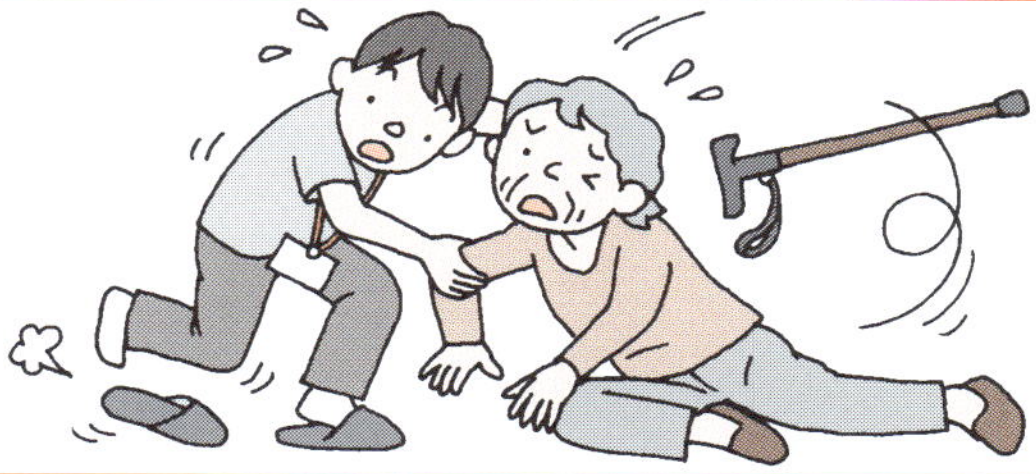	スリッパや靴をつっかけた状態で介助をすると、いざというときに踏ん張りがきかないので危険	**靴は踏ん張りやすいものをしっかりとはく**
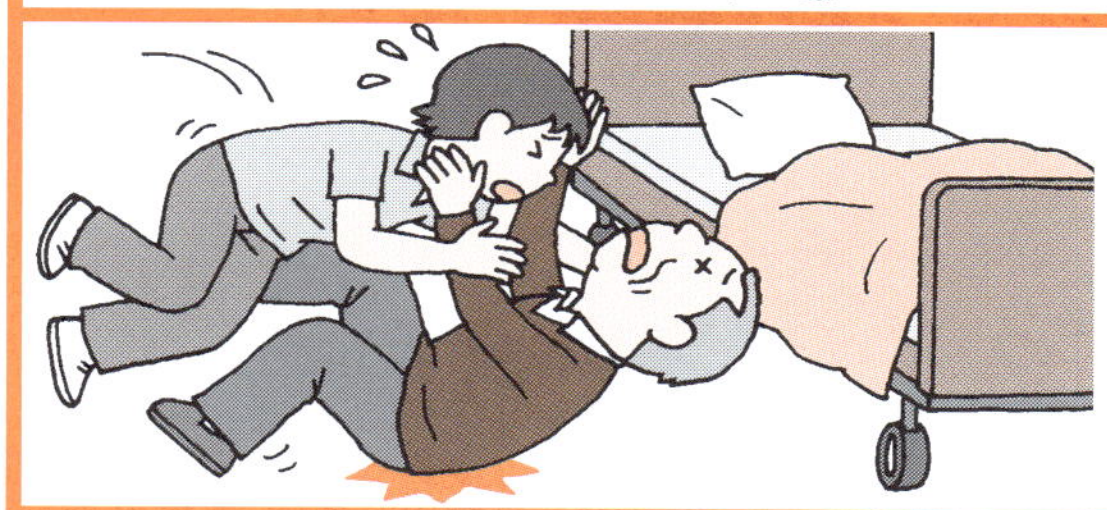	吊り上げる形で介助をすると、バランスを崩して共倒れという転倒が起きやすい	**立ち上がりは前方への重心移動で行う**
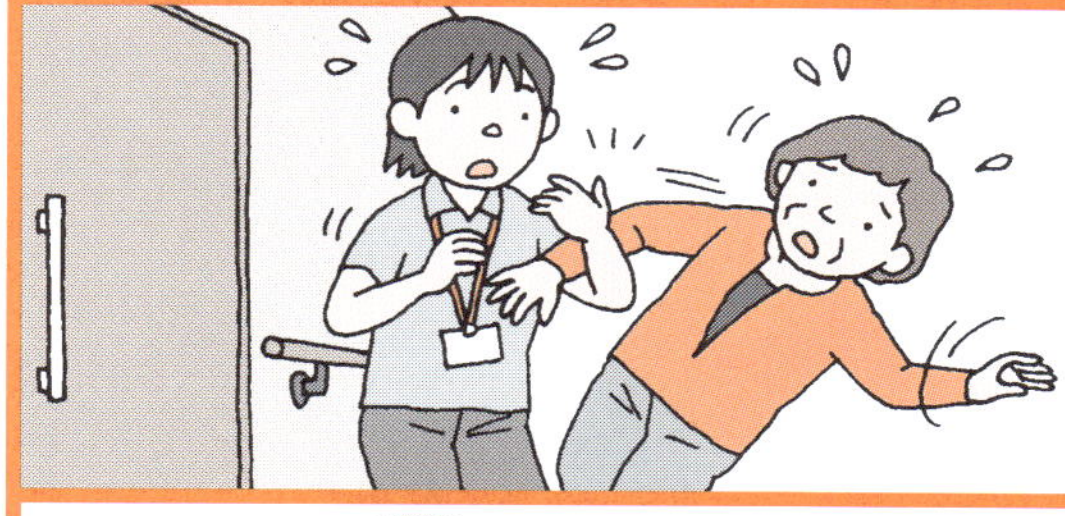	腕を抱えて連行するように介助すると、バランスを崩しやすく支えにくい	**歩行介助は、杖や歩行器で歩行の安定を確保してから**
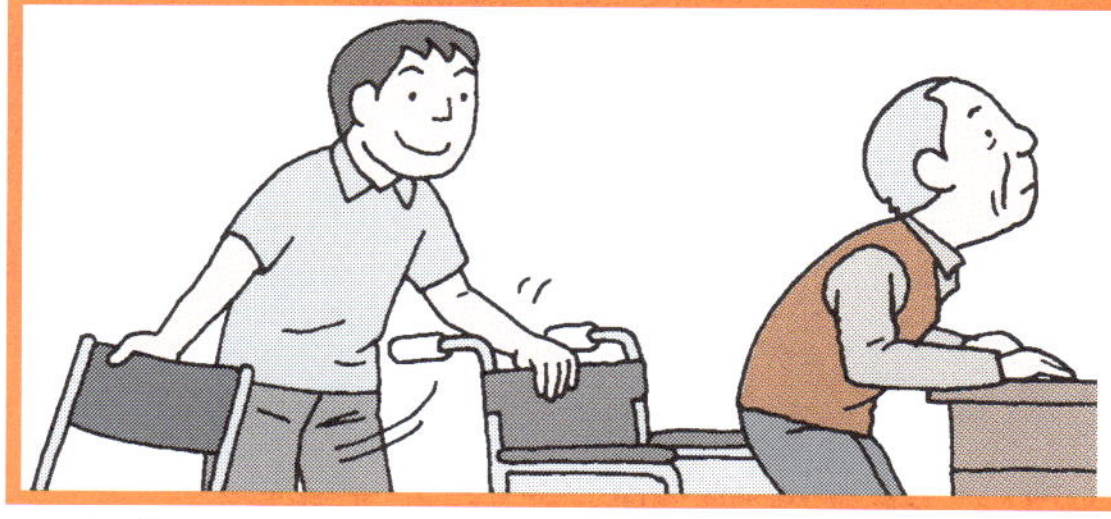	移乗するときは、バランスを崩しやすく危険。つかまり立ちをさせて椅子を差し替えるのは、転倒しやすい	**移乗は必ず移乗先の椅子を準備し、固定されているのを確認してから行う**

※下山名月「安全な介護 実技講座」より

職員のルール違反をなくす

食事介助における安全規則

規則を破ると起こる事故		安全規則
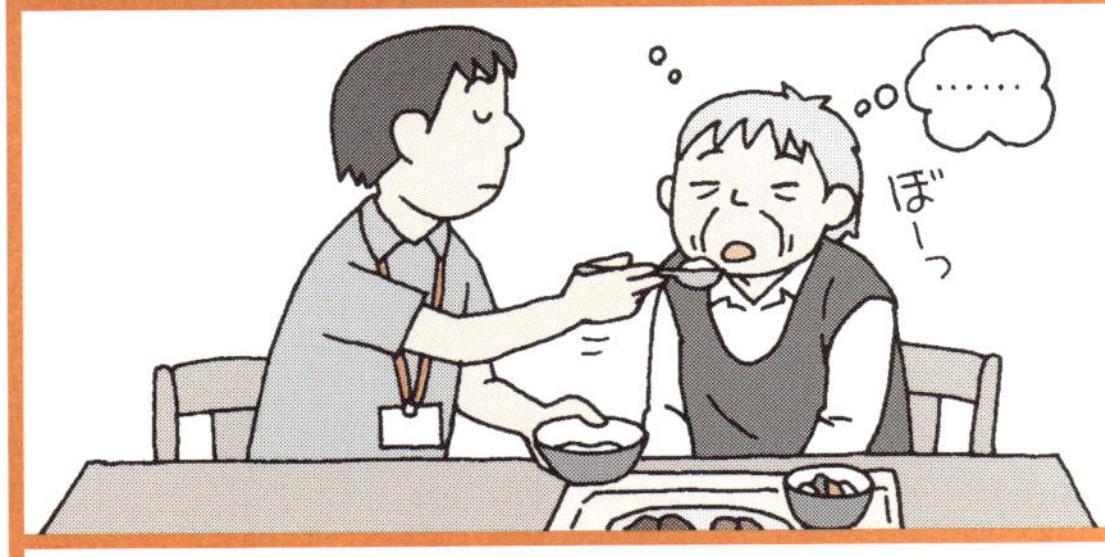	睡眠薬が残っているなど、覚醒が十分でない状態で食事を摂らせることは、誤嚥《ごえん》を引き起こす要因になる	食事はしっかり目が覚めるのを待ってから
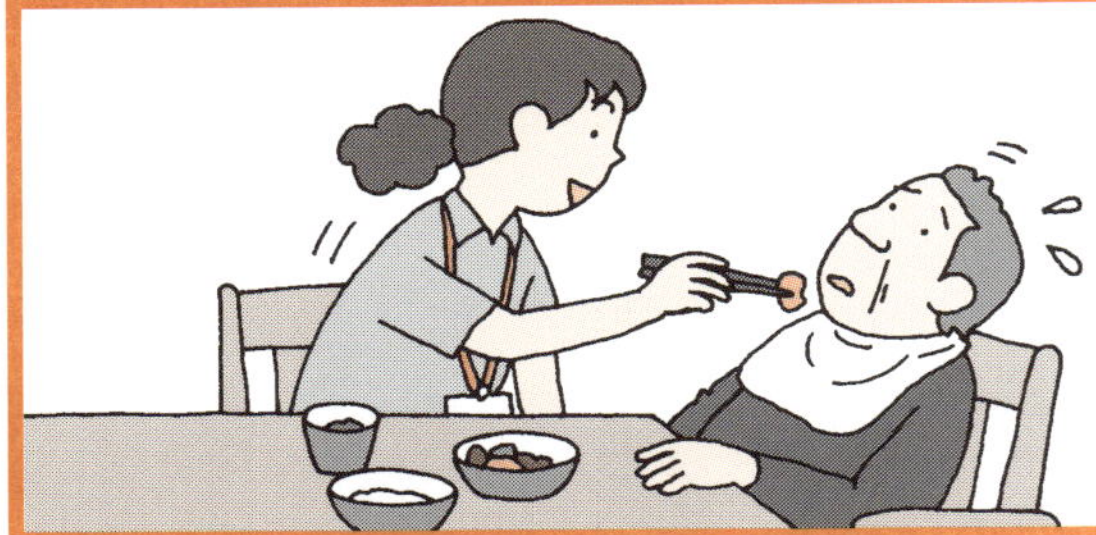	食事中にずり落ちてきたり姿勢が崩れた場合は、その都度体勢を整える。顎《あご》を引かずに食べると、誤嚥しやすいので危険	食事の間は前傾姿勢を保つこと
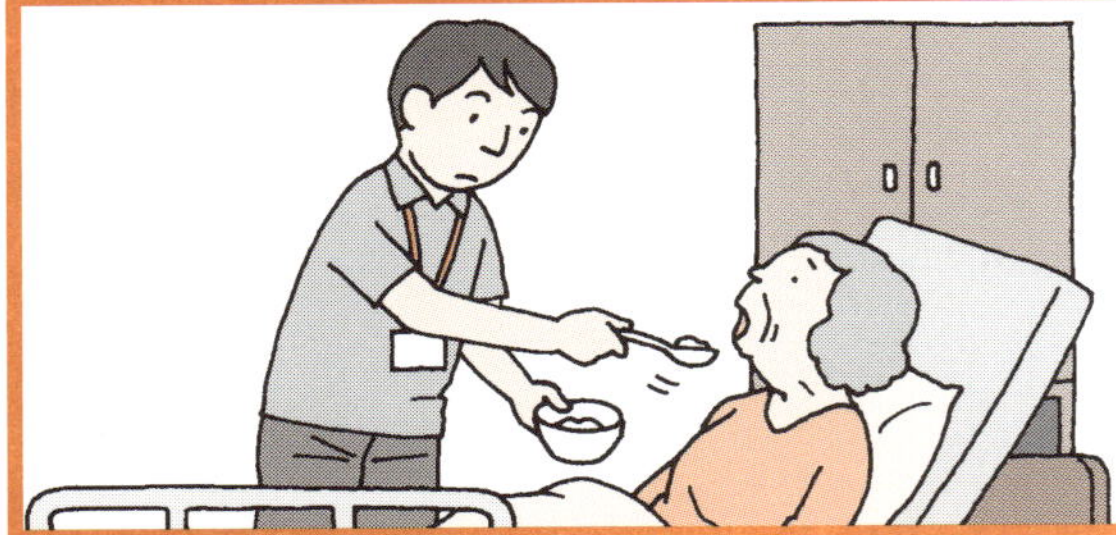	立ったままで食事介助をするのは失礼。そのうえ利用者は上を見上げる形で食べることになるので、誤嚥しやすくなって危険	食事介助は横に並んで、利用者と同じ高さで行う
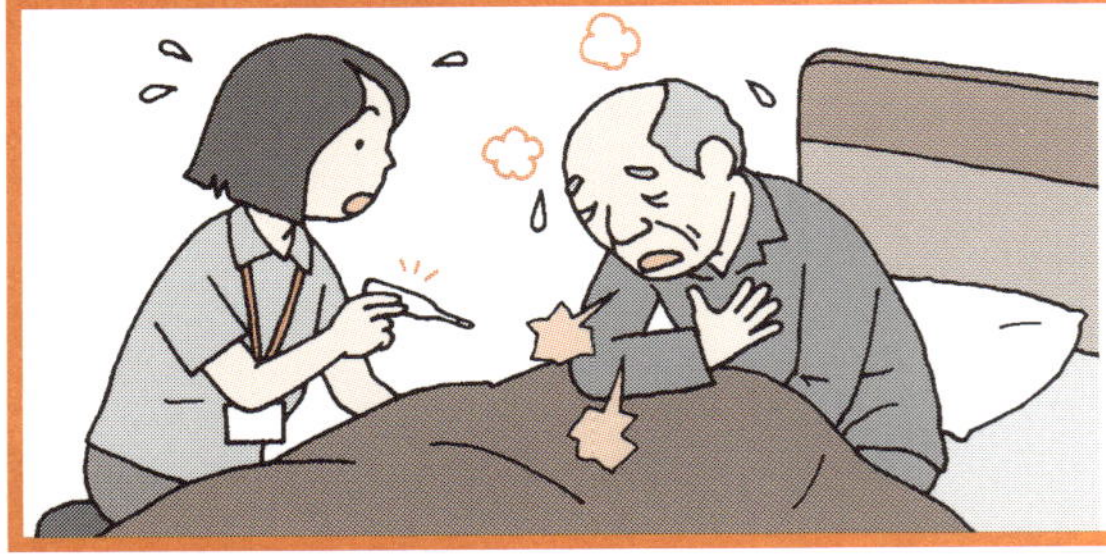	口の中に残った食べカスが腐敗し、呼吸しながら肺に侵入することで誤嚥性肺炎を引き起こすので危険	食事のあとは口腔ケアを欠かさない

どうしたら確実に守ってもらえるか

安全規則は、暗黙の了解になっている施設が多いものです。しかし、暗黙の了解はルールとしては機能しません。こうした体制の甘さが、忙しい現場職員の心に「急いでいるから、まあいいか」という心の隙をつくってしまいます。

安全規則の順守を徹底するためには、「明文化されたルール」と「違反したときの罰則」の2点が絶対に必要です。上に挙げられているような例を参考にしながら、まずは各施設で「安全規則」を作成しましょう。

安全規則ができたら、次は罰則の周知徹底です。もしも施設の規則を破って事故を起こしたとすれば、就業規則違反で懲戒解雇になる可能性があります。場合によっては刑事罰に処されることもあると、介護職は知っておくことが必要です。

排泄・入浴介助における安全規則

規則を破ると起こる事故		安全規則
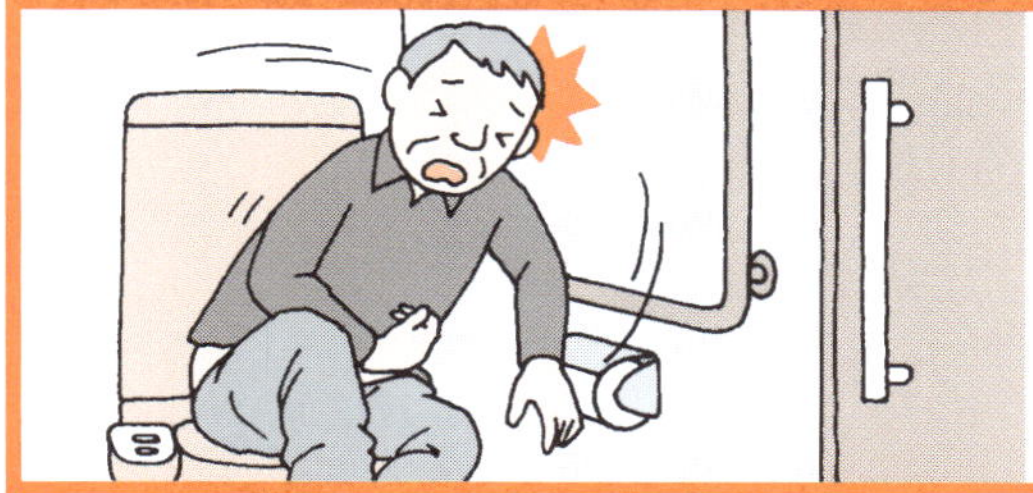	座位が安定している人でも便座はバランスを崩すことがあるくらい安定が悪い。バランスの悪い人や認知症の人には特に注意が必要	バランスの悪い人は排泄中も付き添う
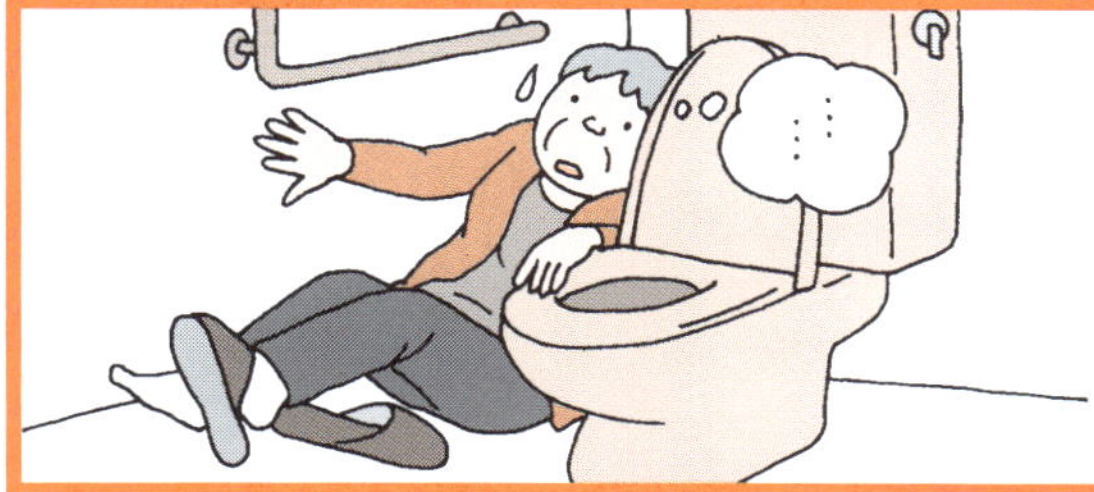	便座は不安定なので、座らせたまま長時間放置してはいけない。また、尿意がないのに無理に便座に座らせるのも転落の原因に	長時間便座に座らせた状態にしない
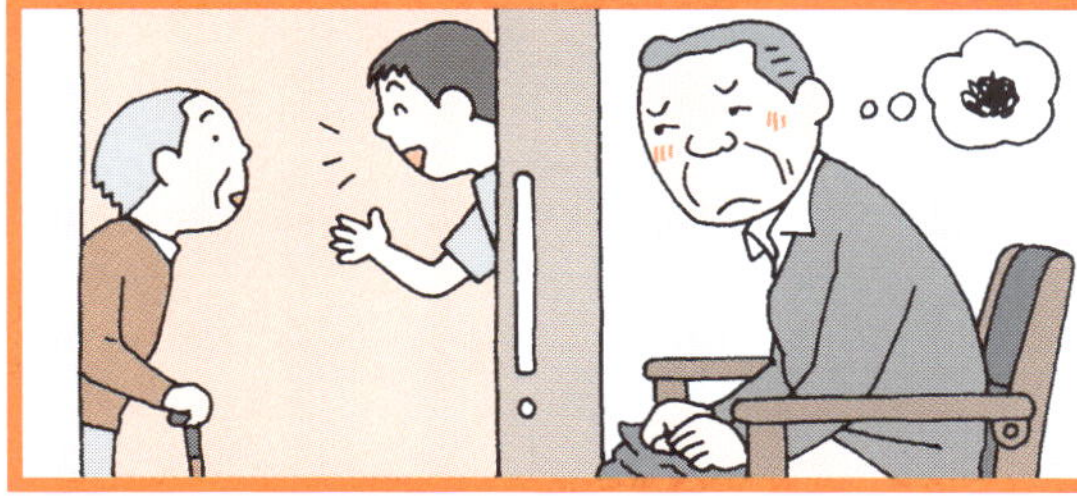	女性でも男性でも、認知症があってもトイレは恥ずかしいもの。ほかの利用者に見られると、慌てて立ち上がることがあって危険	ポータブルトイレでも、他人から見えないよう配慮する
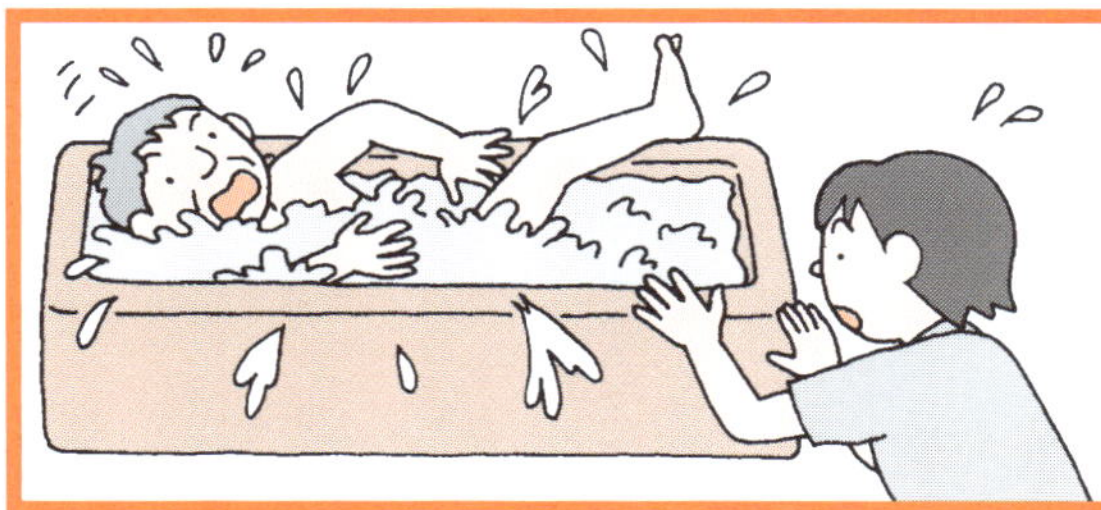	保湿成分が多い入浴剤は、スリップの原因になるので要注意。また、にごりは利用者の体の位置が確認できなくなるので危険	保湿成分やにごりが多いなど、余計な入浴剤を使わない
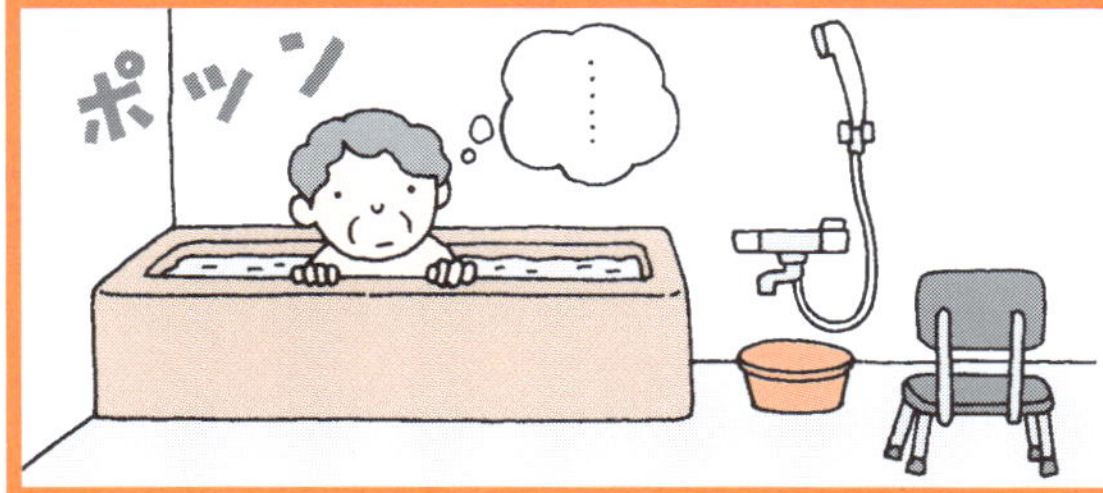	用事があって浴室から脱衣所等に出るときは、必ず中に職員がいることを確認してから。見守りが手薄になると、溺れても気づかない	入浴中にスタッフが誰もいなくなる瞬間をつくらない
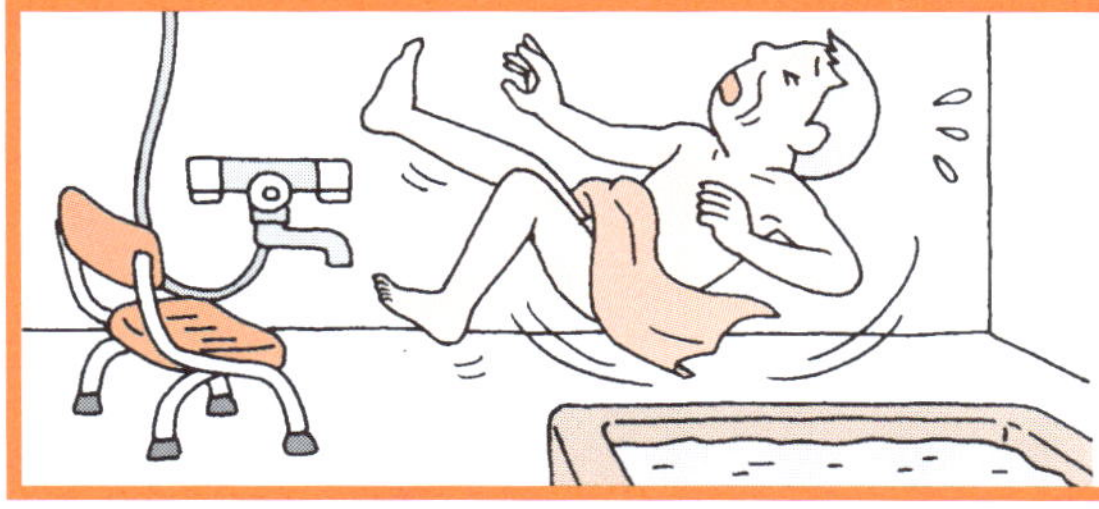	浴室内の床は硬くて滑りやすいうえに裸なので、転んだら重大事故になる。マヒが軽い人でも浴室内を歩行するのは危険	浴室内は歩行ではなく、車イスやシャワーキャリーを使う

建物の見直し ―危険発見活動その1―

毎年1回は、施設の構造自体に潜んでいる危険を点検しましょう

「施設内危険箇所点検表」の記入（一例）

施設内に潜む危険箇所を洗い出すには、危険箇所点検表を記入するのがいちばんの近道です。
たった1週間の活動で、非常に多くの発見をもたらしてくれます

どこが	どんな状態で	どんな危険が	どんな対策を
浴室	排水口のフタが滑りやすい	転倒する	滑り止めテープを貼る
トイレの温水洗浄便座	便座の温度が上がっていた	火傷《やけど》する	故障しているなら修理を。職員がまめにチェックする
配膳室の流しの下の扉	扉が自由に開けられる	刃物が取り出せる	すぐ開けられないように工夫する（S字フックを使用など）
配膳室の漂白剤	夕食後のコップ等を漂白するバケツが、床に置いてある	入所者が漂白剤を飲む。バケツにつまずく恐れがある	バケツの上にフタをする。別の場所に置く

危険箇所一斉点検で介護事故が激減

事故防止の基本活動の最初は「安全規則の順守」でした。これができたら、続いて事故防止の基本活動の第二段階として「危険発見活動」を行いましょう。危険発見活動とは、施設環境の中に潜んでいるさまざまな「介護事故の原因になりそうな危険箇所」を見つけ出す活動のことを言います。日頃は業務の忙しさでつい見逃している部分でも、この活動を通して「ここは危ないのではないだろうか？」「なぜここにこれが置いてあるのだろうか？」と、その危険性についてあらためて考える機会にすることが大切です。

具体的には、施設職員全員に対して上の表のような危険箇所点検表を配付し、業務をしながら「ここは危ない」と思った部分を書き留めてもらいます。そして1週間後に回収して、幹部会で改善の可否と改善担当者を決めるだけです。

危険発見活動は簡単に取り組める活動ですが、非常に大きな効果が期待できます。私が関わっている施設では、1週間の活動で危険箇所が約100ヵ所も発見できたそうです。

実際のところ、その中に根本的に改善できる危険はわずかしかありません。しかし「用具の危険を防止するために定期点検のルールをつくる」など、できる限りの改善や工夫を考えました。その結果、転倒事故や介助中のミスによる事故が30％も削減できたそうです。

施設や用具の危険を減らすと、職員のミスも減らすことができました。実はミスの原因の多くが、施設環境に潜んでいるのです。

「危険箇所改善管理表」の作成（一例）

施設内の危険箇所を発見できたら、管理表を作成しましょう。発見した危険をそのままにせず、確実に改善するためには「期限」と「責任者」を決めることが大切です

No.	どこが	どんな	危険	対策	期限	責任者	理由	確認
1	浴室	排水口のフタが滑る	転倒	滑り止めテープ	6/15	設備担当者		✓
2	庭	道が整備されていない	転倒	舗装する	未定	施設長	次回の理事会まで待たなければならないので	
3	居室	とろみ剤が置かれている	異食のある人が食べてしまう（窒息）	見えない場所に置く	即刻	居室担当		✓
4	事務所裏	荷物が置いてある	利用者が通ることもあり危険	各セクションがすぐに引き取る	今週末のフロアリーダー会議で伝達	事務長		

「期限」「責任者」「できるかできないか（できないのであればその理由）」「確認」等の項目を入れることで、現場の職員に当事者意識を持ってもらいましょう

危険発見活動は5月の連休明けに

危険発見活動は、毎年1回を目安に取り組めば十分です。あまり頻繁に行っても新しい危険はそうそう見つかりませんし、業務の負担になっては本末転倒です。では、いつ頃取り組むのがいいのでしょうか。

私の感覚では、5月の連休明けをおすすめします。それは4月は新人が入社したり人事異動があったりで、職場の構成員が替わる時期だからです。

人は何年も同じ職場で働いていると、全てが当然に思えてしまって危険に気づきにくくなります。ところが新しくその職場に入った人は、「なぜここの浴室の床はこんなに滑るんだろう」「こんなところにとろみ剤を置いておくと、誤飲の原因にならないか」など、新鮮な目で危険に気づきやすいのです。

ですから、施設内で大きな人事異動があってから仕事に慣れてくる1ヵ月後くらいが、危険発見活動にもっとも適した時期だと言えます。

建物の見直し

——危険発見活動その1——

施設の構造上の問題

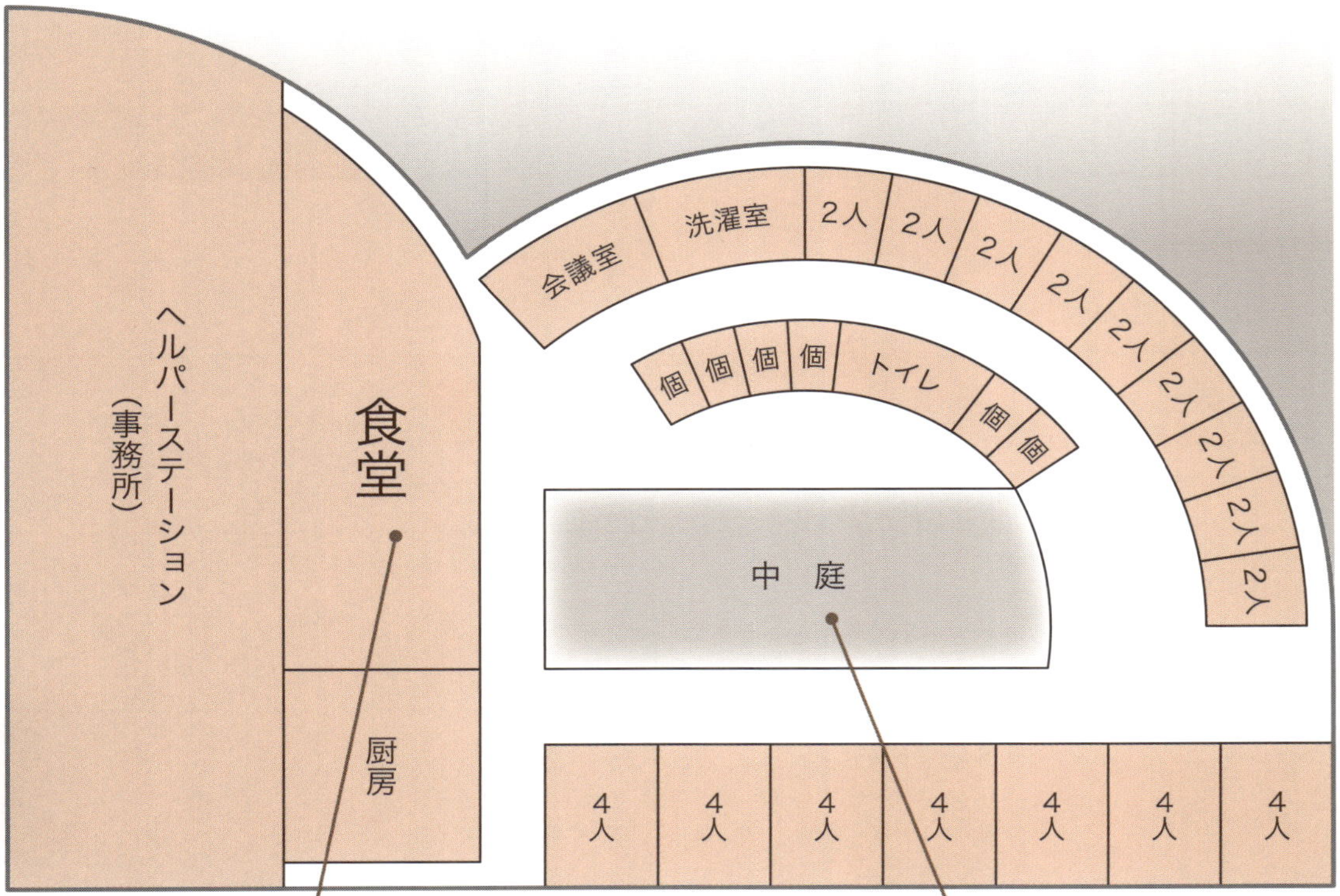

問題2

食堂が端にある

横に細長い形なのに食堂が中央ではなく端にある場合、利用者の移動距離が長くなりすぎてしまいます。これでは転倒の可能性が高まり、危険です

問題1

中庭で見通しが悪い

ひと昔前に建設された施設で、中庭をつくるのが流行ったことがありました。しかしこれでは見通しが悪く、事務所からフロア全体の様子が把握できません

建物の構造上の危険と対応方法

危険発見活動をしていると、「建物の構造上の問題で起こる危険」が発見されることがあります。上記のように「建設段階で中庭がつくられているため、見通しが悪くて利用者の状況を把握しにくい」といった種類の危険のことです。

現場の職員から「うちは古い施設だから設備が悪い。新しい施設で働く人が羨ましい」という話を聞くことがあります。本当に、新しい施設は設備が優れているのでしょうか。

私は仕事柄、たくさんの施設を見てきました。その中で「介護事故が起こりにくい素晴らしい施設だ」と思ったのは、特別新しい施設ではありませんでした。古いか新しいかよりも、建設の段階で現場の意見を取り入れているかどうかが重要だと思います。特に介護に詳しいわけ

解決策① 食堂を2ヵ所に分ける

取り急ぎの解決策として、「右端にも小食堂をつくって、食堂を2ヵ所に分ける」という方法が考えられます。利用者を長々と歩かせて食事をさせるより、厨房でつくった料理をワゴンで小食堂まで運ぶほうが安全です。これなら大規模な改修工事でなくとも、ある程度の広さのスペースを確保すれば対応できます

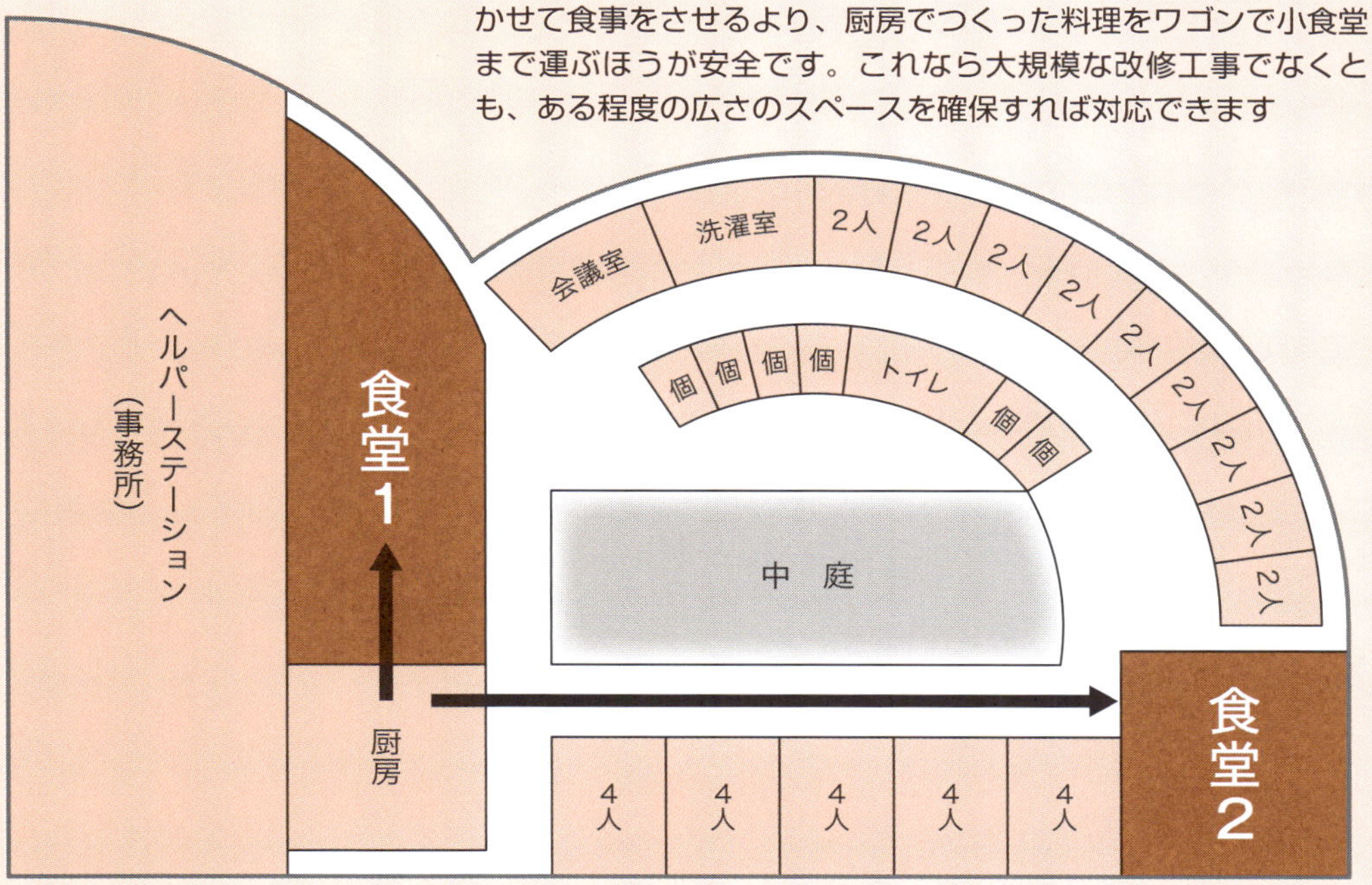

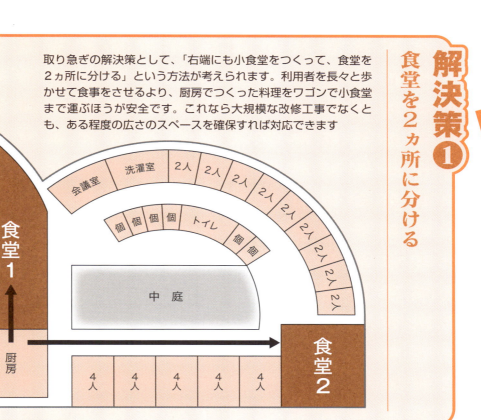

解決策② 大規模な改修工事まで待つ

建物の構造上の問題は、大規模な工事をしないと直せないこともあります。その場合は次の大規模な改修工事まで待つことになりますが、待っている間も大切な準備期間です

- 危険をそのまま放置せず、職員の動きや運用でカバーする方法を探しましょう
- 次の改修工事で直したい場所を決め、その部分をよりよくできるよう、勉強会に積極的に参加して情報を集めましょう

ではない建築家が引いた図面でできた施設よりも、「私たちが介護しやすいように、こうしてほしい」という声を盛り込んだ施設のほうが、安全面で優れた施設になるようです。

　ただ、たとえ建物の安全性が低くても、そこで介護を続けなければなりません。建物の構造上の問題で介護事故の危険性が高まっている場合は、どうしたらいいのでしょうか。

　結論としては、職員の動きや、設備配置の工夫で乗り切るしかありません。たとえば上のように、食堂が端にあるために利用者の移動距離が長すぎることが事故を誘発しているとしましょう。その場合は、何とか配置を工夫して右手にも食堂スペースをつくることです。

　そして根本的解決を望むのであれば、大規模改修工事を待つことになります。そのときに、ただ待っているだけではダメです。建物をどう改修するのが最善なのか、勉強と準備の時間にしましょう。その勉強が介護の知識を深め、結果的に事故防止にもなるはずです。

介護事故防止の基本活動④

トイレやお風呂の見直し

——危険発見活動その2——

建物を見直したら、次はトイレと浴室に潜む危険を探りましょう

よくある介護用トイレの検証

ボタンの位置が悪い

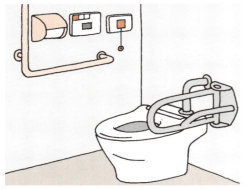

奥にある緊急ボタンの位置が後ろすぎます。これでは、上半身をねじらないと押せません。また、操作パネルの位置が高すぎて、小柄な人には大変不便です

手すりの位置が悪い

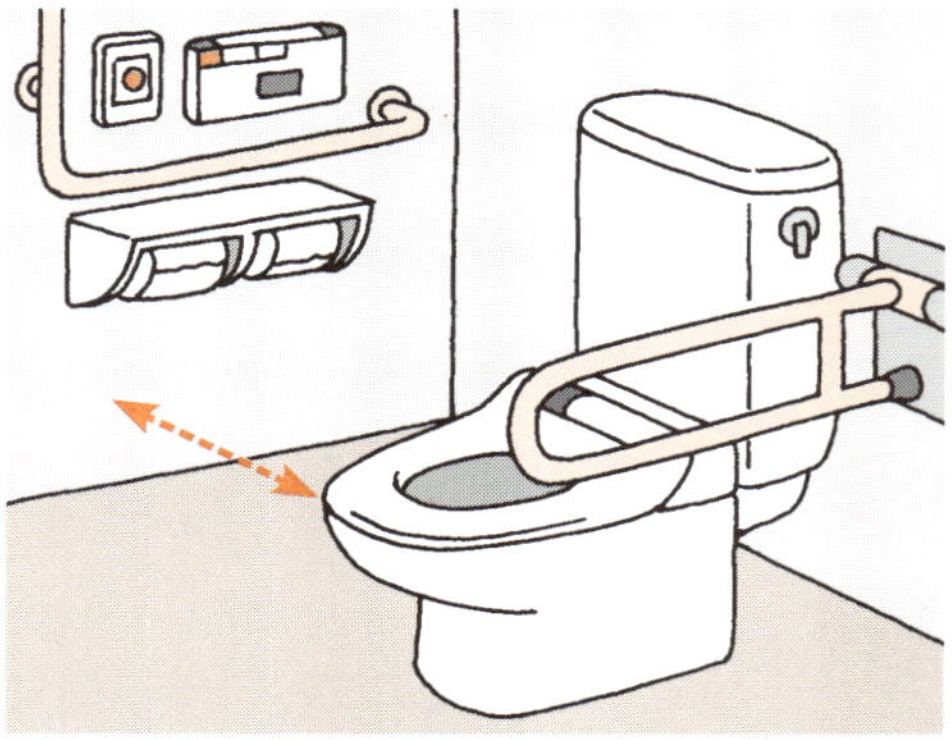

最近の標準的なトイレですが、便座からL字形手すりが離れすぎています。手すりが遠いと転落の原因となり、危険です。背もたれがないのも、バランスを崩しやすくなります

便座の高さが悪い

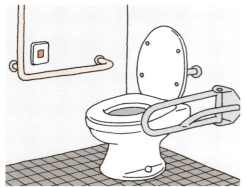

築年数の古い施設でよく見かけるトイレで、便座の高さが42cmもあります。高い便座は転落しやすいうえに、この硬いタイルの床では非常に危険です

出入り口との関係が悪い

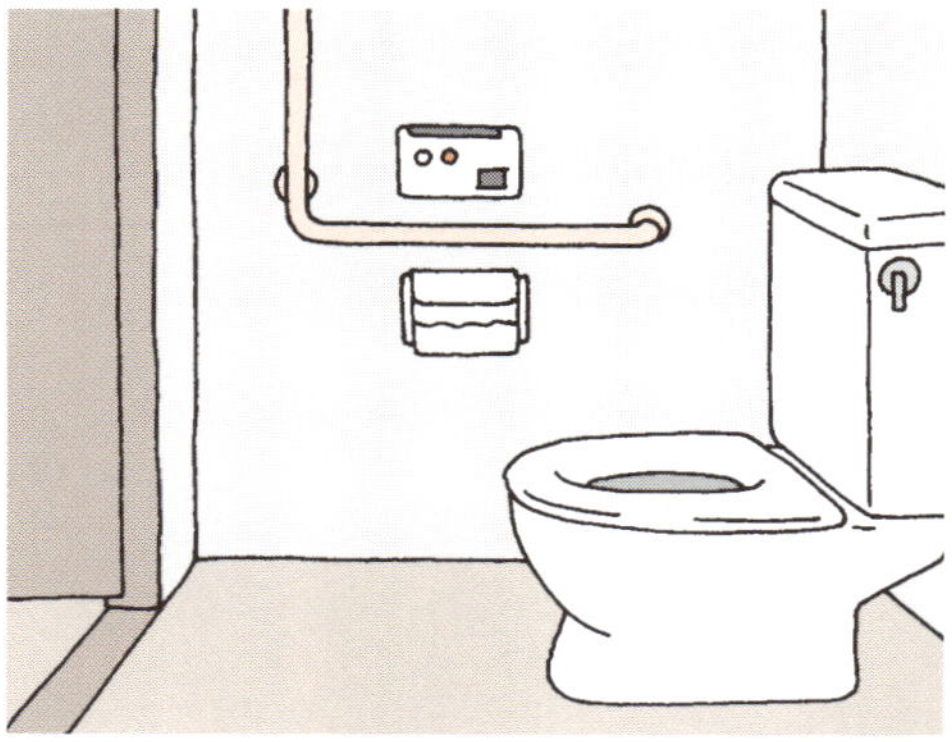

出入り口のドアを開けると、正面に便器があるトイレをよく見かけます。これでは、座るために180度回転しなければなりません。急な方向転換は、転倒しやすくなり危険です

介護用トイレには標準規格がない

危険発見活動を行っていくと、設備関連で多くの危険が発見されるのはトイレと浴室です。転倒・転落などの事故が起こりやすく重大事故の危険性が高い場所なのに、設備の標準規格が決められていません。

介護施設には多種多様な身体機能の利用者がいますから、全ての利用者に合わせた設備をつくるのは難しいかもしれません。しかし、明らかに高齢者の身体機能を理解していない人がつくったと思われるトイレや浴室が多いのも事実です。そうした危険な設備を使用して介護を行えば、それだけ介護事故が起こる危険性も高まります。

左ページに「使いやすい介護用トイレの条件」をまとめましたので、参考にしてください。

使いやすい介護用トイレの条件

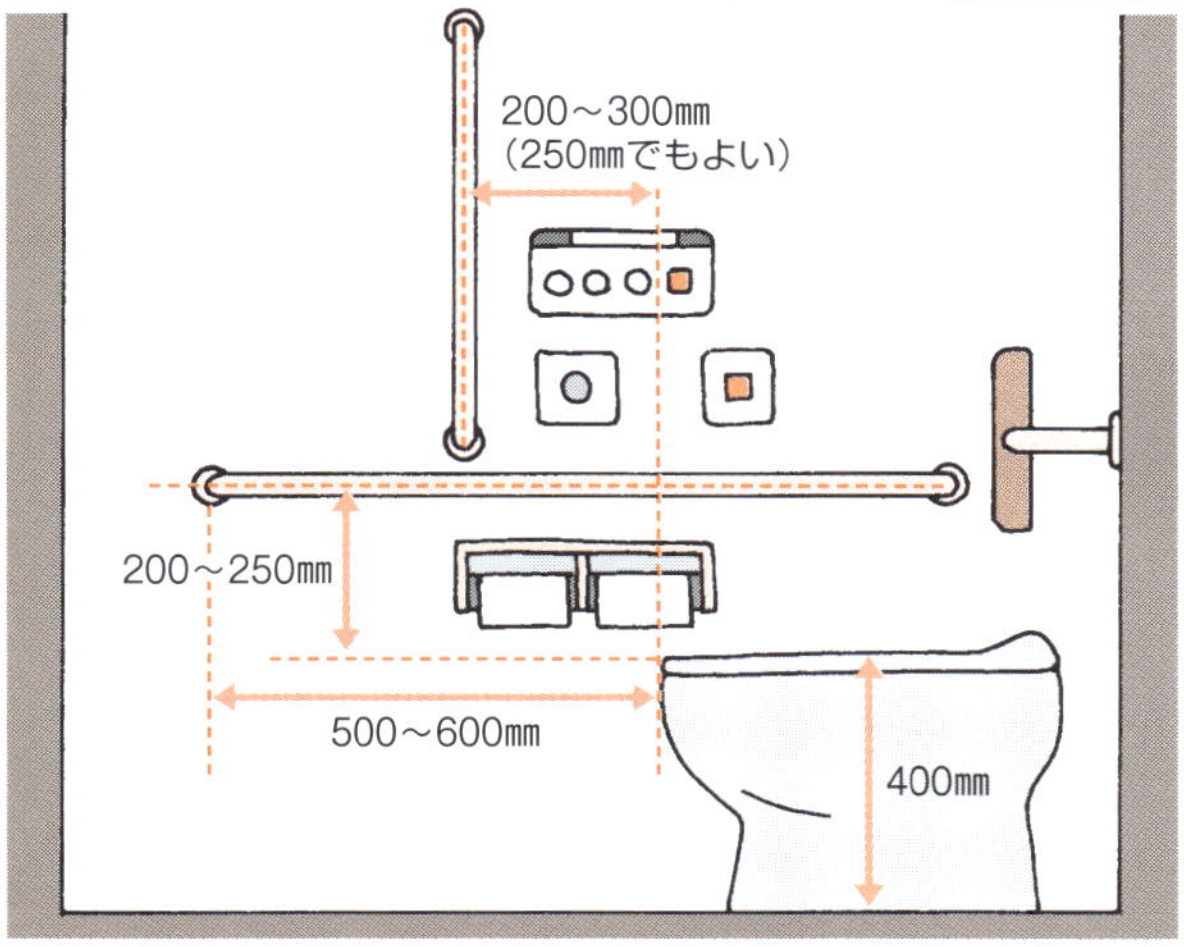

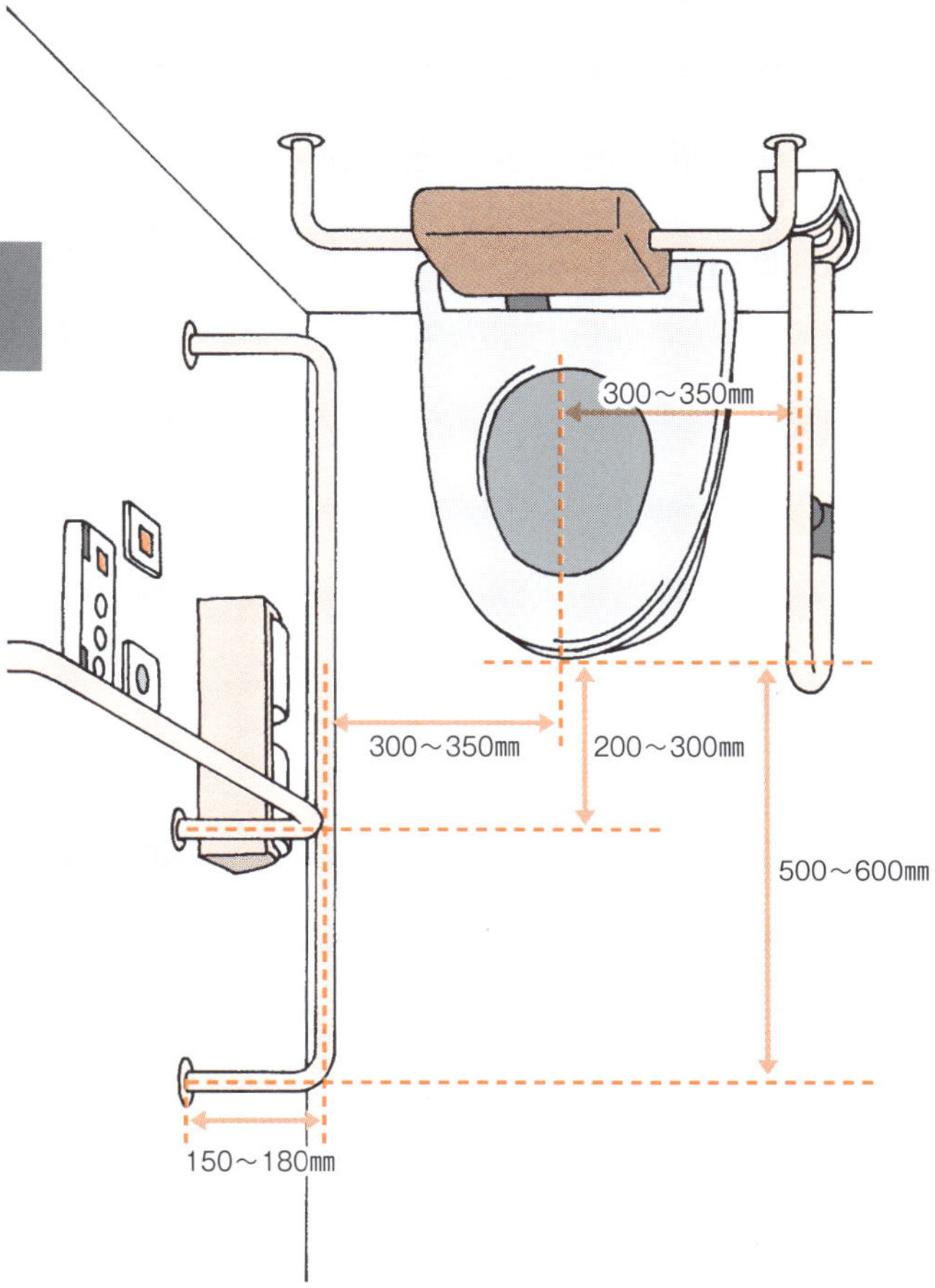

1 便座の高さ、位置

便座の高さは40cm が標準です。高すぎる場合は足台、低すぎる場合は補助便座で調整します。

便座の中心線と横手すりの距離は、300～350mm が最適。これ以上離れていると、つかまるときにバランスを崩しやすくなり危険です。逆に近すぎると大柄な人には窮屈になり、健側《けんそく》に体重をかけることが難しくなります。

3 操作パネル、トイレットペーパーホルダー、緊急用ボタンの位置

「公共トイレ操作系 JIS」（JIS S 0026）に準拠した「高齢者施設向け便器横壁面 器具配置」を参考にしてください。

4 より安定した姿勢保持のために必要なもの

背もたれ、側方手すり（跳ね上げ式、開閉式等）、前方手すり（跳ね上げ式、開閉式等）があると、より安定した座位姿勢を保つことができるので、利用者・介護者双方にとって安心・安全です。

5 便器と出入り口との位置関係

おすすめは次の２例。体を90度回転させて移乗できる位置に車イスを寄せ、かつ介護者が介助しやすい位置に立てるスペースを確保するには、出入り口と便器との位置関係はとても重要で、十分な配慮と計算が必要です。

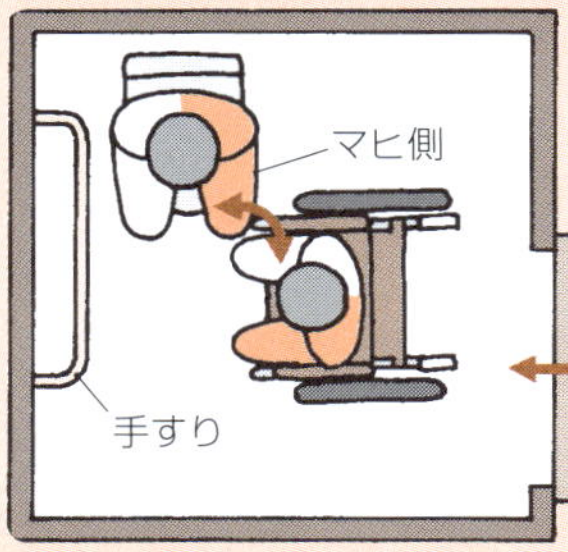

例②

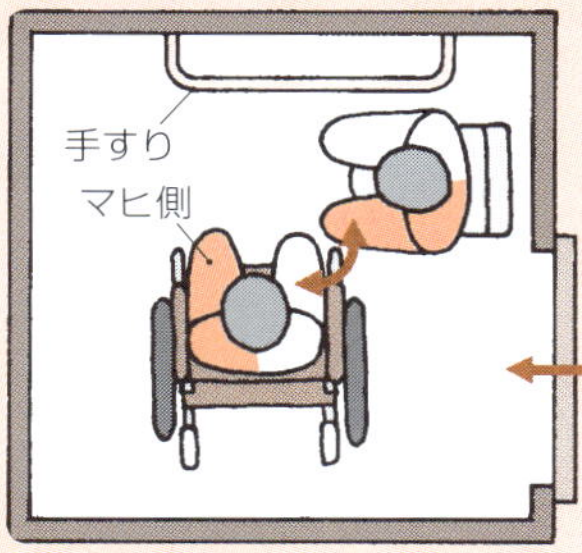

例①

2 手すりの位置

「転落防止」「安定した座位の保持」「立つ・座るを安全に」「移乗を楽に安全に」という観点から、手すりを設置する高さと位置はとても重要です。

高さ：便座の高さ＋200～250㎜

便座が400mmなら、
手すりは600～650mm

便座からの位置

縦手すり⇒便座の先端から200～300mm
横手すり⇒便座の先端から500～600mm

壁からの距離

手すりが壁に近すぎると、健側に体重をかけて前かがみになることが難しくなるので（頭が壁にぶつかるので）、壁から150～180mm離れる（立ち上がりのある）タイプの手すりを選びましょう

理想的なお風呂は個浴の浴槽

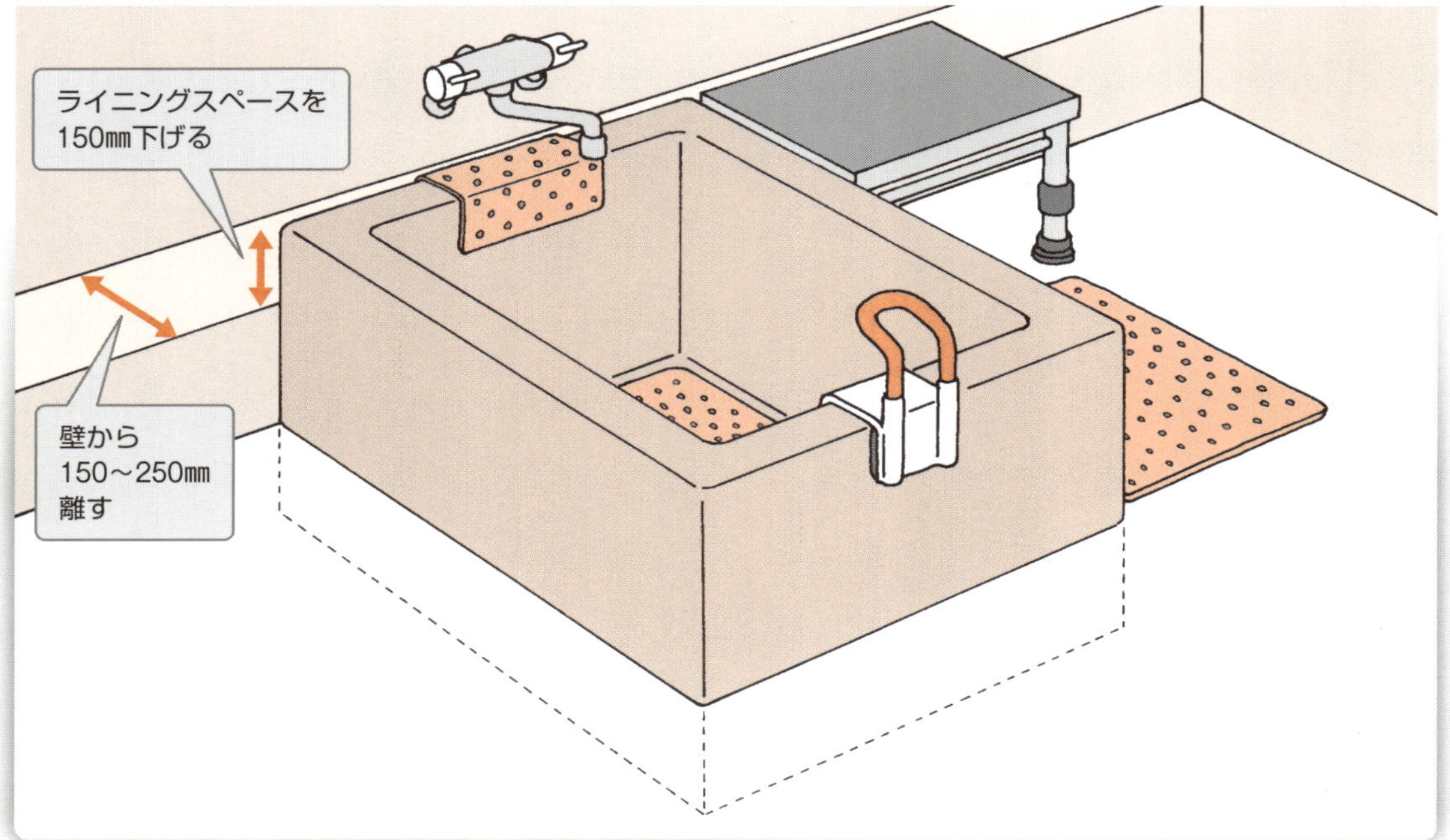

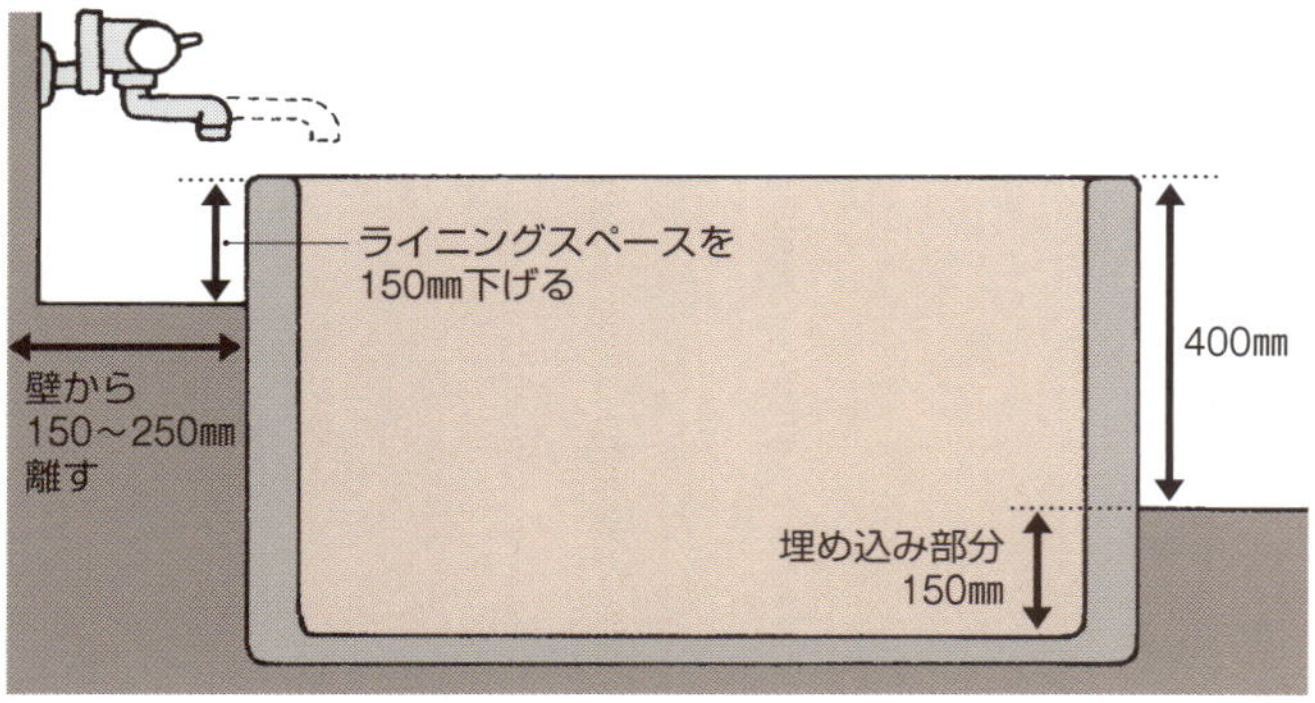

1 形状

和式浴槽
浴槽内に傾斜がないこと

2 設置方法

半埋め込み型
床からの高さは約400mm
（埋め込み部分は150mm）

3 浴槽のサイズ

縦　（内寸）／550～600mm程度
横　（内寸）／850～900mm
深さ（内寸）／550mm

4 壁から離す、ライニングスペースを下げる

浴槽を壁から150～250mm離し、かつライニングスペースを150mm程度下げて設置することで、浴槽のフチすべてを手で持てるようになります。壁から離すことでカランが浴槽に出っ張ることがないので、どちら向きでも入れるようになります。

5 座って出入り

浴槽のフチと同じ高さになる安定のよい入浴台は必須。入浴台に座って出入りすれば、誰でも安全に入浴することができます。

可動式入浴台（アクアムーブ）という、便利な用具もあります。

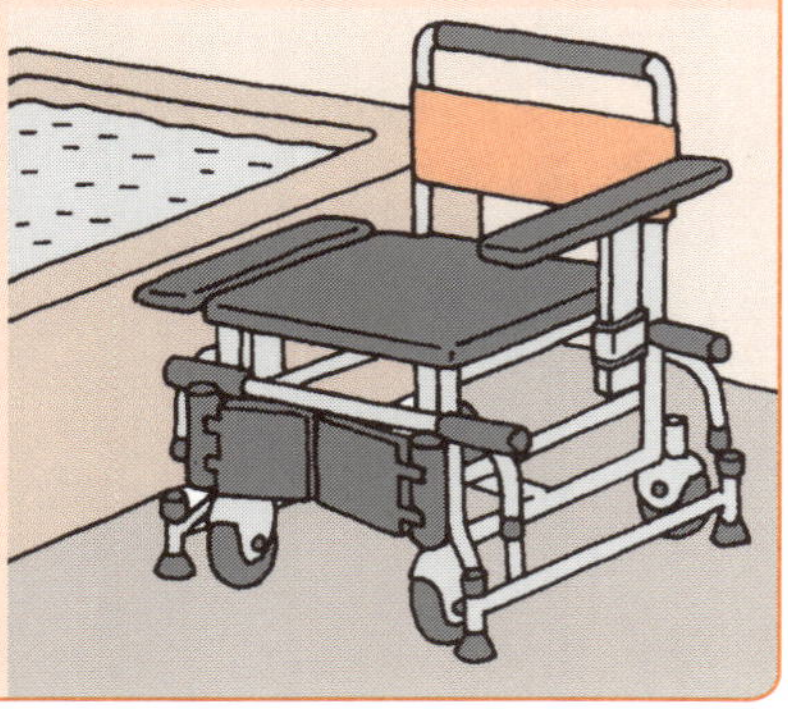

個浴の浴槽を使った正しい入浴介助法

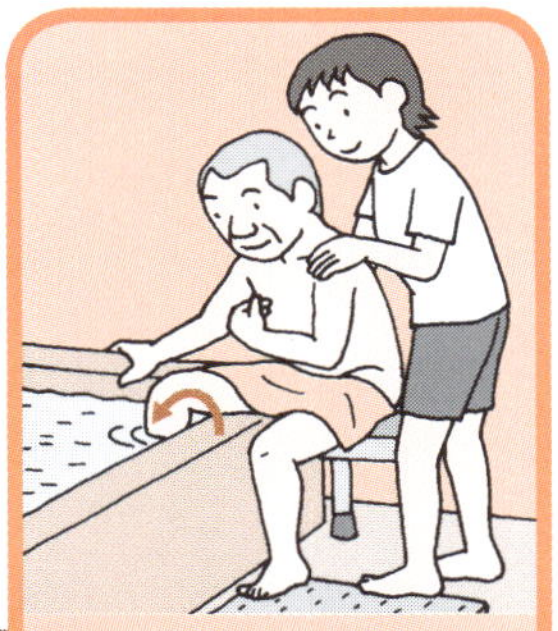

浴槽と並べて置いた入浴台に座ってもらい、動くほうの脚を浴槽に入れる

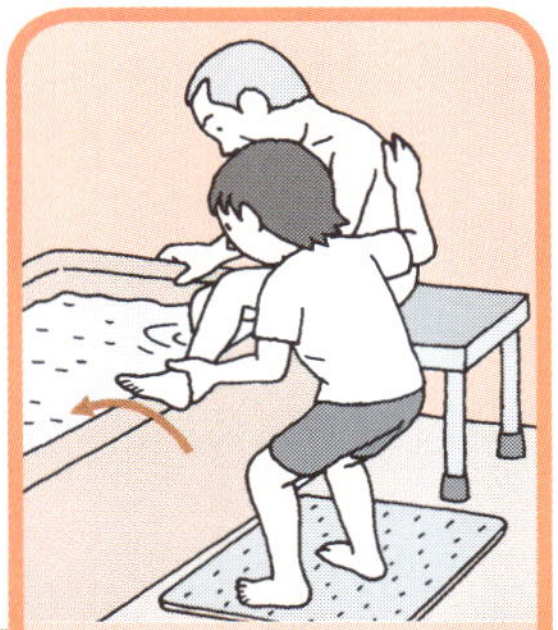

マヒ側の脚を、介助しながらゆっくりと浴槽に入れる。倒れないように背中に手を置いて支える

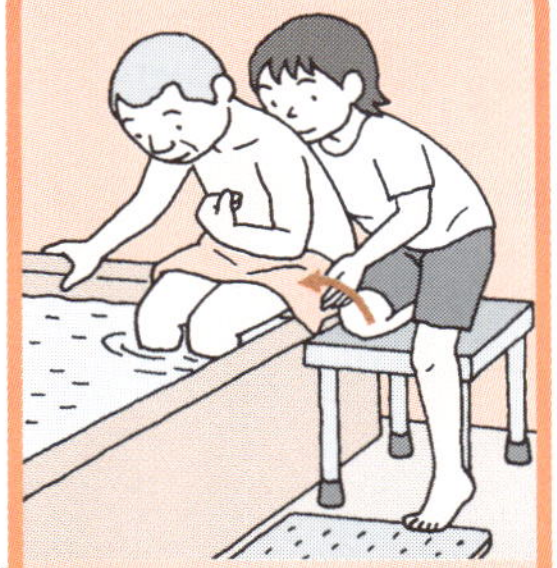

両足が浴槽の底にしっかり着いたら、お尻（坐骨結節）を両手でしっかり下支えして浴槽の中に誘導する

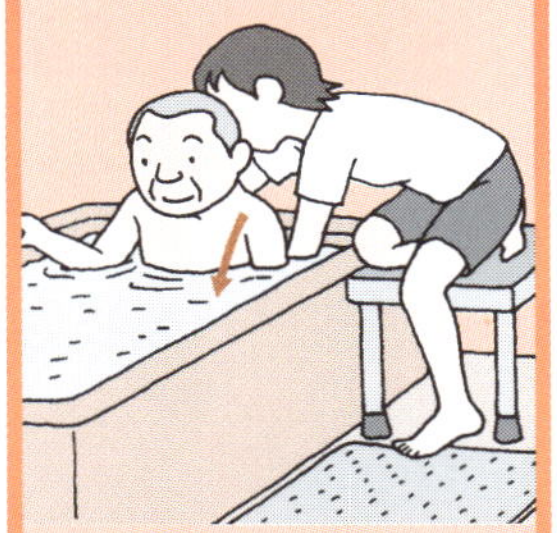

お湯の浮力を利用しながら、ゆっくり浴槽内に座ってもらう

誤解と危険が多い施設のお風呂事情

「お風呂」は転倒や溺水など、事故が重度化しやすい特別危険な場所です。設備の改善が重大事故の防止に直結しやすい場所なので、「安全なお風呂の設備」について理解を深めていきましょう。

介護施設におけるお風呂は、右ページのような個浴の浴槽が大前提です。大浴場は、自立度の高い利用者が多かった措置時代の名残だと思っていたら、最近の施設でもまだ大浴場が設置されていて驚くことがあります。ここには「浴槽もバリアフリーにしたほうが入りやすいだろう」という誤解があるようですが、これは大きな間違いです。

まずお年寄りの身体機能の面から見ると、浴槽が広いと体が浮いてしまって、溺れやすくなるので危険です。それに、埋め込み型の大浴場だと「床にしゃがむ」「床から立つ」という高度な動きができないと入ることができません。

一方、介護者にとっても埋め込み型の大浴場は危険や問題がたくさんあります。たとえば排泄物などでお湯が汚れてしまった場合、大浴場だとお湯の入れ替えや掃除が非常に大変です。また、広い浴槽の外側から床よりも低い位置にいる人を介助するので、介護者が腰を痛める原因になってしまいます。

これが、家庭浴のような狭い浴槽になるとどうでしょう。上のイラストのように、個浴の浴槽と入浴台を使えば簡単で安全に入浴介助ができます。座って出入りしてもらう介助法なので、歩行が困難な人でも楽に入浴することができ、結果的に介護者の腰に負担がかからないのも大きな利点です。

また、狭い浴槽であれば足で向こう側の壁を押して体の浮きをブロックできます。バランスを崩しても、横にすぐ壁があるため倒れて溺れることがないので安全です。そのうえ、個浴の浴槽なら汚れてもお湯の入れ替えが簡単に行えます。

まだ埋め込み型の大浴場を使っている施設は、早急に個浴に切り替える必要があります。

用具の点検
―危険発見活動その3―

介護ベッドや車イスなど日常的に使う物によって起こる事故をなくしましょう

用具の安全点検の重要性

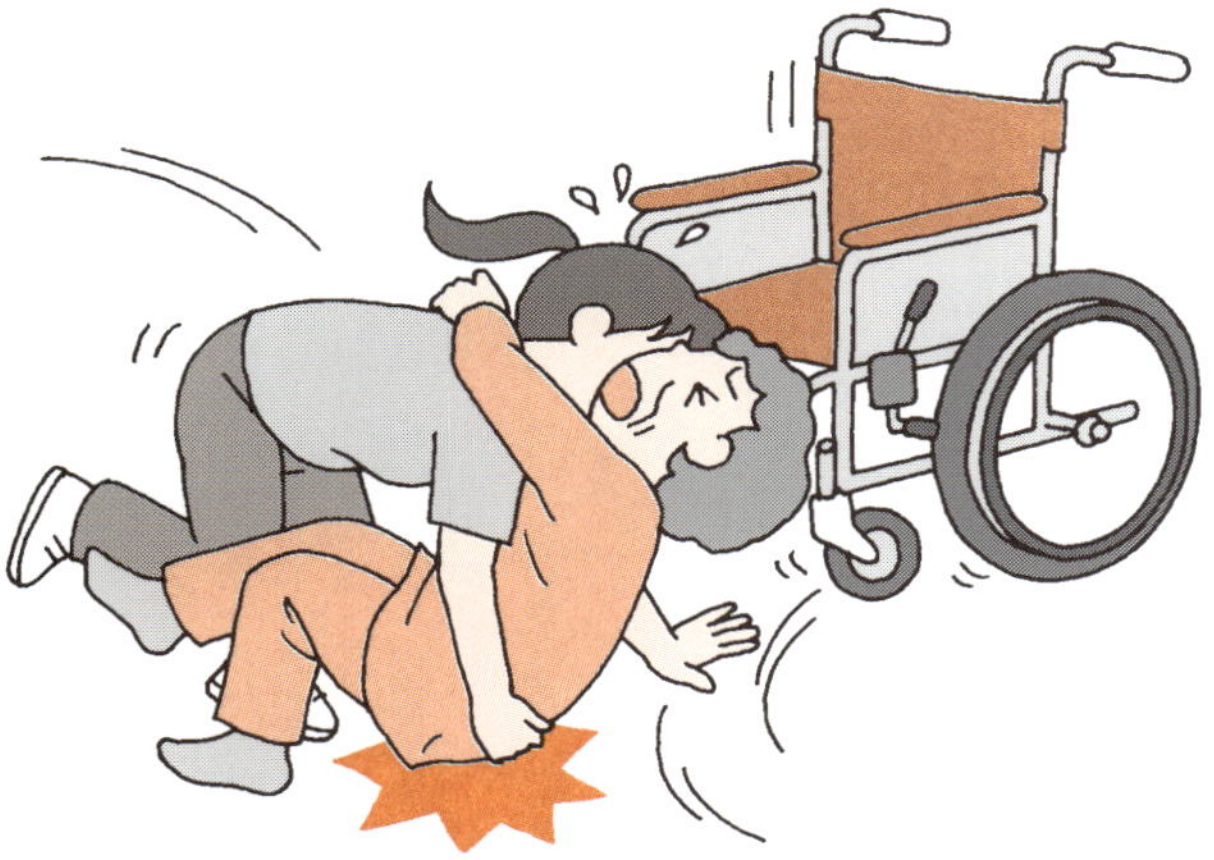

ベッドから車イスに移乗しようとしたら、ブレーキがゆるんでいたために車イスが動いてしまった。その結果、利用者は臀部《でんぶ》から落下し、腰椎を圧迫骨折した

真の事故原因 ○

車イスの安全点検のルールがないこと

事故原因 ×

車イスのブレーキがゆるんでいたこと

安全点検を怠ることで起こる事故の代表例

- 歩行器のキャスターに埃《ほこり》が溜まり、回転しなくなる
 →利用者がバランスを崩して転倒
- ナースコールが断線して、鳴らなくなる
 →緊急時の対応が遅れる
- 杖の先端のゴムが硬化して、滑りやすくなる
 →利用者がバランスを崩して転倒

用具の劣化が原因の事故を防ぐには

続いては、危険発見活動で探し出したい「用具の危険」について見ていきましょう。

用具が抱える危険の1つ目は劣化です。全ての用具は、時間の経過と共に劣化します。これは防ぎようのないことです。車イスは空気が抜けていきますし、タイヤの表面が摩耗してブレーキの利きが悪くなります。

毎日使う用具の劣化は、いつか必ず起こる問題です。そこで介護現場では、用具が劣化しても事故にならないようなしくみをつくる必要があります。

それには「安全点検のルール化」がいちばんです。用具の劣化による不具合が起きても、すぐにそれを見つけて、修理や買い替えをするシステムができていれば事故は防げます。

介護ベッドのおもな安全点検項目

チェック項目	事故事例と対応方法例	チェック欄
ヘッドボードとサイドレール等の間に、首を挟み込みそうな隙間はないか？（隙間が6～23.5cmだと、首が挟まる危険がある）	**事故事例**：ベッドの下にある物を取ろうとして、ヘッドボードとサイドレールの間に首を挟んでしまった **対応方法例** ●ベッドまわりを整理整頓する ●ヘッドボードとサイドレールの隙間にクッション材や毛布等を入れて埋める	□
サイドレール等に、頭が入りそうな空間はないか？（直径12cmの物が通るようなら、頭が入る危険がある）	**事故事例**：ベッドから起き上がる際にバランスを崩し、サイドレール内に頭が入り込んでしまった **対応方法例** ●サイドレールをカバーで覆う ●隙間が小さいサイドレールに交換する	□
利用者の状態を確認してから、ベッドの操作を行っているか？	**事故事例**：利用者の手がサイドレールの中に入っている状態で介護者がベッドを操作し、手を挟んでしまった **対応方法例** ●ベッドを操作する前と、操作中に最低1回は動作を止めて利用者の状態を確認する	□

※医療・介護ベッド安全普及協議会のホームページをもとに作成

車イスのおもな安全点検項目

チェック項目	考えられる不具合と対応方法	チェック欄
タイヤの空気は十分に入っているか？	タイヤの空気が抜けてくると駆動が重くなったり、ブレーキの利きが悪くなる。逆にタイヤの空気圧が高すぎると、クッション性が悪くなる。適正空気圧はタイヤの側面に書いてあるが、手で押してやや硬い程度に空気を入れておく	□
タイヤの溝は十分残っているか？	タイヤの減りが激しいとパンクの原因になったり、ブレーキの利きが悪くなる。溝が一定以下になったらタイヤの交換が必要。タイヤやキャスターのひび割れにも注意	□
ブレーキはしっかり利くか？	ブレーキの利きが悪くなる原因となるブレーキ取り付けネジのゆるみ、ガタつきがないかを確認する。異常が感じられた場合は使用を中止し、販売店に連絡をする	□
ゆるみや歪みはないか？	「走るときに変な音がする」「前輪と後輪が4点設置できていない」「平地で車イスを押しても自然に曲がってしまう」「車イスがガタつく」などの様子が見られる場合は、ネジのゆるみやフレームの歪みが考えられる。すぐに使用を中止し、販売店に連絡をする	□
フットサポートは適切な位置か？	「高さが変わらないようにしっかり固定されているか」「跳ね上げたときに勝手に下がってこないか」などを確認する。異常が感じられた場合は使用を中止し、販売店に連絡をする	□

用具の点検
――危険発見活動その3――

古い用具の陳腐化による危険性

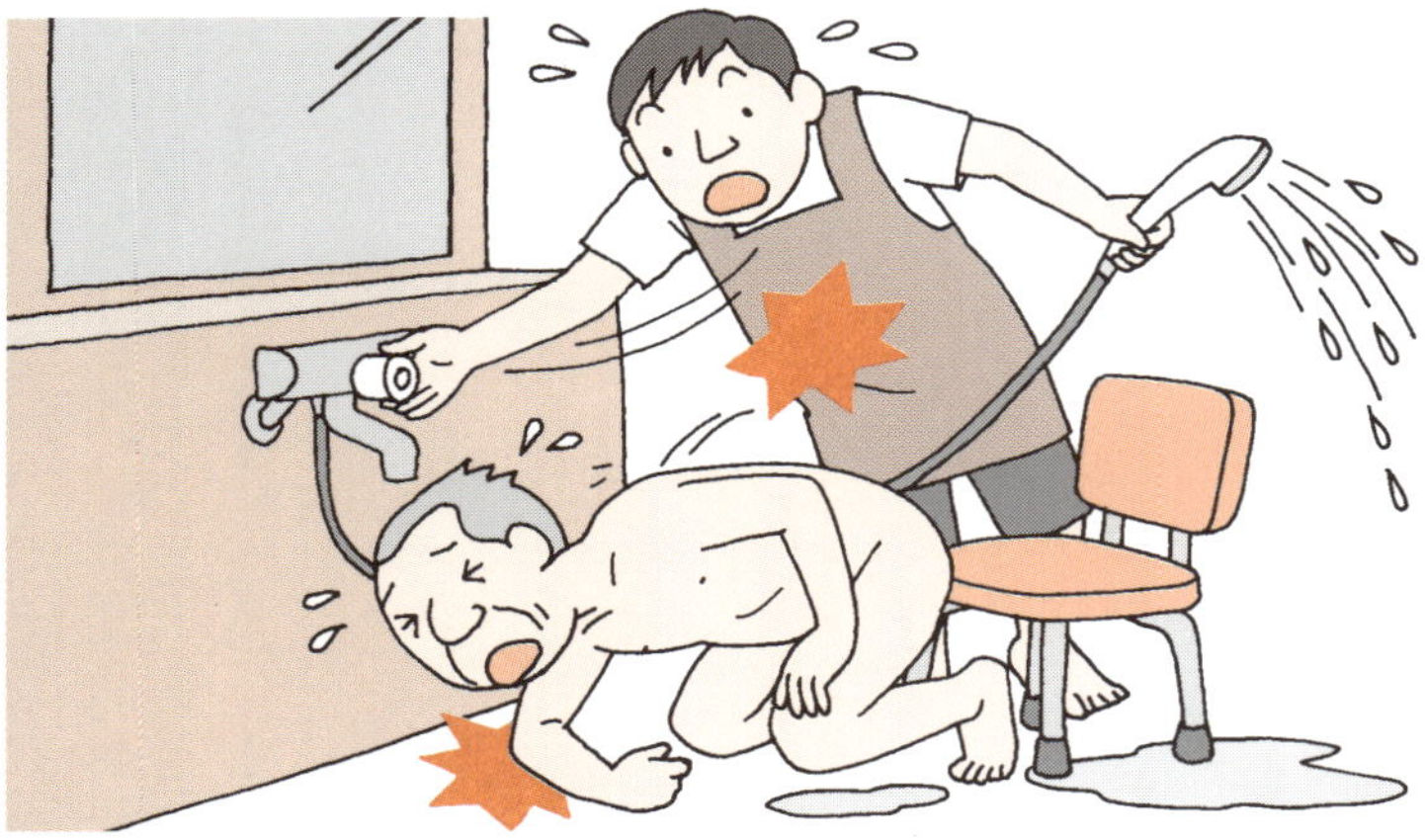

シャワーチェアに座っている利用者の後ろから背中を洗っていたところ、シャワーを止めるために蛇口に手を伸ばしたら利用者の背中を押してしまった。利用者は前方に転落し、腕を骨折した

真の事故原因 ○

シャワーの用具が古く、シャワーヘッドにお湯を止めるボタンがついていなかった

事故原因 ×

介護職の不注意。ぶつからないようにもっと注意すべきだった

陳腐化した用具と新しい製品との安全性の違い

- **車イスのアームサポートが上がらない**
  →新しい製品ではアームサポートが上がるので、無理なく移乗介助ができる
- **座面が湾曲し、ひじかけもないシャワーチェア**
  →新しい製品は座面がフラットでひじかけがあるので、安定がよく転落しにくい
- **介護用トイレに前方手すりがない**
  →新しい施設では各トイレに前方手すりが設置されており、座位の安定と転落防止が図れる

用具の陳腐化による事故を防ぐには

用具が抱える危険の2つ目は、陳腐化です。設備や用具は日進月歩で開発が進み、安全性が向上しています。そのため、10年前はこの機能で問題ないと思われていた製品でも、新しい製品と比べると安全性が相対的に低く、危険な製品になっていることがあるものです。これを「用具の陳腐化」と言います。

古い用具であるために現場の職員が「やりにくい」「危険だ」と感じているのであれば、買い替えが必要です。安全性の高い用具に替えるだけで、日頃の介護の負担も減るうえに、事故の防止にもつながります。

「古い施設は用具も古くて困ってしまいますね」などと他人事のように話す施設長がいますが、これではいけません。用具の安全管理の責任者は、ほかでもない施設長なのですから。

欠陥製品による事故

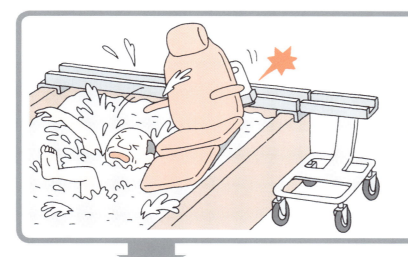

椅子を着脱する形式のリフト浴で入浴する際、椅子がレールにしっかりはまっていなかったために椅子ごと利用者がお風呂に転落してしまった

真の事故原因 ○

点検以前に、製品自体にＰＬ法（製造物責任法）の観点では明らかな欠陥がある。メーカーの責任

事故原因 ✕

レールに椅子が装着されていないことを確認しなかった介護職のミス

このリフト浴機器の構造上の問題点

- 椅子を載せるとレールがほとんど見えず、レールにはまっているか目視確認が困難
- 椅子がレールにはまらなかったとき、椅子が滑っていかないような安全装置の装着が技術的に容易なのに、装着されていなかった
（その後の製品では、安全装置が付いた）
- レールへの装着確認に関する警告表示がない

介護用具は意外と欠陥製品が多い

用具が抱える危険の3つ目は、欠陥製品です。介護用具はていねいに製品設計されていて、安全なはずだと思われています。しかし、実際にはそうとは言えないのが現状です。

たとえば、車イスのブレーキを考えてください。車イスのブレーキは、レバーでタイヤの表面を押さえて止まる構造です。それに対して自転車のブレーキは、タイヤの内側のリムを両側から挟んで止めます。車イスのブレーキはタイヤが摩耗したら利きが悪くなりますが、自転車はタイヤの摩耗に左右されず確実に止まれるのです。

「介護用具は介護のプロが使用するものだから、使う人が注意してミスをしないように使えばいい」というメーカーの甘えがあると私は思います。

こうした事故を防ぐには、安全対策の徹底をメーカーに求めていくことが大切です。それと同時に、安全な製品を選ぶ目を養わなくてはなりません。

介助動作の見直し

――危険発見活動その4――

適切な介助動作は介護職の負担を減らし、事故も防いでくれます

誤嚥しやすい危険な食事姿勢

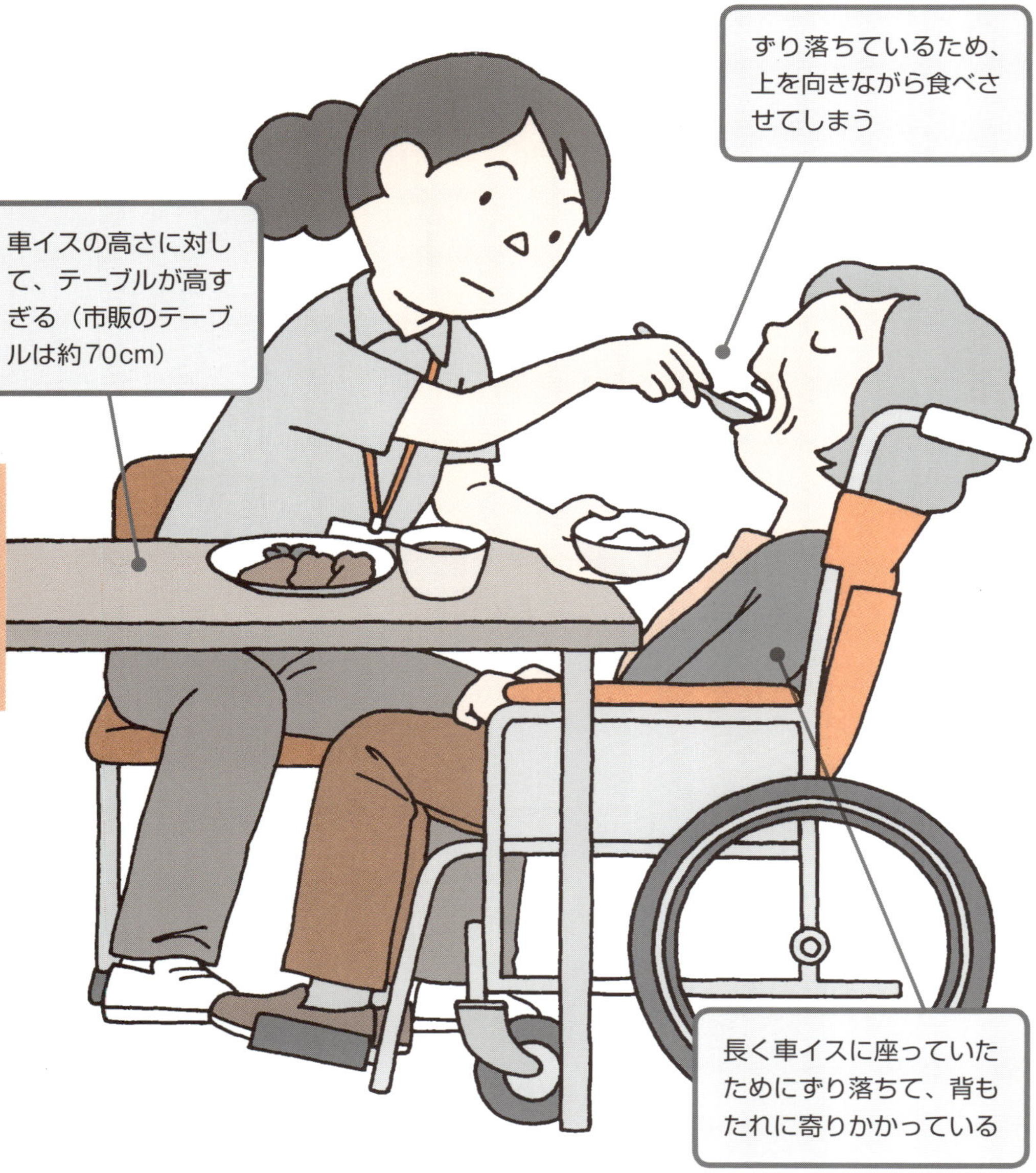
ずり落ちているため、上を向きながら食べさせてしまう
車イスの高さに対して、テーブルが高すぎる（市販のテーブルは約70cm）
長く車イスに座っていたためにずり落ちて、背もたれに寄りかかっている

介助動作や手順の見直しと事故防止

危険発見活動を行っていると、設備や用具などの危険をいくら改善しても、それだけでは防ぎきれない危険がたくさんあることに気づくはずです。

たとえば、座っている利用者を前から引っ張り上げるように立たせて転倒させてしまった事故がありました。これは、介助動作の粗さが原因です。

一斉に利用者を食堂に集めたら、長時間待たされていた利用者が眠ってしまいました。起こして食べさせたところ、誤嚥事故になったのですが、これは業務手順が問題です。

このように、「介助動作」や「業務手順」などのソフト面にも危険はたくさんあります。それらを発見して見直せば、介護職の負担も減るうえ、事故も防

安全な食事姿勢

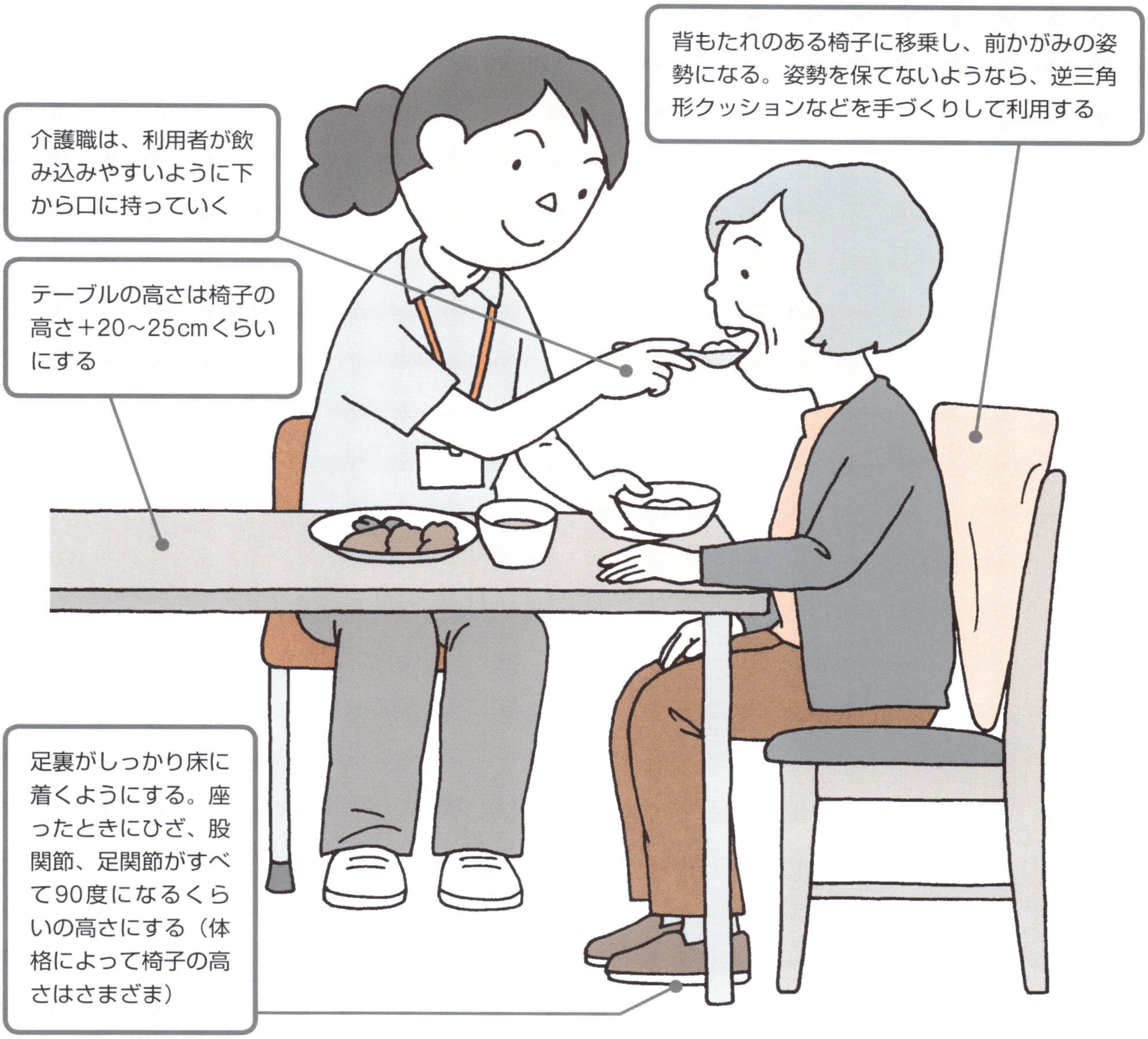
介護職は、利用者が飲み込みやすいように下から口に持っていく
テーブルの高さは椅子の高さ＋20～25cmくらいにする
足裏がしっかり床に着くようにする。座ったときにひざ、股関節、足関節がすべて90度になるくらいの高さにする（体格によって椅子の高さはさまざま）
背もたれのある椅子に移乗し、前かがみの姿勢になる。姿勢を保てないようなら、逆三角形クッションなどを手づくりして利用する

ぐことができるのです。

そのためには、適切な介助動作を知る必要があります。『新しい介護』（大田仁史・三好春樹監修・編著）などを参考に、勉強するといいでしょう。

また、最近は介護食の形態が大きく変わってきました。ひと昔前までは、誤嚥防止と言えば「刻み食」や「ミキサー食」が主流でした。しかし最近では、「見た目はふつうの食事のようで、食べてみるとすごくやわらかい」ソフト食を採用する施設が多くなりました。

刻み食やミキサー食は、口の中で散らばって意外と誤嚥を減らせていなかったそうです。その点、ソフト食は飲み込みやすいので誤嚥防止になります。こうした新しい技術を取り入れるのも、事故防止に有効です。

また、食事姿勢を改善することで誤嚥事故を減らそうという取り組みも多く聞かれるようになりました。私もこの取り組みに参加したことがありますが、食事姿勢を改善すると誤嚥が減るだけでなく、ムセも激減したのが印象的でした。

利用者個別の危険性
―危険発見活動その5―

アセスメント不足による事故をなくすには、どうしたらいいのでしょうか

入所直後の事故が多い理由

1

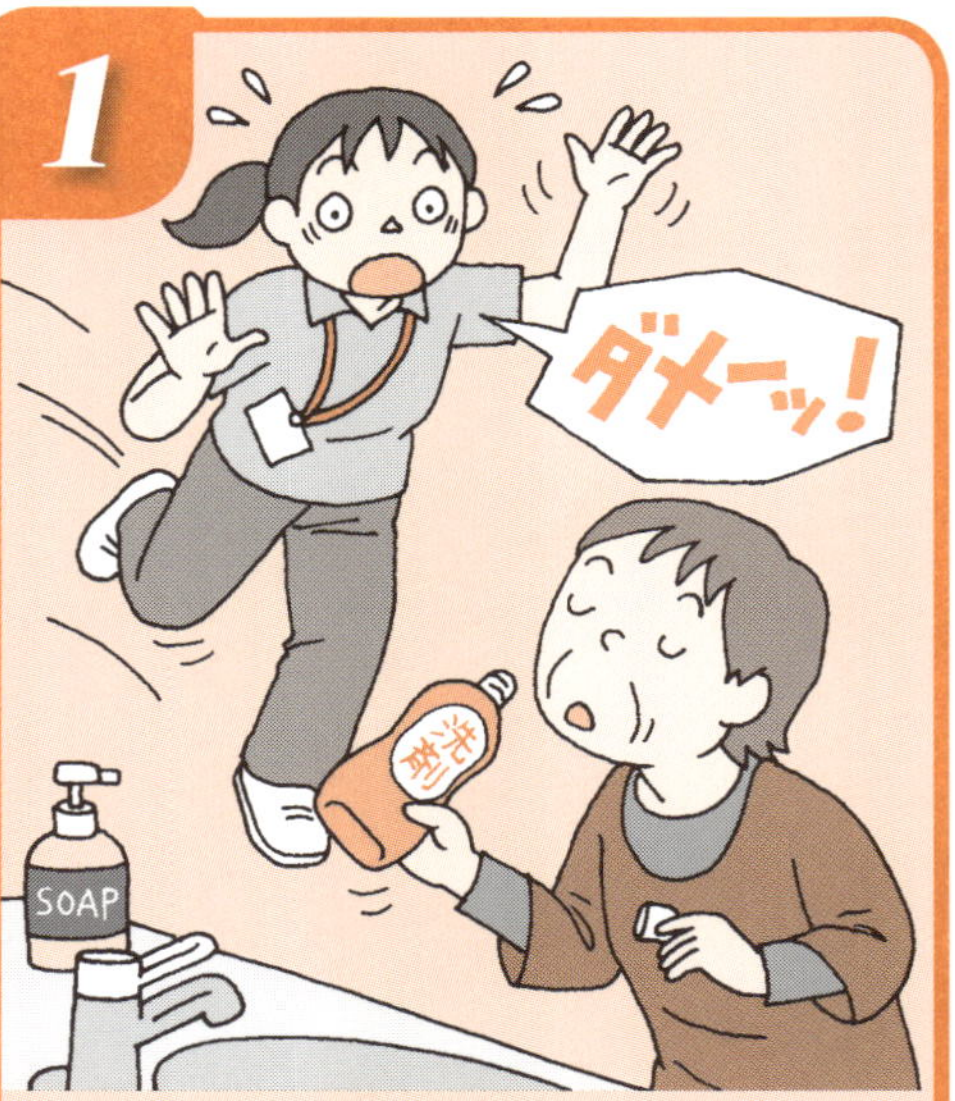
ダメーッ!
洗剤
SOAP

職員が利用者の行動パターンを把握していないため

2

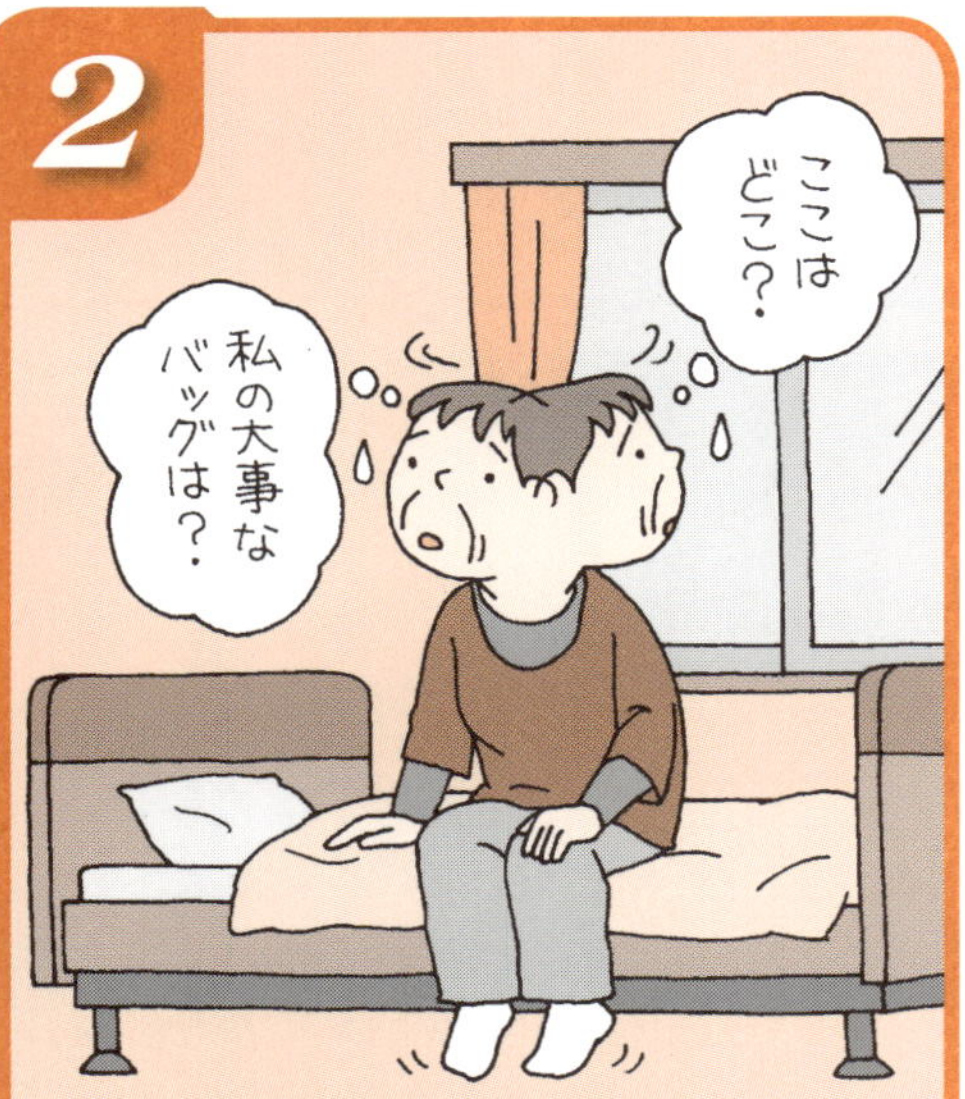
ここはどこ?
私の大事なバッグは?

生活環境が変化し、従来どおりの動作ができないため

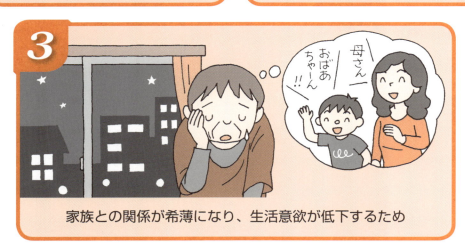

3

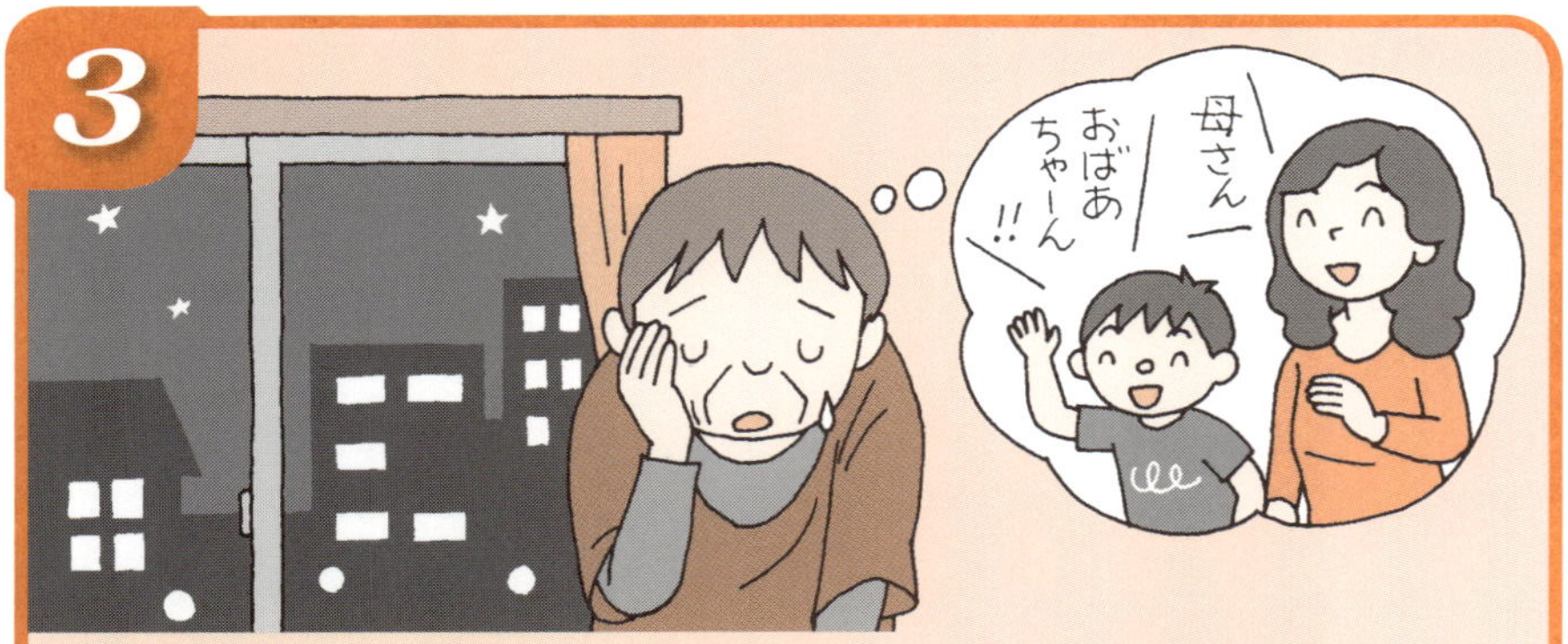
母さん
おばあちゃーん!!

家族との関係が希薄になり、生活意欲が低下するため

入所10日以内は事故発生率が5倍

ある特養の危険発見活動の中で、入所から2ヵ月以内の事故が大変多いことがわかりました。さらによく調べると、入所10日以内の事故発生率は、通常の5倍もあったそうです。そこで、どうして入所直後の事故が多いのかを考察しました。その結果、施設側が利用者の危険を把握していないことが原因で起こる事故（アセスメント不足による事故）が何件も起こっていることがわかったのです。

この特養では上に挙げた3つに課題を分けて、半年がかりで事故防止に取り組みました。その結果、入所2ヵ月以内の事故が半減したのです。

アセスメント不足による事故は、左ページを参考に適切に対処することで防ぎましょう。

課題解決策

1 利用者の生活動作を知る

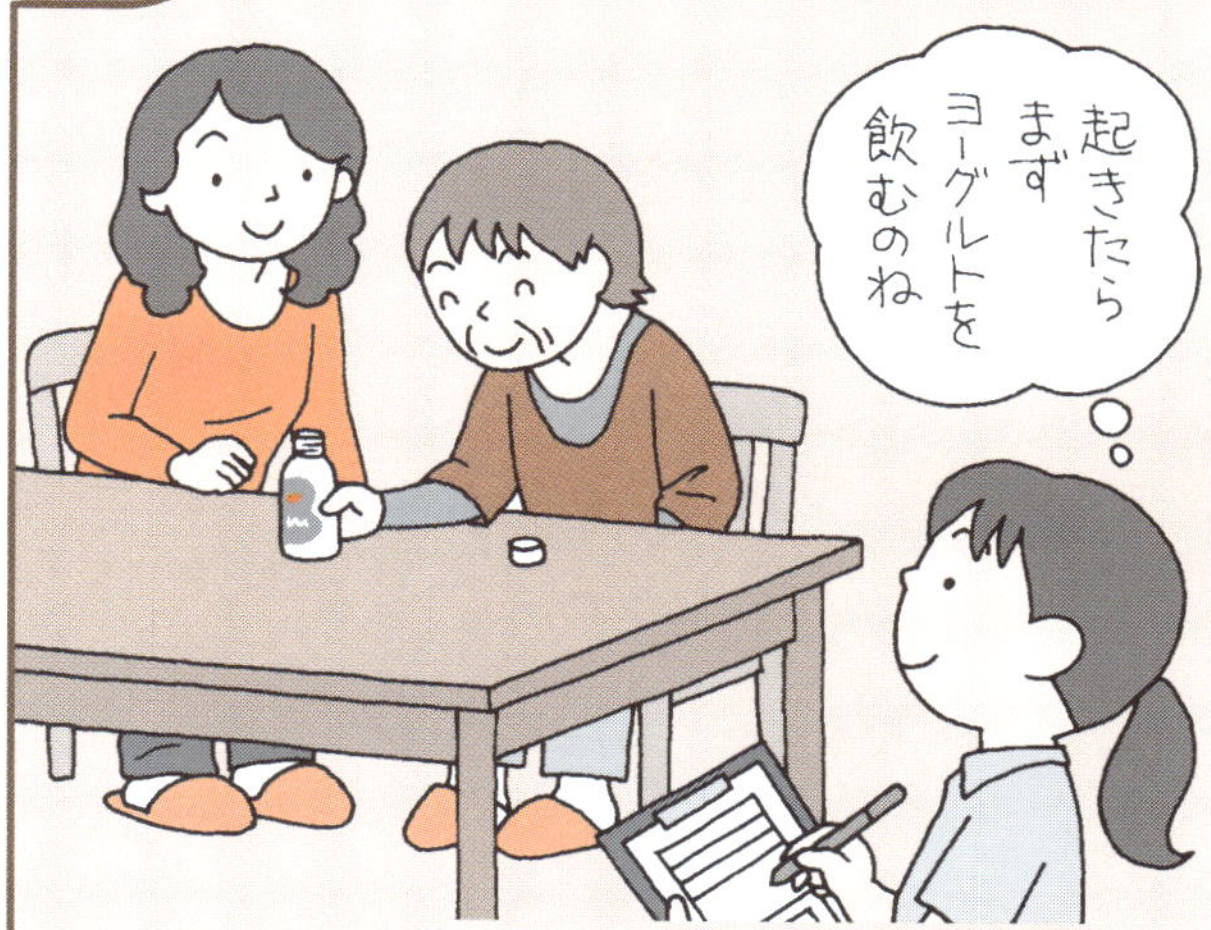
起きたら
まず
ヨーグルトを
飲むのね

- 入所前の面談にユニットリーダーか居室担当が同行し、ベッドの上り降りや移乗動作などをよく見る。入所前が在宅であれば、居室環境も把握する
- 入所初日には、家族と居室担当で一緒に利用者の生活動作をチェックする。危険に気づいたら「介助上の注意情報」としてメモし、居室に吊り下げておく
- 入所１週間後に居室担当がシフトから外れ、丸１日利用者に張り付いて生活動作を観察する。気づいたことを「介助上の注意情報」に書き足す

2 生活環境の変化を最小限に

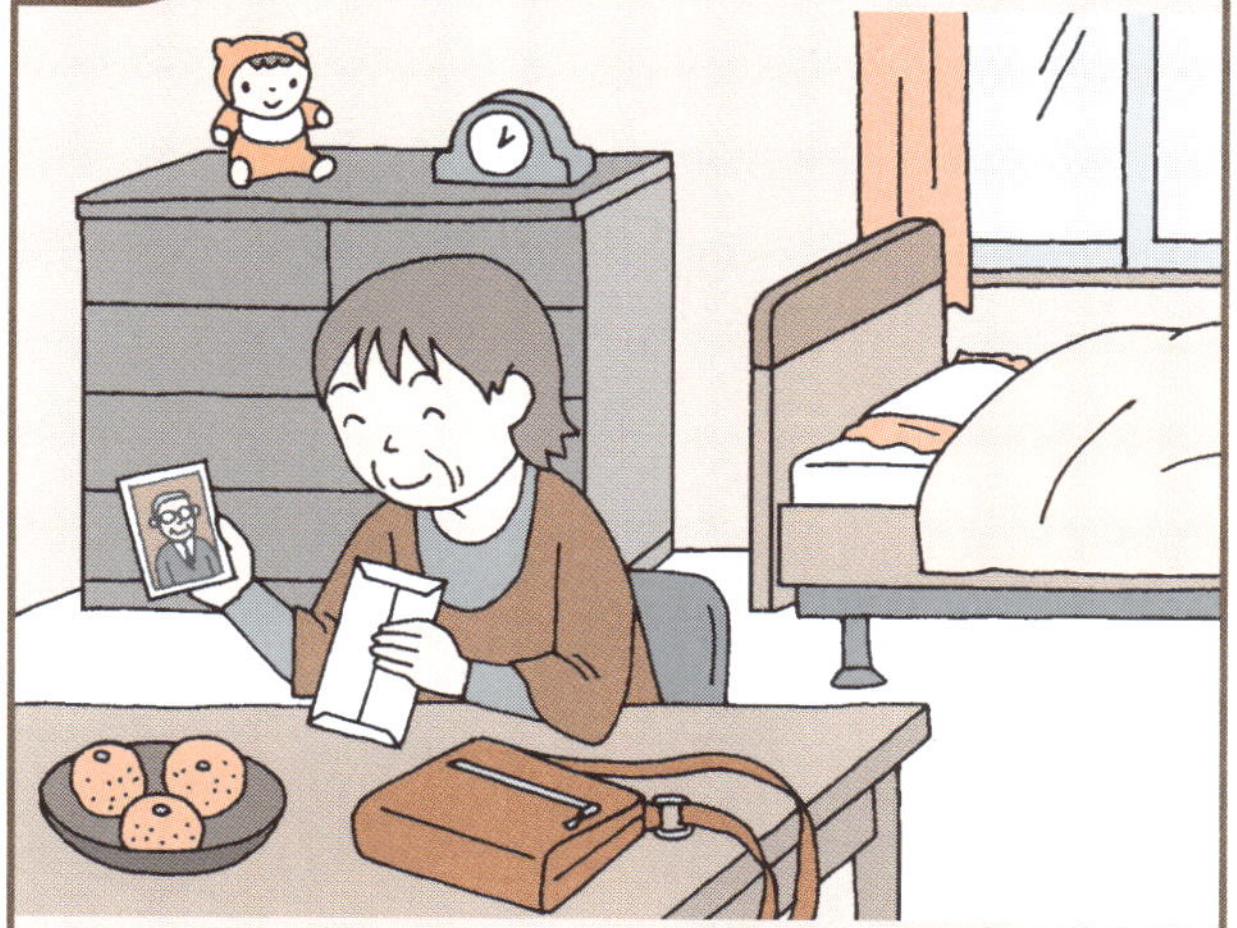

- 家族にお願いをして、利用者の使い慣れた私物をたくさん居室に持ち込んでもらう。寝具なども愛着があるものを優先する
- 入所初日に、家族と一緒に部屋のレイアウトを考えてもらう。従来の生活環境に少しでも近づくように、家族とよく話し合う
- 生活環境の変化によって転倒などの事故が起こりやすくなることを、家族に理解してもらう。「入所のしおり」などを使い、詳しく説明する

3 家族との関係を継続し、生活意欲を持続させる

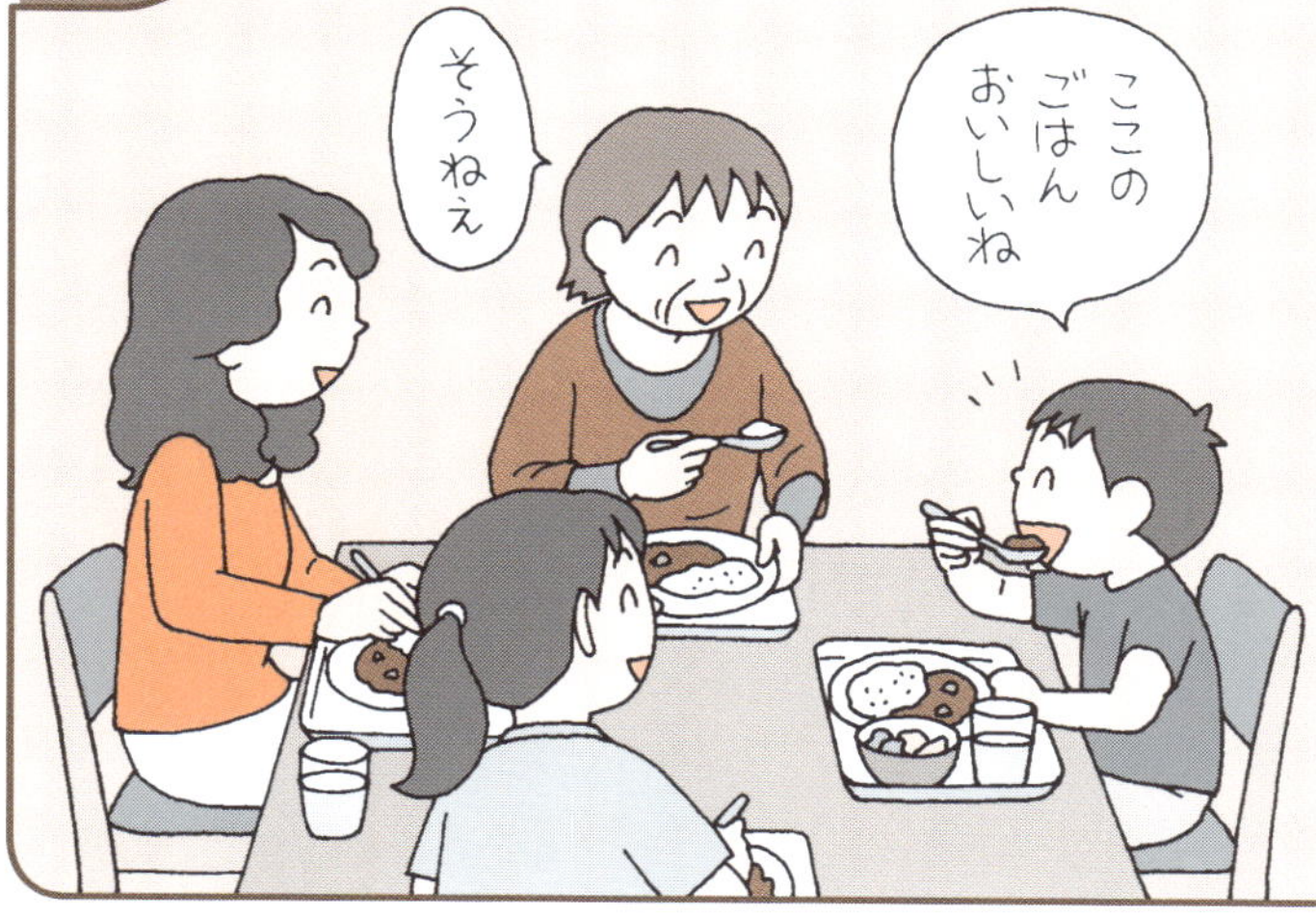
そうねえ
ここの
ごはん
おいしいね

- 入所初日は利用者、家族、居室担当で一緒に昼食を食べる。食事のメニューは本人の好物を厨房に特注する
- 入所１週間目は、毎日家族から電話を入れて本人と話してもらう。特に孫の電話は喜ぶので、電話をかけてもらえるようお願いする
- 入所２ヵ月間に２回、家族を招いて利用者と食事会を行う。食後は家族や職員と一緒に車で外出し、散歩などを楽しむ
- 介護職や生活相談員などでよく話し合い、「入所のしおり」を作成する。入所後の生活を具体的に話し、家族に協力してほしいことを伝える

ヒヤリハット活動①

シートを書くだけでは事故は減らない

事故防止の基本活動ができたら、いよいよヒヤリハット活動です

ヒヤリハットに取り組んでも事故が減らなかった理由

クリア!

①ヒヤリハット活動の前に行うべき、事故防止の基本活動がおろそかになっているから

②ヒヤリハット活動の方法が間違っているから

ヒヤリハット活動を成功させるには

ヒヤリハット活動をしても事故が減らない理由は、「①ヒヤリハット活動の前に行うべき、事故防止の基本活動がおろそかになっているから」「②ヒヤリハット活動の方法が間違っているから」の2点です。1点目である事故防止の基本活動ができたら、いよいよヒヤリハット活動について見直してみましょう。

ヒヤリハット活動を行っていても、やり方が間違っていたら効果は上がりません。では、いったいどこをどう間違えてしまうのでしょうか。

間違いをひと言で表すなら、「せっかく書いているヒヤリハットシートが、十分活用されていない」ということに尽きます。ヒヤリハット活動がしっかり事故防止に直結していれば、目に見えて事故は減るはずです。それなのに事故が減っていないのであれば、ヒヤリハットに費やしている努力や労力は、どこかの抜け穴から漏れてしまっています。

注意したいのは、「シートを書いているだけでは事故は減らない」という点です。ヒヤリハットシートは書くことが目的なのではありません。あくまで事故を防止するための手段の一つにすぎないのです。書いたシートを上手に活用して、「どうしたら今後同じようなミスを防げるか」を検討しなければ事故は減らせません。シートを書くことで終わらせないよう注意しましょう。

また、「ヒヤリハットシートのミスの内容を責められる」という施設も問題です。目的は再発防止策を講じることだけです。

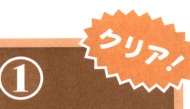

ヒヤリハット活動でよくある失敗①
ひたすらヒヤリハットシートを書かせて、枚数で評価する

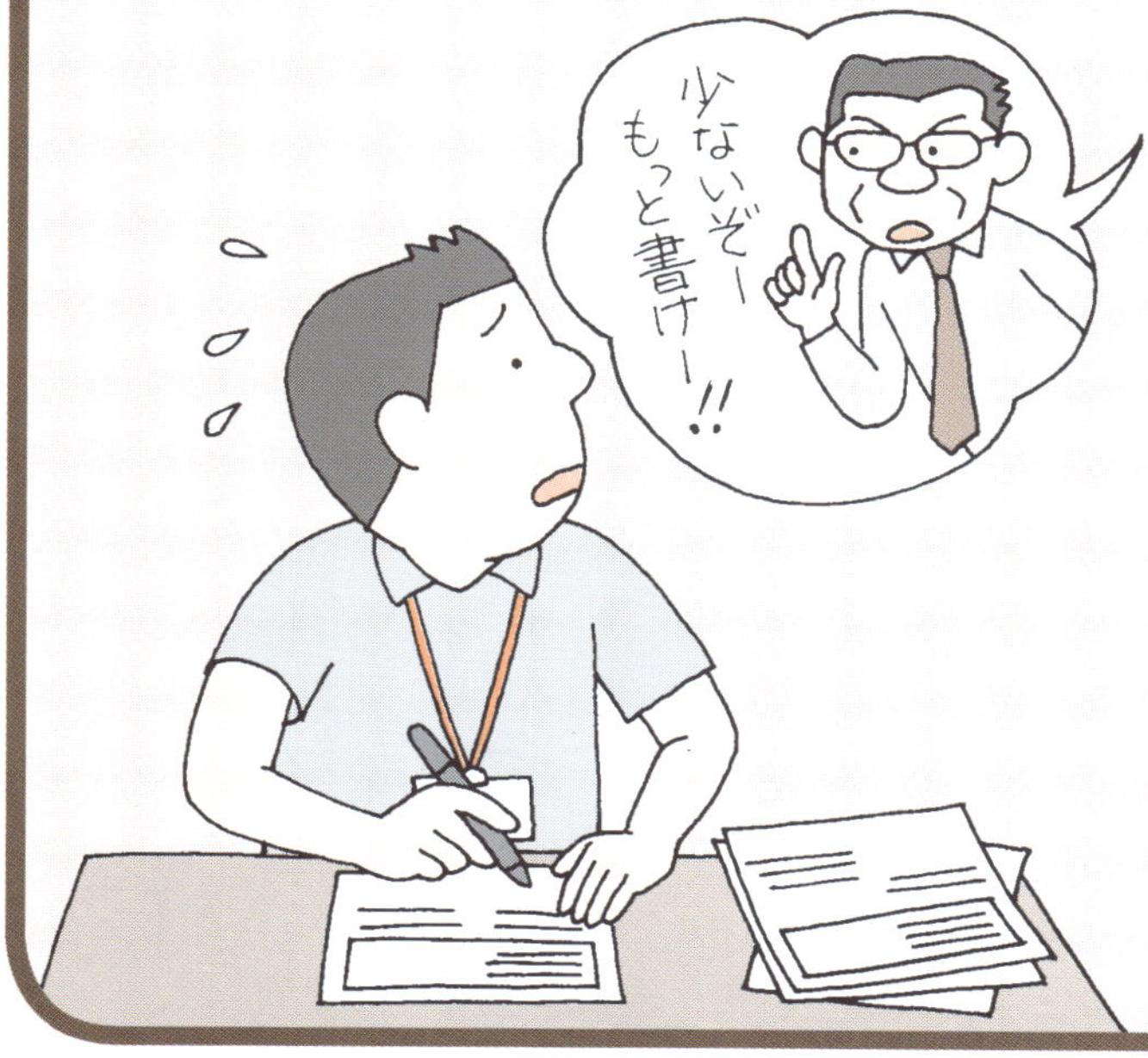
少ないぞー
もっと書けー!!

ヒヤリハットシートの提出枚数を集計して、数を競わせるような使い方をしている施設があります。「先月のヒヤリハットの提出枚数第１位はＡユニットで30件でした。Ａユニットは今後もこの調子で頑張ってください」「ヒヤリハット提出枚数最下位はＢユニットで３件でした。Ｂユニットはもっと事故防止に高い意識を持って……」のように、「枚数が多いほうが頑張っている」というやり方はおすすめしません。

１件のヒヤリハットを有効活用して事故防止に努めた結果、ヒヤリハットがどんどん少なくなったユニットだってあるはずです。枚数よりも、書かれている内容といかに再発防止につなげるかを優先的に考えましょう。

ヒヤリハット活動でよくある失敗②
前月のヒヤリハットを報告させ、原因や再発防止策を説明させる

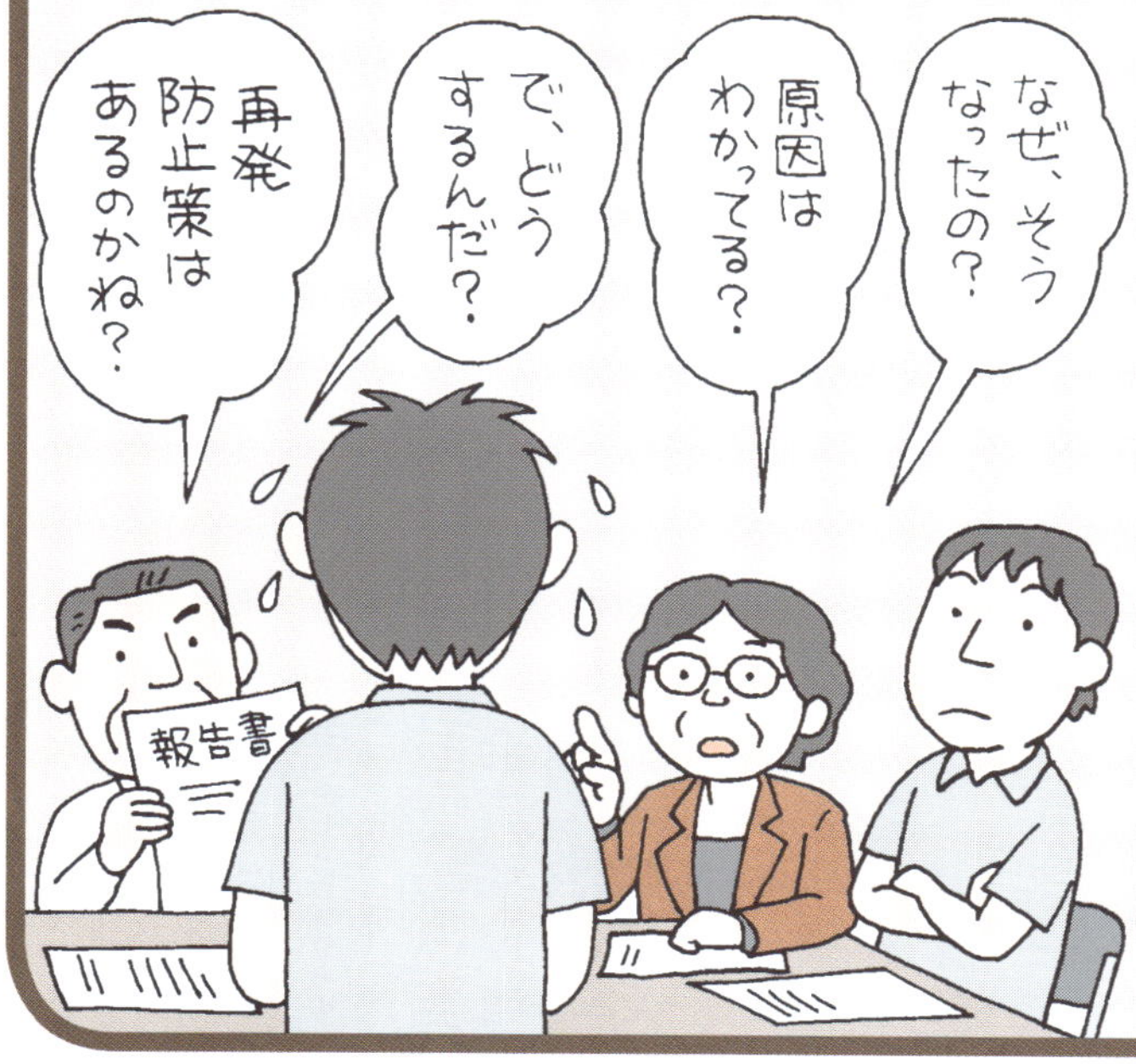
なぜ、そうなったの?
原因はわかってる?
で、どうするんだ?
再発防止策はあるのかね?
報告書

現場の責任者にヒヤリハットが起きた原因と再発防止策の報告を毎月求める施設がありますが、これも問題です。毎月報告させるというのは、一見すると事故防止につなげるために有効だと感じるかもしれません。しかしただ報告を求めるだけでは、往々にして「現場責任者の反省を促すための吊るし上げ行為」のような形になってしまいがちです。

こうしたプレッシャーをくり返すと、現場責任者が精神的に追いつめられます。現場責任者が追いつめられると、「あなたたちがミスをするから私が怒られる」という思考になってしまい、職場の雰囲気が悪くなるので要注意です。ヒヤリハットシートは報告させるだけではなく、みんなで協力して多角的な検討を行うためのツールとして利用しましょう。

ヒヤリハット活動②

事故の「集計」だけで満足していないか？

せっかく集まったヒヤリハットシートを活かすも殺すも、着目点次第です

よくある統計や集計の失敗例

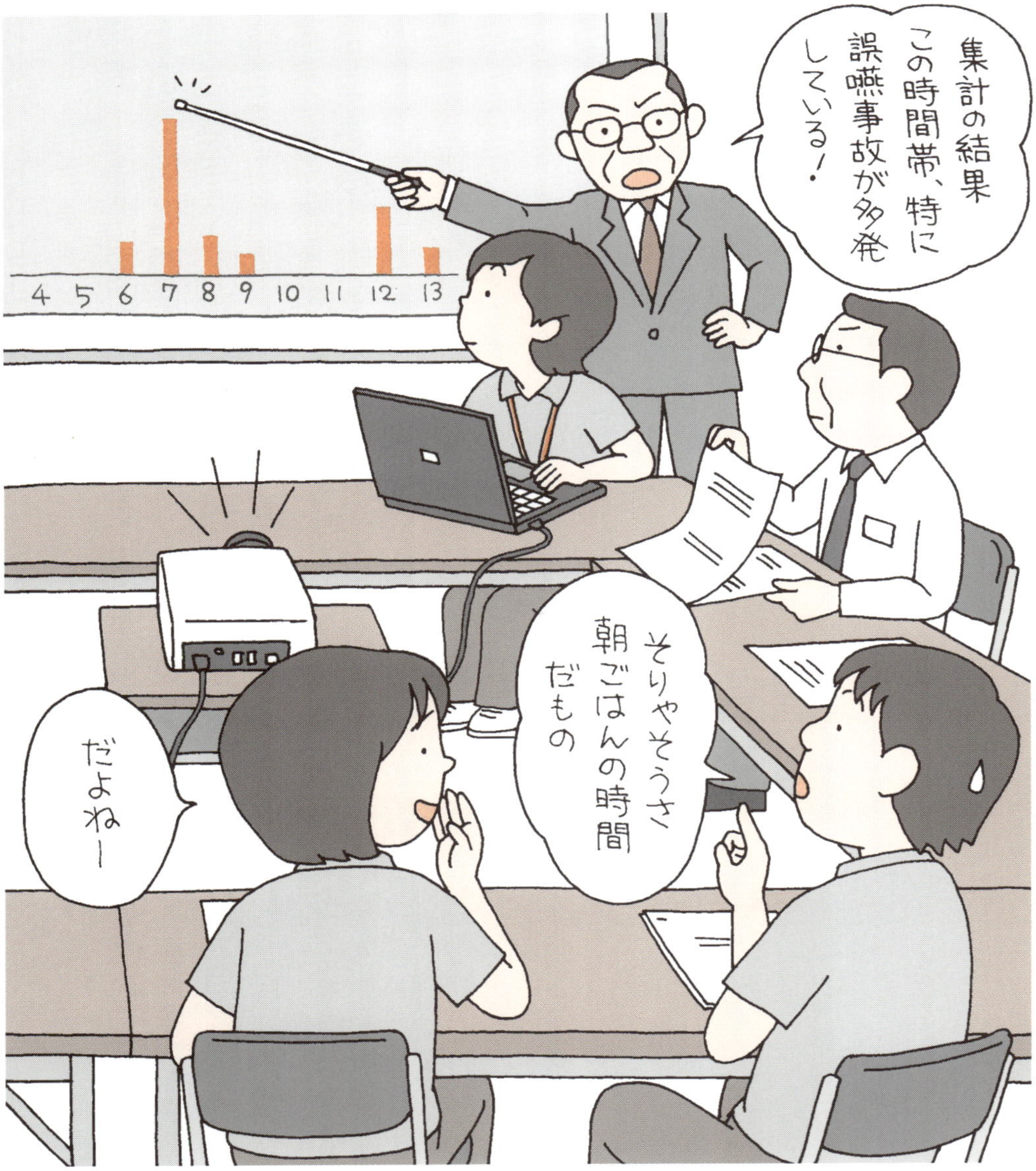
4 5 6 7 8 9 10 11 12 13
集計の結果 この時間帯、特に 誤嚥事故が多発 している！
そりゃそうさ 朝ごはんの時間 だもの
だよねー

統計や集計よりもマクロな分析を

　いろいろな施設の事故防止委員会のヒヤリハット活動を見ていると、あともうひと息なのにちょっとだけ路線がズレてしまっていることがあります。その代表例が、「統計・集計専門の事故防止委員会」です。

　ヒヤリハットシートを書くだけで終わらせず、有効活用しようという姿勢は見て取れます。問題なのは「統計・集計専門」で、その一歩先の分析までたどり着けていないことです。

　たとえば、こんな施設がありました。そこは事務長が主導して事故防止委員会を運営している施設でした。ヒヤリハットシートが集まると、エクセルを使って職場ごとにどのような事故が何件発生しているかを集計します。そして次回の事故防止委

統計や分析が有効だった例

ある県の訪問介護事業者だけ誤嚥事故が突出して多い

かつて、ある県の訪問介護事業者だけ誤嚥事故が突出して多いということがありました。他県に比べて明らかだったので、その県の訪問介護事業者の行う食事介助方法についての調査を行ったのです。するとその県では、座位のとれる利用者もベッドでギャッチアップして食事をさせていることがわかりました。この方法は少し上を向いた状態で食べ物を飲み込むので、気管に入り込むなどの誤嚥を起こしやすい危険な食べ方だったのです。

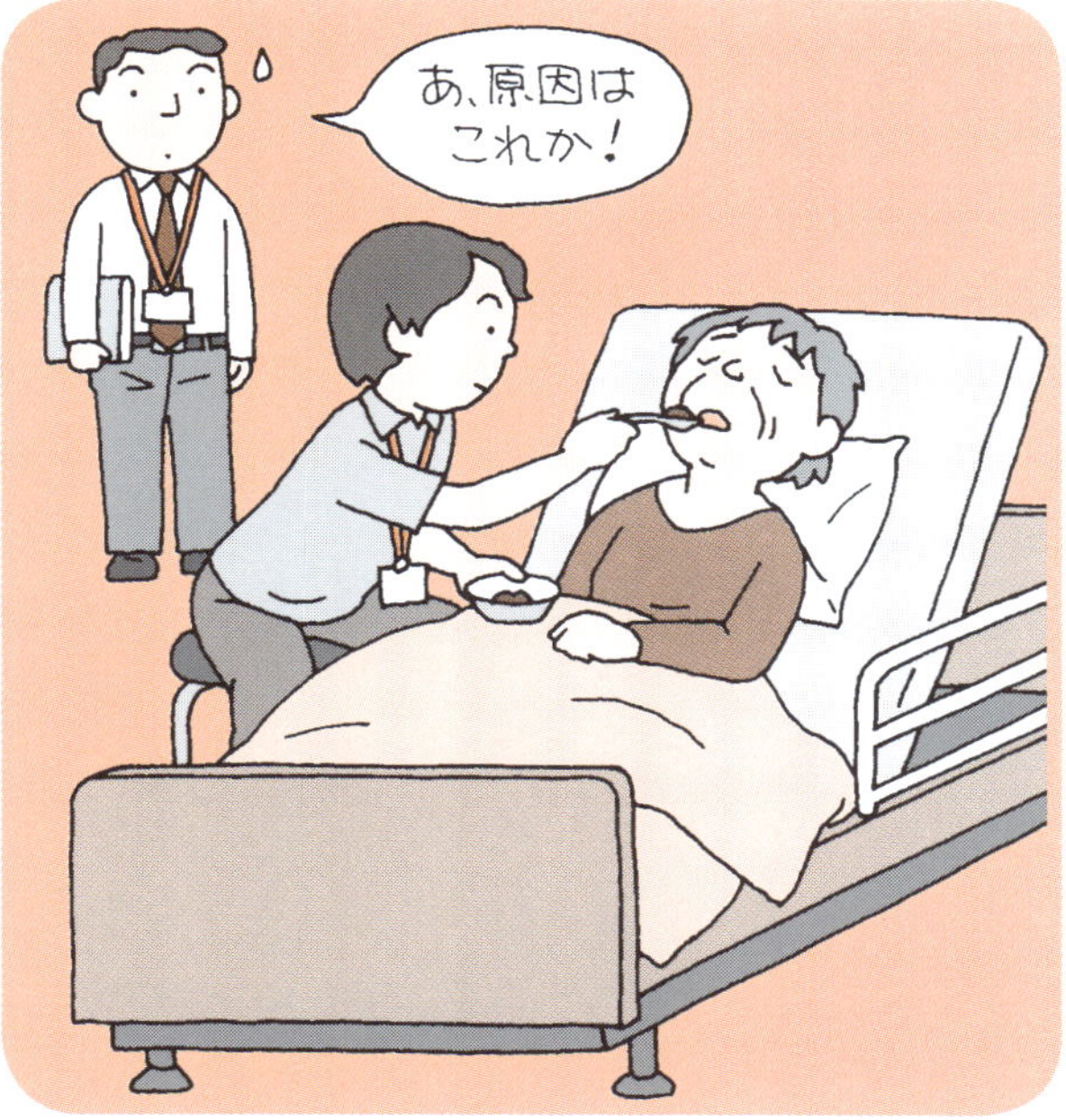

ほかの施設と比べて転倒事故の割合が多い

今までは自施設内での事故件数だけを集計していたある施設が、ほかの施設の事故発生率と比較する分析を行いました。すると誤嚥事故や行方不明事故などは目立った違いがなかったけれど、転倒事故だけは自施設の発生率が非常に高いことがわかったのです。そこでこの施設の職員は、ほかの施設で歩行介助の方法を見学させてもらいました。また、介助方法の研修会に積極的に参加するなどの改善策を行ったところ、転倒事故が半減したそうです。

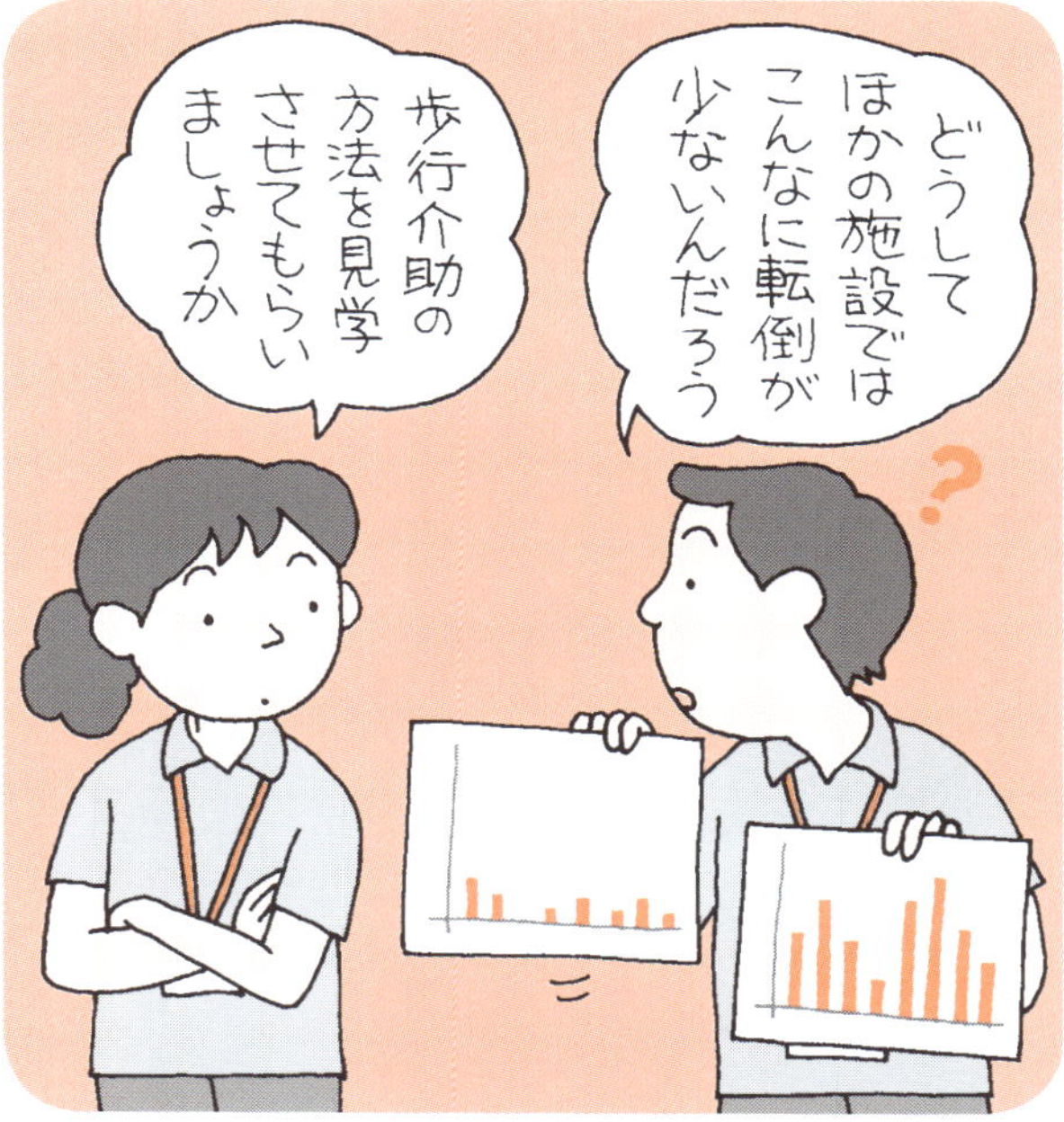
どうしてほかの施設ではこんなに転倒が少ないんだろう
歩行介助の方法を見学させてもらいましょうか

員会で、「3階の職場では誤嚥が多い」とか「4階の職場では転倒が多い」といって集計結果を発表するのです。

ちょっと聞いた感じでは、有用に感じるかもしれません。しかし、こうした自施設内の単純な集計は、多くの場合「3階は重度で嚥下機能が低下した人が多いから当然だ」「4階は徘徊する認知症の人が多いから仕方がない」など、現場の職員なら集計しなくてもわかることが多いものです。そして事故原因の核心に触れないまま「3階は誤嚥事故を減らす努力をしましょう」などと、ただの反省材料にされてしまいます。これではせっかくのヒヤリハットシートが事故防止に直結しません。

せっかく統計をとるのであれば上の事例にあるように、「ほかの施設と比較する」「長期間で比較する」などのマクロな視点が必要になります。個別の事故を見ていても気がつかないような大きな母集団での傾向を摑む分析ができて初めて、ヒヤリハットの統計や集計は意味あるものになるのです。

情報共有ができていない現場とは

大切な情報満載のヒヤリハットシート。現場職員も閲覧できるようになっていますか？

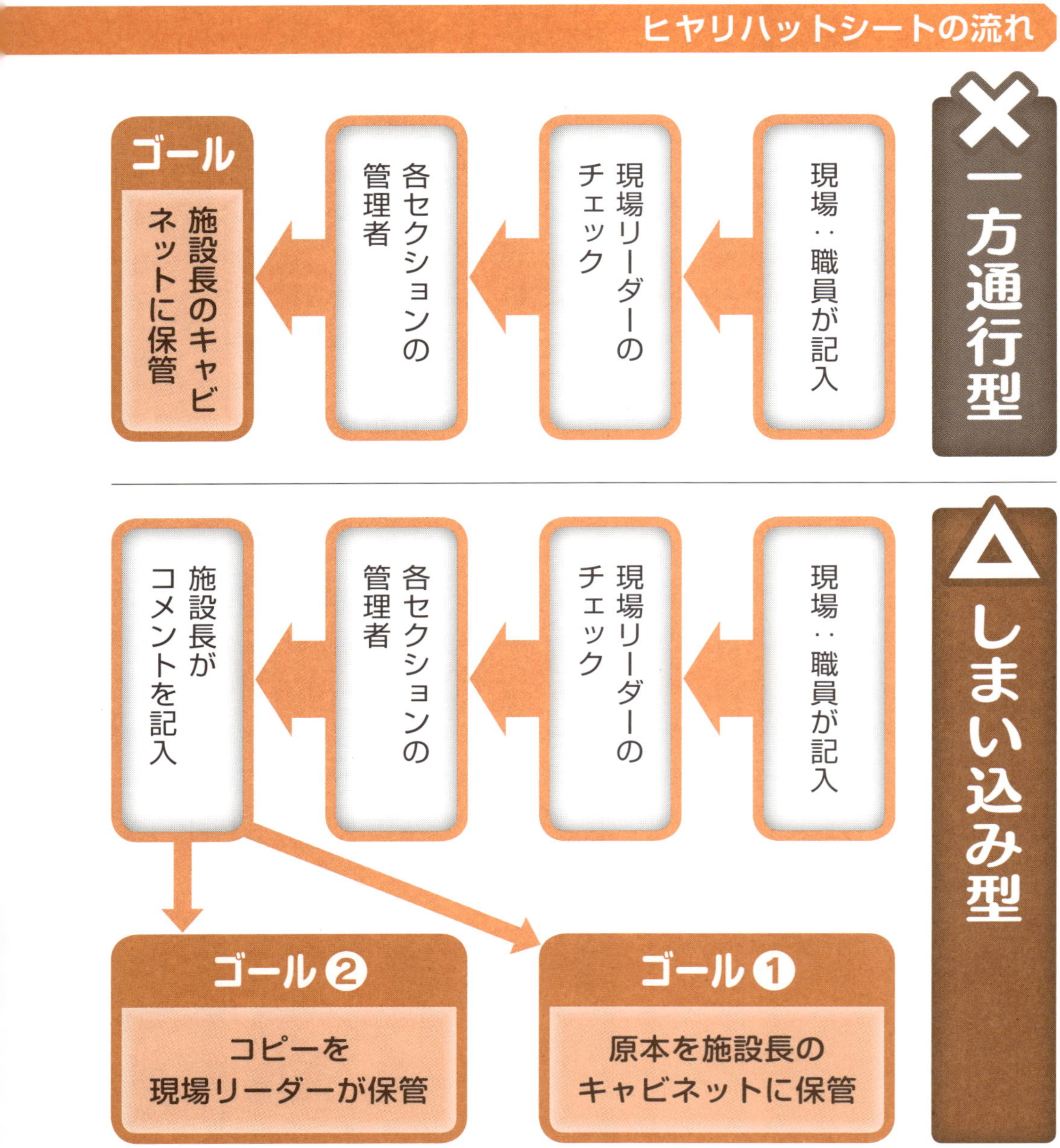
ヒヤリハットシートの流れ
×一方通行型
現場：職員が記入
現場リーダーのチェック
各セクションの管理者
ゴール
施設長のキャビネットに保管
△しまい込み型
現場：職員が記入
現場リーダーのチェック
各セクションの管理者
施設長がコメントを記入
ゴール①
原本を施設長のキャビネットに保管
ゴール②
コピーを現場リーダーが保管

管理者に提出して完了ではいけない

せっかく現場の職員に書いてもらったヒヤリハットシート、その後どう扱っていますか。

よく聞くのは、職員が提出したヒヤリハットシートに管理者の閲覧印が押され、そのまま施設長のキャビネットの中に保管されているというケースです。

これでは現場の職員は「ヒヤリハットシートは、書いて提出したらOK」という認識になってしまい、その後の介護に活かすことができません。

「うちはちゃんと施設長がコメントまで書き込んだうえで、コピーを現場リーダーに返していますよ」という施設もあります。しかし、もしも現場リーダーが自分で読むだけで、そのまま棚の中にしまい込んでいたなら同じことです。

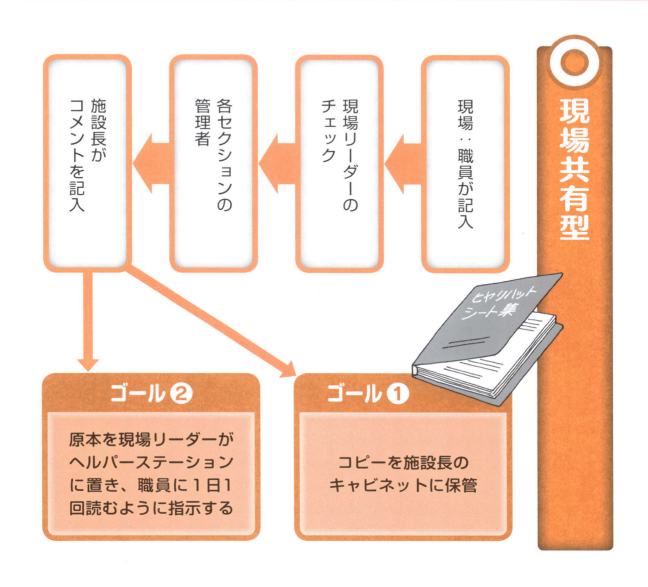

現場共有型

現場：職員が記入
→ 現場リーダーのチェック
→ 各セクションの管理者
→ 施設長がコメントを記入

ゴール①
コピーを施設長のキャビネットに保管

ゴール②
原本を現場リーダーがヘルパーステーションに置き、職員に1日1回読むように指示する

現場共有型にして1日1回チェック

それでは、集めたヒヤリハットシートはどのように扱えばいいのでしょうか。ある施設では、現場リーダーが機転を利かせたことで素晴らしい事故防止効果を上げることに成功しました。

そのリーダーは、戻ってきたヒヤリハットシートを棚にしまい込まず、綴ってヘルパーステーションに置いたのです。そして「職員は1日1回、必ず目を通すようにしてください」と指示を出しました。

するとどうでしょう。ほかの職員の書いたヒヤリハットシートには、「そういえば私もこんな経験があった」と気づける情報がたくさんありました。さらに、同じ利用者があちこちでヒヤリハットを起こしていたことも明らかになったのです。「この利用者に何も対策を立てずにいたら、大きな事故に結びつくだろう」と、みんなが危機意識を持つことができました。

ヒヤリハットは、「現場共有型」にしたいものです。

ヒヤリハット活動④

ヒヤリハットシートはシンプルに

安全対策につながる書き方にして、再発防止の検討を行いましょう

活用できるシートにするポイント

ヒヤリハットシートをうまく活用するためには、現場の職員がどんどん書いてくれるものにする必要があります。ですからヒヤリハットシートを作成する際は、「利用者の既往症」「身体機能」「認知症の有無」「利用している福祉用具」といった、調べないと書けないような項目は必要ありません。「調べないと書けないこと」とは、「必要ならあとで調べれば誰でもわかること」にすぎないからです。

項目はなるべく少なくシンプルにして、フリーで記入できるような書式にしましょう。発生状況がわかると原因が究明しやすくなるので、特に発生状況の記入欄は広くとって、図や絵なども描き込めるようにしておくといいでしょう。

ヒヤリハット活動を効果的に行う施設

ケース検討会議をすぐにやる

ヒヤリハット活動が大きな成果を上げたある特養では、ヒヤリハットが発生してから2日以内にケース検討会議を行っています。ケース検討会議にはその利用者に関わる職員が最低3名集まって、「とりあえずの再発防止策の検討」を行うそうです。その再発防止策を一定期間試したあとで、あらためて全体で再発防止のケース検討会議を開きます。

この施設の素晴らしいところは、「ヒヤリハット活動を行うことが目的ではなく、再発防止策を講じて事故を減らすことが目的である」という姿勢が徹底しているところです。

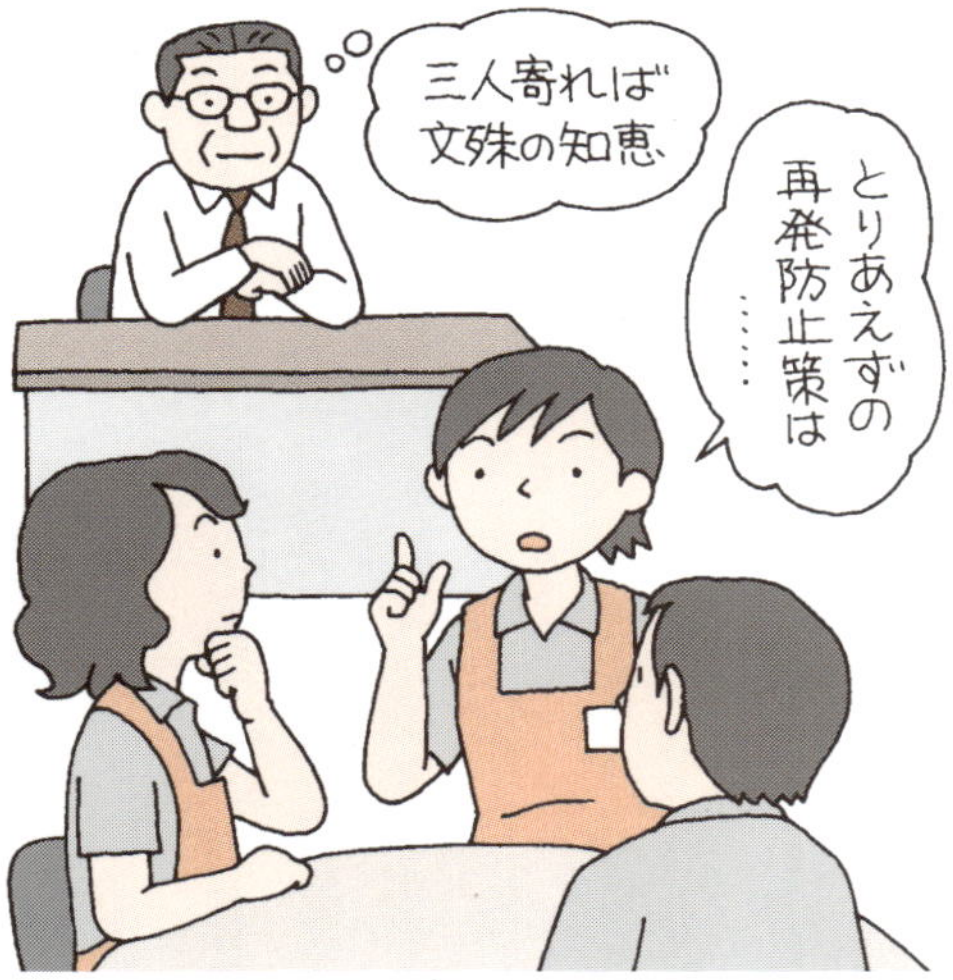

三人寄れば文殊の知恵
とりあえずの再発防止策は……

「記入の仕方」を徹底する

ヒヤリハットシートをどのような書式にしようかと悩んでいる施設はたくさんあります。しかし、書式より書き方が大切です。

たとえば発生状況の欄に「Aさんが車イスから急に立ち上がろうとして転倒した」と書かれただけだと、あまりに大雑把すぎて原因と対策が見えてきません。「Aさんは立ち上がろうとする直前はどうだったか」「身体機能や認知症の程度は以前と比べてどうか」「職員は何をしていたか」「立ち上がりそうな兆候はあったか」など、安全対策につながる書き方にしたいものです。

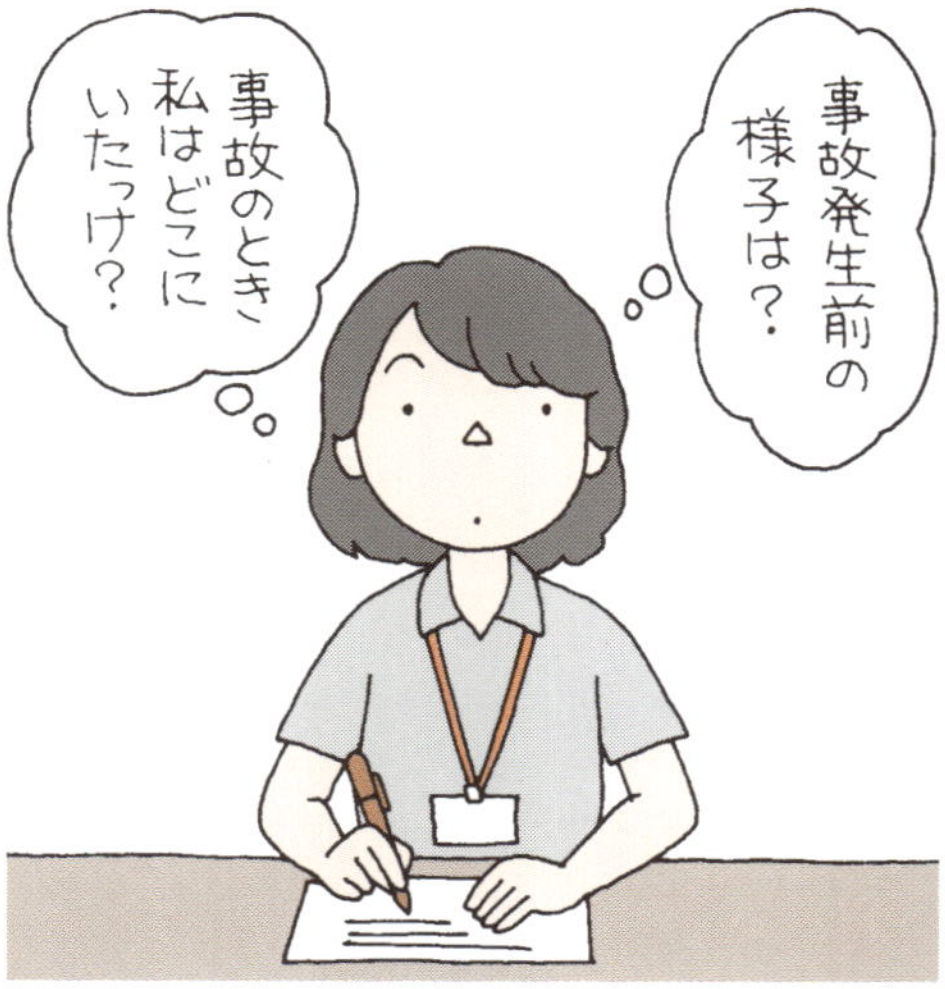

事故発生前の様子は？
事故のとき私はどこにいたっけ？

ヒヤリハットシートの書式と記入方法（一例）

項目	記入しやすい書式	記入方法の指導
発生日時	年、月、日、曜日、時、分	発生時間が不明な場合は、発見した日時を記入
発生場所	あとで集計しやすいように、フロア名などの項目をつくる	発生地点が特定できるように、詳しく記入する。「3階廊下」などの大雑把な記述は不可
利用者名	利用者名、性別、年齢	姓だけでなく名も記入
報告者	氏名、職種	報告者のほかに確認者の項目を設ける施設もある
ショート・入所の別	集計に必要になる。フロアで区分できる場合は不要	わかりきったこととせず、必ず記入する
事故形態	集計しやすいように「転倒・転落・誤嚥・衝突・その他」などの選択式にする	判断に迷う場合は「その他」に○をして、状況を記入
発生状況	枠を広くとって、フリー記入。場所の様子などを図示できるようなスペースをとっておく	発生状況がわからないときは、発見時の状況をできる限り詳しく記入。発見者は必ず関係職員などに聞き取りを行って記入すること
受傷部位	図示と文章で記入	発見時の状況でよい
応急処置	処置内容と、その後の治療経過などを分けている場合もある	「誰の指示で、誰がどのような応急処置を行ったのか」と「誰がどのような手配を行ったのか」を明記
その後の対応	応急処置以降の対応を記入	治療の経過や、医師の意見などを記入しておく
連絡	ご家族への連絡状況	家族に対する連絡、対応の状況を「いつ、誰が、どのように」と記入
原因	「原因」とすると断定的なので「原因として考えられること」とする	報告者の主観でいいので、必ず考えて記入させる。最低5つくらいは挙げてほしい
対応策	フリー記入	報告者が考える対応策を記入する

■ の部分は、ヒヤリハットと事故報告書を兼ねている場合に設けたい項目

ヒヤリハット活動⑤

原因分析はケース検討会議で

ヒヤリハットを使って効率的な事故防止活動を行う方法を紹介します

ケース検討会議を開こう

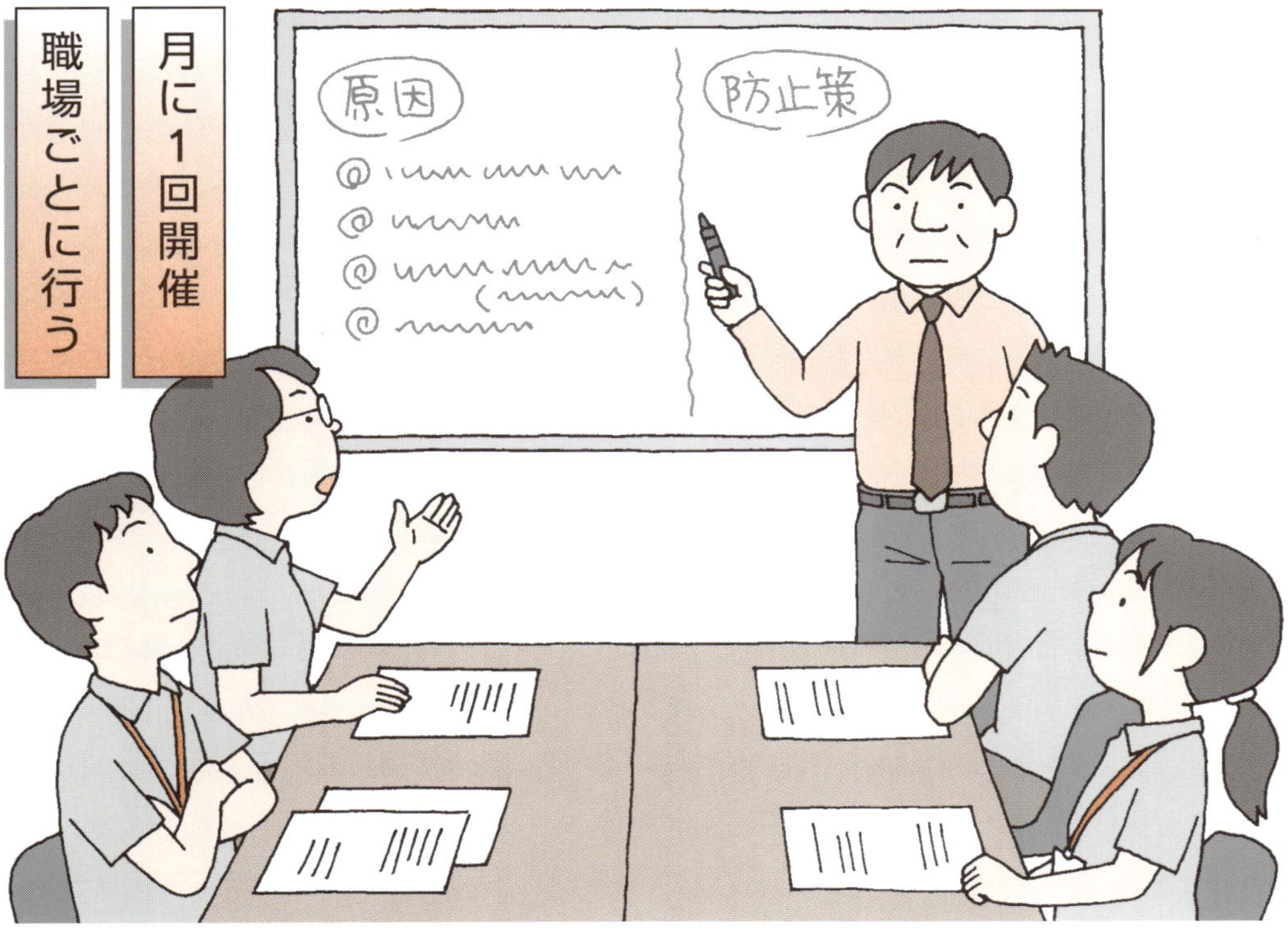

事故事例検討会のヒヤリハット版

　ここまで、ヒヤリハット活動を行ううえで注意すべき点を整理してきました。ヒヤリハットシートの書き方や活用の仕方のイメージが摑めてきたのではないでしょうか。ここからは、ヒヤリハット活動をさらに効率的な事故防止につなげるために行う「ケース検討会議」について紹介します。

　利用者の骨折などの重大事故が起こった場合、多くの施設ではその事故についての反省会を行っているはずです。私たちは、こうした「すでに起こってしまった事故」を振り返って再発防止につなげる会議を「事故事例検討会」と呼んでいます。このような本格的な振り返りを、ヒヤリハットの段階で行うのが「ケース検討会議」です。

　ヒヤリハットシートは細かいものまで入れると莫大な数になります。その一枚一枚に対して「原因は」「再発防止策は」と会議を行うわけにはいきません。ですから、「ケース検討会議を開くにふさわしいヒヤリハット事例」を選んで行います。

　課題シートを選んだら、次はそのヒヤリハットの原因究明です。さまざまな角度から、今回のヒヤリハットが起こってしまった原因について考えます。

　原因が究明できたら、今度は再発防止策の検討です。それぞれの事故原因に対して、どうしたら再発を防ぐことができるのかを広い視点で考えます。

　最後が、事故防止対策のマニュアル化です。ケース検討会議で理解が深まった事故防止対策については、共有化するためにしっかりとマニュアルにまとめておきましょう。

ケース検討会議の流れ

課題シートを選ぶ → 原因を究明する → 再発防止策を考える → 事故防止対策をマニュアルにまとめる

ケース検討会議の課題シートの選び方

課題シートを選ぶ優先順位を知る

ケース検討会議を開いて内容を深く検討するには、事故防止効果が高い事例を選びます。

まずは「これが事故につながったら、施設に賠償責任が発生するであろう事例」をいくつか選ぶことがポイントです。賠償責任が発生するであろう事例とは、施設の過失が大きいうえに、正しい対策を講じれば防げるはずの事故のことを指します。

過失の大きい事故をある程度絞ることができたら、その中から「利用者に対する損害の大きさ」や「発生頻度」を見て課題シートを決定します。下の図を参考に、優先順位をつけるとよいでしょう。

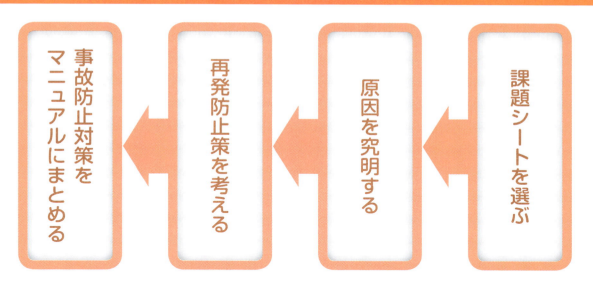

数あるヒヤリハットシートの中から、代表として深く考察する課題シートなので、現場の職員の意識が高まり理解が深まるような、適切なものを選ぶよう心がけましょう。

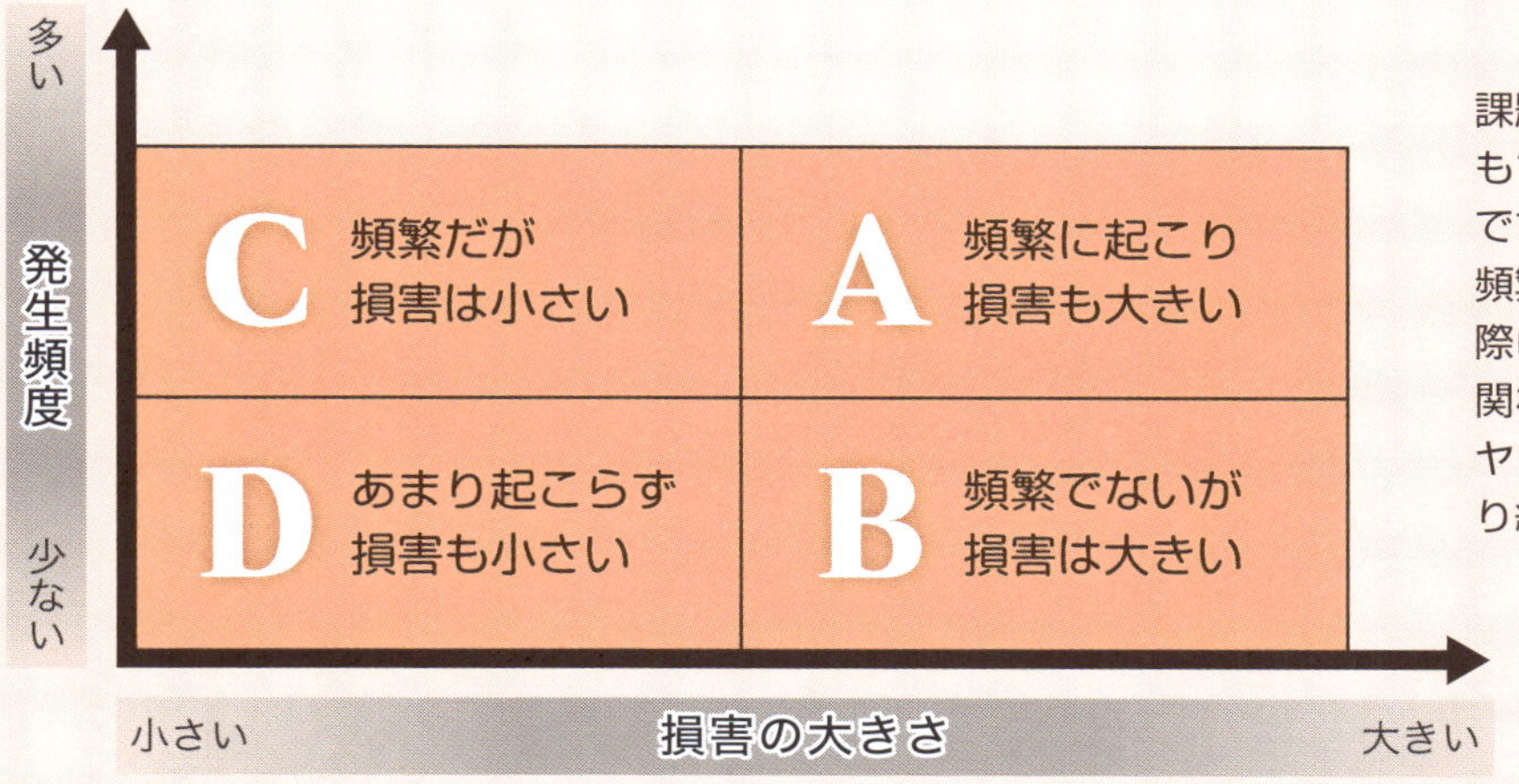
多い
発生頻度
少ない
C 頻繁だが損害は小さい
A 頻繁に起こり損害も大きい
D あまり起こらず損害も小さい
B 頻繁でないが損害は大きい
小さい
損害の大きさ
大きい

課題シートにする優先順位はもちろんA→B→C→Dの順です。
頻繁に起こりうる事例で、実際に起こったら利用者の命に関わるような危険をはらむヒヤリハットには、最優先で取り組むようにしましょう

ケース検討会議❶

ヒヤリハット分析と事故分析の手法

事故の認定基準から原因の分析方法まで、ケース検討会議の考え方を見てみましょう

どこまでをヒヤリハットとするか

ヒヤリハットの事例を使ってケース検討会議を行うに当たって問題となるのが、「どこまでをヒヤリハットとして扱うのか」という基準です。

事故とヒヤリハットとの間に、明確な区分はありません。ですから、各施設で独自にルールをつくる必要があります。

ヒヤリハットと事故を区分するためには、まず「事故の定義」を決めることです。「このような場合は事故報告書を提出すること」という定義を決めておけば、その定義に満たない事象についてはヒヤリハットに区分されることになります。

上の表は、事故防止に熱心に取り組むある施設がつくった事故の認定基準です。若干厳しいですが参考にしてください。

事故の認定基準（ヒヤリハットとの区分一例）

事故	認定基準
転倒・転落	転落したら、ケガがなくても転落事故として取り扱う（職員が見ていなくても、本人やほかの利用者の申告があれば事故として扱う）
誤嚥	食事がのどに詰まり呼吸困難になったら、誤嚥事故として取り扱う。自力で飲み下すなど、職員の処置が必要なかった場合はヒヤリハットとして取り扱う
誤薬	「他人の薬を服薬した」「飲むべき薬を飲まなかった」「処方量を誤って飲んだ」「職員が配薬を間違えた」場合、誤薬事故として取り扱う
溺水	お風呂で頭部まで沈んで溺れ、職員の処置が行われた場合は溺水事故として取り扱う。それ以前はヒヤリハットとする
火傷	熱いもの（熱湯、火、暖房器具等）による火傷を被り、職員の処置が行われた場合は火傷事故として取り扱う
異食・誤飲	食用でないものを口に入れた時点で異食・誤飲事故として取り扱う。ただし体に害がない物で、すぐに吐き出した場合はヒヤリハットとして取り扱う
暴力	利用者が他者に対して物理的な暴力をふるった場合、暴力事故として取り扱う（言葉の暴力は含まれない）
感染症	施設内で新たに感染症に罹患した場合、感染症事故として取り扱う。感染源が、施設内部か外部かは問わない
無断外出	利用者が本来すごしているフロアから職員が気づかない間に外出した場合、無断外出事故として取り扱う
介護中の骨折・あざ・外傷	介護中に利用者が骨折、あざ、外傷を負った場合、事故として取り扱う
原因不明の骨折・あざ・外傷	原因がわからなくても、利用者に骨折、あざ、外傷があることが判明した時点で、事故として取り扱う

ヒヤリハットを含む事故原因の分析方法

利用者側の原因

介護職側の原因

設備や用具などの原因

可能性のある原因をなるべくたくさん洗い出す

＋

原因の裏に潜んでいる原因(二次要因)を探し出す

再発防止策の考え方

未然防止策 ＋ 直前防止策 ＋ 損害軽減策

原因の分析方法と防止対策の考え方

ヒヤリハットシートを使ったケース検討会議で、「原因究明」「再発防止策の検討」「マニュアル化」を行うことはすでに紹介しました。では、原因の究明や再発防止策の検討は、どのような手法で行うのでしょうか。その概要を見てみましょう。

事故原因の究明に当たっては、大きく分けて2段階あります。まずはそのときの状況を多角的に振り返り、可能性のある原因をなるべくたくさん洗い出す作業です。さらに「それらの原因を誘発する裏の原因がなかったか」という二次要因まで考えられると、事故防止効果が格段に上がります。

続いて再発防止策を検討するときに重要になるのは、「未然防止策」「直前防止策」「損害軽減策」の3種類をバランスよく考えることです。ただやみくもに話し合うよりも、こうした分析の手法を知ることで着眼点が定まり、ケース検討会議の内容が一段と深まります。

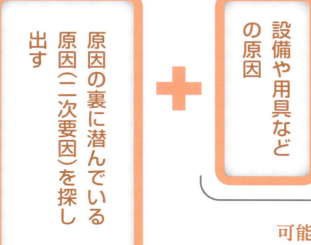

ケース検討会議②

本当の事故原因を探すためには

事故原因の究明には3点分析が必要です

ケース検討会議の課題シート（一例）

事故発生時の状況

朝食前に、Bさんからナースコールがあったため介護士Cが部屋へ行った。トイレに行きたいとのことだったので、C1人でBさんをベッドから車イスに移乗させせようとした。すると突然Bさんが大きくふらついてしまい、Cは支えきれずに一緒に倒れ込むように転倒した。Cは最後まで手を放さなかったので、倒れ込んだときも勢いはなく、Bさんにケガなどはなかった

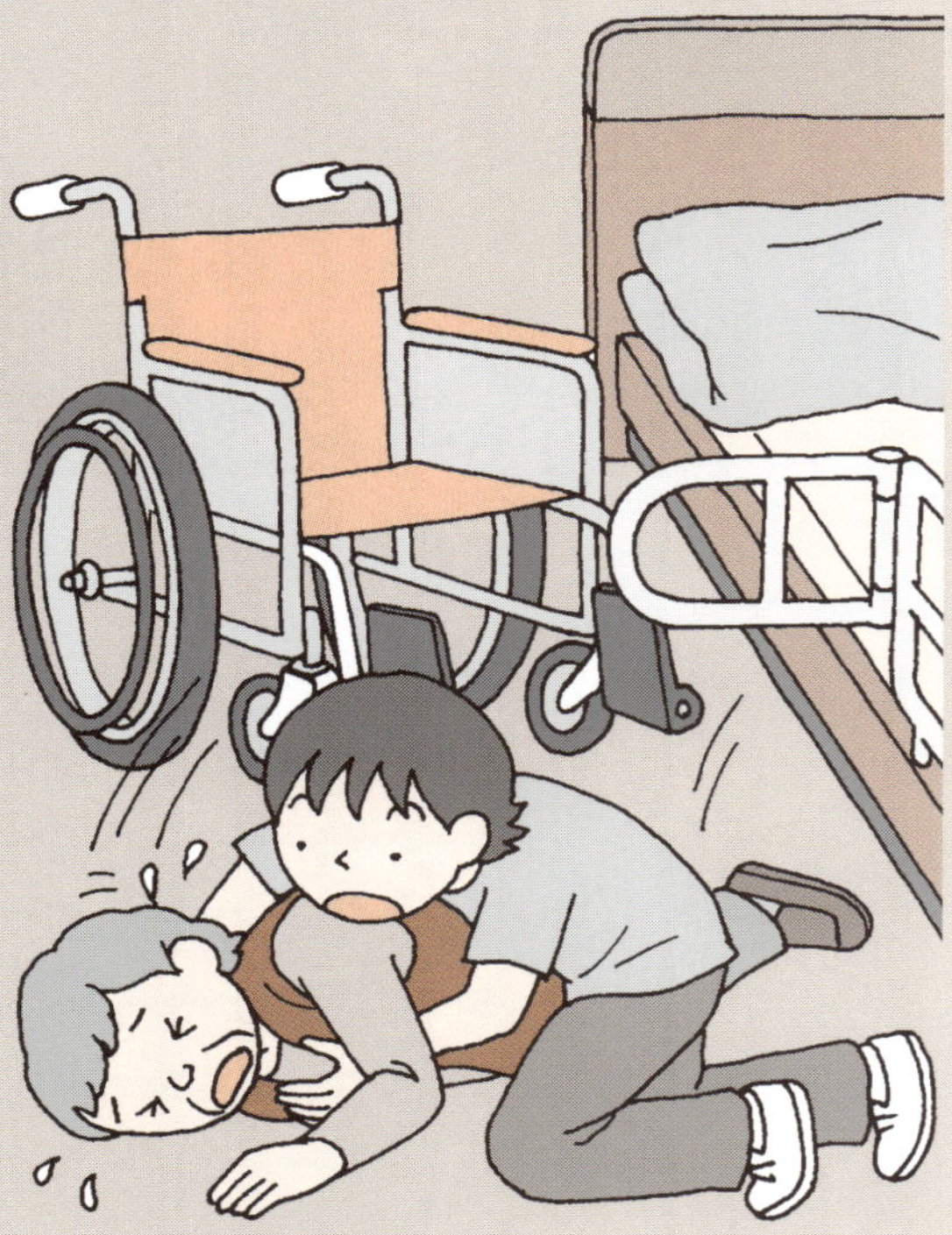

利用者の状況

Bさん

87歳・女性

脳卒中の後遺症で右片マヒがある。軽い認知症があるため、状況説明を求めるのは難しい

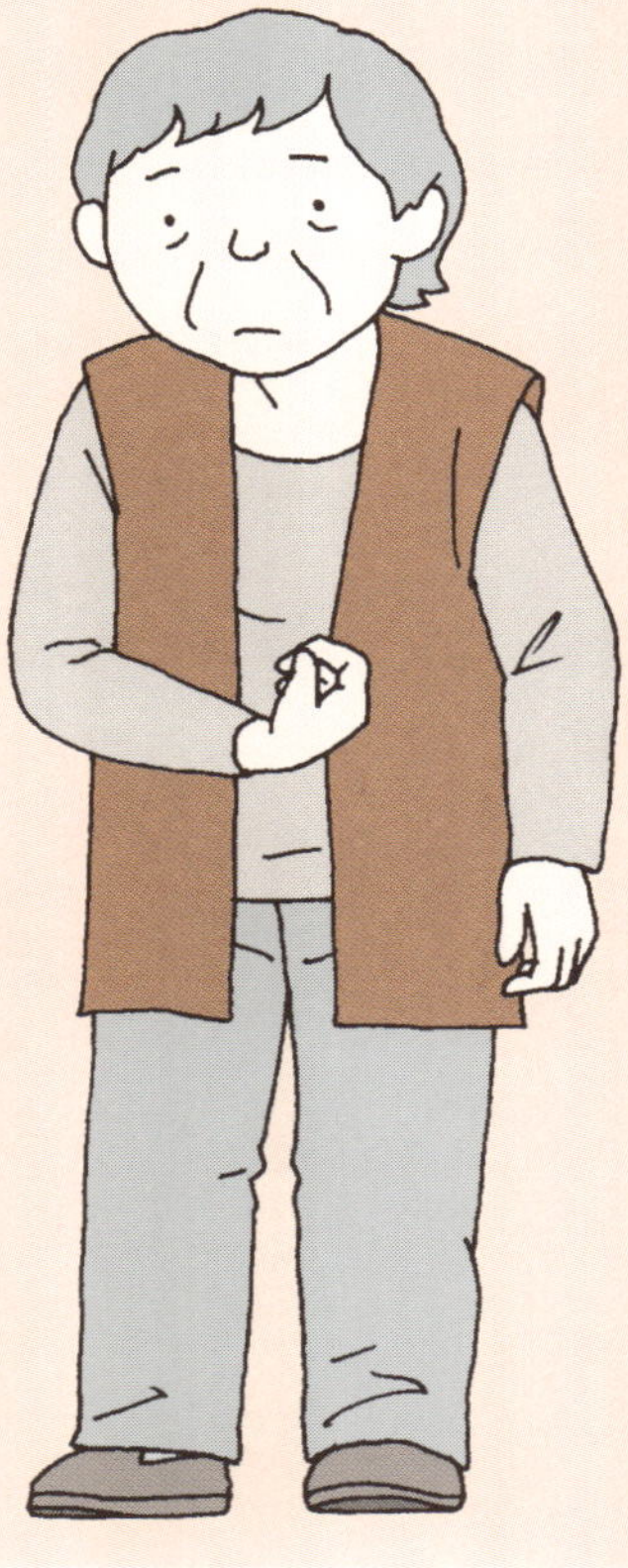

意見をまとめる会議形態は問題

ヒヤリハットの原因を分析する際に大切なのが、「結論を一つにまとめない」という点です。

「今回のヒヤリハットの原因は『介護士の気が逸《そ》れてしまい、利用者のふらつきに対応できなかった』ということでよろしいでしょうか」といった、意見をまとめるタイプの会議をよく見かけます。しかし、事故もヒヤリハットも、一つや二つの原因では起こりません。たくさんの原因やミスが重なって、事故に結びつくのです。ですから原因究明をするときは、できるだけたくさんの観点から原因を探し出す形式にしましょう。

ケース検討会議における原因究明は、憶測や推測でも構いません。一つでも多くの可能性を考えてみることが大切です。

原因①　推測できる利用者側の原因

▼よく眠れなかったのではないか

▼Bさんは眠れないときに睡眠薬を飲むことがある。もしも前日の夜に飲んでいたとすると、薬の量が多すぎて朝になっても抜けきっていなかったのかもしれない

▼最近指の関節にこわばりがあるので、介助バーを握った手がうまく離れなかったのではないか

▼排泄欲求が強くて、急いでいたのではないか

▼血圧が正常でなかったのではないか

▼血糖値が正常でなかったのではないか

▼脱水ぎみだったのではないか

▼介護士Cのことをイヤがっていたのではないか

▼誰かとトラブルなどがあって、イライラしていたのではないか

▼どこかをぶつけたりして、痛みがあったのではないか

▼Bさんの洋服は生地が滑りやすそうだったので、抱えてもスルリと抜けてしまったのではないか

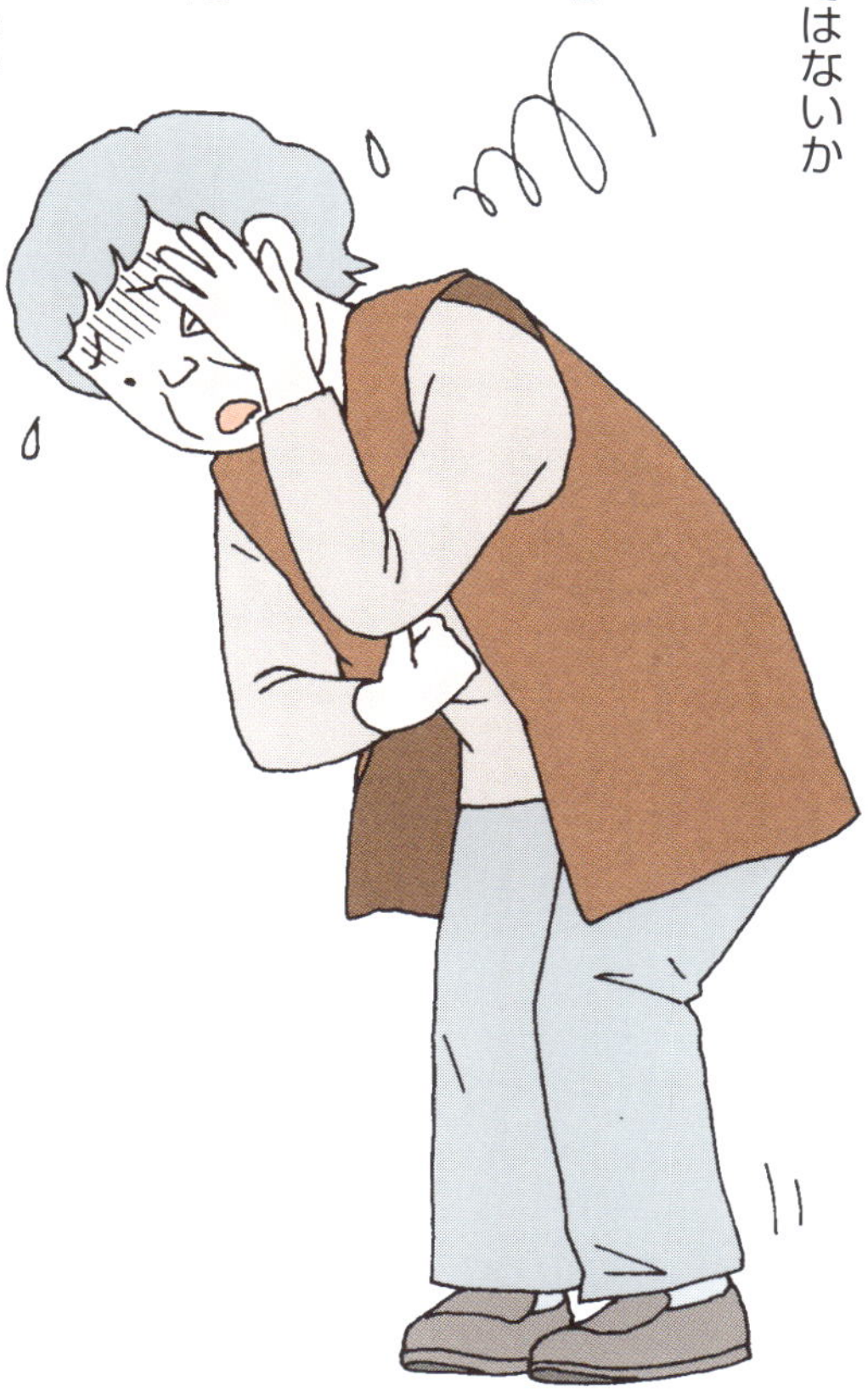

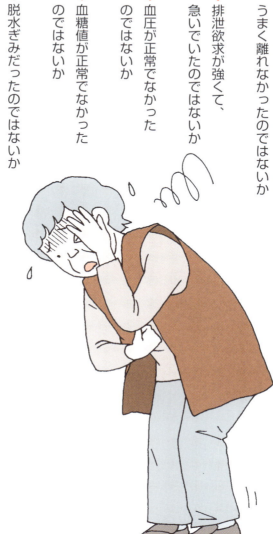

利用者側の原因はたくさん考えたい

右ページに挙げたBさんのケースで考えてみましょう。Bさんのヒヤリハットの原因を多角的に分析するには、どうしたらいいでしょうか。

原因を分析する際には、「利用者側の原因」「介護職側の原因」「設備や用具などの原因」の3つに分けて考えます。そのときに、「利用者側の原因」は意識して多く考え出すことが大切です。利用者側の原因を究明してこれを除去できれば、職員の動き方を変えるよりも根本的な改善になります。火の消し方を工夫するよりも、そもそも火がつかないようにすれば火事は起こらないのと同じです。

では、Bさんのケースで考えてみましょう。「利用者側の原因」とは、つまり「なぜBさんは急にふらついてしまったのか」です。この段階では、上記のように根拠がない憶測でも構いません。とにかくたくさんの「急にふらつく原因」を考え出しましょう。

本当の事故原因を探すためには

原因② 推測できる介護職側の原因

- ▼Cが抱き起こすとき、かけ声が小さくてBさんに聞こえていなかったのではないか
- ▼立ち上がり動作のときに勢いよく引き上げたため、Bさんが立ちくらみを起こしたのではないか
- ▼立ち上がりのときに無理に引き上げるなど、介助動作が正しくなかったのではないか
- ▼Cに腰痛があるなど体調面で問題があり、足腰に力が入らなかったのではないか
- ▼Cが着ていた服が合成繊維で、静電気がバチッとなってBさんが驚いたのではないか
- ▼Cがはいているものが適切でなく、踏ん張りがきかなかったのではないか
- ▼朝、イヤなことがあって、Cがイライラしていたのではないか
- ▼起き上がり介助のときにCが丸抱えで起こしたので、Bさんは目がまわっていたのではないか
- ▼ちゃんと座っていることを確認しないで立たせたのではないか
- ▼Bさんが立つタイミングではなく、Cのペースで立たせたためにバランスが崩れたのではないか

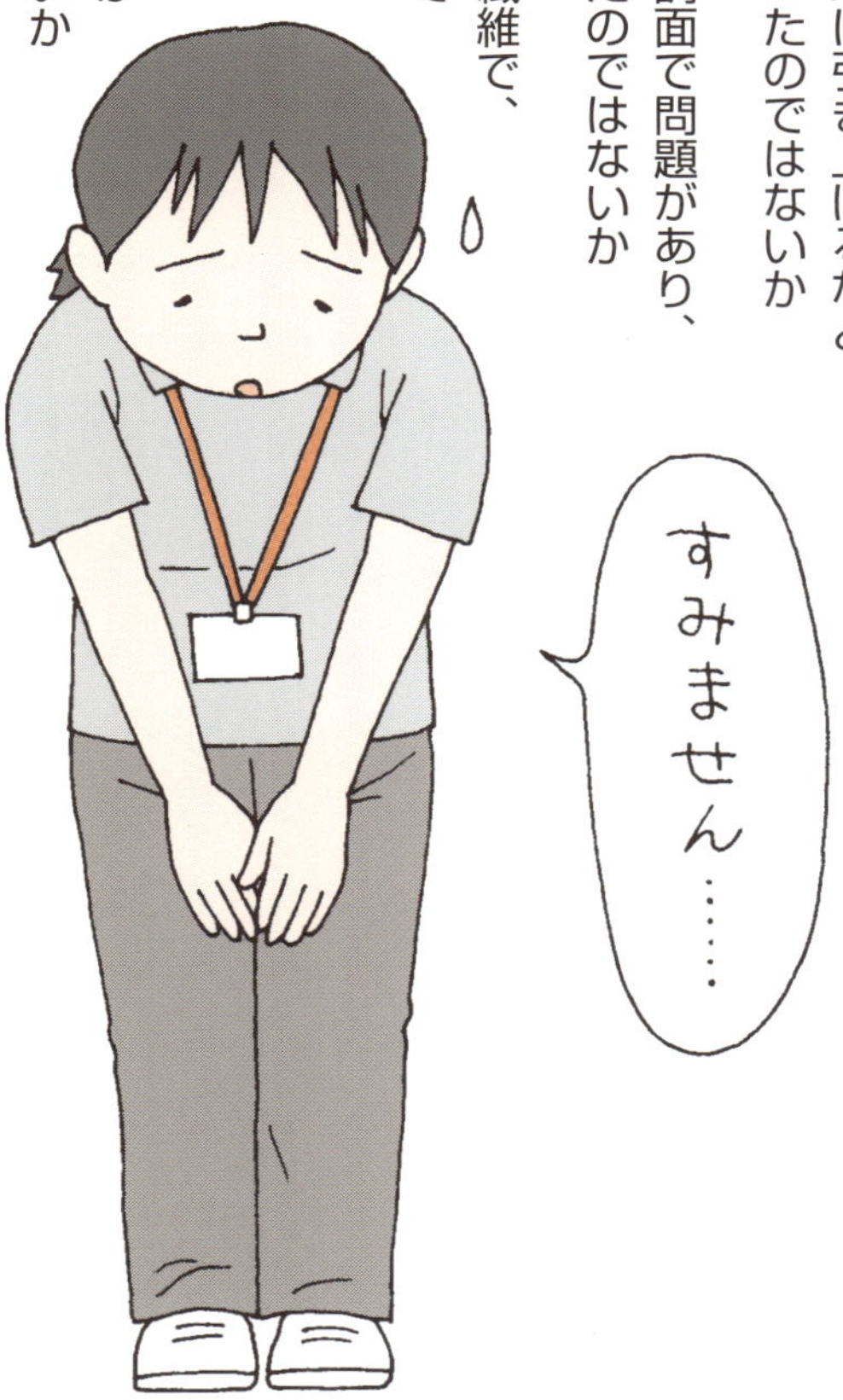

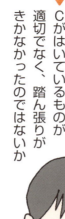

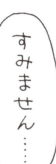

介護職側の原因は見つけやすい

利用者側の原因をある程度出し尽くしたら、今度は介護職側の原因を考えましょう。

このケースにおいては、「どうして介護士Cは、転ばないようにBさんを支えられなかったのか」などです。ケース検討会議は可能性を多角的に考える場なので、介護職側の原因も憶測や推測で構いません。

ただ、介護現場の職員が集まってケース検討会議を開くわけですから、介護職側のミスや原因は誰もが比較的容易に気がつきます。すると、「利用者側の原因は1つだけで、介護職側の原因ばかりいくつも挙がっている」状況に陥りがちです。

介護士のスキルアップは大切なことですが、ケース検討会議では介護職側の原因探しばかりにならないようにバランスよく考えましょう。

原因③　推測できる設備や用具などの原因

- ▼小柄なBさんに対して、ベッドが高すぎたのではないか
- ▼床の表面が滑りやすかったのではないか
- ▼Bさんの履物の底が滑りやすかったのではないか
- ▼車イスのブレーキがゆるんでいて、座ろうとしたらズルッと滑ったのではないか
- ▼マットレスがやわらかく、立ち上がりにくかったのではないか
- ▼Cが安定して足を広く踏ん張れるだけのスペースがなかったのではないか
- ▼マットレスが固定されていなかったので、動いてしまったのではないか
- ▼ベッドのキャスターのストッパーが外れていたのではないか
- ▼ベッドと車イスの位置関係が悪かったのではないか
- ▼ベッドにつかまる物がなかったのではないか

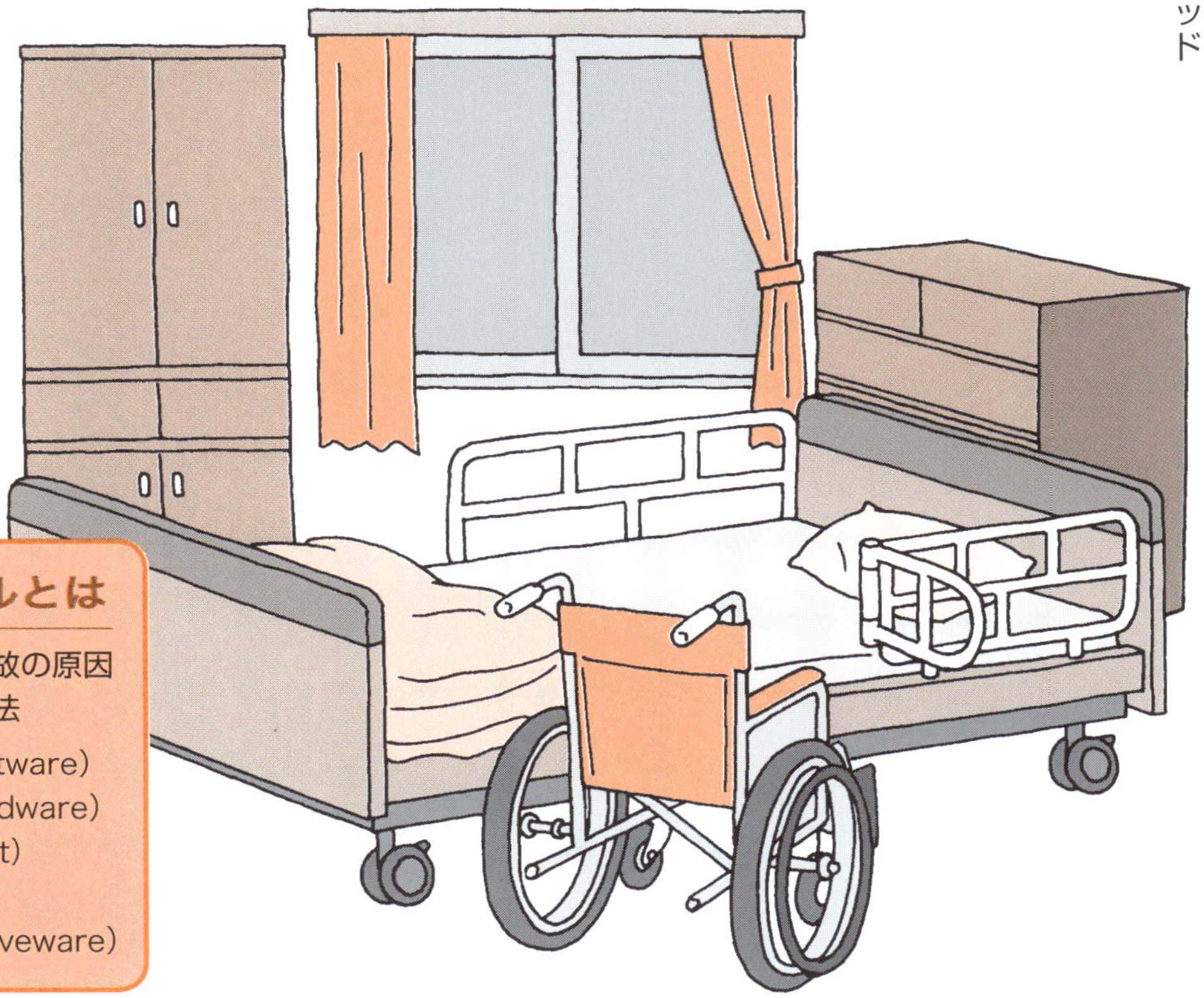

※SHELLモデルとは

ヒューマンエラーや事故の原因を多角的に分析する手法

S：ソフトウェア（Software）
H：ハードウェア（Hardware）
E：環境（Environment）
L：当事者（Liveware）
L：当事者以外の人（Liveware）

意外と気づかない設備や用具の原因

介護現場の事故原因として、「利用者側の原因」と「介護職側の原因」について考えてきました。これに加えてもう一つ持ってほしい視点が「設備や用具などの原因」です。

これはヒヤリハット活動を始める前に取り組んだ「危険発見活動」の内容と重なるので、問題ないはずだと思い込んで見落としがちになってしまいます。しかし1年に1回程度行われる危険発見活動で設備や用具について点検していても、漏れや変化があるものです。ですからヒヤリハットが起こるたびに、「環境に危険要因はなかったのか」を考える習慣をなくさないように心がけましょう。

このように三方向から事故原因を探す手法は、SHELL《シェル》モデル※と言われるヒューマンエラーの分析手法を介護現場に当てはめて簡略化したものです。幅広いリスクを見つけるには大変効果的な手法なので、ぜひ取り入れてみてください。

ケース検討会議③

原因の奥まで探る「なぜなぜ分析」

次は、ケース検討会議における原因究明方法について考えてみましょう

リスク要因まで考える事故原因分析シート

直接原因		一次要因	二次要因
利用者側の原因	なぜ利用者が急にふらついたのか	早朝に急激な低血糖を起こしていた	血糖値コントロールがうまくいっていない
		前日眠前の睡眠薬が残っていた	睡眠薬の処方量が多すぎる
		動作方法に無理があった	居宅での介助方法と施設の介助方法が異なり慣れていなかった
		ベッドにつかまるものがなかった	福祉用具の見直しを怠っていた
		ベッドが高すぎて滑り落ちた	ベッドの高さを利用者に合わせていなかった
		洋服が滑りやすい素材だった	居宅で着ていたシルクの洋服をそのまま持ってきていた
介護職側の原因	なぜ職員が支えられなかったのか	介助方法が不適切だった	新しい無理のない介助方法の研修を行っていない
		声のかけ方が不十分だった	離床時の声かけのマニュアルがない
		利用者の動作のくせを知らなかった	利用者別の個別介助方法の訓練を行っていなかった
		介護職の履物が適切でなかった	安定した履物を着用するような規則がなかった
		介護職の体調が悪かった	体調が悪い職員に申し出を促したり、フォローする体制がない
		介護職の精神状態が不安定だった	10日前の深夜に体調急変の利用者が出て、夜勤が不安であった
設備や用具などの原因	設備や用具などに不備はなかったか	車イスのブレーキがゆるんでいた	車イスのブレーキを点検するルールがなかった
		端に座ったときマットレスがへこんで滑り落ちた	マットレスがやわらかかった
		車イスのフットサポートが邪魔になり引っかかってバランスを崩した	車イスのフットサポートが開閉しない古いタイプを使っていた
		ベッドが低床ベッドではなく、利用者の足が床にしっかり届かなかった	身体機能に合わせてベッドや福祉用具の見直しを行っていなかった
		車イスのアームサポートが跳ね上げ式でなかった	古い車イスを買い替えないで使っていた
		居室の床が滑りやすかった	滑り止めのシートなどを敷いていなかった

直接原因の裏にリスク要因あり

　ヒヤリハットの原因を多角的に書き出したら、続いてはその原因を誘発した要因（二次要因）を考えましょう。要因を探るには、「なぜこの原因が生まれたのか」という「なぜ」を突きつめていくことが大切です。

　たとえば78ページで例に挙げたBさんについて調べたら、「前日の夜に睡眠薬を飲んでいたことが原因の一つのようだ」という仮説が浮かぶとします。そうしたら「なぜBさんは朝になっても睡眠薬の効果が残るのか」を考えるのです。そうすると「高齢で小柄なBさんにとって睡眠薬は、通常の処方量だと多すぎるのではないか」という二次要因が考えられます。

「車イスのブレーキがゆるんでいたこと」が原因なら、「なぜブレーキがゆるんだのか」を考えましょう。このようにして原因の奥にある要因を探す手法を「なぜなぜ分析」と言います。

　ケース検討会議における原因究明方法をまとめたものが上の表です。このように「利用者側の原因」「介護職側の原因」「設備や用具などの原因」からたくさんの原因を見つけ、それらの原因を「なぜなぜ分析」で深く掘り下げます。こうすることで、ヒヤリハットや事故の原因をつくり出すリスク要因をも発見することができるのです。

　ある施設では、これらの分析結果をもとに「転倒リスクアセスメントシート」をつくりました。これを使うと「介護度は低いのに、意外と転倒リスクが高い人」が発見されるそうです。

　このように事故原因の究明は、発想次第で多角的な事故防止対策につなげることができます。

転倒リスクアセスメントシートを活用する

分類	特徴	スコア	評価		
			月　日	月　日	月　日
年齢	65歳以上である	2			
	転倒・転落したことがある	2			
既往症	平衡感覚障害がある	2			
	視力障害がある 聴力障害がある	1			
運動機能障害	足腰の弱り、筋力低下がある	3			
	四肢のどれかにマヒがある しびれ感がある 拘縮や変形の骨・関節異常がある	1			
運動領域	自立歩行ができるが、ふらつきがある	3			
	車イス・杖・歩行器・ストレッチャー・ リクライニング式車イスを使用している	2			
	自由に動ける	2			
	移動に介助が必要である 寝たきりの状態であるが、手足は動かせる	1			
記憶力	認知症がある 不穏行動がある 判断力、理解力、記憶力の低下がある 見当識障害、意識混濁がある	4			
薬剤	睡眠薬、抗不安薬、抗うつ薬、抗精神病薬、 抗てんかん薬、抗ヒスタミン薬、抗アレルギー薬、 筋弛緩薬、5種類以上の薬を服用	2			
	降圧剤、血糖降下剤、排尿障害治療剤、 鎮痛剤、麻薬	1			
排泄	尿・便失禁がある 頻尿 トイレまで距離がある 夜間、トイレに行くことが多い	3			
	ポータブルトイレを使用している 車イストイレを使用している 膀胱留置カテーテルを使用している 排尿には介助が必要である	1			
病状	脱水症状がある　貧血症状がある	2			
	リハビリの開始時期、訓練中である 症状やADLが急に回復・悪化している時期である	1			
本人の特徴	ナースコールを押さないで行動しがちである ナースコールを認識できない	4			
	行動が落ち着かない　何事も自分でやろうとする	3			
	環境変化（新規入所・ショート初回利用）が大きい	1			
危険度評価	危険度１：１～９点　　転倒・転落の恐れがある	合計			
	危険度２：10～19点　転倒・転落を起こしやすい	危険度			
	危険度３：20点以上　　転倒・転落をよく起こす	危険度			

※社会福祉法人 練馬区社会福祉事業団・リスクマネジメント委員会シートをもとに作成

ケース検討会議④

事故を未然に防ぐ

——再発防止策その1——

原因究明ができたら、それらを改善して段階的な再発防止策を立てましょう

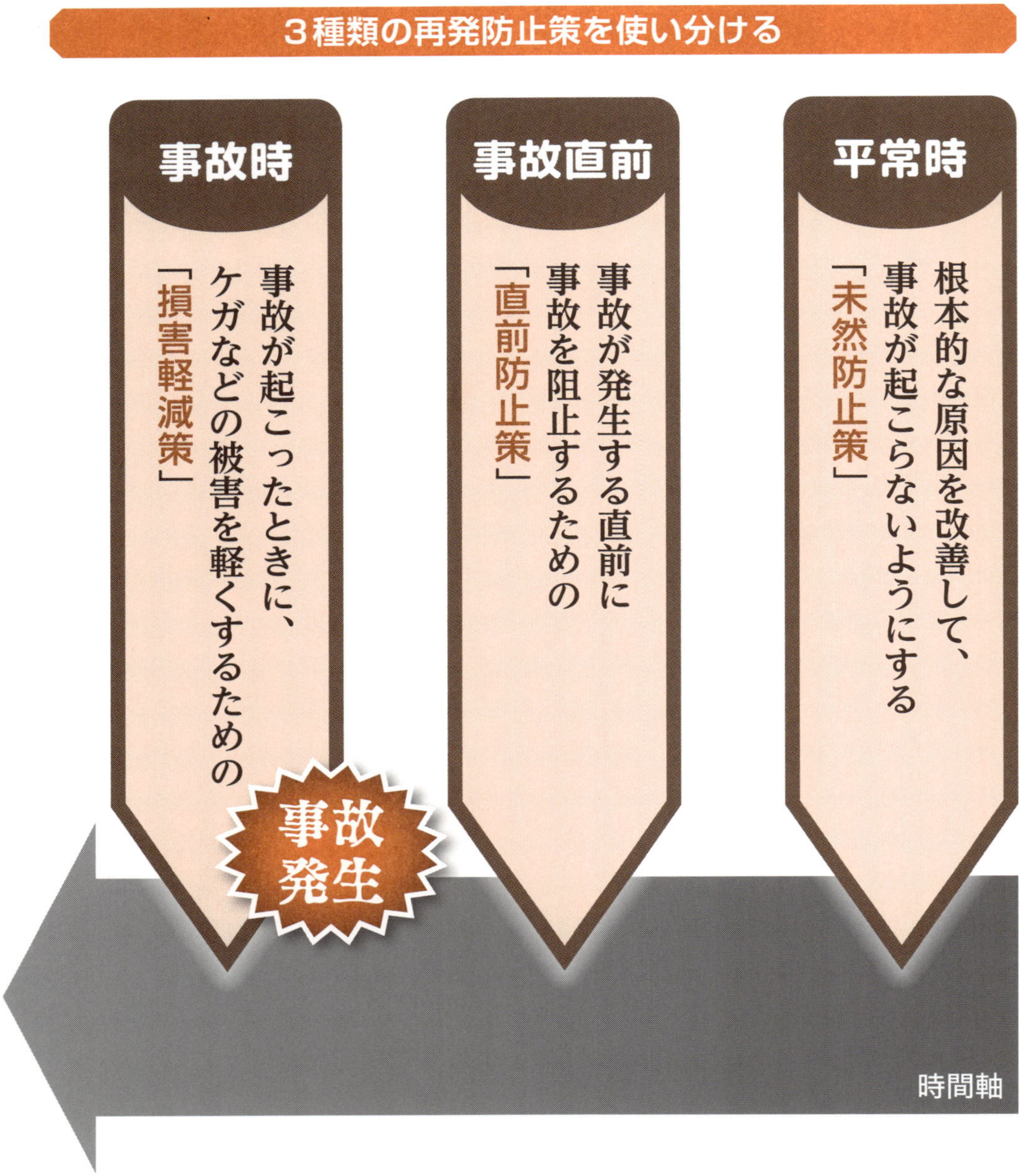
3種類の再発防止策を使い分ける
平常時
根本的な原因を改善して、事故が起こらないようにする「未然防止策」
事故直前
事故が発生する直前に事故を阻止するための「直前防止策」
事故時
事故が起こったときに、ケガなどの被害を軽くするための「損害軽減策」
事故発生
時間軸

再発防止策を時系列で分ける

ヒヤリハットの原因究明でたくさん挙げた中に、真犯人がいくつかいるはずです。内容を検証して、可能性が高そうな原因を絞り込みましょう。

絞り込んだら、今度は対応策の検討です。原因一つ一つに対して、改善策を考えます。

効果的な再発防止策を立てるコツは、3種類の防止対策をバランスよく使い分けることです。対策は、時系列によって「未然防止策」「直前防止策」「損害軽減策」の3種類に分けられます。平常時に事故が起こらないように対策をとるのが「未然防止策」、事故直前に回避するのが「直前防止策」、事故時に被害を最小限に抑えようとするのが「損害軽減策」です。次ページから詳しく紹介します。

代表的な未然防止策（例）

ベッドからの転落

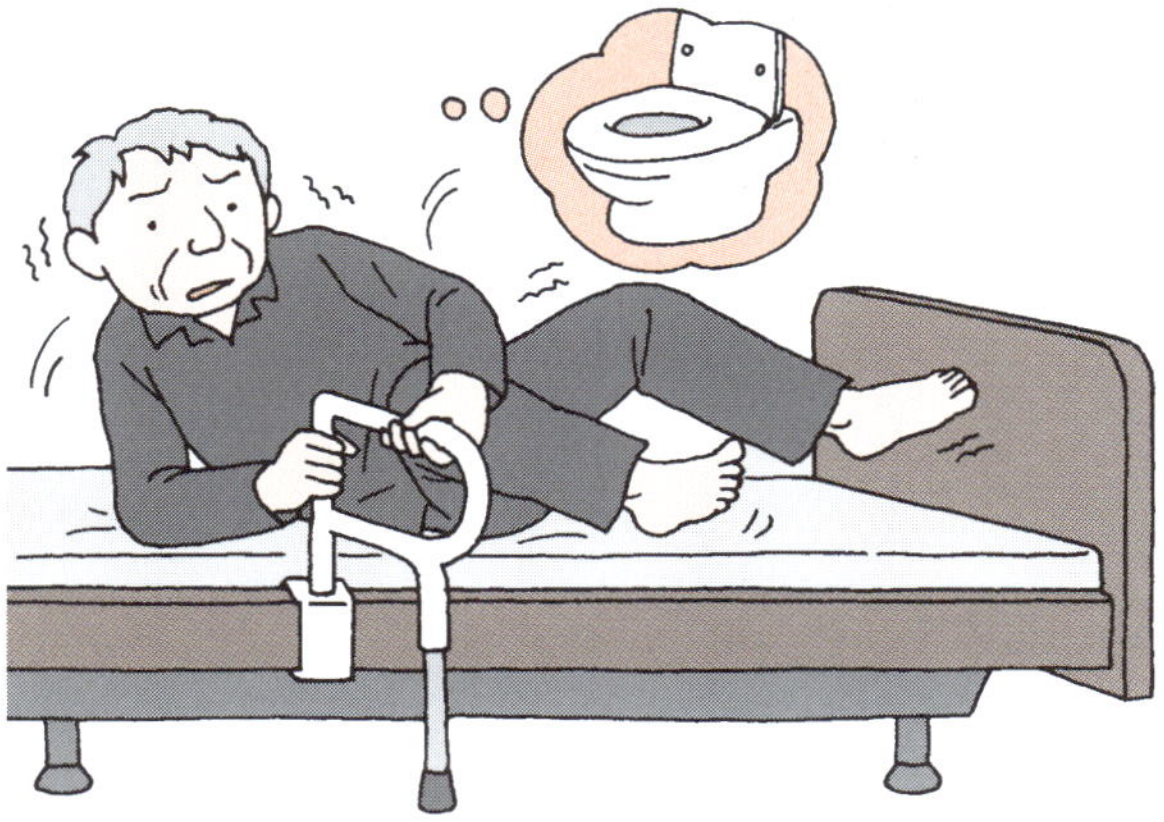

ベッドから降りたくなる
原因を究明し、改善する

転倒事故

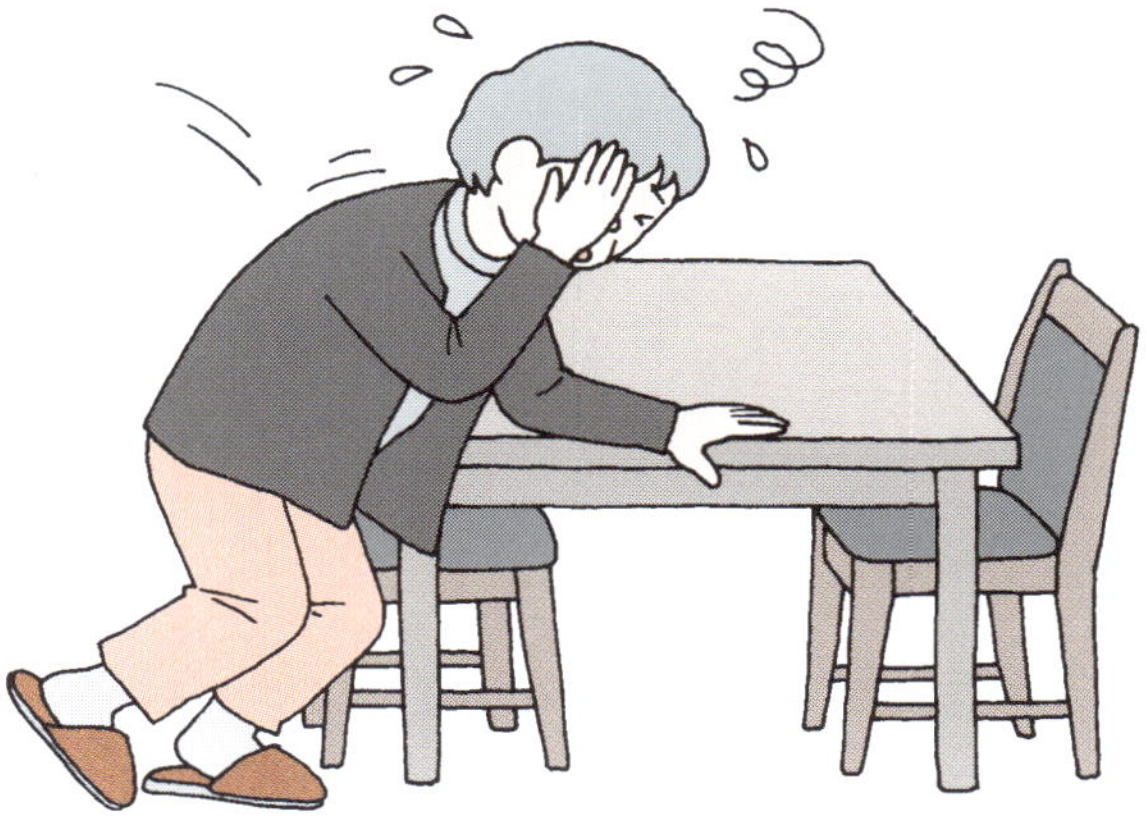

ふらつきの原因を究明し、
それを改善する

認知症の利用者の行方不明

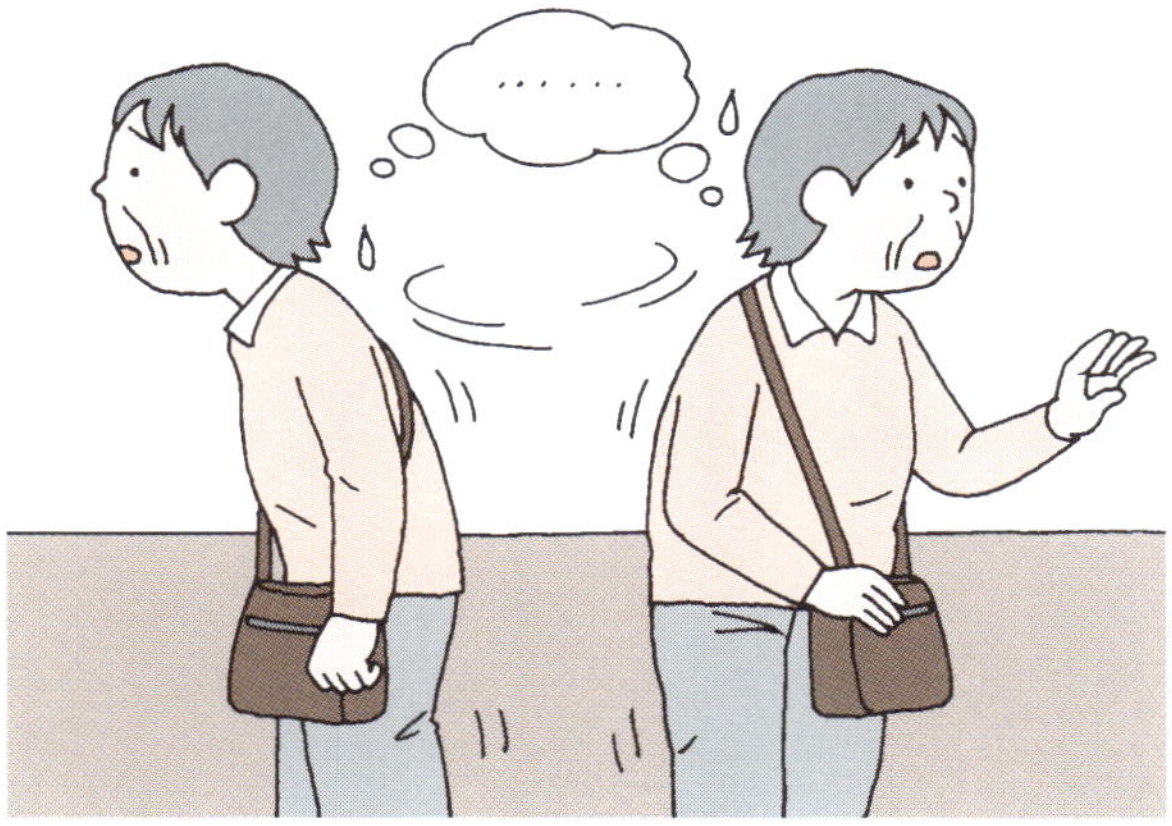

なぜ施設から出たがるのか
理由を探って改善する

車イスからの転落

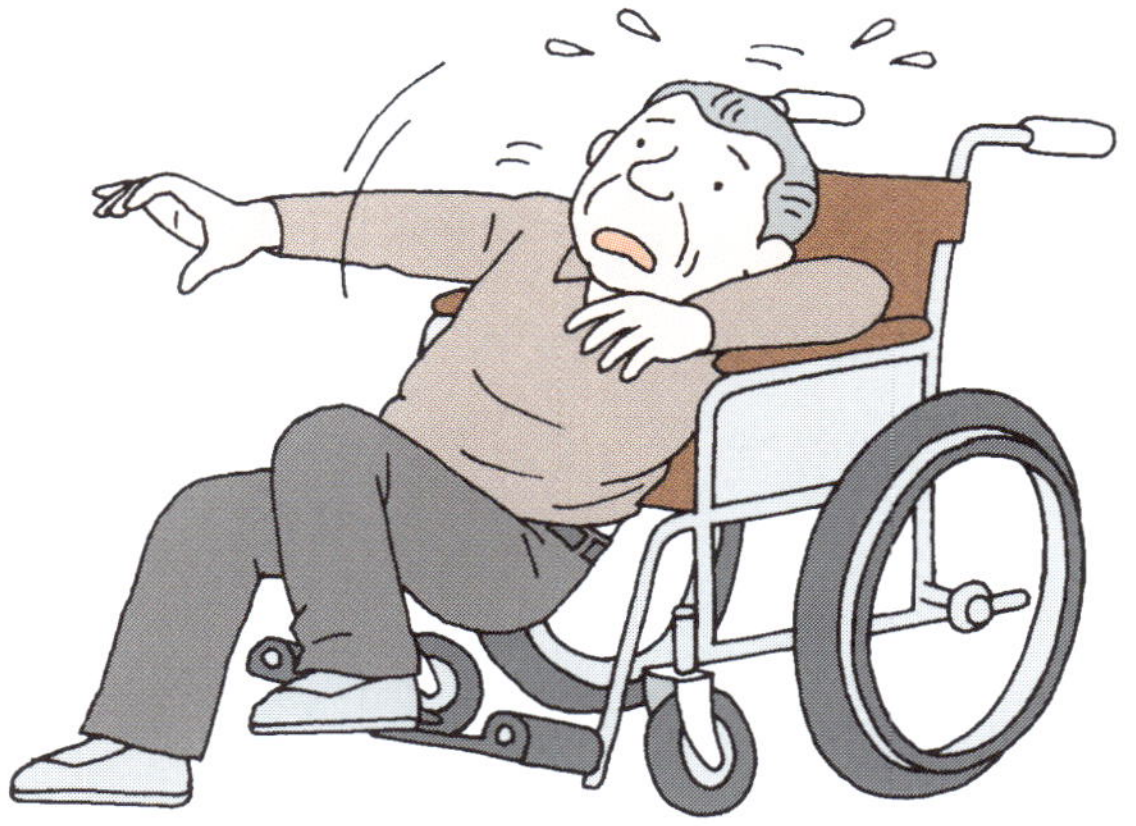

体格や身体機能に合った
車イスに替える

成功すれば効果が高い未然防止策

上に未然防止策の代表例を挙げました。これを見るとわかるように、未然防止策とは「どうして事故につながるような行動や状況が起きてしまうのか」という根本原因を探り当て、それを改善するものです。もしこれが成功すれば、そもそもの事故原因が消滅します。再発防止策の中で、もっとも効果的な対策と言えるでしょう。

具体的には、「転倒防止のためにふらつきの原因を調べ、睡眠薬の量を少し減らしたらふらつきがなくなった」などが未然防止策の成功例に当たります。しかし、実際にピタリと改善できる魔法のような方法を見つけるのは難しいものです。

このように未然防止策は発見が難しいものの、発見できた場合は抜群の事故防止効果を発揮します。そのため再発防止策を考えるときには未然防止策を最優先で考え、かつ、なるべく長期的な姿勢で取り組むようにするといいでしょう。

ケース検討会議⑤

発生直前に阻止する

――再発防止策その2――

これはもっともポピュラーな対策ですが、効果は高くありません

知識がないと直前防止策ばかりに!?

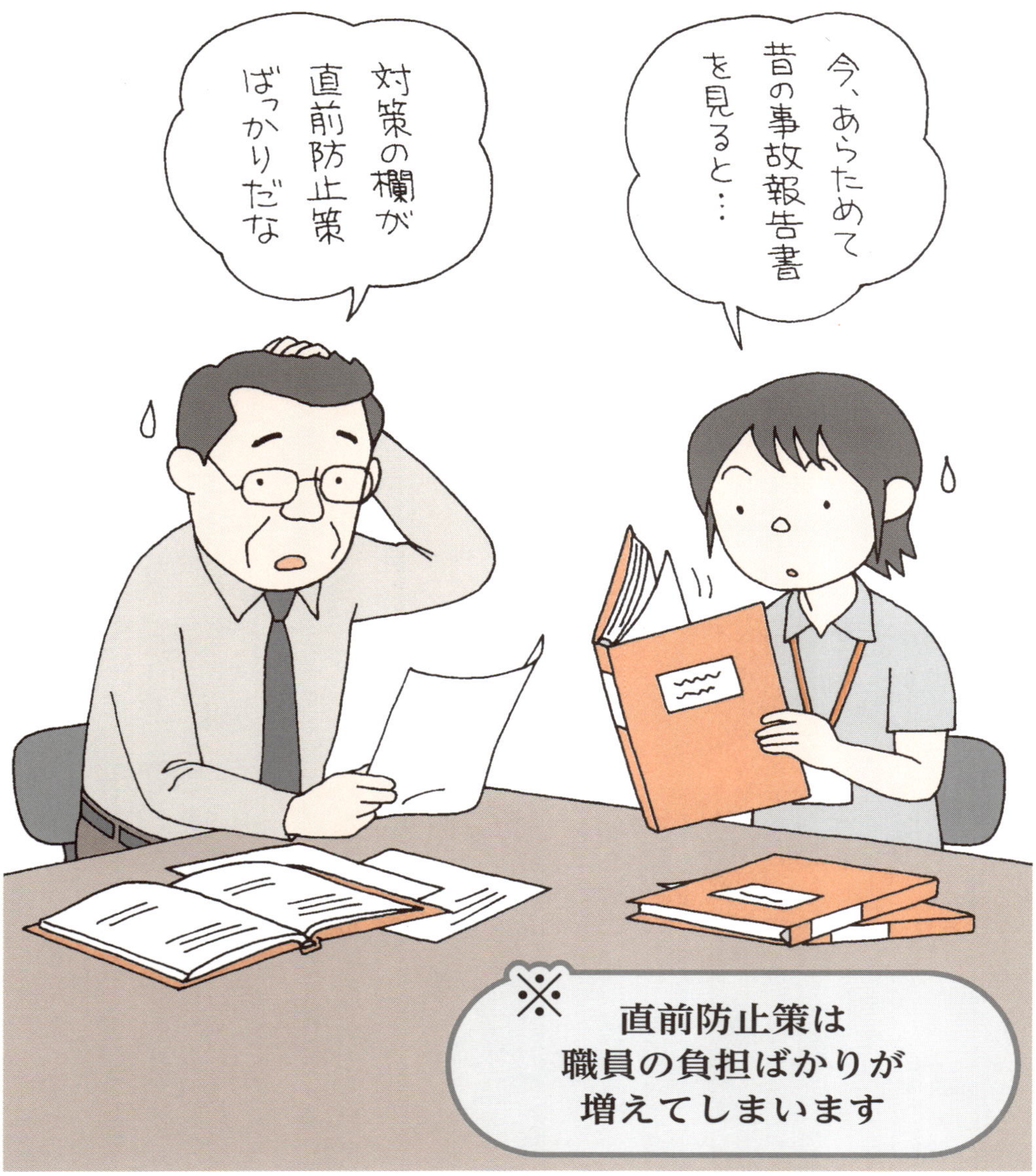
今、あらためて昔の事故報告書を見ると…
対策の欄が直前防止策ばっかりだな
※直前防止策は職員の負担ばかりが増えてしまいます

つい頼りがちな直前防止策

左ページに代表的な直前防止策を挙げました。直前防止策とは、事故が起こりそうなときに回避しようとする対策です。根本原因は解決できていない状態で、事故が起こりそうになったら、その場その場で対処します。これは介護職にかかる負担が大きい割に事故防止効果が低いので、あまりおすすめできる対応策ではありません。

直前防止策は効果が低い方法ですが、実際は再発防止策として広く介護現場で取り入れられている手法です。具体的には「転倒しないように支える」「事故が起こらないように見守りを強化する」などがそれに当たります。ただでさえ人員不足で忙しい介護現場を、より一層大変にしてしまいがちです。

代表的な直前防止策（一例）

ベッドからの転落

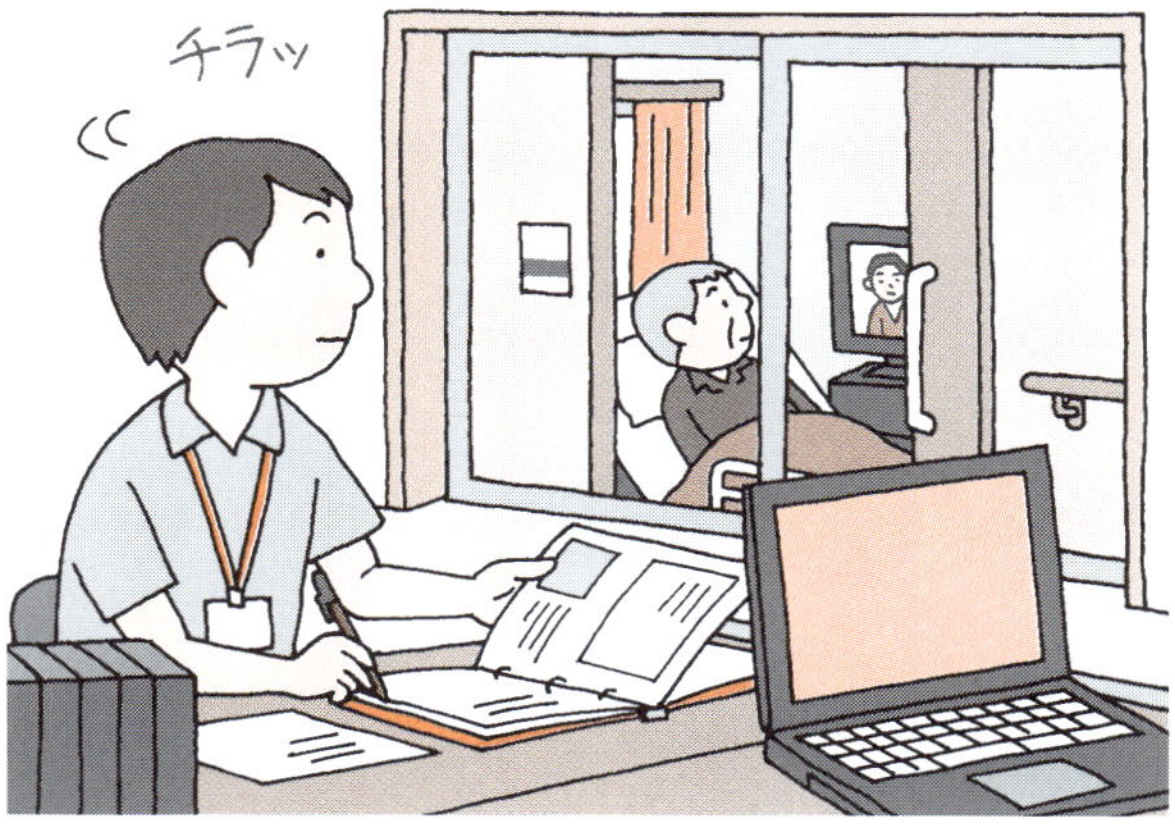
チラッ

見守りを欠かさないよう
ヘルパーステーションの前にベッドを置く

転倒事故

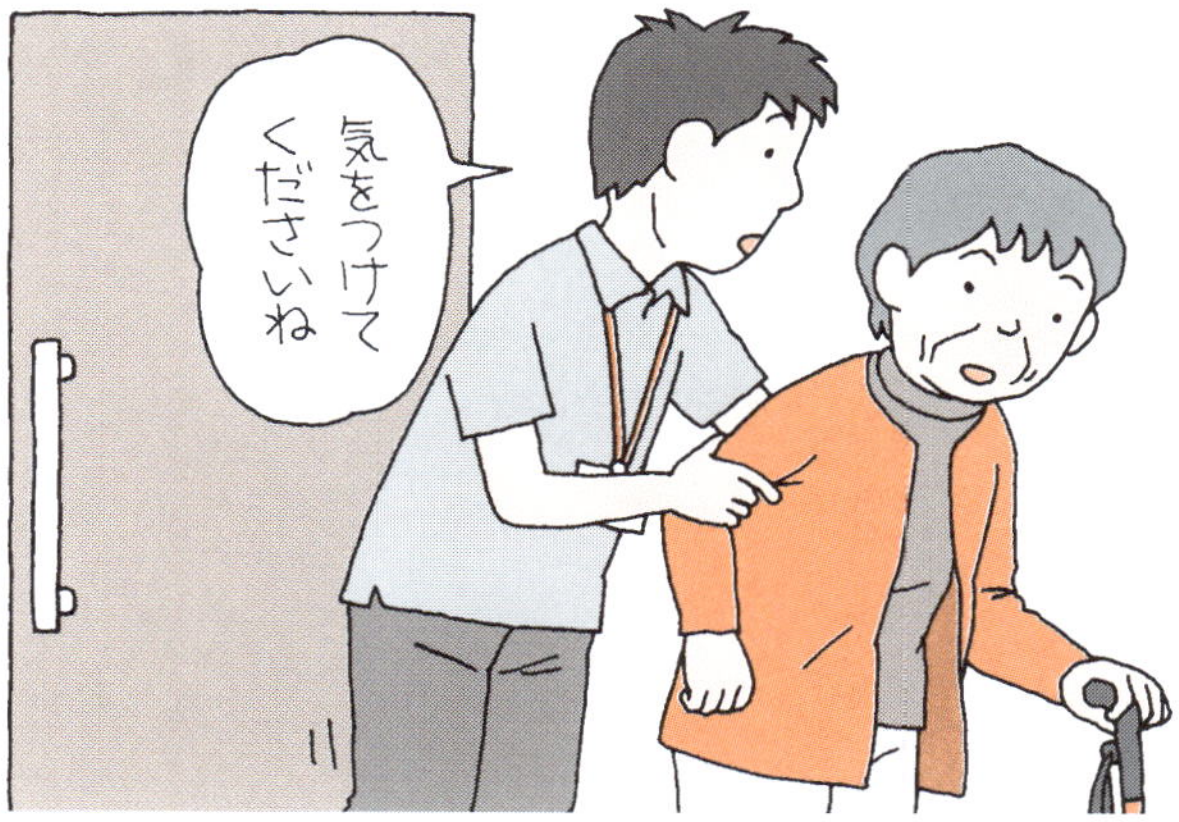
気をつけてくださいね

転倒しないように、見守りや
付き添いをする

認知症の利用者の行方不明

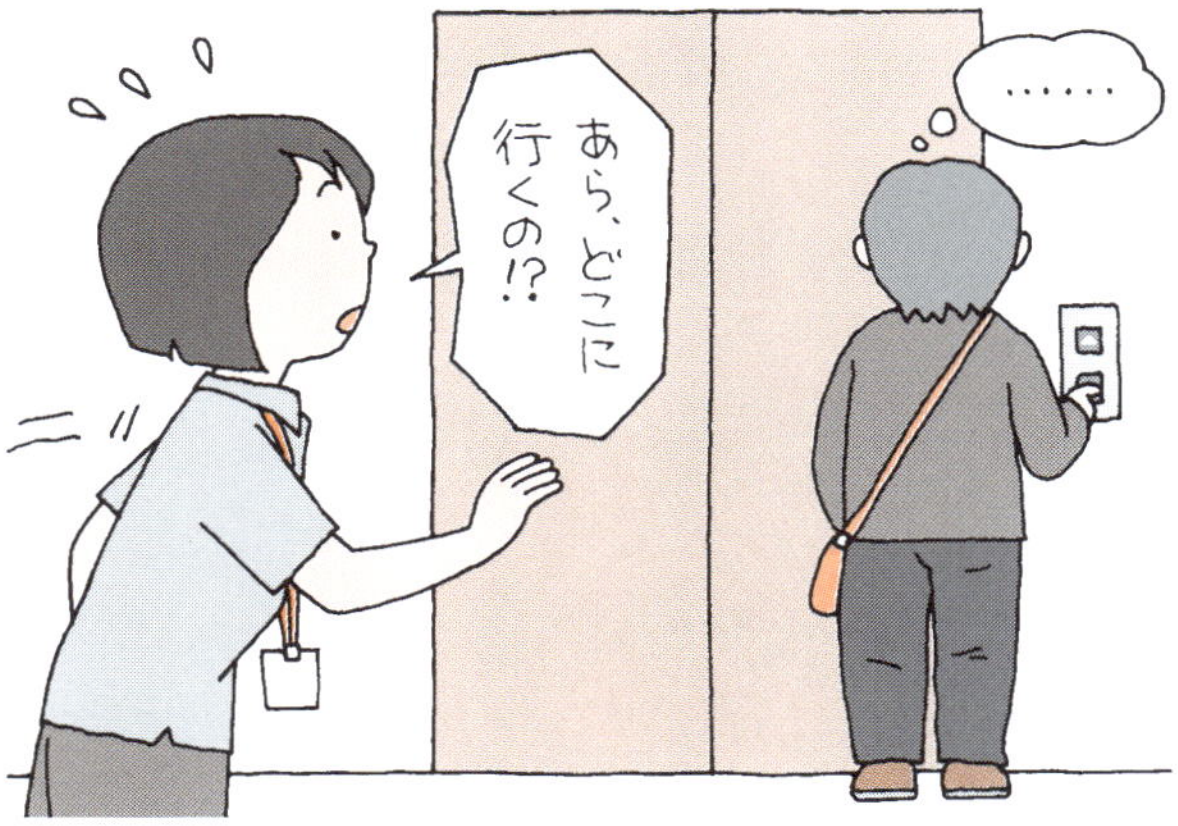
あら、どこに行くの!?
……

施設から出ないように
見守りを強化する

車イスからの転落

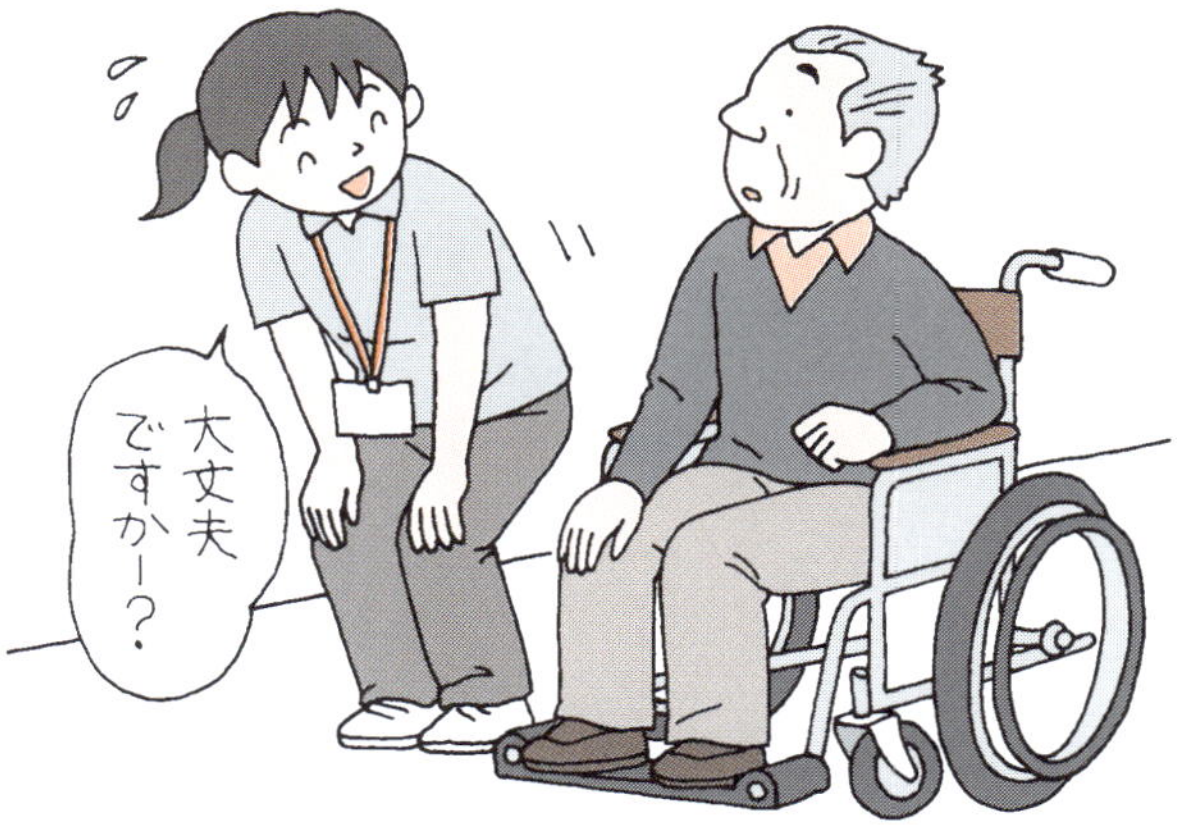

ずり落ちが多い利用者は
頻繁に見守りを行う

再発防止策としては最後の手段です

再発防止策は3種類あることやそれぞれの有効性などの知識がないと、つい直前防止策にばかり頼ってしまいます。「自分たちの手で事故を防ごう」と考える介護現場の努力は素晴らしいのですが、マンパワーにばかり頼る方法ではすぐに限界が来てしまうものです。

実際に転倒防止実験を行ったところ、見守りだけではほとんどの転倒事故を防げないことが実証されています（125ページ参照）。やはり事故を防ぐためには、事故の根本原因を絶つ未然防止策に力を入れたいものです。それでも事故を防ぐことが難しい場合は、損害軽減策で、事故が起きてしまったとしても利用者を守れるように努力しましょう。

利用者の状態や現場の状況によって、どうしてもほかに対策がない場合のみ直前防止策を行うと決めておけばいいでしょう。つまり、直前防止策は最後の手段だと言えます。

損害を軽くする
—再発防止策その3—

防ぎきれない事故は、せめて利用者の受ける損害を軽減したいものです

代表的な損害軽減策（一例）

ベッドからの転落

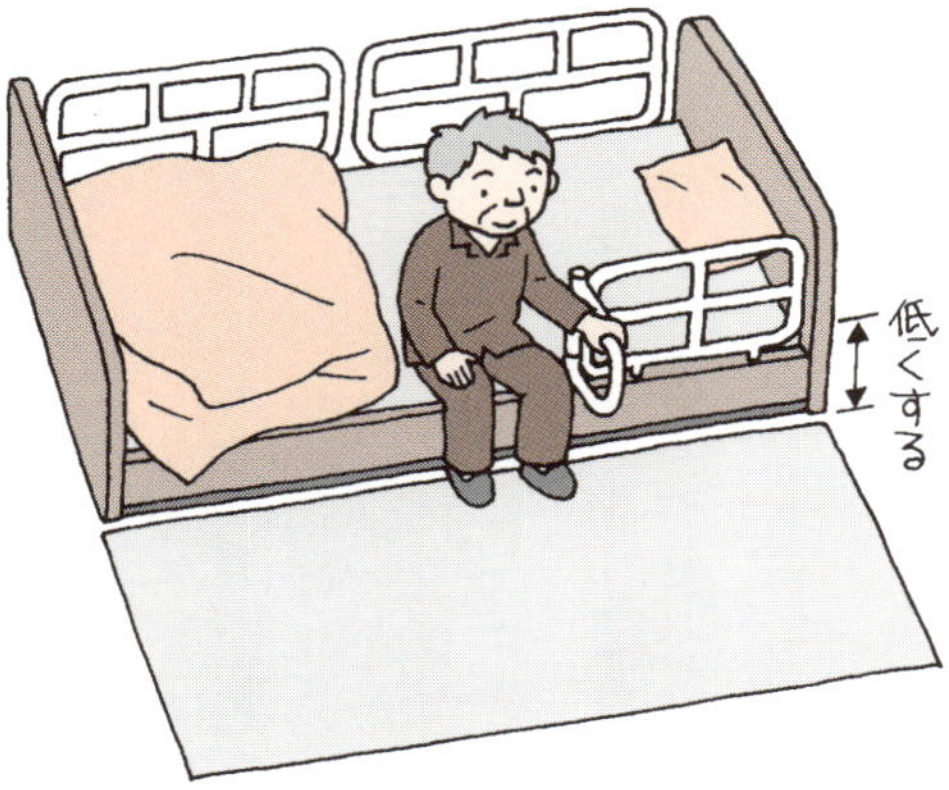

転落してもケガをしないよう
ベッドを低くする

転倒事故

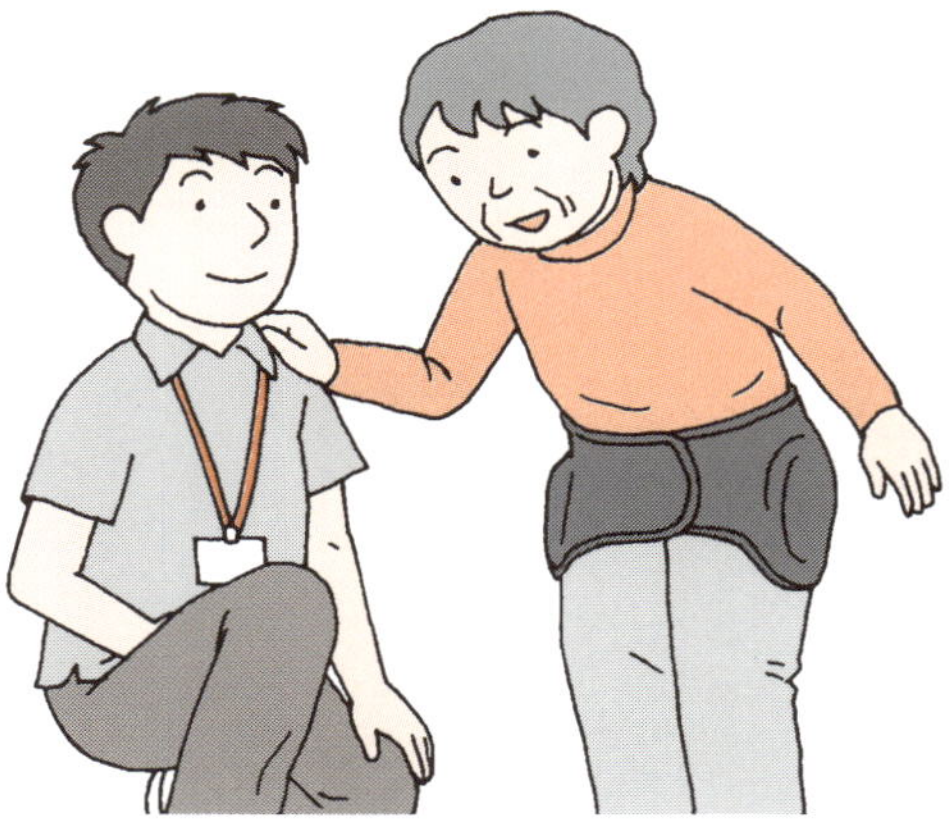

転倒しても骨折しないよう
保護ベルトを着ける

認知症の利用者の行方不明

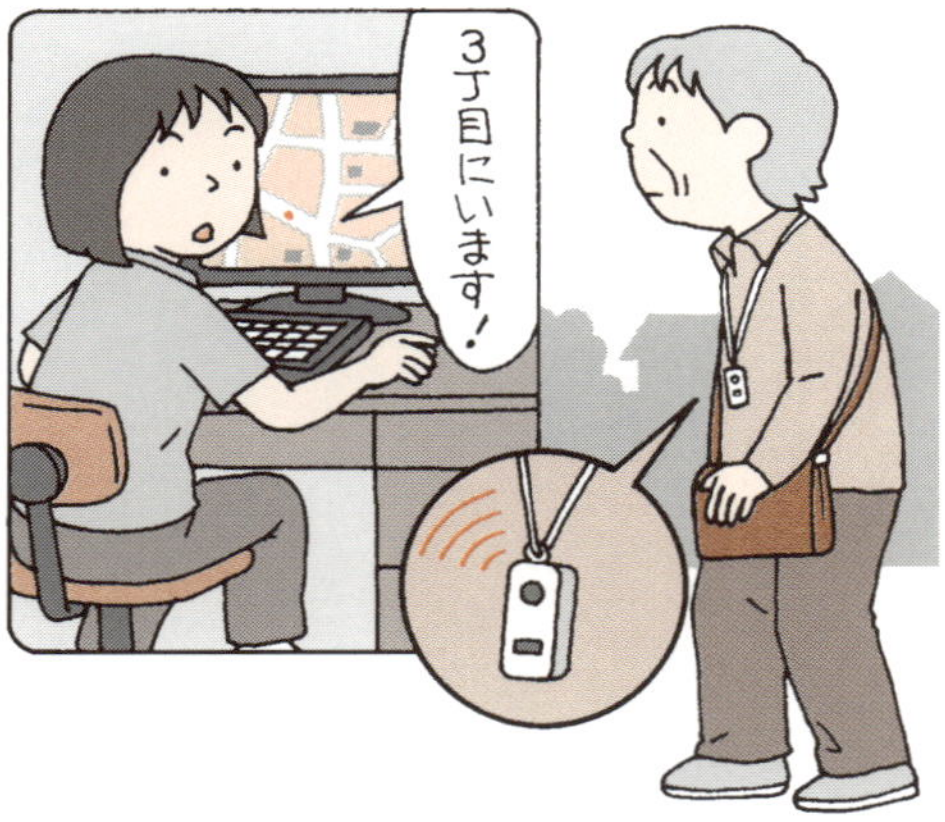

無断外出になっても捜せるよう
GPSを身に着けてもらう

車イスからの転落

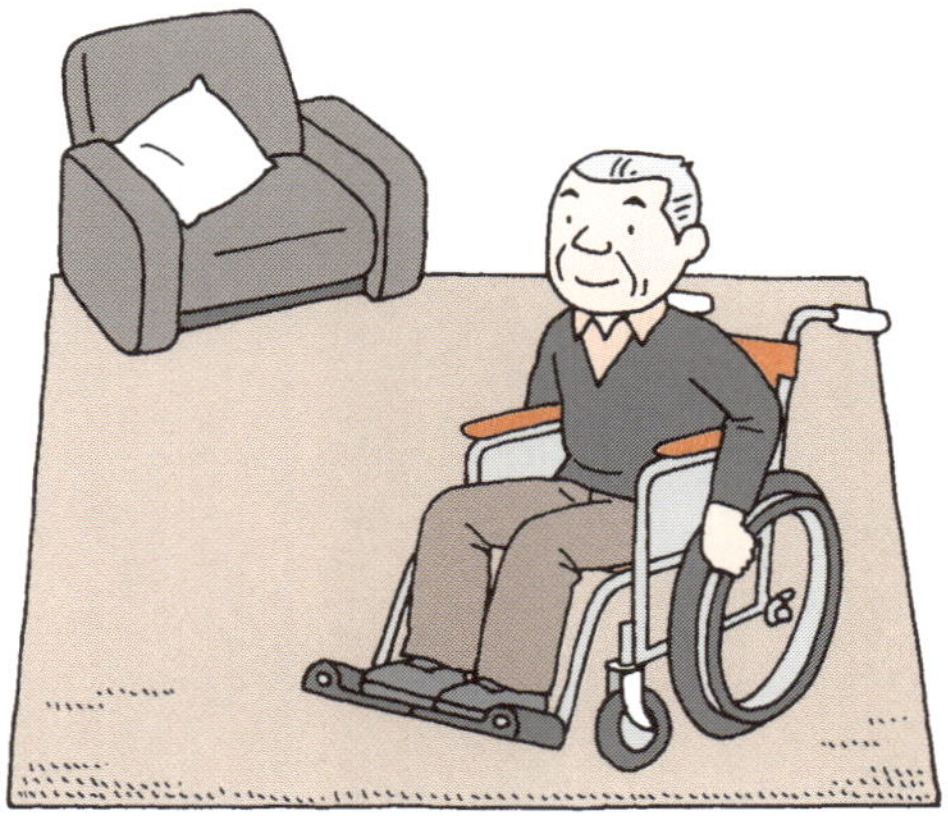

転落しても骨折しないよう
床にマットを敷く

事故ではなくケガを防ぐ対策

事故を起こさずに未然に防ぐことができるなら、それがいちばんです。しかしどうしても防ぐことが難しい場合は、３つ目の再発防止策である「損害軽減策」を考えましょう。

上に挙げたのが、その代表例です。たとえばベッドからの転落を見てみましょう。ひと昔前までは、ベッドからの転落を防ぐには「ベッドを柵で囲んで落ちないように」しました。現在では身体拘束に当たるので、柵で囲むことはできません。そこで「なぜベッドから降りようとするのか」原因究明を行う一方で、ベッドの高さを下げて転落したときの衝撃をやわらげるのです。このような「事故が起きてもケガを軽くする」対策を、損害軽減策と言います。

３つの再発防止策をバランスよく

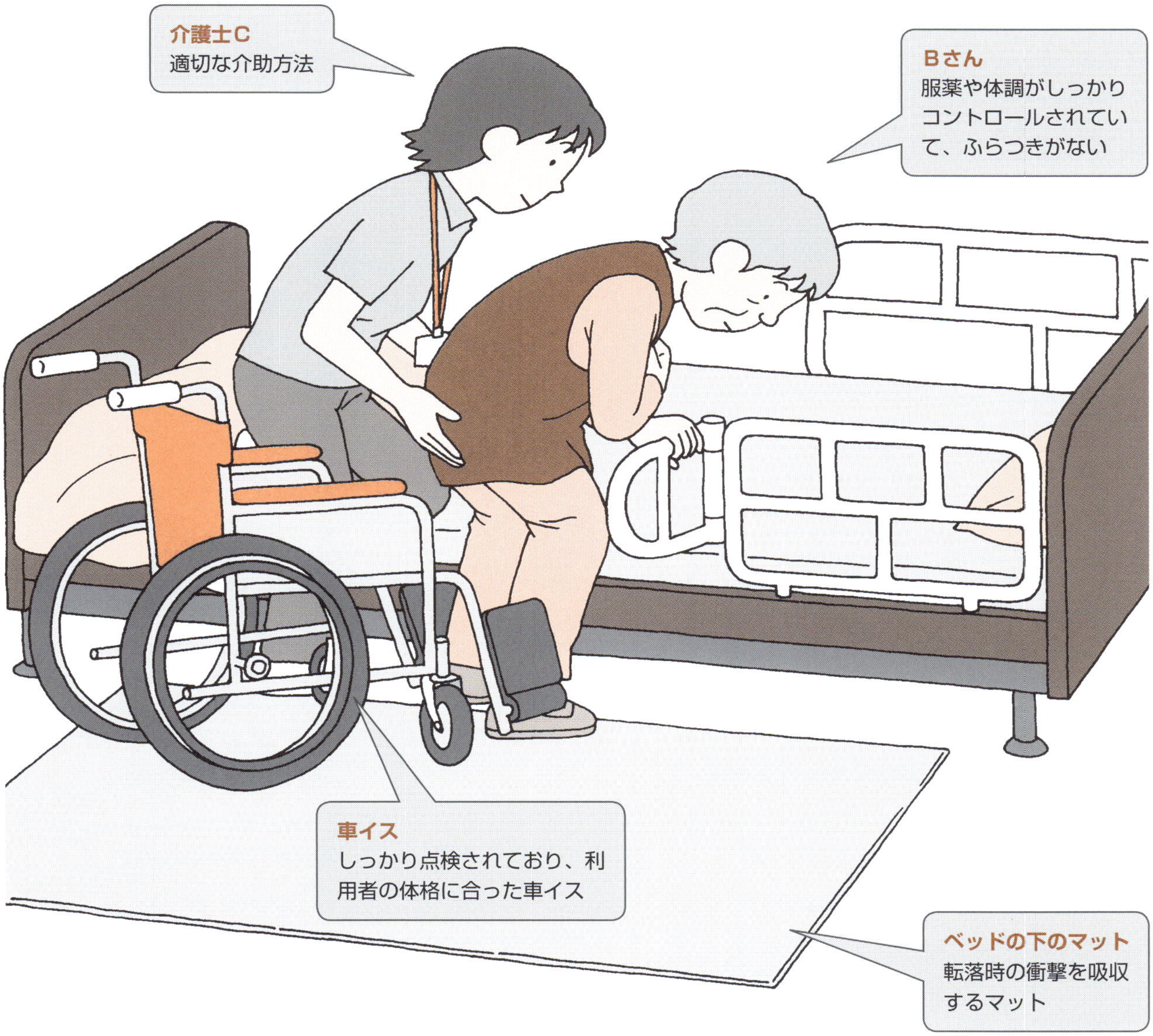
介護士C
適切な介助方法
Bさん
服薬や体調がしっかりコントロールされていて、ふらつきがない
車イス
しっかり点検されており、利用者の体格に合った車イス
ベッドの下のマット
転落時の衝撃を吸収するマット

幅広い原因究明と幅広い防止対策を

ここまでの流れを、ケース検討会議の事例で登場したBさん（78ページ参照）の場合であらためて考えてみましょう。

もしも、再発防止策の知識がないままヒヤリハット活動をしていたら、Bさんのヒヤリハットの原因はCのミスということになっていたでしょう。再発防止策として「移乗のときは事故が起きやすいので、もっと注意して行う」と事故報告書に書かれたかもしれません。

しかし、ケース検討会議で原因究明をしたところ、「Bさんが服用している薬の量が多すぎた」「職員の介助方法に問題があった」「車イスの点検ができていなかった」など、たくさん考えられました。

再発防止策は、それに伴い「薬の量を再確認する」「正しい介助方法を研修する」「車イスの安全点検システムをつくる」「転落に備えてマットを敷く」など、多岐にわたって考えられるようになったはずです。

ケース検討会議⑦

“機能する”事故防止マニュアルの作成

会議で終わりにせずに、ここまで学んだことをマニュアル化して現場に戻しましょう

事故防止マニュアルのつくり方

現在行っている安全確認の手順を全て書き出す

現在の動作や声かけの手順を全て書き出し、安全のための手順以外を消します。声かけは上手なスタッフを参考にします

現在の手順が適切か確認する

「現在行っている確認動作や声かけで、漏れがないか」と、「現在の方法が本当に適切か」の2点を話し合いながら確認します

実行してみて全員の意見を聞く

マニュアルの叩き台ができたら、どこかの職場で実行して、足りない部分や詰め込みすぎがないかをチェックします。

それと同時にスタッフ全員に配付して意見をもらいましょう。

職員の当事者意識がポイント

ケース検討会議で事故防止対策がまとまったら、現場の職員が共有できるように事故防止マニュアルに入れ込みます。

しかしこれは、すでに各施設で作成した事故防止マニュアルがあることが大前提です。現時点で事故防止マニュアルがない施設は、まず各施設の業務内容に即した事故防止マニュアルをつくったうえで、その中に追加する形になります。では、事故防止マニュアルはどのようにつくればいいのでしょうか。

ここでは、重要なポイントをまとめましたので、つくるとき参考にしてください。作成する際のコツは、「危険を避けるために、どのような確認動作や声かけをするべきか」を意識しながら文章にまとめることです。

たとえばちょっとした段差を上る介助のときに、「階段なので気をつけてください」という声かけよりも、「階段を3段上りますよ。はい1段、2段、3段」と具体的に声をかけるほうが、事故防止効果は上がります。「気をつける」「注意する」といった漠然とした表現ではなく、「気をつける」にはどのような安全確認をすればいいのか明確にするのがマニュアル化です。

また、マニュアルをつくる際には全職員を巻き込むようにしましょう。現場の職員は毎日忙しいので、突然マニュアルを渡されても対応できないものです。そこで、作成段階で全職員に意見を出してもらい「みんなで決めた私たちのマニュアル」という感覚を持ってもらえれば、職員も当事者意識を持って取り組むようになります。

ケース検討会議の結果をマニュアルに入れ込む（一例）

車イスの座位チェック

×
車イスの上での座位が適切かチェックする

○
車イスのフットサポートが上がり、かかとが床に着いているかを確認する

入浴前のチェック

×
脱衣所の床がぬれていないかチェックする

○
脱衣所の床を乾いたモップで一度ふいてから、入浴介助を始める

車イスのストッパーの安全点検

×
ストッパーが壊れていないか確認する

△
ストッパーがきちんと利くか、実際にかけて確認する

○
ストッパーをかけて車イスを押し、動かないことを確認する

○
タイヤの状態を確認する。人を乗せた状態でストッパーをかけ、押しても動かないことを確認する

乗車・降車時の注意

×
乗降介助の際は、利用者の頭をぶつけないように注意する

○
「頭をぶつけないよう気をつけてくださいね」と声をかけ、職員は片手で利用者の頭部上方を守る

浴室での注意

×
浴室に職員が誰もいない状態をつくらない

○
職員が浴室から出る場合は、ほかの職員に「浴室から出るので、〇〇様の見守りをお願いします」と声をかける。ほかの職員がいなければ浴室を出ない

×マニュアルづくりの悪い例

❶ほかの施設のマニュアルをそのまま持ってきたので、その施設で行われている手順に即していない

❷現場の職員が参加しないで作成したため、できないことがたくさん載っている

❸「注意して〇〇する」「適切であることを確認する」などの漠然とした表現が多い

❹文字が細かくて、読みにくい

❺ページ数が多すぎて、読む気にならない

コラム❷

「排泄最優先の原則」とは

お年寄りが便意を訴えたら、介護者は何かをしていても手を止めて、すぐにトイレへ誘導しなければなりません。たとえほかのお年寄りの食事介助をしていたとしても、便意を訴えた人の排泄介助を優先しなければならないのです。これを「排便最優先の原則」と呼びます。排便だけでなく排尿にも対応できるようになると、「排泄最優先の原則」になります。

なぜ、排便のタイミングを逃してはいけないのでしょうか。それは、お年寄りが便意を我慢していると、認知症の発症にも関連のある慢性便秘に陥るからです。便秘には、大腸に原因がある大腸性便秘と、直腸の排便反射が抑えられることで起こる直腸性便秘の2種類ありますが、お年寄りの慢性便秘の多くは直腸性です。

直腸性の便秘に陥る原因を考えてみましょう。自然な排便には、①直腸の収縮力、②腹圧、③重力、の3つの力が必要です。このうち②と③は、便座の上で踏ん張っていると最大限に引き出せます。しかし、①は自力で引き出すことはできないのです。

直腸は自律神経の支配下で独自の反射運動を行っています。便が直腸へ送り込まれると、直腸は収縮したくなって脊髄へ信号を出し、それが大脳へ伝わったものが便意として意識されるのです。このチャンスを何度も逃していると、やがて直腸に便が溜まっても便意を感じなくなり、お年寄りの便秘が常態化します。

したがって、お年寄りから便意を訴えられたら、どのような状況にあっても介護者はトイレかポータブルトイレへ誘導しなければなりません。「今手が離せないから、ちょっと待っていてね」と便意を我慢させるくせをつけると、お年寄りは慢性便秘になるのです。慢性便秘になったお年寄りは、そのうち認知症のBPSD（行動・心理症状）を起こし始め、介護が困難になります。

便意の訴えがない場合は、人がいちばん排便しやすい朝食後にトイレかポータブルトイレに座ってもらうといいでしょう。これを日課にし、「排便がなくても排尿があればよし」と考えて次のタイミングを待てば、やがて排便の機会が訪れます。介護施設であれば排泄表をつけているはずなので、便意の訴えがなければ、排便を予測して定期的に便座に座ってもらう（男性でも）ことが大切です。

世の中には「排泄介助とはオムツ交換である」と考えている介護施設がたくさんあります。または、「排泄ケアに力を入れています」と言いながら、下剤、浣腸、摘便（指で肛門から便をかき出すこと）に頼っている介護施設も少なくありません。このような不自然な排泄介助ではなく、「お年寄りの尿意や便意を察知してトイレへ連れて行く」のが正しい排泄介助です。

介護者は必ず、「排泄最優先の原則」を守りましょう。

第3章

事故発生時の対処の基本

第3章のポイント

それでも事故が起こってしまったときには

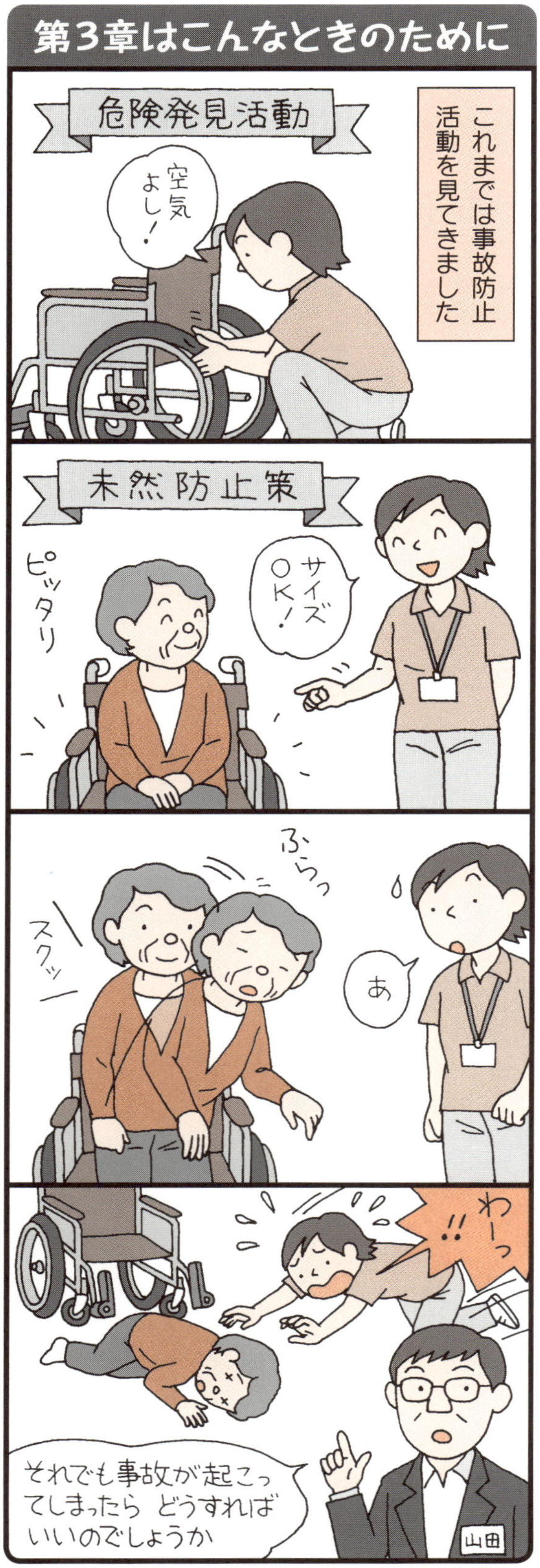
第3章はこんなときのために
危険発見活動
これまでは事故防止活動を見てきました
空気よし！
未然防止策
サイズOK！
ピッタリ
ふらっ
スクッ
あ
わーっ
!!
それでも事故が起こってしまったら どうすればいいのでしょうか
山田

いざというときの対処と対応

第2章までのテーマは、介護施設における事故防止活動でした。しかしどんなに防止活動を頑張っても、事故が起こってしまうことがあります。そこで第3章のテーマは、「事故が起こってしまった場合の基本的な対処方法について」です。

ここで、「事故への対処」という言葉に関して解説をさせてください。事故に対して「対処」という言葉を使うと、冷たい印象を受ける人がいるかもしれません。私は事故に対して「対処」と「対応」という言葉を使い分けていますが、その基準は時間です。事故が起こった直後の、瞬間的に働きかける応急処置としての行動に「対処」という言葉を使っています。

一方で、事故から少し時間が空いて、じっくり考えてから働きかける行動が「対応」です。決して「心情」や「温かみ」という意味合いで言葉を換えているわけではありませんので、どうかご承知おきください。

テーマ	内容	掲載ページ
事故が起こってしまったら	実際に事故が起こってしまったら、職員は何を考え、どう動いたらいいのでしょうか。前半はその心構えや、考え方のポイントについて紹介します	96→99ページ
事故対処マニュアルの作成	いつ、どんな場所で、誰が対応しているときに事故が起こっても適切な対処・対応ができるように「事故対処マニュアル」を作成しましょう。マニュアル作成とは、「事故が起こったあと、どのような順番で何をしたらいいのか」という基本的な手順をまとめる作業です	100→117ページ

いかなる事故へも対処義務が生じる

事故発生時の考え方や行動について、全体的な流れを見てみましょう

事故の種類と義務の有無

賠償責任が発生する事故

（防ぐことが可能で、防止する法的義務がある事故）

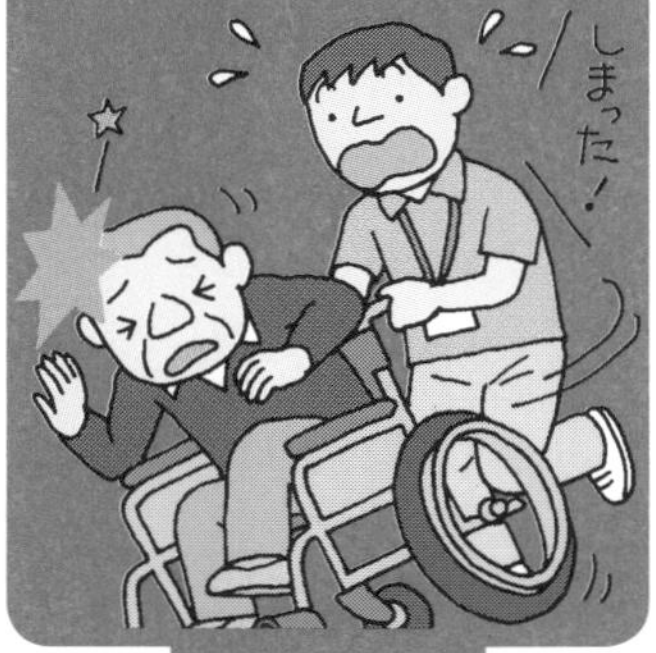

賠償責任が発生しない事故

（防ぐことが困難で、防止する法的義務がない事故）

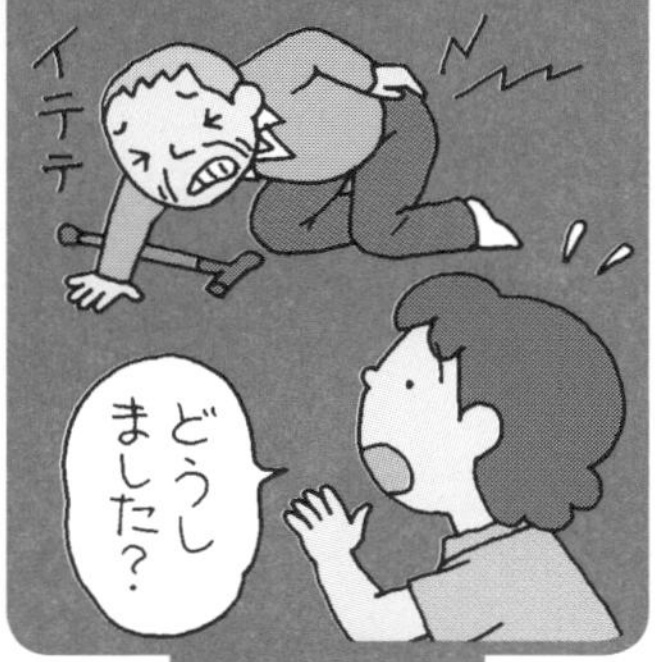

病気の急変など緊急事態

（防ぐことが困難で、防止する法的義務がない事態）

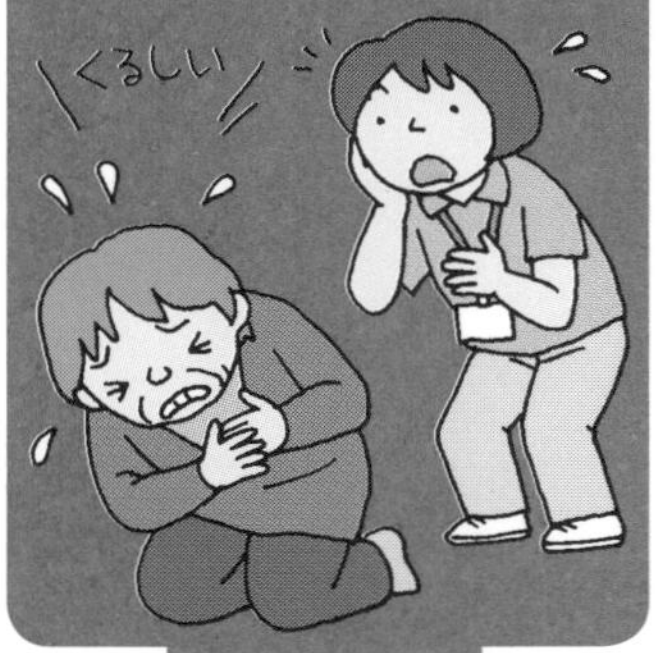

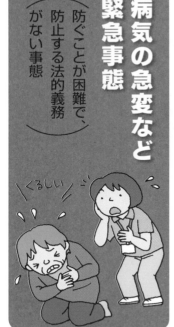

介護施設は全ての事故や緊急事態に対して
万全の対処を行う義務がある。
この義務を怠ると（事故自体に過失はなくても）
賠償責任が発生する

介護施設は必ず対処義務を負う

第2章までは、事故を起こさないための考え方や活動を紹介しました。しかし、事故防止活動をどんなに頑張っても、防ぐことが困難な事故があることはお伝えしてきたとおりです。

実際に事故が起こってしまった場合、施設側には適切に対処する義務が生じます。事故防止の段階では「過失のある事故」と「過失のない事故」に分けてきましたが、実際に事故が起こったら全ての事故に対して適切に対処する義務が生じるのです。これを怠ってしまうと、「事故自体に関しては過失がなくても、その後の対処に過失があった」として、施設側に賠償責任が発生します。

事故発生時の対処は、事故防止と同じくらい大切です。

事故が起こってしまったあとの大まかな流れ

事故防止のための活動

事故を未然に防ぐために、事故防止の基本活動やヒヤリハット活動、ケース検討会議などを行います

第1章
第2章

事故発生

適切な事故対処

事故が起こってしまったら、適切な判断と対処を行い、事故の損害を最小限でくい止めるよう努力します

第3章
117←100ページ

再発防止のための活動

今後同じような事故が起こらないように、今回の事故を振り返って原因究明や再発防止策について検討します

第4章～
第6章

事故防止活動の全体的な流れ

事故はどのタイミングで、どの職員がいるときに起こるか予想ができません。ですから、経験豊富なベテラン職員から新人まで、誰が事故に立ち会っても適切な対処ができるようにしておくことが大切です。

また、事故の対処や対応が一段落ついたら、なぜこのようになってしまったのかをしっかり振り返りましょう。

事故の原因を究明し、再発防止策を考えるのが「事故事例検討会」です。事故が起こったら必ずこの大切な会を開き、再発防止に努めましょう。

では、具体的にはどのように再発防止について検討すればいいのでしょうか。

本書では、第4章から第6章まで130ページ以上にわたって、具体的な事故事例を用いた考察を行っています。再発防止策の検討方法については、本書の第4～6章の内容を参考にしながら検討会を開くといいでしょう。

対処ミスがトラブルを生む

事故自体ももちろんですが、事故後の対処方法を誤ることが問題を大きくします

事故発生時のトラブルポイント（一例）

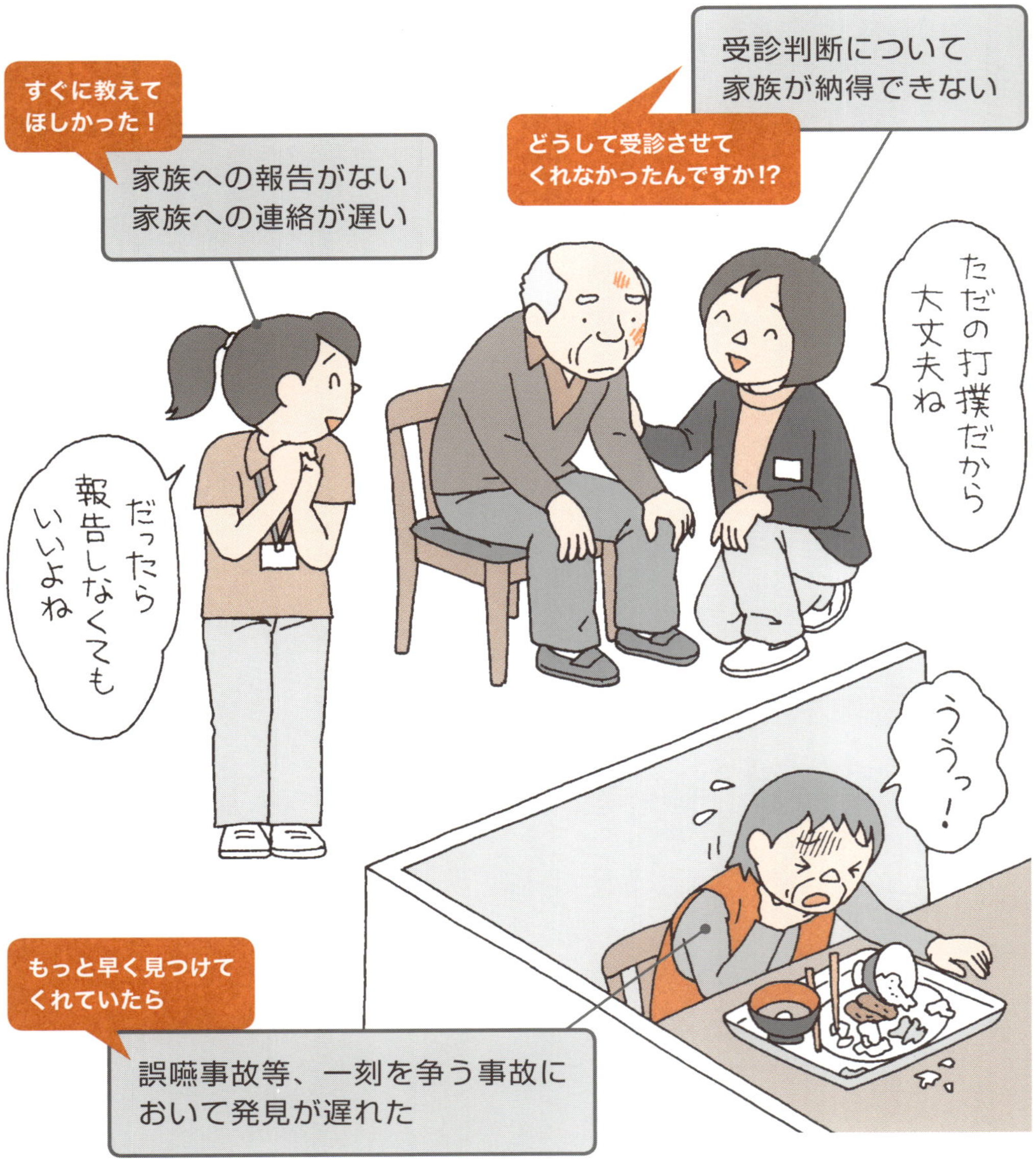
受診判断について
家族が納得できない
どうして受診させて
くれなかったんですか!?
すぐに教えて
ほしかった！
家族への報告がない
家族への連絡が遅い
ただの打撲だから
大丈夫ね
だったら
報告しなくても
いいよね
ううっ！
もっと早く見つけて
くれていたら
誤嚥事故等、一刻を争う事故において発見が遅れた

事故後の対処が諸悪の根源

介護保険サービスに関する苦情を受け付けるのは、各都道府県に設置されている国保連（国民健康保険団体連合会）です。各国保連が取りまとめた苦情事例集や苦情白書を調べると、介護関連の苦情は事故によるものが多いことがわかります。

苦情の詳細までよく読んでみると、事故が起こったこと自体に大きな不満を持つ人はそう多くありません。問題は、事故後の施設側の対処です。「謝罪がなく、誠意を感じない」「救急車を呼ぶのが遅すぎた」など、事故後の対処方法に大きな不信感を持っていることがわかります。

では、事故が起こったときに家族が納得できる対処をするためには、どのような点に注意したらいいのでしょうか。

事前にルール化しておきたいおもな事故

誤嚥事故

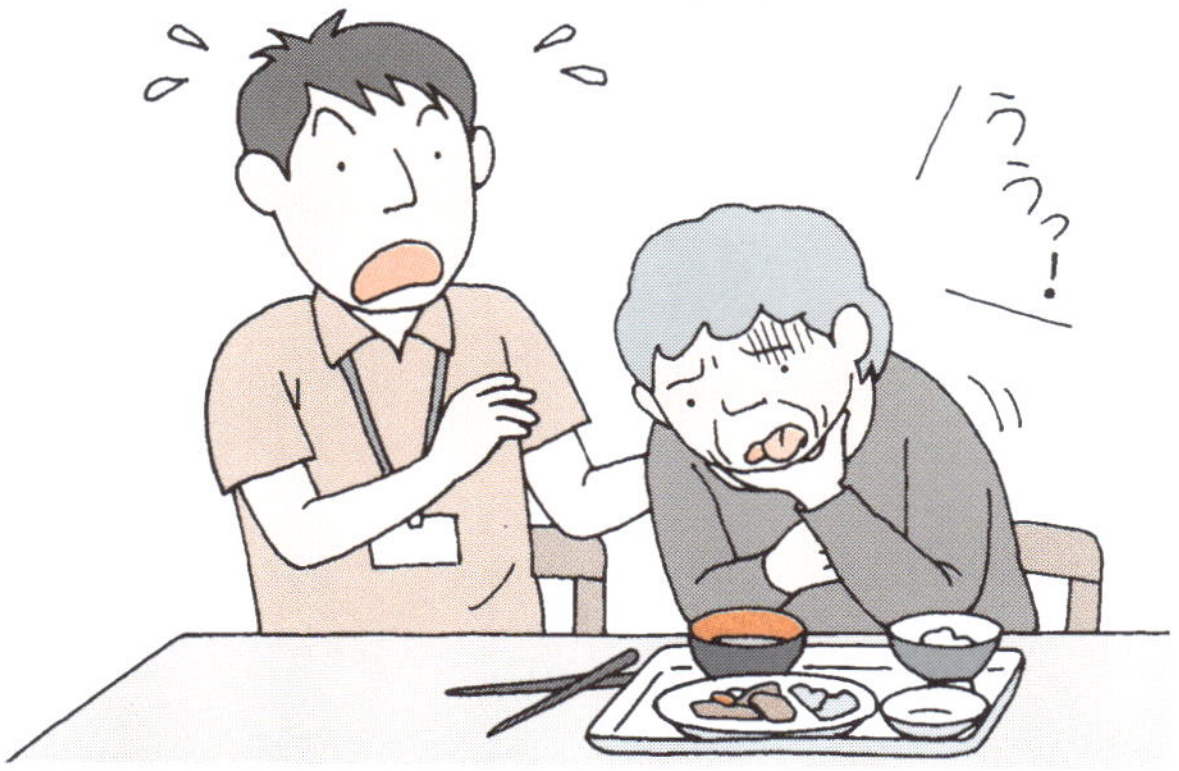

誤嚥事故は、早期発見が生存率を上げるために何よりも重要です。発見後の対処も一刻を争うので、職員は全員誤嚥時の対処方法を頭に入れておく必要があります

転倒・転落事故

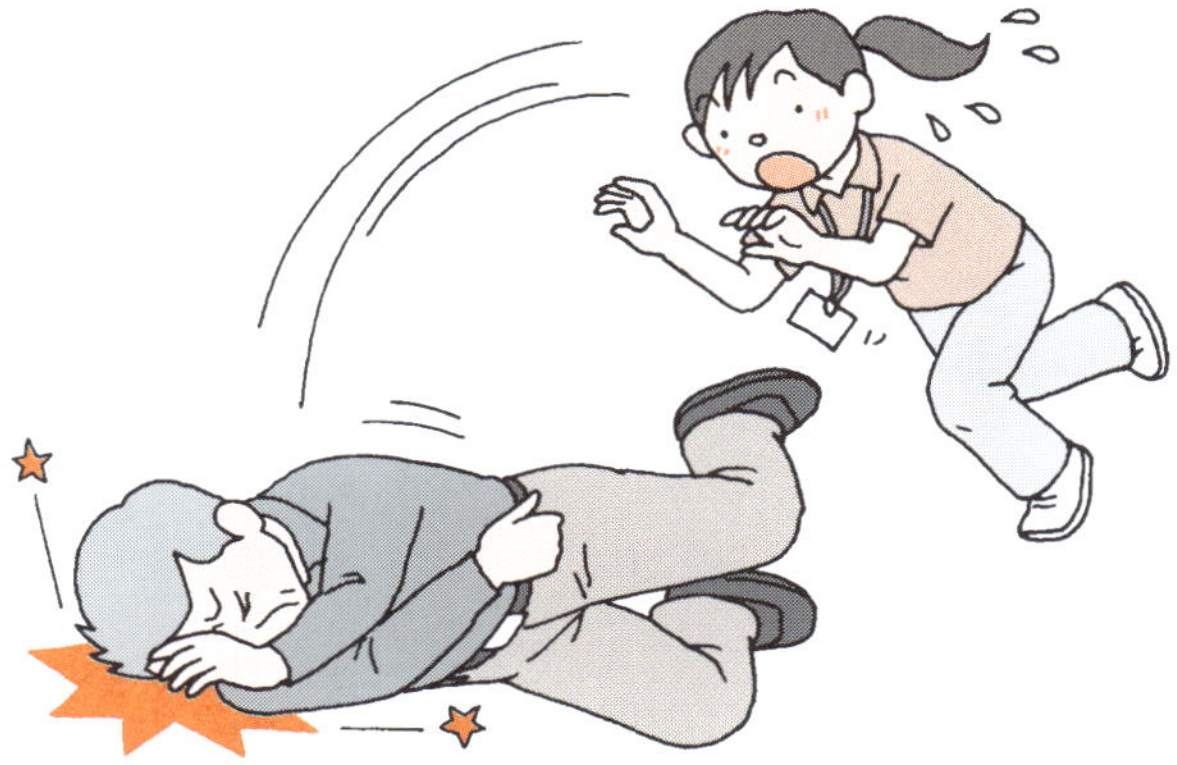

転倒・転落は発見が遅れると重大事故につながる可能性があります。また、発見は早くても、受傷箇所が悪いと死亡する場合もあるので、受診判断が非常に重要です

行方不明事故

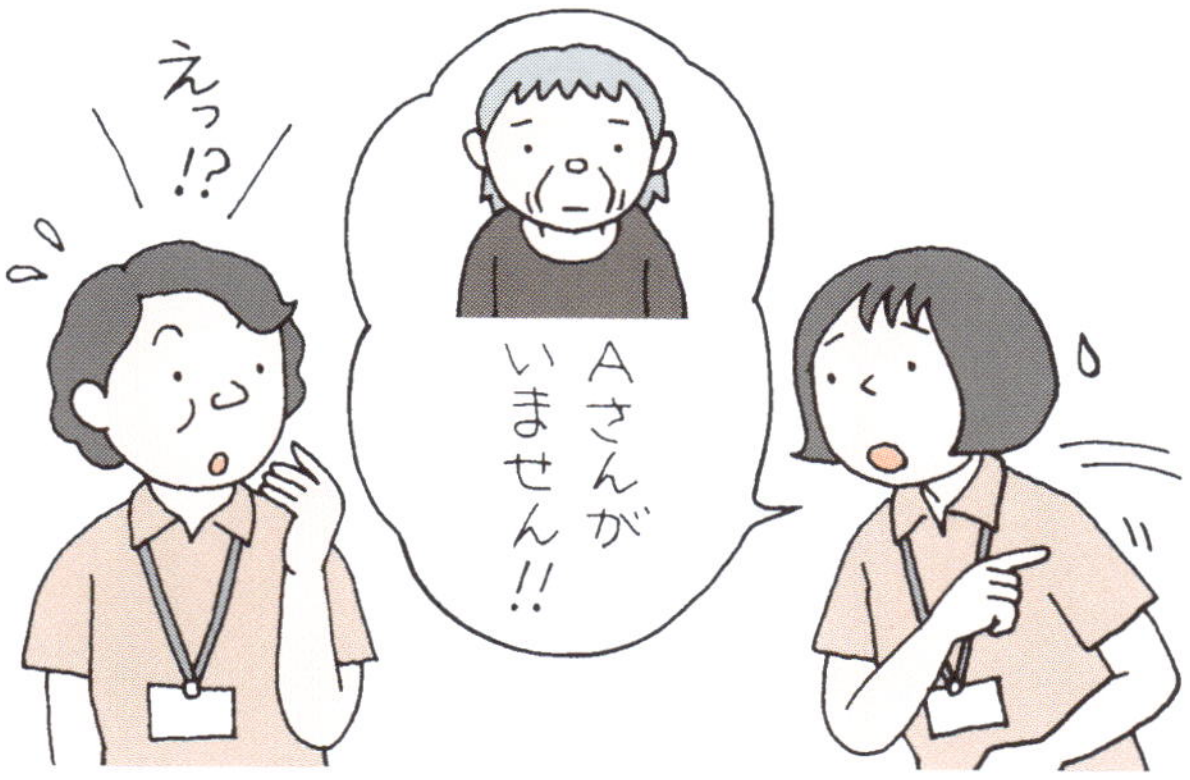

行方不明事故は、早く気がつくことが何よりも大切です。また、捜索方法もきちんとルール化しておかないと、いざというときにどうしていいのかわからなくなります

誤薬事故

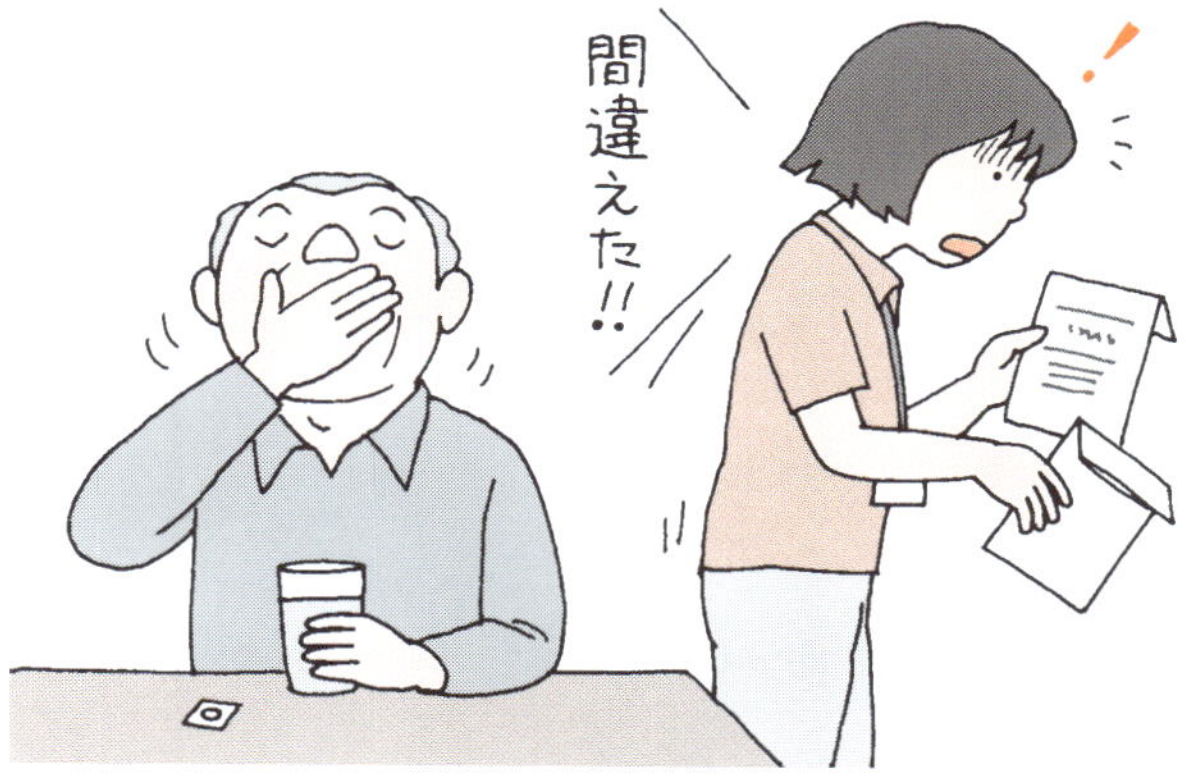

誤薬事故が起こると、看護師の判断で経過観察にする施設が多く見受けられます。薬の飲み合わせなどは非常に複雑なので、受診判断を誤ると危険です

事故対処のルールをしっかり決める

いつ、どこで、誰が、何をしている状態で事故が起こっても適切に対処するためには、事故発生時の対処方法を明確にルール化しておくことが必要です。まずは、特に危険度が高く、頻度も高い事故の対処方法を施設内で取り決めましょう。

危険度と頻度が高い事故の代表的なものが、上に挙げた4つです。これらは「転倒・転落事故対処マニュアル」といった形で一つずつつくり、日頃から訓練しておきましょう。

事故対処マニュアルを作成するときのポイントは、「事故が起こったときに、誰が何をするか」を具体的に書くことです。

項目は、「早期発見対策」「事故事実の確認」「受傷状況の確認」「受診判断」「経過観察の方法」「家族への連絡」「施設内外への報告」「家族に対する説明」と8つあります。次ページからこれらの項目について詳しく説明しますので、作成の参考にしてください。

事故対処マニュアルの作成❶

早期発見対策

事故の損害を最小限に抑えるためには、非常に大切な対策です

事故が起こった際の早期発見の重要性

誤嚥・窒息事故

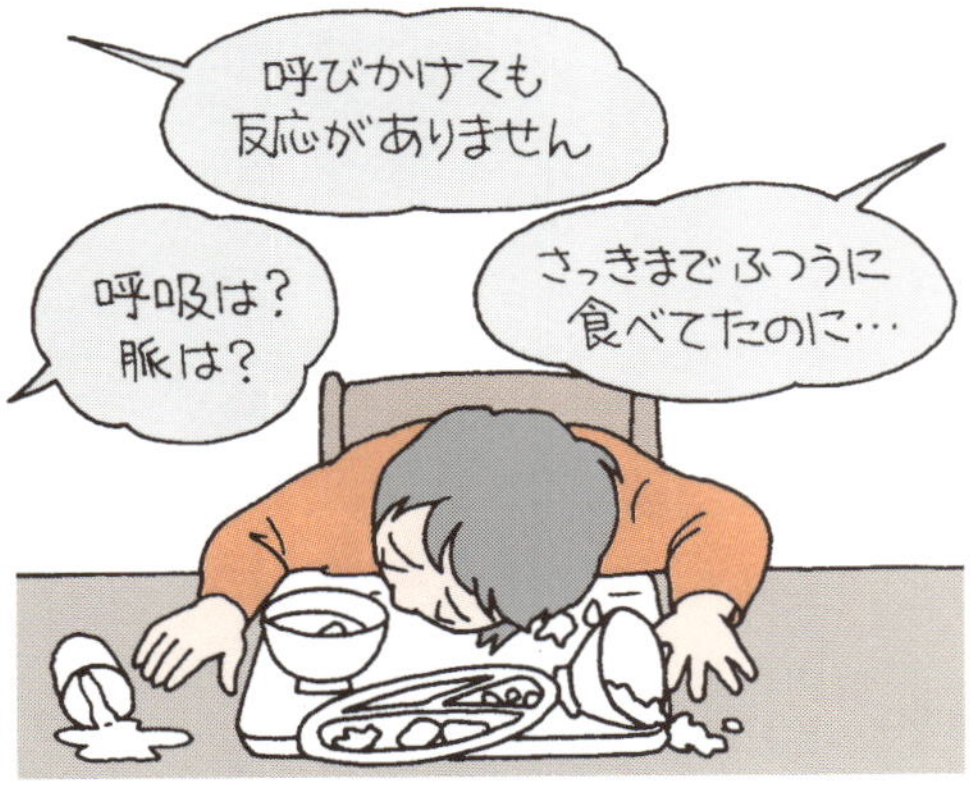

呼びかけても反応がありません
呼吸は？脈は？
さっきまでふつうに食べてたのに…

食事介助中に目の前で誤嚥事故が起これば早期発見ができますが、「自力で食べられる利用者がいつの間にか窒息していた場合」は発見が遅れがちです

転倒・転落事故

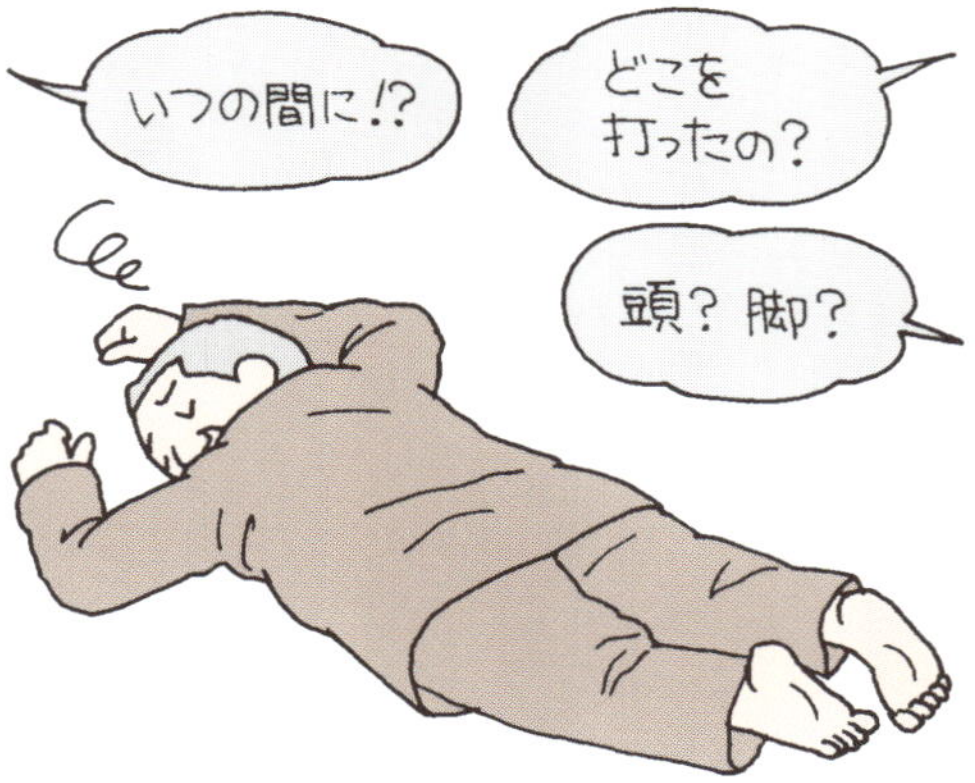

いつの間に!?
どこを打ったの？
頭？脚？

発見が遅れると詳しい事故状況がわからないので、適切な手当てができないことがあります。特に頭部を打っていた場合、手当ての遅れは致命的です

行方不明事故

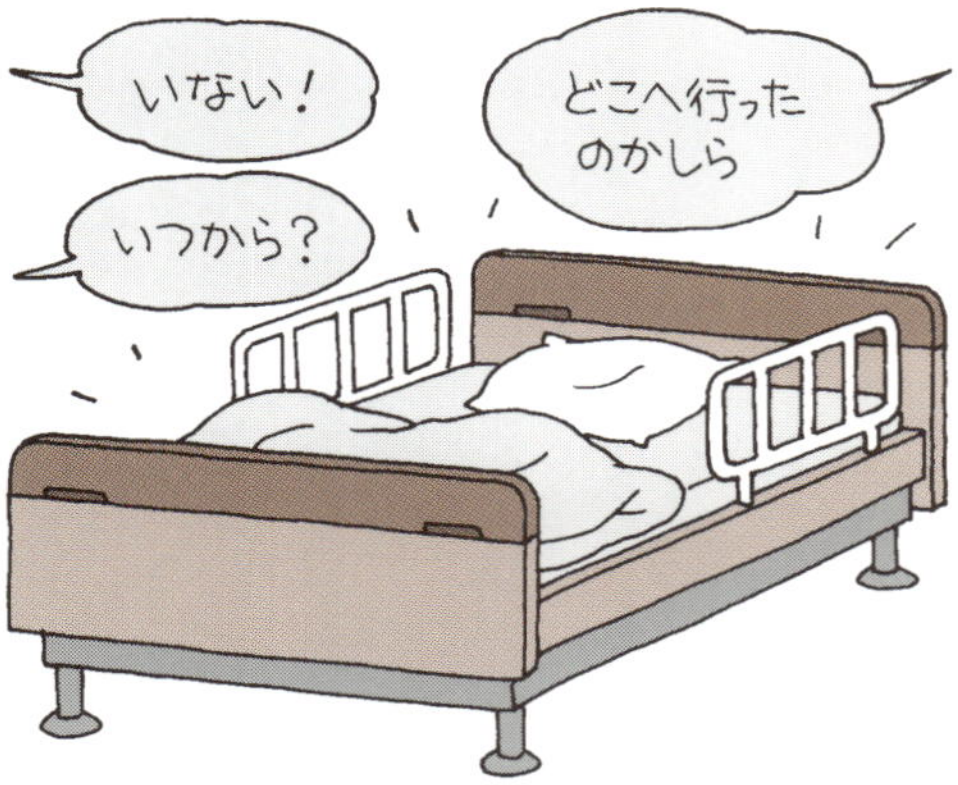

いない！
どこへ行ったのかしら
いつから？

行方不明に気づくのが遅れると、それだけ利用者の移動時間と距離が長くなります。事故に遭う確率も高くなるので、いかに早く気づくかが重要です

誤薬事故

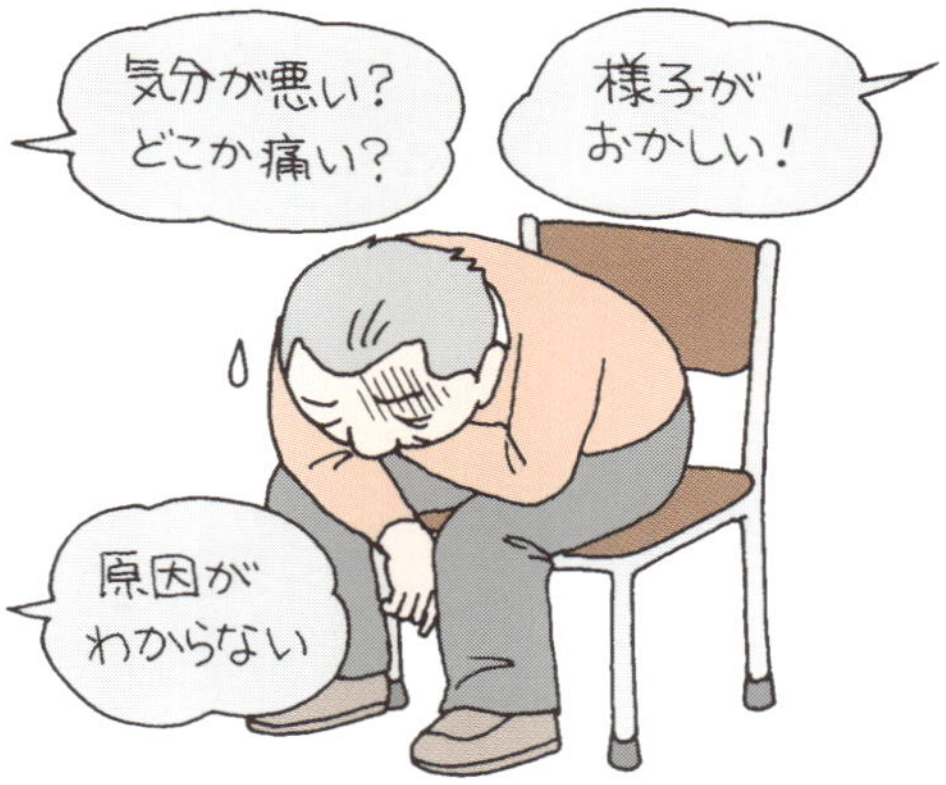

気分が悪い？どこか痛い？
様子がおかしい！
原因がわからない

誤薬に気づかずにいて利用者が急変した場合、何が原因かがわかりにくくなります。原因が特定できないと適切な対処もできないので、非常に危険です

事故対処のルールは早期発見から

事故後、職員が素早く適切に対処できるようにするためのマニュアルを作成します。

万一事故が起こっても、「これさえできていれば」というのが「早期発見」です。上のイラストでもわかるように、発見が遅れれば遅れるだけ損害が深刻化する事故があります。

事故を早期発見するためにマニュアルにぜひ入れたい項目が、左ページに挙げた2点です。

これらは現場の作業が増えるうえに職員を1人取られるので、無駄が多いように感じるかもしれませんが、このひと手間が事故の早期発見には非常に有効です。いざというときの発見が遅れるリスクを考えれば、このための人員確保を惜しまないでほしいと思います。

早期発見するためにマニュアルに入れたい項目

フロア全体を見渡せる位置に常時職員を置く

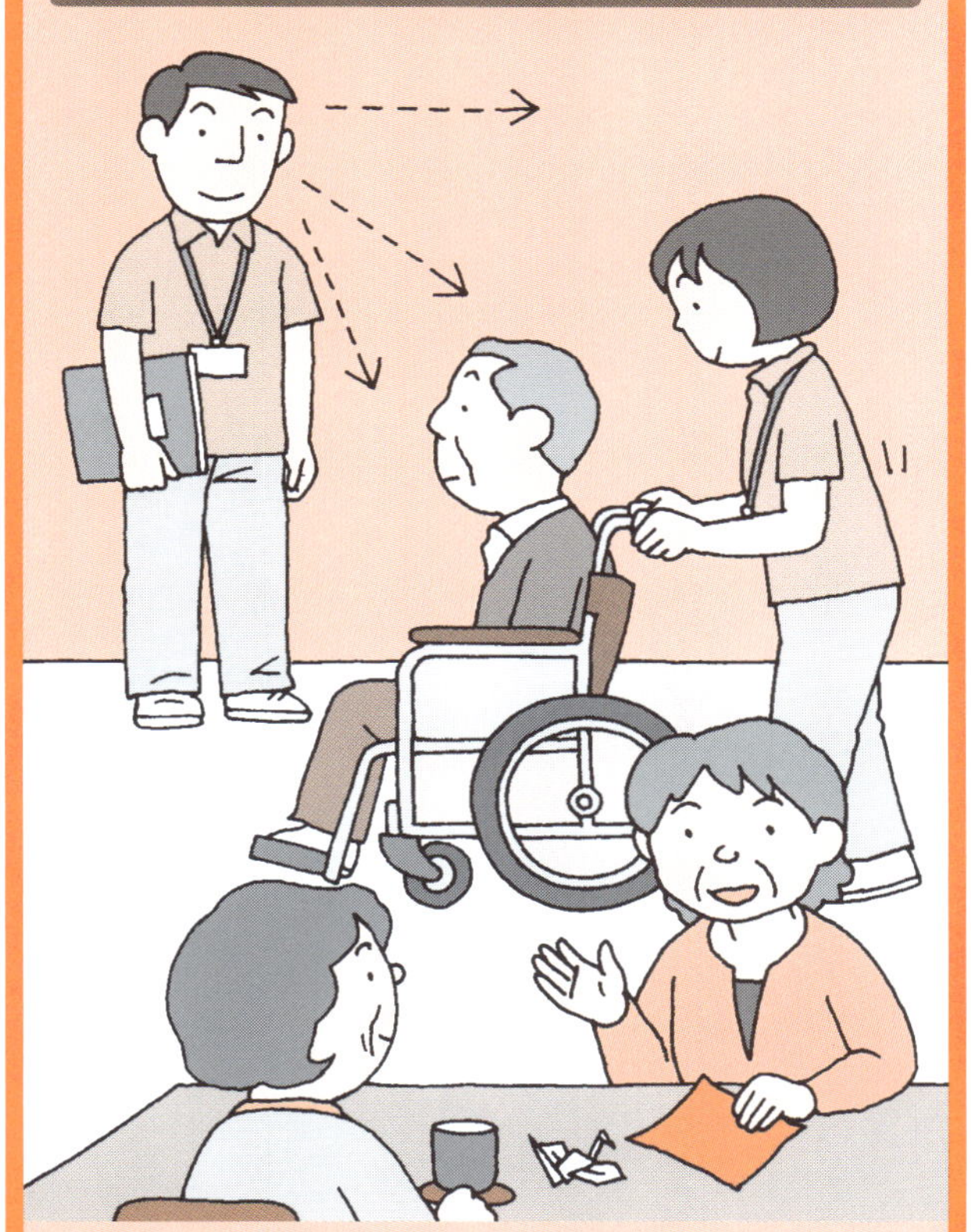

期待できる効果

特にルール化されていないと、フロアにいる職員全員がそれぞれの仕事で手一杯になってしまいます。そうすると、全体を見渡す余裕のある職員がいなくなってしまうものです。誤嚥事故や転倒事故などの早期発見のためには、全体を見ている人が必要不可欠なのですが、かといって、忙しい現場でただ立って全体を見ているのは気が引けます。だからこそ、「全体を見渡す人を常時確保する」と明確なルールにしておくことが大切です。どうしても人員が確保できない場合は、管理職や事務員、厨房員などから配置しましょう。

徘徊や転倒の可能性が高い利用者を数人選び、1時間に1回所在確認を行う

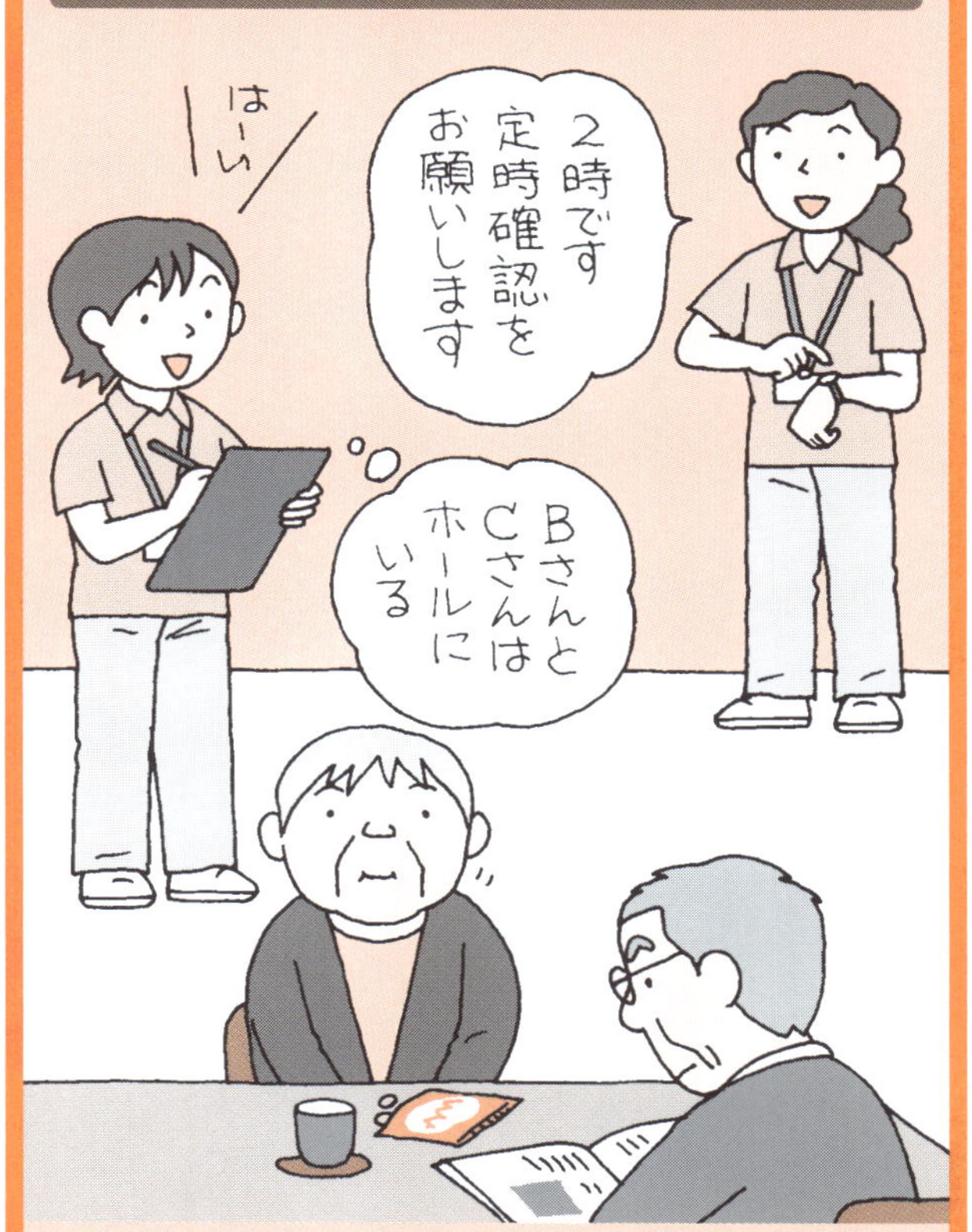
はーい
2時です定時確認をお願いします
BさんとCさんはホールにいる

期待できる効果

徘徊癖があり移動が活発な認知症の利用者などは、転倒・転落の危険性が高いうえに、行方不明事故を起こす可能性も高くなります。危険度が高いからといって、こうした利用者を拘束することはできませんし、いくら見守りを強化しても完全に事故を防ぐことは不可能です。だからこそ、「特に危険度が高い利用者だけを、1時間に1回所在確認すること」をルール化しておきましょう。リスクポイントを絞ることで、やみくもに見守りや見回りを強化するよりも、少ない負担で事故が早期発見できます。

「事故かもしれない」というとき

事故事実の確認方法をルール化しましょう

事故事実の確認が必要な場面

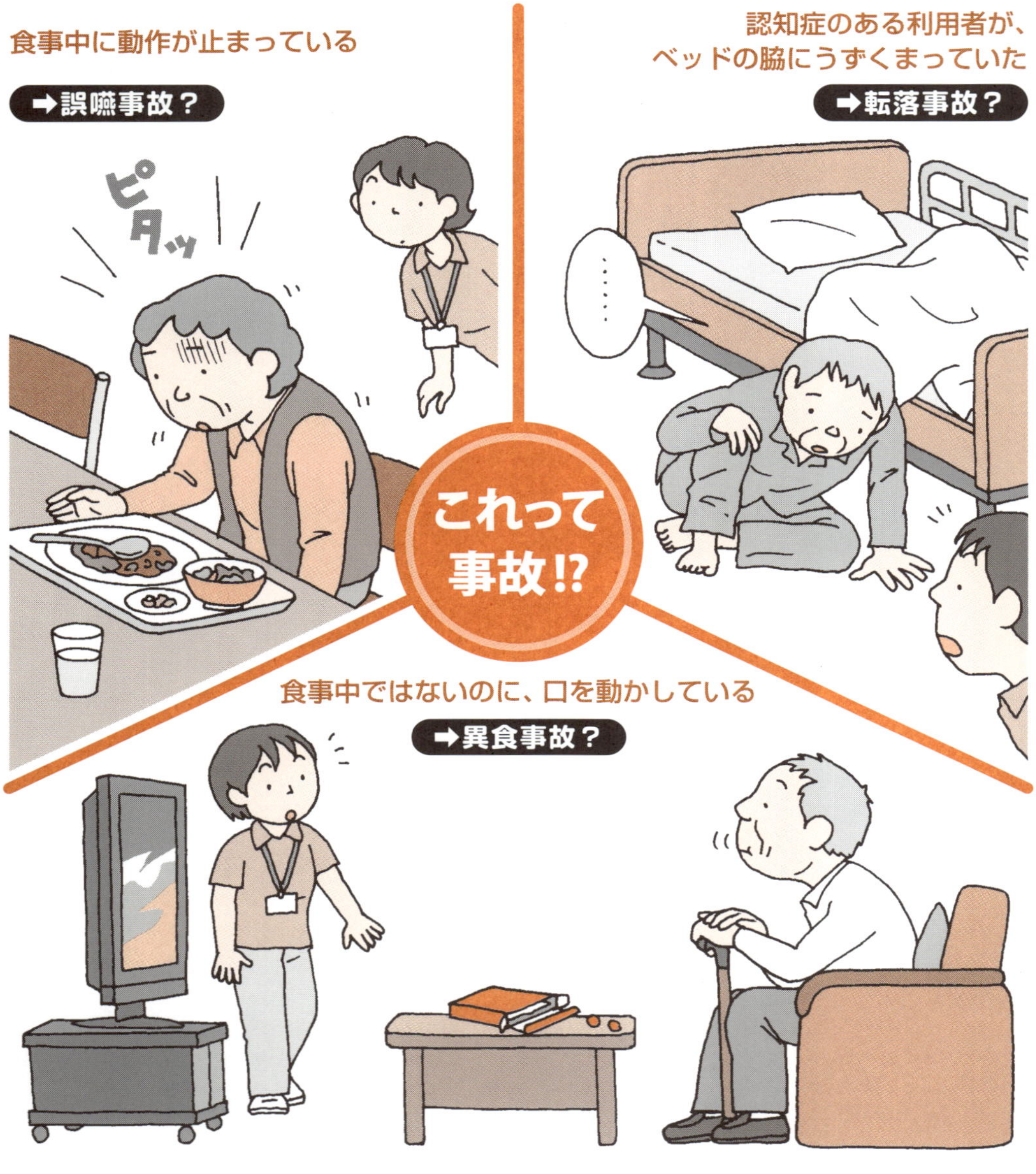
食事中に動作が止まっている
➡誤嚥事故？
ピタッ
認知症のある利用者が、
ベッドの脇にうずくまっていた
➡転落事故？
……
これって事故!?
食事中ではないのに、口を動かしている
➡異食事故？

事故の疑いがある場面の対処方法

上のイラストのように、「事故の疑いがある」と思ったときに確認することが「事故事実の確認」です。利用者の様子がおかしいと感じたら、すぐに駆け寄って適切な声かけをすることをルール化しましょう。

利用者に認知症があるなど、確認してもよくわからなかった場合は、事故が起こったものとして扱うことが原則です。念のため受診しておけば、大きな問題を防げるかもしれません。受診して何もなければ、それはそれで喜ばしいことです。

時には、職員の経験が浅くて事故かどうか判断できないことがあります。気になることがあったら、すぐに近くの先輩職員に知らせるようルール化しておくことも大切です。

ルール化しておきたいおもな確認方法

異食事故

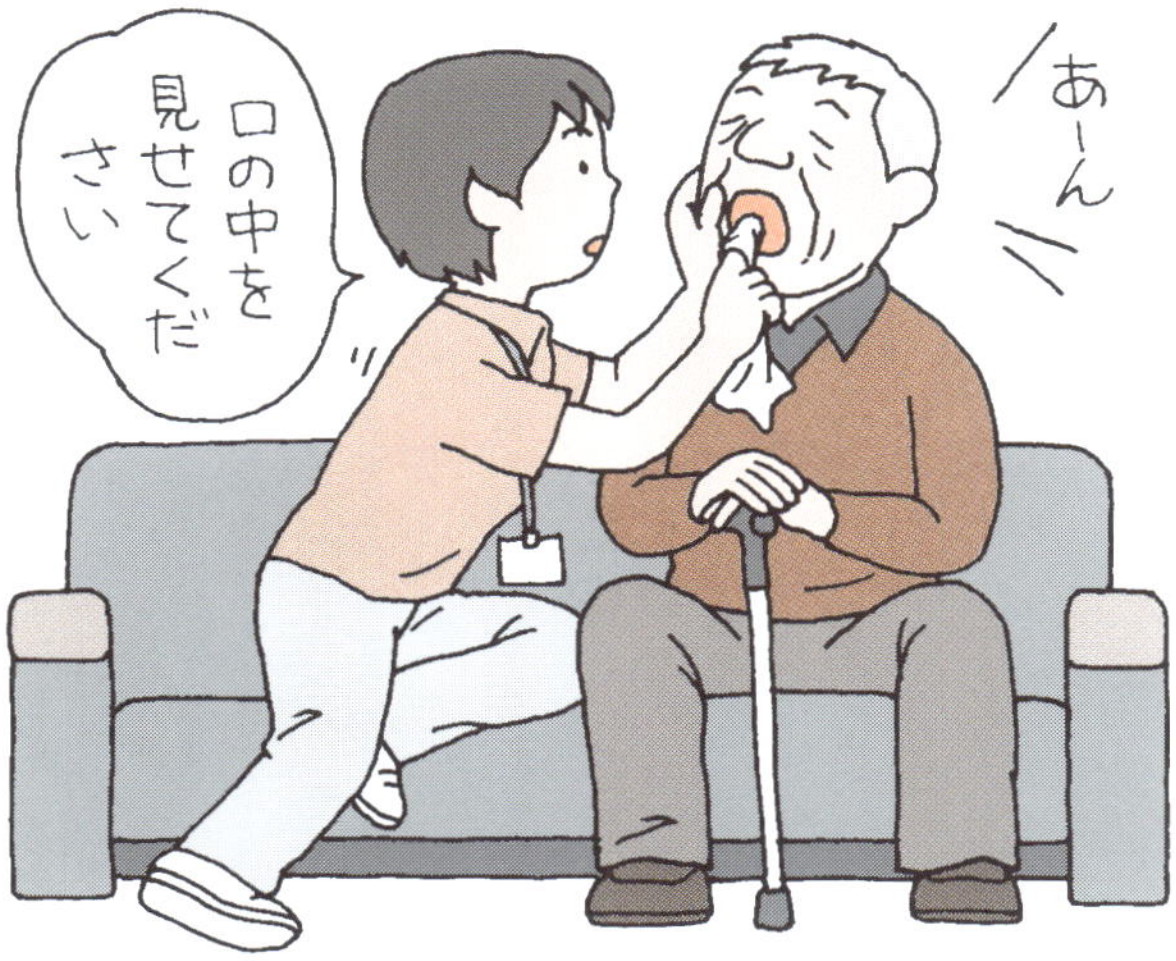
口の中を見せてください
あーん

声をかけて口を開けてもらい、口腔内を確認します。よく見えない場合は口の中に指を入れますが、白い布を指に巻くと、出血の有無を確認できます。口の中から異物が出てこなかった場合に重要なのが、状況判断です。付近にかみ切られたり、ちぎられたりしたものがないかを調べます。異食したものがわからない場合は、即受診です

転倒・転落事故

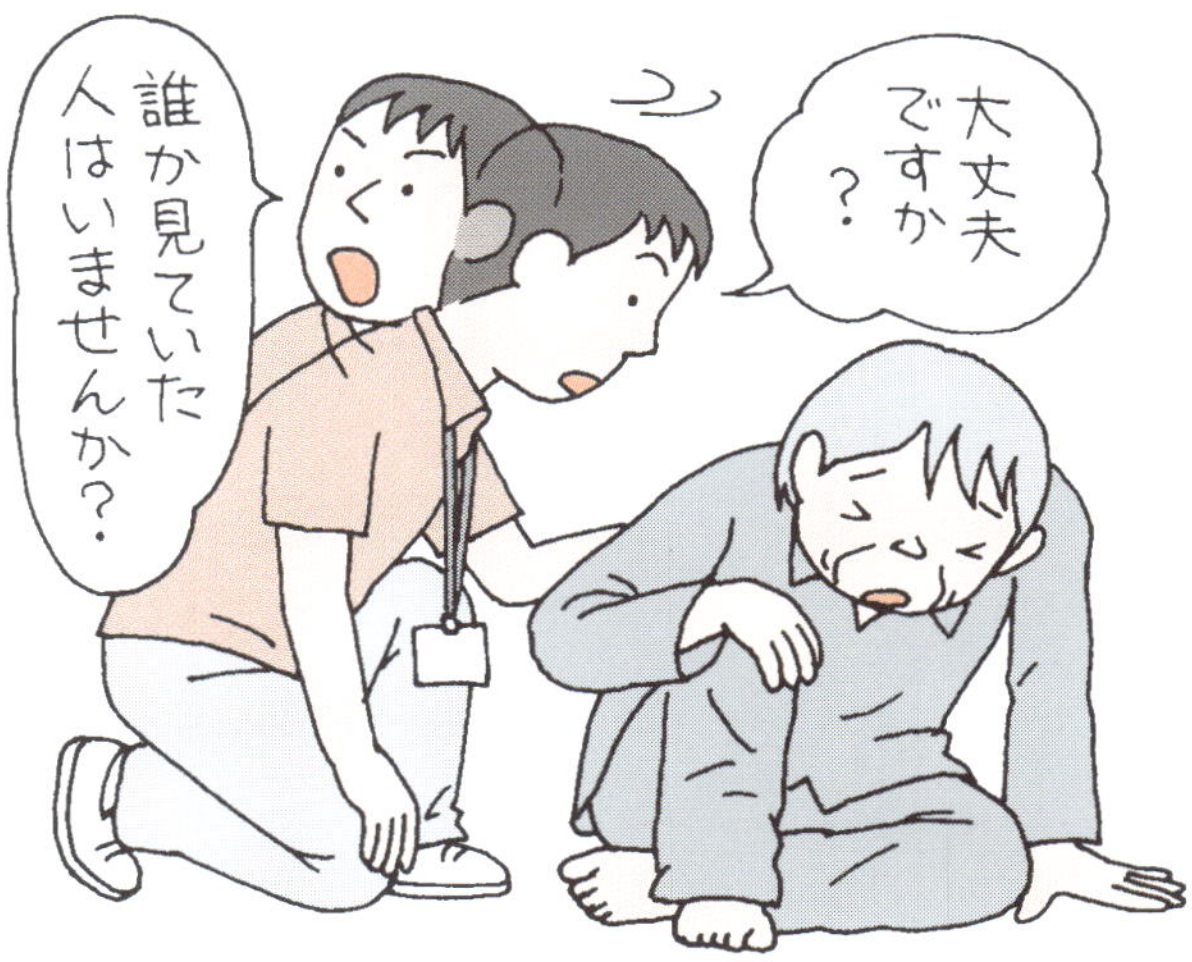
大丈夫ですか？
誰か見ていた人はいませんか？

まずは本人から状況を聞きます。ほかに目撃者がいた場合は、その人からも話を聞きます。頭を打っている場合は、即受診です。頭が痛いかを本人が言えない場合は、状況から判断します。「広い場所で倒れていた」「高いところから転落した可能性がある」などは、頭を打っている可能性が高い状況です。経過観察にはせず、即受診しましょう

誤嚥事故（発見が遅れたとき）

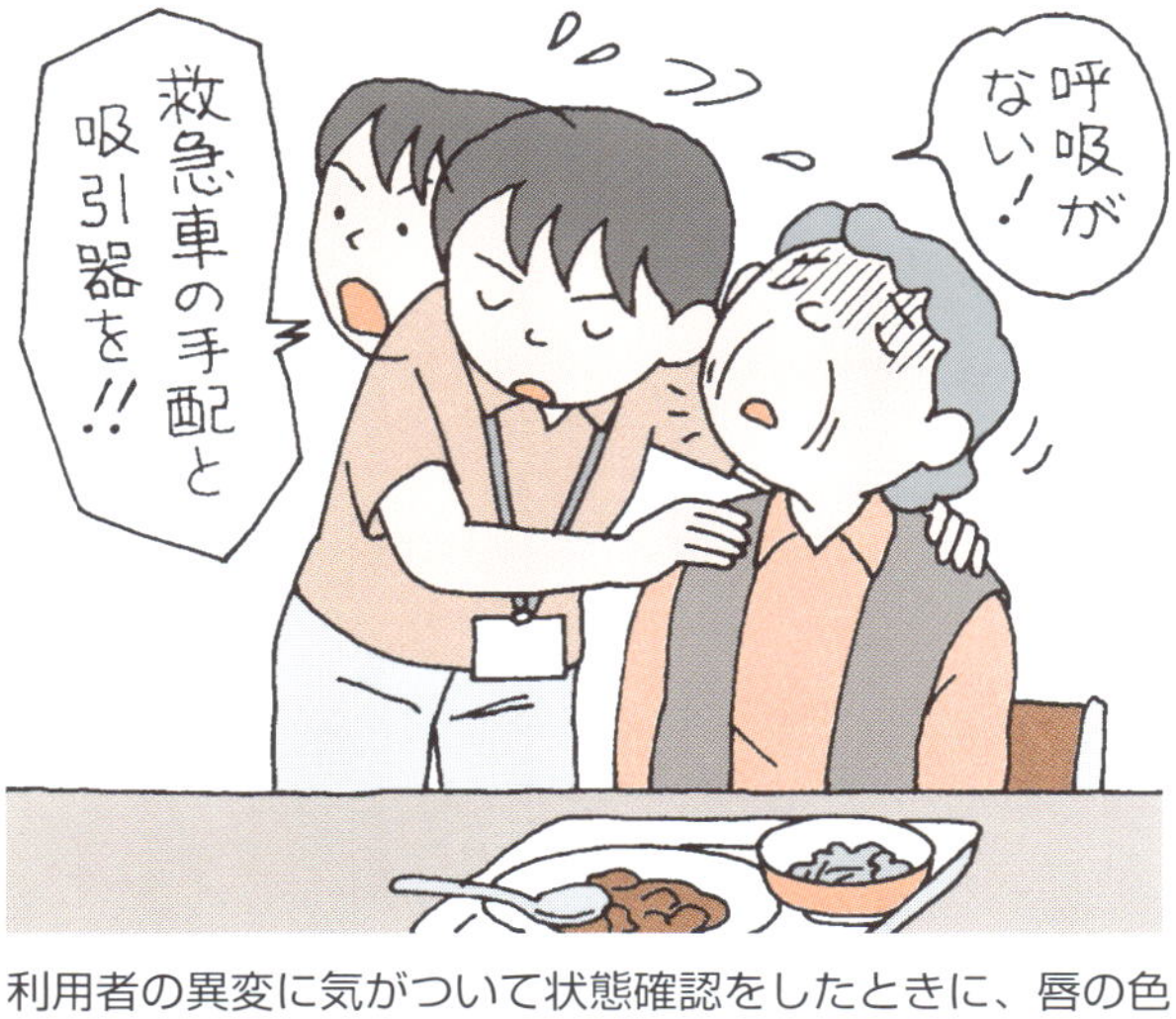
呼吸がない！
救急車の手配と吸引器を!!

利用者の異変に気がついて状態確認をしたときに、唇の色が紫になっていたら、発見が遅れたと考えられます。誤嚥事故において、発見の遅れは致命的です。すぐに救急車を要請し、吸引器を持ってきます。吸引器が届くまでの時間は、心肺蘇生を行いながら待つことが大切です。吸引器が届いたら、吸引と心肺蘇生を交互に行います

誤嚥事故（比較的早期）

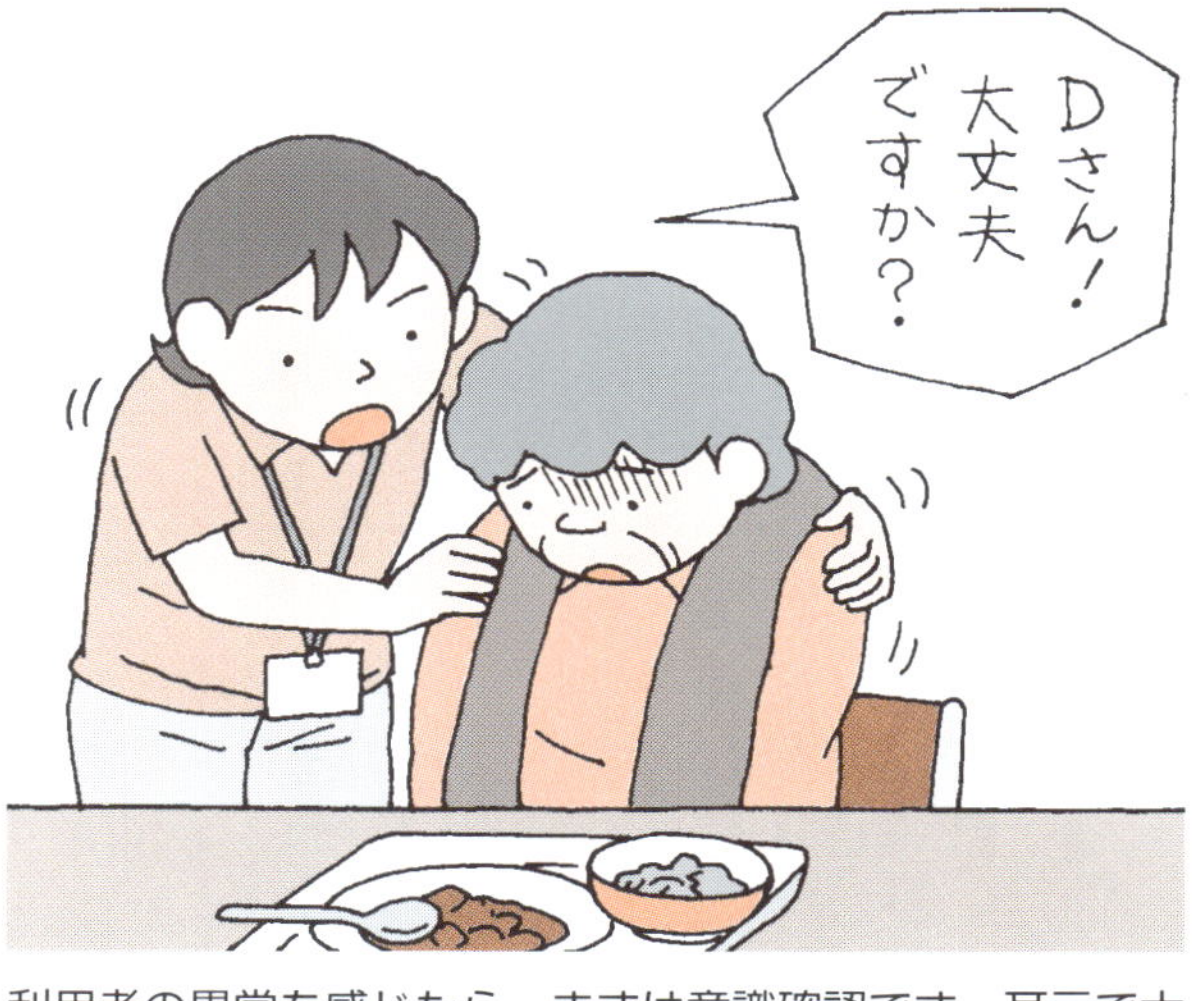
Dさん！大丈夫ですか？

利用者の異常を感じたら、まずは意識確認です。耳元で大きな声で名前を呼びながら、肩を揺らします。意識があれば、タッピングを行います。問題は意識がない場合です。肩を揺らしたときに、力が抜けてグラグラすれば危険な状態なので、タッピングは行わずに即吸引を行います。同時に救急車の要請を行う必要があります

受傷状況の確認

ここで確認する内容が今後の判断材料になるので、注意が必要です

ケガの具合を確認する際の大前提

1 看護師を呼ぶ

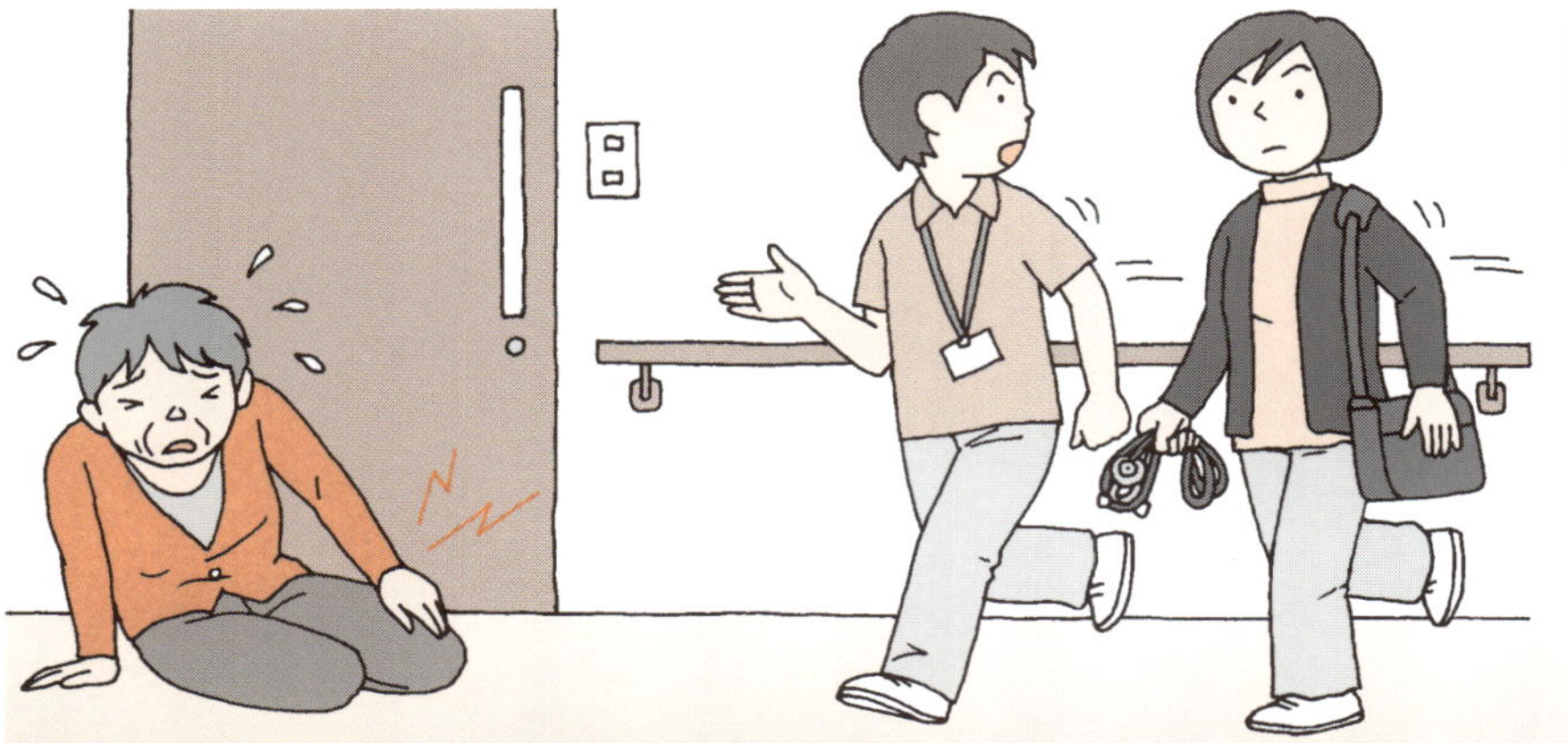

事故が起こった場合、まずは看護師を呼んできて受傷確認をしてもらいます。現場の職員では判断できないこともあるので、「事故を発見したら受傷状況の確認のため、看護師を呼ぶ」とマニュアルに書いておくといいでしょう

2 看護師がいない場合は電話連絡で指示を仰ぐ

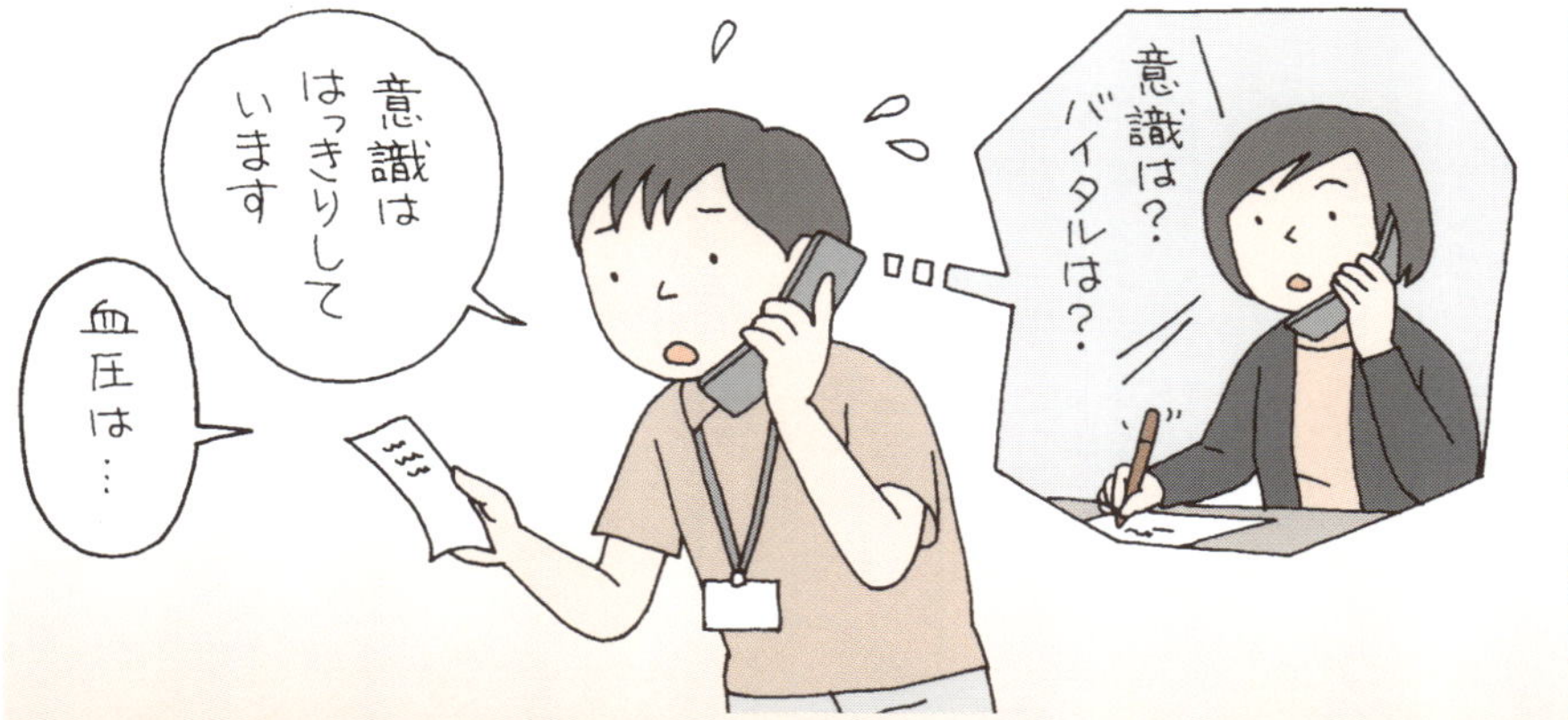
意識は？ バイタルは？
意識ははっきりしています
血圧は…

看護師が常駐していない施設や、夜間で看護師がいない場合もあります。そのときは現場の職員が看護師の代わりに左ページに挙げた項目を確認し、看護師に電話で説明してから指示を仰ぐといいでしょう

受傷の程度と全身状態の把握が必要

事故が起こったことを認識したら、続いて「どの程度の受傷なのか」を的確に把握することが大切です。そのためには、受傷した利用者の全身状態をきちんと知る必要があります。「元気そうだから大丈夫」ではいけません。見た目だけでなく、血圧や脈拍などの目には見えないデータ※をしっかりそろえて、そのうえで今後の対処を判断しなければ危険です。

受傷状況の確認は、看護師が行います。このときに必ず確認すべき基本項目は、左ページに挙げた6つです。看護師がすぐに駆けつけることができない場合は、現場にいる職員がこの6項目を確認します。それを記録し、看護師に伝えたうえでその後の対処を決めるのです。

※数値や外観（観察）も大切ですが、本人と会話できる場合は、言葉や様子に異変がないかも感じ取りましょう

必ず確認すべき基本的な項目

1 意識の有無

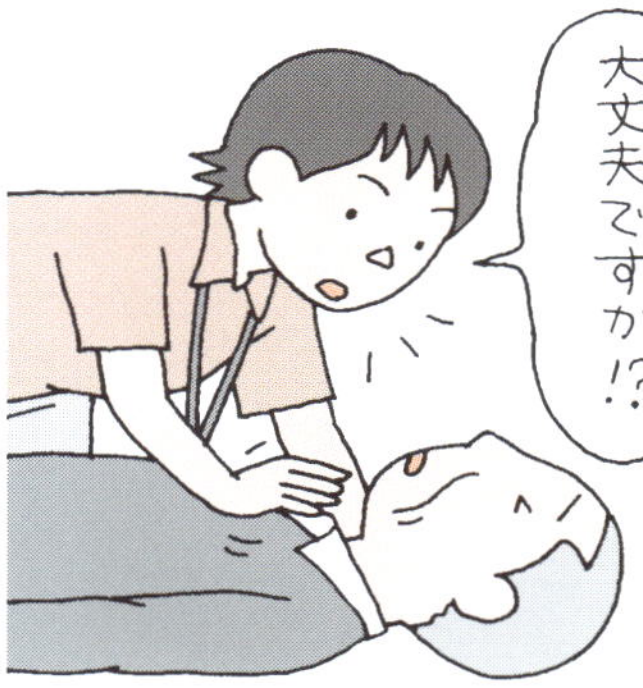

受傷した利用者の肩を軽く叩きながら名前を呼びます。そのときにはっきりした反応があったら「意識あり」の状態です。反応の速さや様子についても記録しましょう

2 呼吸の有無

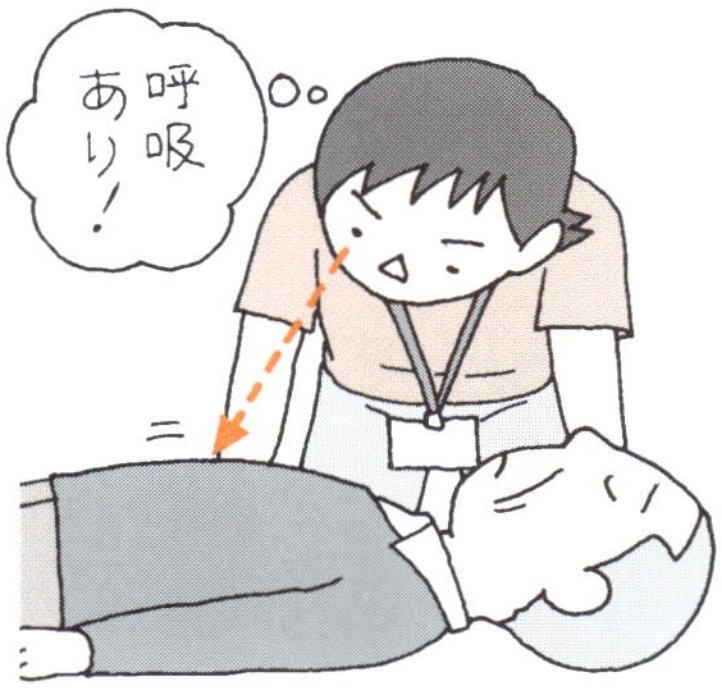

受傷した利用者の胸から腹のあたりを見て、上下運動があるかを確認します。上下していれば「呼吸あり」です。呼吸の速さや深さに注意して記録しましょう

3 血圧測定

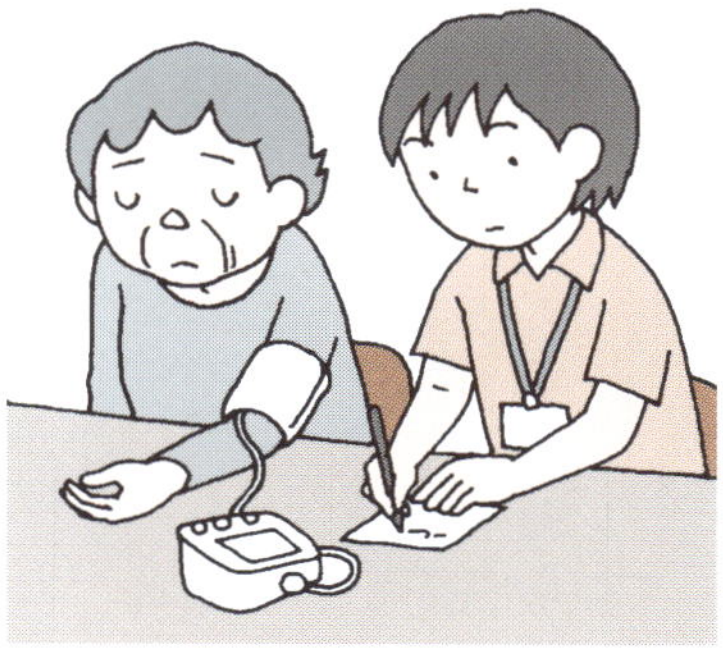

利用者が座れる状態であれば座って、無理であれば寝た状態で血圧を測ります。看護師がいなければ、血圧計を使用するといいでしょう。簡易型で十分です

4 脈拍測定

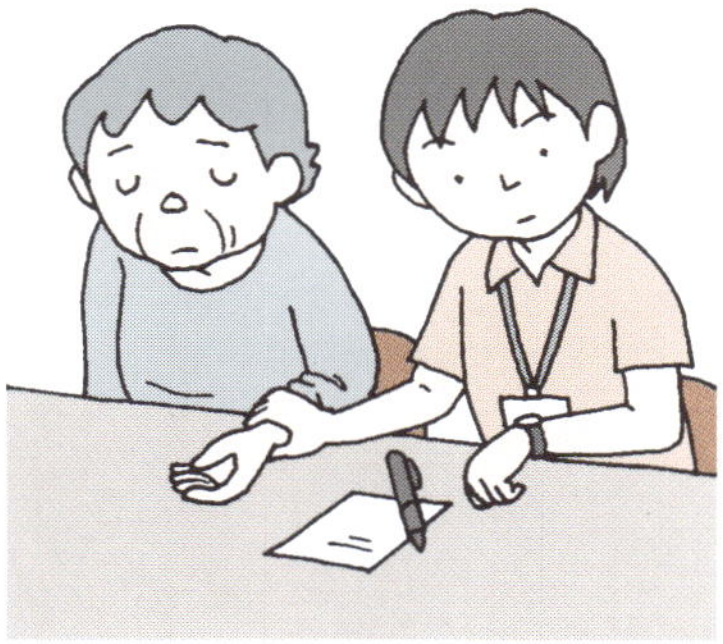

利用者が座れる状態であれば、座って手首で脈拍を測定します。座ることができなければ、寝たまま、首で脈の有無を調べます。脈の速さ、不整脈の有無がポイントです

5 体温測定

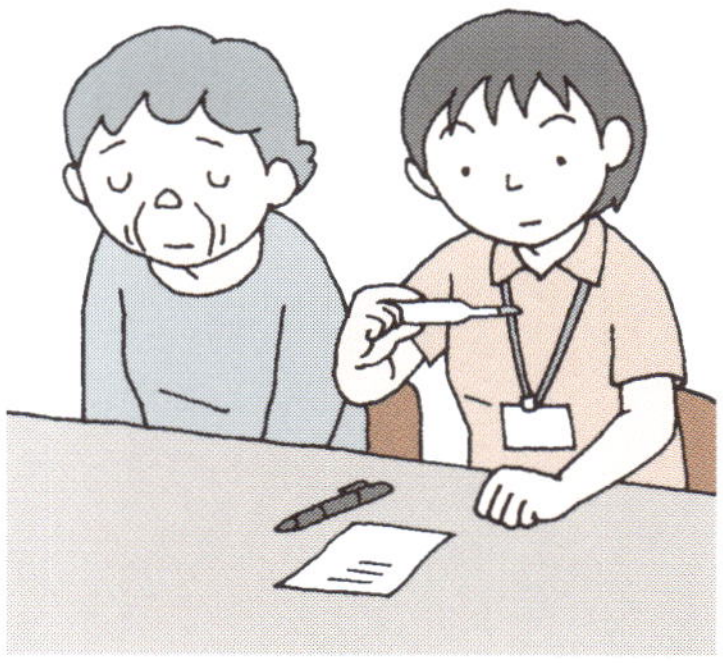

発熱は炎症や感染症のサインです。事故の裏にある原因と関連することがある重要な情報なので、必ず記録しておきましょう

6 酸素飽和度測定

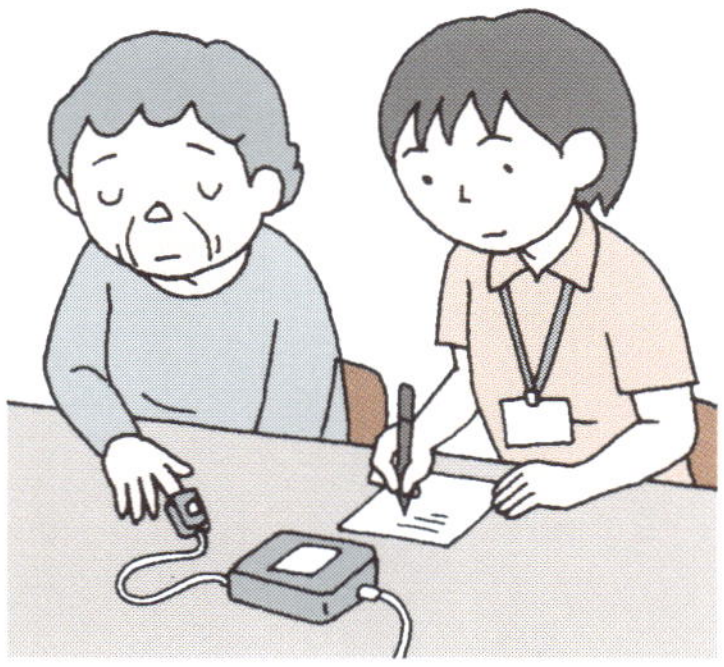

測定器があるようでしたら、酸素飽和度を測れると安心です。救急車を要請する際の判断材料や、救急隊員に引き渡す際の大切な情報になります

外傷がある場合

外傷が明らかで出血や打撲がある場合は、上記の項目だけでは、今後の対処に関する判断材料として不十分です。上記に加えて、「痛み」「吐き気」「めまい」「しびれ」「寒気」「どこまで動かせるか」などについても確認し、記録しておきましょう

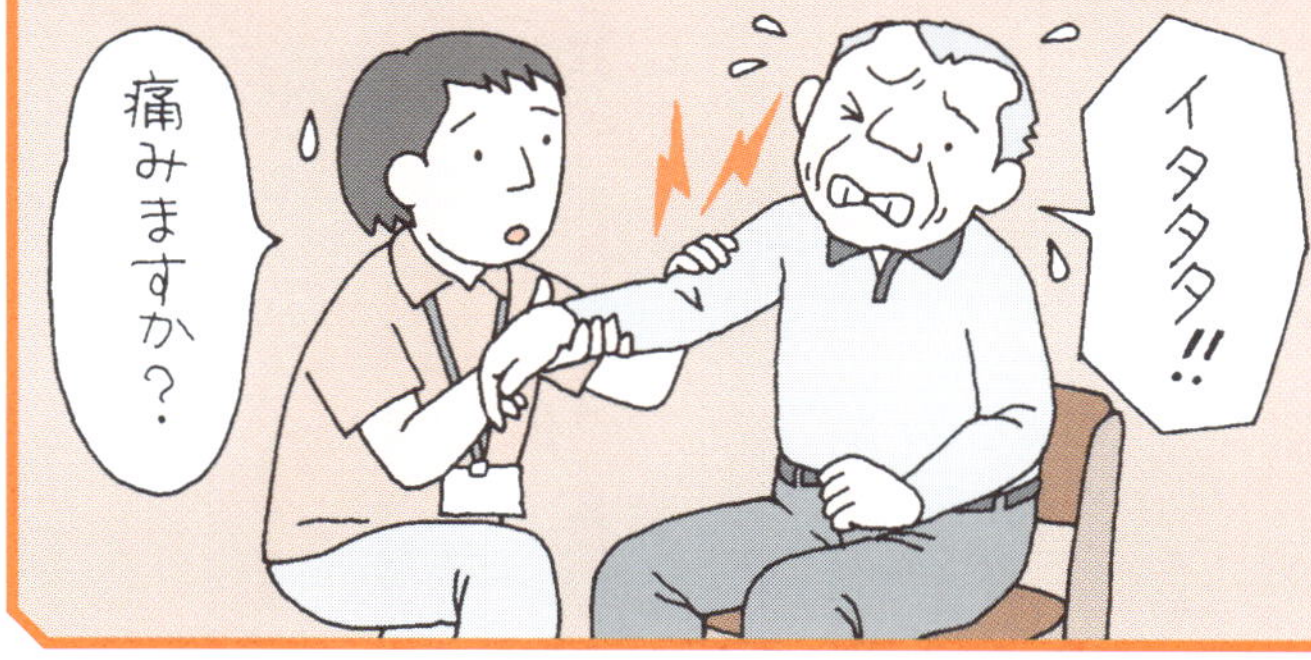

事故対処マニュアルの作成④

「受診」か「経過観察」か

判断の分かれ目はどこにあるのか考えてみましょう

押さえておくべき基本事項

受診すべきケガ

虐待の疑い

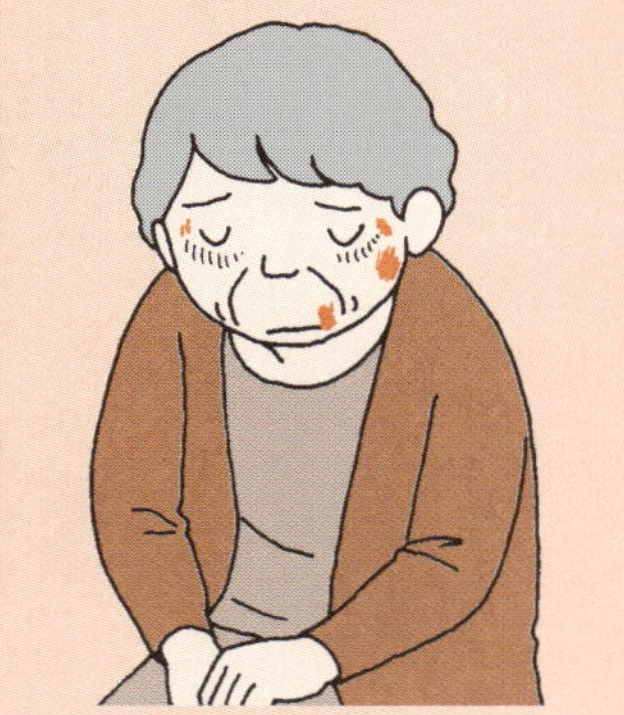

顔面の傷や、虐待の疑いを招くような受傷がある場合には即受診としましょう。ケガ自体が軽くても、受診させなかったために生じる誤解を避けるためです

骨折の可能性

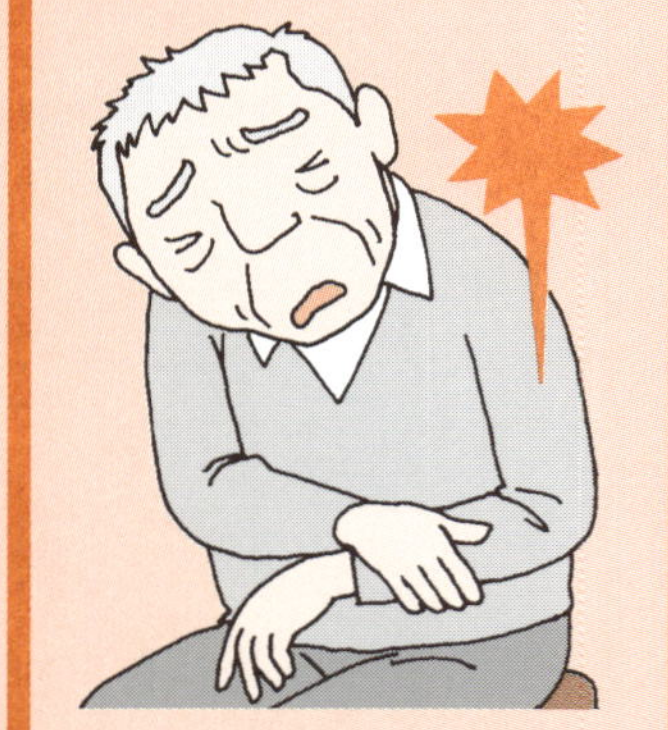

頭部以外の受傷でも、骨折している可能性がある場合は受診しましょう。特に女性は高齢になると骨がもろくなるので、痛みの訴えが強い場合は受診しておくと安心です

頭部打撲

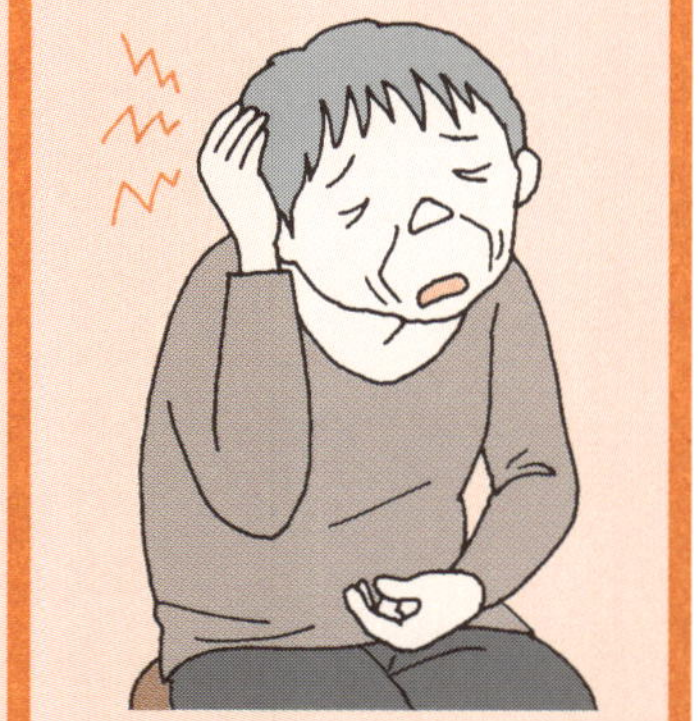

頭部打撲の疑いがある場合には、本人が「大丈夫」と言っていても必ず即受診です。頭部は処置が遅れると命に関わることがあるので、楽観視してはいけません

受診する際の注意事項

病院に行くときには、看護師が必ず同行しましょう。もしも看護師がいない場合は、介護職が同行するといいでしょう。病院に同行した職員は、医者に対して事故状況の説明と対処内容を詳しく報告します。病院と施設の間で情報を円滑にやりとりするために、こまめに電話報告することも大切な役割の一つです

意外と難しい「即受診」の判断

受傷状況の確認までで、事故によるケガの程度がわかりました。ではその後、受診するかしないかの判断は、何を基準にすればいいのでしょうか。

誤嚥や溺水、誤薬などの緊急性がある危険な事故の場合は、迷うまでもなく即受診となります。問題は転倒事故などで、「湿布を貼っておけばいいのではないか」などと、経過観察にすべきか悩む規模の事故です。

必ず受診すべき状況は、上に挙げた3パターンが考えられます。「この3つに該当する場合は、本人が元気そうでも、必ず受診すること」とルール化しておくことが必要です。

受診する際には、看護師または状況をしっかり把握している職員が必ず同行します。

家族の感情を傷つけるケガ

顔面の傷

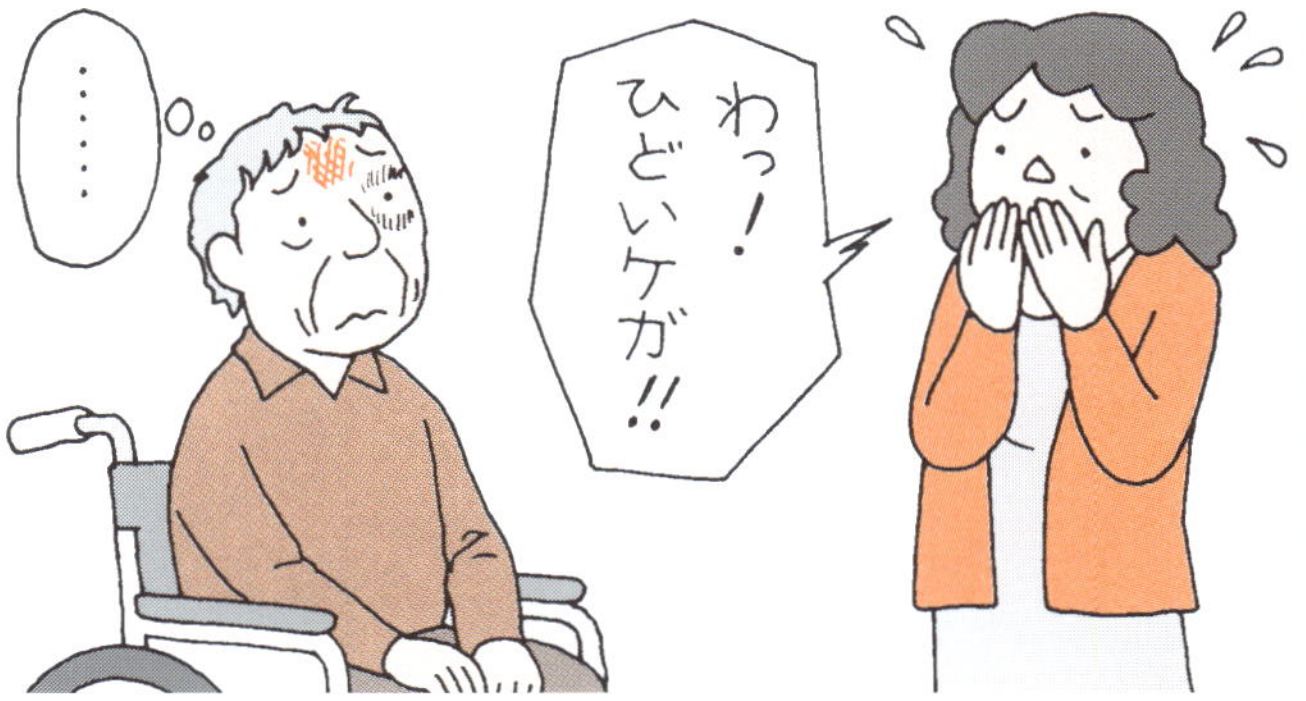
わっ！
ひどいケガ!!
……

ケガの程度としては軽くても、見た目が痛々しい場合は受診したほうが賢明です。特に顔の傷やあざは、目立つうえに痛々しく見えるので、家族から見ると大きい事故のように感じてしまいます。また、脳梗塞の予防薬を飲んでいる利用者は、ちょっと接触しただけで大きなあざになることがあるので注意が必要です

出血の多いケガ

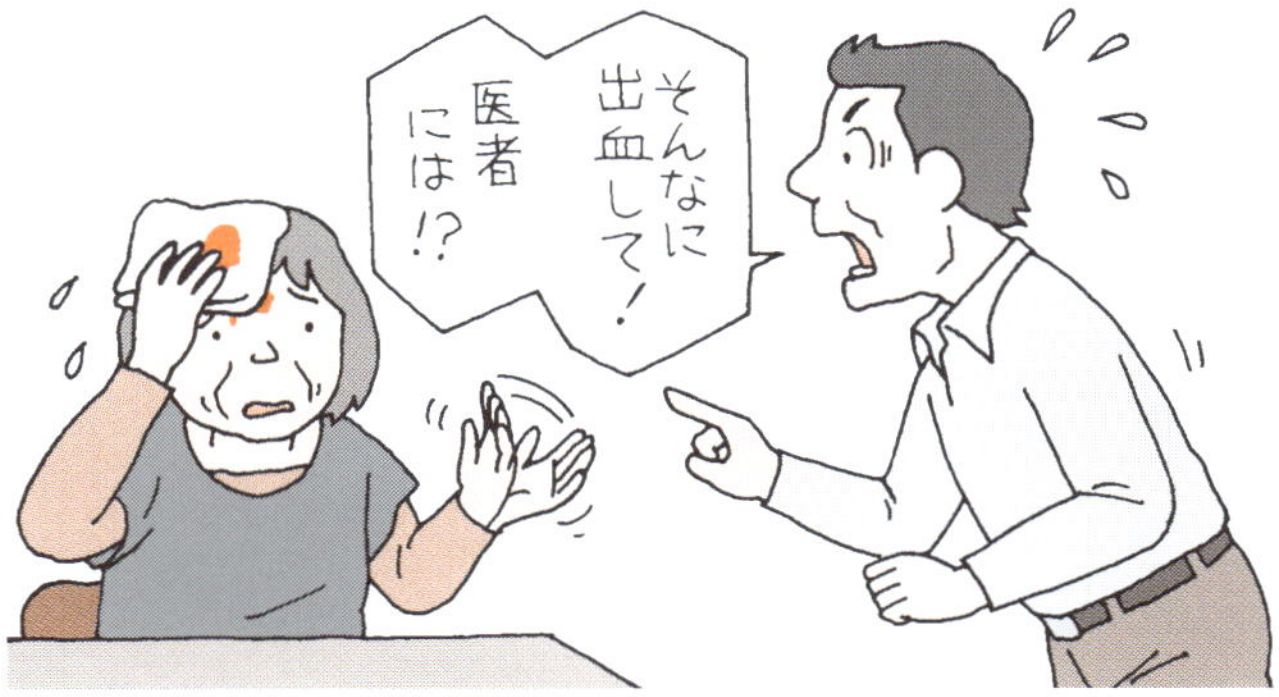
そんなに出血して！
医者には!?

風呂上がりや運動のあとなどは、ちょっとしたケガでもふだんより出血が多くなりがちです。看護師は職業柄、血を見ることに慣れていますが、血に弱い利用者や家族もいます。ケガ自体は軽かったとしても、出血量に本人や家族がショックを受けているようなら、受診したほうが安心してもらえるはずです

痛みが激しいケガ

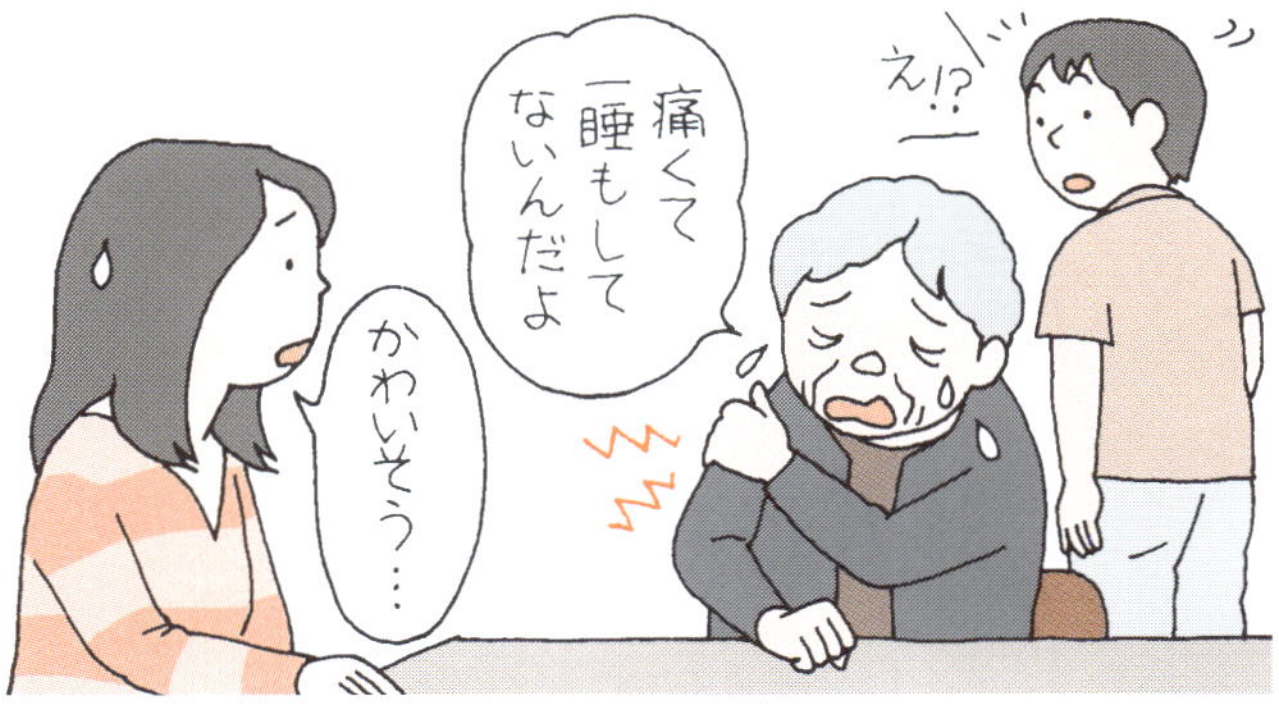
え!?
痛くて一睡もしてないんだよ
かわいそう…

転落事故があった際、何度確認しても本人が「大丈夫だ」と言うので、家族に連絡を入れないことがありました。しかし、面会に来た家族には「痛くて一睡もできなかった」と伝えたそうです。お年寄りの中には、遠慮する人がいます。痛みの訴えが強い場合や、我慢しがちな人は受診させるといいでしょう

受診判断における家族への配慮とは

看護師の受診判断が医学的に正しかったとしても、家族トラブルに発展することがあります。その代表的なものが、上に挙げた3つです。これらの共通点は、「家族の感情を傷つけてしまったケガ」だと言えます。

傷自体は軽くても、見た目が痛々しいケガや出血が多いケガは、家族の目には大変な事故に映るものです。ですから家族のショックを和らげるためにも、受診しましょう。

また、軽いケガでも「痛い」と大騒ぎする人は受診させるべきです。医学的にプロである看護師には「傷は軽いから大丈夫」とわかっていても、家族は「こんなに痛がっているのに放っておかれた」と感じてショックを受けてしまいます。

また、本当は痛いのに我慢してしまうお年寄りにも注意が必要です。このタイプの利用者には何度もくり返し痛みを確認し、家族への説明も欠かさないようにしましょう。

経過観察の方法

利用者の容態が急変しないか見守るときに、注意すべきことは何でしょうか

基本的な見守り方

起きている場合

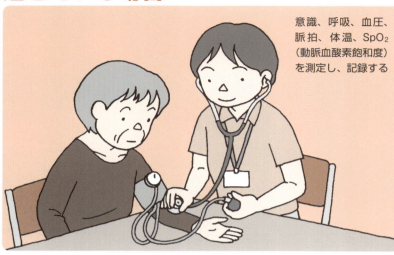

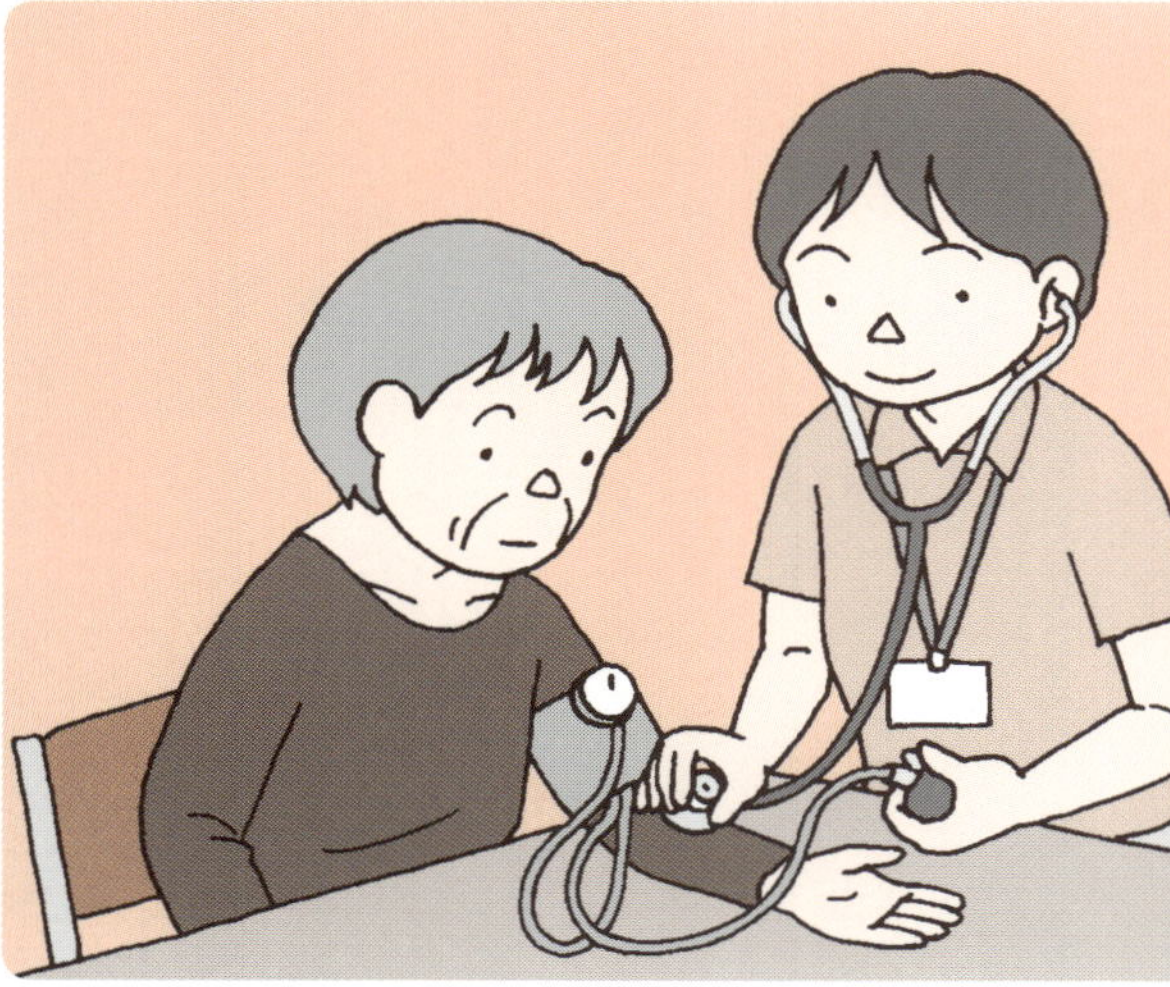

意識、呼吸、血圧、脈拍、体温、SpO_2（動脈血酸素飽和度）を測定し、記録する

寝ている場合

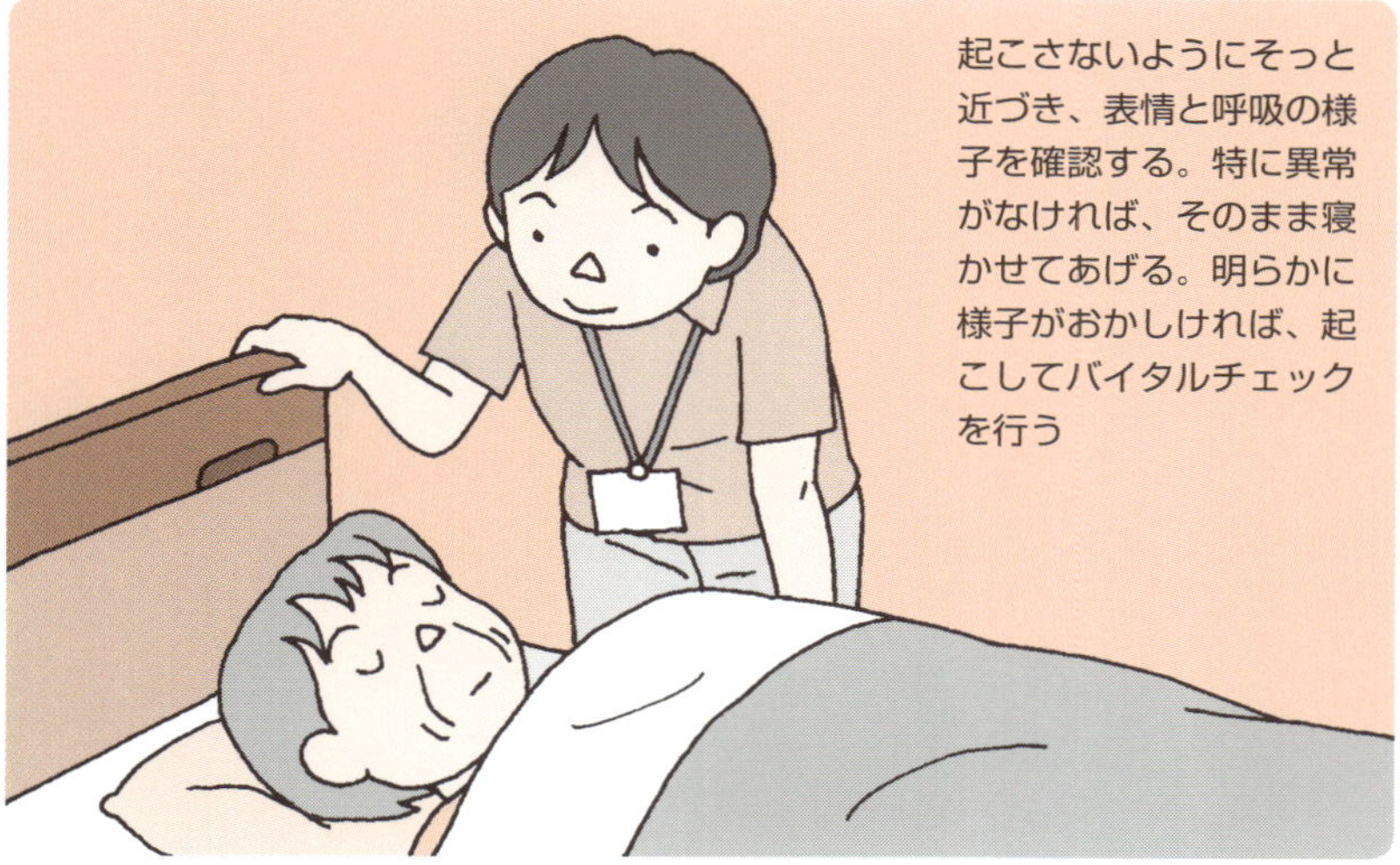

起こさないようにそっと近づき、表情と呼吸の様子を確認する。特に異常がなければ、そのまま寝かせてあげる。明らかに様子がおかしければ、起こしてバイタルチェックを行う

頻度

最初の2時間は、30分おきにバイタルチェックを行う。その後最低6時間は、1時間ごとに様子を確認して記録する。

施設内で観察の方法を統一する

事故は起こったけれど、即受診するほどのケガではない場合は、施設内で経過観察を行います。その際、受傷者の現在の状態を誰も把握していなかったり、次の担当にきちんと申し送りができていなかったりすると問題です。そうしたことのないように、経過観察の行い方を施設内で統一してルール化しておく必要があります。

経過観察をルール化するに当たって考えておきたいポイントは、「基本的な経過観察方法」「申し送り方法」「経過観察を中止し、受診に切り替える際の目安」の3点です。この見開きページに代表的な例を載せましたので、参考にしながらそれぞれの施設の運用に合わせたマニュアルを作成しましょう。

職員の申し送りの注意点

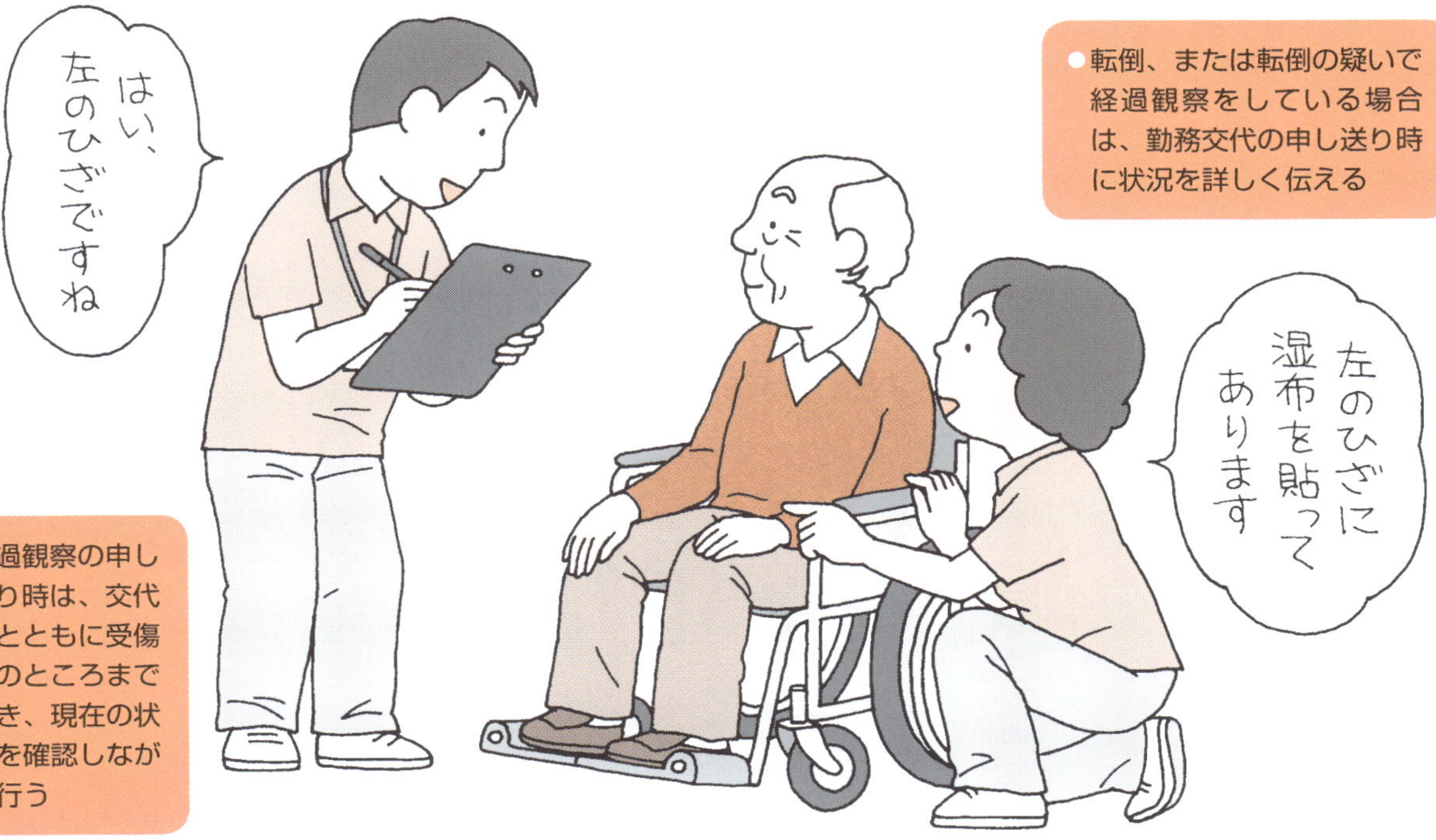
はい、左のひざですね
左のひざに湿布を貼ってあります

- 転倒、または転倒の疑いで経過観察をしている場合は、勤務交代の申し送り時に状況を詳しく伝える

- 経過観察の申し送り時は、交代者とともに受傷者のところまで行き、現在の状態を確認しながら行う

経過観察を中止し、受診する際の目安（例）

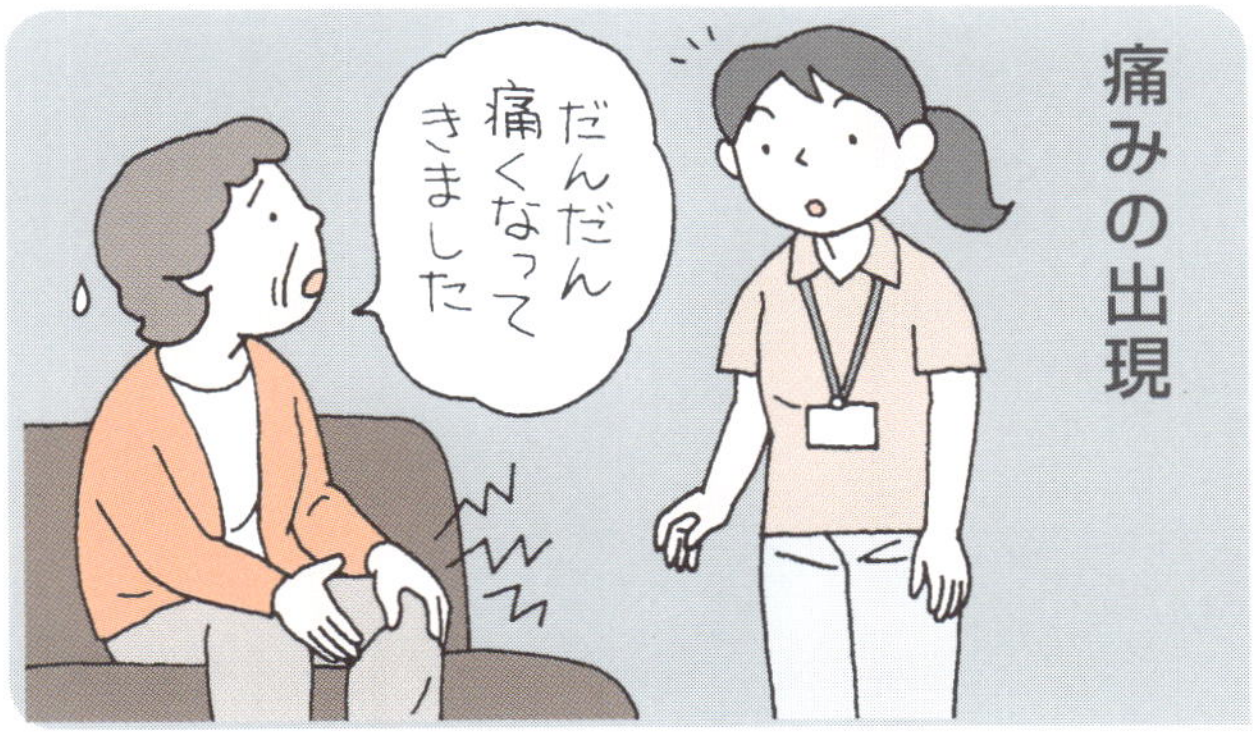
痛みの出現
だんだん痛くなってきました

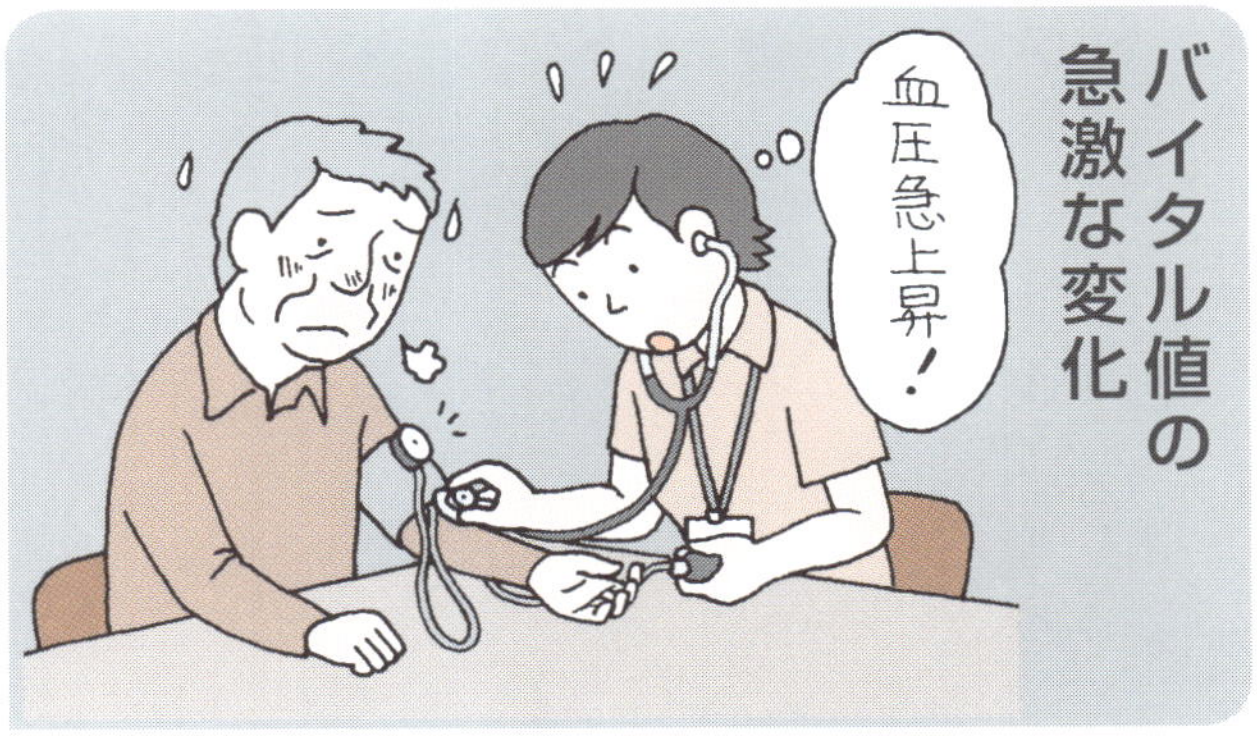
バイタル値の急激な変化
血圧急上昇！

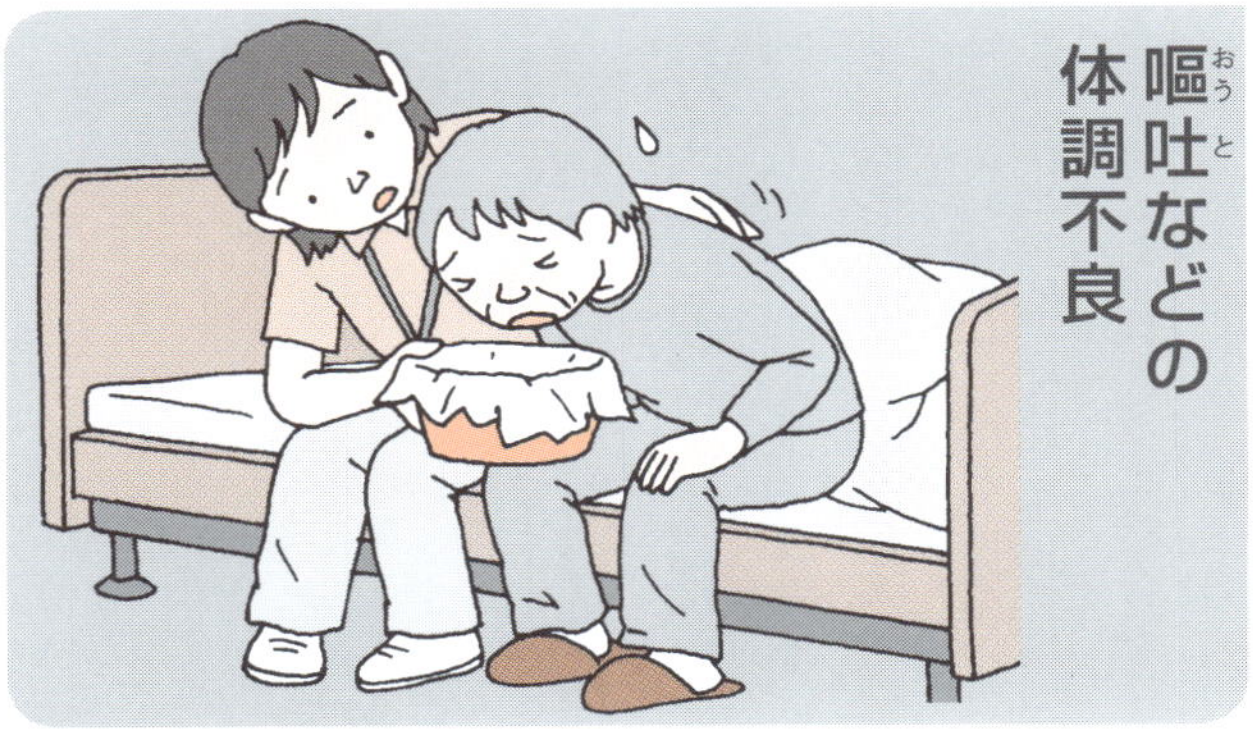
嘔吐《おうと》などの体調不良

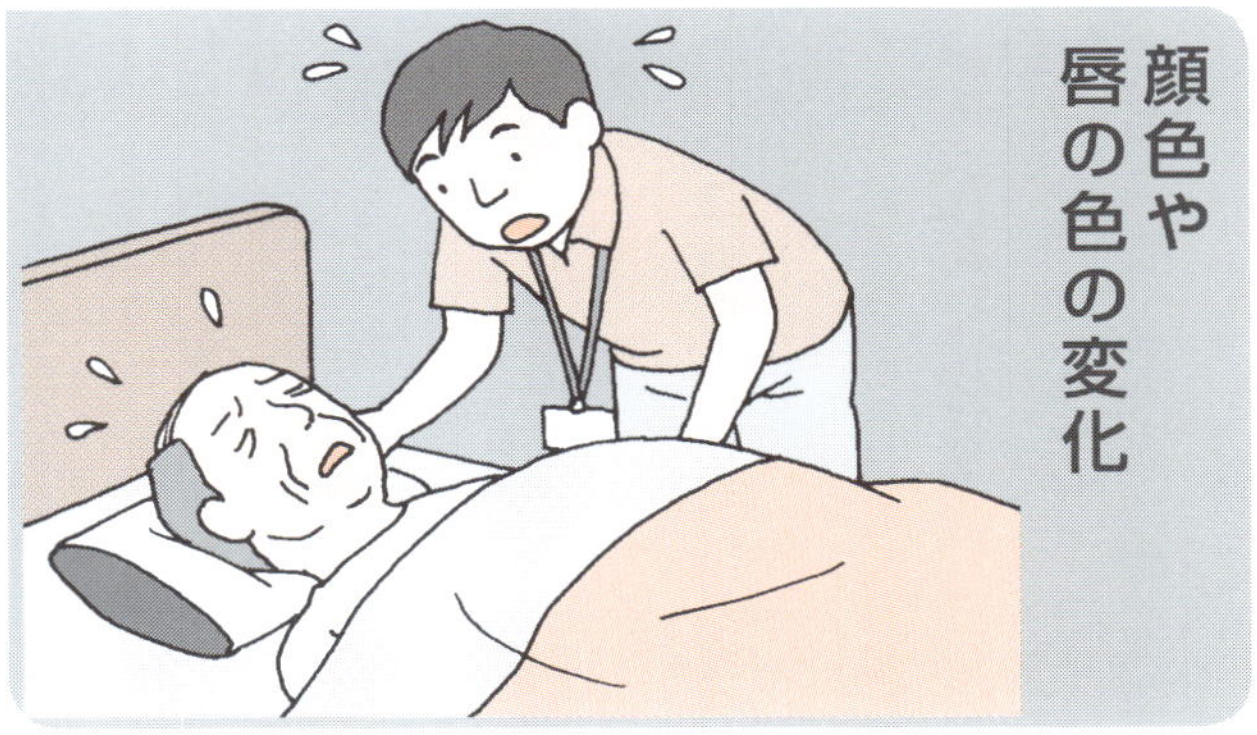
顔色や唇の色の変化

家族への連絡

事故が起こったことを、家族には誰がどのタイミングで伝えるのでしょうか

即受診となった際の家族への連絡

タイミング

受診判断で「即受診」となったら、すぐ家族に連絡をして受診の了承を得ます。病院が決定したら、家族にも病院に来てもらいます。夜間であっても同様です

伝える内容

本人の状態、受診の判断についてだけ伝えます。受診する前段階なので、事故の詳しい状況や施設の対処方法などを伝える余裕はないのが実情です。ここではそうした詳細には触れず、受診後に詳しい説明をする旨を言い添えておきましょう

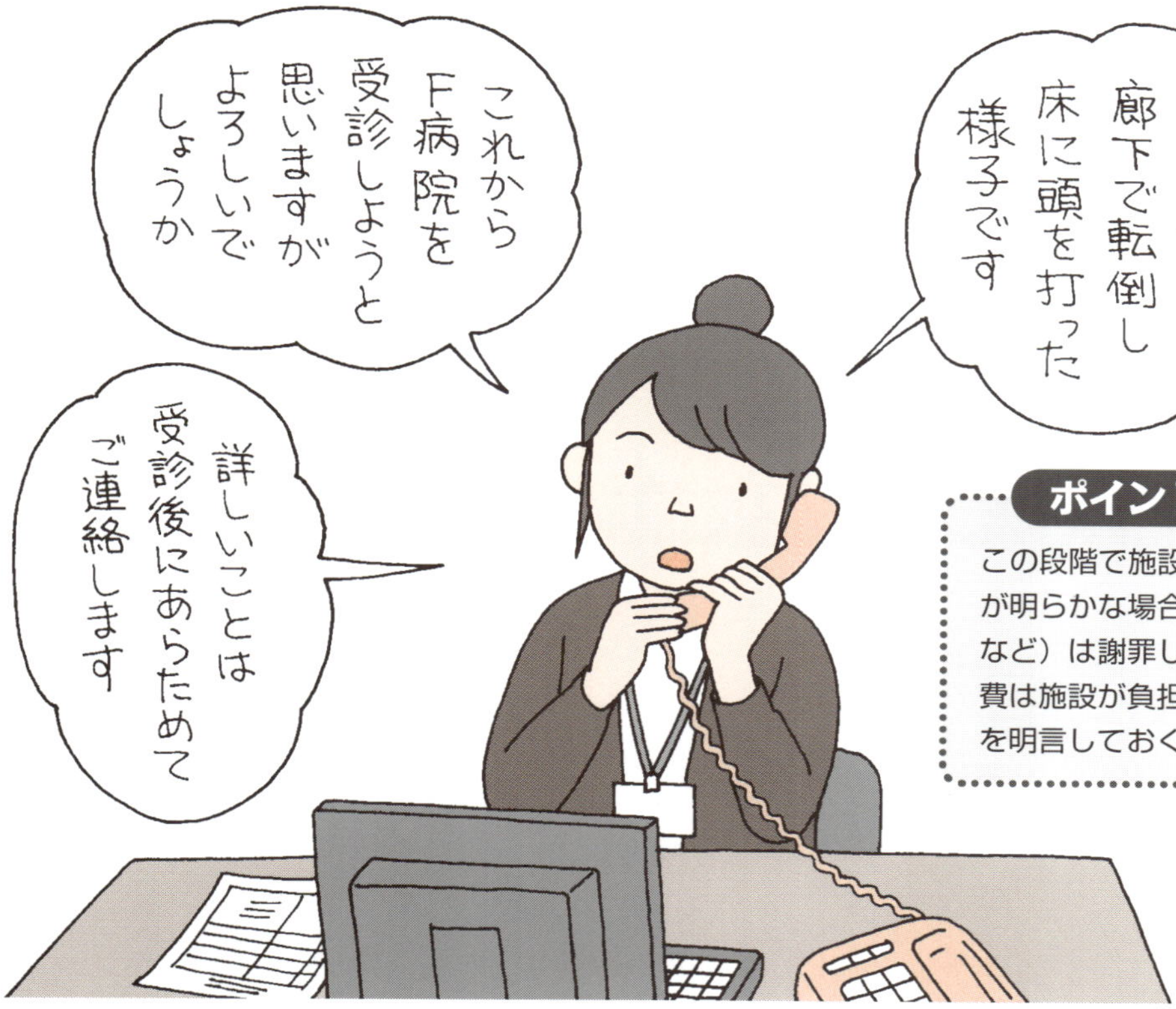
Eさんが廊下で転倒し床に頭を打った様子です
これからF病院を受診しようと思いますがよろしいでしょうか
詳しいことは受診後にあらためてご連絡します

ポイント

この段階で施設の過失が明らかな場合（誤薬など）は謝罪し、診察費は施設が負担する旨を明言しておく

入所時に扱い方を取り決めておく

受診か経過観察か、施設としての基本方針が決まったら、続いて行うべきことは「家族への事故の第一報」です。基本的には受診判断後すぐに行いますが、入所時の取り決めで家族に特別な意向がある場合には、それに従いましょう。

第一報は、まだ状況が整理されていない段階です。ここでながながと話すと、お互い混乱することが予想されますので、最低限の報告と説明に留め、詳しい話は受診後にする旨を伝えるといいでしょう。

家族への連絡は、生活相談員やソーシャルワーカー、ケアマネジャーなど、外部対応担当の職員が行います。担当介護士が行う施設がありますが、担当介護士は利用者のケアが優先です。

経過観察となった際に取り決めておきたい項目

即受診であれば、迷わず家族に連絡します。判断が難しいのは経過観察となった場合です。この場合は家族への連絡担当者の判断で、連絡を入れるかどうかを決定します

夜間に経過観察となる事故が起きた場合

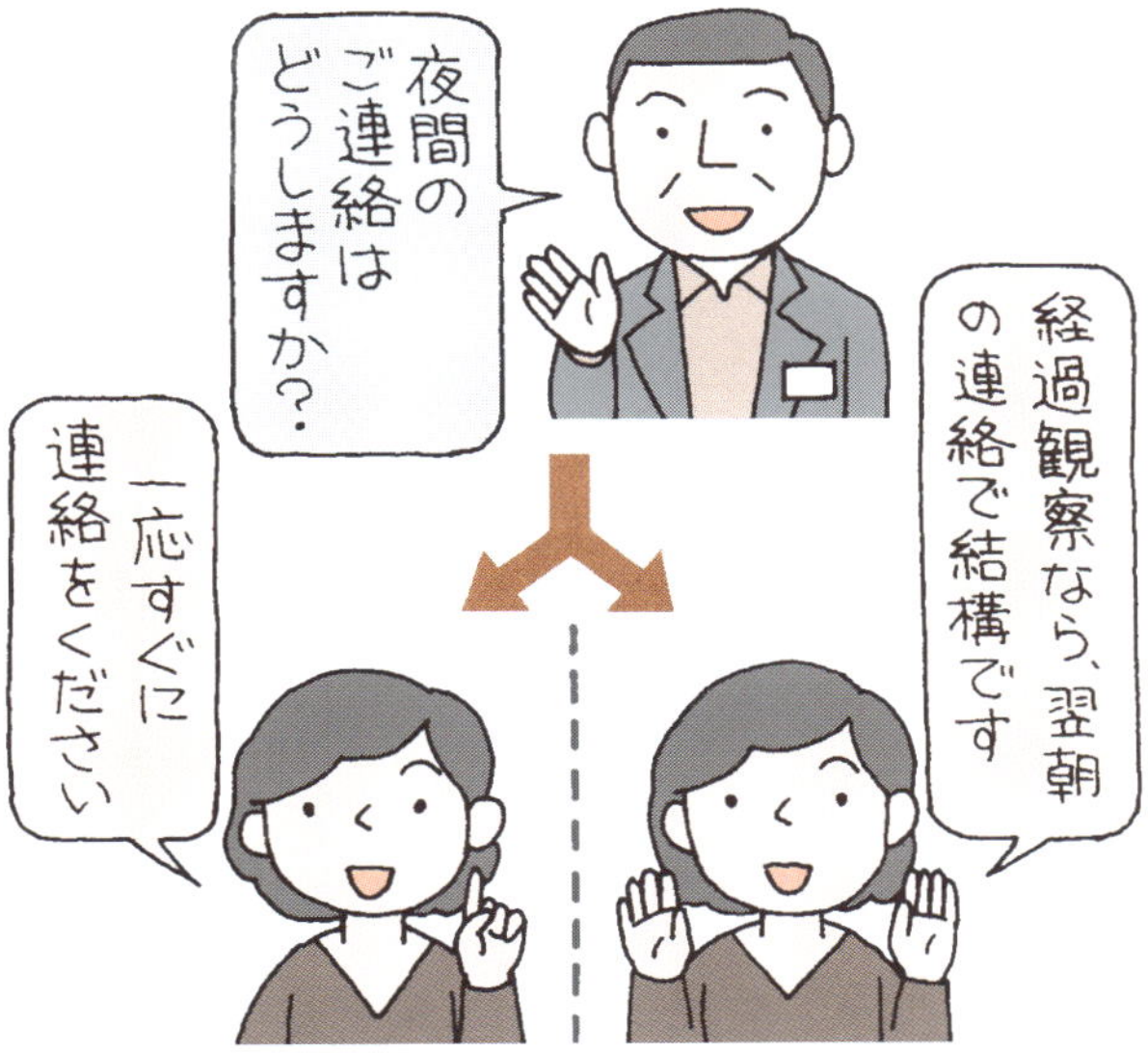

夜間に経過観察となる事故が起きた場合はどうするかについて、入所時に取り決めておきましょう。夜間に連絡を入れないのは、家族が「この程度なら朝になってからの連絡で大丈夫」と了承している場合のみです。それ以外は、事故が疑われる場合も含めて、夜中でも即連絡します

受診判断を家族に任せるかどうか

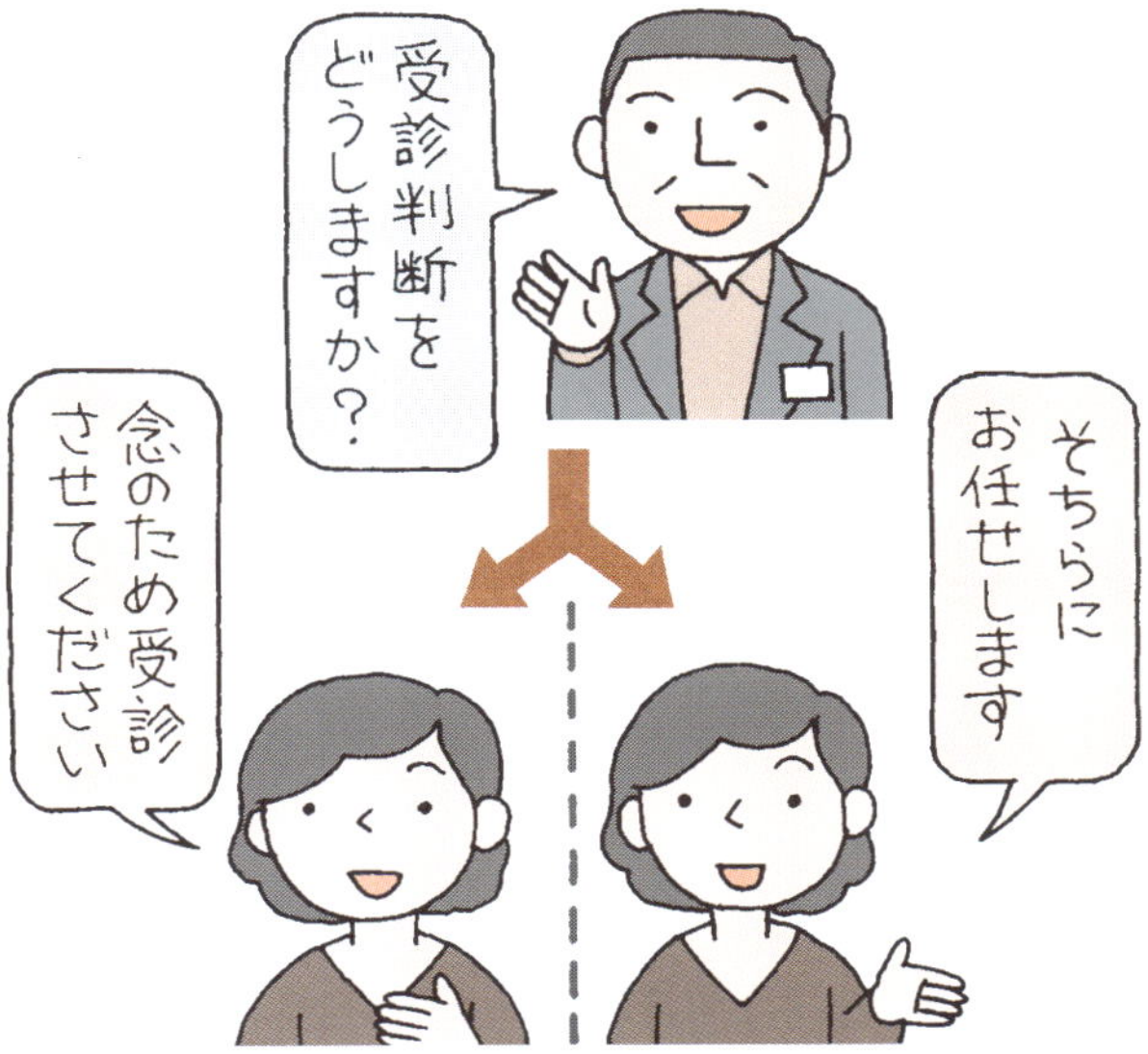

経過観察になった場合、家族に受診判断を任せるかどうかを、入所時に取り決めておきましょう。電話で家族に受診判断をしてもらう際は、正しく状況を伝えることが大切です。利用者の容態の説明や看護師の見解を、家族が納得するまでていねいに伝えましょう

実際に連絡を入れる人

利用者の状況にいちばん詳しいのが担当介護士であっても、介護士が家族へ連絡するのは極力控えたほうがよいでしょう。※家族への連絡は、生活相談員など家族情報に詳しい人が慎重に対応しましょう。

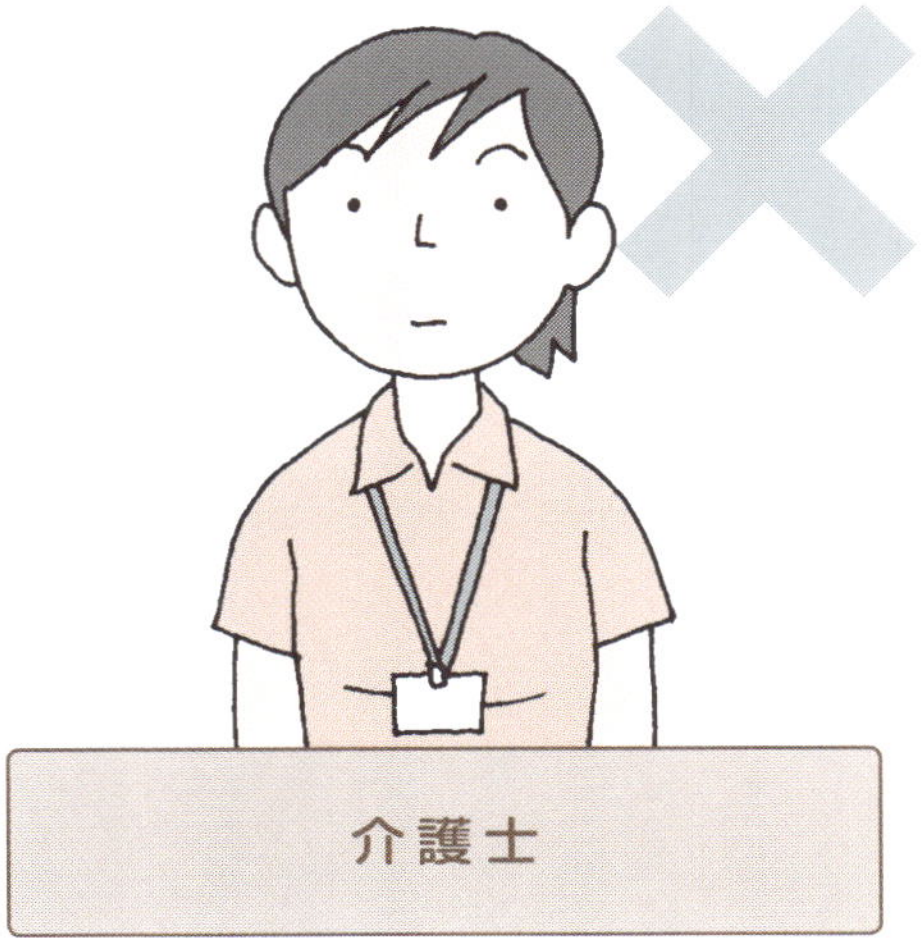
介護士

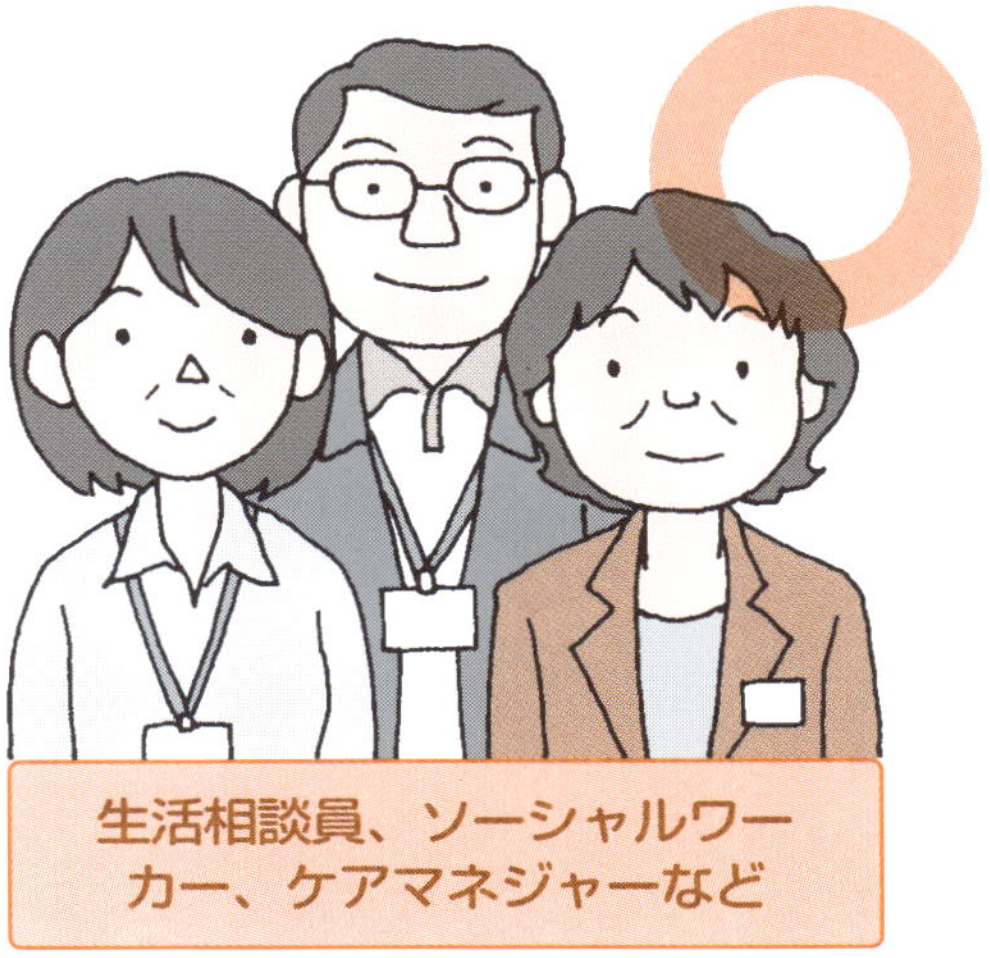
生活相談員、ソーシャルワーカー、ケアマネジャーなど

※特養など夜間は介護職しかいない施設で夜間の家族連絡が必要になった場合は、介護職が連絡します

施設内外への報告

事故への対処が一段落したら、関係者間で情報共有をしましょう

施設内での速報の流れ

応急処置が終わり、受診か経過観察かが決定したら、対処した介護士と看護師が速報（第一報）を行う

↓

今後の家族対応を担当する職員（生活相談員やケアマネなど）が事故報告を受ける。家族に報告するのに必要な項目の聞き取りをする

↓

- 施設内報告を受けて、受診後に家族に対して状況を詳しく説明する
- 必要があれば施設管理者に連絡し、病院急行の要請をする

施設内報告のおもなヒアリング項目

- ☑ **事故状況**（いつ、どこで、どのような事故が起きたのか）
- ☑ **対処内容**（いつ、誰が、どこで、どのような応急処置を行ったのか）
- ☑ **受傷状況**（どこに、どのような状態のケガや傷などがあるのか）
- ☑ **容態**（全身状態やバイタル値など、受傷者の容態について）　など

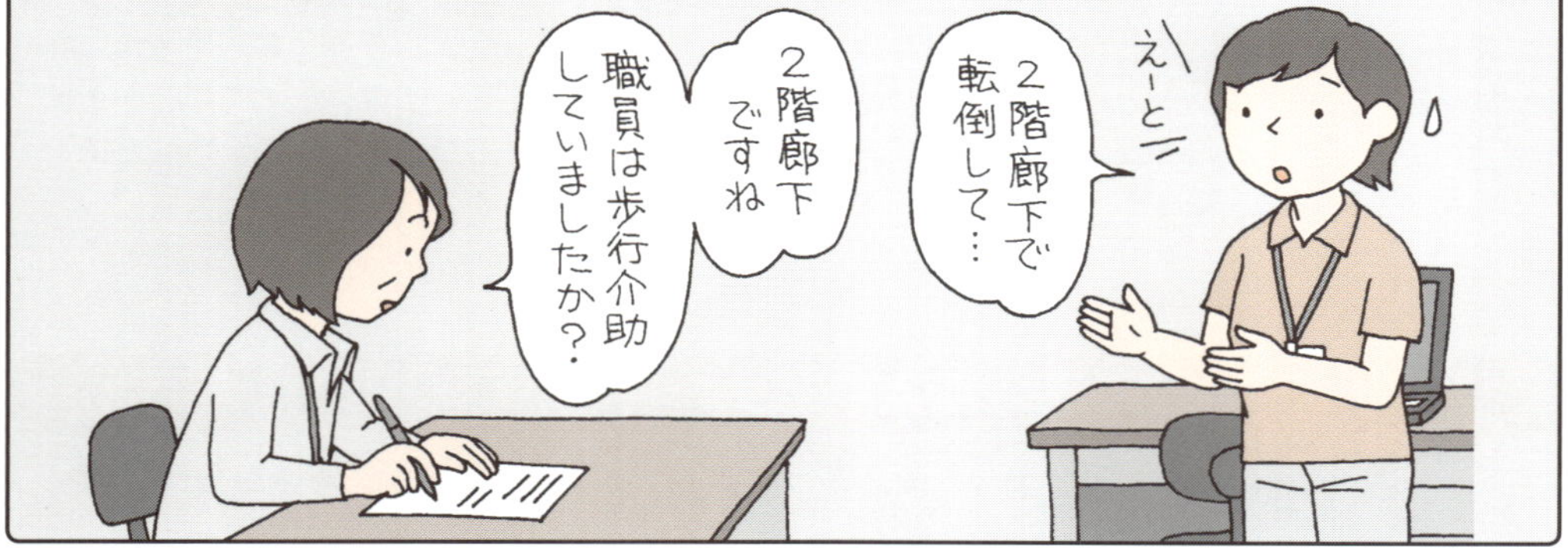
えーと
2階廊下で転倒して…
2階廊下ですね
職員は歩行介助していましたか？

情報共有を徹底し適切な事後対応へ

事故直後の対処を迅速に行い、受診手配や家族への第一報がすんだら、施設内へ第一報を入れます。これは、現場で対処した介護士と看護師が、今後の家族対応に当たる職員に対して詳細を報告することです。家族対応に当たる職員は、病院で家族と対面したらすぐ、事故の詳細について説明する必要があります。ここで報告するのは、そのときに家族に伝えるべき内容についてです。

その後、あらためて詳しい事故調査を行います。家族に納得してもらい、今後同じような事故を起こさないためには、この事故調査が非常に重要です。

事故調査と同時に、生活相談員は施設外の関係各所に対しても事故報告を行います。

事故調査後の施設内報告（続報）

責任者は現場で担当した介護職員に対し、下の５項目について詳しく調査し報告をさせます。報告の期限は、だいたい事故後５日程度です

1 事故前の利用者の様子

（どこで、どのようにしていたか、変わった様子はなかったか、危ない兆候は見えなかったか、など）

2 事故の発生状況

（いつ、どこで、どのような事故が起こったのか。目撃者がおらず、発生状況が特定できない場合は、利用者の生活状況や動作状況から推測する）

3 事故発生時の対処

（いつ、どのようなタイミングで、誰が、どう判断し、どんな対処をしたのか、など）

4 事故原因

（78～83ページを参考に事故原因の究明を行う。原因究明のための3点分析や、直接原因の裏にあるリスク要因まで洗い出すことが大切）

5 再発防止策

（洗い出した事故原因をもとに、どうしたら改善できるか再発防止策を検討する。事故状況が不明でも推測して、必ず再発防止策まで深く検討する）

施設外の関係各所への報告

1

医者から治癒見込みや治療方針などの説明を聞き、それをもとにケアマネジャーと今後のケア内容についてよく話し合う

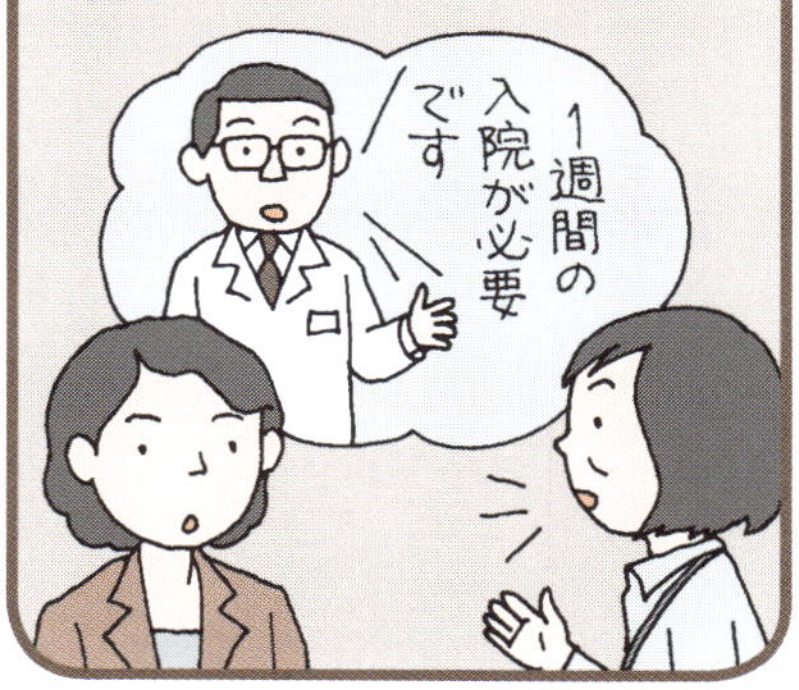
1週間の入院が必要です

2

自治体に対して、事故報告をする。事故速報と、原因や再発防止策を記入した詳細の2回に分けて提出すること

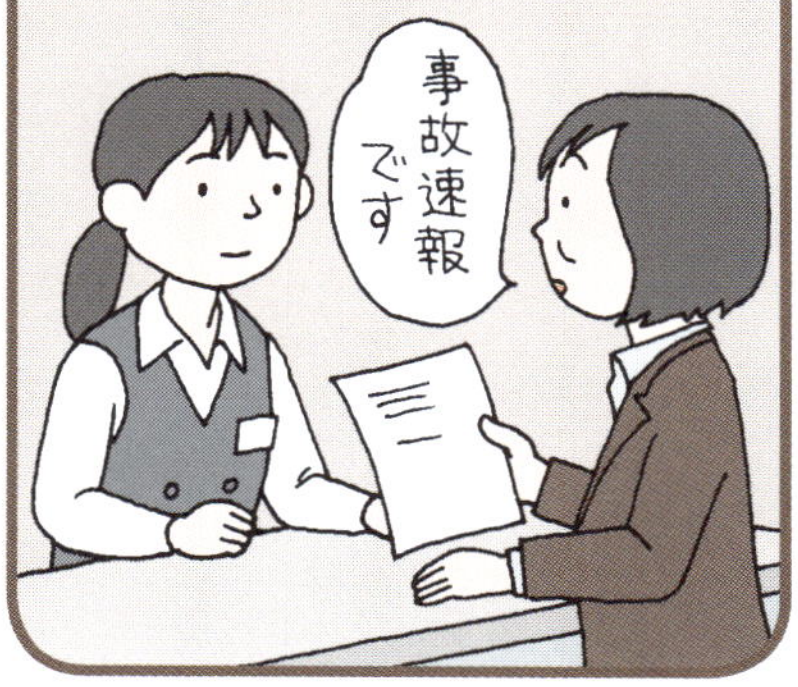
事故速報です

3

事故が起きたら取り急ぎ保険会社に連絡し、事故報告を行う。その後の調査で施設に過失がないと判断された場合は、報告を取り下げればよい

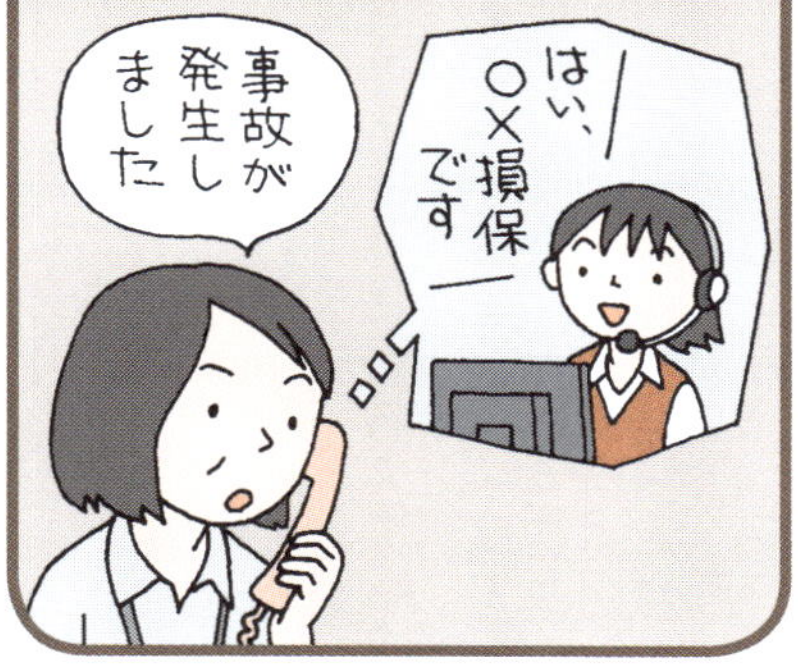
事故が発生しました
はい、○×損保です

家族に対する説明

大きなトラブルに発展するおもな原因は、この場面での対処ミスにあります

介護保険制度における家族への事故の説明責任

介護老人福祉施設には「運営基準　第35条4項」

指定介護老人福祉施設は、入所者に対する指定介護福祉施設サービスの提供により賠償すべき事故が発生した場合は、損害賠償を速やかに行わなければならない

居宅サービスには「指定居宅サービス等の事業の人員、設備及び運営に関する基準　第37条3項」

指定訪問介護の提供により賠償すべき事故が発生した場合は、損害賠償を速やかに行わなければならない（※通所介護へ準用）

過失がない場合

過失がなく、債務不履行に当たらないので損害賠償を行わない場合は、その理由を相手が理解できるように事業者側から説明しなくてはならない

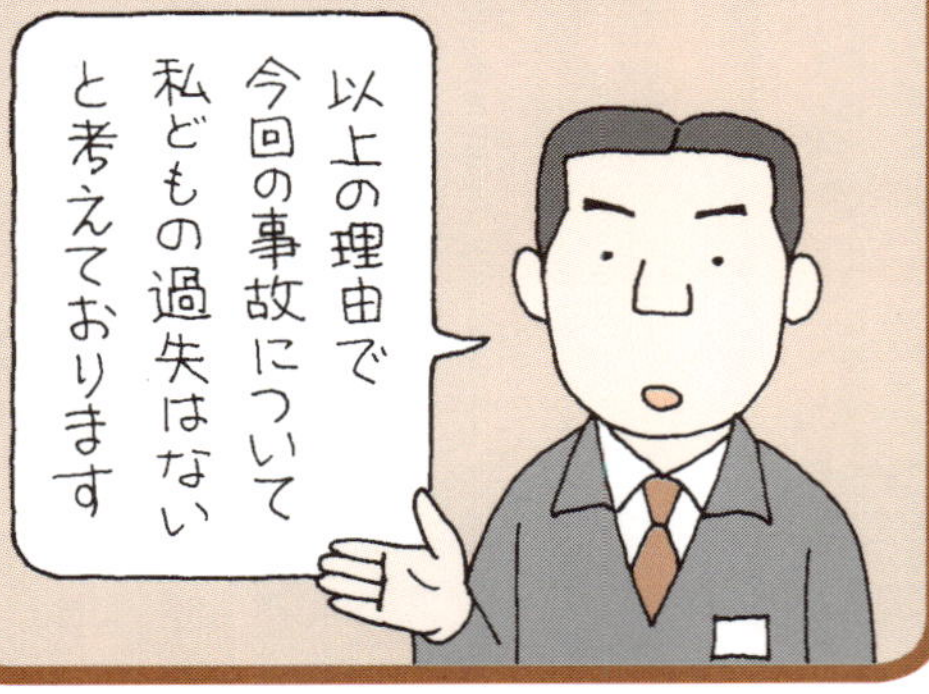
以上の理由で
今回の事故について
私どもの過失はない
と考えております

過失がある場合

事業者が自らの債務不履行（過失がある状態）を知った時点で、相手が過失の存在を知らなかったとしても速やかに賠償を履行しなければならない

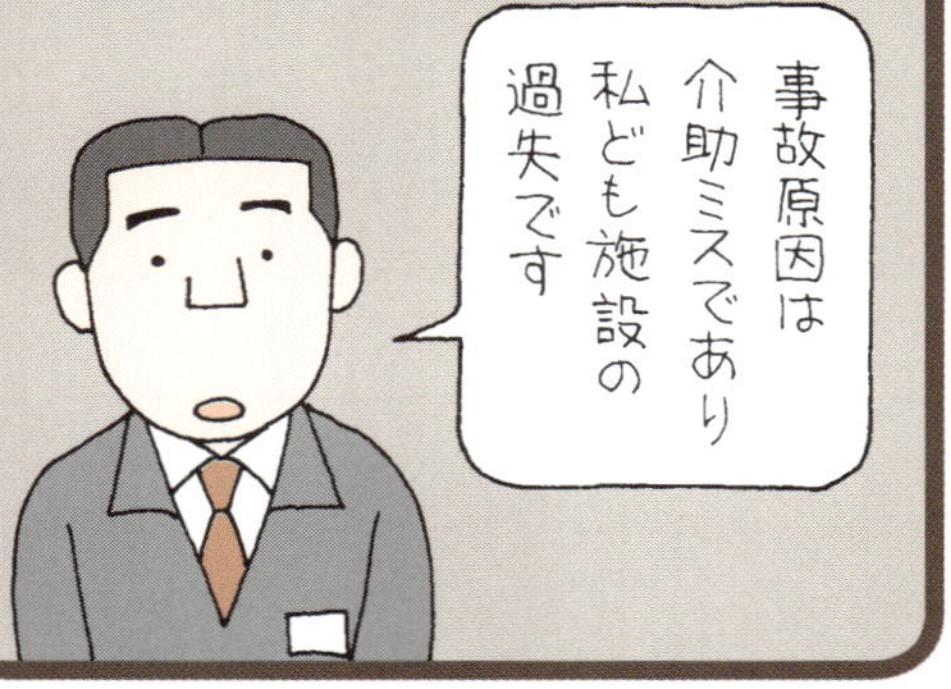
事故原因は
介助ミスであり
私ども施設の
過失です

事故の積極的な説明は施設の義務

入所施設やデイサービスにおいて、事故が起こっても家族から要求されないと積極的に説明や補償を行わない施設があります。一般企業であってもこれは問題ですが、医療や介護業界でこのモラルの低さは決して許されません。

医療や介護業界では、施設側の過失によって患者や利用者側が損害を被っても、それを証明するのに十分な情報を得ることは困難です。ですから上の図にあるように、介護保険制度では補償や説明責任についてあらかじめ規定を設けています。

介護保険サービス事業者はこの制度の趣旨を理解し、事故が起こったときには家族に対して積極的に内容を開示し、説明責任を果たしましょう。

家族への説明① ～病院に駆けつけてきた場面～

対応する職員

入院を要する事故の場合、施設管理者が立ち会って対応します。そのため、「入院が必要になるかもしれない」と判断した時点で、管理者に連絡して病院まで急行してもらうルールづくりが必要です。

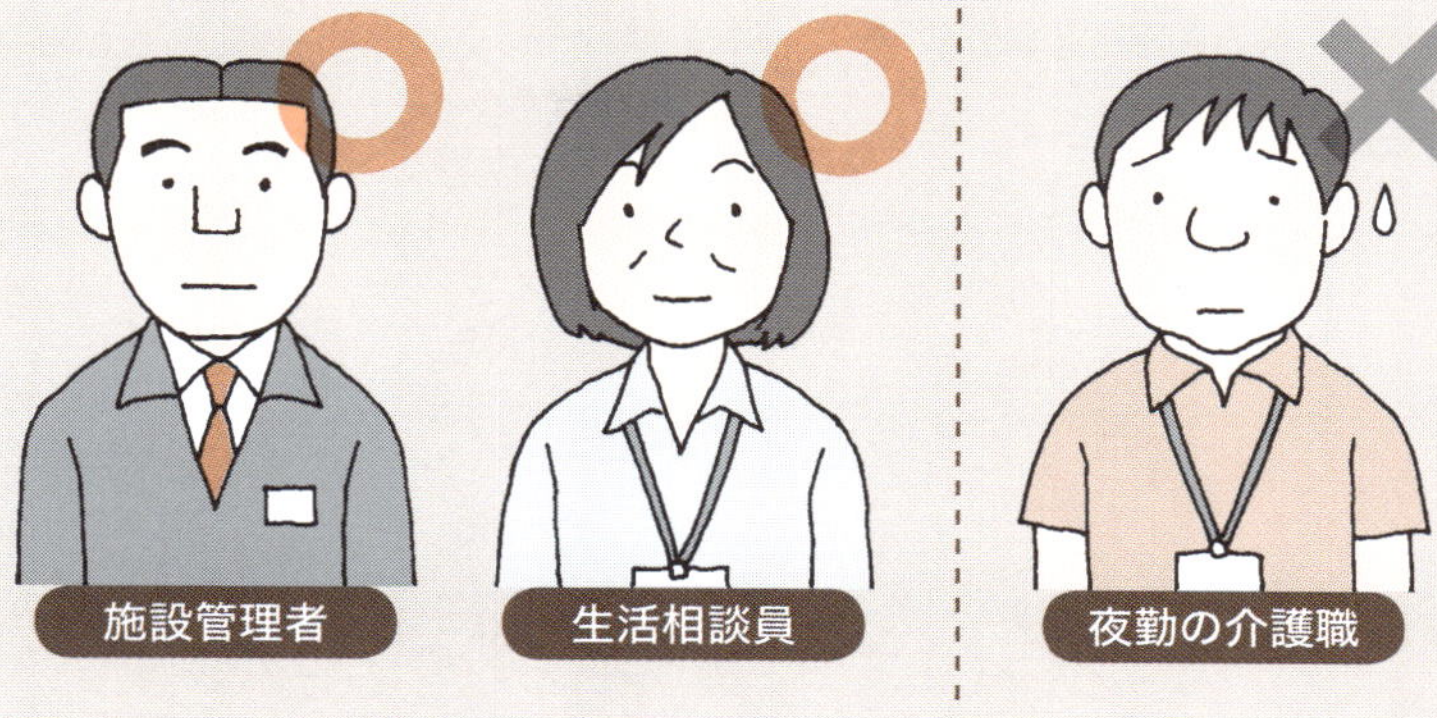
施設管理者
生活相談員
夜勤の介護職

説明する内容

実際に家族と面会して説明を行うことになった職員は、事前に「施設内報告」の段階で現場の職員から受けた説明を家族にていねいに伝えます。まだ詳しい調査が行われていないこの時点では、事故原因の詳細や過失の法的判断はできません。わからないことは「わからないので今後しっかり調査を行う」と伝え、事故の責任について軽卒な発言をしないことが大切です。

- 現在把握している事故状況
- 事故やケガに対して施設側が行った対処内容
- 詳しい受傷状況や現在の容態と、今後の治癒見込み
- すでに医者から説明されたことがあれば、その内容を伝える
- 過失が明確であれば謝罪

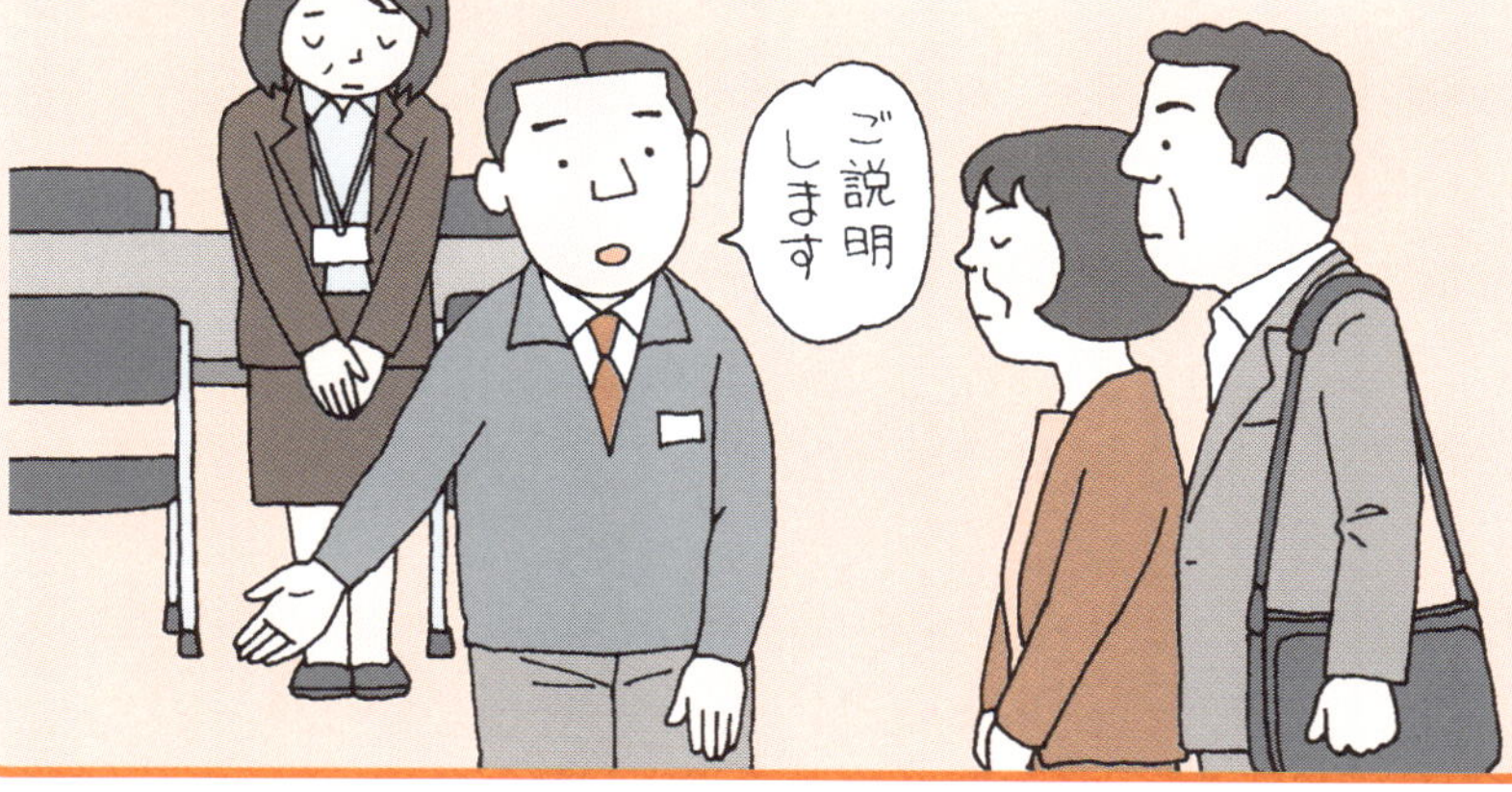
ご説明します

ポイント

今後の事故への対応について、この時点で見通しを伝えておく必要があります

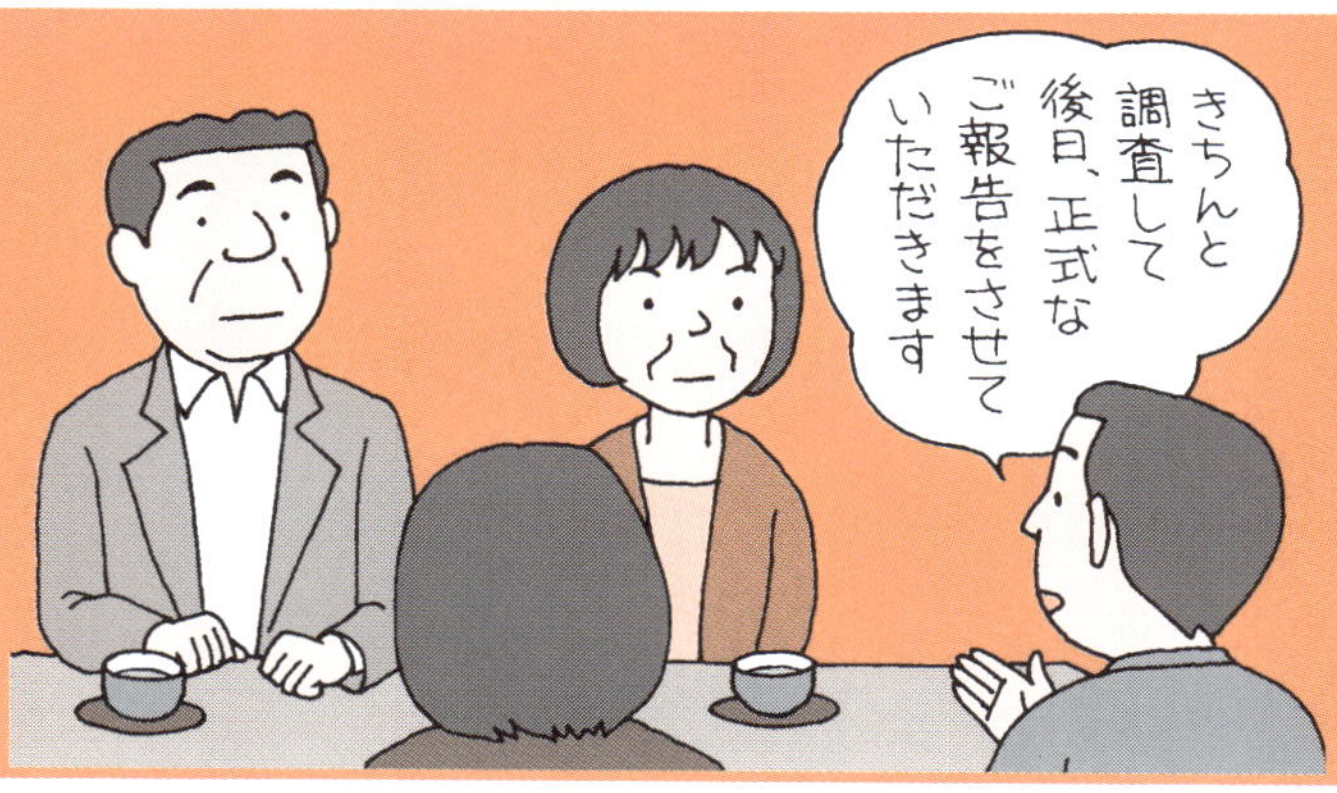
きちんと調査して後日、正式なご報告をさせていただきます

正式な説明は、調査時間（5日程度）を確保するため事故から1週間～10日後に設定し、この時点で家族と日程調整をしましょう

家族に対する説明

家族の心情

今後の不安

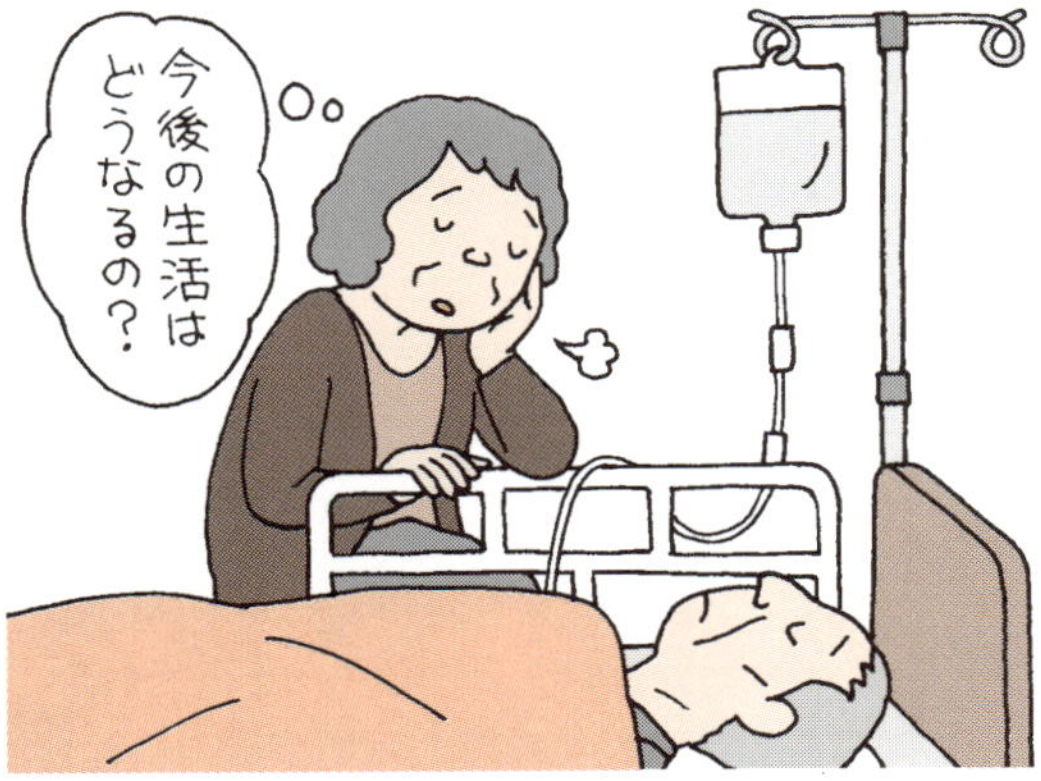

多くの場合、家族は「この事故をきっかけに歩けなくなったらどうしよう」など、今後の生活について不安に感じています

施設への不信

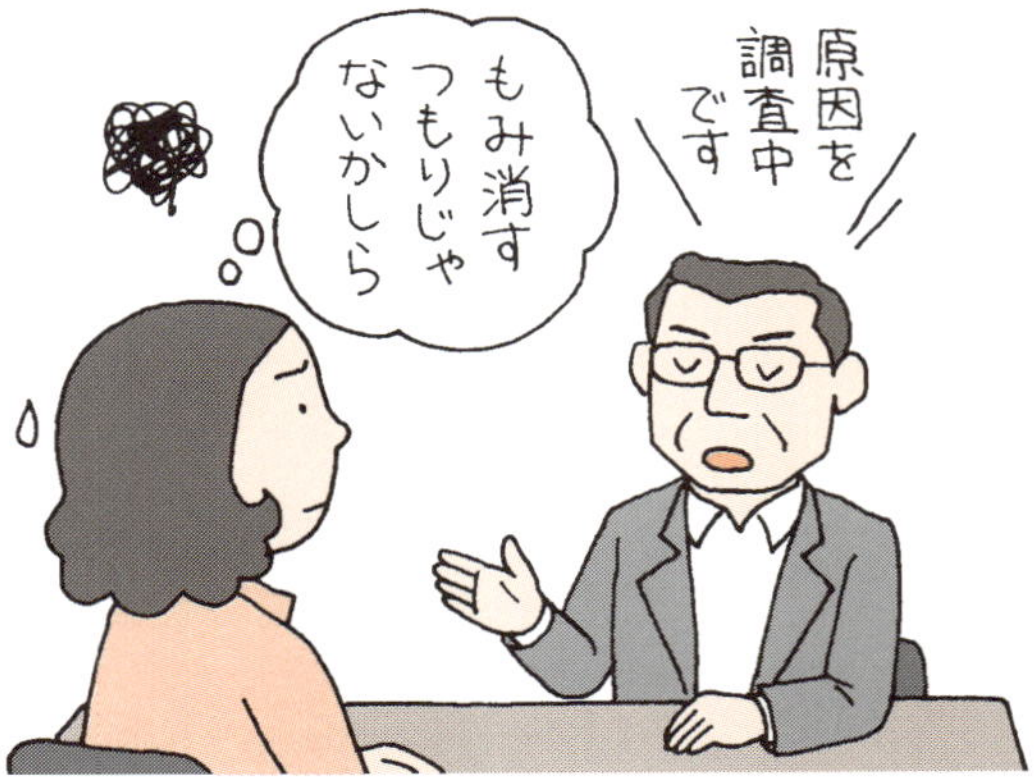
原因を調査中です
もみ消すつもりじゃないかしら

家族に対する情報量が足りないと「このままうやむやにされるのではないか」と疑心暗鬼になってしまい、トラブルに発展しやすくなります

金銭的な負担

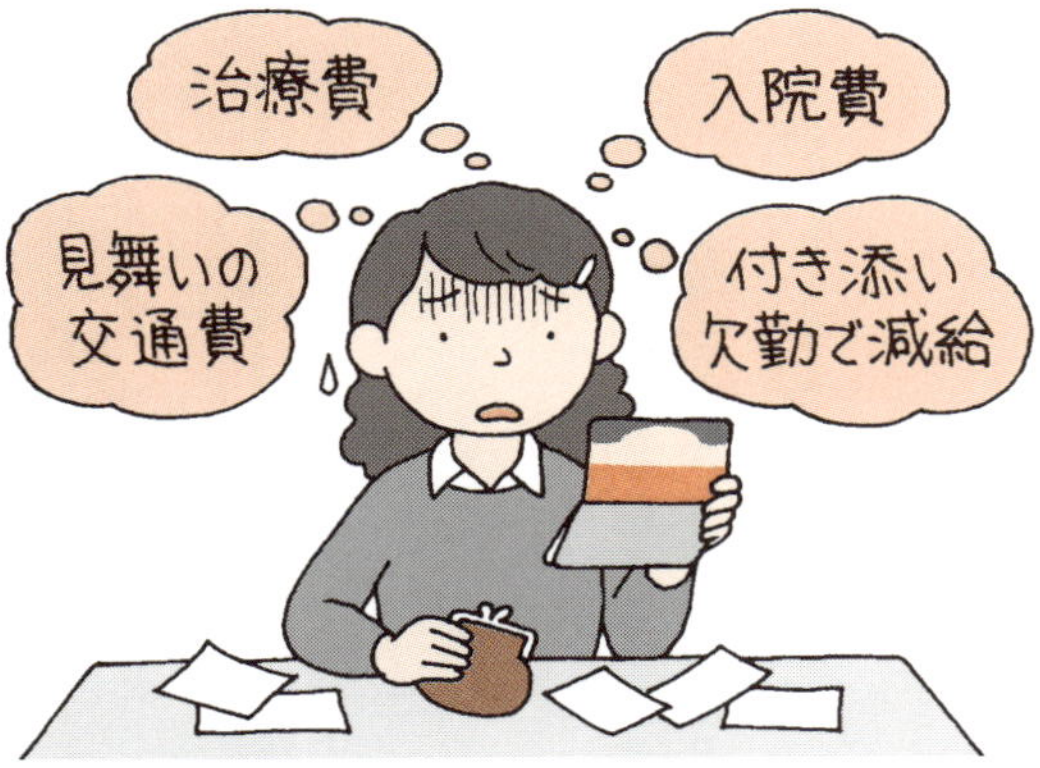
治療費
入院費
見舞いの交通費
付き添い欠勤で減給

家族が入院すると、それだけで意外と出費が重なります。生活上の負担だけでなく、金銭的な負担が家族を悩ませることも忘れてはいけません

負担に対する疲れ

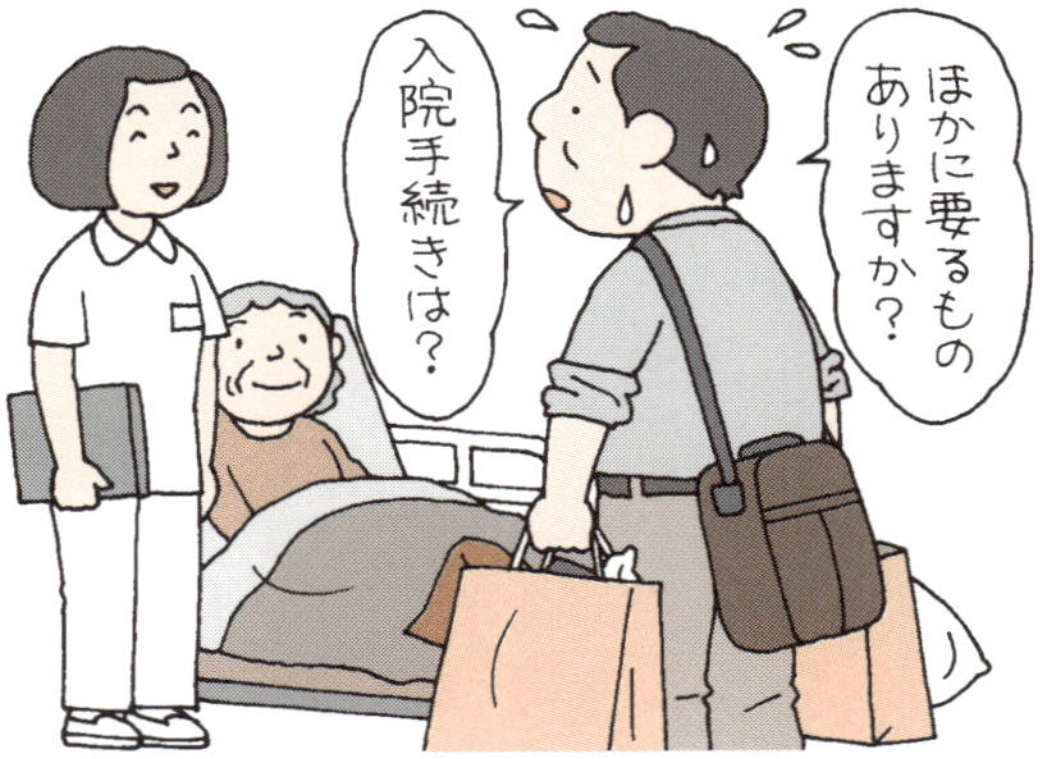
ほかに要るものありますか？
入院手続きは？

家族が入院すると、主介護者は見舞いや介護のために生活リズムが大幅に乱れます。心身の疲れが蓄積するのも、つらい部分です

本人と同じくらい家族もつらい

上のイラストからもわかるように、家族にかかる負担は精神的負担から経済的負担まで、実に広範囲にわたります。

こうした状況の中で家族の心情をなるべく傷つけないためには、施設側の職員の対応に誠意が感じられるかどうかが非常に大切です。「事故に関する今後の対応手順について伝える」「しばらくは車イス生活になるが、数ヵ月で歩けるようになるだろうことを伝える」など、今後の見通しが立つようにていねいに説明しましょう。

家族が病院に駆けつけた段階では「防ぎようがない事故でした」などと過失を逃れるような発言は、避けたほうが賢明です。たとえ事実であってもひどく無責任な印象を与えてしまうので、過失の説明はきちんと調査したあとで行いましょう。

家族への説明②　～後日の正式な説明～

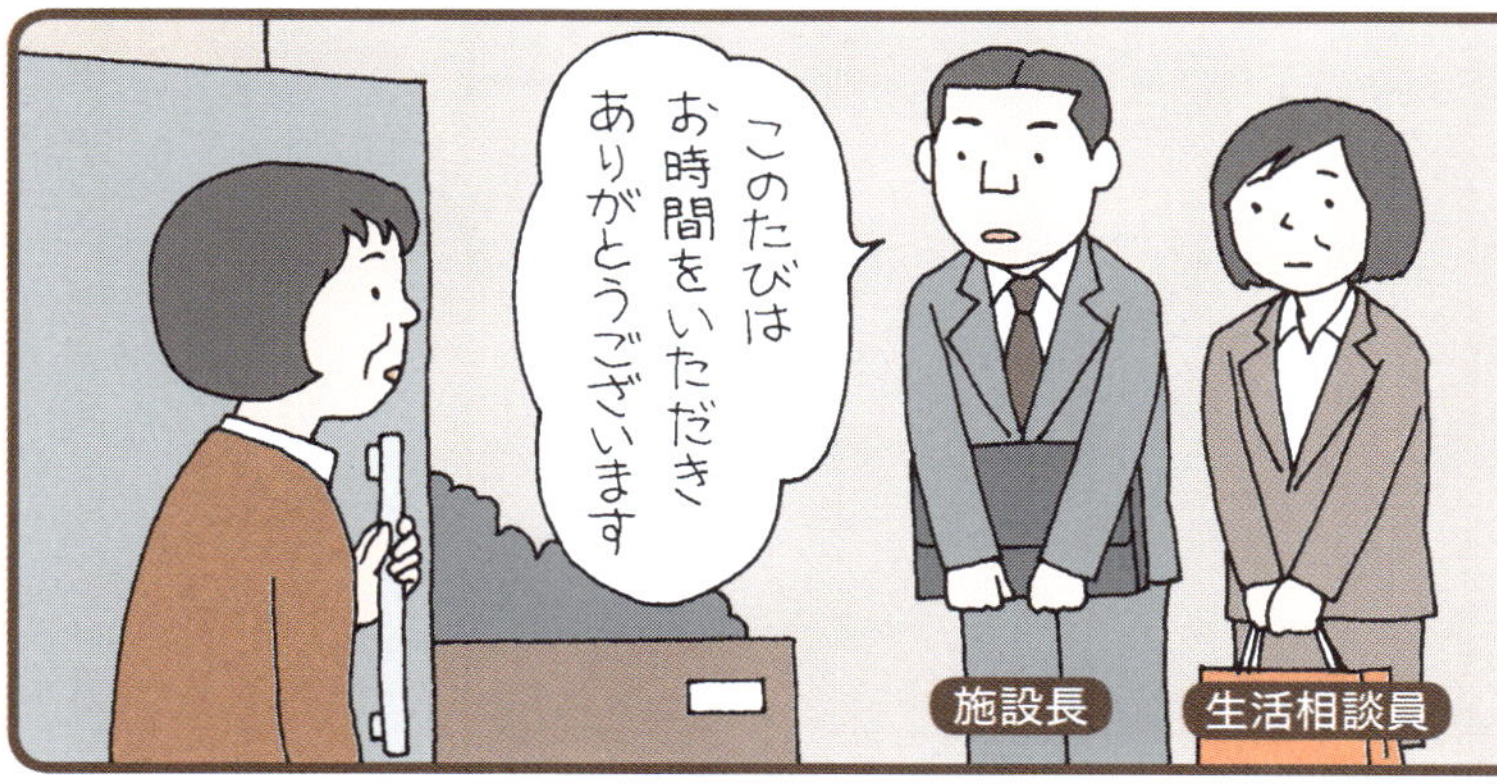
このたびはお時間をいただきありがとうございます
施設長
生活相談員

場所

後日、お互いの予定を合わせて正式に説明を行う場合は、基本的には施設長が家族を訪問します。謝罪をするのに、相手を施設に呼びつけてはいけません。ただし、家族が家に来てほしくない場合のみ、施設で行います。

説明する内容

事前に調査した結果の報告書や、保険会社と話し合った賠償内容などの資料を持って説明します。説明を始める前に、受傷者本人や家族が受けた苦痛に寄り添った言葉をかけることができれば、家族としても説明内容を受け止めやすくなるものです。

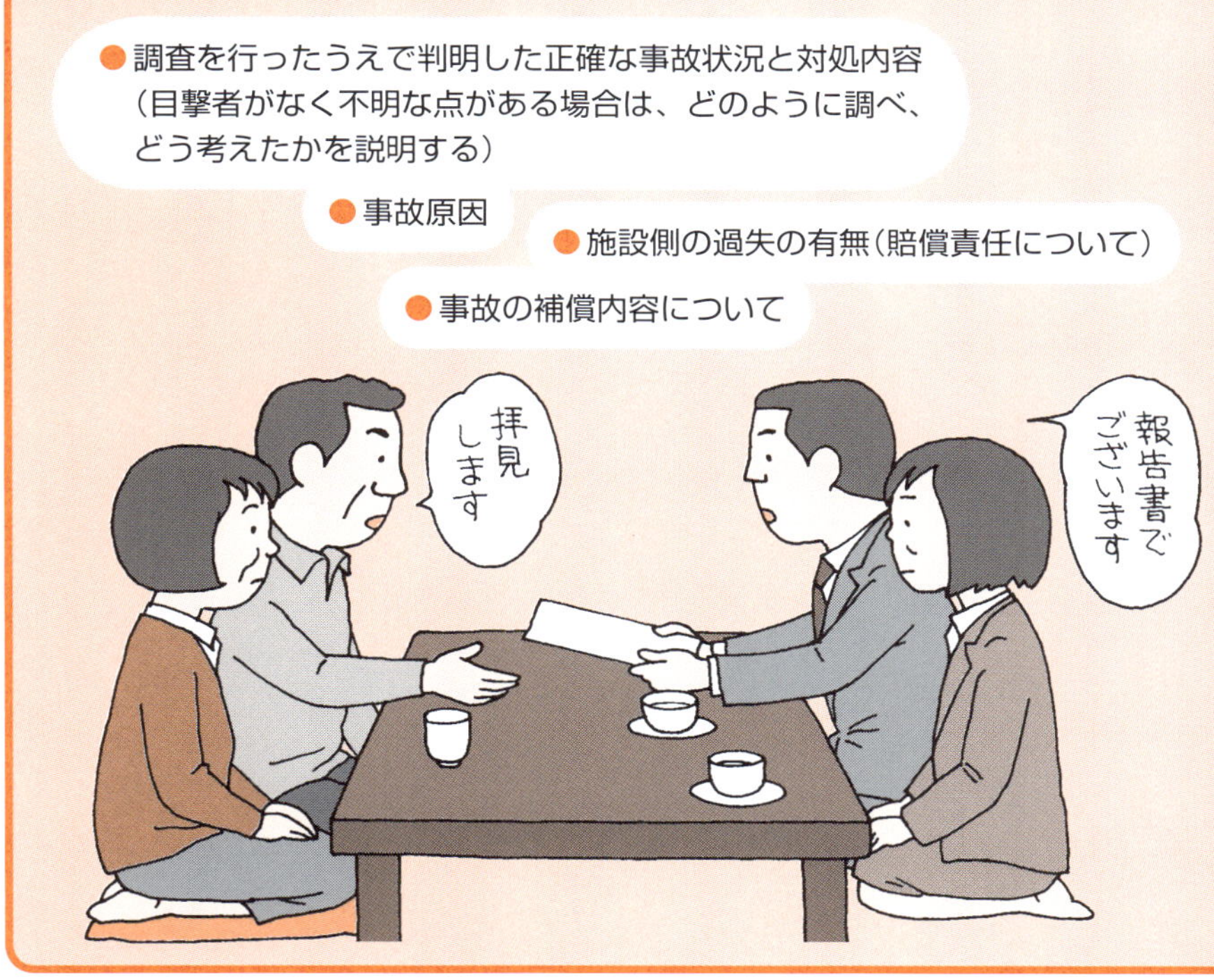
●調査を行ったうえで判明した正確な事故状況と対処内容（目撃者がなく不明な点がある場合は、どのように調べ、どう考えたかを説明する）
●事故原因
●施設側の過失の有無（賠償責任について）
●事故の補償内容について
報告書でございます
拝見します

家族が納得できるよう詳しい説明を

事故対処の最後の課題が「家族に対する正式な説明」です。事故直後の対処から全て適切にできていても、ここを失敗したことで裁判にまで発展してしまった例もあります。

家族に対する正式な説明で大切なことは、利用者や家族の心情を理解し、寄り添う（過失がある場合は謝罪する）気持ちです。これさえしっかりしていれば説明もていねいになるので、相手側も理解して受け入れようという姿勢になります。

相手への謝罪を伝えるためには、社会常識的に相手方に出向くことが基本です。施設長と生活相談員が報告書を持って利用者宅へ伺い、調査結果と補償内容について具体的に説明をして理解を求めます。

この正式な説明の日を迎えるまでの間にも、できるだけ病院や利用者宅にお見舞いに行くといいでしょう。そうした配慮を通して、施設と利用者家族との信頼関係が築かれます。

※詳しい家族対応については、『完全図解 介護リスクマネジメント トラブル対策編』第１章を参照してください

コラム③

オムツ外しへの取り組み方

人は起き上がって端座位（ベッドで両足を床に着け、背もたれなしで上半身を起こしておける状態）がとれれば、オムツは不要です。たとえ歩いてトイレに行けなくても、車イスに移乗してトイレへ連れて行けますし、何かにつかまって数十秒立っていることができれば、介護者が下着を下げてトイレで排泄できるのです。

介護の世界には「オムツを外す3点セット」と呼ばれるものがあります。①高さを調節できるベッド、②介助バー、③ポータブルトイレです。

①のベッドは、ポータブルトイレの高さに合わせましょう。ポータブルトイレを置く位置は、ベッドで寝返りをして起き上がる側の足元です。ベッド側のひじかけを外してピタリとベッドに付けてください。こうすると、床に着いた足を踏みしめ、介助バーを両手で摑んで体を前へ出すことで、お年寄りは独力でポータブルトイレに移乗することができます。

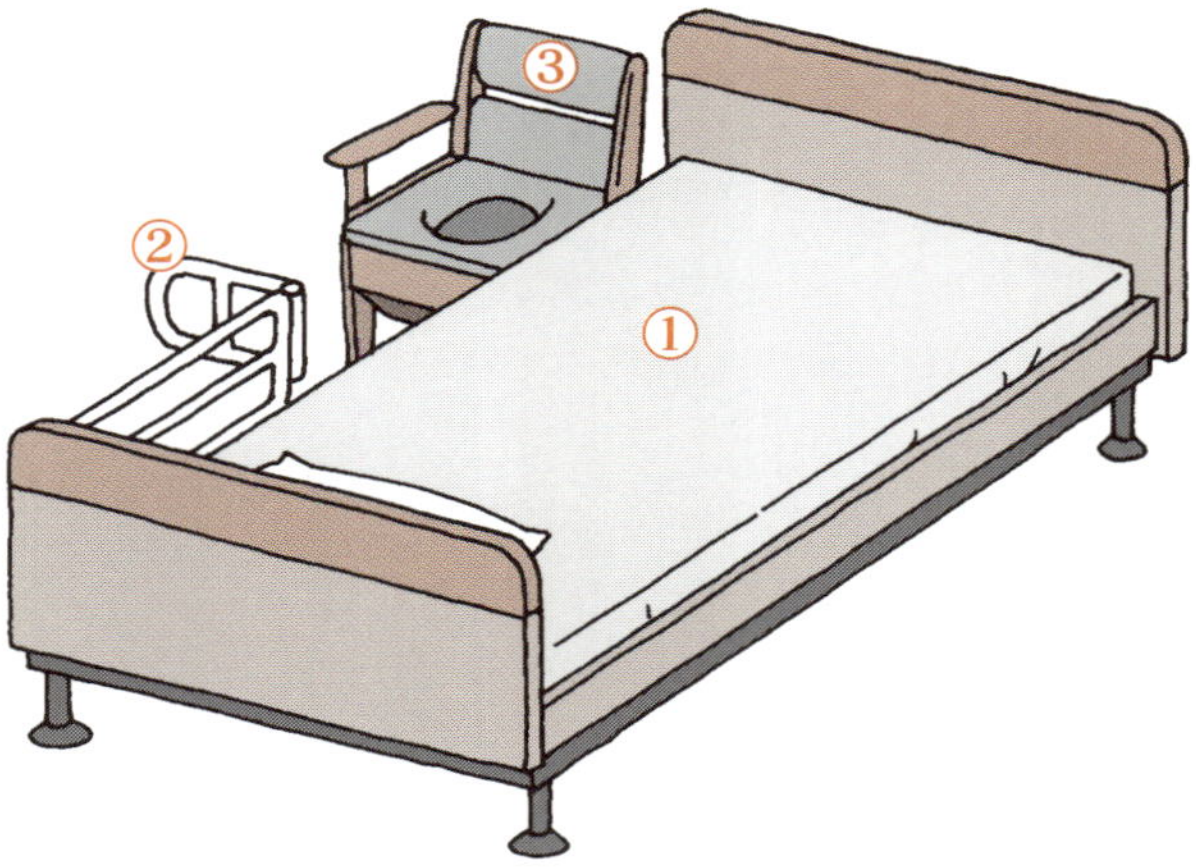

病院から介護施設へ入所してきたお年寄りの多くは、オムツを当てられています。しかも、尿意や便意、さらにオムツ内に尿や便が出たかどうかを認識する皮膚感覚まで失っているのです。これは、定時のオムツ交換だけで放置し、汚れたオムツを着け続けたために、尿意や便意、皮膚感覚がなくなったものと考えられます。

このような状態から自然な尿意や便意、皮膚感覚を回復させれば、オムツを外すことができるのです。介護の世界ではこれをオムツ外しと呼び、多くの施設で実践されています。

下半身マヒ、四肢マヒ、意識障害があるお年寄りには、オムツが欠かせないかもしれません。それ以外のお年寄り、たとえば脳卒中後の片マヒ、深い認知症、老化が進んだお年寄りは、介護職の働きかけによって尿意や便意、皮膚感覚を取り戻せます。まずは、「オムツがぬれているかどうか」を随時交換前にその都度尋ね、オムツの中の感覚に意識を向けてもらいましょう。ぬれていると訴えることができたら共に喜び、今度は尿が出る前に知らせてくれるように頼みます。

多くのお年寄りは、「時々排尿前に知らせる」「ほぼ排尿前に知らせる」「いつも排尿前に知らせる」と移行し、オムツ外しができるのです。

オムツ外しの詳しい方法は、『完全図解　新しい介護　全面改訂版』（監修・編著：大田仁史・三好春樹、講談社）を参照してください

第4章

入所施設における事故防止の具体策

第4章のポイント

具体例を通して事故防止の考え方を掴む

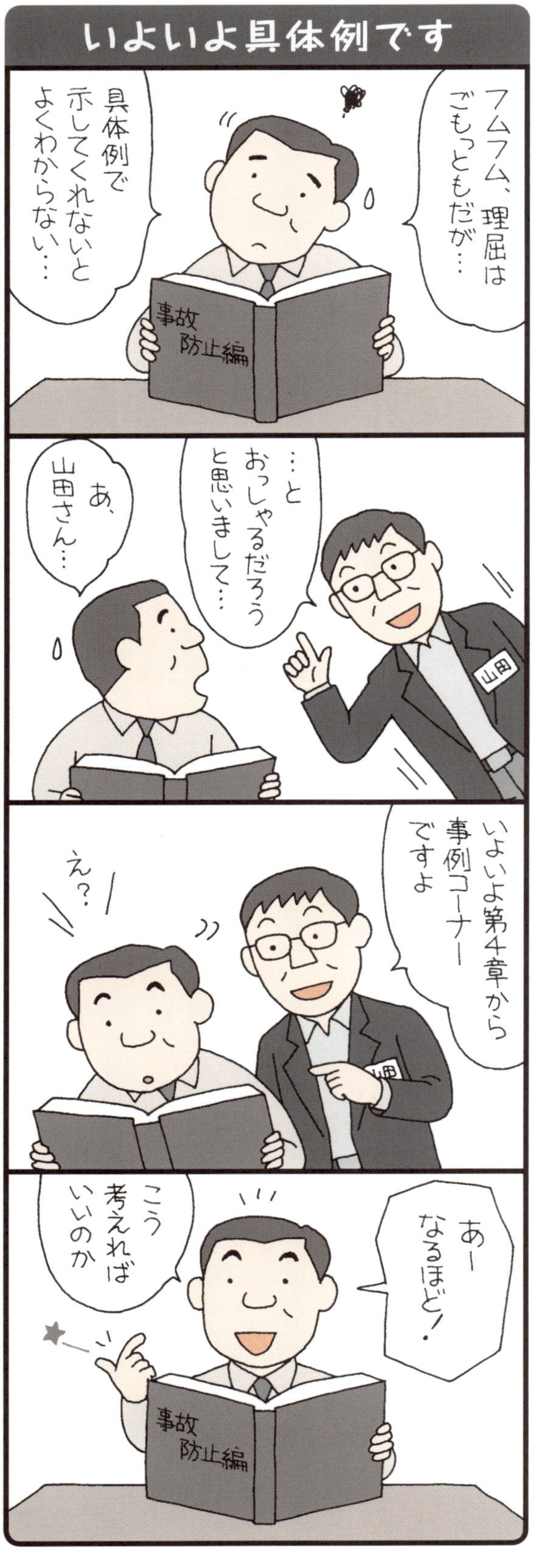
いよいよ具体例です
フムフム、理屈はごもっともだが…
具体例で示してくれないとよくわからない…
事故防止編
…とおっしゃるだろうと思いまして…
あ、山田さん…
山田
いよいよ第4章から事例コーナーですよ
え？
山田
あ〜なるほど！
こう考えればいいのか
事故防止編

自分の施設と比較しながら考える

第1〜3章では、事故防止や事故対処の考え方について説明しました。こうした説明を読んで理屈はわかっても、実際に事故が起こったときにどう動いたらいいのかを掴むのは簡単ではありません。事故防止の考え方を掴むには、経験しながら会得するのがいちばんの近道です。そこで疑似体験をするつもりで、ここからは具体的な事故事例を挙げて、事故防止活動について考えてみましょう。

　具体例の最初である第4章は、入所施設における事故事例です。夜間や朝食時、居室で起こる事故など、入所施設ならではの事例を中心に集めました。

　とはいえ、珍しいケースではなく、デイサービスや訪問介護でも直面する可能性がある事例が中心です。この章全体を通して、「自分の関わっている施設で似たような事故が起こった場合はどう動けばいいか」を念頭に置きながら読み進めていただきたいと思います。

テーマ	内容	掲載ページ
転倒・転落事故	利用者の転倒・転落事故が起こってしまった場合の対処方法や再発防止策について考えます	133←122ページ
食事介助時の事故	利用者の食事の場面で起こりうる代表的な事故について、対処方法や再発防止策について考えます	145←134ページ
排泄介助時の事故	利用者の排泄介助の場面で起こりうる代表的な事故について、対処方法や再発防止策について考えます	153←146ページ
入浴介助時の事故	利用者が入浴している際に起こりうる代表的な事故について、対処方法や再発防止策について考えます	161←154ページ
認知症の利用者の事故	認知症のある利用者が起こしやすい代表的な事故について、対処方法や再発防止策について考えます	169←162ページ

転倒・転落事故①

自立歩行中の転倒

不安定ながらも自力で歩行できる利用者は、いつ転倒するかわかりません

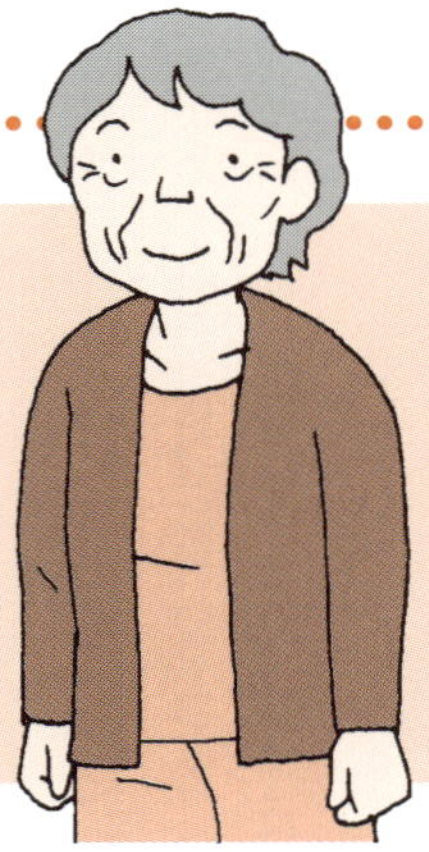

利用者の状況

Aさん

93歳・女性・要介護1・認知症：軽度

いつもは問題なく1人で歩くことができるが、朝食前だけふらつくことが多い。

朝だけ車イスで介助をすることになっているが、軽い認知症があるためナースコールを押さないことがある。

早朝に居室で転倒しないよう、離床センサーを設置している。

事故発生時の状況および対処

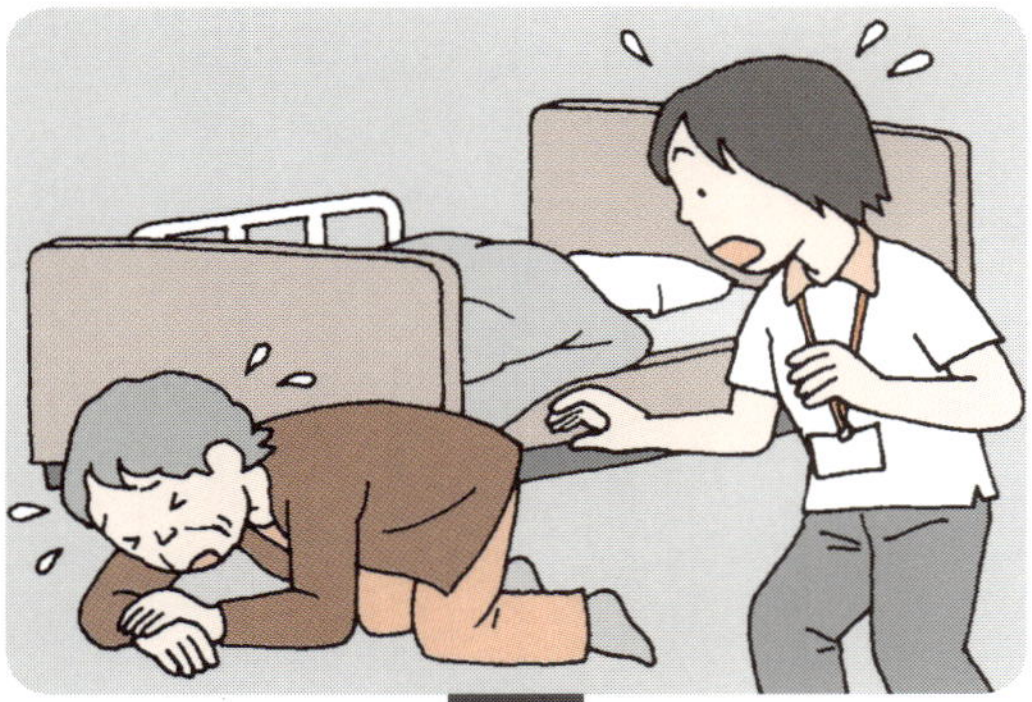

AM 6：03

離床センサーが鳴ったので職員が様子を見に行くと、ベッドとトイレの中間あたりでうずくまっていた。本人は転倒したと言っており、右腕の痛みを訴える。

看護師を呼び、バイタルチェックを行う。
血圧120/90、脈拍67、体温36.0℃

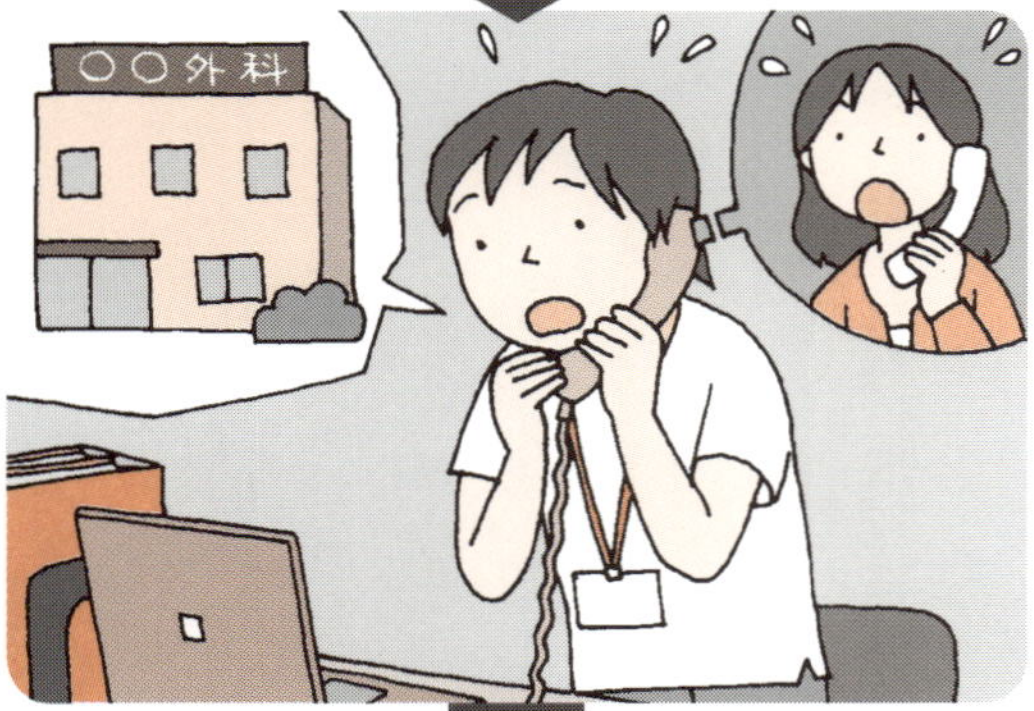

AM 7：20

家族に電話し、状況の説明と謝罪。
〇〇外科へ受診の許可をもらう。

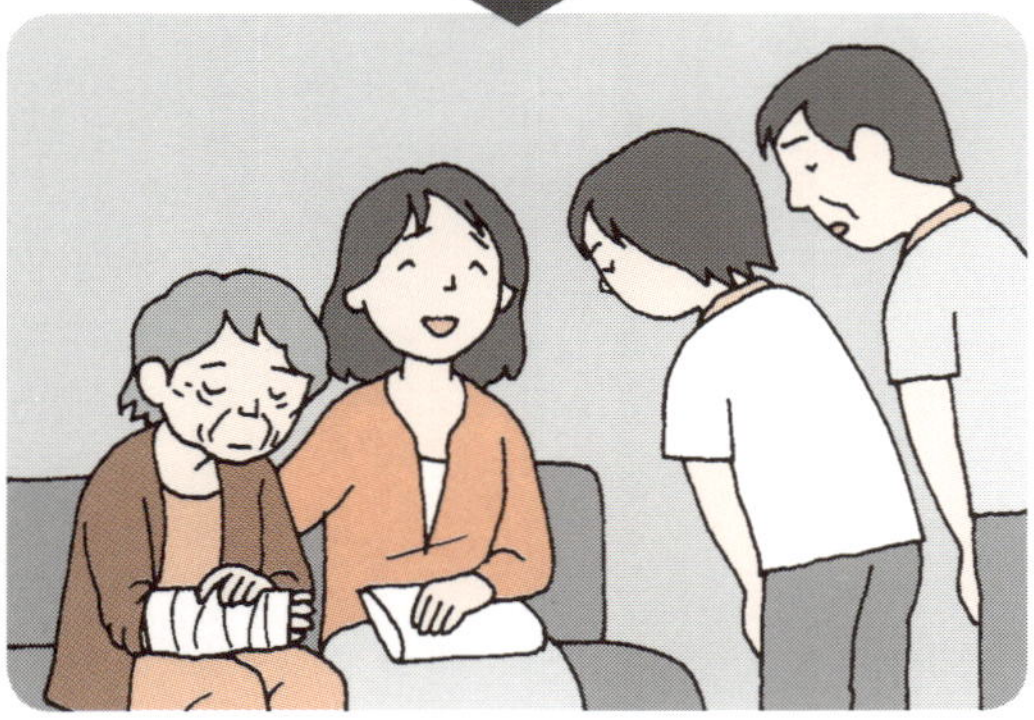

AM 8：30

〇〇外科で受診の結果、右手首骨折で全治8週間と診断される。

家族にはあらためて事故発生時の状況を詳しく伝え、診断結果と今後の治療方針を説明した。
家族からは「もう高齢だから、転ぶことくらいあるでしょう」ということで受け入れてもらえた。

過失の有無 事故は未然に防ぐことができたか

事故評価の基本的な考え方

介護職員の見ていないところで、利用者の自発的な動作によって発生する事故は、見守りなどで完全に防ぐことが難しいため、安全に動けるような配慮は当然必要ですが、過失とされることは少ないと考えられます。

この事故が過失とされる場合

居室の安全な歩行環境に対する配慮を怠った場合など

- 滑りやすい床が原因で転倒した
- ベッドが高すぎて立ち上がったとき不安定になった
- 立ち上がりに必要な介助バーがなかった
- 利用者がコールを鳴らしたのに、対応しなかった

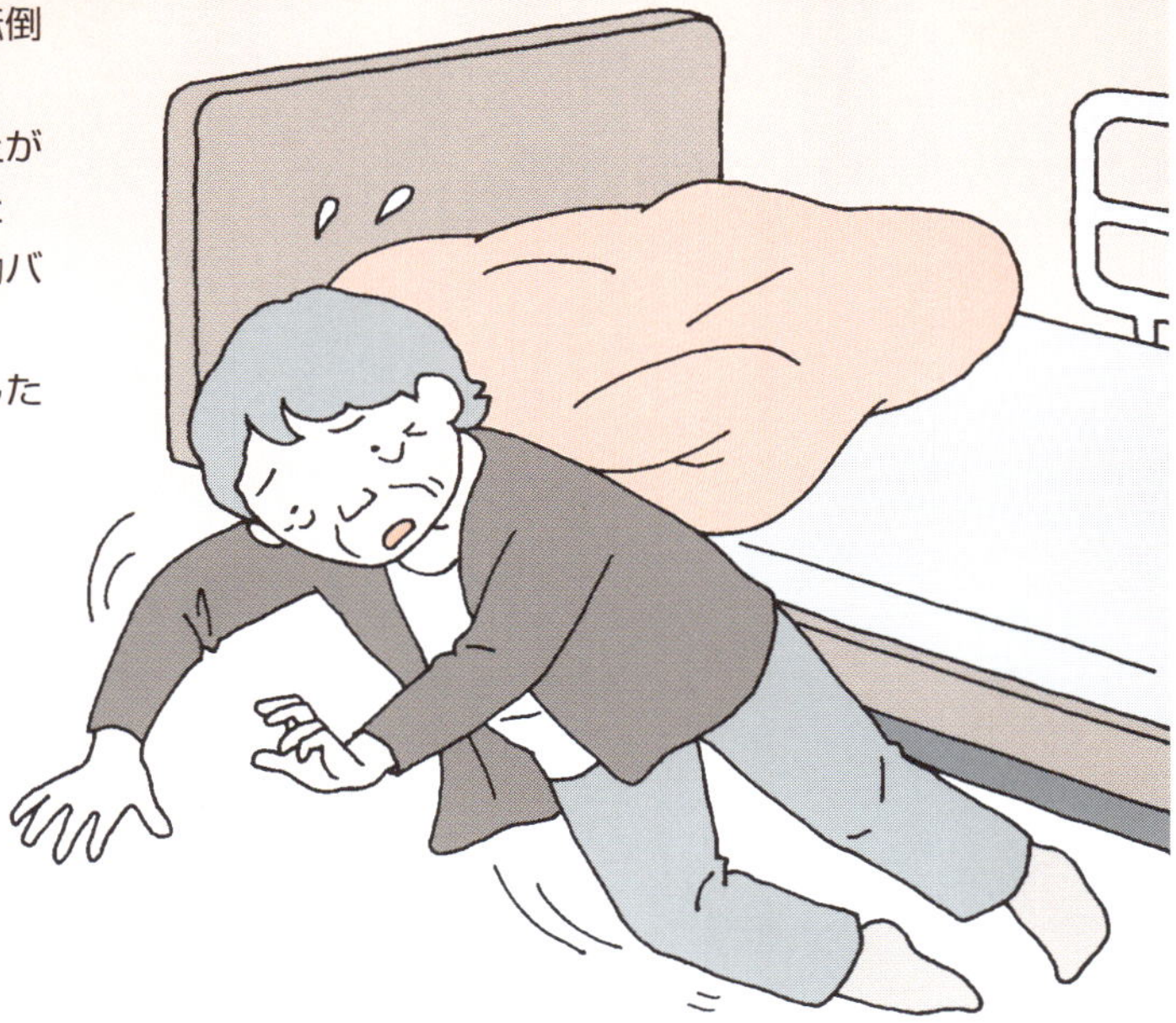

×こんな事故評価はダメ！

- 施設内での転倒だから、きっと過失になるだろう
- もっと頻繁に訪室すべきだった

原因分析 なぜこの事故が起こったのか

×こんな原因分析はダメ！

- 職員が見守りを怠った
- センサーを設置しなかった
- 見回りを頻繁にしなかった

利用者側

- 不顕性《ふけんせい》低血糖を起こしてしまった
- 起立性低血圧を起こしてしまった
- 関節炎など下肢の疾患が悪化していた
- 前日夜の睡眠薬の処方量が多すぎた
- 脱水によるふらつきが起きた
- 歩行に適さない靴や服装だった

介護職側

- ベッドの高さが適切な位置でなかった
- トイレに行くときコールを鳴らすよう声かけをしていなかった
- ベッドまわりが散らかっていた

施設側

- 床が滑りやすくなっていた
- 居室の床が硬すぎた

再発防止策の検討

転倒時の骨折を防ぐ

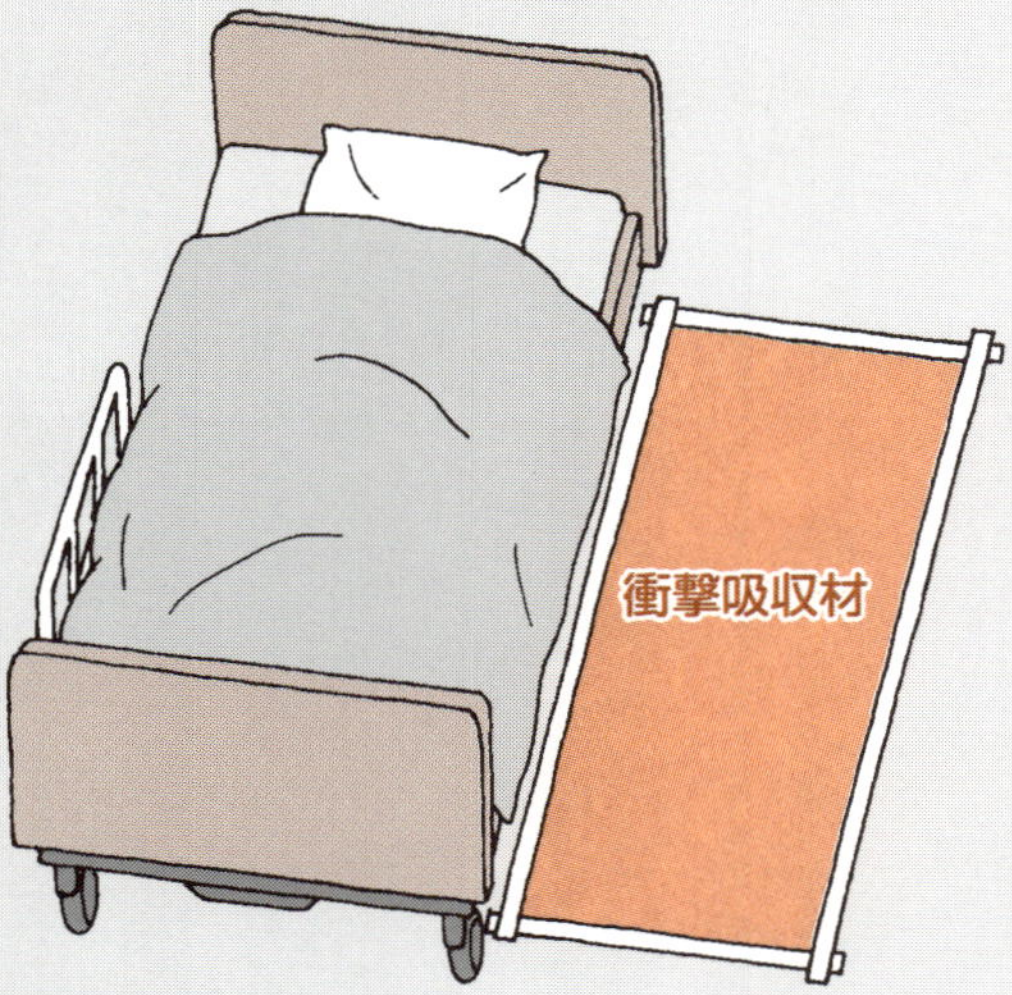

仮に転倒したとしても、骨折せずに打撲ですむような損害軽減策を考えることも大切。

床に衝撃を吸収するような緩衝材を敷くと、骨折の確率を下げることができる。ただし歩きにくくなると困るので、毛足が短くて裏側にソフトラバー加工がされているマットなどがおすすめ。また、利用者に厚めのズボンをはいてもらうのも骨折予防には有効。

服薬の見直し

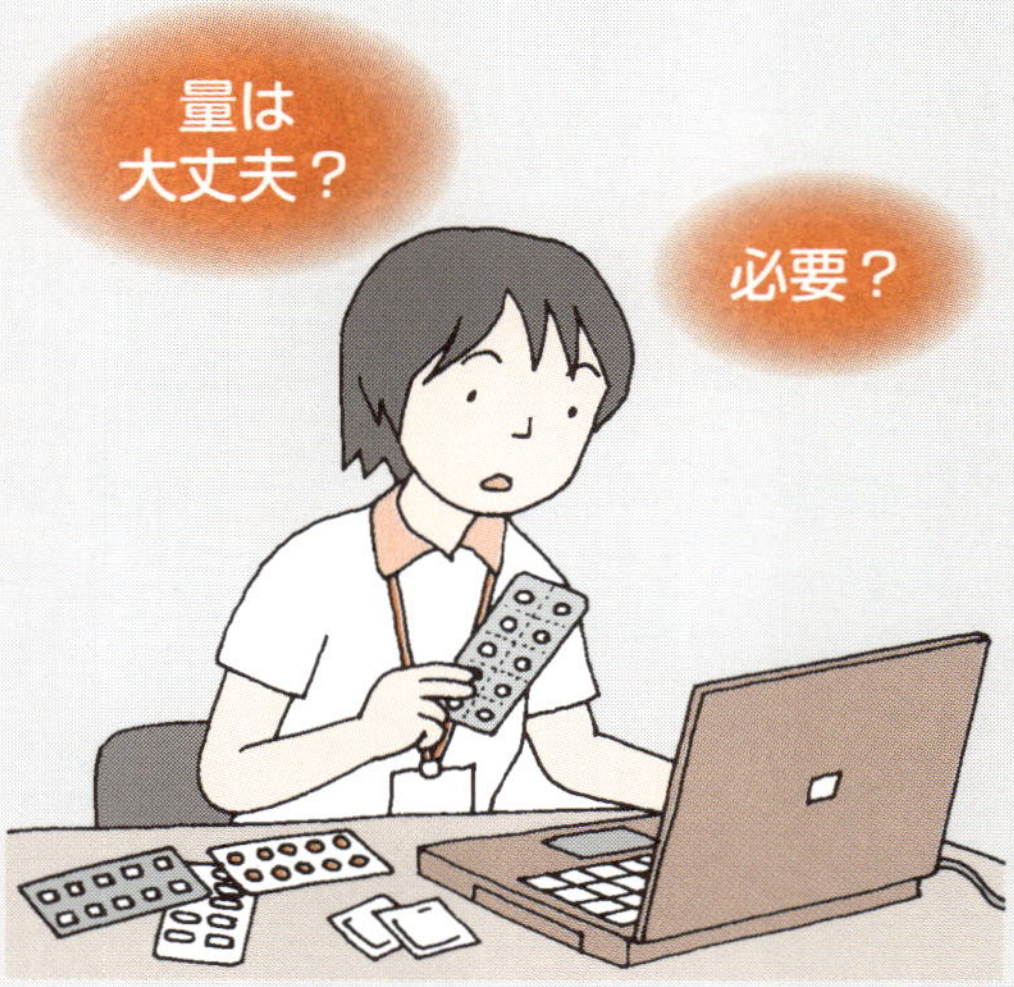

高齢者の場合、服薬が原因でふらつき、転倒するケースが意外と多い。Aさんの場合は詳しく調べたところ、夜に睡眠薬を飲んだ翌朝だけひどくふらつくことがわかった。嘱託医に相談して服薬量を通常の３分の１にしたところ、睡眠もとれたうえにふらつきが大幅に改善された。

服薬の見直しには、日本老年医学会が2015年11月に発表した「高齢者の安全な薬物療法ガイドライン2015」などが参考になる。

事故対応や家族への対応は適切であったか

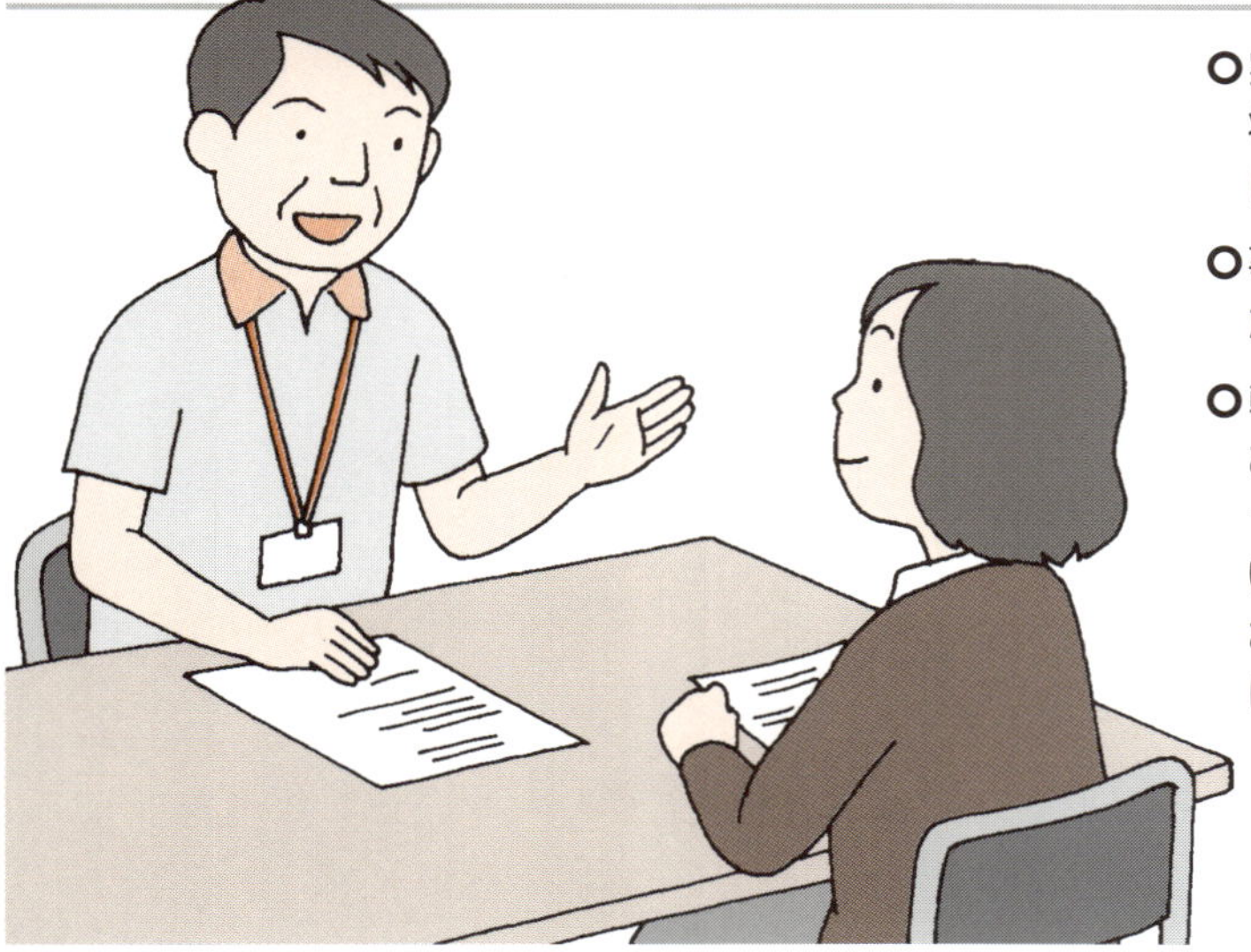

- 実際に転倒の場面を見ていなくても、状況を見て転倒事故だと判断してすぐに対処したところは評価できる
- 事故後の説明や謝罪がしっかりしていたので、家族からも納得してもらえた
- 転倒の危険がある利用者の家族には、あらかじめ「その危険性」「施設が行う転倒防止策」「家族に協力してもらいたいこと」の３点を書面で説明しておくと、事故が起こってしまったときに理解してもらいやすい

転倒事故のおもな要因

利用者の体調に要因がある場合

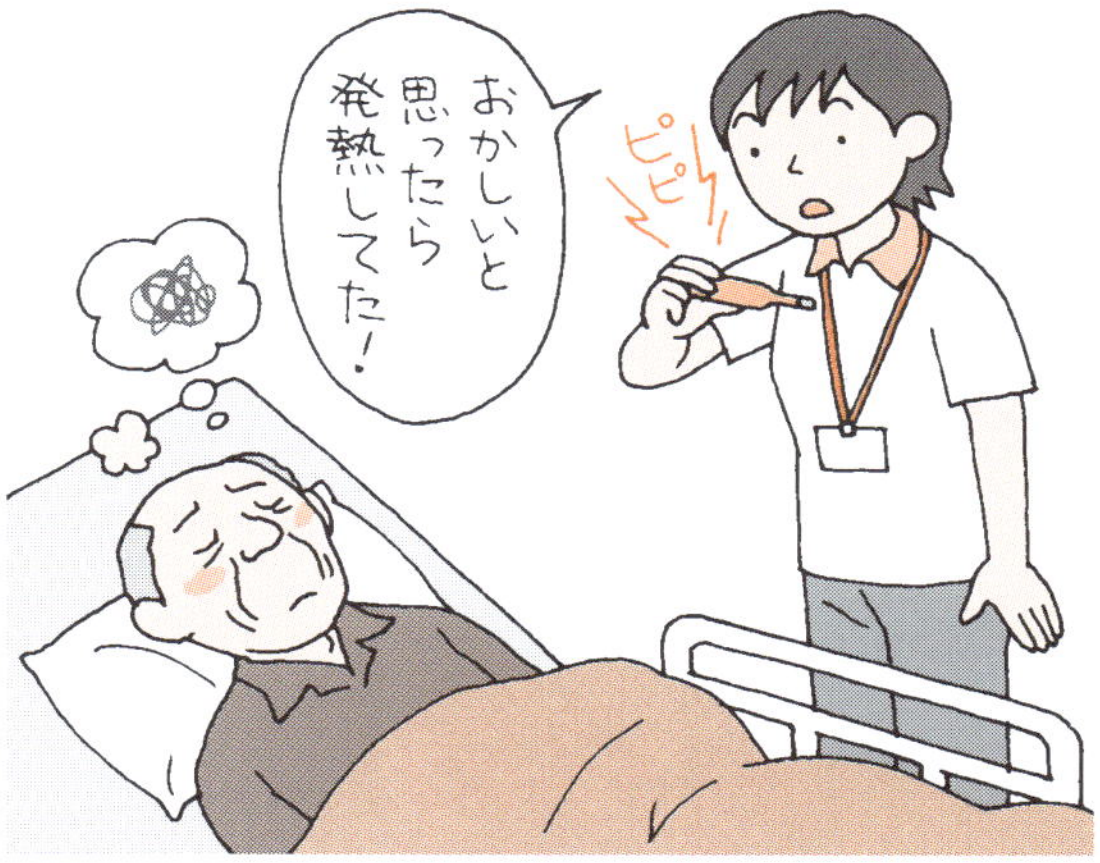

「薬の副作用」のほかにも、発熱、脱水症状、低栄養、白内障や緑内障など、体調不良や持病がふらつきを引き起こすこともある

歩行補助具に問題がある場合

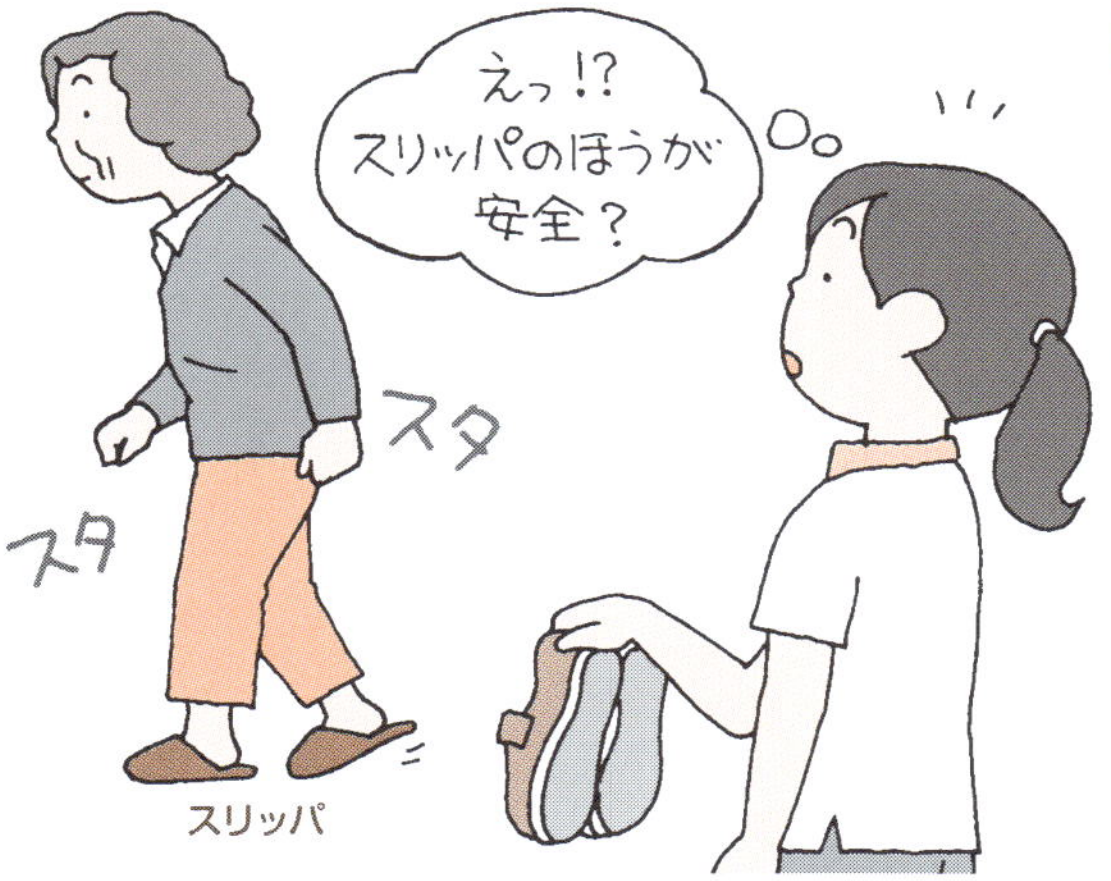
えっ!?
スリッパのほうが
安全?
スタ
スタ
スリッパ

「安全に歩くにはリハビリシューズがいちばん」と決めてかかる施設もあるが、なかにははき慣れたスリッパのほうが歩きやすいお年寄りもいる

歩行環境に問題がある場合

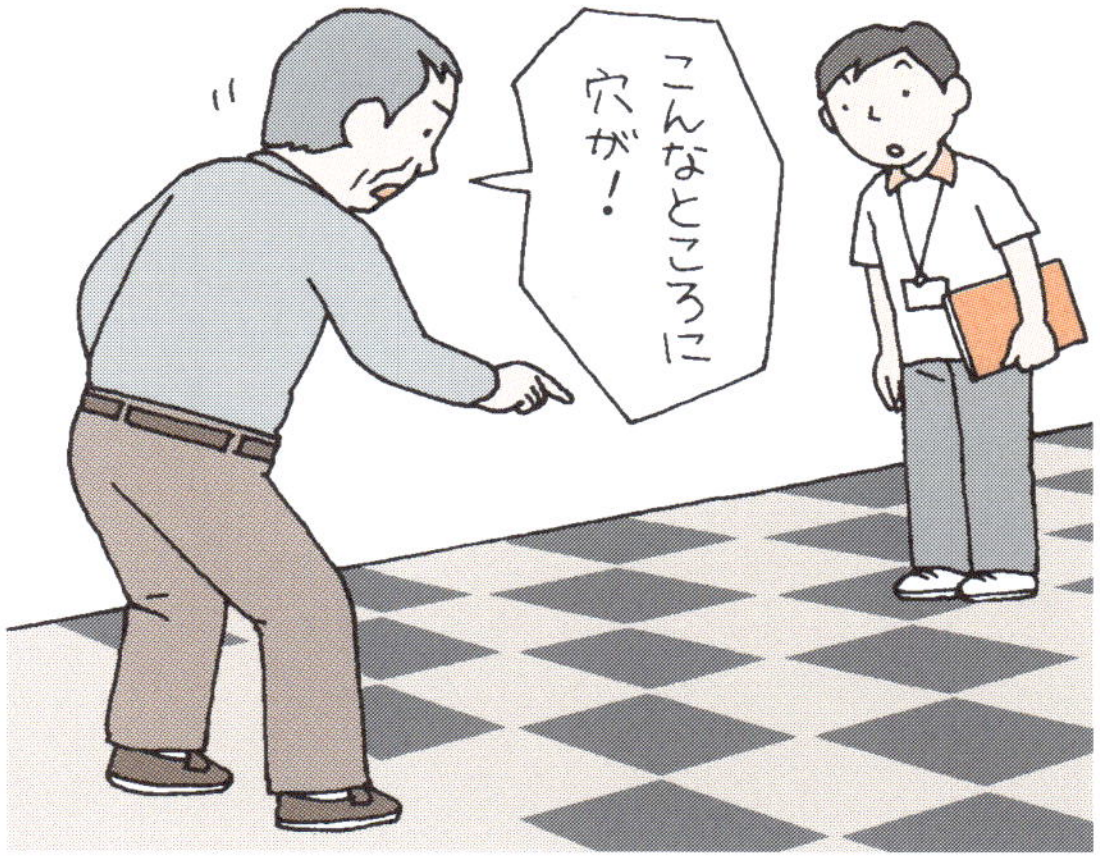
こんなところに穴が!

表面がビニール材の床でゴム底の靴をはくと、引っかかって転倒しやすい。床に模様があると、視力の弱いお年寄りが混乱することもある

介助方法に問題がある場合

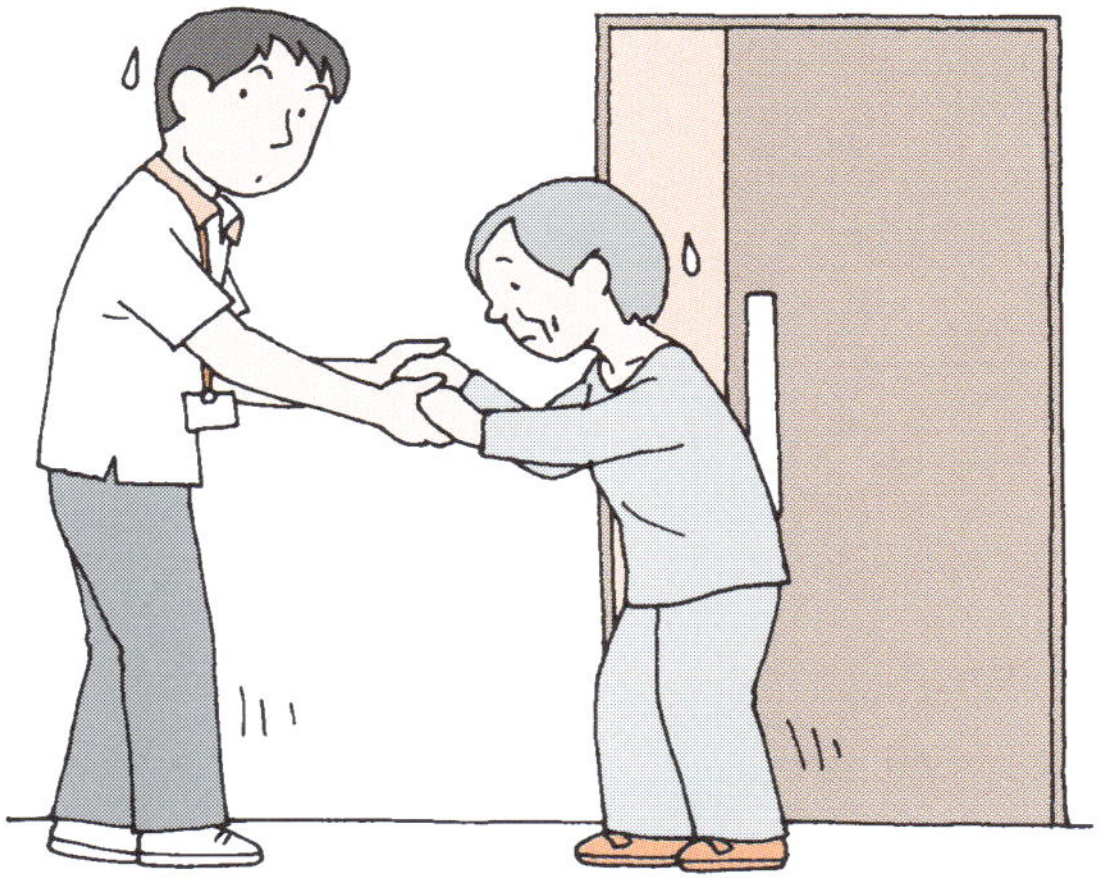

両手引き歩行は、お年寄りからすると介護者が邪魔になって前が見えず、介護者は後ろ歩きになって安全確認ができないので危険

見守りだけでは転倒は防げない

　このケースのように、居室に1人でいるときに起きた転倒は防ぎようがありません。しかし、歩行介助中に転倒事故が起きると、多くの場合は「もっとしっかり見守ろう」という結論になってしまいます。本当に見守っていれば、転倒を防ぐことができるのでしょうか。

　私は実際に、介護職の皆さんと一緒に転倒防止実験を行いました。30cm以内のきわめて近い距離で歩行介助をしているときに利用者が転倒した場合、どの程度の確率で体を支えて転倒を防止できるのかを、さまざまな角度から調べてみたのです。

　その結果、これだけ近くで見守っていても20%程度しか転倒は防げないことがわかりました。もちろん20%は防げるのですから、見守りは大切です。しかしそれ以上に「転倒を引き起こす要因を取り除くこと」や「転倒しても大ケガをしにくい工夫をすること」が、転倒事故に対する有効な対策と言えます。

転倒・転落事故②

歩行介助中の転倒

お年寄りのすぐ近くで歩行介助をしていても、転倒事故は起こります

利用者の状況

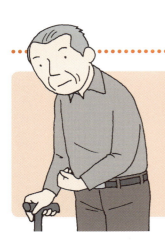

Bさん

87歳・男性・要介護２・認知症：なし

３年前に脳出血を起こした影響で、軽度の左片マヒがある。

ふだんは杖を使用すれば歩くことができるが、時々ふらつくなど不安定なので付き添いが必要。

事故発生時の状況および対処

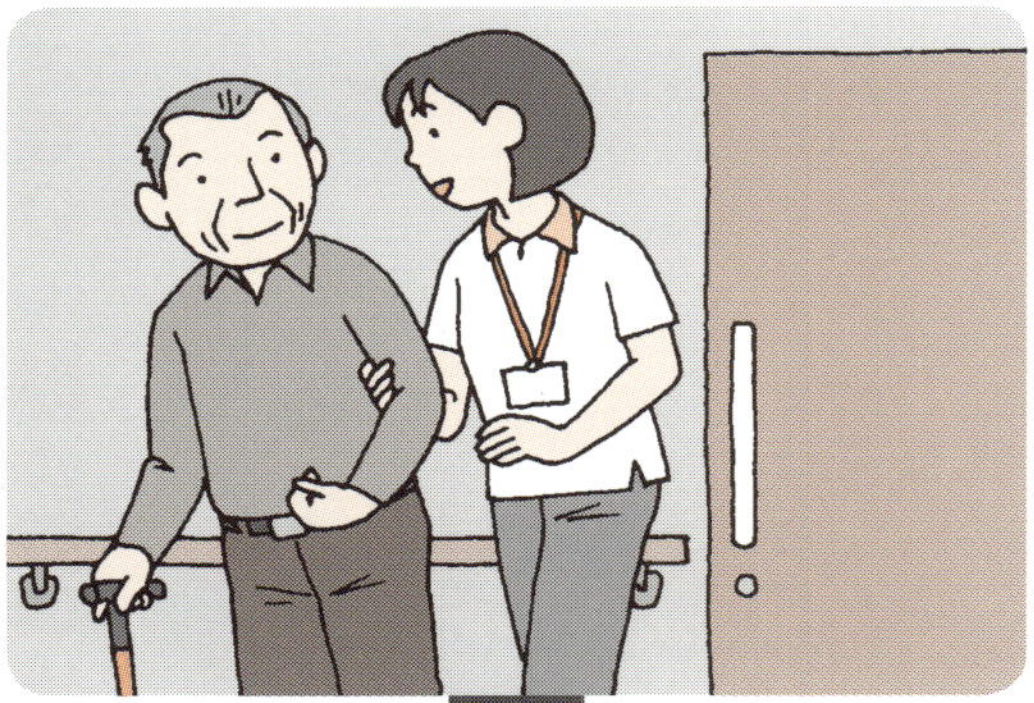

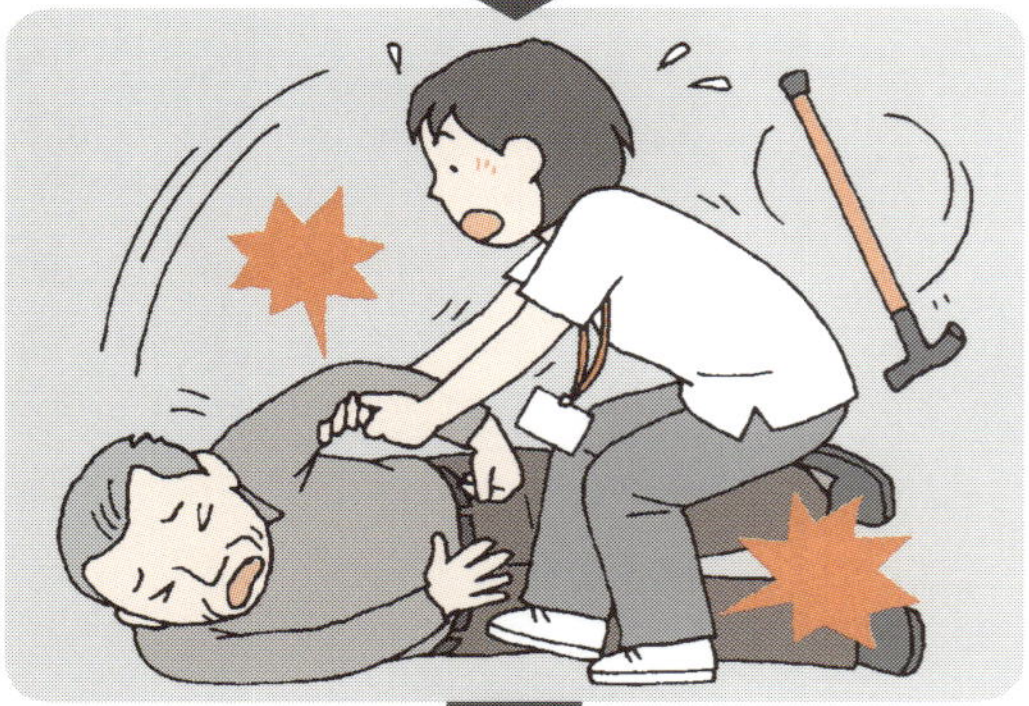

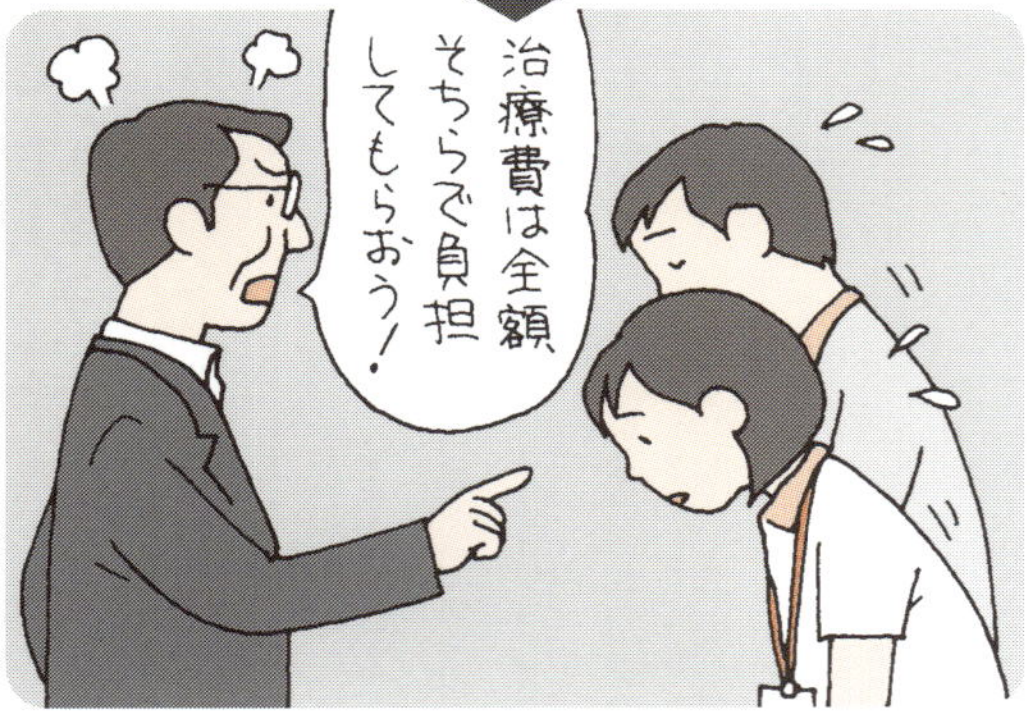

AM 11：18

昼食のために食堂に向かって移動している際、職員はBさんの患側《かんそく》である左側に立って介助していた。突然Bさんが健側の右側に大きくふらつき、体重をかけていた杖も一緒に崩れるように右へ傾いた。職員が急いで支えようと左腕を強く引っ張ったが、間に合わずに転倒。

看護師が様子を確認したところ、脚を痛がって起き上がれなかった。また、引っ張られた腕にも痛みが残った。
血圧134/84、脈拍56、体温36.3℃

PM 0：00

家族に電話し、状況の説明と謝罪。
○○病院へ受診の許可をもらう。

PM 1：00

○○病院での受診の結果、右大腿骨骨折で全治１ヵ月と診断される。引っ張られた腕にもあざが残った。

家族は「介護士の過失だ」と不満げな様子で、治療費の補償を求めた。

過失の有無　事故は未然に防ぐことができたか

事故評価の基本的な考え方

介助中に発生した事故は、過失を否定することは難しいと考えなくてはなりません。実際に防ぐことが難しいような事故でも、責任が発生する場合が多いと考えてください。居室での自立歩行中の転倒などと異なり、介助中の利用者は動作の安全の全てを介護職員に委《ゆだ》ねているからです。

この事故が過失とされる場合

歩行介助の方法が誤っているケースなど

- 立ち位置を誤るなど、歩行介助の方法を明らかに間違えた
- 安全に歩行できる状態ではないのに、歩行させた
- 利用者がふらついたことに気づかないなど、転倒発生の危険予測を怠った
- パーキンソン病など、歩行機能の日内変動などに気づかないで歩行させた

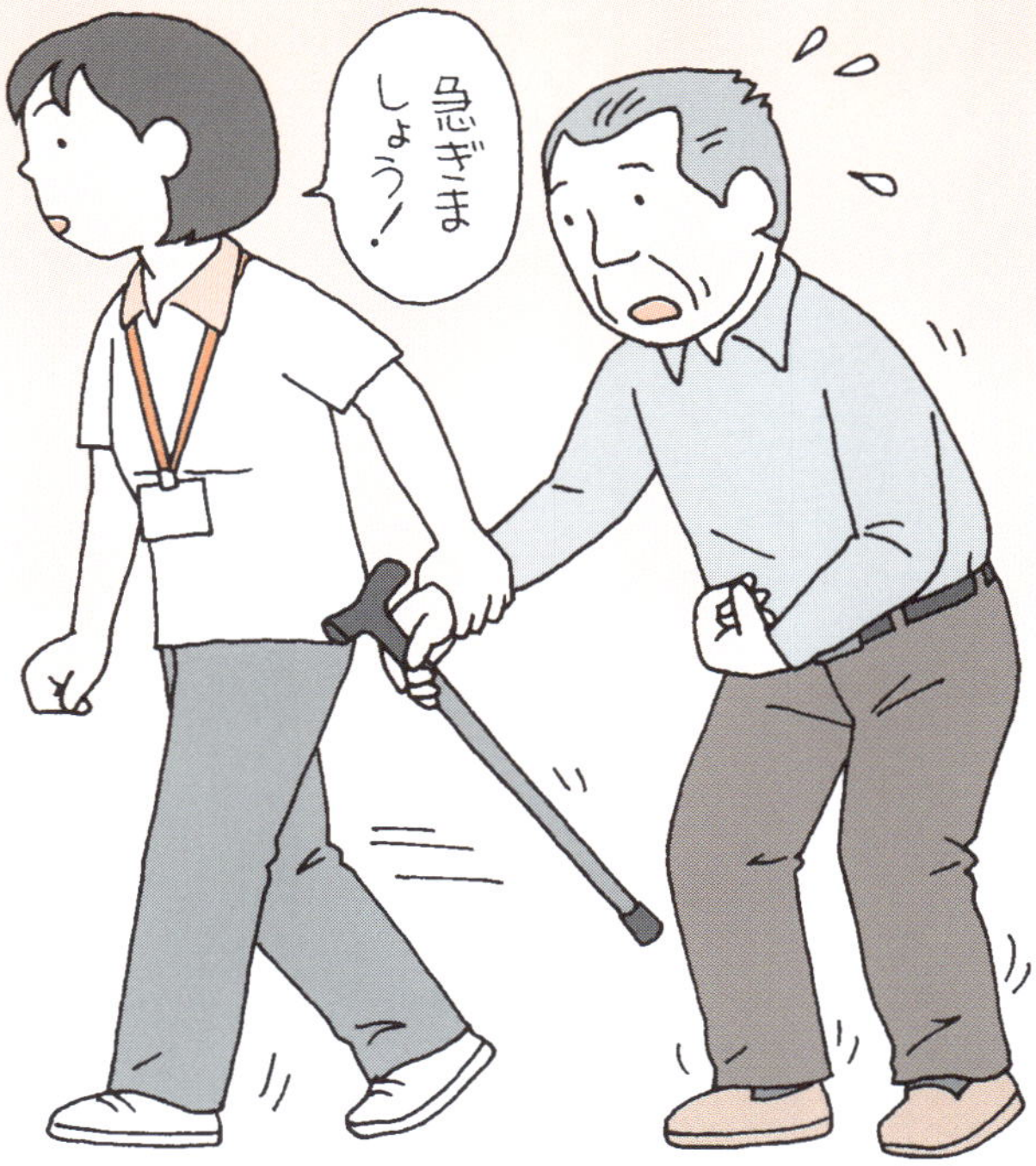

こんな事故評価はダメ！

- 防ぎようがなかった
- もっと集中して歩行介助すべきだった

原因分析　なぜこの事故が起こったのか

こんな原因分析はダメ！

- Bさんが比較的しっかりしていたので油断してしまった
- 歩行介助中に注意力が散漫になったのではないか

利用者側

- 服薬の影響で早朝だけ転倒しやすかった
- 疾病の影響で歩行機能が低下していた
- 装具や履物が転倒しやすいものだった

介護職側

- その利用者に対する歩行介助の方法が間違っていた
- その日の身体機能の低下に気づかなかった
- 立ち上がりなどに声かけが必要なのにこれを怠った
- ひざ折れやつまずきなどによる転倒を防ぐことは難しいという認識がなかった

施設側

- 床が滑りやすいなど、歩行環境が安全ではなかった
- 視力の悪い利用者には歩きにくい床だった

再発防止策の検討

介護士は患側にいるので、健側に倒れられたときに倒れる方向にまわり込んで支えることはほぼ不可能。この場合、転倒防止は難しいので骨折防止を優先して考えたい

腕だけを引っ張り上げることで転倒を防止しようとしても体全体が倒れるのは防げないうえに、腕を痛める可能性がある。むしろ介護士が腰を落としてBさんの体を抱え込んで受け止めてあげたほうが、ケガの予防には効果的。

本人がイヤがらないようであれば、大腿骨を保護するサポーターを着けてもらうのも、骨折予防の観点からは効果的。

大ケガをさせない転ばせ方

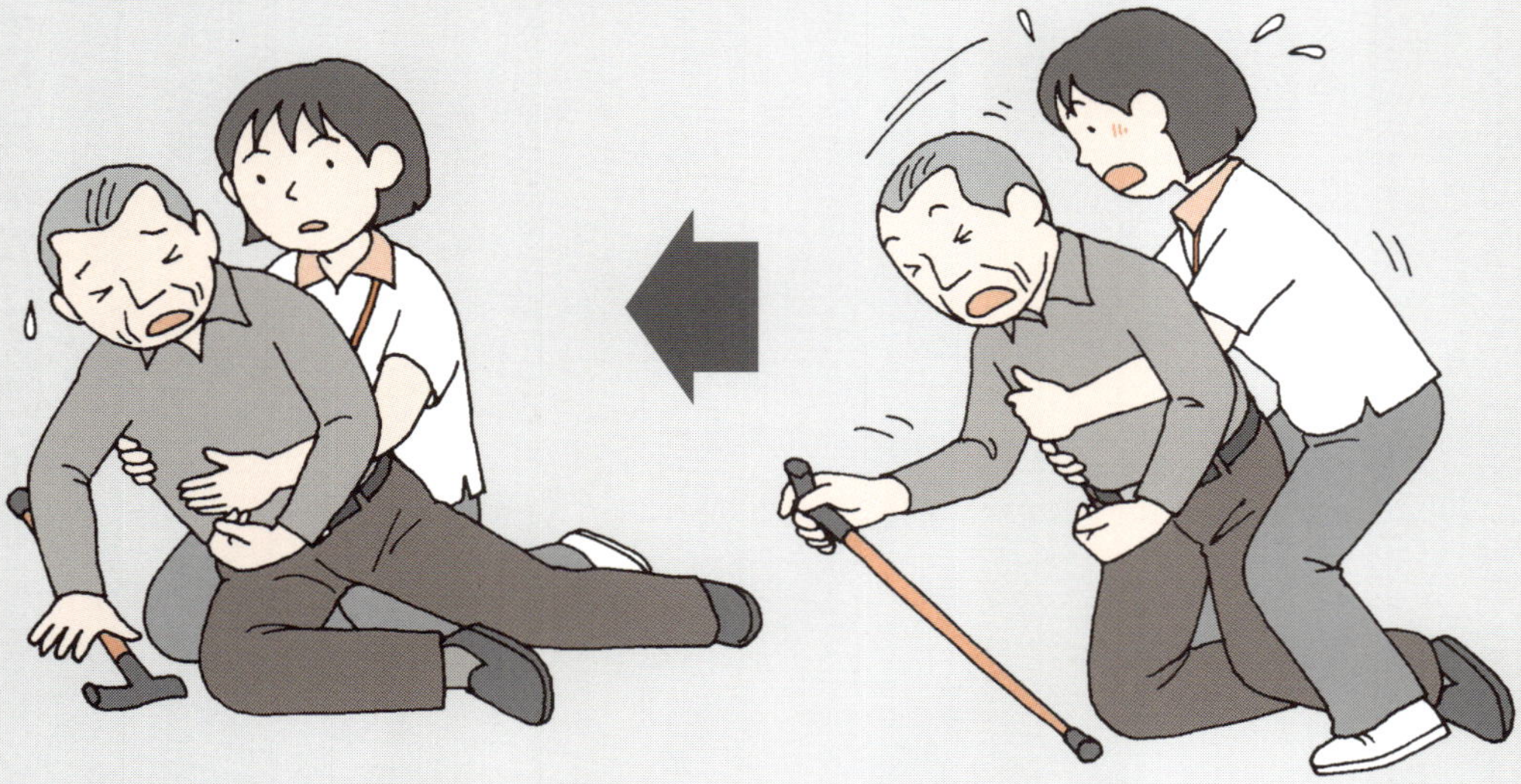

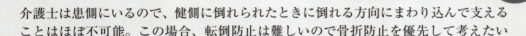

事故対応や家族への対応は適切であったか

歩行が不安定なBさんの転倒で家族が強い不満を感じるのは、家族と施設とのコミュニケーション不足や説明不足が根底にあると考えられる。Bさんのような転倒リスクの高い利用者は、入所時に家族にていねいに説明して理解を求めなければならない

介護計画書の記入例

B様は自力で歩行可能ですが、左片マヒがあるため歩行が不安定です。そのうえ施設は自宅よりも広いため、転倒の危険が大きくなります。

そこでB様の転倒の危険を減らすため、当施設で検討した防止策は以下のとおりです。B様の安全のために、ご家族の皆様のご意見をお聞かせください。

①立ち上がった瞬間がもっともバランスを崩しやすいので、立ち上がるときには職員を呼んでいただくよう声かけを行います。
②無理なく立ち上がれる椅子、歩きやすい床、手すりの設置など安全な歩行環境に配慮していますが、100％転倒を防ぐことは困難ですので、ご理解をお願いします。
③転倒したときのケガを防ぐため、居室に衝撃を吸収する敷物を敷くなど、できる限りの配慮をします。

ご家族に協力をいただきたいこと

履物はB様がはき慣れたものを使用していただくのが転倒防止につながります。安全な歩行に適した靴、動きやすい服装などの配慮をお願いします。また、事故の危険を減らすためのご自宅での工夫などお教えいただけたら幸いです。

転倒事故の要因一覧表

分類	転倒の要因	説明
利用者の装備	服装	ゆるめのズボンやすその長いズボンなどは歩行時の障害となるので注意
	履物	はき慣れた履物がもっとも安全であり、無理にリハビリシューズなどに替えると転倒の危険性が高くなる。ゴム底の靴とビニール材の床は相性が悪く、滑らずにつっかかり転倒の要因となる
	総入れ歯	総入れ歯を外したまま歩行すると、バランスを崩しやすくなり転倒の危険性が高くなる
	杖	買い替えたときなど杖の長さがたとえ１～２㎝でも変わると歩行の障害になる
	シルバーカー	健常なときから使い慣れたものであれば問題ないが、障害を負ってから初めて使用すると危険
	歩行器	パーキンソン病など疾患の状態によっては、歩行器の使用が危険な場合もある
疾患	ひざ関節疾患	ひざ関節痛の利用者は、ふつうに歩行できるように見えても突然転倒する
	股関節疾患	変形性股関節症などの疾患では、バランスがとりにくくふらつきが多くなる
	足の皮膚疾患	水虫・疥癬《かいせん》など足の皮膚疾患も、踏ん張りやバランスの障害となり、転倒の危険性が高くなる
	注意障害	認知症や高次脳機能障害の利用者で注意障害があると転倒しやすくなる
	低ナトリウム血症	塩分の控えすぎや脱水で急激に血中の塩分量が低下すると、せん妄などの意識障害が起き転倒する
	無自覚性低血糖症	長期間の血糖降下剤の服用やホルモン異常で、自覚症状のないまま低血糖を起こし転倒する
	低栄養	栄養状態が悪化すると、姿勢反射などの生理的反射機能が衰え、転倒の危険性が高くなる
	円背	円背が進むと前方の視界が悪くなり、見上げようと頭を上げたとき姿勢が崩れ転倒する
	パニック障害	パニック障害で不安発作が起こると、発作のピーク時には手足の自由が奪われ転倒する
	てんかん	てんかんの発作により意識障害が起こると転倒する
	視覚障害・聴覚障害	聴覚障害も視覚障害同様に、平衡感覚に悪影響を与え、転倒の原因になる場合がある
	パーキンソン病	すくみ足や小刻み歩行などの歩行障害と、姿勢調節障害によって転倒の危険性が高くなる
服薬	糖尿病薬	高齢者に不向きな糖尿病薬や服薬量の過剰で、低血糖症による意識混濁が起こって転倒する
	血圧降下剤	過度な血圧コントロールは、起立性低血圧や入浴時の血圧低下につながり転倒の原因となる
	統合失調症薬	リスペリドンでは低血糖症が、スルピリドでは錐体外路症状が現れることがあり、転倒の要因となる。スルピリドは、十二指腸潰瘍などの消化器系疾患にも使用されるので注意が必要
	抗うつ薬	三環系抗うつ薬は運動失調による転倒を引き起こす場合がある。パロキセチン（SSRI）は抗利尿ホルモン不適合分泌症候群（けいれん・意識障害など）を起こし転倒する場合がある
	抗パーキンソン病薬	抗パーキンソン病薬の処方量が多すぎると、錐体外路系が障害され不随意運動性歩行が起こる
環境	環境変化	重度の認知症の利用者は急激な環境変化に適応できず、動作能力が低下し転倒の原因になる
	ベッド、椅子の高さ	ベッドや椅子が高すぎると、立ち上がるときにバランスを崩して転倒する
	手すり	手すりの両端に〝曲げ〟処理がされていないと、袖を引っかけて転倒する
	床の色や模様	視力低下や視覚障害の人は、床の色が部分的に暗色になっていると穴や段差に見えて転倒する
	床材	古い施設に多いビニール床材は滑性がなく、ゴム底の靴ではつまずいて転倒する危険性が高い
性格	遠慮深い	歩行が危険な状態でもナースコールを押さずに自分でトイレなどに行こうとして転倒する
	自立心旺盛	歩行が危険な状態でもナースコールを押さずに自分でトイレなどに行こうとして転倒する
	せっかちな性格	落ち着きがないせっかちな性格の利用者は、意思と動作にずれが生じて転倒する

転倒の要因を改善する活動

転倒は突然起こるので、転倒しそうなお年寄りを介護職の見守りで回避するのは意外と難しいものです。ですから、転倒事故を減らすには、転倒の根本要因を探り、それを改善することで転倒そのものを減らすという対策が必要になります。

では、転倒の根本要因には、どのようなものがあるのでしょうか。上の表に、転倒の根本要因となりうる項目を列挙しました。まずはこの表を参考にしながら、施設の中で転倒のリスクが高いお年寄りの洗い出しをするといいでしょう。

転倒リスクが高い人がわかったら、次はそれぞれの要因を改善していきます。表の中には、あまり大きな問題には思えない項目もあることでしょう。しかし、ここにある転倒要因を改善する活動をしただけで、ある施設では転倒事故を30％減らすことに成功しました。転倒事故を減らすには、こうした地道な努力の積み重ねが大切です。

転倒・転落事故③

ベッドからの転落

高低差があるので、大きなケガにつながりやすい事故です

利用者の状況

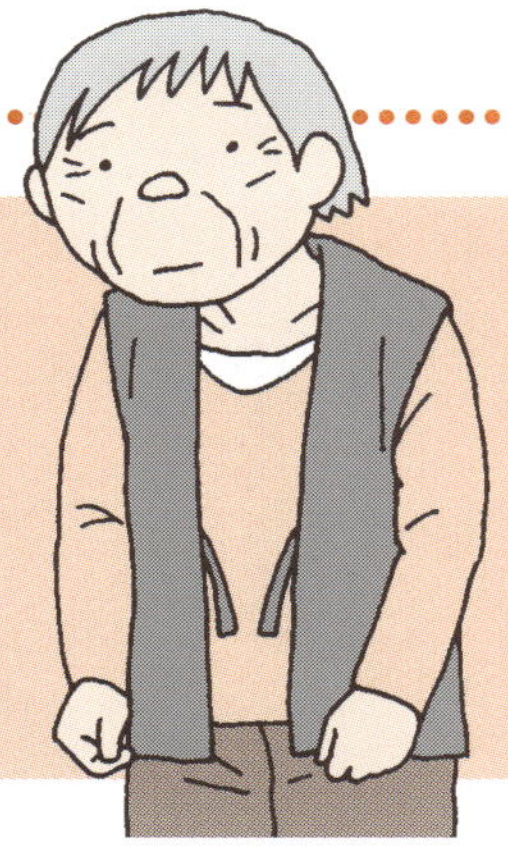

Cさん

90歳・女性・要介護２・認知症：軽度

脳梗塞の後遺症で、軽度の左片マヒがある。日常生活はほぼ自立しており、夜間の排泄だけコールを鳴らしてもらうことになっている。

認知症はあるが非常に軽度で、年相応と言える。

事故発生時の状況および対処

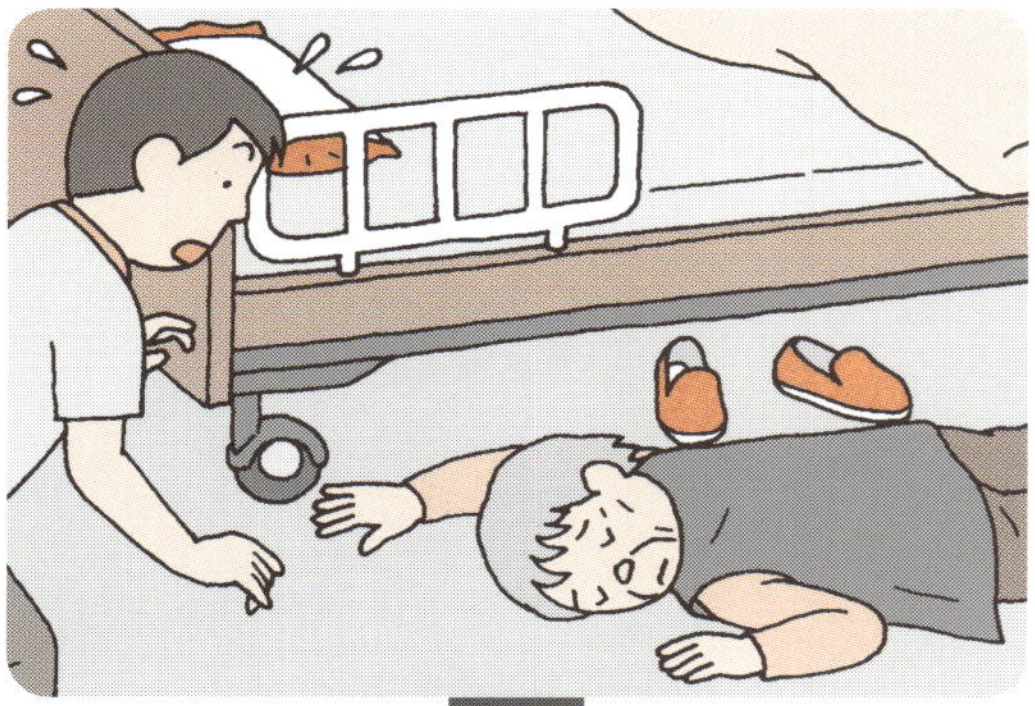

AM 5:00

夜勤の介護士が早朝巡回でＣさんの居室に行くと、ベッドから転落してうつぶせで倒れていた。介護士はすぐに看護師を呼び、バイタルチェックを行った。
血圧131/98、脈拍70、体温35.8℃

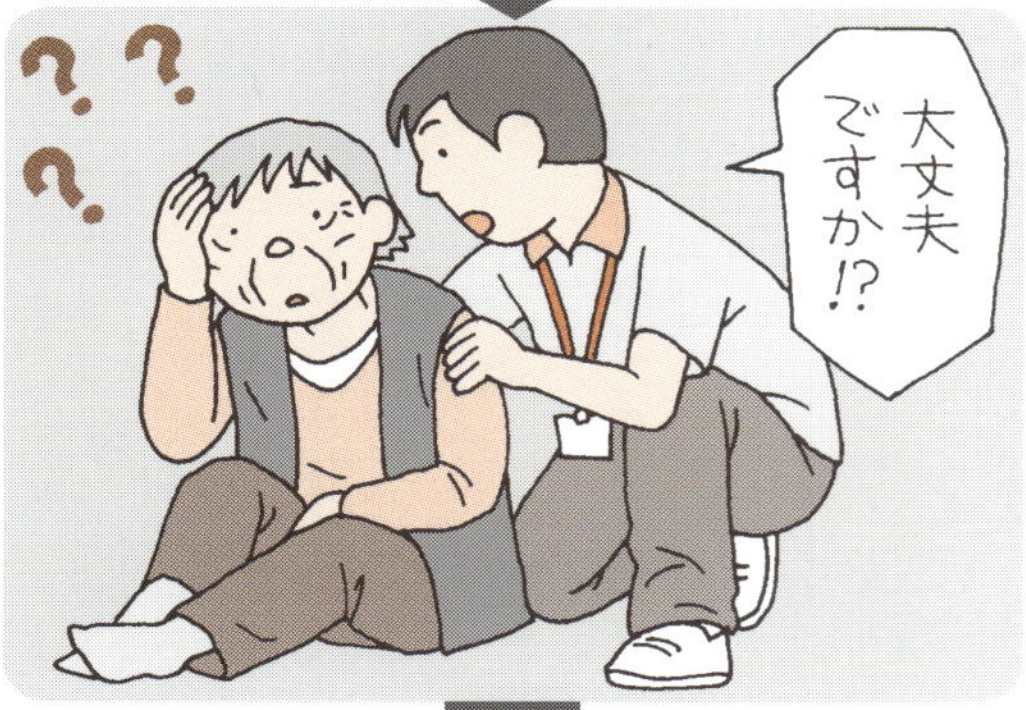
大丈夫ですか!?

AM 6:00

本人の話では、「トイレに行こうとベッドから降りようとしたことは覚えているが、落ちたことは覚えていない」とのこと。全身を確認すると胸部にあざがあり、少し痛むようだった。
家族に電話し、詳しい状況の説明と謝罪。
○○外科への受診の許可をもらう。

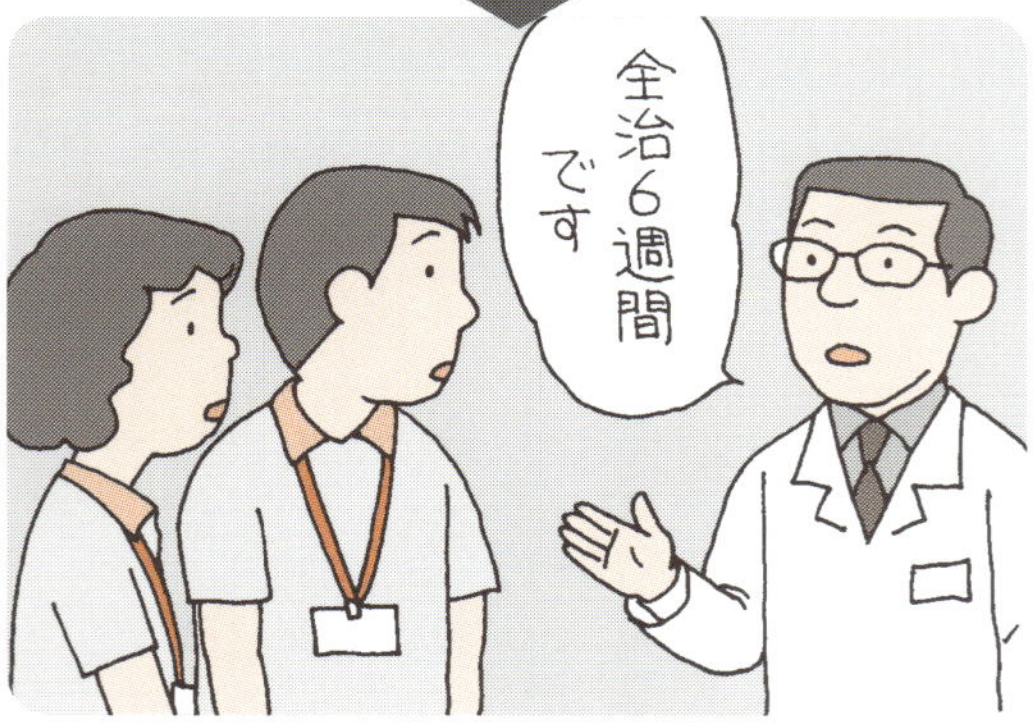
全治6週間です

AM 7:00

○○外科で受診の結果、肋骨にヒビが入っており、全治6週間と診断される。

家族に事故発生時の状況を詳しく伝えたところ、「なぜ今日に限ってコールしなかったのだろう」と首をかしげていた。しかし、施設側の対処については特に不満はない様子で、納得して受け入れてもらえた。

過失の有無　事故は未然に防ぐことができたか

事故評価の基本的な考え方

ベッドからの転落は次の２種類の形態があり、防止対策が異なります。「ベッド上で体動が多く、誤って転落するケース」と「ベッドから降りようとして、誤って転落するケース」です。圧倒的に後者が多いので、これを防ぐには、排泄欲求などベッドから降りる理由について対処する必要があります。

この事故が過失とされる場合

安全にベッドから降りられる環境づくりを怠った場合など

- ベッド柵がぐらついていて、降りようとつかまったときにバランスを崩して転落した
- 頻尿の利用者なのに決められた就寝前の排泄誘導を忘れてしまった
- 排泄のためにコールを鳴らしたのに対応しなかった
- 昼間の介助時にベッドを高くして、そのまま元に戻すのを忘れた

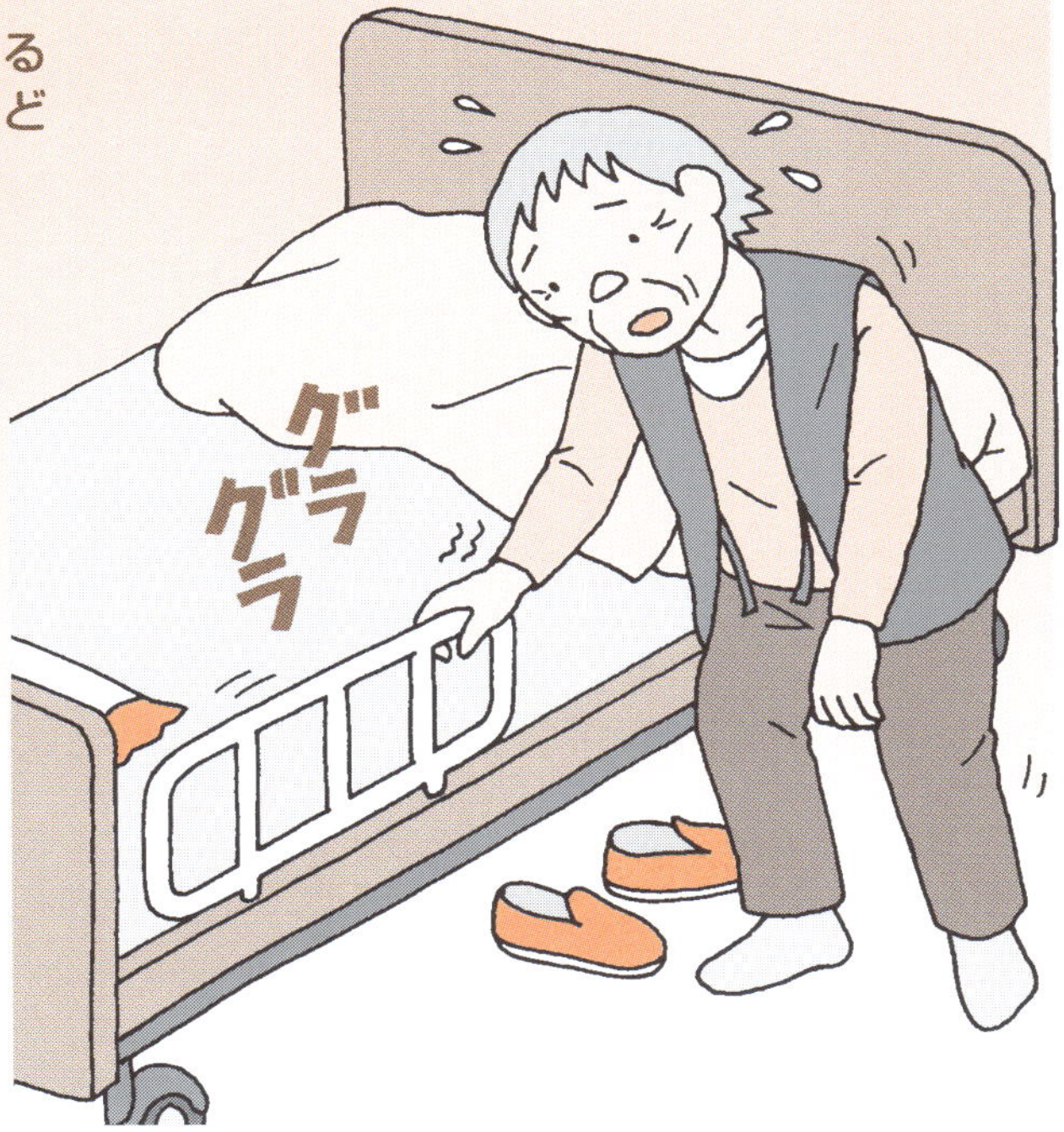

こんな事故評価はダメ！

- もっと頻繁に見回るべきだった
- コールしてくれなければ、どうしようもない

原因分析　なぜこの事故が起こったのか

こんな原因分析はダメ！

- コールをしてくれなかったから起こった

利用者側

- 視力が悪く、薄暗い環境で動作が安全にできなかった
- 早朝の意識消失が転落原因であれば、血糖降下剤の副作用があったかもしれない
- 起立性低血圧を起こしたかもしれない

介護職側

- 夜間でもコールを鳴らすよう、声かけをしていなかった
- コールに応えないことが何度もあり、利用者がコールを鳴らさなくなってしまった
- 職員が、コールボタンを押しにくい場所に置いてしまった
- 介助のために一度外したベッド柵を、戻し忘れた

施設側

- ベッドが古いためベッド柵がぐらつく
- ベッドが古く、低床にならなかった
- サイドレールだけで、介助バーを付けていなかった
- 夜間に利用者が動くことがあるとわかっていたのに、センサー式ライトなどを設置しておらず、暗かった

再発防止策の検討

ベッドの高さを下げる

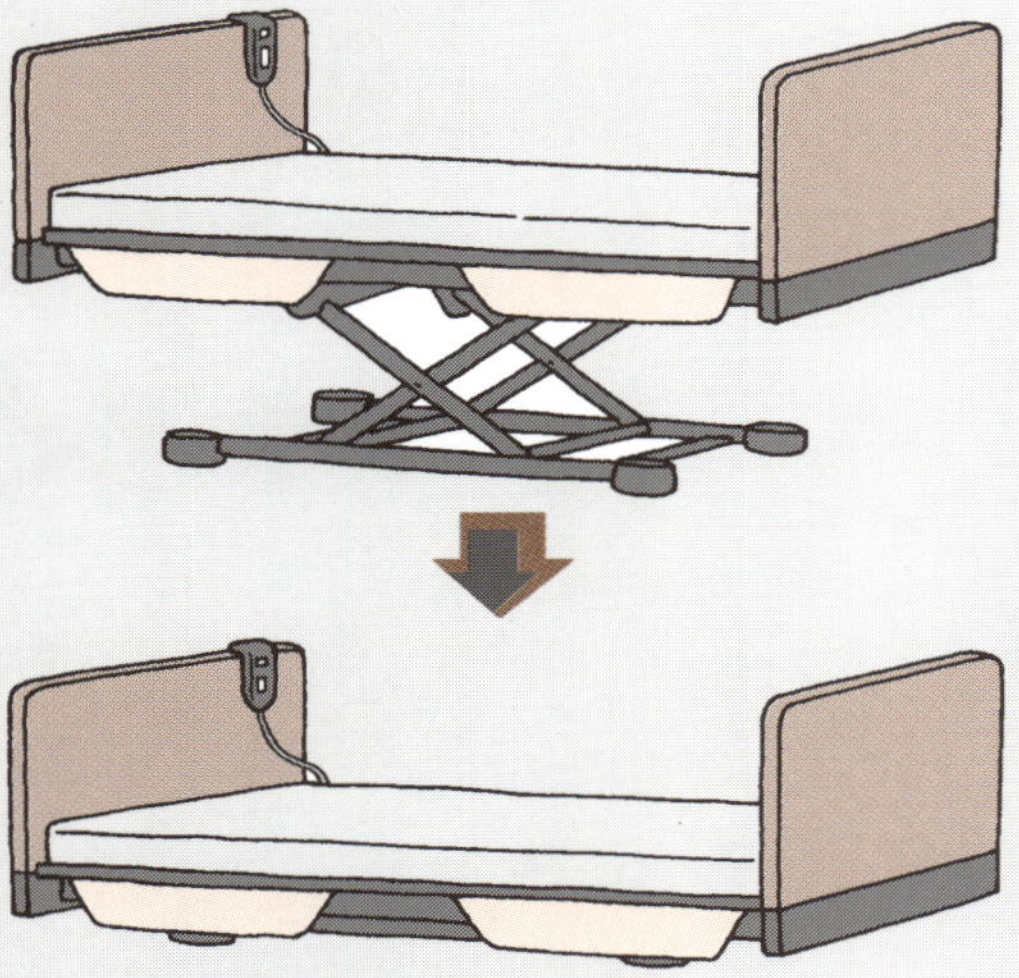

転落を防止することも大切だが、転落してもケガをさせないように工夫することも大切。具体的にはベッドの高さを低くして（低床）、床にマットを敷くのがもっとも有効。ベッドが古くて高さを変えられない場合は買い替える、ベッドの脚を短く切るなどの対策をとるべき。イラストのような、最新型の超低床ベッドも上手に活用したい。

排泄誘導を増やす

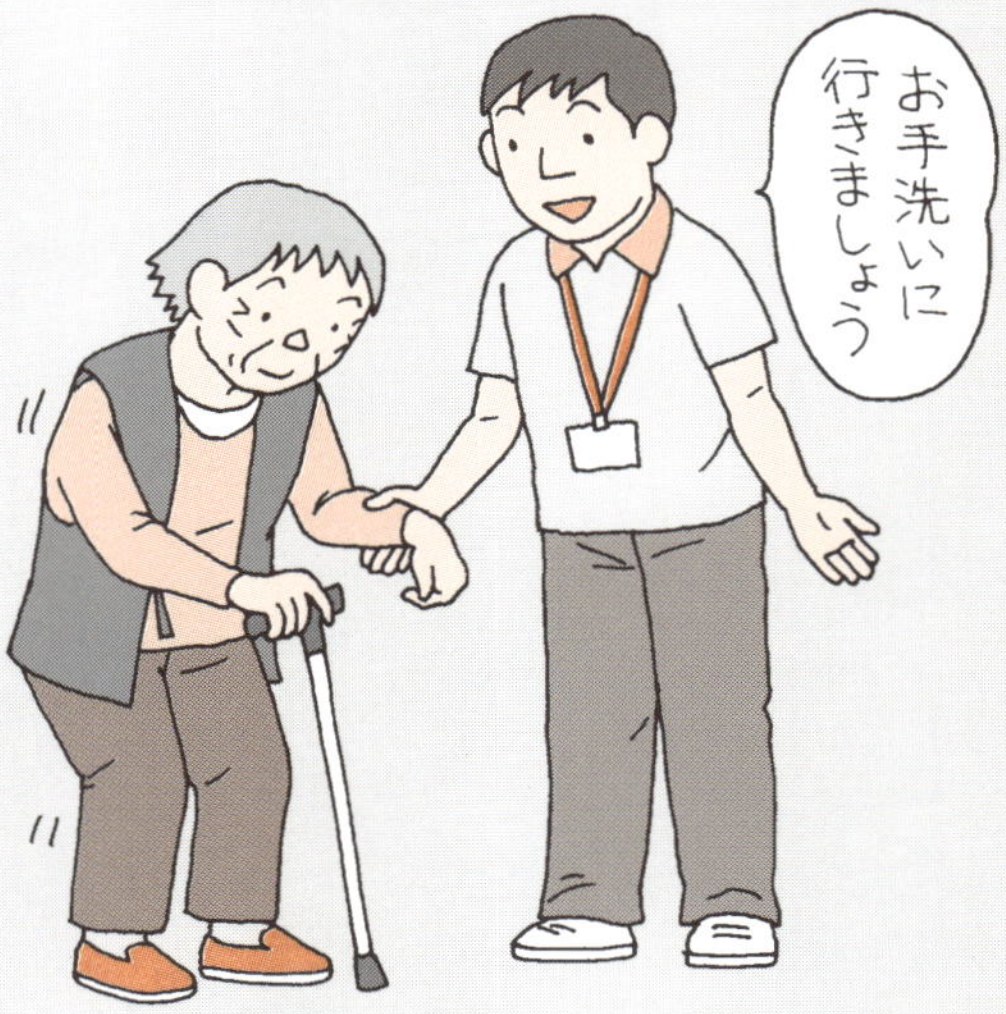
お手洗いに
行きましょう

ベッドから降りようとして転落してしまうケースは、多くの場合自分でトイレに行こうとした際に起こる。それを防ぐには、排泄誘導を増やすことがいちばんの近道。一方で、オムツを当てている利用者がベッドから降りようとすることもある。その場合はオムツが汚れたことによる不快感が原因であることが多いので、頻繁に交換するように心がけたい。

事故対応や家族への対応は適切であったか

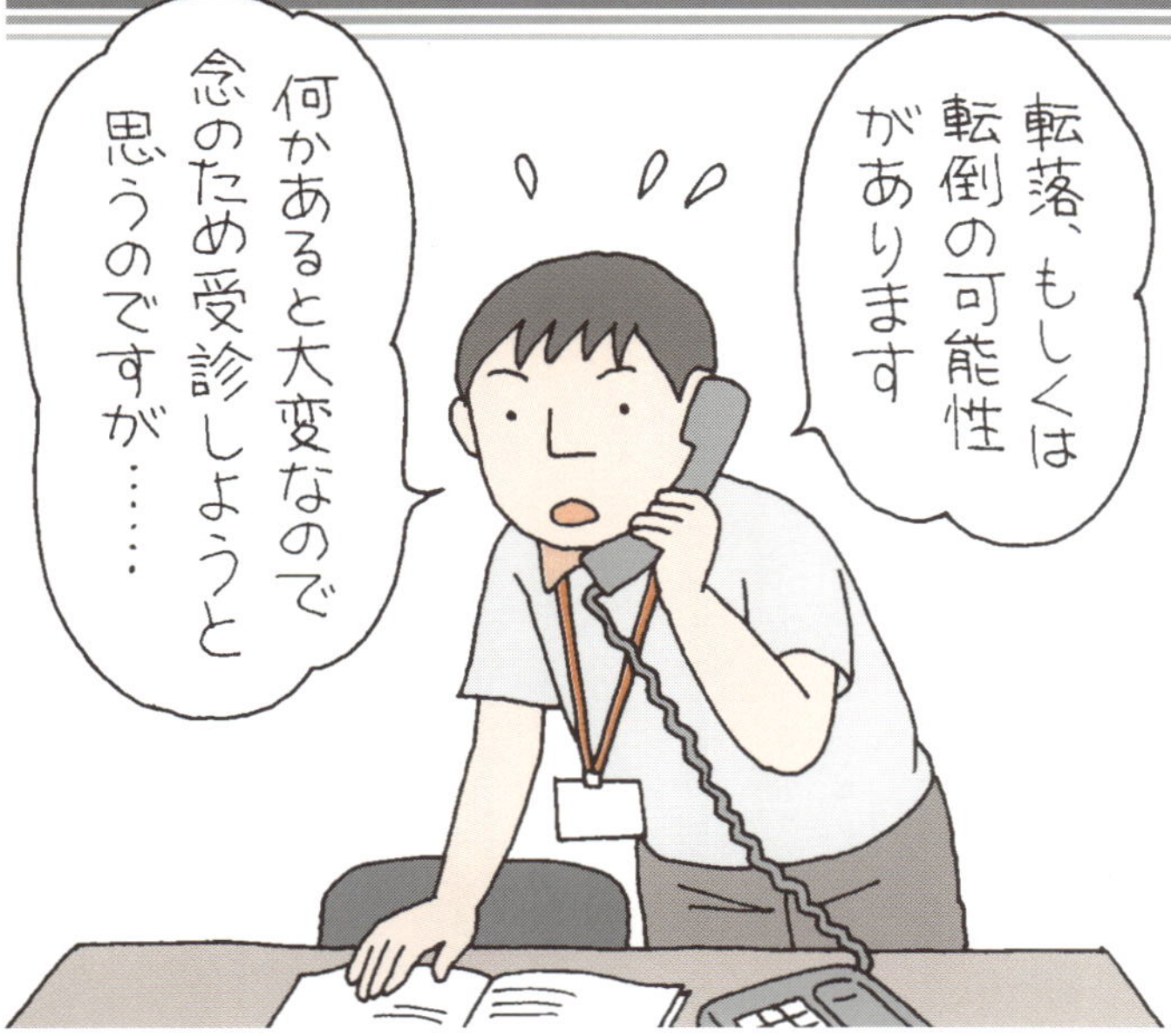
転落、もしくは
転倒の可能性
があります
何かあると大変なので
念のため受診しようと
思うのですが……

- 転落したかどうか確認できなくても、万が一を考えて即座に対処したことは評価できる
- 家族にも第一報の時点で「転落の可能性」をしっかり伝えたので、その後の理解を得やすかった
- 「実は転落していなかった」という空振りは覚悟のうえで、最悪の事態を考えて行動することが非常に大切

夜間に起こる転落事故の意外な原因

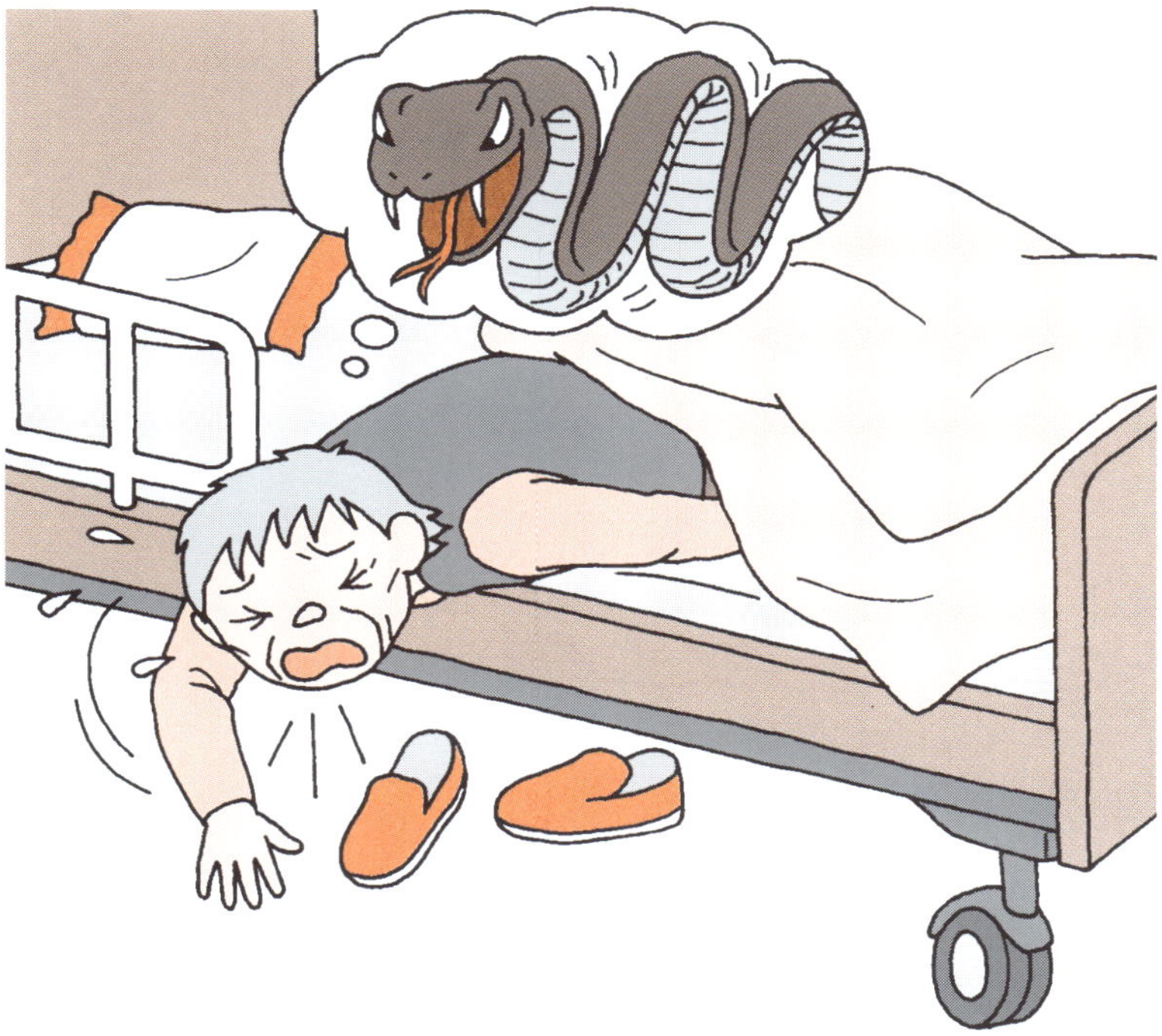

高齢で認知症のない利用者が突然、夜間に異常な行動を起こした場合、せん妄の可能性があります。せん妄とは何らかの原因で脳の機能が低下し、幻覚を見たり取り乱したりするなどの混乱した状態になることです。あくまで一時的な現象なので、原因を取り除けば多くの場合は回復します。

では、せん妄の原因にはどのようなものがあるのでしょうか。

せん妄の原因は不安などの心因的要因と、体調不良などの身体的要因があると言われています。なかでも見落とされがちなのが、「総入れ歯を外して寝ることによって起こる舌根《ぜっこん》沈下」です。舌根沈下が起こると、低酸素状態に陥りやすくなります。それがせん妄を引き起こすこともあるのです。

転落の利用者側の原因として、頭に入れておきましょう。

せん妄の原因となる代表的なもの

入れ歯や眼鏡など、ふだん使っているものを忘れて使えない状態は、せん妄を引き起こしやすくなる要因の一つです。それ以外に考えられるおもな原因としては、睡眠薬などの薬剤の影響、脱水や便秘などの体調不良、昼夜逆転などがあります。

入れ歯

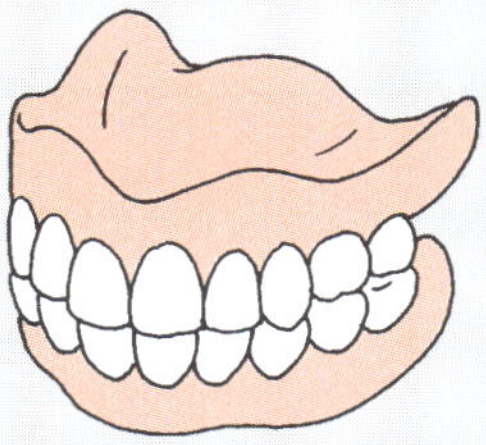

薬

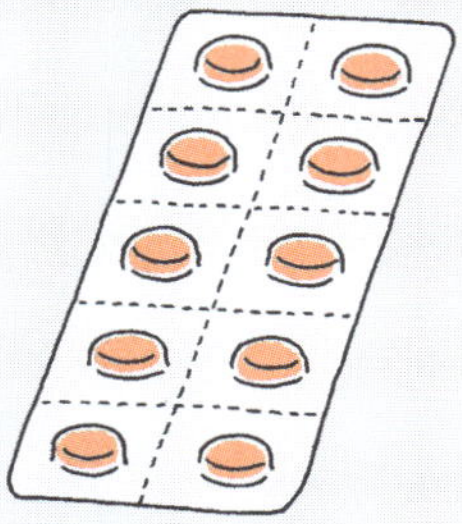

脱水や便秘

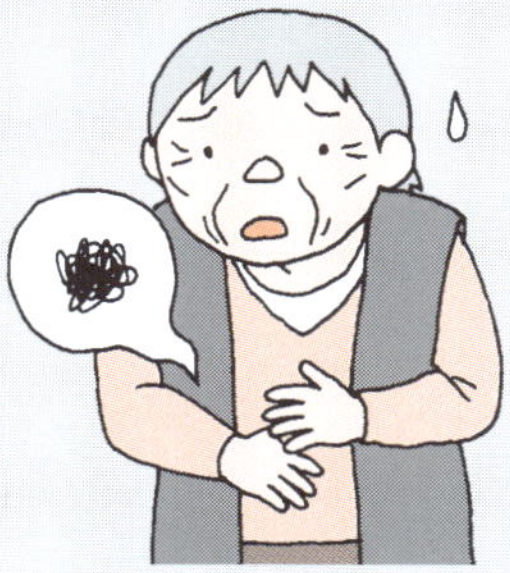

未然防止策と損害軽減策の両面から

ベッドからの転落事故は、おもに夜間の就寝中に起こります。ですから、「たまたまその場に居合わせて転落を防ぐことができた」という直前防止策は期待できません。

そうなると、「ベッドから降りたくなる原因を解消して、夜間は落ち着いて寝てもらえるようにする」という未然防止策が非常に有効です。排泄欲求やせん妄など、あらゆる角度から「ベッドから降りたくなる原因」を考えて、改善するよう取り組みましょう。

しかし、原因をすべて解消することは簡単なことではありません。未然防止策を心がけると同時に、「たとえベッドから落ちたとしても、大きなケガをしないような工夫」という損害軽減策をとることも忘れないようにしましょう。

転落事故は、頭を打ちつける可能性が高い事故です。たとえ転落した確証がなかったとしても、即受診としましょう。

認知症がない人の誤嚥事故

摂食・嚥下機能の低下が原因なので、対処は時間との勝負になります

利用者の状況

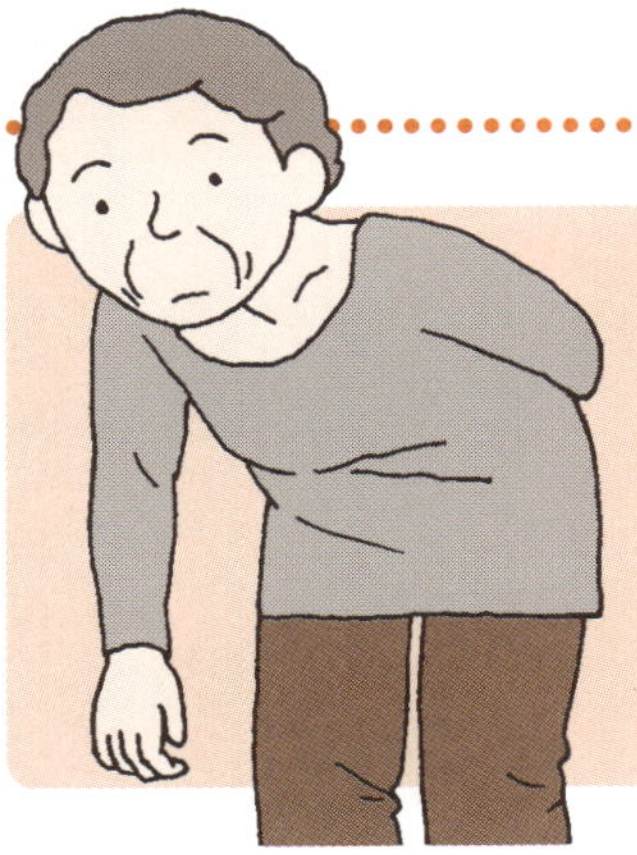

Ｄさん

88歳・女性・要介護３・認知症：なし

変形性脊椎症、骨粗鬆《こつそしょう》症、心臓弁膜症がある。大病をしたわけではないが、加齢によって全身の機能に衰えが見られる。

片マヒなどの障害はないのに、日頃からむせや食べこぼしが多く、食べるのに時間がかかる。

事故発生時の状況および対処

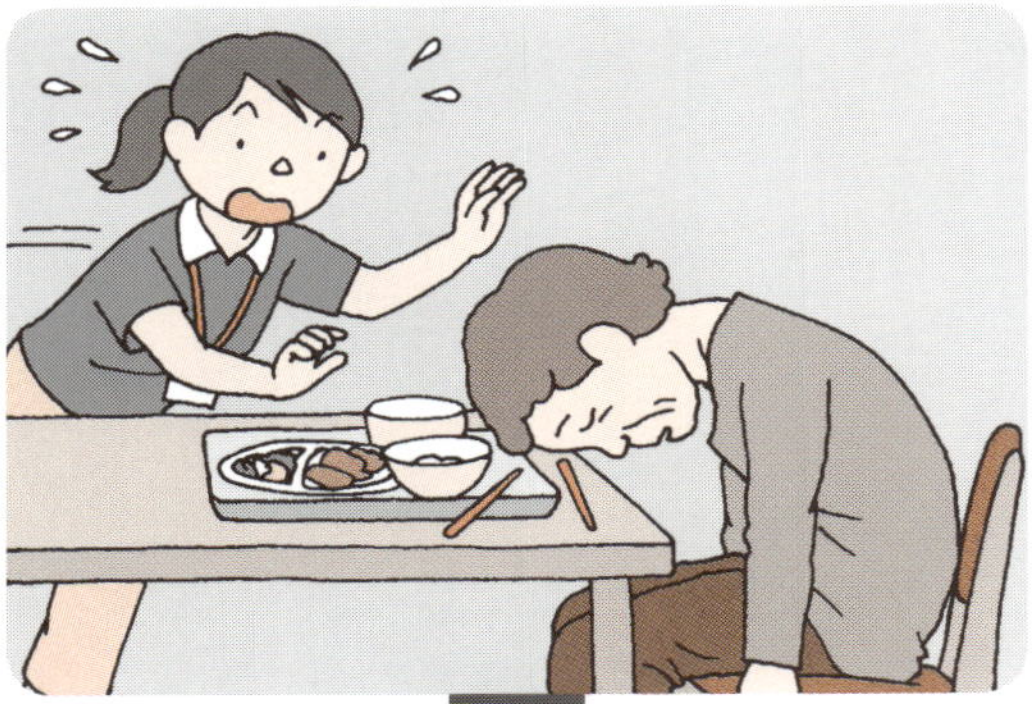

PM 6:05

いつものように食事介助をしていたが、なかなか飲み込まないので時間がかかっていた。途中、ほかの利用者の座位を直すために、介護士が3分ほど席を外した。戻るとＤさんの顔が下を向き、前傾してうなだれていたので誤嚥を疑った。

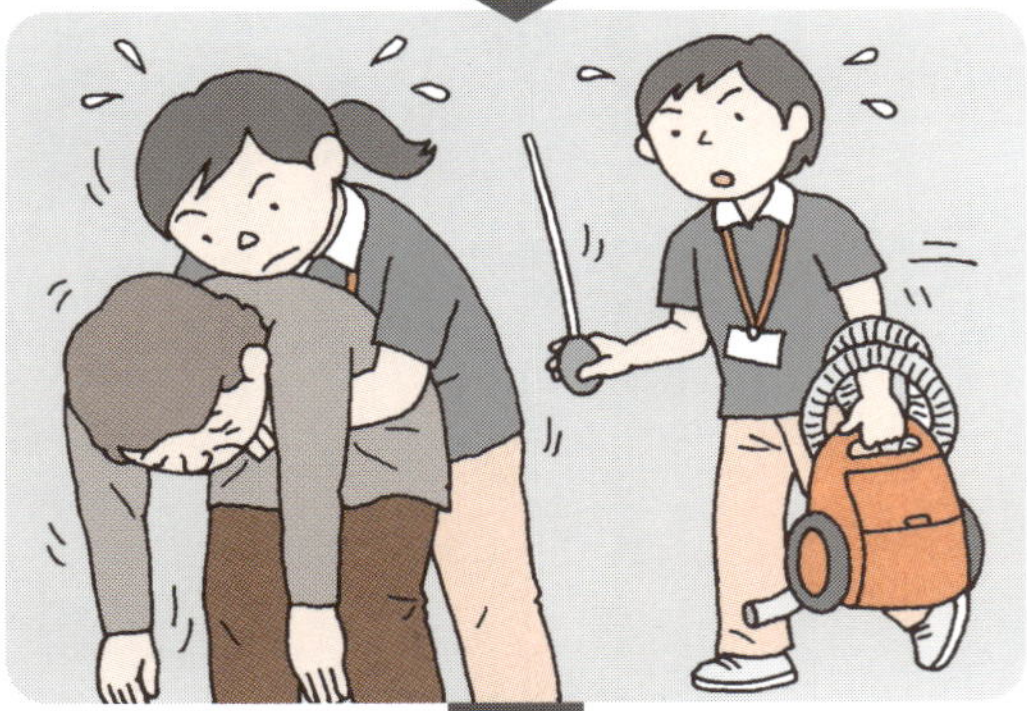

PM 6:10

すぐにハイムリック法により、詰まった食材を吐き出させようとしたが出てこなかった。ほかの介護士が吸引器を持ってきたので、すぐに吸引開始。しかし改善せず、チアノーゼが見られた。

PM 6:16

タッピングしても吸引しても改善が見られず、救急車を要請した。

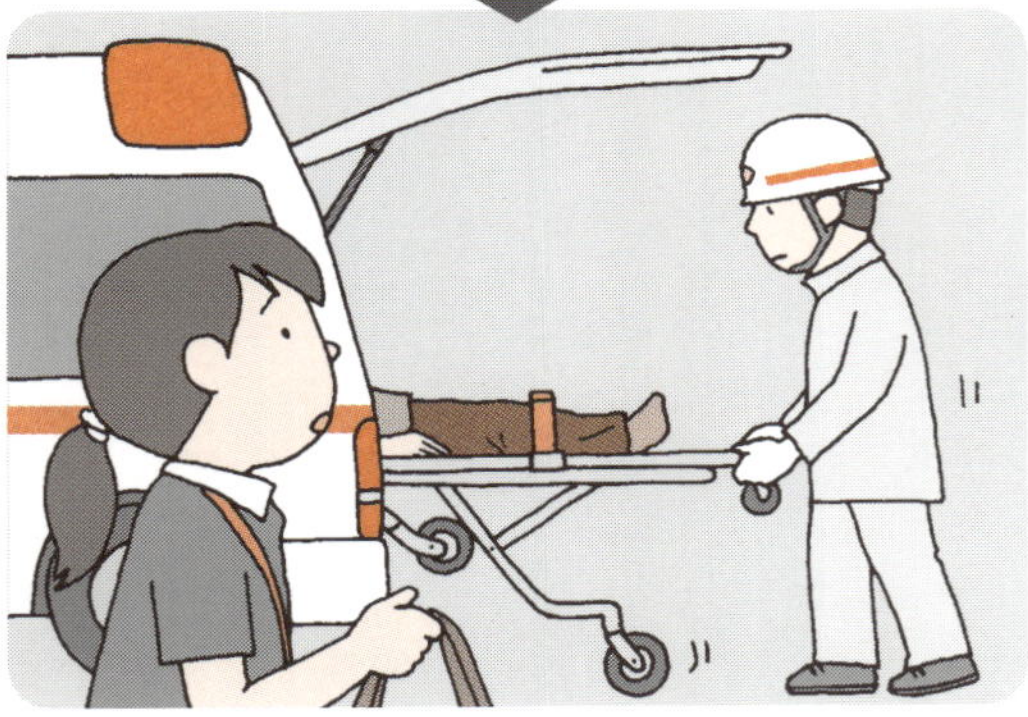

PM 6:20

救急車が到着。

PM 6:45

救急車によって病院に搬送されたが、死亡が確認された。

過失の有無　事故は未然に防ぐことができたか

事故評価の基本的な考え方

誤嚥事故は、嚥下機能の低下によって起こると考えがちです。しかしそれだけでなく、口腔機能のさまざまな部分に障害が出たため（摂食・嚥下障害）、気管や食道に食べ物を詰まらせてしまうケースも多く見受けられます。摂食・嚥下障害と判断されれば、その利用者の機能に応じた食形態など、適切な誤嚥防止策を講じなければなりません。

この事故が過失とされる場合

- 摂食・嚥下機能が衰えているのに機能評価を怠っていた
- 摂食・嚥下障害で食形態が指定されているのに、間違えた
- 覚醒の確認や水分摂取など、誤嚥防止のための食事介助方法を怠った
- 利用者の食事のペースに合わせず急がせた
- のどに詰まりやすい危険な食材を提供した

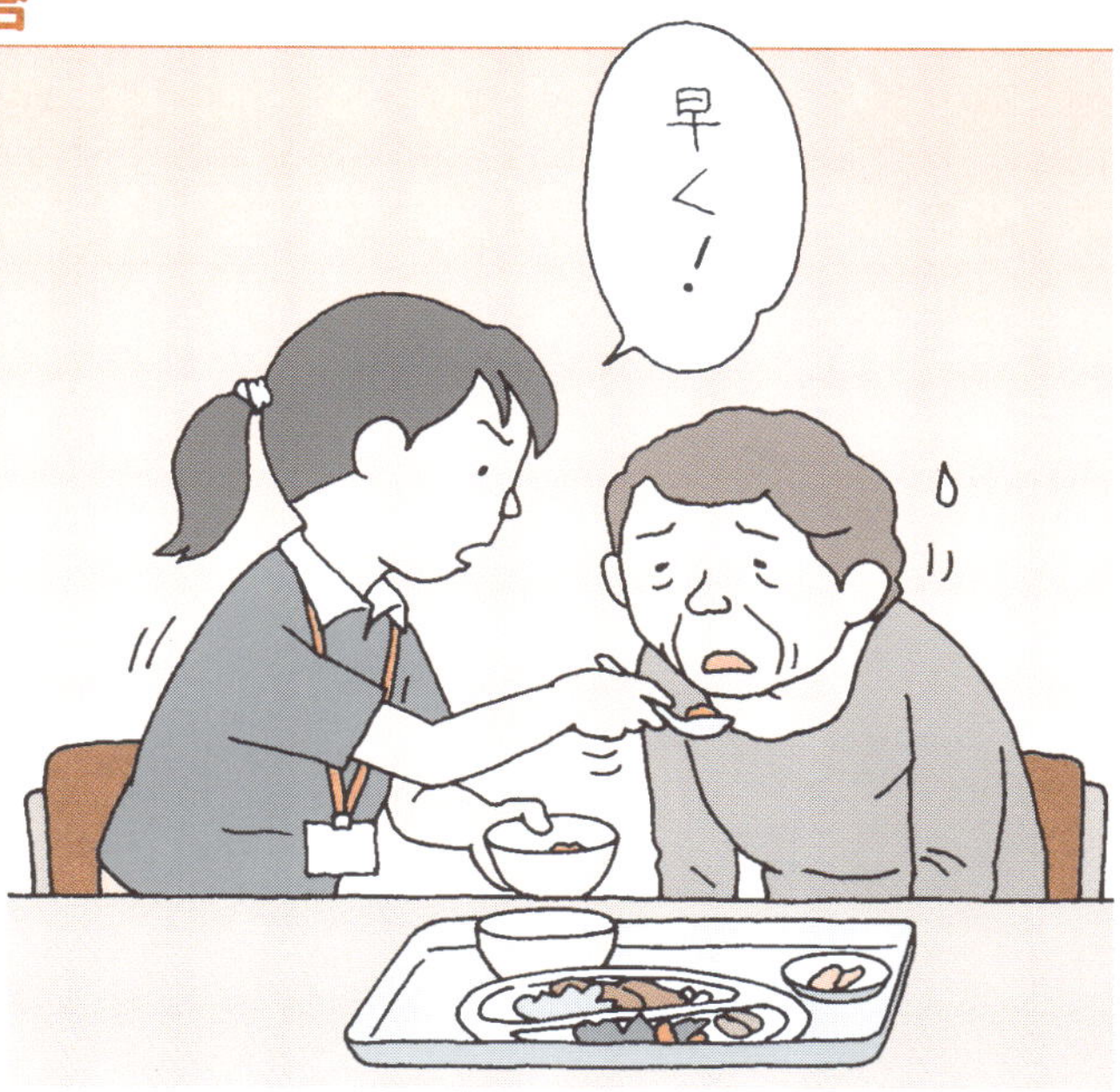

こんな事故評価はダメ!

- 誤嚥をするなら、ミキサー食にするべきだった

原因分析　なぜこの事故が起こったのか

こんな原因分析はダメ!

- マヒがないので油断していた。今後は特に障害がない利用者の食事介助にも注意する

利用者側

- 摂食・嚥下障害のほかにも、服薬などの影響で口腔内の機能が低下していた
- 口腔内の乾きによって飲み込みにくくなっていた
- 脱水症状で口腔内が乾燥していた
- 食事に適した前かがみの姿勢がとれていなかった

介護職側

- 食事介助の方法が適切でなかった
- 食事時間の制限が厳しく急がせた
- 職員が配膳を間違えた
- 厨房で食形態を間違えた
- 口腔ケアを徹底していなかった
- 食前の健口《けんこう》体操などを実施していなかった
- 確認や見守りがしにくい位置に座らせてしまった

施設側

- のどに詰まりやすい食材は切り分ける、などの対策をとらなかった

認知症がない人の誤嚥事故

再発防止策の検討

ひと口に「誤嚥事故」と言っても、誤嚥した理由によって対策内容が変わります

飲み込みが悪い

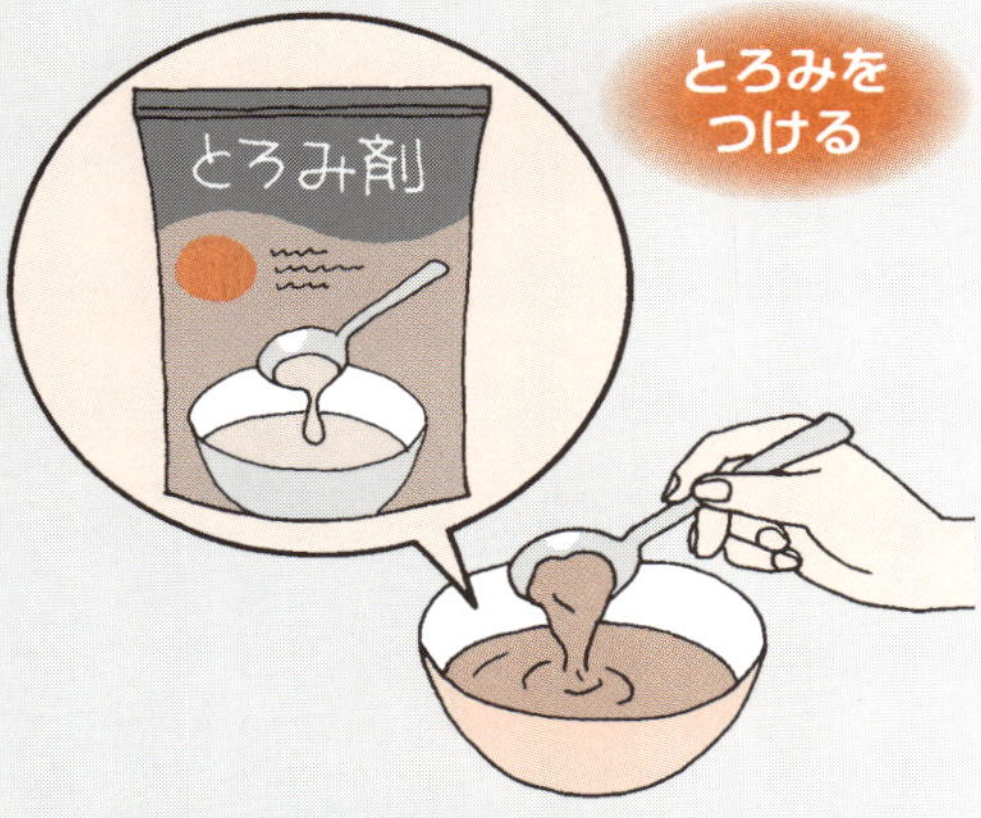

ゴックンと飲み込む嚥下反射が低下すると、誤って気道に入りやすい状態になります。食べ物が気道に入ると、むせて咳き込みます。ふつうはむせることで食べ物を外に排出するので、気管の奥まで入ってしまうことはありません。しかし、むせる力が衰えると、そのまま肺に入り込んで誤嚥性肺炎を起こすのです。この場合、食事や水分にとろみをつけると、飛散しにくいので飲み込みやすくなります。

口の中で食べ物がまとまらない

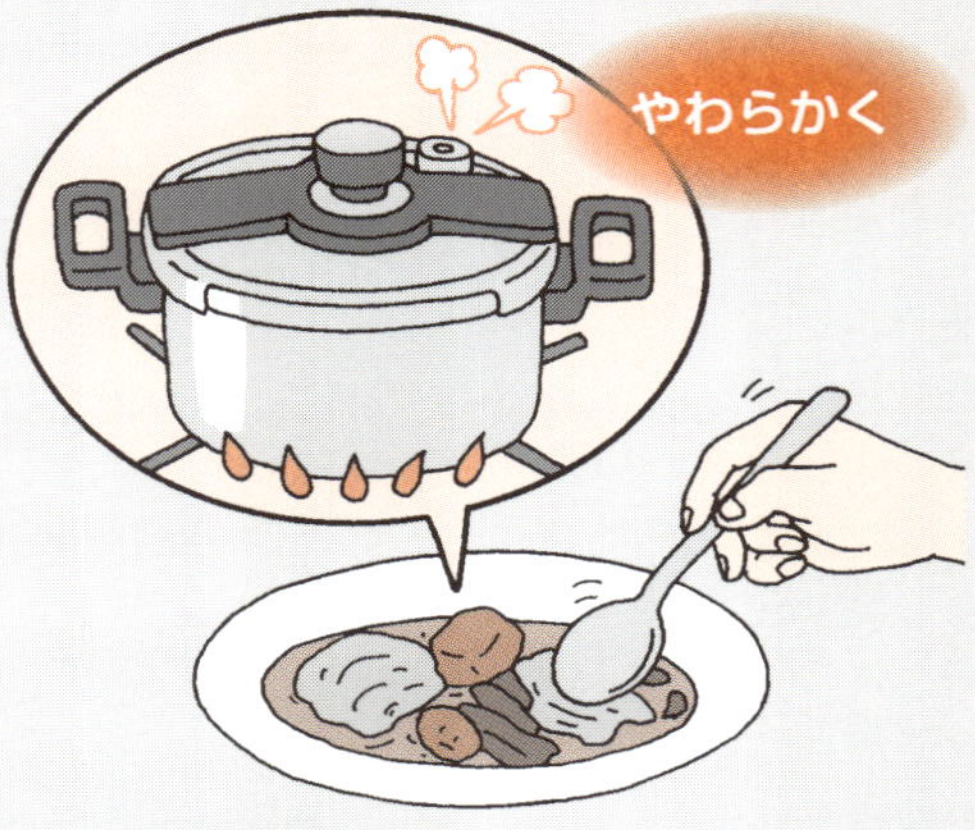

歯に問題がある人や舌の動きが悪い人は、うまくかめず、口の中の食べ物をまとめることができません。そのため、いつまでもモグモグしがちです。この状態の人は、刻み食だと口の中でバラバラになって余計むせやすくなります。また、餅などのかみきりにくい食品も危険です。口の動きが悪い人は「ソフト食」に代表される、やわらかい食べ物がいいでしょう。

事故対応や家族への対応は適切であったか

誤嚥事故が起こった際は、速やかにタッピングを行う。タッピングで容態が改善しない場合は、吸引器を使って吸引を行う。今回の事例はここまでの動きの流れに問題はなかった。

問題だったのは、救急車を要請するタイミングが遅すぎたことだろう。救急車は全国平均で、到着までに8分程度要する。一方、人間は呼吸が停止してから約10分で生存率が50％まで下がり、約30分経つと生存率はほぼ0％になってしまう。つまり、呼吸停止から救急車要請までは、どんなに遅くても7～8分が待てる限界である。

今回の事例は、誤嚥を発見してから救急車要請までに11分かかってしまった。これでは救急車の要請が遅すぎたと言わざるをえない。

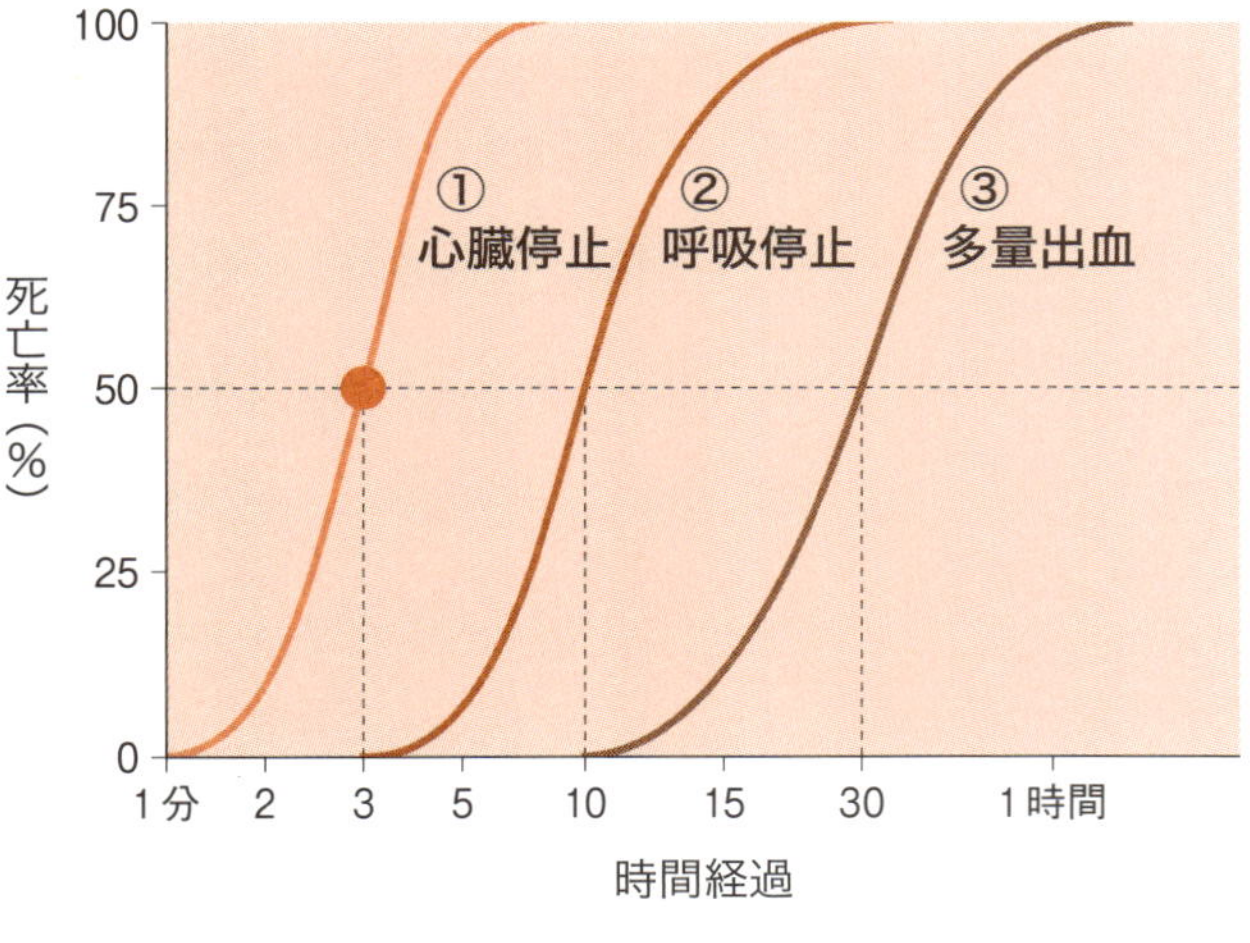

①心臓停止後約 3 分で50％死亡
②呼吸停止後約10分で50％死亡
③多量出血後約30分で50％死亡

※図はカーラーの救命曲線（東京消防庁ホームページより）

適切な食事姿勢と食事介助を知る

正しい食事介助

介護者は利用者の利き手側に座って、下のほうから食べ物を運びましょう。こうすると、元気だった頃に自分で食べていた角度と近くなります

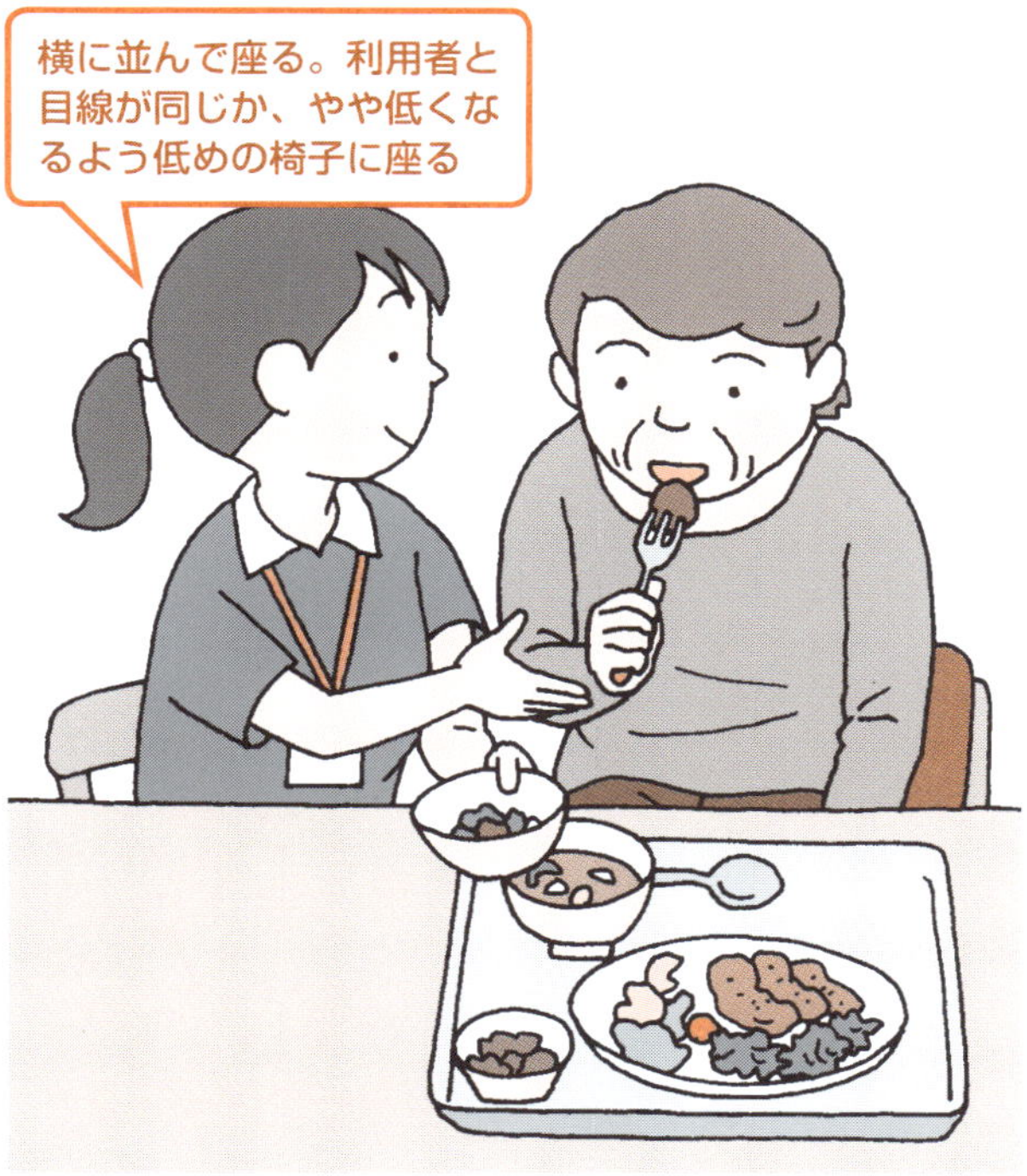
横に並んで座る。利用者と目線が同じか、やや低くなるよう低めの椅子に座る

食事介助を行う場合、まずは水分から口にしてもらいます。以降、ひと口の量やスピードなどは利用者の様子を見て、無理がないように合わせることが大切です

正しい食事姿勢

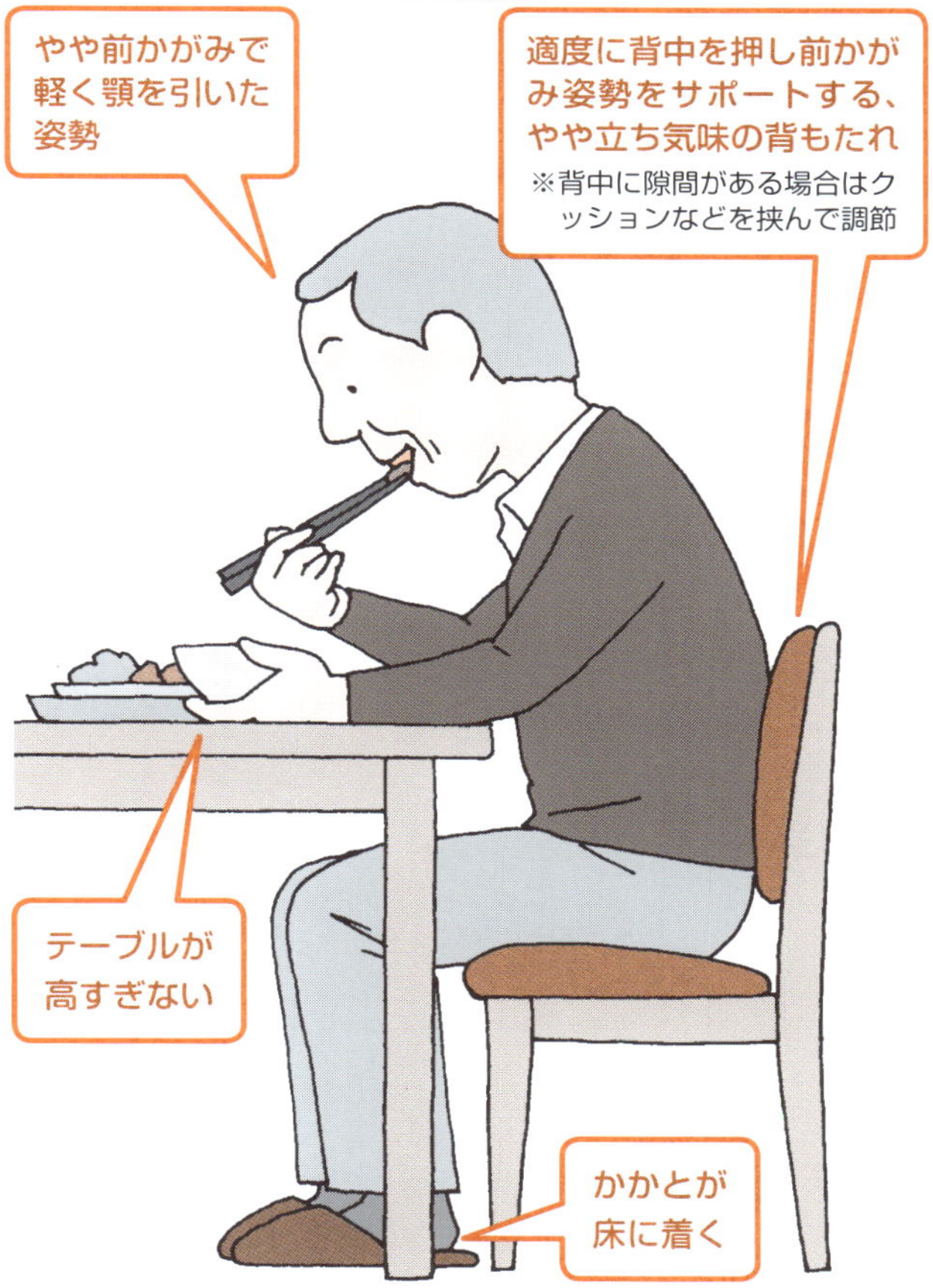
やや前かがみで軽く顎を引いた姿勢
適度に背中を押し前かがみ姿勢をサポートする、やや立ち気味の背もたれ
※背中に隙間がある場合はクッションなどを挟んで調節
テーブルが高すぎない
かかとが床に着く

安定した姿勢で前かがみになって食事をするだけで、飲み込みやすさは大きく変わります。まずは前傾姿勢を心がけるといいでしょう

摂食・嚥下障害や加齢で起こる事故

介護施設における誤嚥事故は、高齢者の転倒・転落事故と並んで多い事故です。誤嚥は、マヒなどの障害によって口の動きが悪くなったことが原因で起こることが多いのですが、加齢によって嚥下反射が鈍くなって起こることもあります。つまり、高齢者であれば誰でも可能性がある事故なのです。

誤嚥を防ぐには、原因に合わせて食べ物の形態を変える必要があります。適切な形態を選ぶためにも、誤嚥の正確な原因を突き止めることが何よりも大切です。「誤嚥しやすい利用者」とひとくくりにするのではなく、どういう誤嚥なのかをしっかりと見極めましょう。

実際に誤嚥事故が起こったら、時間との勝負です。呼吸停止から13分以内に医療につなげることができれば、生存率がグッと上がります。救急車到着までの時間を考慮して、吸引の措置と同時に救急車の要請をできるかがポイントです。

食事介助時の事故②

認知症が深い人の誤嚥事故

摂食・嚥下機能に問題がなくても起こる誤嚥事故があります

利用者の状況

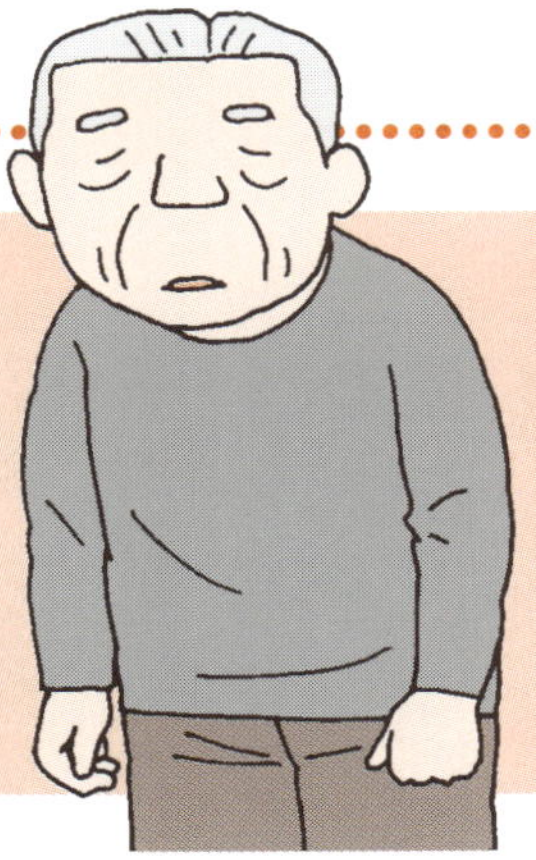

Eさん

93歳・男性・要介護1・認知症：高度

認知症は深いものの、それ以外に大きな病気も障害もない。また、特に騒いだり徘徊したりするタイプの人ではないので、ふだんはあまり手がかからない利用者である。

事故発生時の状況および対処

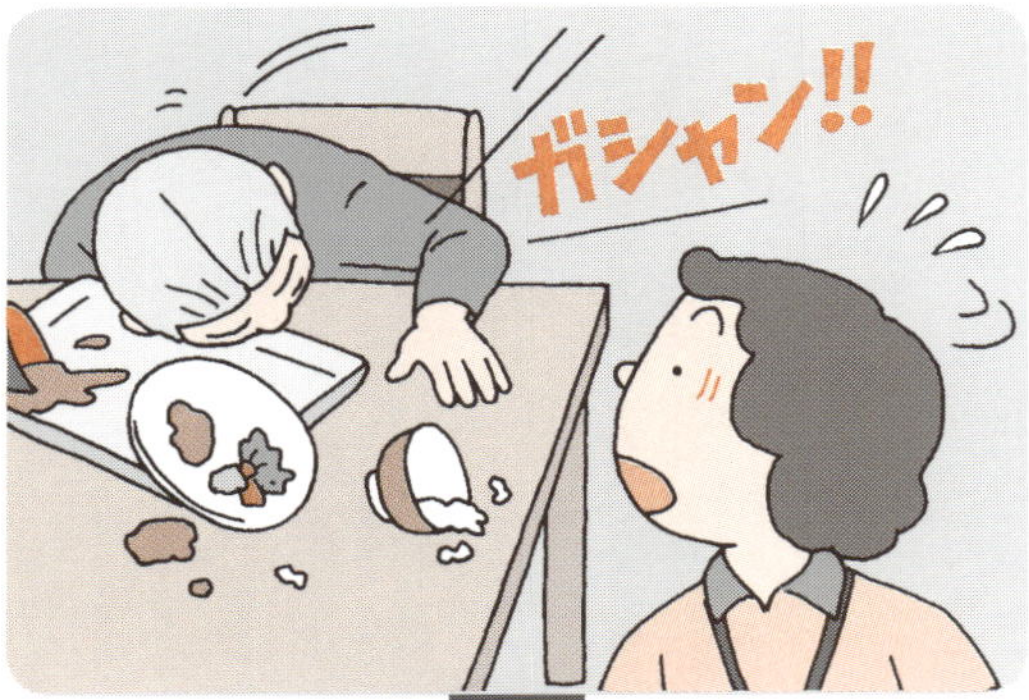
ガシャン!!

PM 0:25

食事中に突然「ガシャン」という大きな音が響いたので振り向くと、Eさんがテーブルにうつぶせになっていた。Eさんは食事が自立しているので、介助についている職員はいなかった。
すぐに看護師を呼んで口腔内を確認したところ、のどの奥に肉団子が詰まっていた。吸引を施行したが、取れなかった。

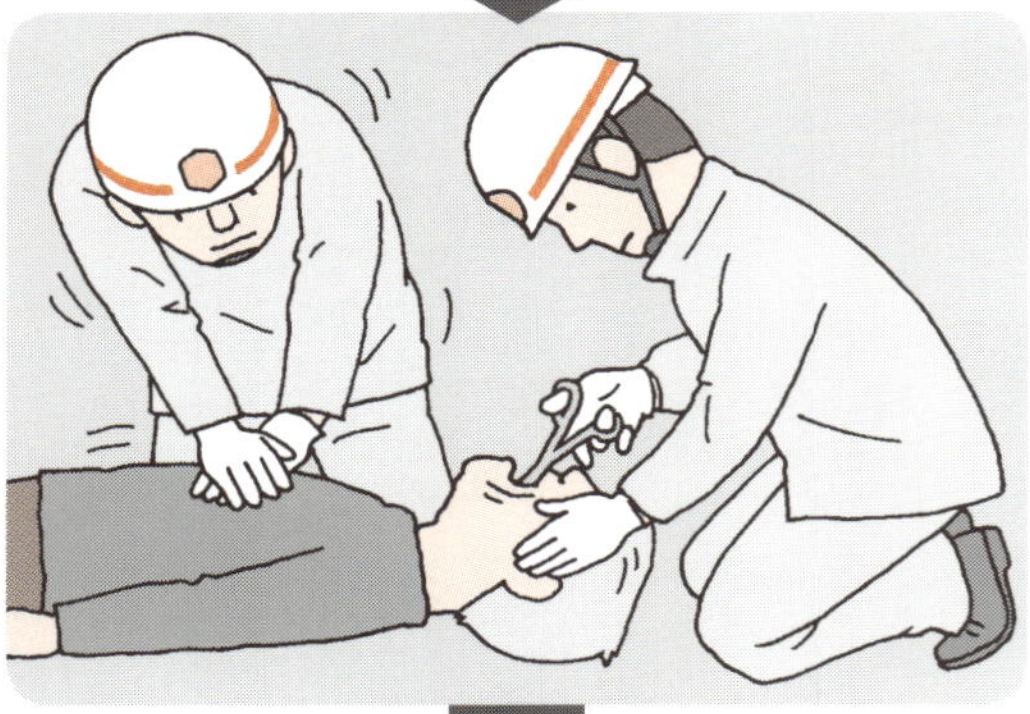

PM 0:30

ここでは対処できないと判断し、すぐに救急車を要請した。

PM 0:40

救急車が到着。救急救命士が鉗子《かんし》でのどの奥の肉団子を掻《か》き出して気道を確保したが、すでに亡くなっていた。

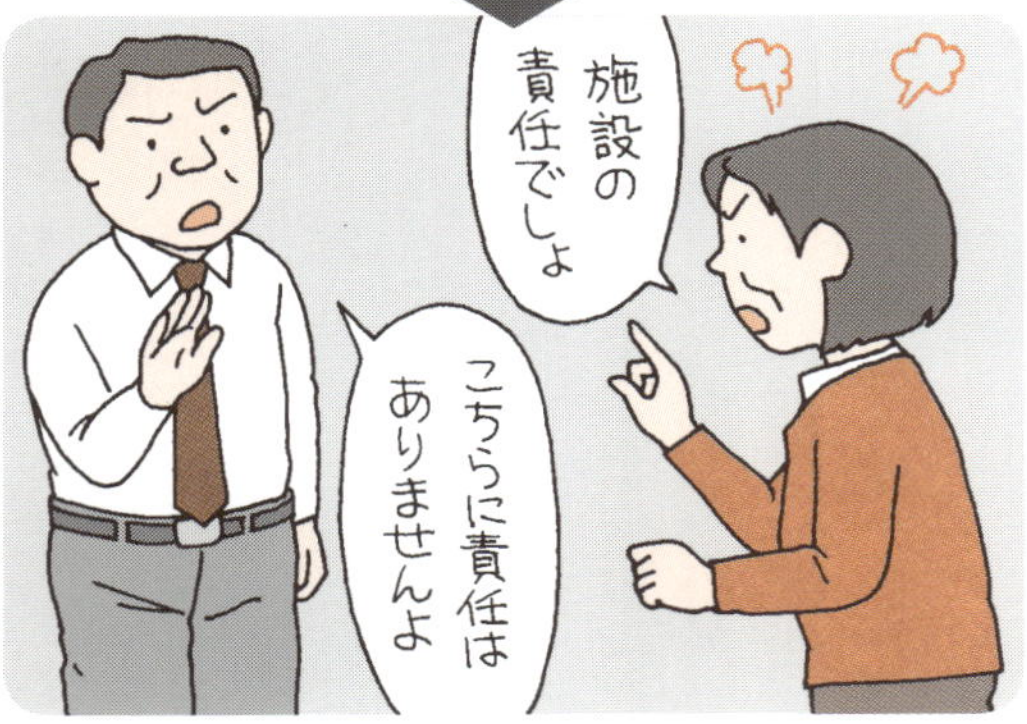
施設の責任でしょ
こちらに責任はありませんよ

家族は「肉団子を切り分けて食べさせるべきだった」と施設側の責任を追及した。施設側は「Eさんは、摂食・嚥下機能は正常で普通食だったので、事故の危険は予測できなかった。施設側に責任はない」と主張している。

過失の有無 事故は未然に防ぐことができたか

事故評価の基本的な考え方

摂食・嚥下機能に障害がなくても、認知症が深い利用者は「安全な食べ方がわからない」という理由で誤嚥を起こします。危険な食べ方をする認知症の利用者に対しては、「小分けにして盛りつける」「切り分けて提供する」などの配慮が必要です。

この事故が過失とされる場合

- 日頃から「丸呑み」でのどを詰まらせる危険がある利用者に、大きな食材を切り分けずに提供した
- 「早食い」「詰め込み」がある利用者の見守りを怠った

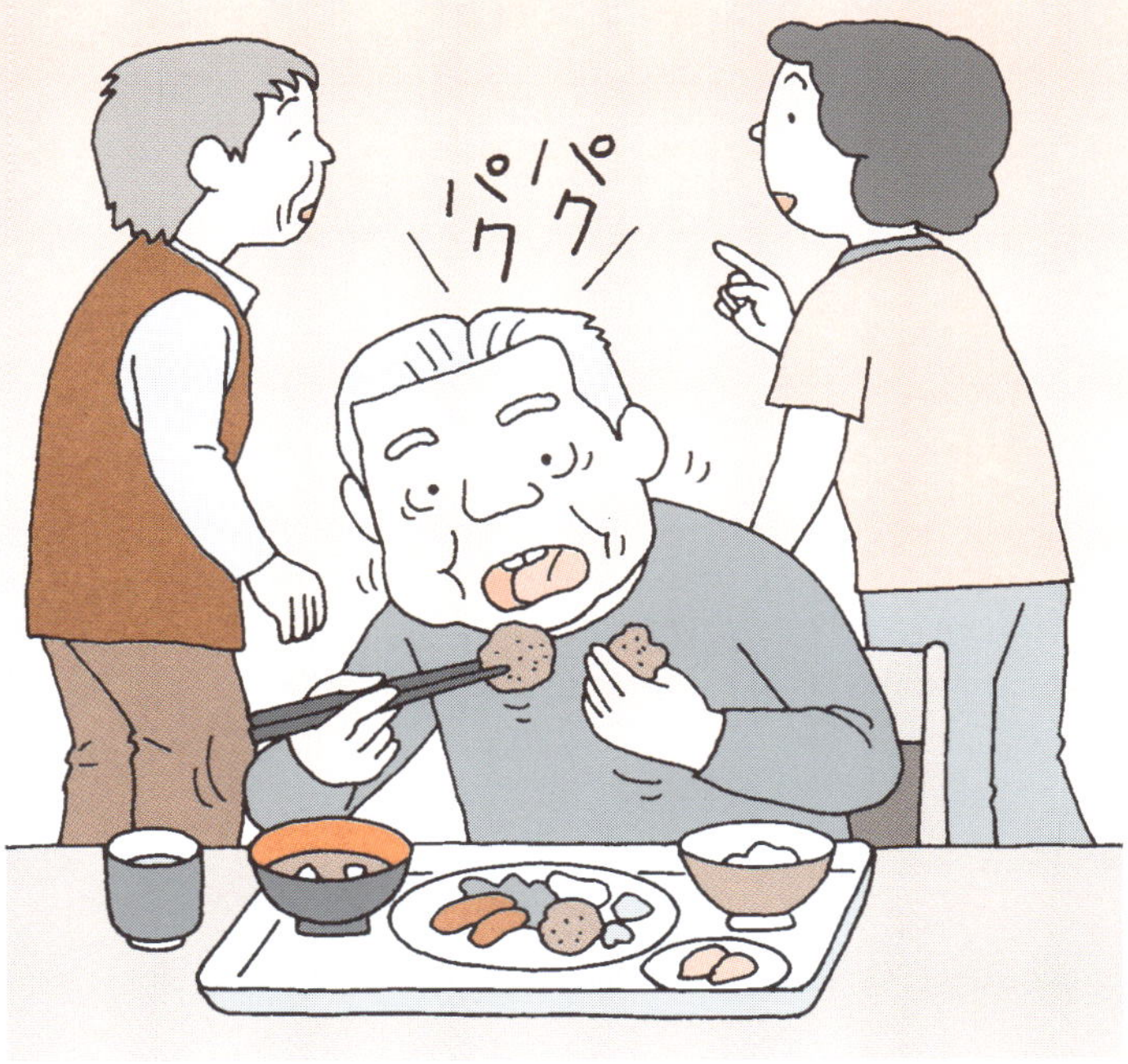
パクパク

こんな事故評価はダメ！

- 誤嚥をするなら、ミキサー食にするべきだった

原因分析 なぜこの事故が起こったのか

こんな原因分析はダメ！

- マヒがないので油断していた。今後は特に障害がない利用者の食事介助にも注意する

利用者側

- 認知症のBPSDに対応するため向精神薬が処方されていた
- パーキンソン病薬を服用していたため口腔内が乾いて食べにくかった

介護職側

- 摂食・嚥下機能に障害がないからと、見守りをしなかった
- 食事の様子を見守ることができる席に座らせていなかった

施設側

- 「小分けにして盛りつける」などの安全な食事への配慮を怠った

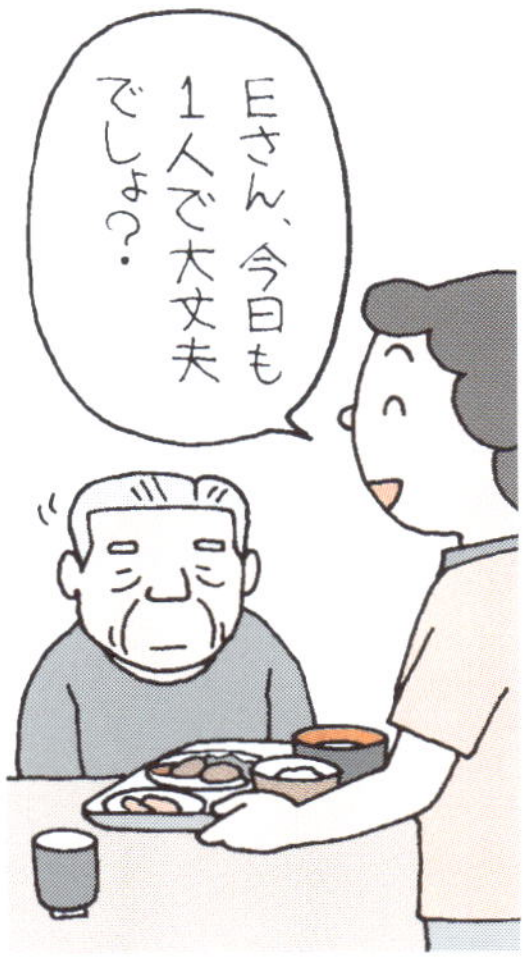
Eさん、今日も1人で大丈夫でしょ？

再発防止策の検討

ふつう、私たちは無意識のうちに安全な食べ方を選択しています。しかし認知症が深くなると、この判断ができなくなってしまうのです。飲み込める量を考えずに丸呑みし、窒息してしまうことがあります。
丸呑みすると窒息しやすい食べ物の条件は、次の３つです。

1. 直径 2～4cmの塊
2. 丸い形状で、ツルッと入りやすい舌触りのよいもの
3. 表面が硬く密度が高いものは、のどの奥に詰まった場合除去しにくい

事例で誤嚥の原因となった肉団子は、この3条件がそろっていました。
こうした危険なメニューの場合は、切り分けて提供するなどの配慮が必要です

丸呑みすると危険な食べ物

里芋の煮物・肉じゃが・一口大にカットしたこんにゃく・カボチャの煮物・白玉団子・餅・団子・大福・ゆで卵・パン・ハンバーグ・シュウマイ・十分にやわらかくなっていない煮物の人参・一口がんも・クワイ・黒飴・ベビーカステラ　など

事故対応や家族への対応は適切であったか

下に、近年起こった誤嚥事故における裁判を表にまとめました。施設側の勝訴もありますが、誤嚥事故は施設側の責任を問われることが多いのが現状です。有名な誤嚥裁判である2000年6月、横浜地裁判決の「こんにゃく誤嚥事故判例」では、「こんにゃくを食材として選択したこと自体について注意義務違反があったとは認められない」とされました。

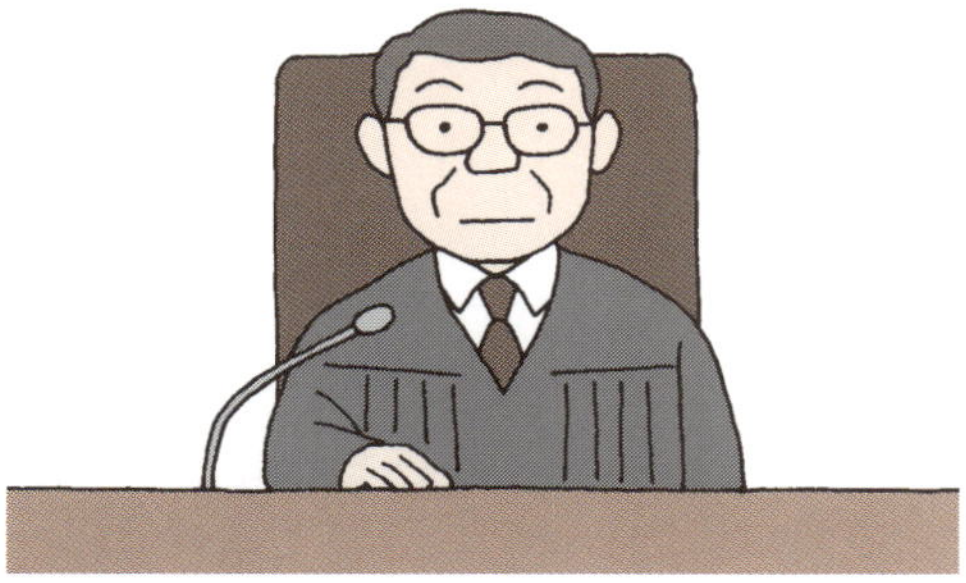

つまり、「高齢者に提供する食材であることに十分配慮すること」が大切なのです。Eさんの事例は、肉団子を切り分けるなどの配慮が欠けていたので、施設側は過失を認めて速やかに賠償を行うべきだったと考えられます。

【認知症の利用者の誤嚥事故裁判例】

判決日	裁判所	事故状況	判決内容
2007年3月16日	大阪地裁	パンを誤嚥	2,180万円賠償
2007年5月28日	東京地裁	出前の卵丼のかまぼこを誤嚥	292万円賠償
2007年6月26日	福岡地裁	おにぎりを誤嚥	2,882万円賠償
2010年12月8日	東京地裁 立川支部	通常食を誤嚥	棄却

誤嚥の対処方法を徹底する工夫

ある社会福祉法人では、誤嚥が起こった際の対処法をパネルにして事務室に掲示したそうです。日常的に目に入る場所に掲示したことで自然に手順が頭に入り、いざというときに職員が対処しやすくなりました。このように、誤嚥の対処方法については日頃から周知徹底を心がけることが、利用者の命を守るためには重要です

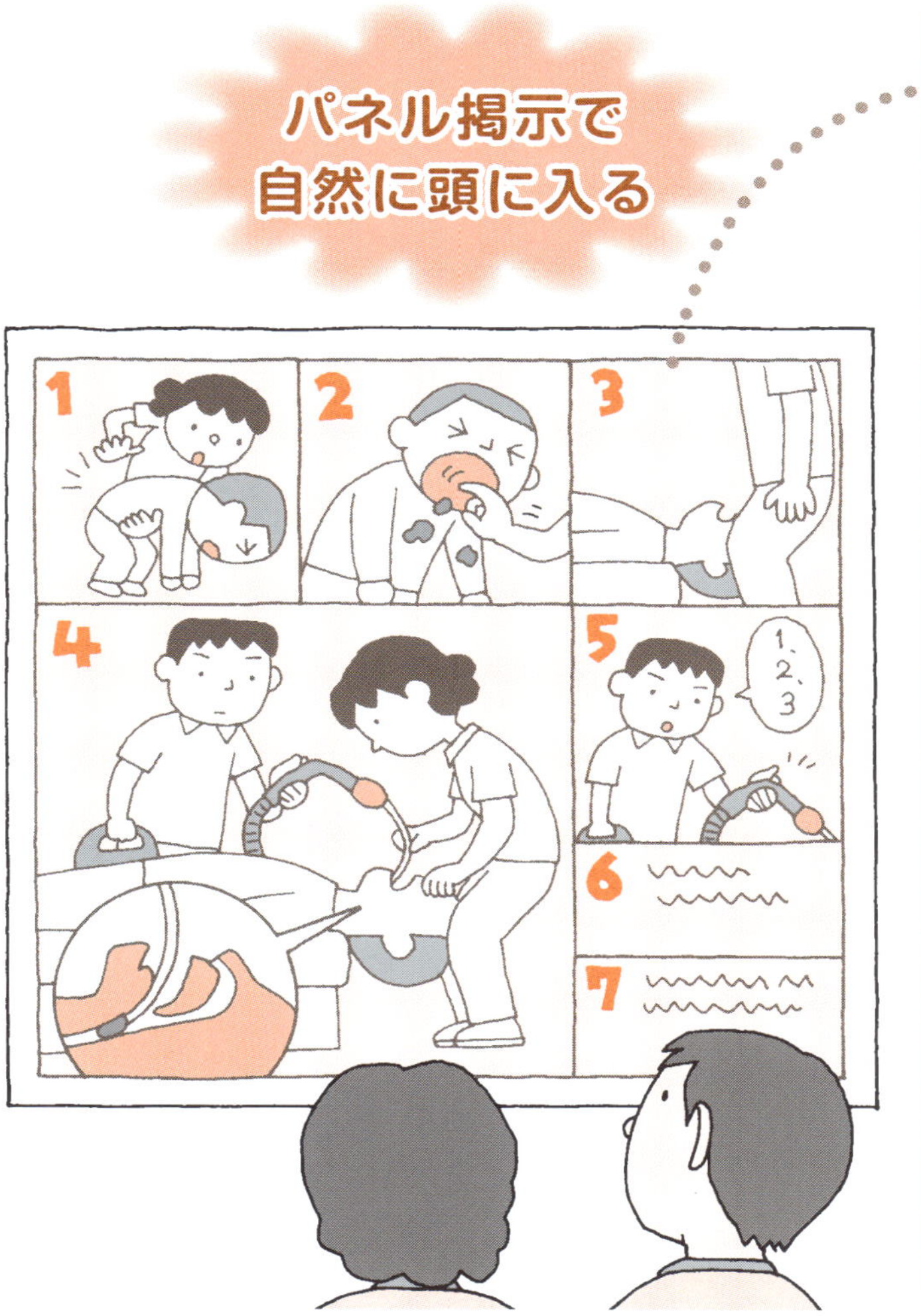

誤嚥の対処手順

1 タッピングをする

2 口の中にあるものを掻き出す

3 ベッドに運びあお向けで寝かせ、頭を垂らし、介護者の両ひざで耳を挟む

4 掃除機につないだノズルの先を5㎝くらい口に挿入し、鼻をつまむ

5 助手が掃除機のスイッチをONにし、「1、2、3」と数えてOFFにする

6 2～3回くり返す

7 取れなければ、掃除機の圧を弱から強にする

認知症に見られる詰め込みと丸呑み

摂食・嚥下機能に何も問題がなくても、高度の認知症があると誤嚥の原因になりえます。これは、認知機能の低下によって、「安全な食べ方」の判断がつかなくなることが原因です。食べ方がわからなくなると、詰め込み食べといって、どんどん口に食べ物を詰め込むようになります。口いっぱいに食べ物を詰め込むことが、誤嚥の危険性を示す一つの目安です。食事の際には見守りを行うなど、気を配るようにしましょう。

発見が難しいのは、丸呑みをする利用者です。丸呑みの人は、一見すると問題なく食事が自立しているように感じてしまいます。しかし、この事例でもわかるように、丸呑みは窒息しやすいので非常に危険な食べ方なのです。認知症が深い利用者は、丸呑みしていないか定期的に確認しましょう。危険な利用者には切り分けて提供するなど、食事の提供形態に細心の注意が必要です。

誤薬事故

高齢者は服用している薬が多く、間違えると危険なので管理は重要課題です

利用者の状況

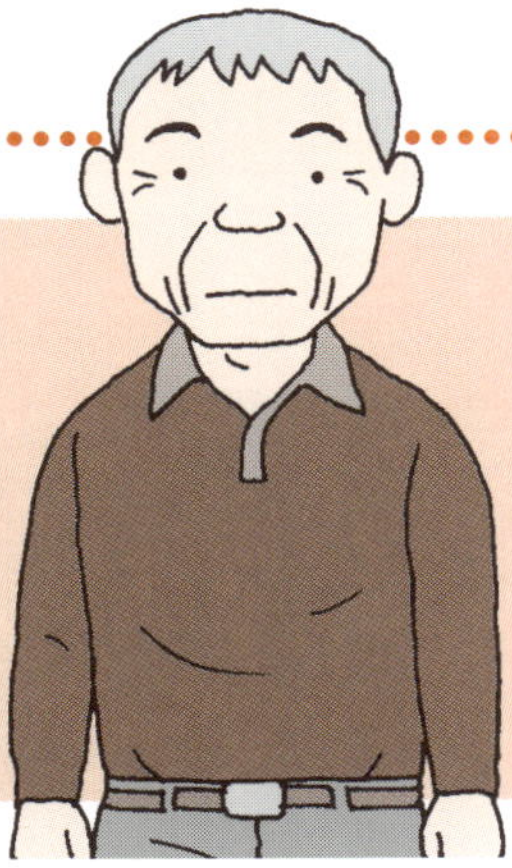

Fさん

88歳・男性・要介護2・認知症：中程度

認知症は中程度で、高血圧症などの持病はあるものの比較的元気な利用者。もともと食が細く、非常に小柄な男性。

事故発生時の状況および対処

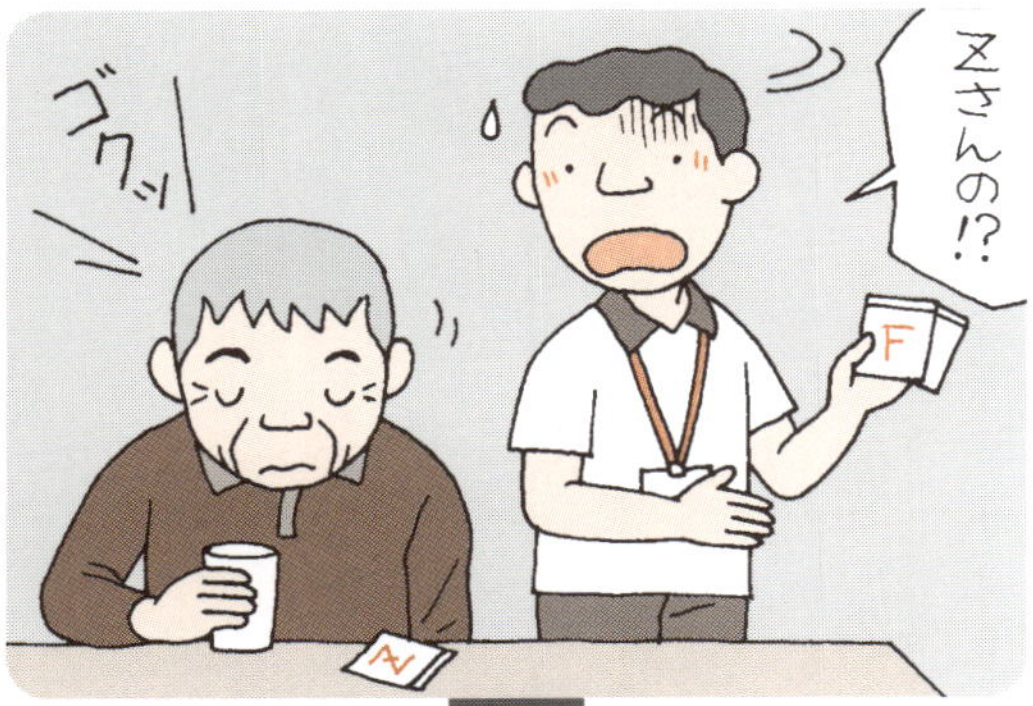

PM 6:30

夕食のあとにＦさんに本人の薬を飲ませたつもりだったが、誤ってＺさんの薬を飲ませてしまったことに気がついた。
誤薬させてしまった介護士は、すぐに看護師に伝えた。

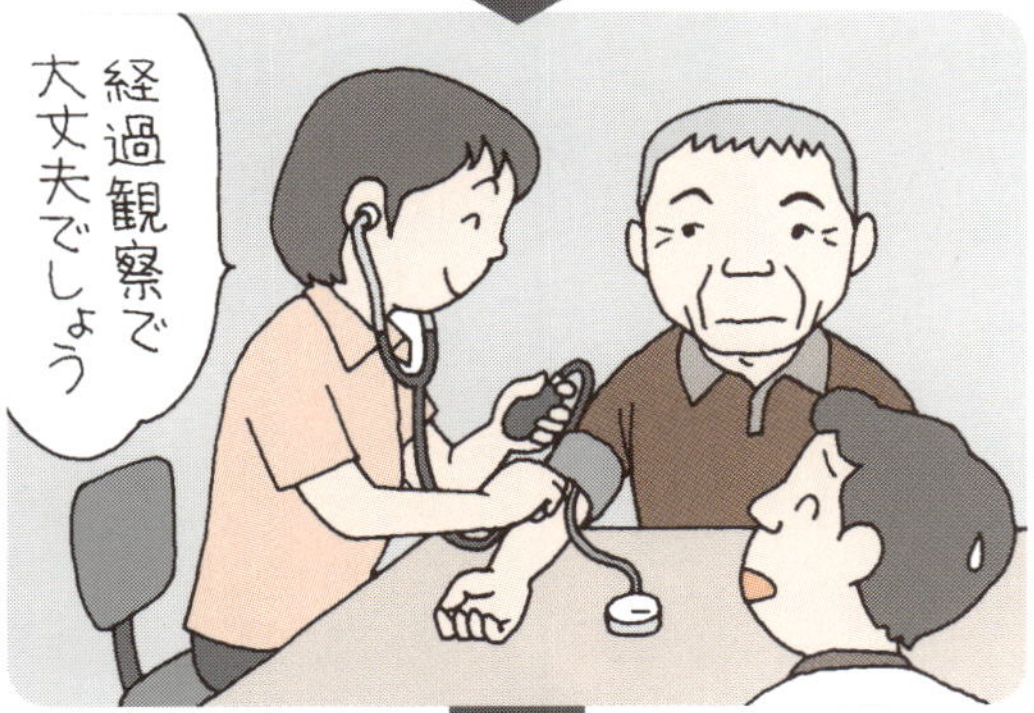

PM 7:00

看護師がバイタルチェックを実施。
数値に問題はなく、Ｆさんの意識もしっかりしていたので経過観察とした。

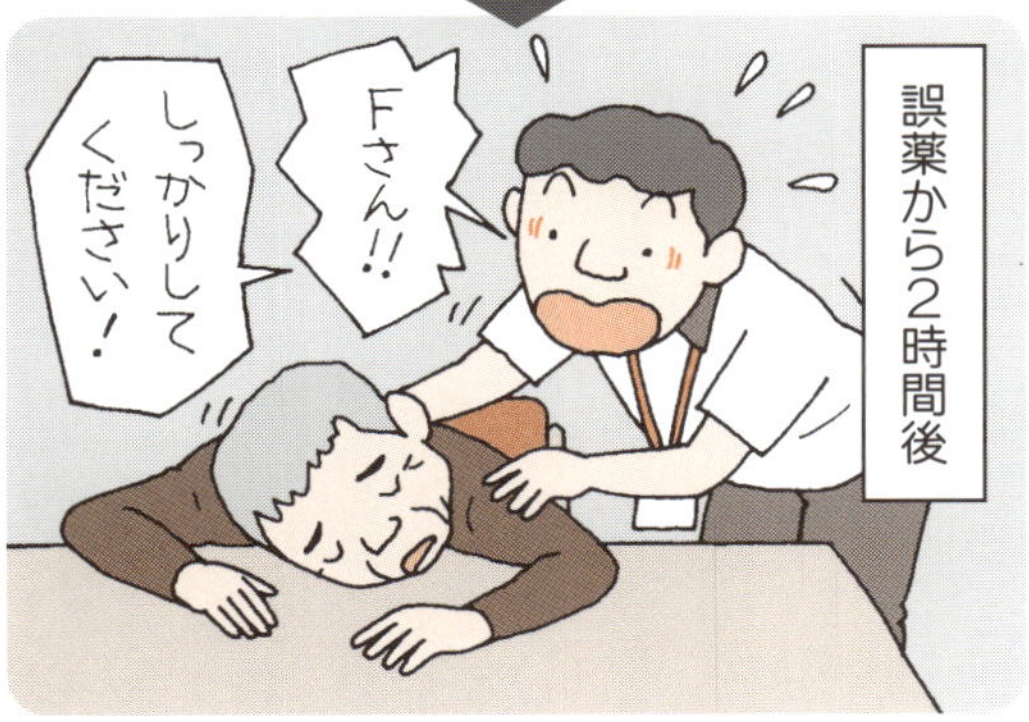

PM 8:30

経過観察をしていたところ、突然Ｆさんが意識を失って倒れた。慌てて救急車の要請を行った。

PM 10:00

救急病院に運ばれて医療処置を受けたが、駆けつけた家族に見守られながら死亡した。

過失の有無 事故は未然に防ぐことができたか

事故評価の基本的な考え方

薬は間違えて服用すると非常に危険なので、施設側には万全な管理体制とチェック体制が求められます。そんななかで起こる大きな誤薬事故は、薬の確認や本人確認などに何らかの問題があることが原因です。施設側の過失を否定することは難しいと考えられます。

この事故が過失とされる場合

- 誤薬事故は100％施設の過失とみなされる事故
- 防止のためのチェックマニュアルなどが、徹底されていなくてはならない
- 現実には、「利用者の名前を声に出して読み上げて2名の職員でダブルチェックする」など、効果に疑問があるチェック体制の施設がほとんど（本当に本人かどうかわからない）

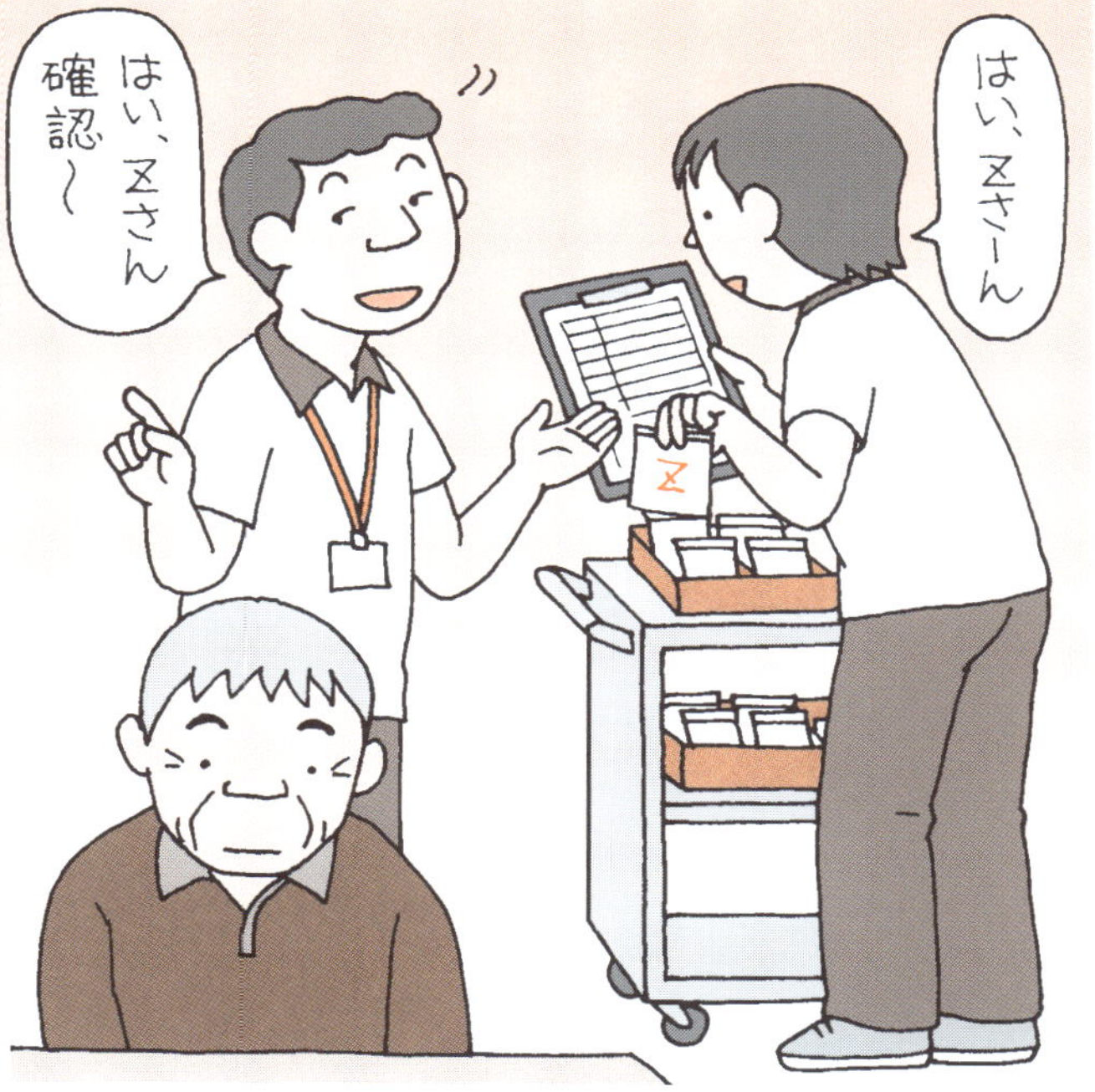

✕ こんな事故評価はダメ！

- 「Zさんですか」と本人確認をしたところ、Fさんが「はい」と言ったので間違えた

原因分析 なぜこの事故が起こったのか

✕ こんな原因分析はダメ！

- 介護職がきちんと注意しなかったから、配薬ミスが起こった

利用者側
- なし

介護職側
- 決められたチェックルールを守らなかった
- 自宅から持参した薬の配置を介護職が間違えた

施設側
- 服薬前の薬のチェック方法が不正確
- 利用者の本人確認の方法が不正確（特に認知症の利用者）

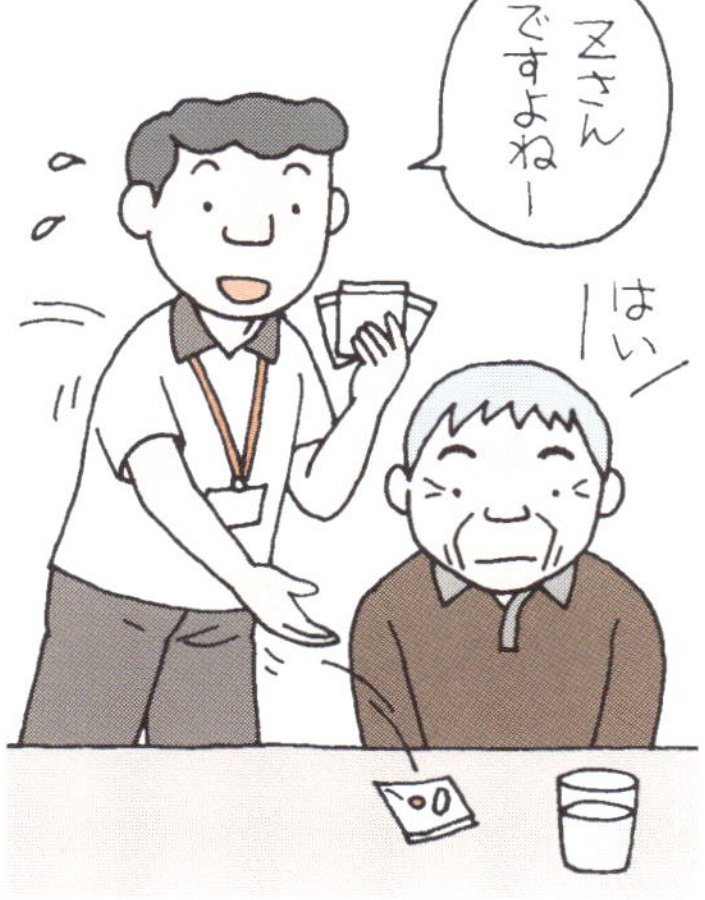

再発防止策の検討

人の取り違えを防ぐ

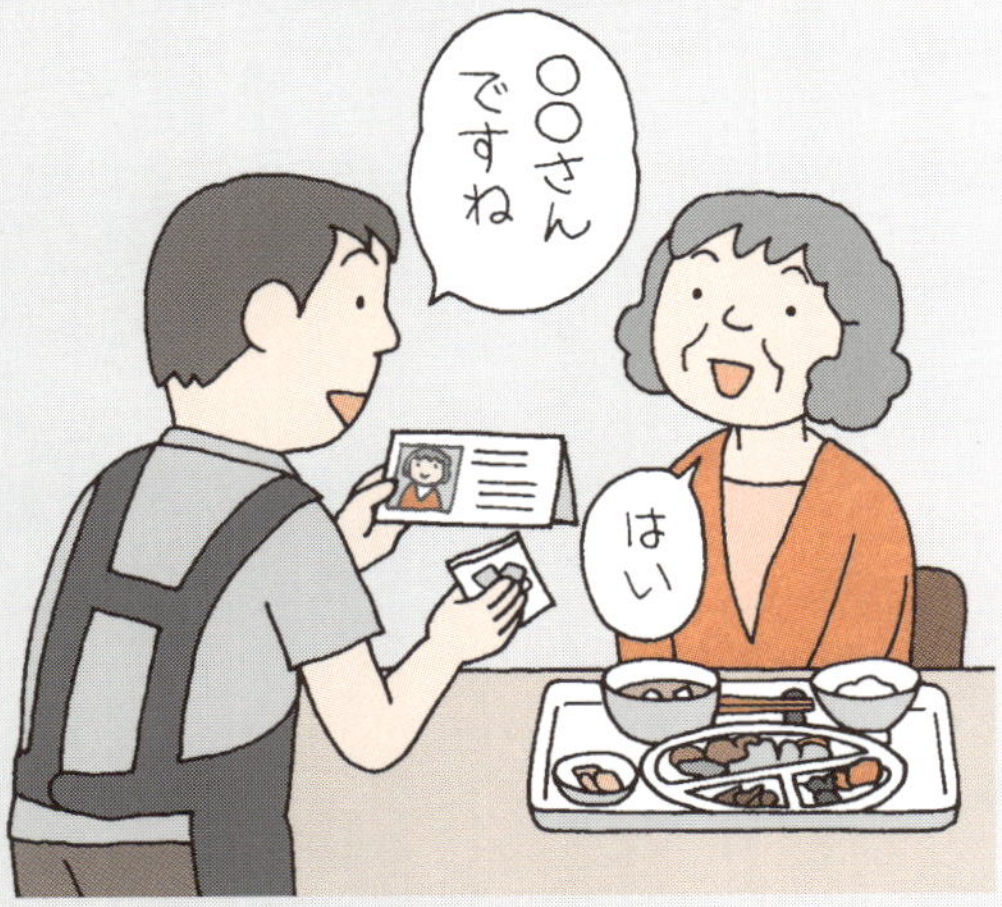
○○さんですね
はい

一般的には、利用者をフルネームで呼んで確認するという対策が多いようです。しかし、認知症があると「はい」と返事をしてしまうことがあるので、あまり意味がありません。ある認知症対応型デイサービスでは、食膳の食札に利用者の顔写真を貼って本人確認をしているそうです。職員が写真で視覚的に確認するほうが、確実に本人であることを確認できます。

薬の取り違えを防ぐ

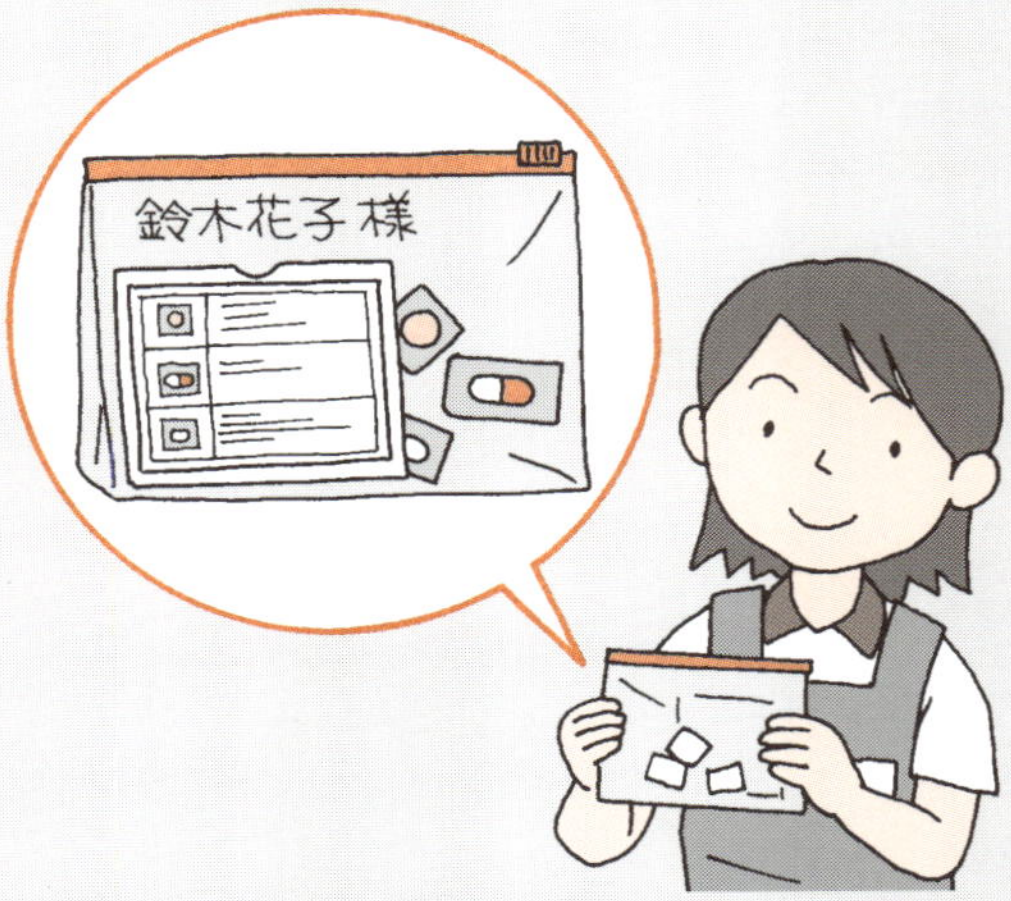
鈴木花子 様

あるデイサービスで薬の確認の手間を大幅に減らしたのが、「ポケット付きビニールケース」の活用です。ここでは薬入れとして、透明のビニールケースを使います。表のポケットに、利用者名と併せて薬局でもらえる薬の写真と薬剤名、薬効の一覧を切って入れておくのです。そこに薬を入れておけば、薬に間違いがないか、薬剤名だけでなく見た目でも判断できます。

事故対応や家族への対応は適切であったか

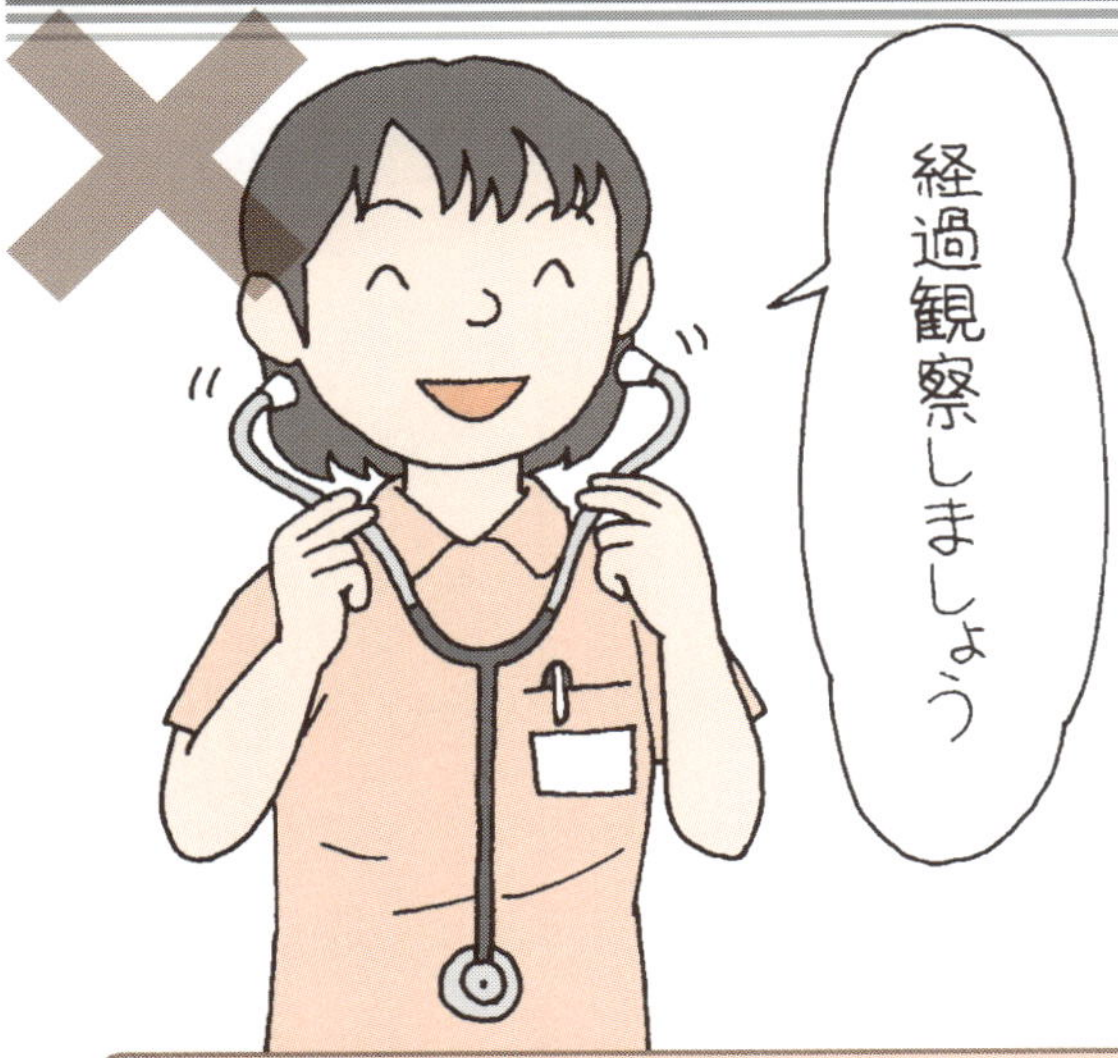
経過観察しましょう

たとえ一般的な薬でも、その人にとっては危険である可能性も。誤薬事故は即受診を徹底しましょう

誤薬事故は即受診！

Fさんの事例の事故対処において、たくさんの問題がありました。しかし、いちばん問題なのは、「すぐに受診させずに、看護師の判断で経過観察としたこと」です。

間違えて飲んだ薬がその利用者の体にどのような影響を与えるかを判断する行為は、看護師に許される業務の範疇《はんちゅう》を超えています。薬の作用は非常に複雑なので、「この薬を飲んで大丈夫かどうか」を判断できるのは医者だけです。誤薬の対処は「判断」ではなく、「診断」の域の話だと言えます。ですから、誤薬事故が起きた場合は、絶対に経過観察にはしないで即受診とするべきでした。

誤薬を防止するための一連の方法

本人であることを確認する

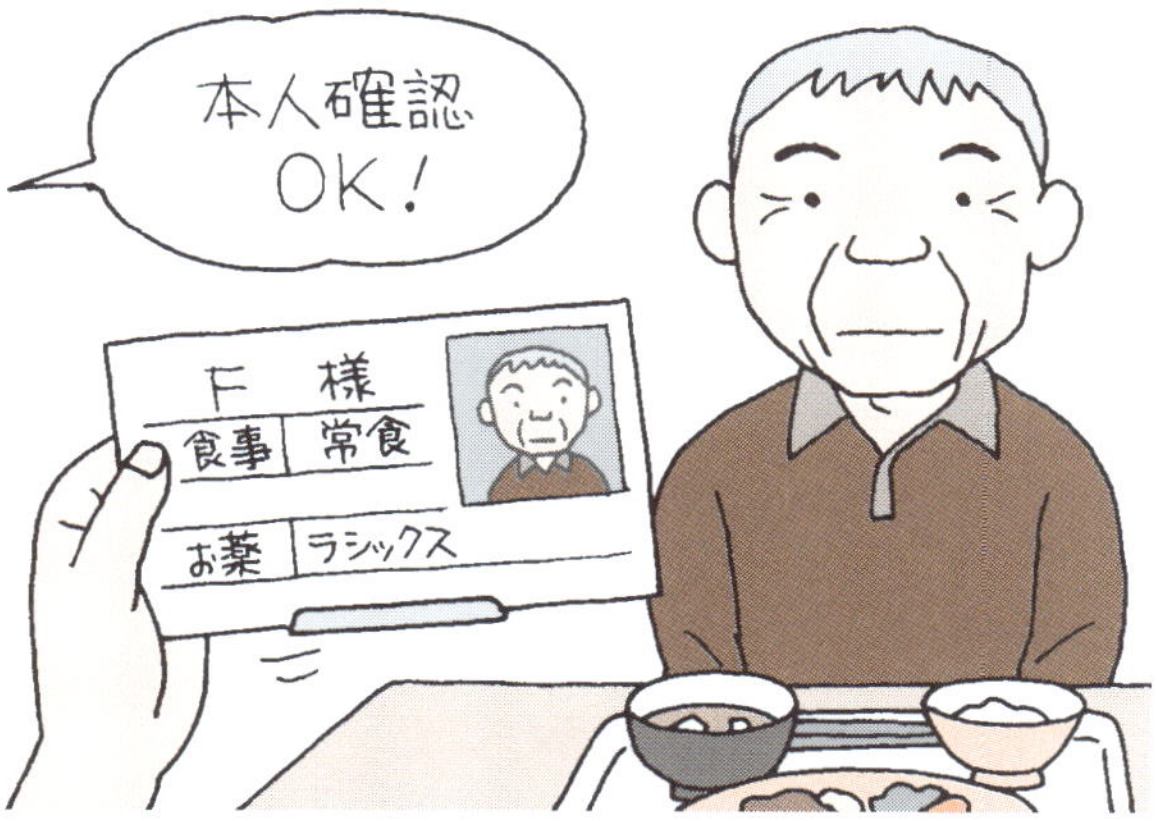
本人確認
OK!
F　様
食事　常食
お薬　ラシックス

食札にある名前と、顔写真を見ながら座っている利用者の顔を照らし合わせて、本人かどうか確認する

事前に薬を確認する

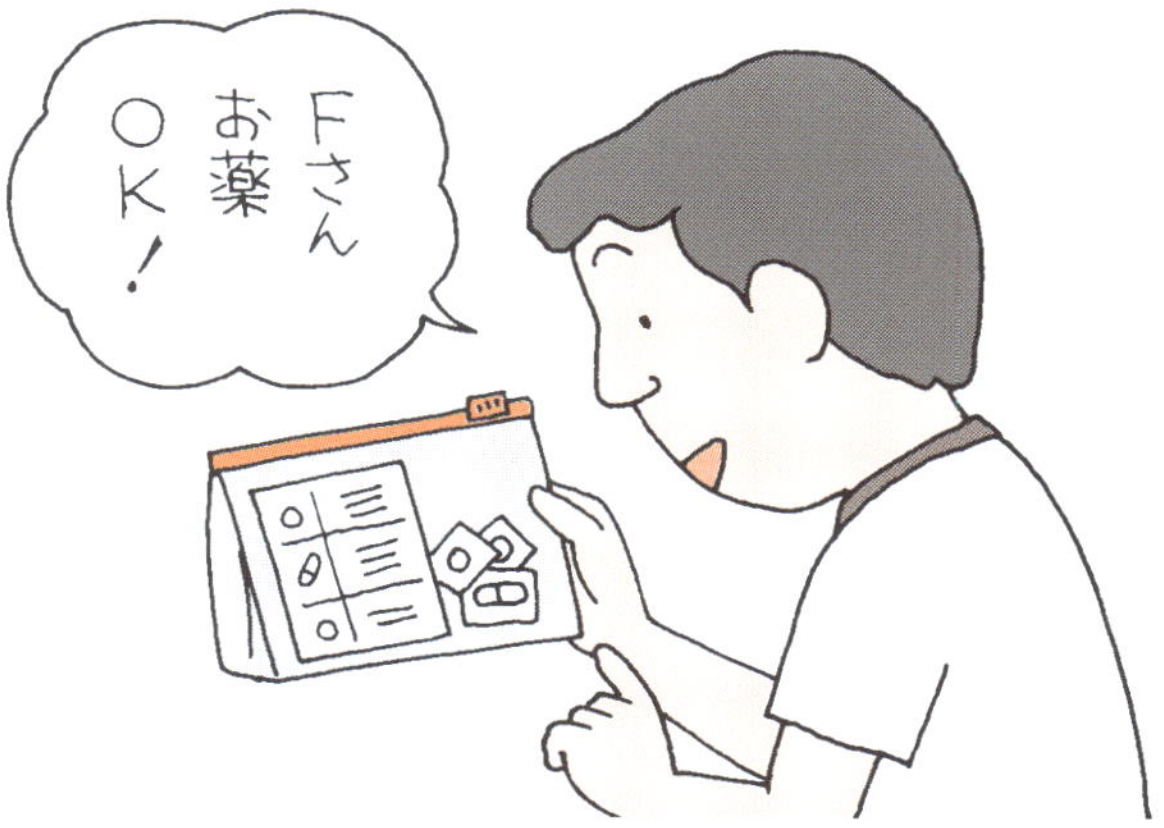
Fさん
お薬
OK!

前もって、お薬ケースに入っている薬と、お薬ケースに貼ってある薬の内容が一致するか確認しておく

認知症の利用者への配慮

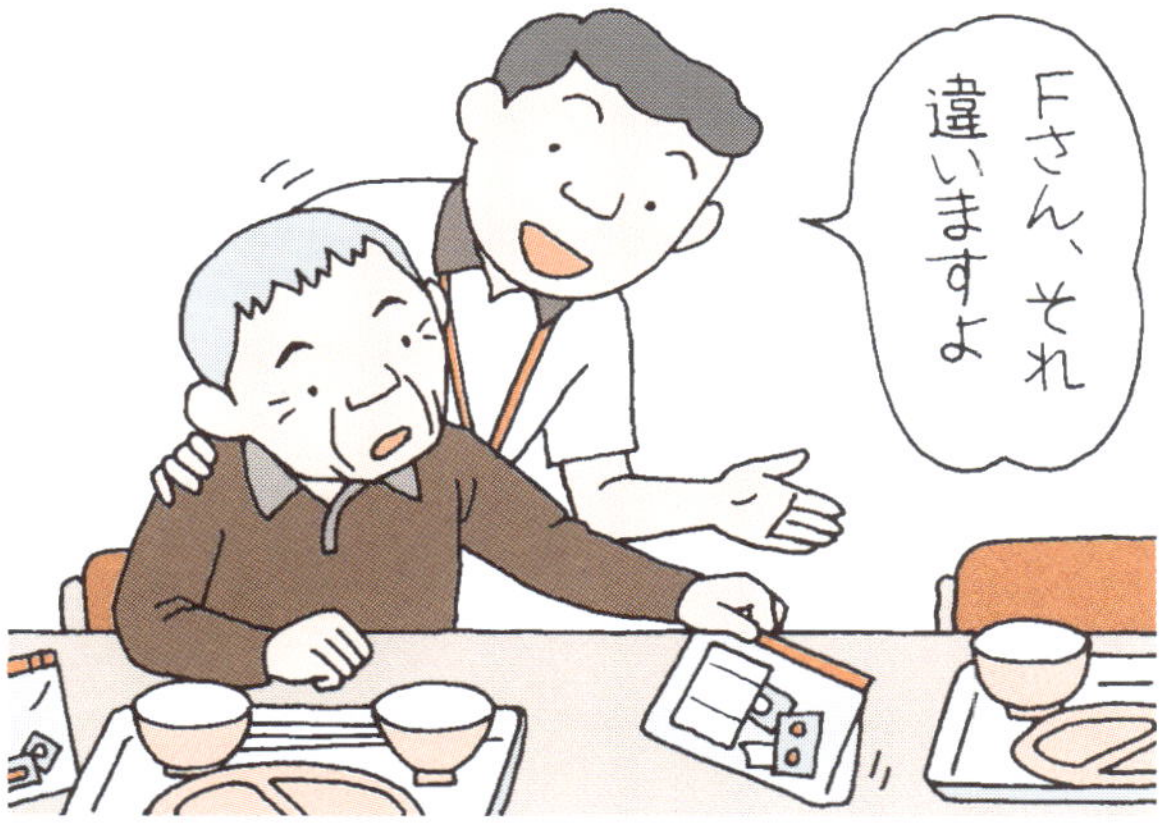
Fさん、それ
違いますよ

認知症の利用者の中には、隣の人の薬を飲んだり、自分の薬を捨てる人もいるので、見守りを強化する

食札と薬を一致させる

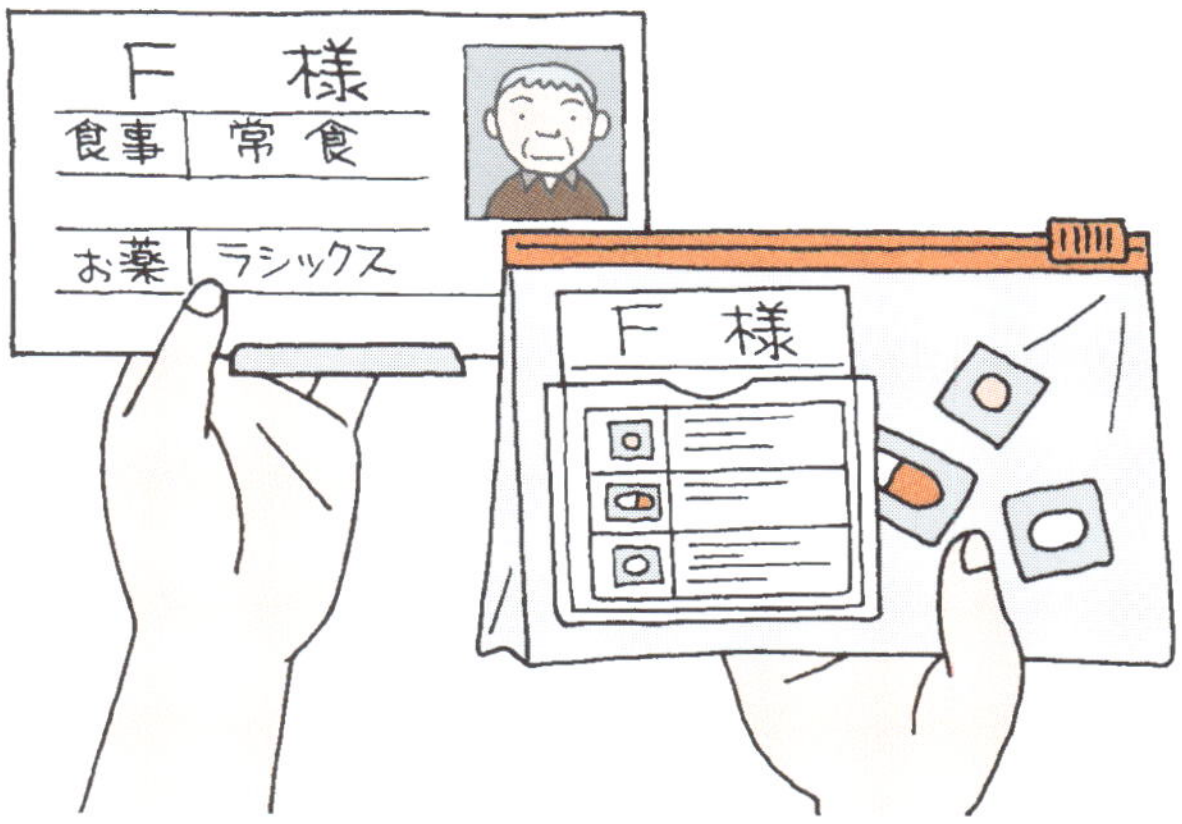
F　様
食事　常食
お薬　ラシックス
F　様

食札の名前と、お薬ケースの名前を照合して、本人の薬かどうかを確認する

ミスの防止と発見　この両方が大切

介護施設はたくさんの高齢者が利用しており、一人ひとりが違う薬を服用しています。誤って他人のものを飲んでしまうと、何が起こるかわからないのが薬の怖さです。お年寄りは体力や免疫力が低下しているので、薬が効きすぎてしまうことも大いに考えられます。つまり、誤薬事故はきわめて起こりやすく、いざ発生したら非常に危険な事故なのです。

誤薬事故を防ぐには、「配薬のミスがないよう注意する」といった活動では足りません。どんなに注意しても人間のやることですから、ミスは起こります。「ミスが起こっても、利用者の口に入る前に誤りを発見できるようなチェック体制をつくること」が大切です。

この見開きページを参考にしながら、誤薬事故防止の体制をしっかり整えましょう。そして、もし誤薬事故が起こってしまったら、即受診とすることが何よりも大切です。

排泄介助時の事故①

便座への移乗介助時の転倒

あまり知られていませんが、介護用トイレには危険がたくさん潜んでいます

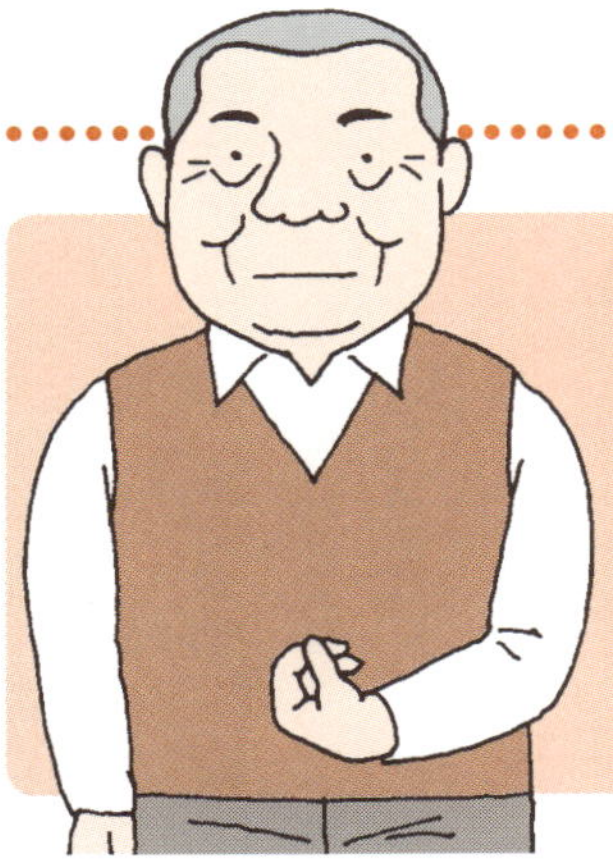

利用者の状況

Gさん

80歳・男性・要介護3・認知症：なし

Gさんは左片マヒがある大柄な男性。体重が重いためか、自分を支えきれず、うまく立位をとることができない。体は動かしにくいが、頭は比較的しっかりしていて、会話も明瞭。

事故発生時の状況および対処

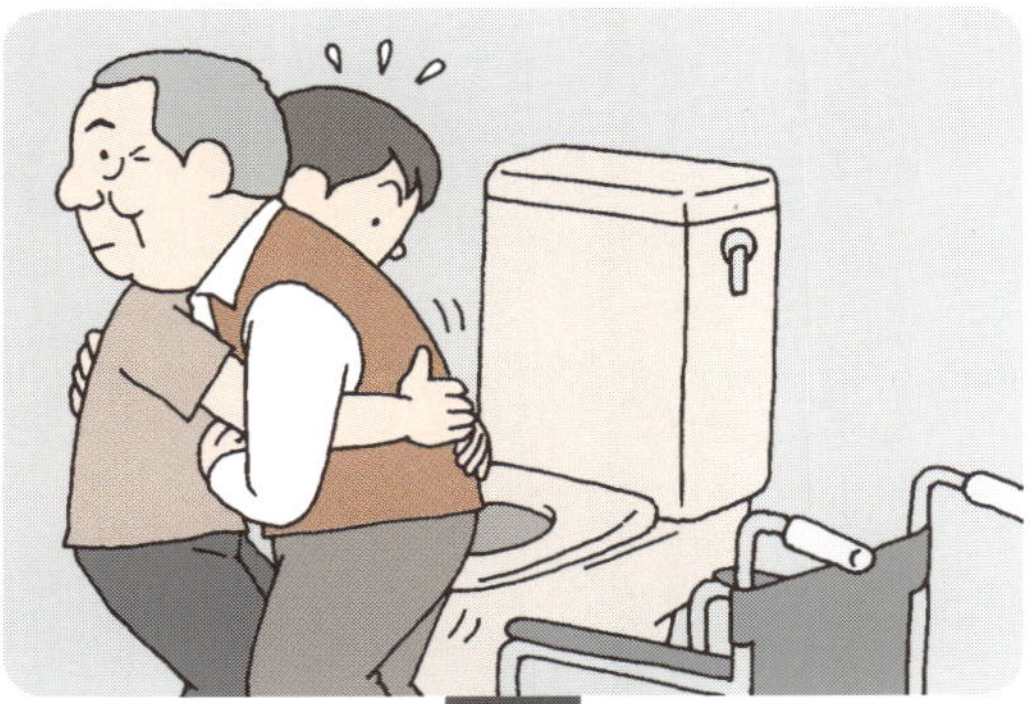

PM 2：10

Gさんからナースコールを受け、23歳の女性新人介護士が1人で排泄介助を行った。車イスで便座の横まで行き、便座へ移乗させようとした。

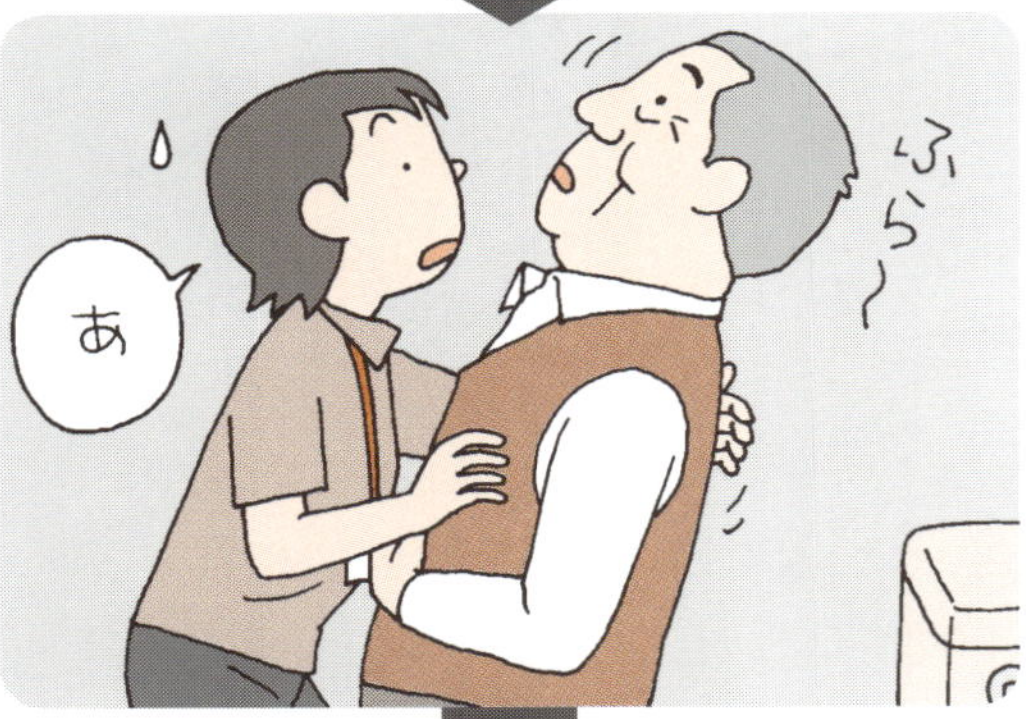

ズボンを下ろす少しの間立位をとってもらおうとしたら、Gさんが斜め後ろ方向に大きくふらついた。

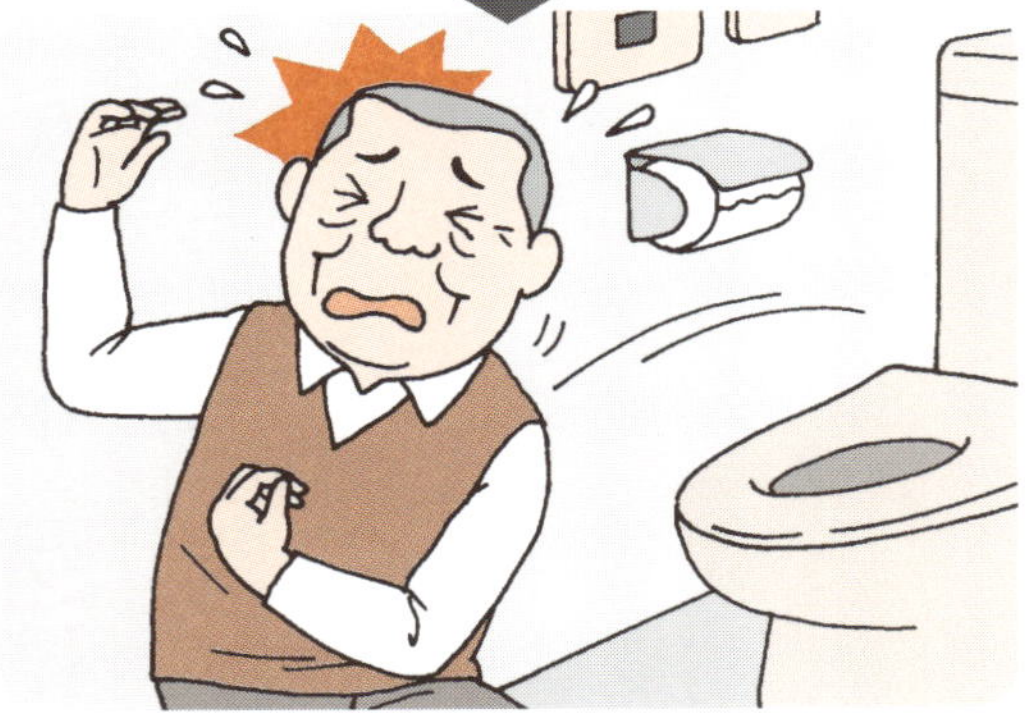

そのまま転倒し、Gさんは頭を打ちつけてしまった。意識はしっかりしていたが、頭を打ったので即座に救急車の要請を行った。
病院に運ばれて精密検査を行ったが、大きな問題はなかった。

過失の有無 事故は未然に防ぐことができたか

事故評価の基本的な考え方

便座への移乗介助中にズボンを下ろす動作があるので、介護職がふらつかないような介助動作の工夫がされているかどうかが大きなポイントになります。また、利用者は移乗介助中しばらく無理な立位の体勢になりますから、介助中に利用者がふらつかないよう利用者がつかまる手すりを付けるなどの工夫も必要です。

この事故が過失とされる場合

- トイレの便座への移乗介助中の転倒事故は介助者の責任下にある状況なので、ほとんどが過失と判断される
- もし認知症の利用者が介助中に暴れたような場合でも、暴れた原因が介助方法の問題であることが多いので、過失を否定するのは難しい

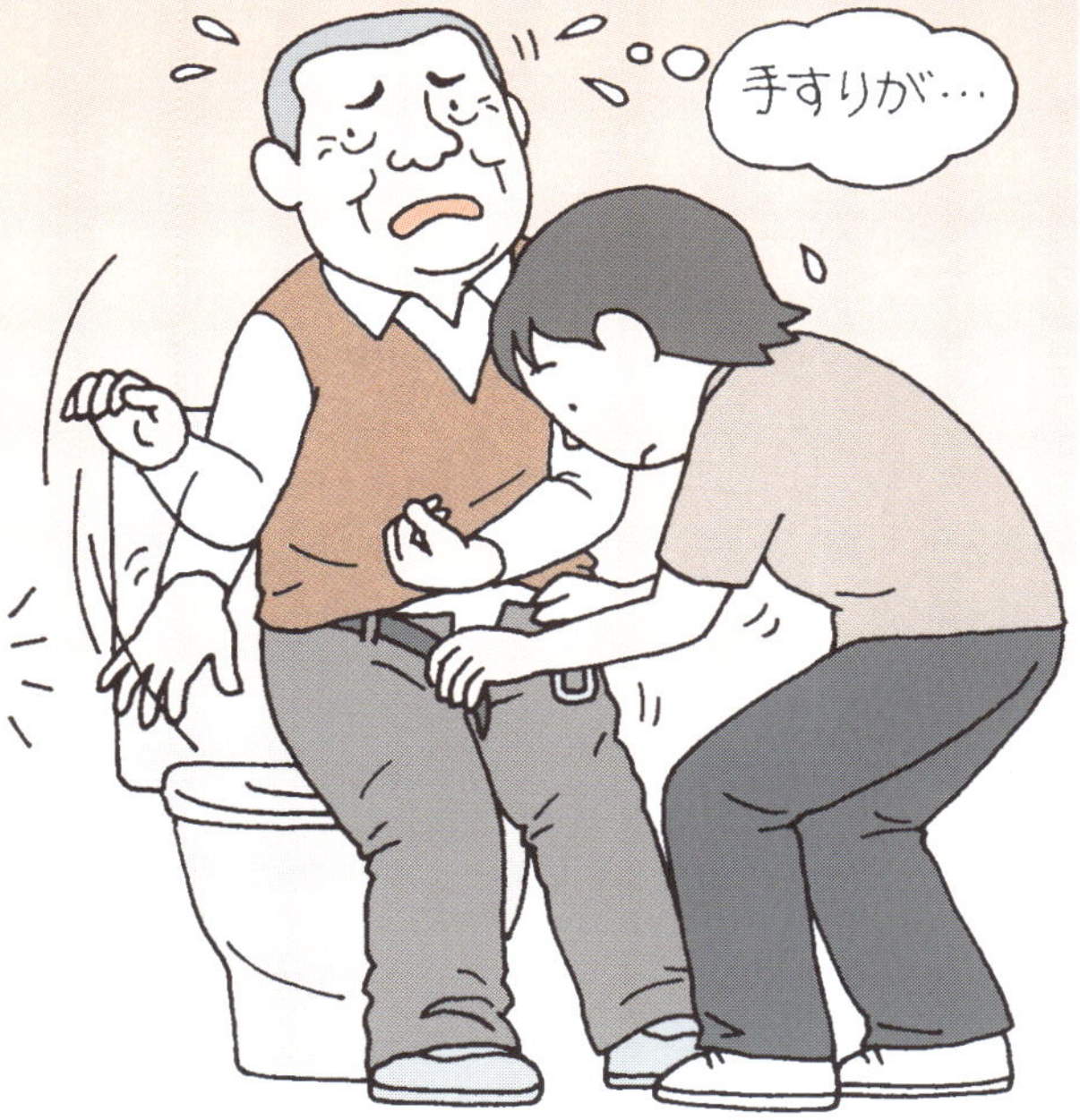

こんな事故評価はダメ！

- 突然ふらつくのは予測できないので、施設側に過失はない

原因分析 なぜこの事故が起こったのか

こんな原因分析はダメ！

- 新人が介助をしたから失敗した

利用者側

- 不顕性低血糖を起こしていた
- 起立性低血圧を起こしていた
- 関節炎など下肢の疾患が悪化していたため、うまく立位をとることができなかった
- 脱水によるふらつきが起きていた

介護職側

- 移乗介助の方法が適切でないために、無理な介助動作になっていた
- 利用者がふらついて転倒しそうになったとき、職員が支えられるような体勢になかった
- 移乗動作への介助と下着などを下ろす介助をいっぺんにやろうとしてしまった

施設側

- 移乗介助中に利用者のズボンを下ろす場面で、利用者がつかまる手すりなどがなかった
- 適切な介助法の研修を行っていなかった

便座への移乗介助時の転倒

再発防止策の検討

Gさんのような事故を防ぐには、全ての介護職が安定した移乗を行えるような工夫が必要になります

椅子を使うなど工夫をする

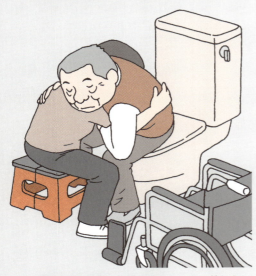

ある施設では便座に移乗させるときに、前からしゃがんで利用者を受け止める方法に変えたそうです。このとき、職員が低い椅子に腰を乗せることで、安定して移乗介助ができるようになりました。

移乗方法の研修を行う

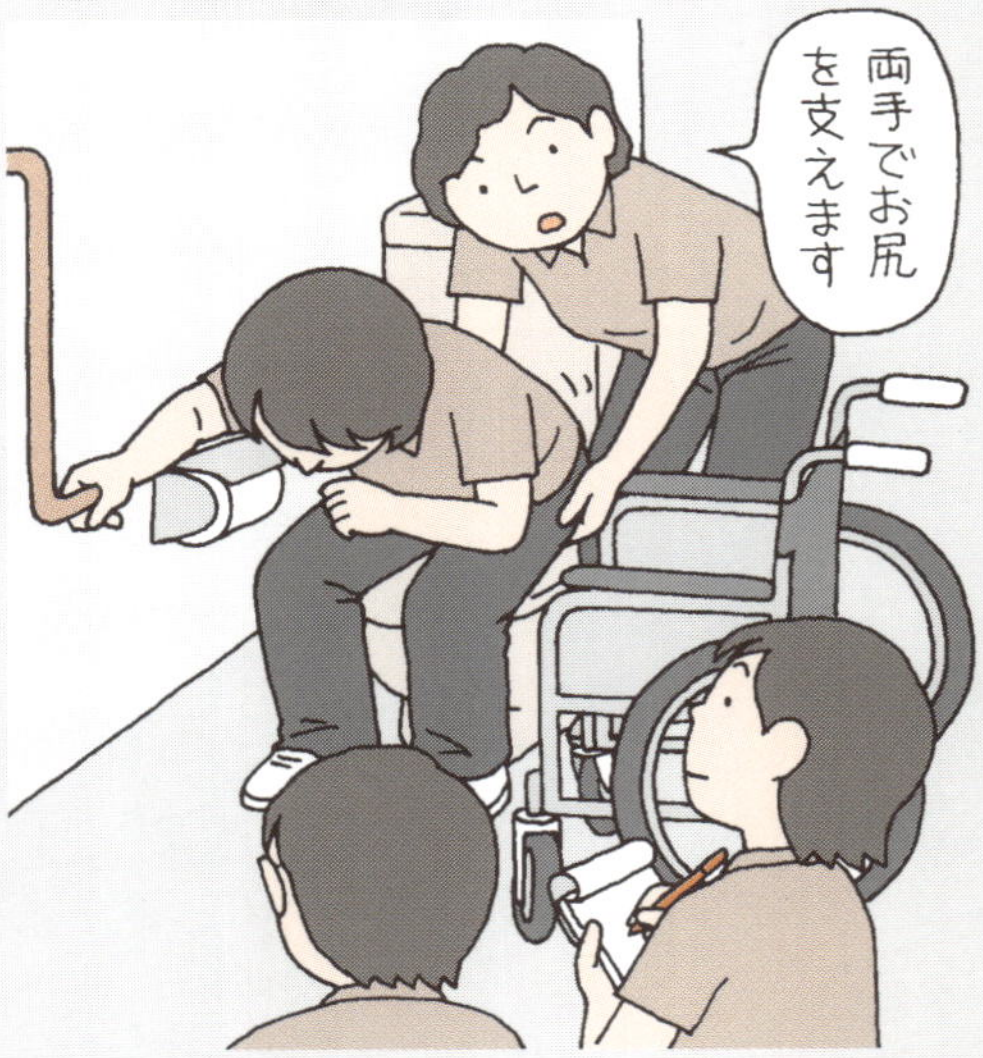
両手でお尻を支えます

介護技術は力任せに行ったり自己流で行うと、肉体的な負担が大きいうえに危険です。まずは職員が生理学的動きに沿って介助することを学び、定期的に研修会を開いて新人まで定着させましょう。

事故対応や家族への対応は適切であったか

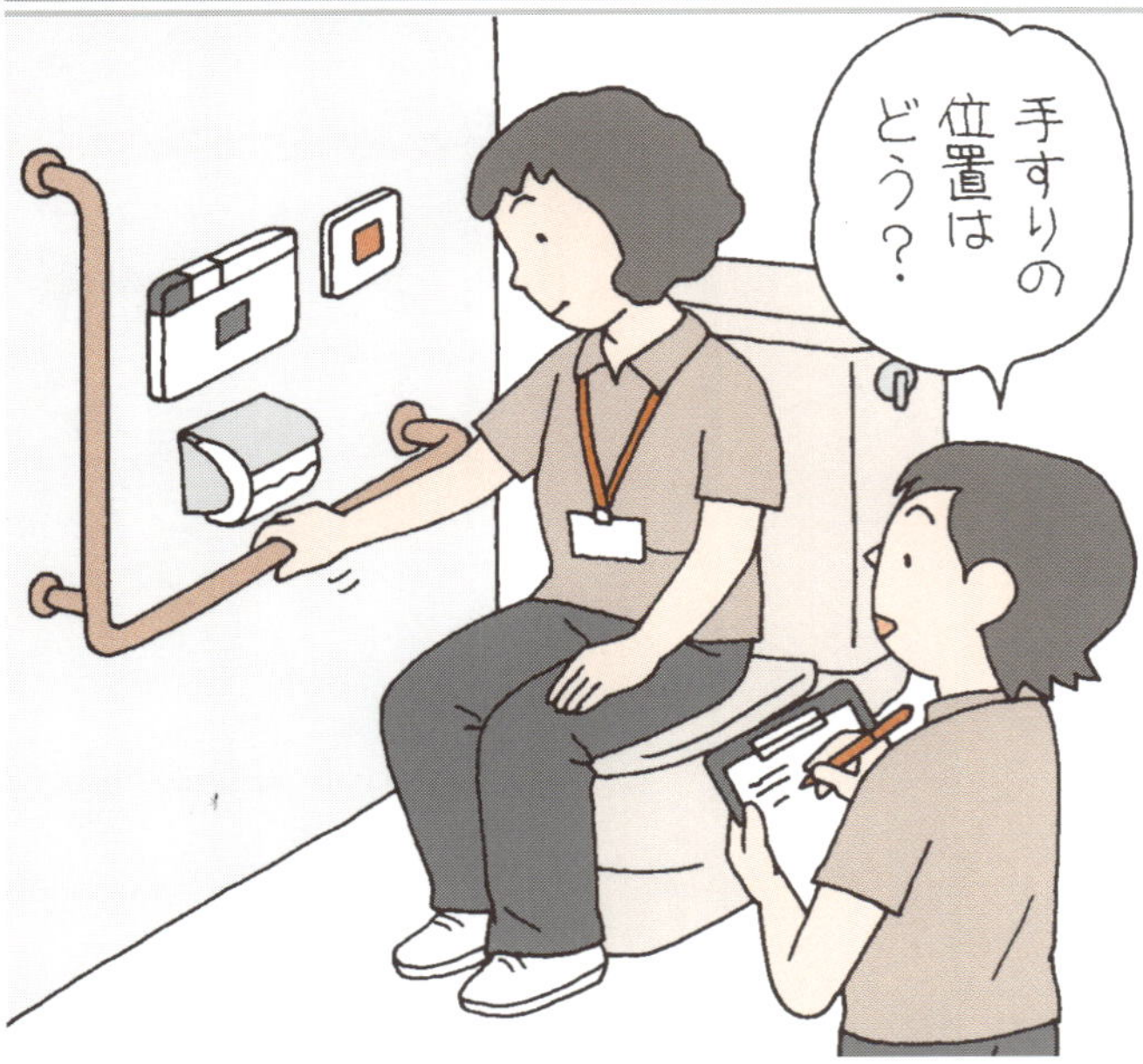
手すりの位置はどう？

- 意識がはっきりしていたにもかかわらず、頭部を打ったことを重く受け止めて即座に救急車の要請を行ったことは評価できる
- しっかりと立位がとれない利用者は、適切な位置に手すりがあると安定する。今回の事故を、施設内のトイレの環境に問題がないかをあらためてチェックするきっかけにすればなおよい（安全なトイレについては、54～55ページ参照）

高齢者が使いやすい設計のトイレとは（一例）

FUNレストテーブルの設置例

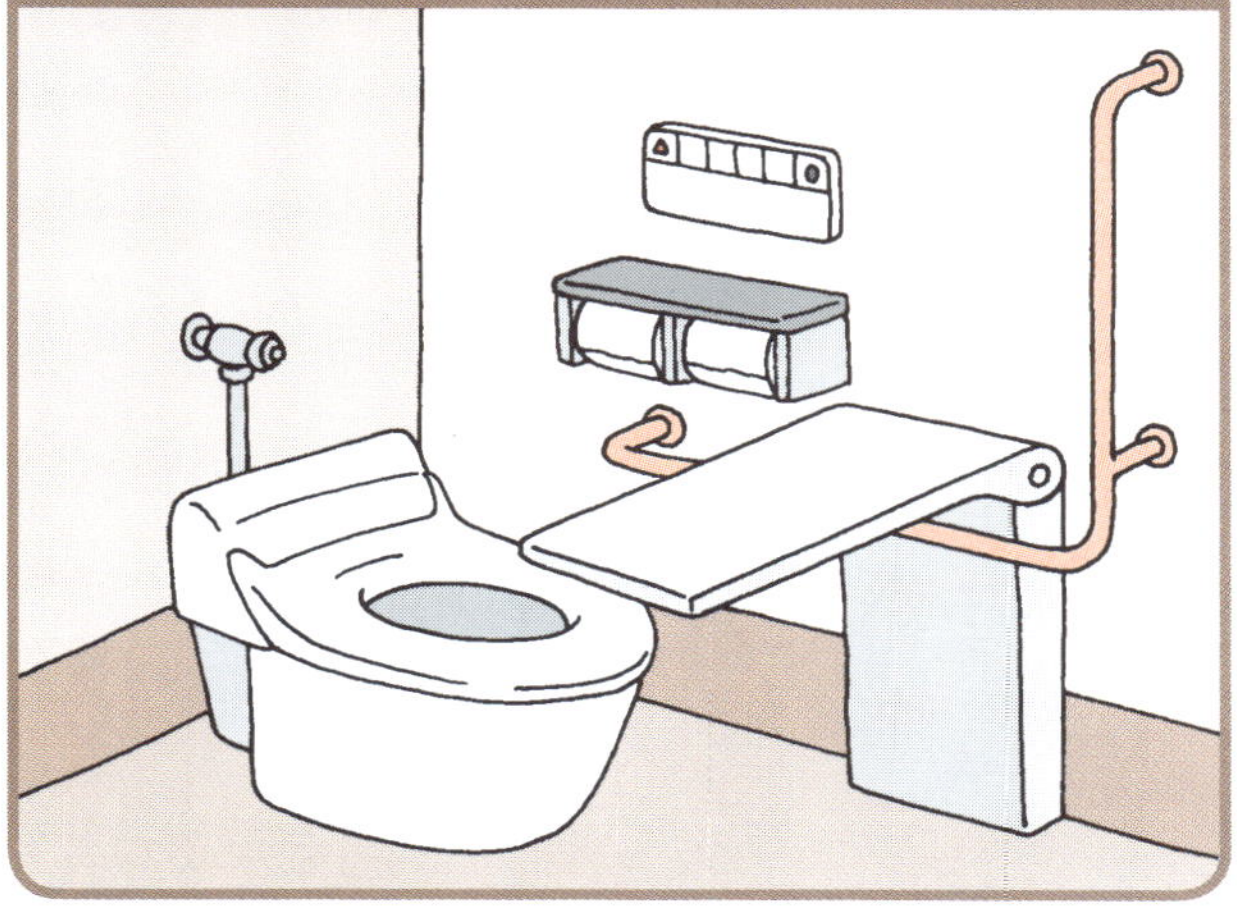

前方手すりの設置例

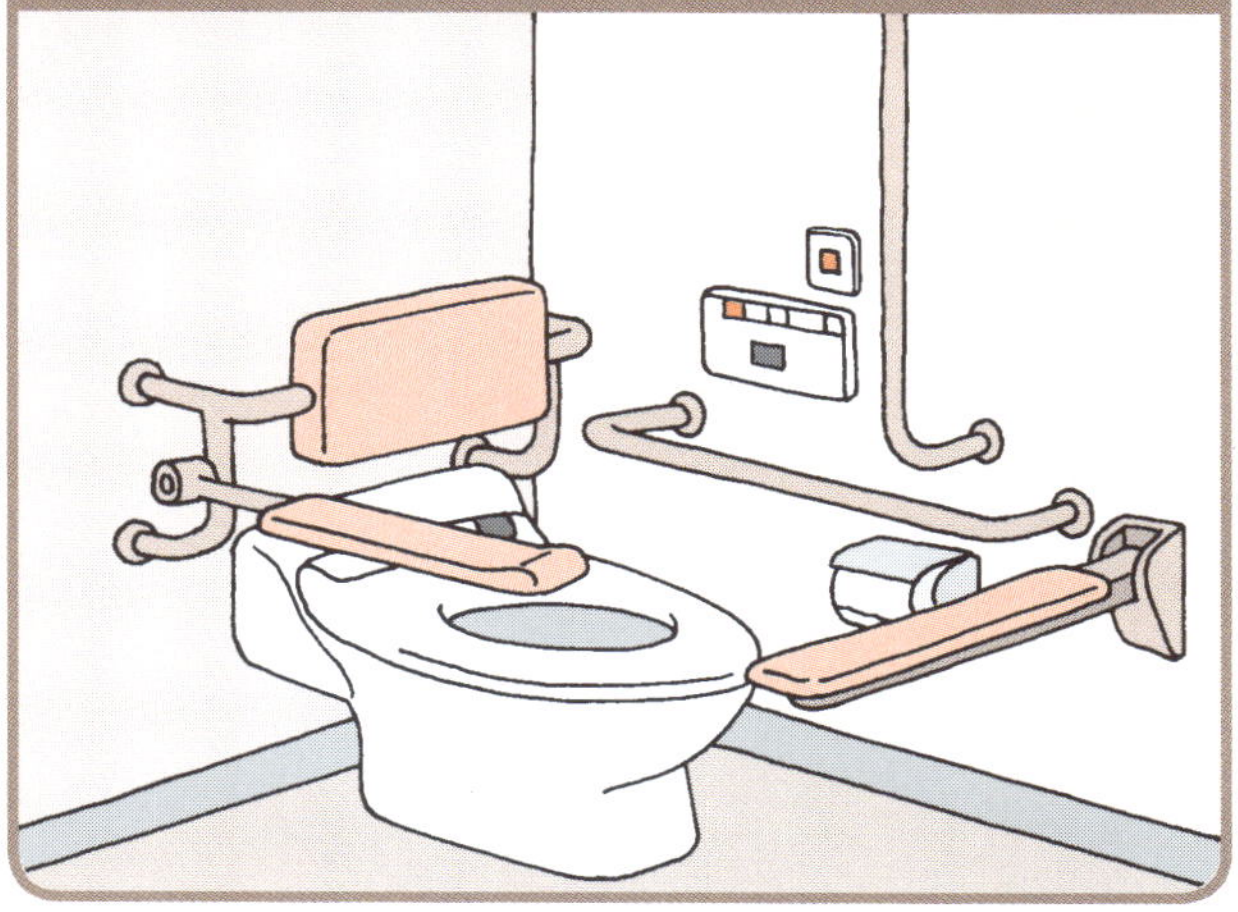

TOTOフラットカウンター多機能トイレパックの例

フラットカウンターの利点

壁から距離が広く圧迫感がないので、手すりを掴んで十分前かがみになりやすく使い勝手がよいトイレになっている。操作パネルが埋め込み式になっているのもいい

手すりの注意点

上に跳ね上げるタイプの手すりは、介助者の立ち位置の邪魔になるので横に開くタイプの手すりのほうがよい。場合によっては、この手すりがないほうがよいこともある

壁かけ式の便器がおすすめ

便器の下が空いているので、床の清掃が楽。介護者が安定のよい位置にスタンスをとることができる

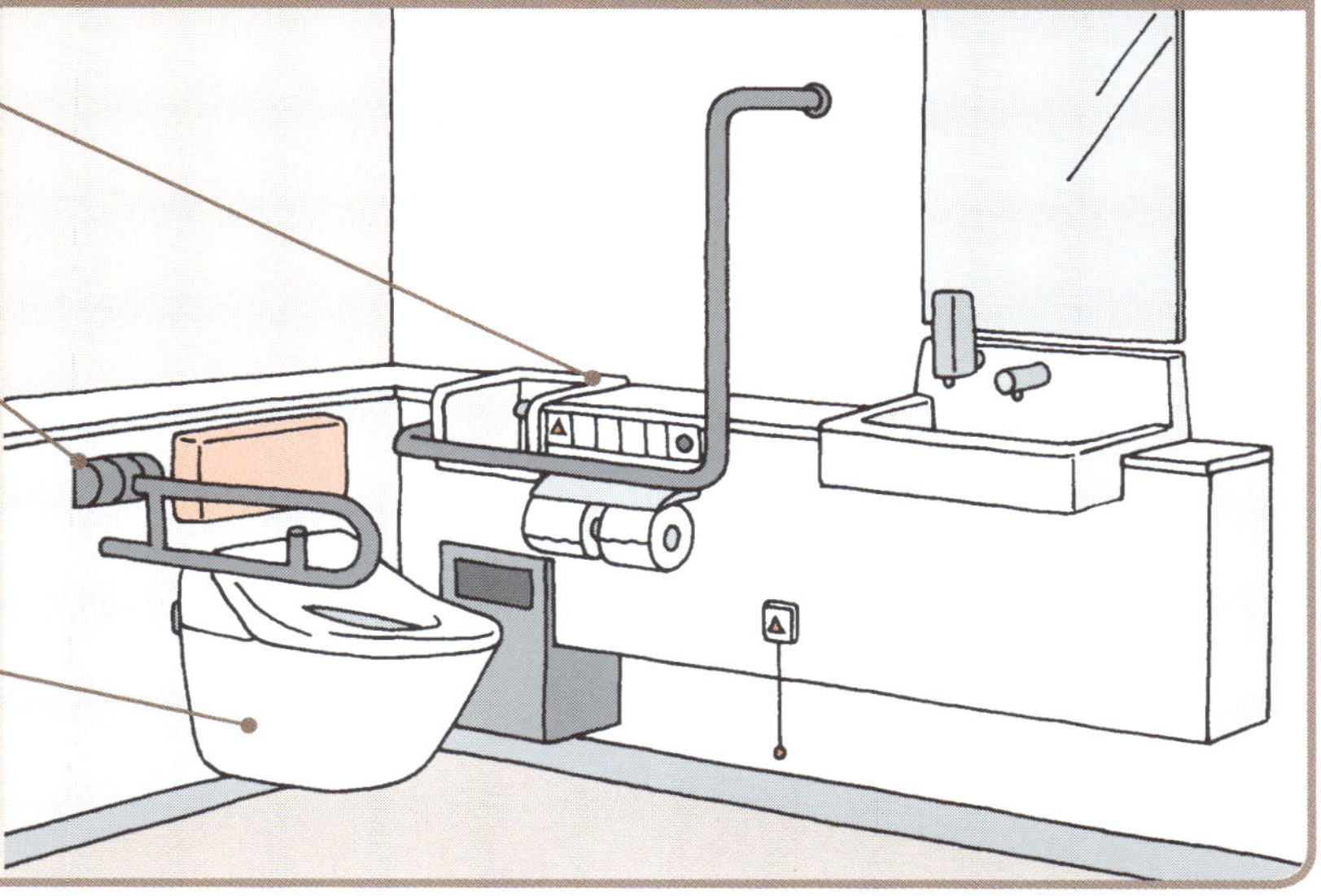

障害者用トイレは高齢者には不適切

排泄介助でもっとも多い事故が、便座への移乗介助中の転倒事故です。トイレ内には可動式の手すりや便器など、頭部を打てば大事故につながりやすいものがあります。浴室と同様に危険度の高い介助環境ですから、ほかのエリアよりも高い安全配慮が必要になるのです。

介護施設では、公共施設で見かけるような障害者用トイレとほとんど同じものをよく見かけます。しかし公共施設に設置されている障害者用トイレは、自分で出歩ける程度に自立した障害者を前提として設計されているので、高齢者には適さないのです。

高齢者には、年齢に配慮した設計が必要になります。たとえばお年寄りは平均身長が低いので、便器も低いほうが立ち上がりやすいですし、筋力が低下しているので手すりの位置にも注意が必要です。今一度、施設内のトイレがお年寄りに適しているか確認してみましょう。

排泄中の便座からの転落

排泄はプライバシーも重要。見守らなくても転落しない設備を考えましょう

利用者の状況

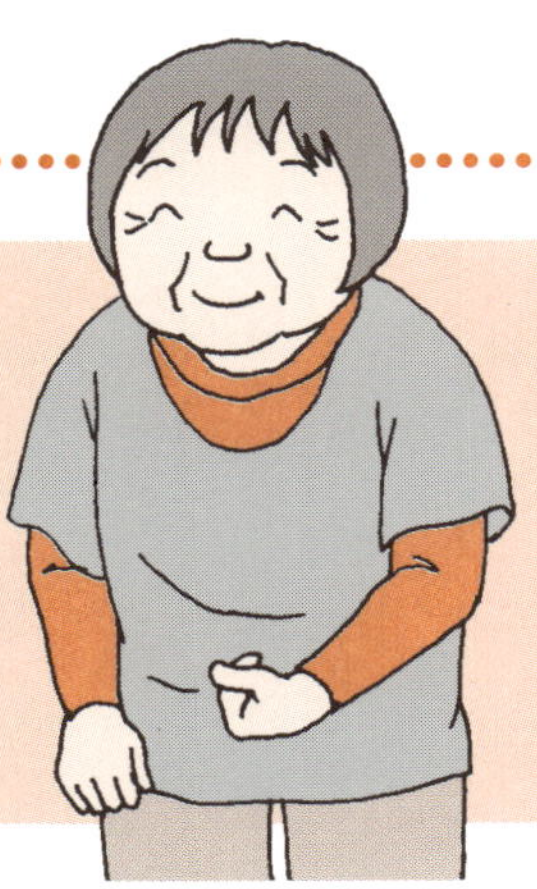

Hさん

86歳・女性・要介護3・認知症：中程度

Hさんは少々ふくよかだが、小柄な女性。左片マヒや腰痛があり、歩行は車イスが中心。認知症はあるが、情緒が安定して穏やかな性格。

事故発生時の状況および対処

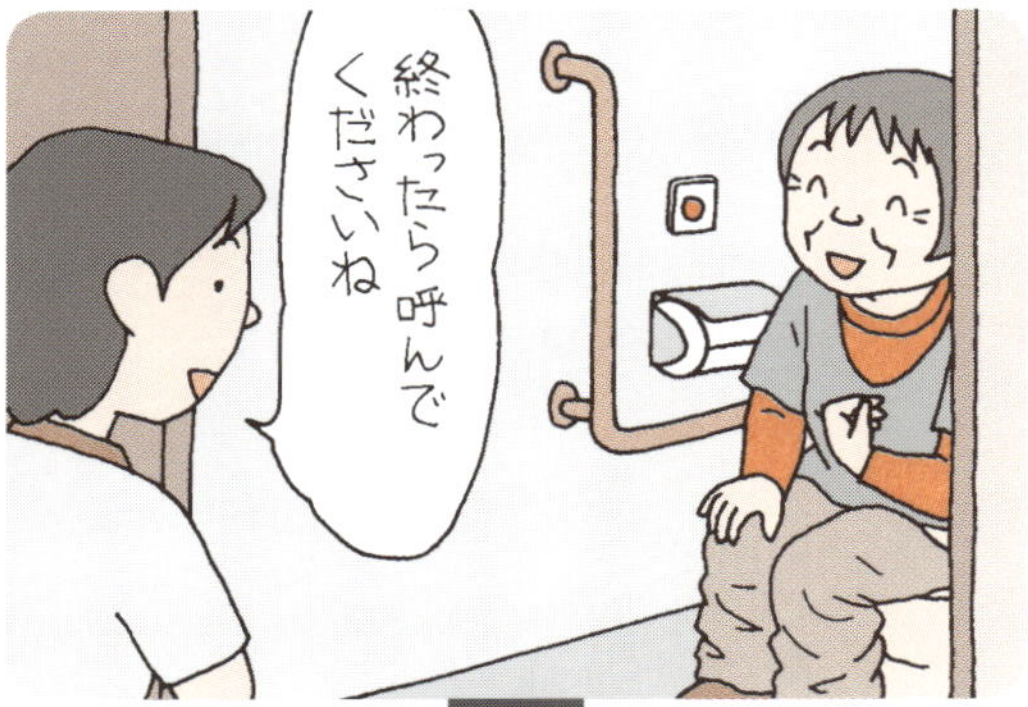

PM 7:35

Hさんからのコールを受け、排泄介助を行っていた。便座に移乗が完了したら、介護士は「終わったら呼んでください」と言って、ドアの外で待機した。

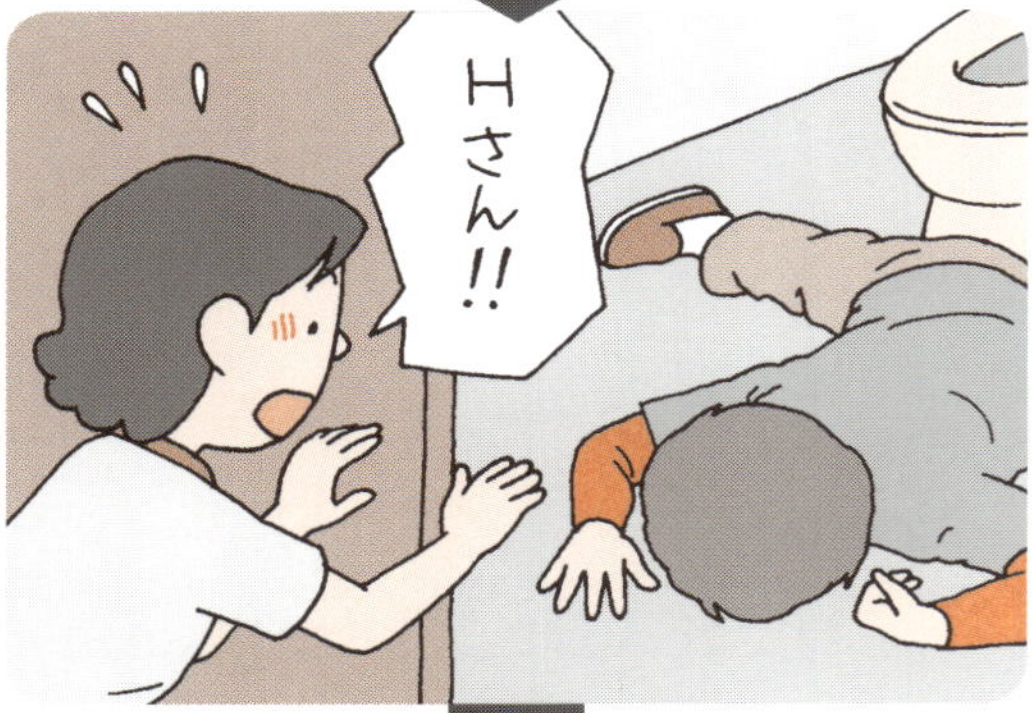

ドアの外で立って待っていたところ、中から「ドサッ」という音が聞こえたので、慌てて中の様子を確認した。するとHさんがマヒ側の手前に転落していた。
介護士は慌てて助け出し、身だしなみを整えてから居室に連れていった。
本人の意識は明瞭で、大きなケガはなさそうだった。

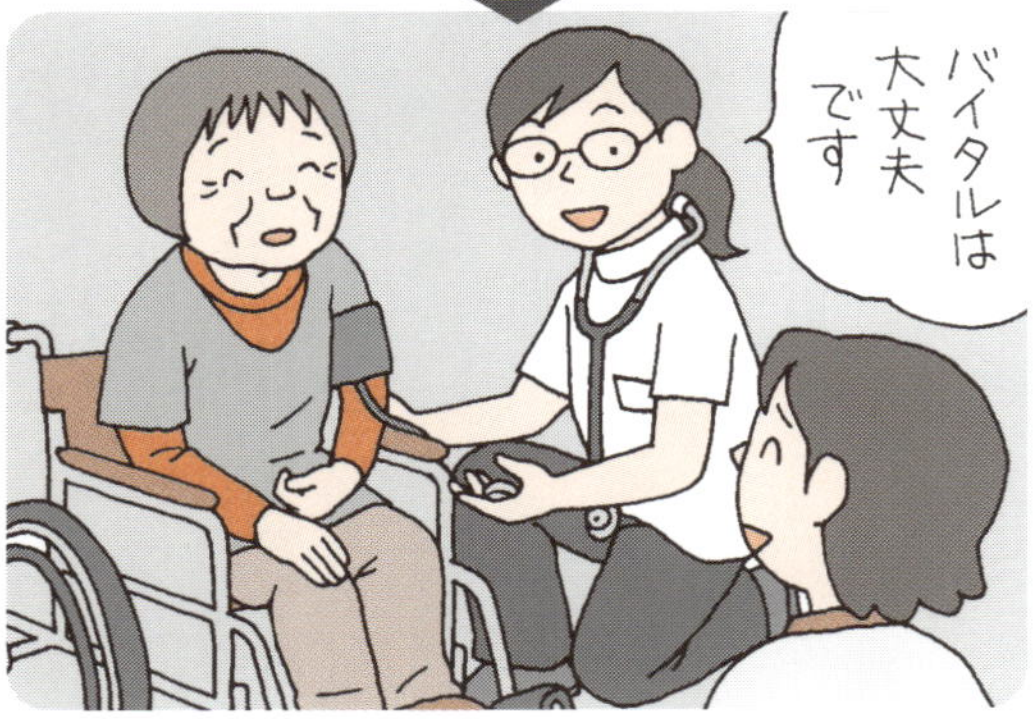

PM 8:00

一段落ついたところで、看護師を呼んだ。バイタルチェックを行ったところ、数値に問題はなかった。手首が少し痛むとのことだったので、湿布薬を貼って様子を見た。

過失の有無　事故は未然に防ぐことができたか

事故評価の基本的な考え方

介助中であっても、利用者は介護職から見えない場所にいますから、バランスを崩したときに支えることはできません。したがって、転落しないよう便座上で座位が安定するような対策がなされていたかが、事故評価のポイントになります。

この事故が過失とされる場合

片マヒの利用者や座位の安定の悪い利用者は、便座上でバランスを崩す危険を予測して防止対策をとらなければ、過失とみなされることがあります

- 座位が安定するよう足台を設置するなどの対策をとらなかった
- 前方手すりや跳ね上げ式の手すりなどがまったくなかった
- 移乗介助時に、座位の安定を確認しなかった

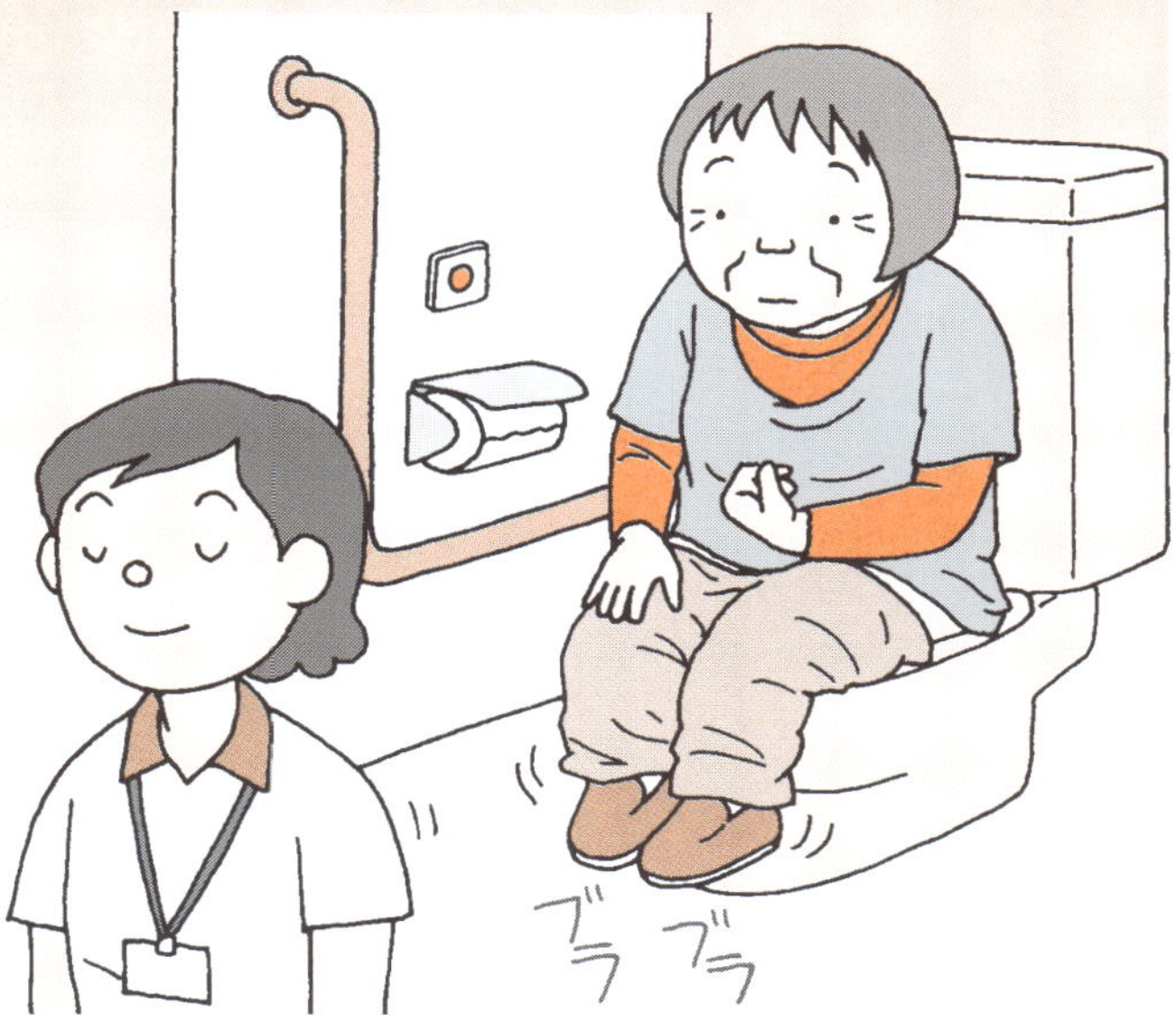

こんな事故評価はダメ！

- 介護士は外で待機していたのだから、防ぎようがない事故だった

原因分析　なぜこの事故が起こったのか

こんな原因分析はダメ！

- 排泄中に外で待機していたから転落した。本人がイヤがってもずっとトイレの中にいて、付き添うべきだった

利用者側

- 不顕性低血糖を起こしていた
- 起立性低血圧を起こしていた
- 関節炎など下肢の疾患が悪化していたため、踏ん張れなかった
- 脱水によるふらつきが起きていた

介護職側

- 移乗介助をしたあとに、座位が安定しているか確認するのを怠った
- 座位が不安定であることに気づきながら、安定させるための配慮を怠った

施設側

- 手すりの位置やひじかけなど、座位を安定させるための設備が足りない
- お年寄りの体格に対して、便座の位置が高すぎる
- 便座の穴が大きかった
- センサー式ライトの感知力が低く、座ってじっとしていたら途中で暗くなった

再発防止策の検討

座位の安定が保てるように設備を改修する

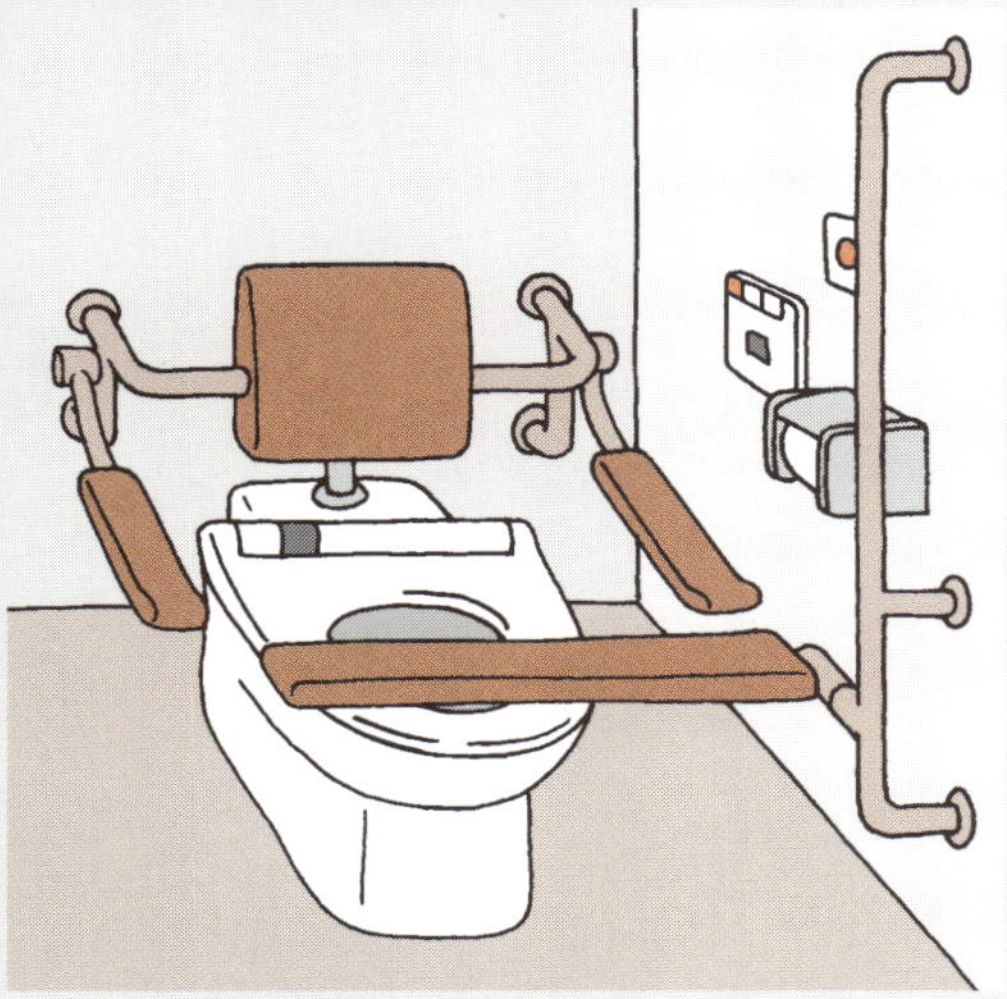

跳ね上げ式のひじかけや、前に体を預けられる手すりを設置できると、座位が安定します。全部のトイレを改修できなくても、各フロアに1つ以上は「座位が安定しない人でも安心して使えるトイレ」を設置できるといいでしょう。

今ある設備で座位が安定するよう工夫する

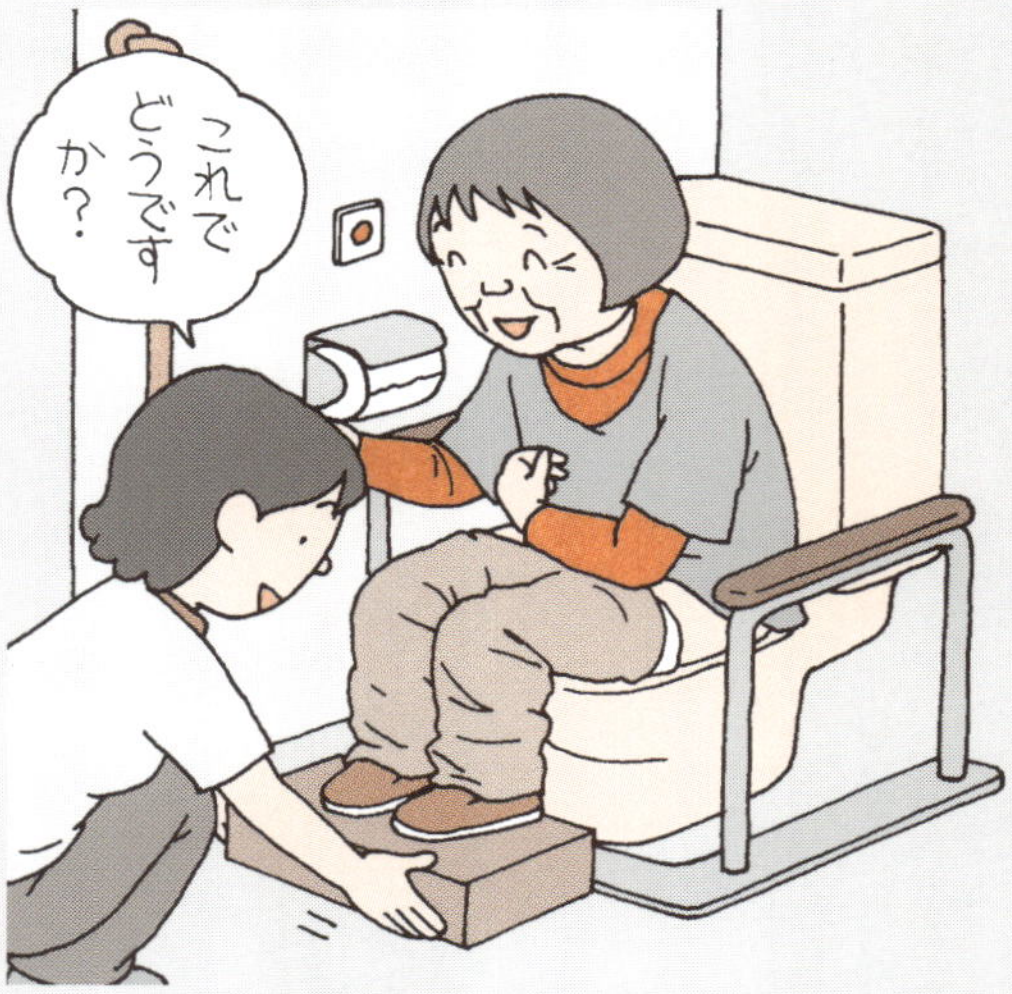

たとえば、足がしっかり床に着かないなら、ほどよい高さの足台を用意する、マヒがある人ならマヒがない側につかまるものを用意するなど、安定して座るためにできることはないか知恵を絞りましょう。

事故対応や家族への対応は適切であったか

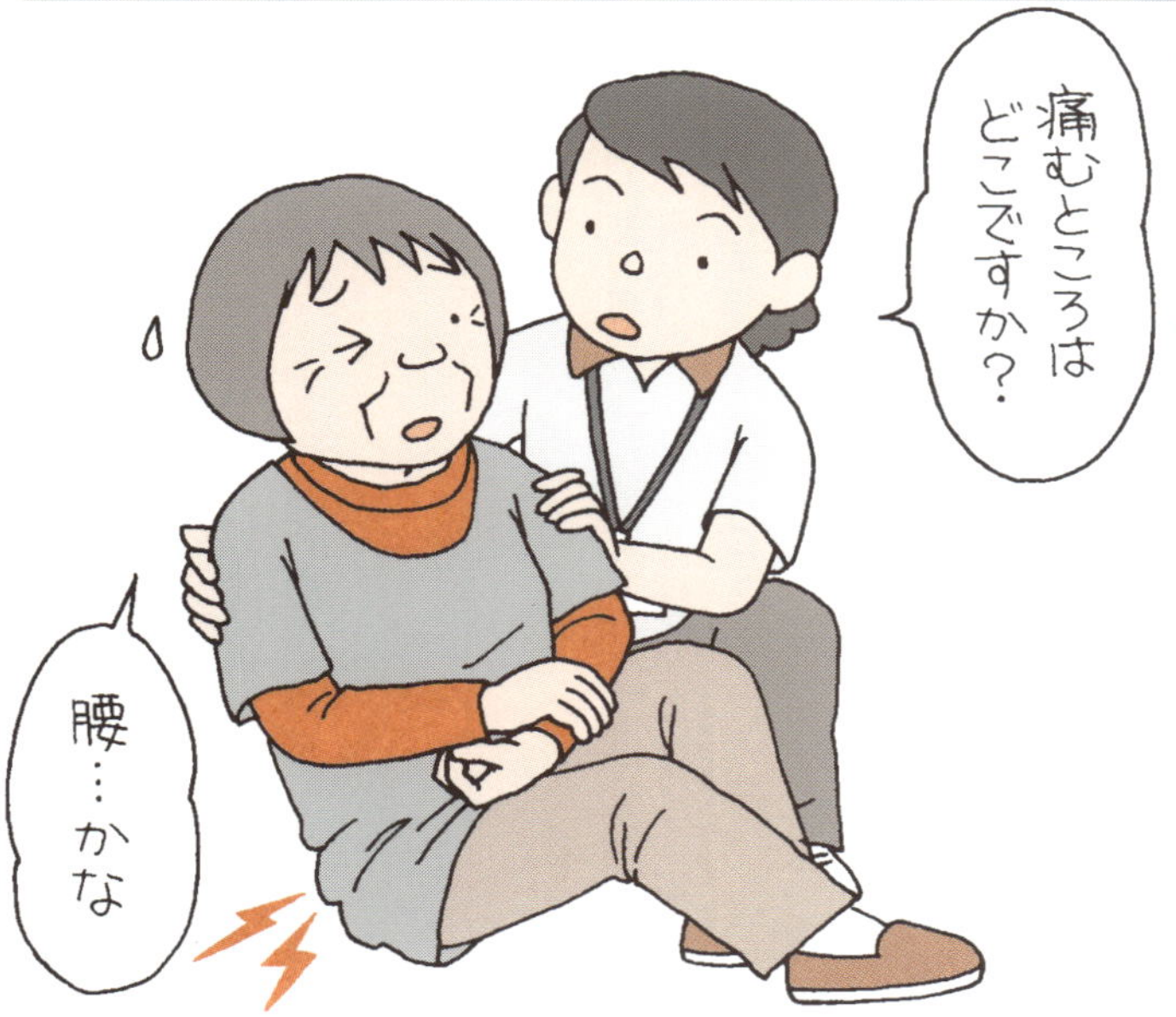

- 意識がはっきりしていたとはいえ転落しているので、救急車は呼ばないまでも、念のため受診したほうがよかったと思われる
- 落ちた瞬間を目撃できていない場合は、容態確認が特に大切

「大丈夫？ 痛くない？」と聞くと、遠慮深いお年寄りは「大丈夫」と反射的に答えてしまう。本人に確認する場合は「大丈夫？」ではなく、「痛むところはどこですか？」とゆっくり問いかけるように心がける

類似事例：排泄介助時にその場を離れ、転落事故

利用者を便座に座らせてから外で待機していると、徘徊防止センサーのコールが鳴った。介護士は「この利用者は座位が比較的安定しているから、少しなら離れても大丈夫だろう」と判断し、コールの対応に行った。コールは認知症の利用者からだったので、PHSでほかのユニットの職員に応援を頼むなどの対処をしてトイレへ戻った。すると利用者はすでに便座から転落していて、検査の結果、大腿骨骨折と診断された。

事故を防ぐポイントと過失の有無

- 介助中の利用者を放っておいて事故が起こった場合と、コールにすぐに対応できなくて事故が起こった場合とでは、前者のほうが過失が大きい
- 介護職員は介助中の利用者の安全に対して、きわめて重い責任を負っているという認識を持たなければならない
- 介助中に放っておかれて事故が起こったとなると、軽んじられたと感じて、利用者や家族の大きな心の傷になる
- 居室に1人でいるときに事故が起こった場合は、家族もある程度「仕方がない」と心の整理をつけやすい

「ほかのナースコールなどが鳴っても、目の前の介助中の利用者のそばを離れてはいけない」というルールを徹底する

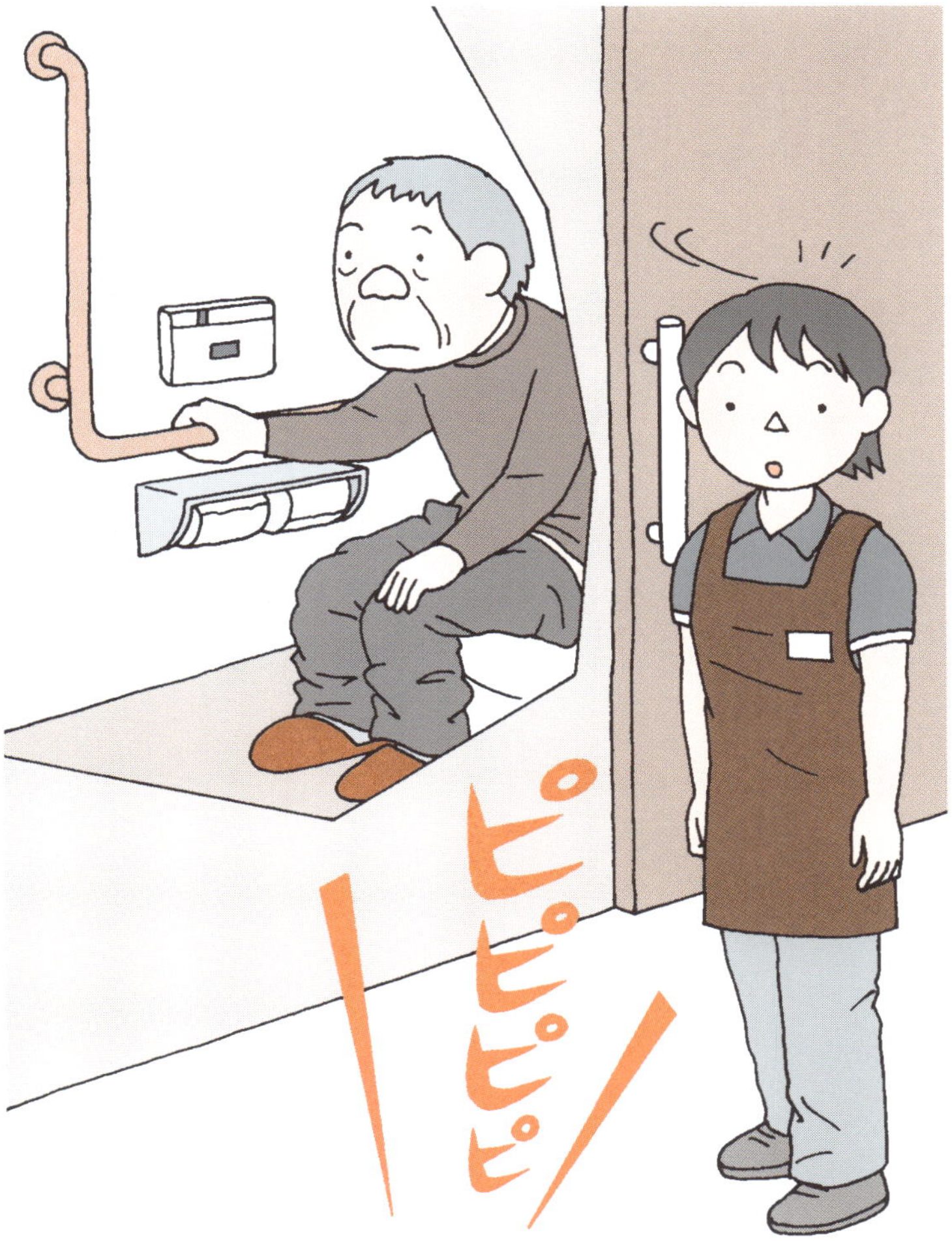

見守りがなくても転落しない工夫を

利用者の排泄中、トイレのドアは閉めておくのが原則です。その間、介護職員は外で待ちます。万が一、この間に便座上でバランスを崩せば、利用者の転落は阻止できません。

80代の女性の下腿長《かたいちょう》（膝下の長さ）の平均値は、36～37㎝です。一方、一般的な便座の高さは42㎝です。ですから、便座に座ったときに足が床にしっかり着いて安定する利用者は少ないと言えます。これでは片マヒがあるなど、座位が安定しにくい人には非常に危険です。

では、利用者がイヤがったとしても、安全のためには排泄中もずっと職員が横についているべきなのでしょうか。

それは違います。まずは1人で排泄できるように、足台を使うなど座位の安定を工夫してあげることが先決です。最近では前方手すりやひじかけ、背もたれなど、便座上で安定するための補助用具があります。それらを設置するのも有効です。

浴室内の転倒

どんなに元気な利用者であっても、浴室では細心の注意を払いましょう

利用者の状況

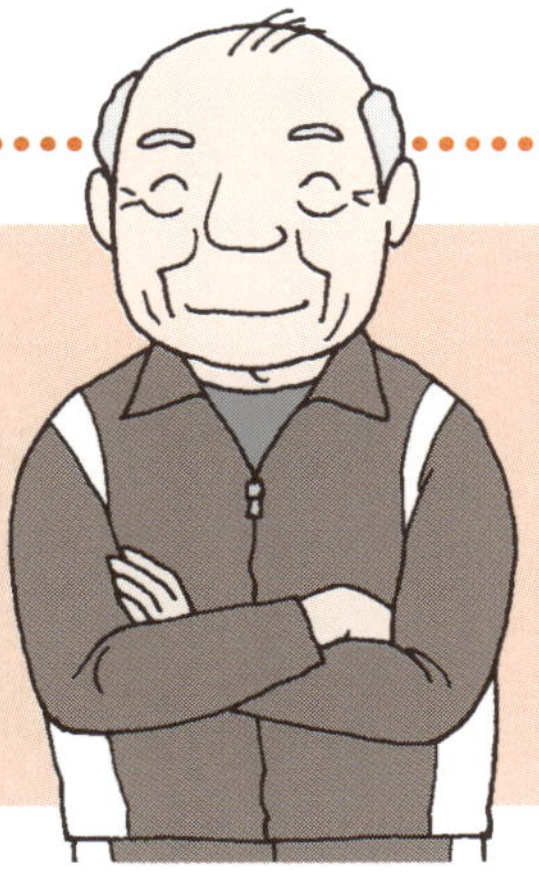

Iさん

90歳・男性・要介護1・認知症：軽度

年齢の割には大柄で元気なIさん。腰やひざの痛みはあるものの、マヒなどはなく生活は自立している。軽度の認知症はあるが、年相応で問題ない程度。

事故発生時の状況および対処

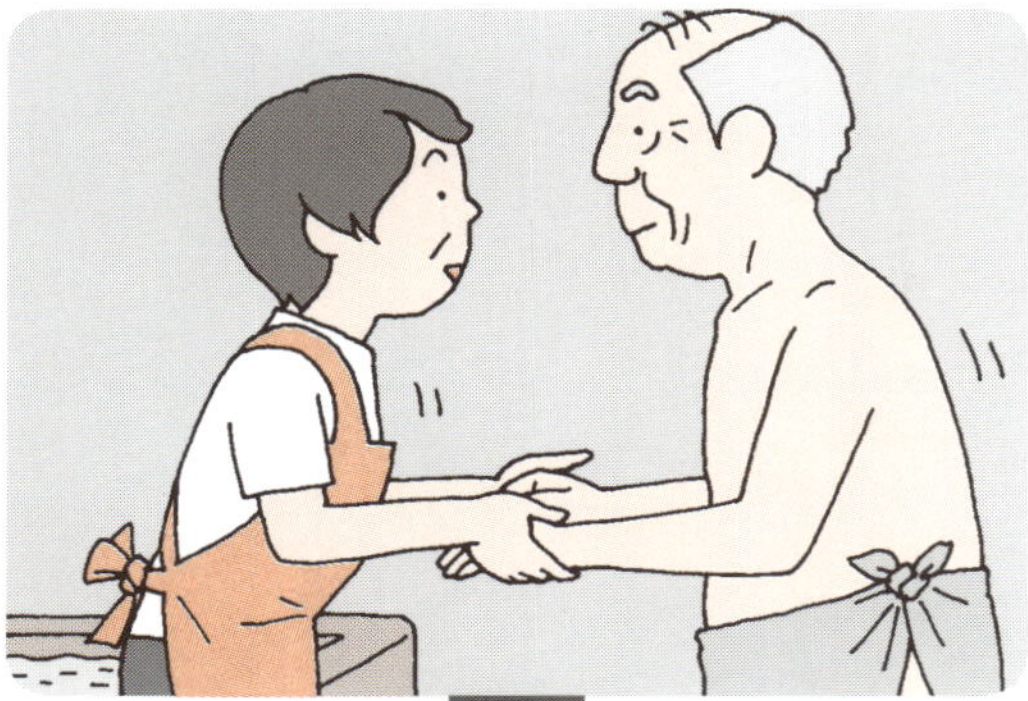

PM 2:20

50代の女性介護士が1人でIさんの入浴介助を行っていた。体を洗い終わって、浴槽に入るまでの短い距離を、手引き歩行で介助していた。

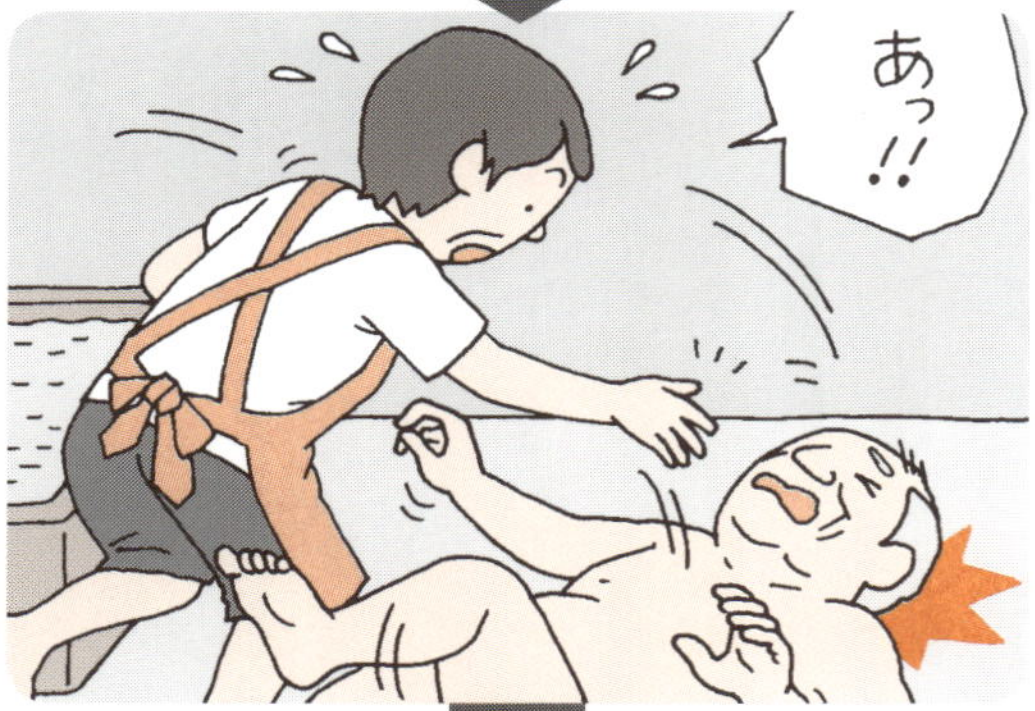

もうすぐ浴槽というところで、突然Iさんが足を滑らせて後ろに転倒。頭を強く打ちつけた。Iさんはその場で嘔吐したため、看護師を呼んだ。看護師は危険だと判断し、即座に救急車の要請を行った。

PM 3:00

救急車が到着。近くにある病院に搬送されたが、硬膜下出血により死亡した。

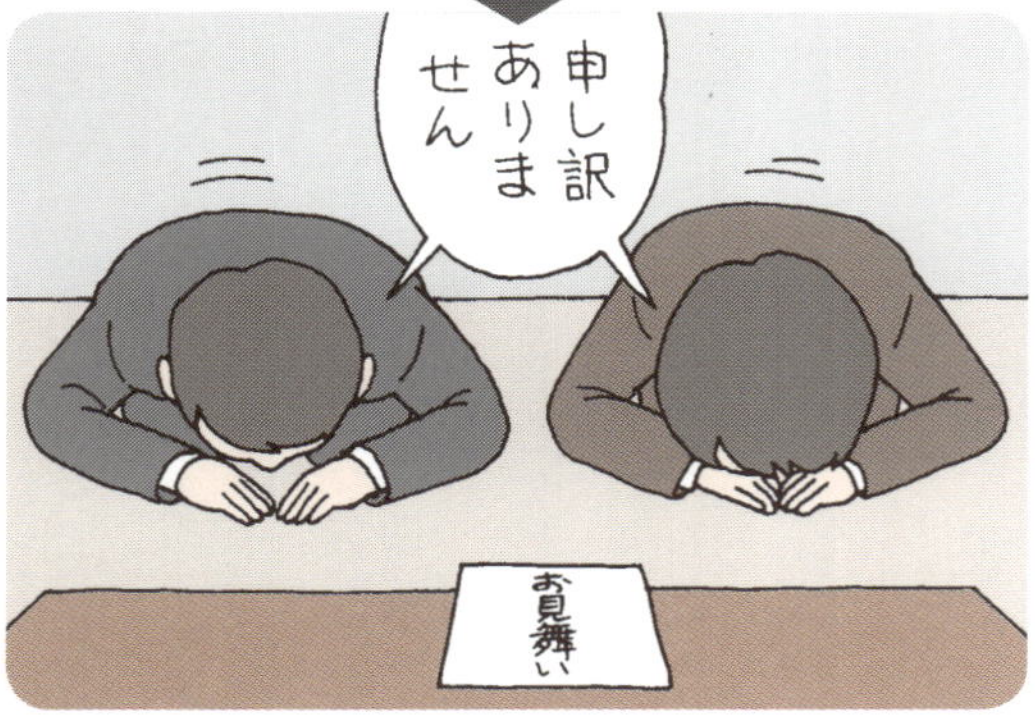

Iさんがそれまで元気だっただけに、家族はショックを受けたようだった。施設側は詳しい事故調査を行い、再発防止策を家族に提示したうえで、保険会社と連絡をとり慰謝料を支払った。家族は最終的には納得してくれた。

過失の有無 事故は未然に防ぐことができたか

事故評価の基本的な考え方

浴室内は床の材質がタイルなど硬いうえ、絶えずぬれていて、石鹸《せっけん》水などで滑りやすく、歩行にはもっとも適さない危険な場所です。転倒し頭部を強打すれば生命の危険もある場所ですから、原則として歩かせてはいけません。

この事故が過失とされる場合

- 歩行に障害のある利用者を浴室内で歩行させて転倒させたなど、介助方法に問題があった場合
- 床材が摩耗してツルツルで滑りやすかったなど、施設の設備に問題があった場合

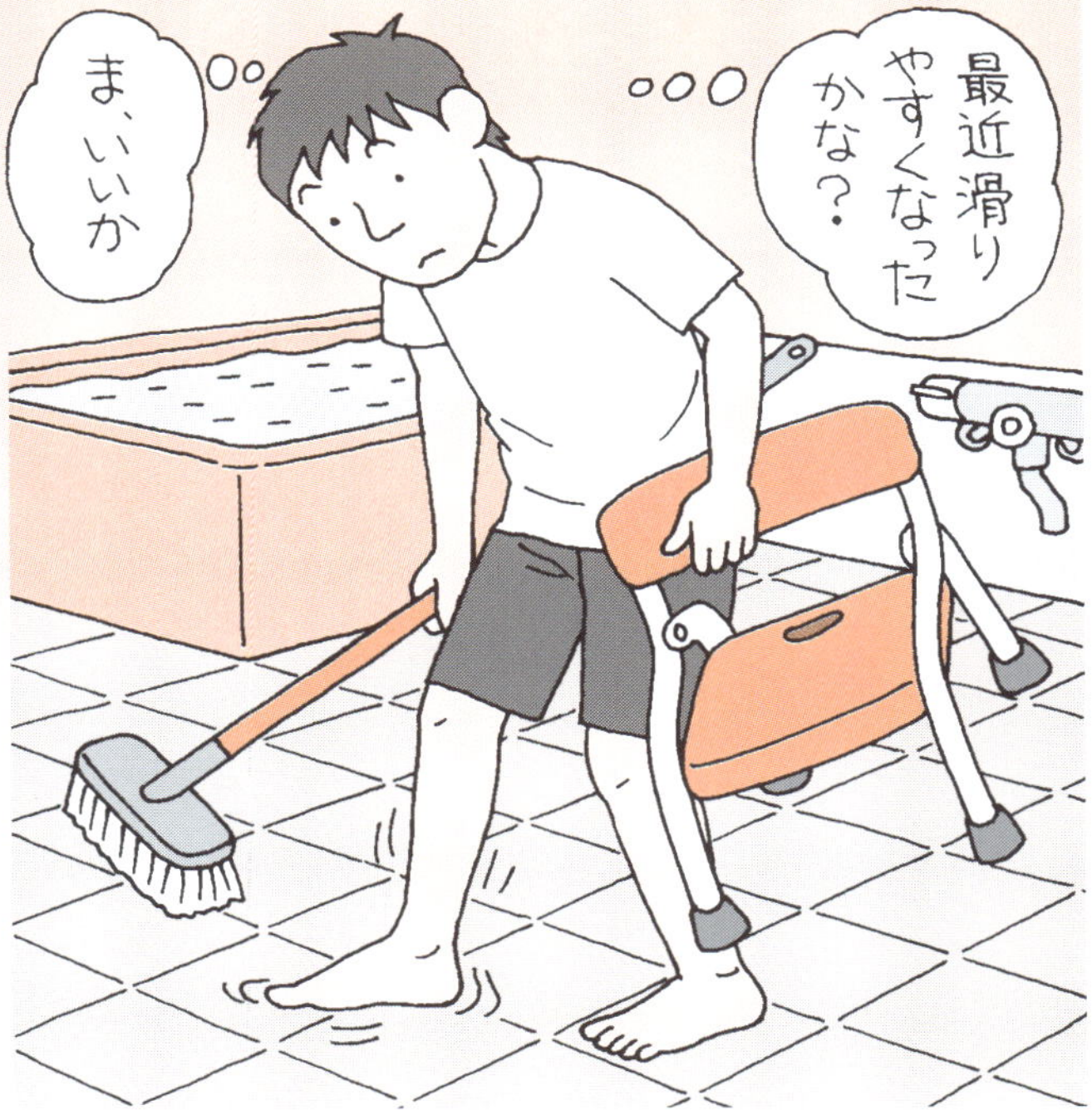

×こんな事故評価はダメ！

- あんな短い距離でまさか転ぶとは予測できなかった

原因分析 なぜこの事故が起こったのか

×こんな原因分析はダメ！

- 介護士が注意を怠ったから
- 1人ではなく、2人で介助すべきだった

利用者側

- 不顕性低血糖を起こしていた
- 起立性低血圧を起こしていた
- 関節炎など、下肢の疾患が悪化していた
- 脱水によるふらつきが起きていた

介護職側

- 滑りにくい靴をはくなどの対策を怠った
- 手引き歩行のせいで利用者の視界が悪くなり、歩行がより不安定になった
- 滑るところを手引き歩行した
- 浴室内では「手引き歩行禁止」というルールが徹底されていなかった

施設側

- 床材が摩耗してツルツルで滑りやすかった
- シャワーチェアも古く安定が悪かった

再発防止策の検討

職員は滑りにくい履物を

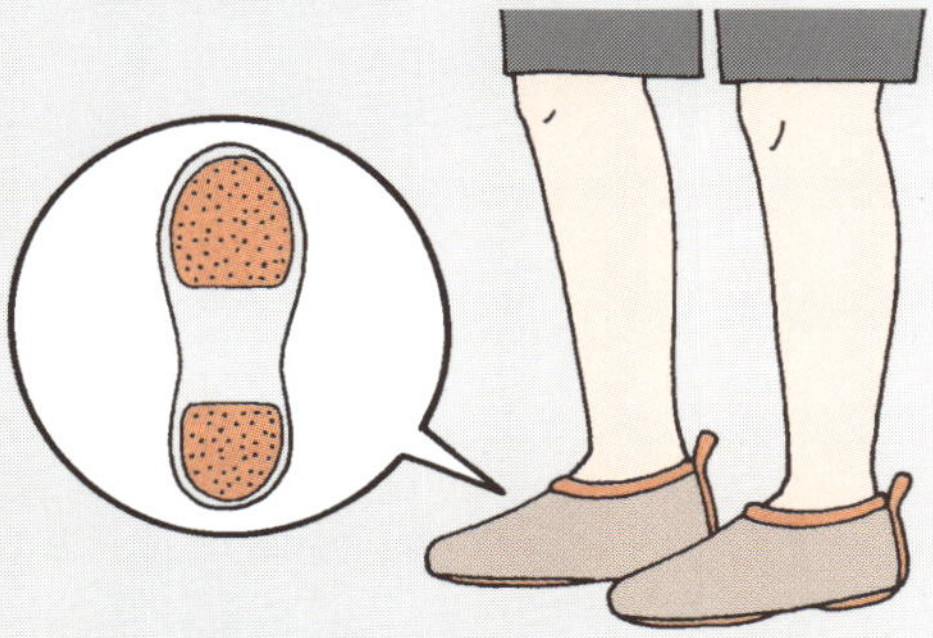

入浴介助中に介護士が足を滑らせると、利用者ともどもケガにつながるので、滑りにくい履物を選ぶ

浴室内は座位で移動

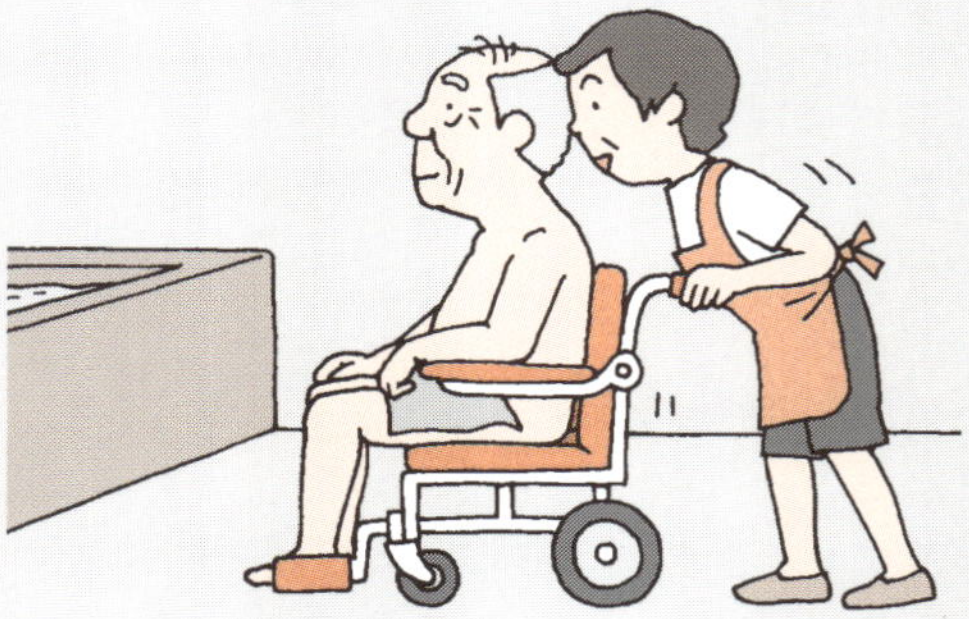

ふだん歩行が自立している利用者でも、浴室の床は滑りやすいので、シャワーキャリー等を使用する

足の裏までしっかりふく

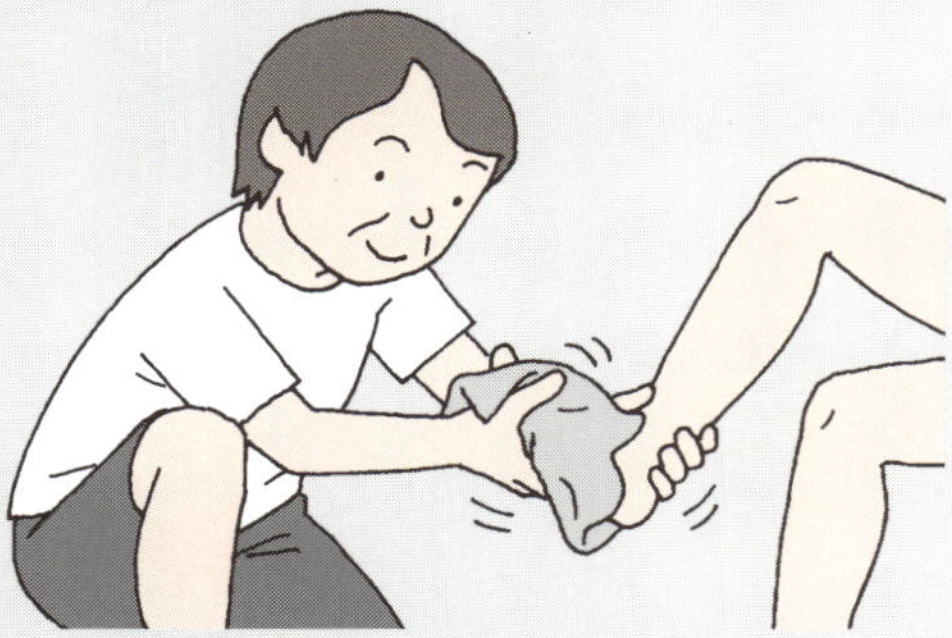

入浴が終わったら、利用者の足の裏までふく。それだけで脱衣所での転倒の危険性が激減する

床を滑り止め加工する

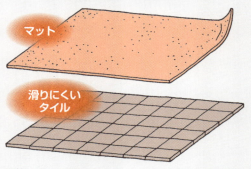

予算に応じて滑り止めマットや滑り止めタイル等を使い、浴室の床を滑りにくく加工する

事故対応や家族への対応は適切であったか

○事故後にきちんと事故調査を行った点、再発防止策をまとめて家族に提示した点、保険会社と連携して速やかに賠償責任を果たした点、この3点については高く評価できる。下のチャートと114～117ページを参考にして、家族の気持ちに寄り添った対応ができるように心がけたい

【大きな事故が起こった際の家族への対応の基本的な流れ】

受診の了解を得るためにも、家族に事故の速報を伝える

↓

病院で家族と落ち合い、事故説明をする。
このとき「詳しいことは調査するので1週間程度時間をください」と申し出る

↓

●事故前の利用者の様子
●事故の発生状況
●事故発生時の対処
●事故原因
●再発防止策
の5点を詳しく調査する

↓

調査結果を家族に包み隠さず説明する。施設側に過失がある場合は、併せて賠償責任を果たす

直そう！ 介護施設における悪い入浴方法

今でも「運ぶ人」「服を脱がせる人」「体を洗う人」といった分担流れ作業方式で入浴介助を行う施設がありますが、これは介護側の効率ばかり重視されていて、お年寄りが入浴を楽しめません。居室へのお迎えから入浴まで全てマンツーマンで入浴介助を行うほうが、お互い無駄な時間がないうえに、利用者とゆっくり会話をする余裕が生まれます

✕ 廊下で待たされる

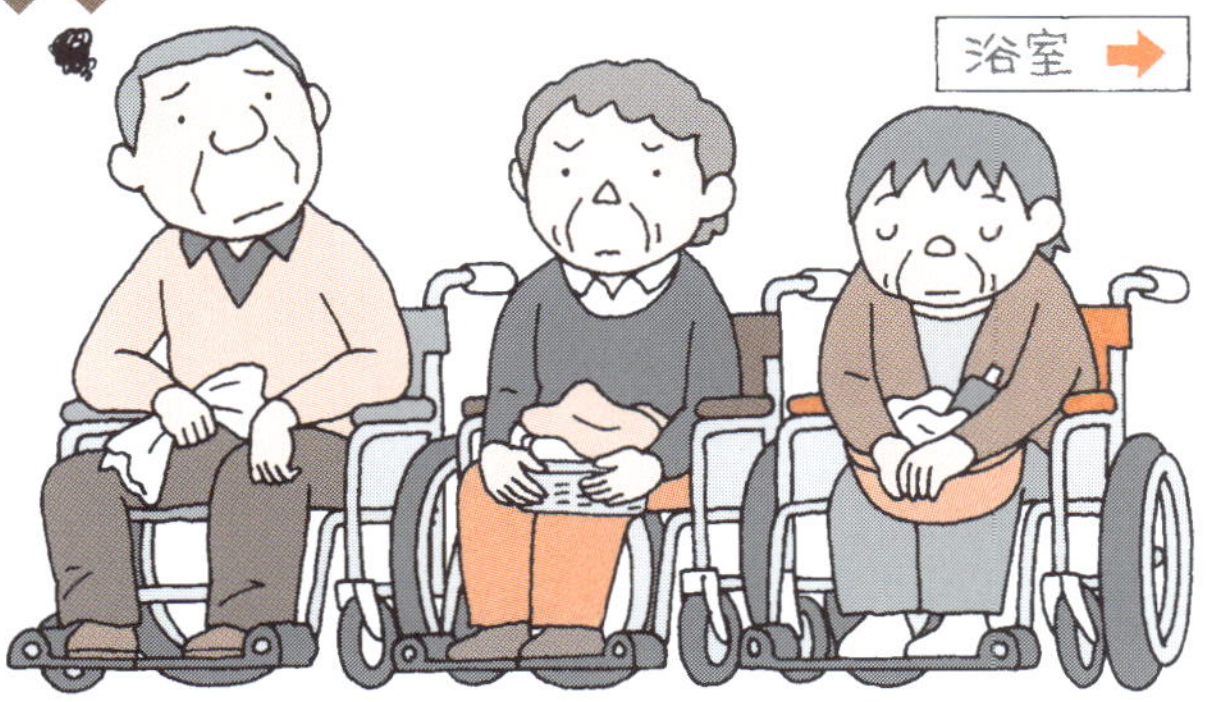

作業する職員が効率よく動けるように、利用者は早めに集められて廊下で待たされることがあります。しかし、これでは利用者はまるで物として扱われているような気持ちになり不愉快です

✕ ストレッチャーで運ぶ

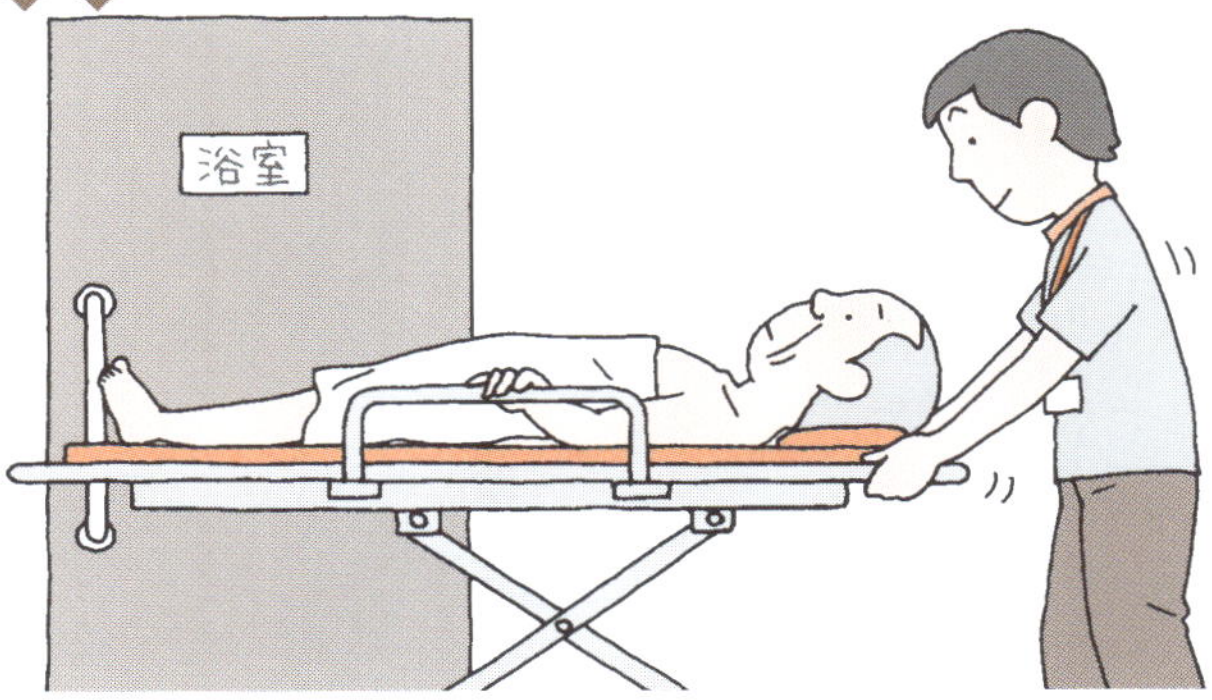

早く運べますが、利用者にとっては怖い運び方です。利用者と相性のよい介護士が車イスを持って居室までお迎えに行き、一緒に着替えを選んでから脱衣所に連れて行くくらいの余裕を持ちましょう

✕ 入れ替え式の入浴

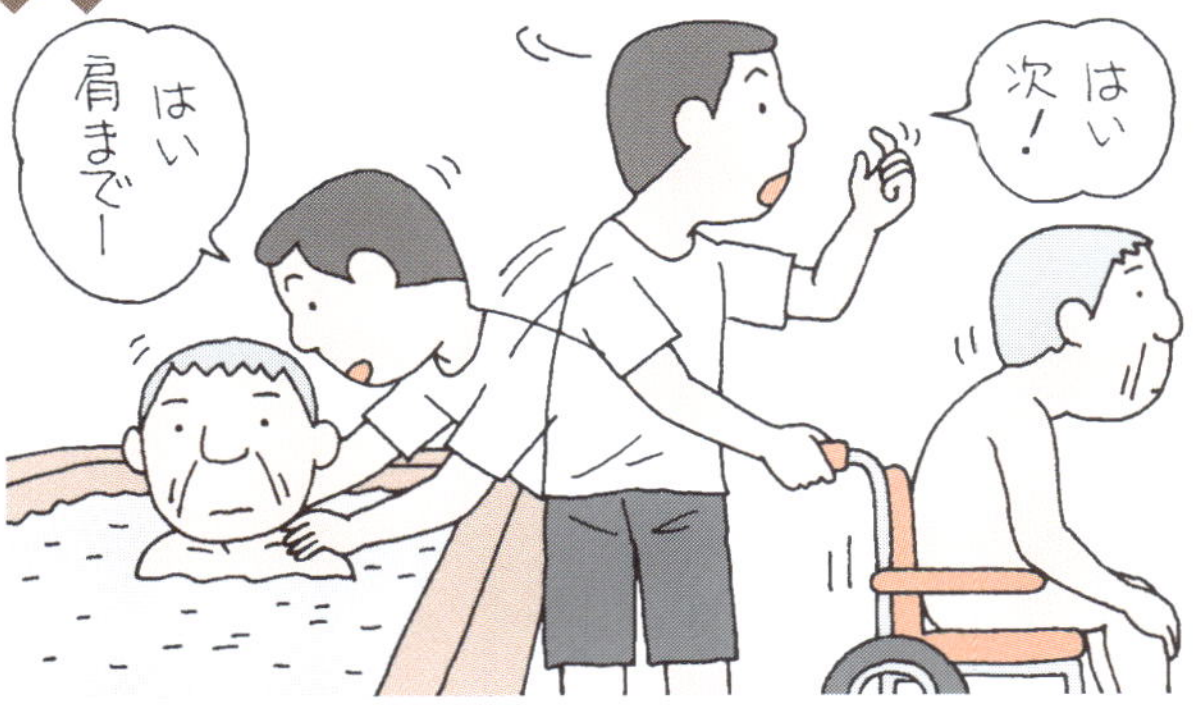

入浴担当の職員が、来た利用者を浴槽に入れて、上げて、次の利用者を入れて、上げて。これでは、「はい次！」という言葉が出てくるばかり。お年寄りもお風呂を楽しむ余裕が生まれません

✕ 脱衣所でも待たされる

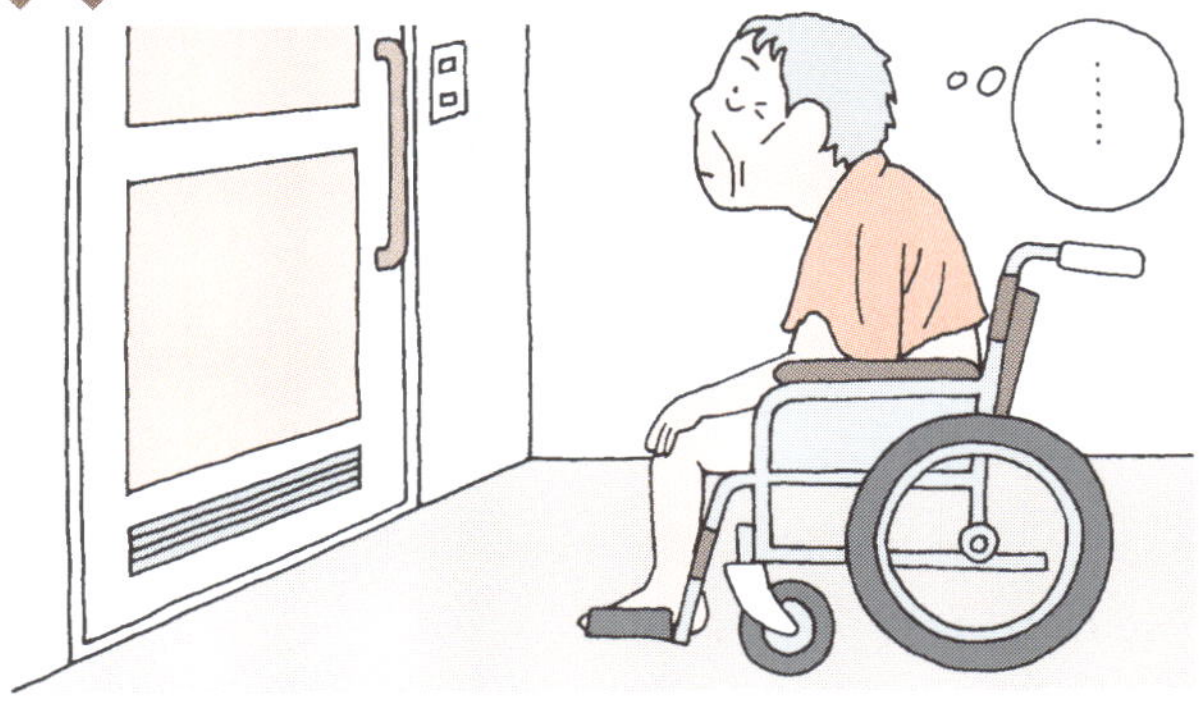

やっと順番がきたと思っても、今度は脱衣所で裸にされてから、前の人が上がるまで待たされます。お年寄りであっても羞恥心はあるので、人前で裸になる時間は短いほうがいいものです

浴室の危険性を正確に認識する

浴室内の転倒事故の原因はさまざまです。しかし、どの事故にも共通しているのは、「浴室はほかの場所より危険な環境である」という認識が著しく低いことだと言えます。

浴室は、お湯と石鹸を同時に使う場所なので、ほかの部屋の床とは比べものにならないほど滑りやすくなっています。そのうえ、水分に耐えられるように、強くて硬い材質ばかり使用されています。ただでさえこんな危険な場所を、利用者は衣服を着用せずに利用するのです。

そんな危ない環境であるにもかかわらず、多くの介護職はほかの場所と同じように歩行介助を行います。というのも、浴室における転倒事故原因のほとんどが「自立度が高いので歩行を介助したら転倒させた」というものなのです。浴室では、転倒が死亡事故につながることもあります。「浴室内は歩行介助禁止」くらいの危機感を持ってほしいものです。

入浴介助時の事故❷

浴槽内の溺水事故

これは誤嚥事故と並んで、予後が厳しい重大な事故です

利用者の状況

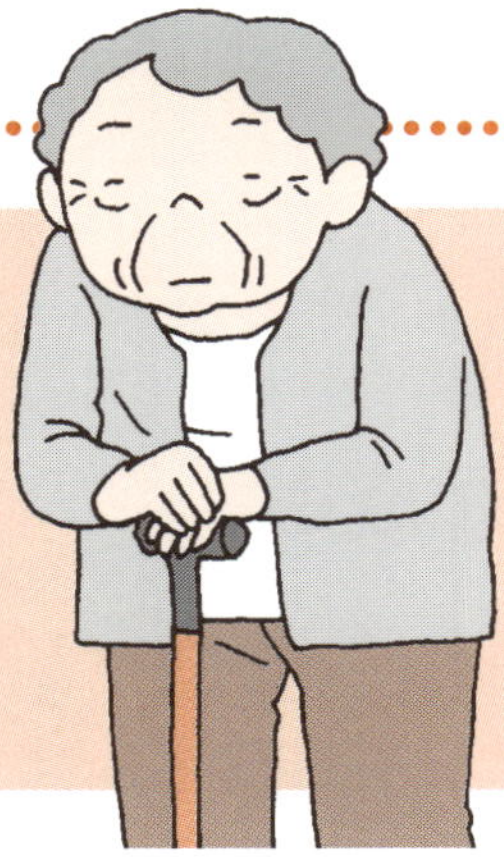

Jさん

82歳・女性・要介護2・認知症：なし

Jさんは身長が低くて小太りな女性。長年農家の嫁として働いてきたため腰が曲がり、あちこちに痛みがあって体がうまく動かせない。

事故発生時の状況および対処

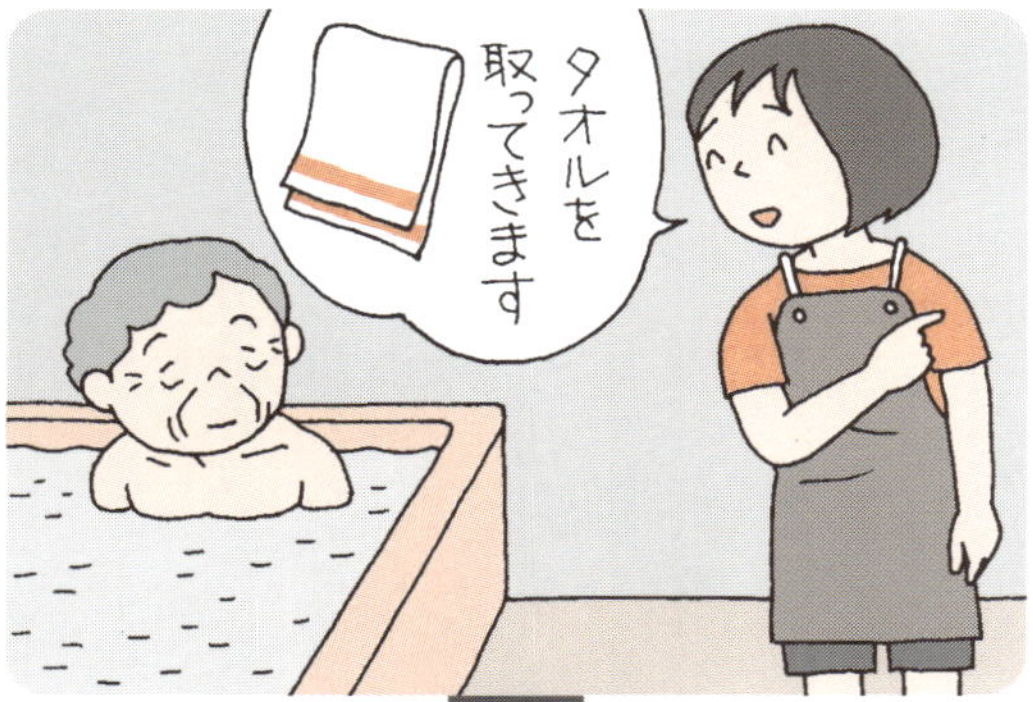

PM 3:00

若い介護士が1人でJさんの入浴介助中、タオルを脱衣所に忘れてきたことに気づいた。Jさんは浴槽に浸かっている状態で、座位も安定していた。浴槽から出たらタオルを使用するので、介護士はJさんにひと言断ってから急いで脱衣所に取りに行った。

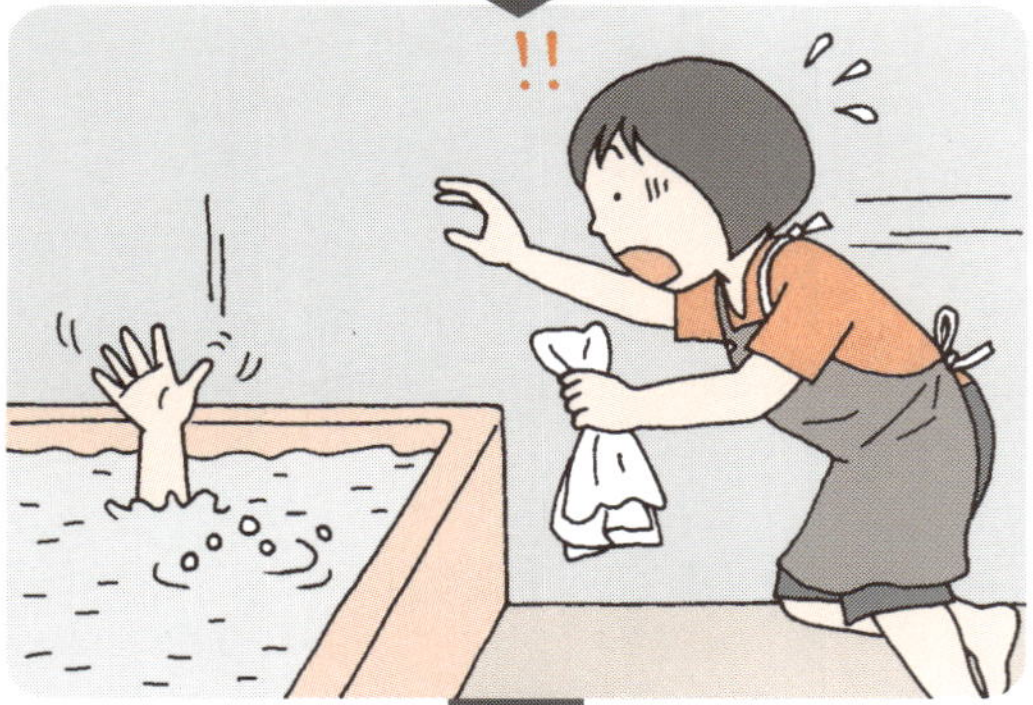

15秒ほどでタオルを取って浴室に戻ったときには、Jさんが浴槽の中で溺れていた。介護士は慌ててJさんを浴槽から担ぎ出した。Jさんは意識があるがひどく混乱している様子だったので、水を吐いてもいいように脱衣所で側臥位にして寝かせた。

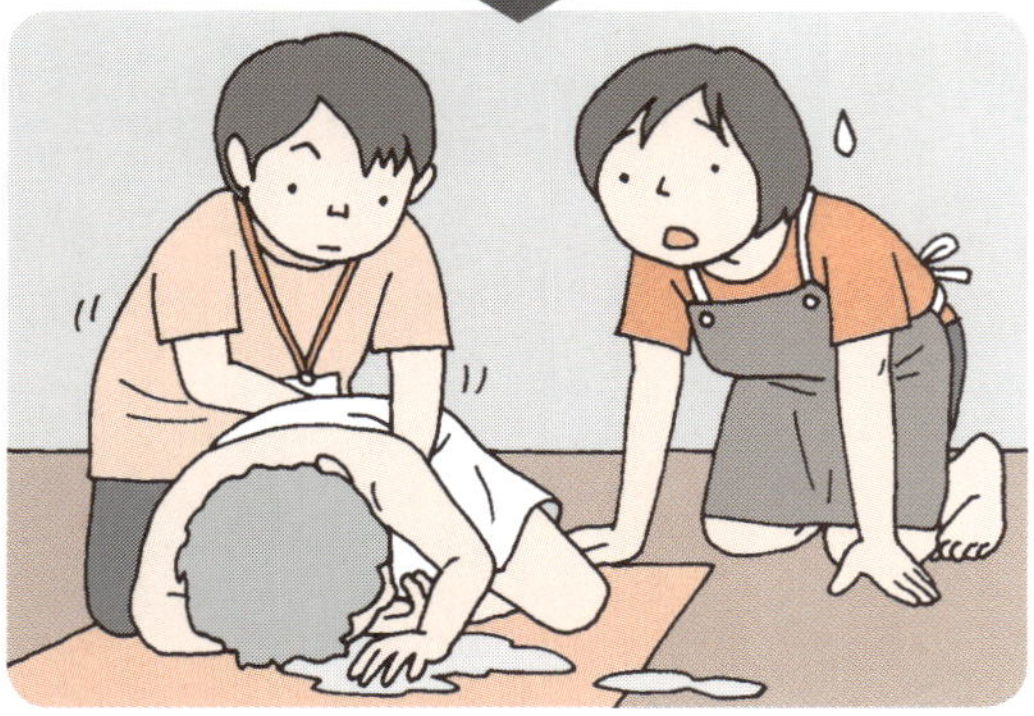

PM 3:30

すぐに看護師を呼んでもらった。

看護師はJさんのお腹を押したり背中をさするなどして、水を吐き出させた。Jさんは溺れた時間が短かったためか意識もしっかりしており、体調も回復したため経過観察とした。

過失の有無　事故は未然に防ぐことができたか

事故評価の基本的な考え方

介助中に持ち場を離れ、利用者の見守りを欠かしたことが事故原因と考えられれば、当然施設側の過失となり、賠償責任が問われます。また、浴室は転倒や溺水など重大事故につながる危険度の高い特殊な場所ですから、安全配慮義務もほかの介助より高いと考えなければなりません。

この事故が過失とされる場合

- 浴槽内に浸かっている利用者の見守りを欠かした間に溺れてしまった
- 特殊浴槽やリフト浴の安全ベルトをしっかり装着しなかったため、体が浮いて溺れてしまった

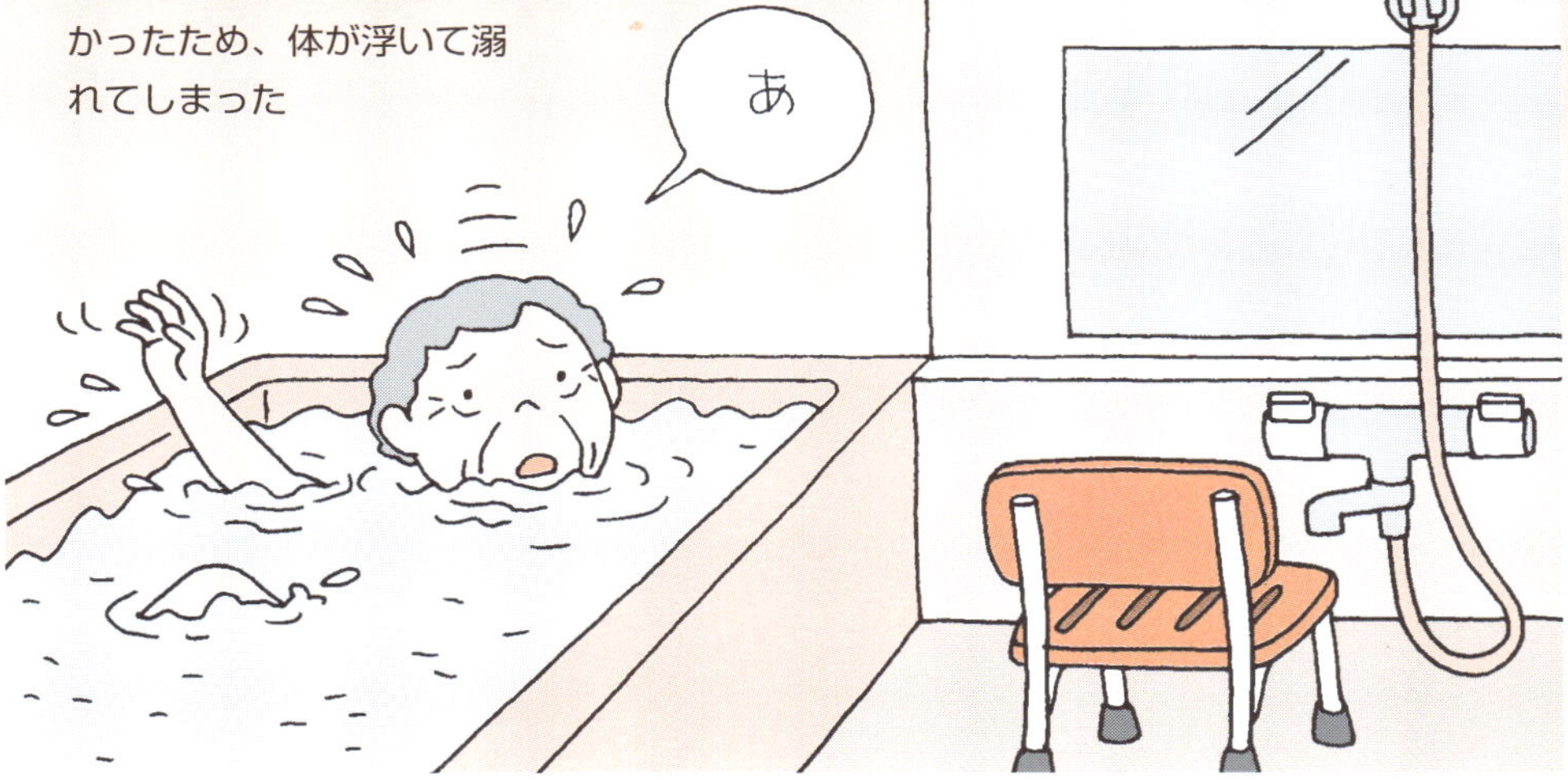

✕ こんな事故評価はダメ！

- 職員が浴室を離れたのはたったの15秒間であり、ほんの少しの間にまさか溺れるとは思わなかった

原因分析　なぜこの事故が起こったのか

✕ こんな原因分析はダメ！

- 職員のミス
- 入浴介助をするときはもっと注意する

利用者側

- 不顕性低血糖を起こしていた
- のぼせてしまった
- 関節炎など、下肢の疾患が悪化していた
- 脱水状態になっていた

介護職側

- 利用者を浴室で1人にした
- 入浴介助を始める前に、持ち物のチェックを行わなかった
- 保湿成分の多い入浴剤を使用して、浴槽内が滑りやすくなっていた

施設側

- 大浴槽や長い浴槽のため、マヒが軽度でも座位が保ちにくかった
- 浴槽内に丸みや傾斜があり、座位を保ちにくい状態だった
- 滑り止めマットを使用していなかった

再発防止策の検討

入浴剤を使わない

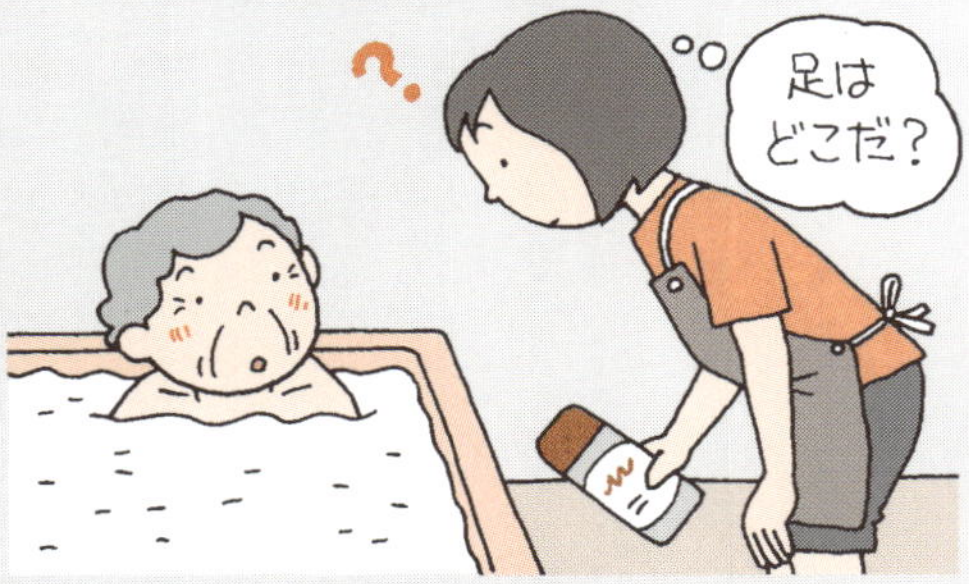

入浴剤は、保湿成分によってスリップしやすくなって危ない。にごりも利用者が不安になるうえ、足の位置が確認できなくて危険

個浴の浴槽を導入する

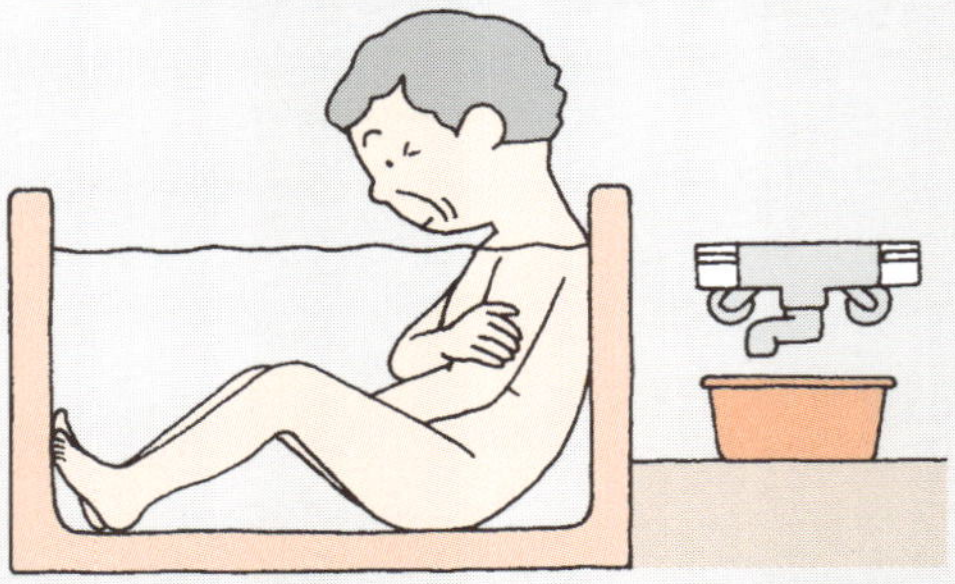

大浴場は体が浮きやすく、溺れやすい。狭い個浴の浴槽だと、座位が安定していなくても四方の壁で体を支えられるので溺れにくい

利用者を1人にしない

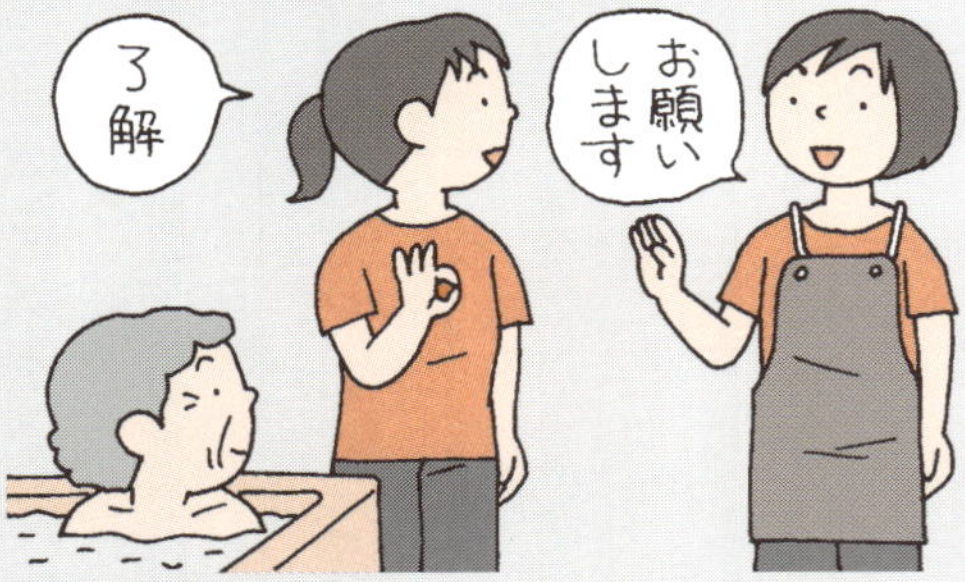

介護士が浴室から出なければならない場合は、「浴室から出るのでJ様の見守りをお願いします」とほかの介護職に声をかけ、了承を得てから出る

入浴前に備品チェック

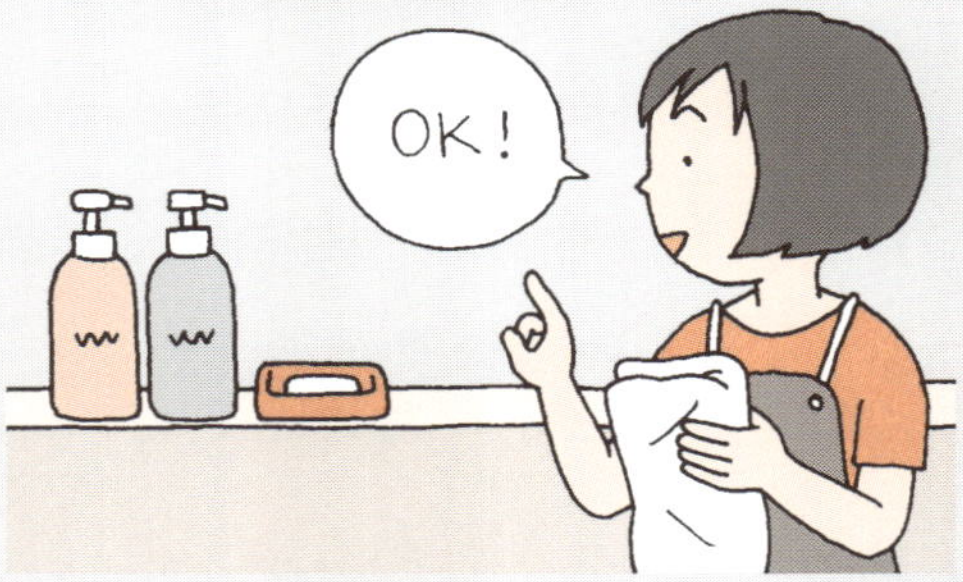

「たった15秒脱衣所に行って戻ってくる」という理由のほとんどが、足りないものを取りに戻るため。入浴前のチェックでこれを防止する

事故対応や家族への対応は適切であったか

✕ 元気なので受診させなかった

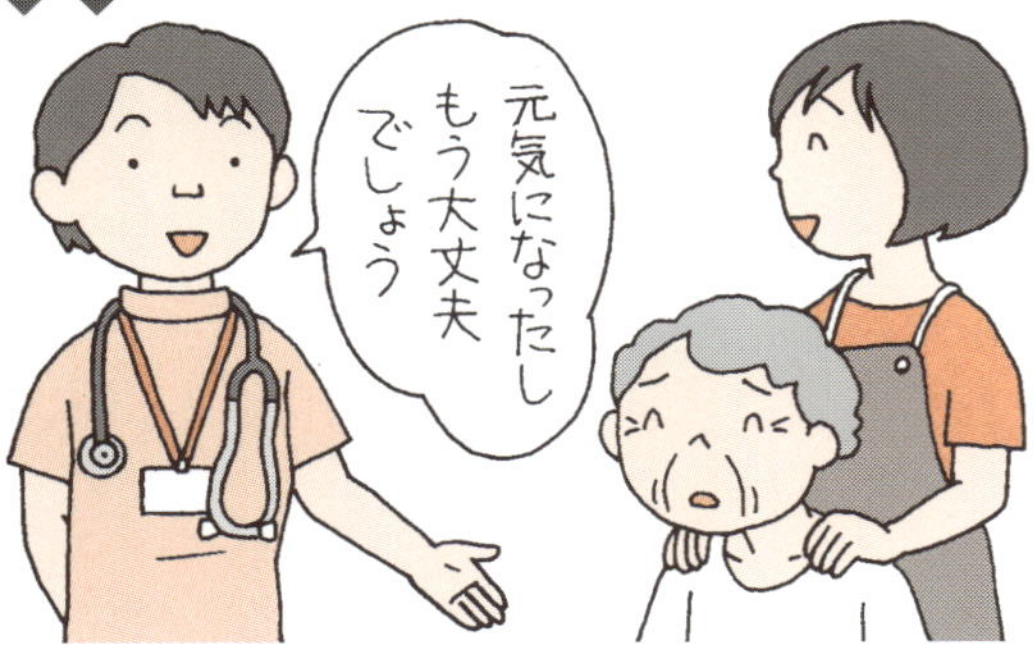

たとえ意識がはっきりして容態が安定しているように見えても、少しでも溺れた事実があるなら、必ず受診させる。お湯が肺に入り込んだ場合は、肺水腫という重篤な状態になることがあるので、病院で検査してもらう

○ 側臥位で水を吐かせた

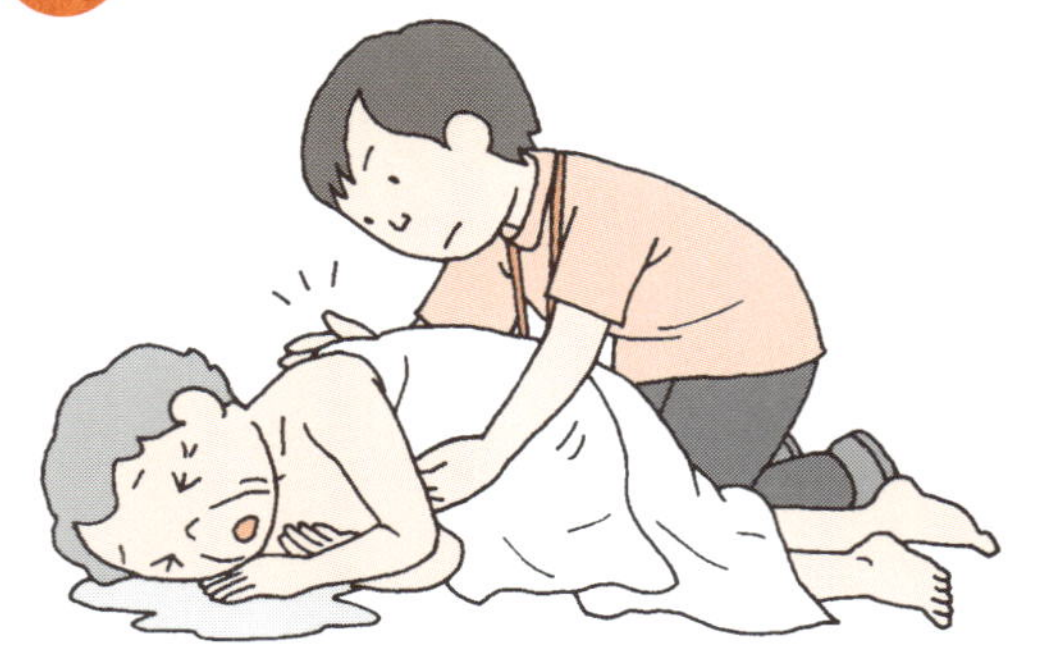

溺水事故では、意識があるなら側臥位にして水を吐かせるなどの応急処置を行う。意識や呼吸を確認し、心肺停止状態であれば、心肺蘇生法を施す。一刻も早い心肺蘇生法の施行が、その後の生存率を大きく分ける

溺れにくい浴槽とは

施設で今でも見られる大浴場が非常に溺れやすい浴槽であることは、56〜57ページで説明したとおりです。では個浴の浴槽であればどれでもいいのかと言われると、決してそうではありません。一見するとよさそうに感じる浴槽でも、意外と溺れやすいことがあります。介護施設で浴槽を選ぶ際は、適切な浴槽を選ぶことが大切です

○ 深くて狭い

体を起こした状態で入るので立ち上がりやすい。また、足が向かい側の壁に着くのでスリップしにくい。出入りしやすく、かつ溺れにくいので、お年寄りに適切な浴槽と言える

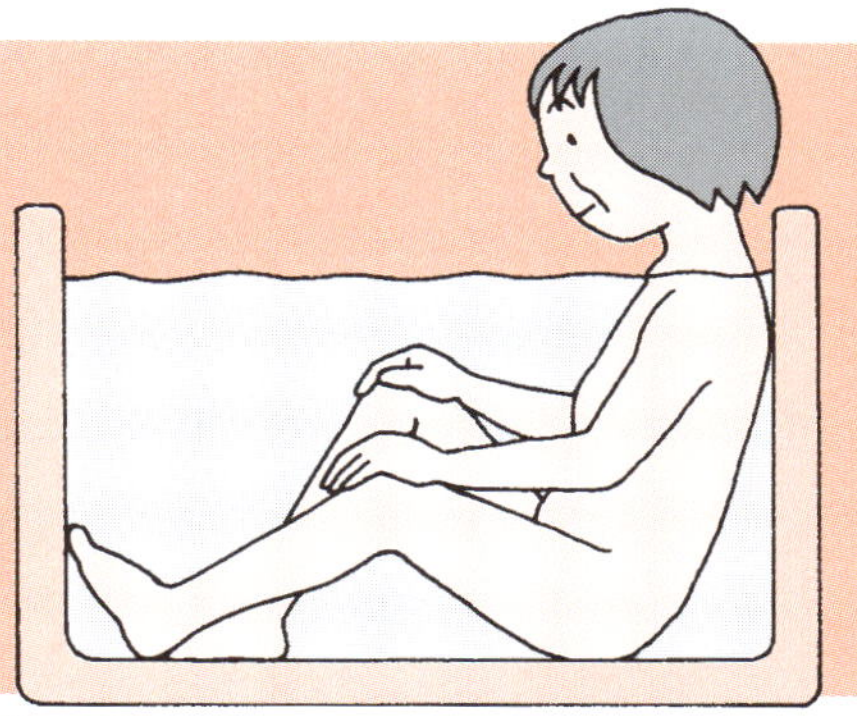

✕ 浅くて長い

足を伸ばしても向こう側の壁に着かない長い浴槽で、一方の側が傾斜しているタイプは人気だが、お年寄りには向かない。立ち上がりにくいうえに、ずり落ちて溺れやすいので危険

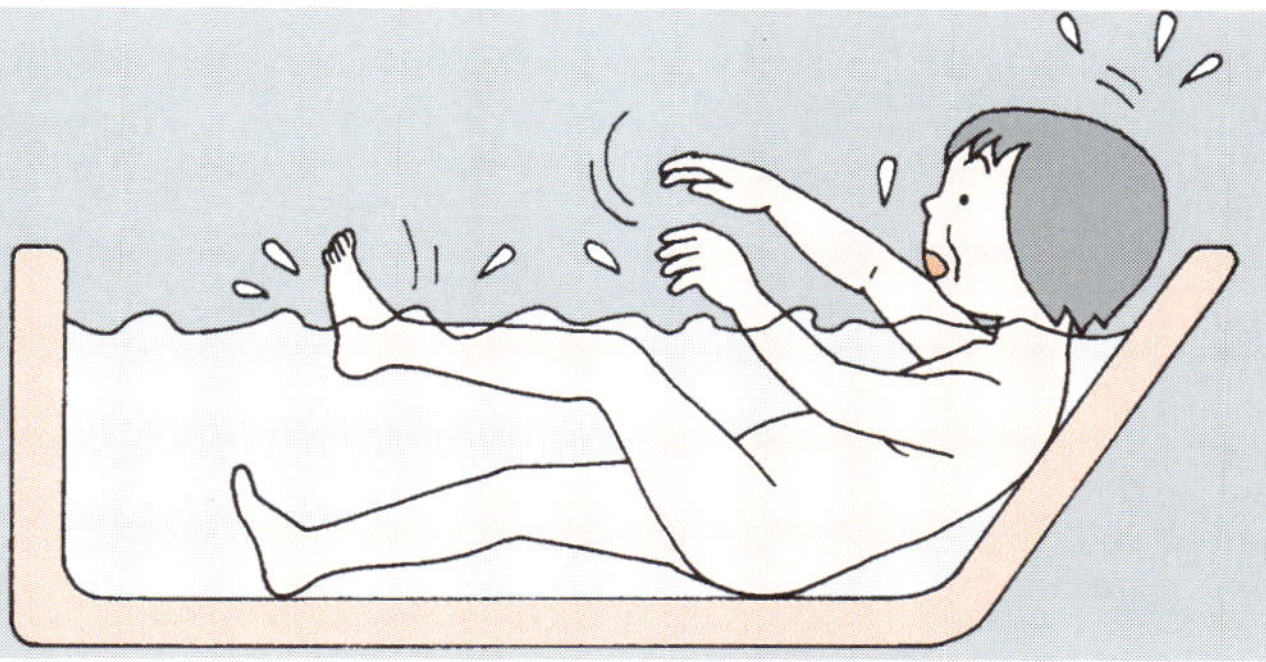

△ 段差がある

ただの長い浴槽よりも、足で支えられるので滑りにくい。しかし、このタイプはもう一方が傾斜していることが多く、立ち上がりにくい。また、足が滑って段差から外れると溺れやすいので、安心はできない

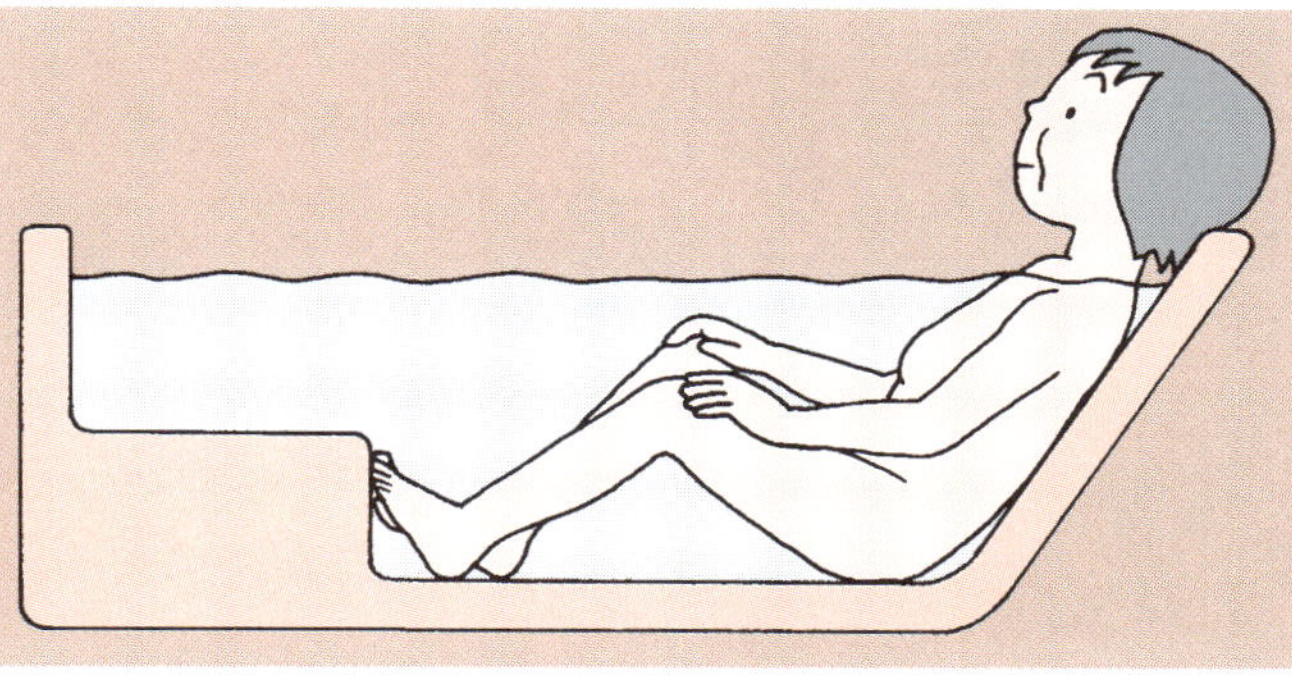

改善はハードと運用の両面から

浴槽内の溺水事故ではさまざまな原因が考えられます。利用者の体調面を配慮するのは当然として、設備面の改善と職員の動き方の改善の両面から取り組むことが大切です。

設備面では、施設に個浴の浴槽を導入することで大幅に改善されます。温泉や銭湯のような大浴槽であれば、たとえマヒが軽度でも浴槽内で座位を安定させることが難しく危険です。上のイラストを参考にしながら、早急に適切な個浴の導入を実現しましょう。

職員の動き方の面では、「入浴剤を使わない」「入浴前に備品のチェックを行う」「利用者を1人にしない」などを、ルールとして全職員に周知徹底させることが必要です。

また、もし溺水事故が起こったときに、対処が遅いと致命傷になりかねません。どの職員でも迅速に対処できるよう、日頃からしっかりトレーニングしておきましょう。

行方不明事故

これは、たとえ防ぐことができなくても責任を問われる事故です

利用者の状況

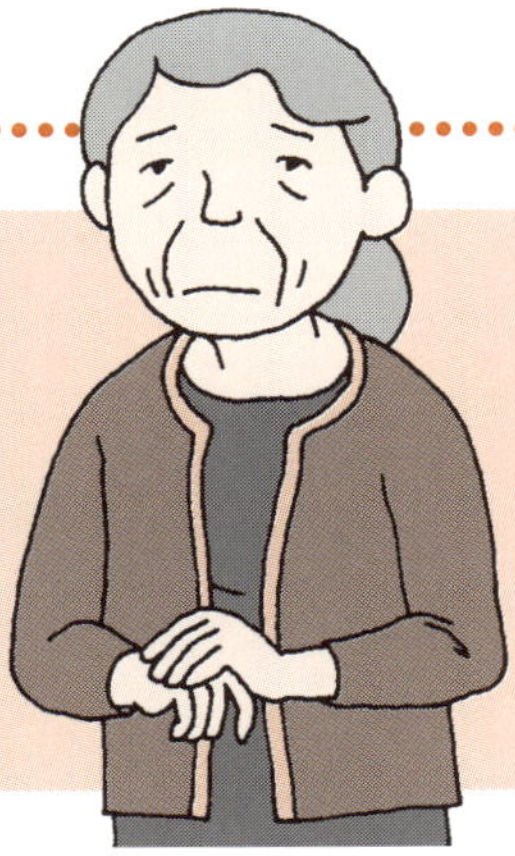

Kさん

68歳・女性・要介護３・認知症：高度

大きな病歴はないものの、アルツハイマー型認知症のため要介護度は3がついている。徘徊などのBPSDがあるので、セキュリティに力を入れているこのデイサービスを選んで利用することとなった。

事故発生時の状況および対処

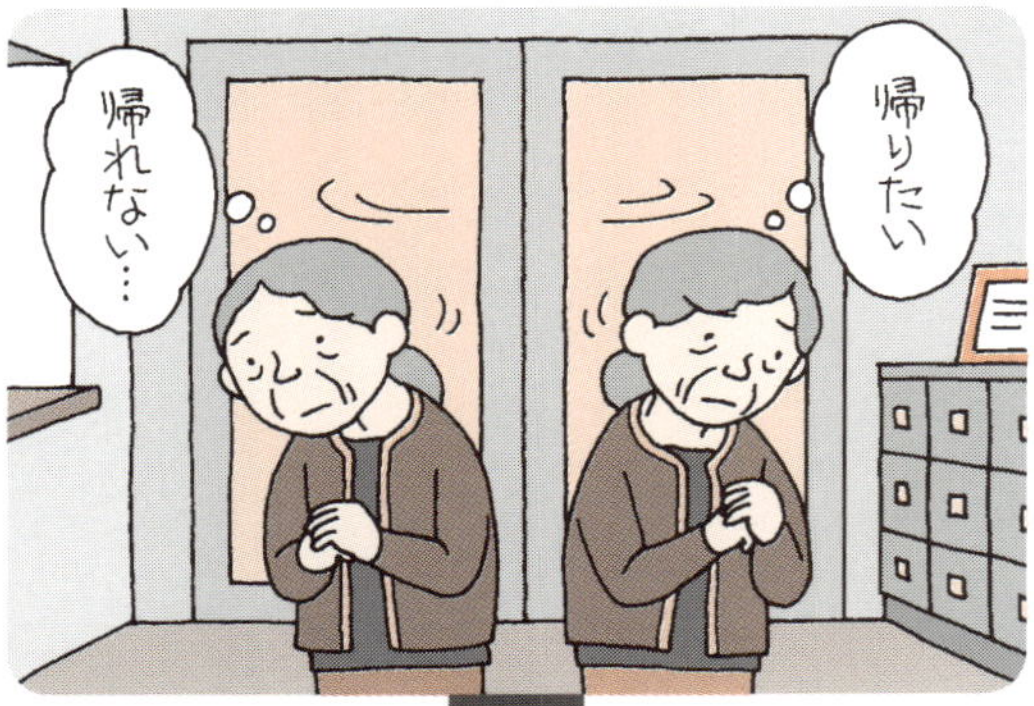
帰りたい
帰れない……

AM 11:00

Kさんは先月からこのデイサービスの利用を開始した。体は元気だが認知症は深い。この日は特に落ち着かない様子で、家に帰りたいとつぶやきながら、玄関の前を何度もウロウロしていた。

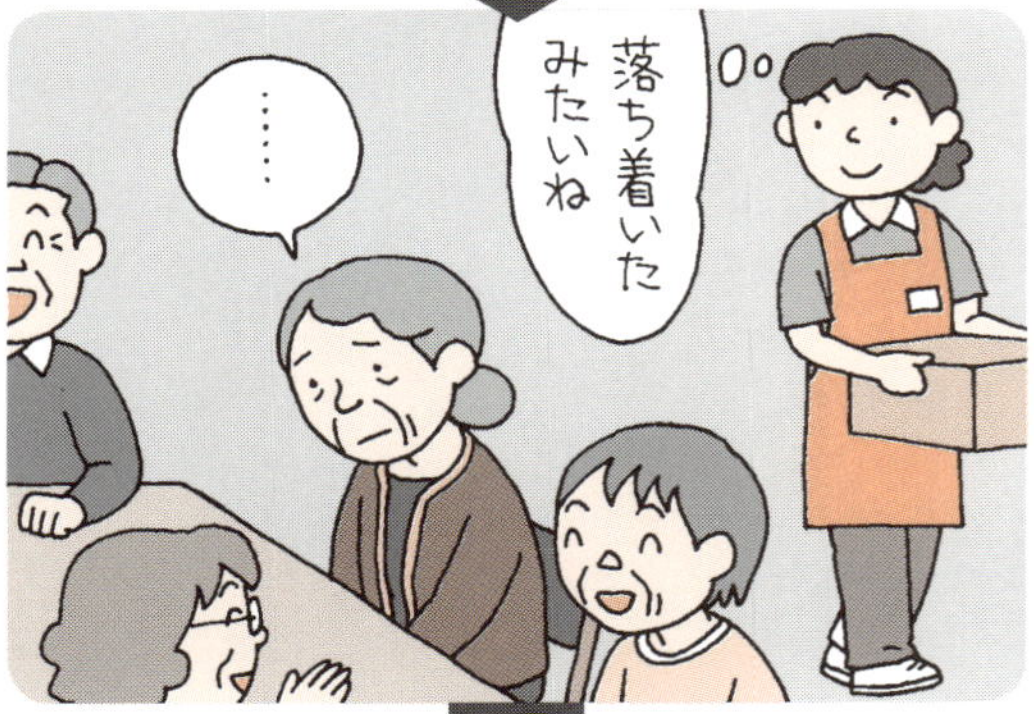
落ち着いたみたいね
……

AM 11:30

玄関はロックされているので、勝手に出て行くことはできない。昼ごはんの準備が始まり職員が忙しくなってきた頃には、Kさんも徐々に落ち着いてきた。デイルームでほかの利用者と一緒に座っていたのを確認し、スタッフ一同、安心したところだった。

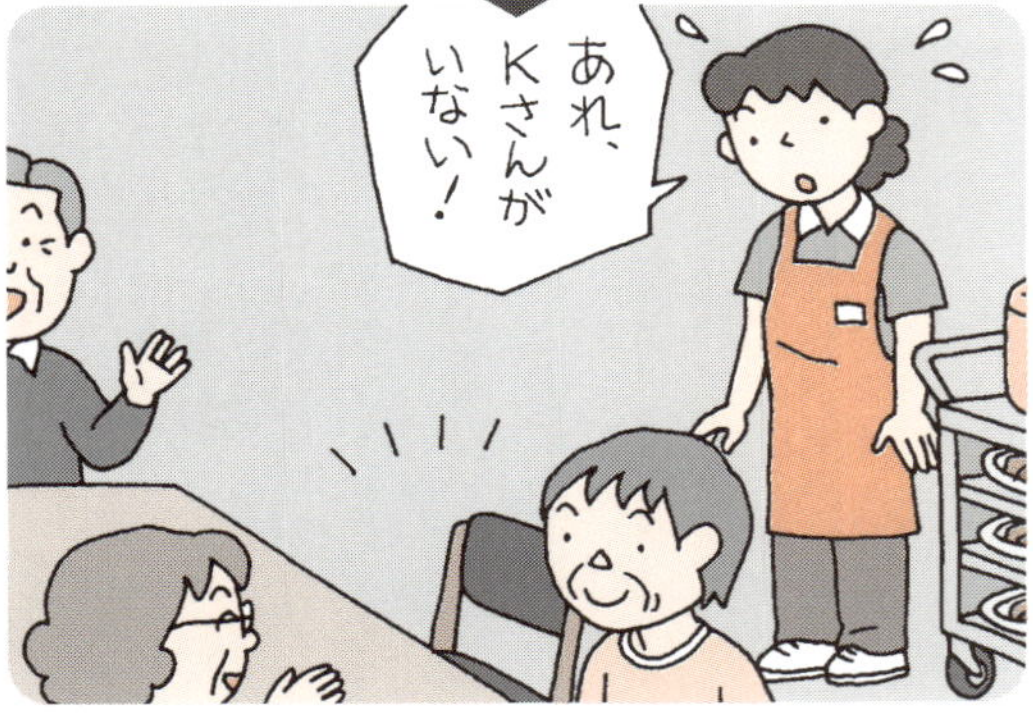
あれ、Kさんがいない！

PM 0:20

昼ごはんの配膳に職員が忙殺されていたところ、Kさんがいないことに気がついた。玄関はロックされているので外に出ることはないと思い、職員総出で施設内を捜したが発見できなかった。結局夕方頃まで発見できず、捜索願を出した。

翌日の午後2時、施設から200m離れた川に転落して亡くなっているところを発見された。施設長は「見守りもセキュリティも万全で、こんな事故は初めて。どのように抜け出したのか原因は調査中です」と説明したが、遺族は施設を相手取って訴訟を起こした。

過失の有無 事故は未然に防ぐことができたか

事故評価の基本的な考え方

認知症の利用者が施設を抜け出して行方不明になり事故に遭遇した場合、施設の過失とみなされると考えたほうがいいでしょう。実際、過去には同様の事故で施設の過失を認めた判例があります。しかし、どんなにセキュリティを強化しても、認知症の利用者の行方不明を完全に防ぐことはできません。つまり裁判所は、「完全に防ぐことができない事故を防げ」と言っているわけです。

この事故が過失とされる場合

行方不明事故はほとんどが過失になると考えたほうがいいのですが、特に、次のケースは明らかな過失になります（裁判所の指摘）

- 長時間見守りを欠かすなどして、所在不明に気づかなかった場合
- 過去に行方不明の前例があるのに、見守りを強化しなかった場合
- ショートステイなどで、「家に帰りたい」とくり返していたのに見守りを怠った場合

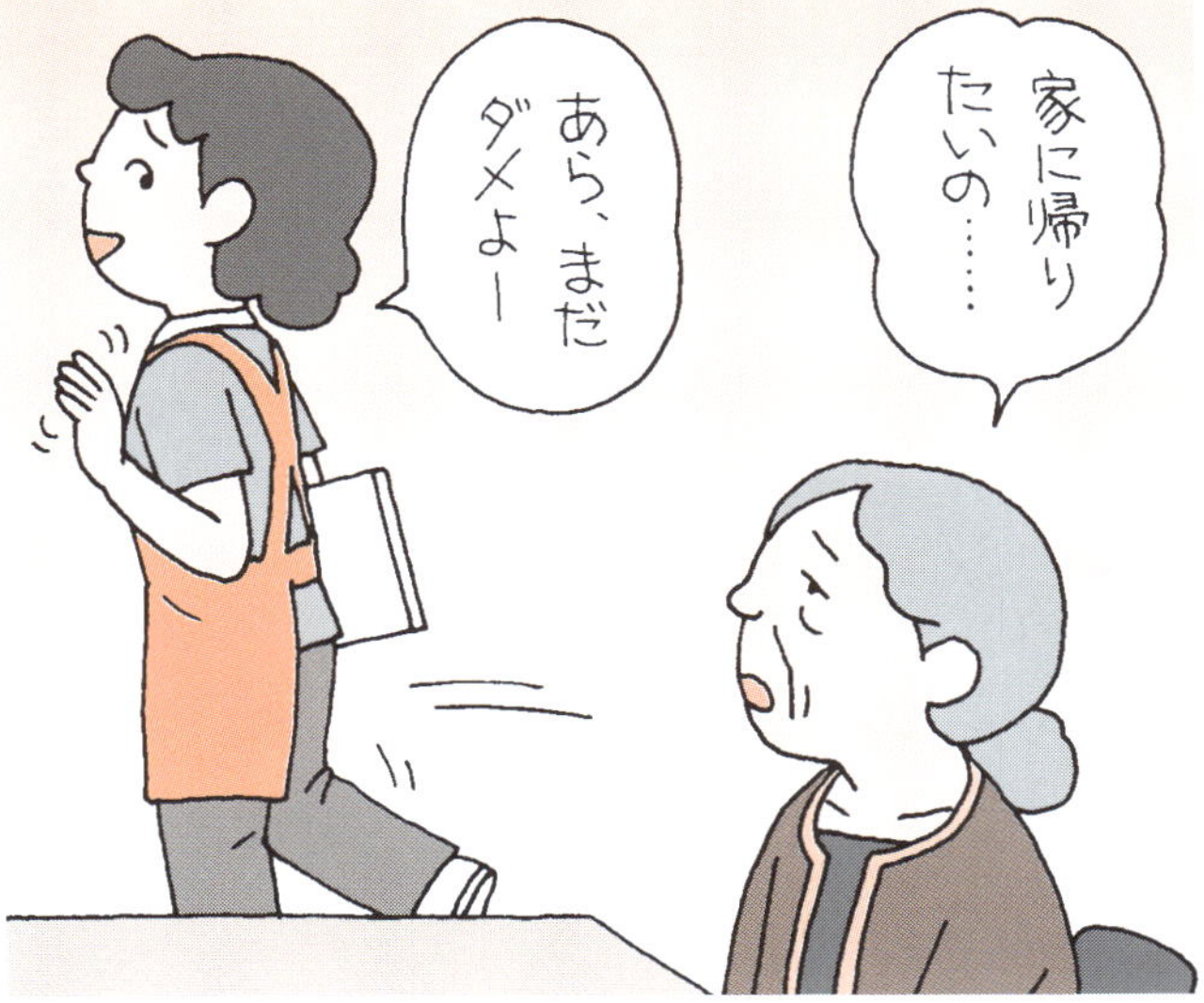

こんな事故評価はダメ！

- セキュリティがしっかりしている時点で施設はやるべきことをやっているから、施設に過失はない

原因分析 なぜこの事故が起こったのか

こんな原因分析はダメ！

- 人間が抜け出せるサイズの窓に、格子を付けて絶対に出られないようにするなどの対策を怠ったため

利用者側

重度の認知症であり、そのうえ当日は精神が不安定になっていた

介護職側

セキュリティを過信して、初期対処に遅れが出てしまった

家に帰りたそうなそぶりがあったのに重要視せず、必要な見守りを怠った

施設側

「利用者の姿が見えない場合、施設内を何分捜し、どのタイミングで捜索願を出すのか」などの初期対処のルールが明確にできていない

地域に広く協力を求めることをせず、職員だけで捜そうとしてしまった

再発防止策の検討

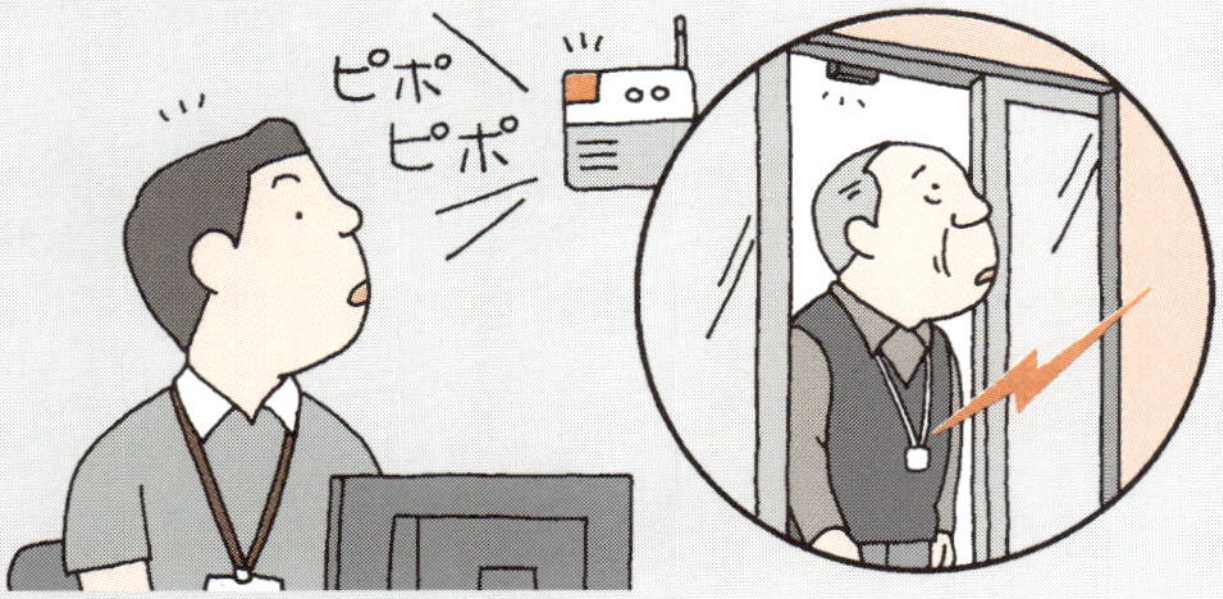
ピポ
ピポ

セキュリティ面での再発防止策

エントランスドアにセンサーの設置。エレベーターを暗証番号式に。GPS携帯の活用。ICチップによるセンサーの活用など

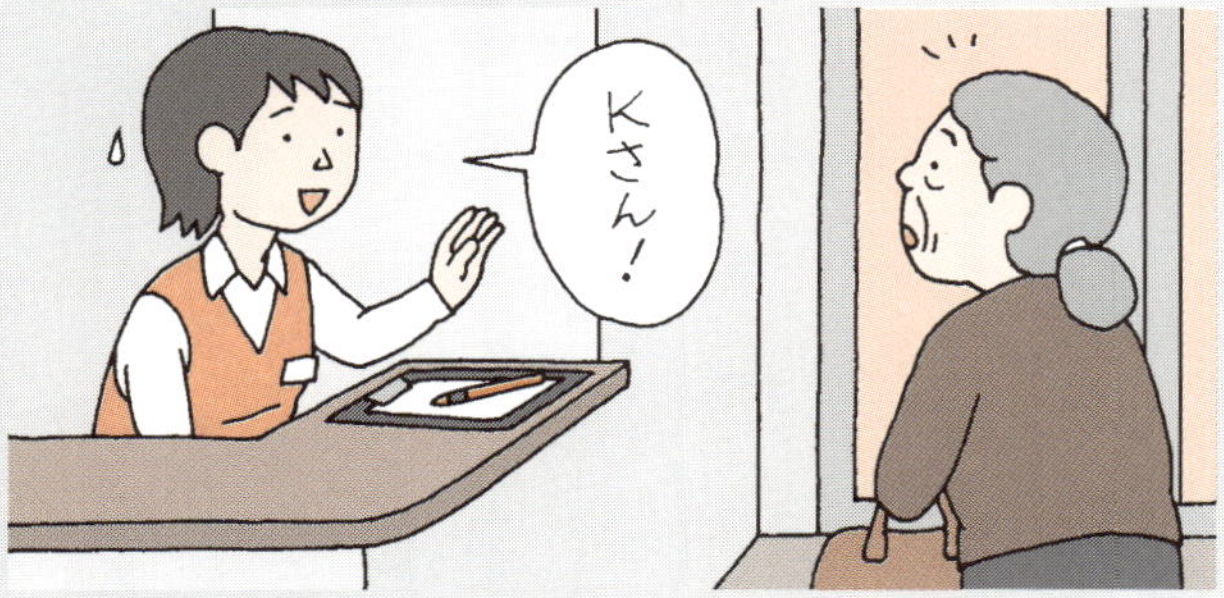
Kさん！

事務室による再発防止策

事務室からエントランスが見えにくい施設の場合は、見えやすくして出入りする人が職員の視界に絶えず入るようにする

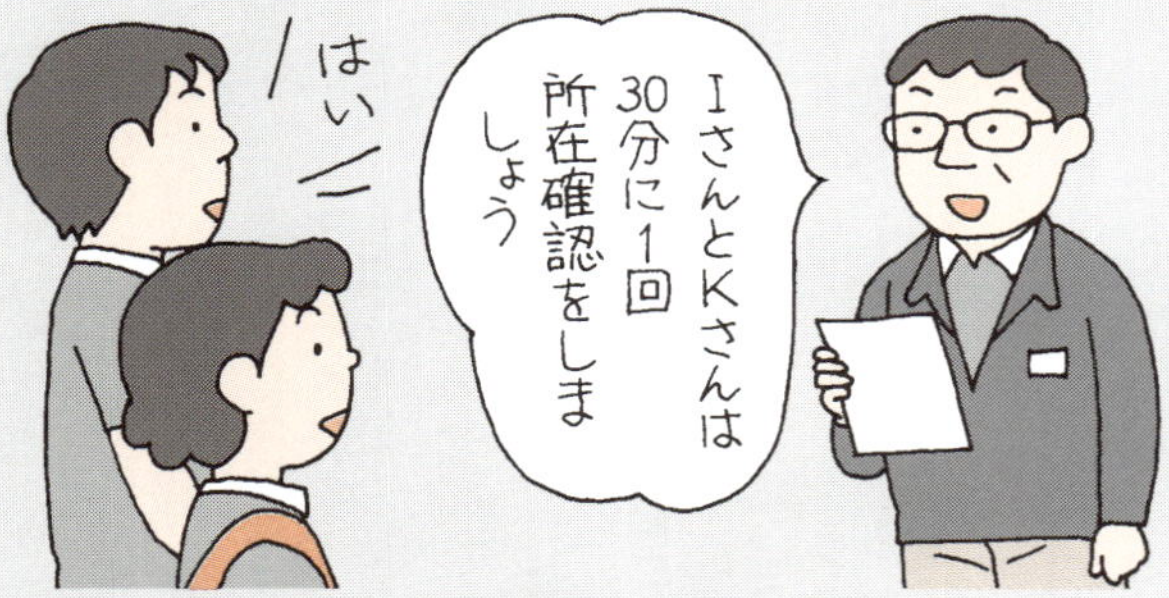
Iさんと Kさんは30分に1回所在確認をしましょう
はい

見守りによる再発防止策

外に出て行こうとする利用者をあらかじめ把握しておき、頻繁に見守りと所在確認を行うようにする

事故対応や家族への対応は適切であったか

地図から2km圏内の協力者をリストアップ

協力依頼先
保育園
幼稚園
小学校
中学校
郵便局
公共機関
介護事業者
大規模小売店
コンビニ
ドラッグストア
新聞販売店
ガソリンスタンド
ヤクルト販売店

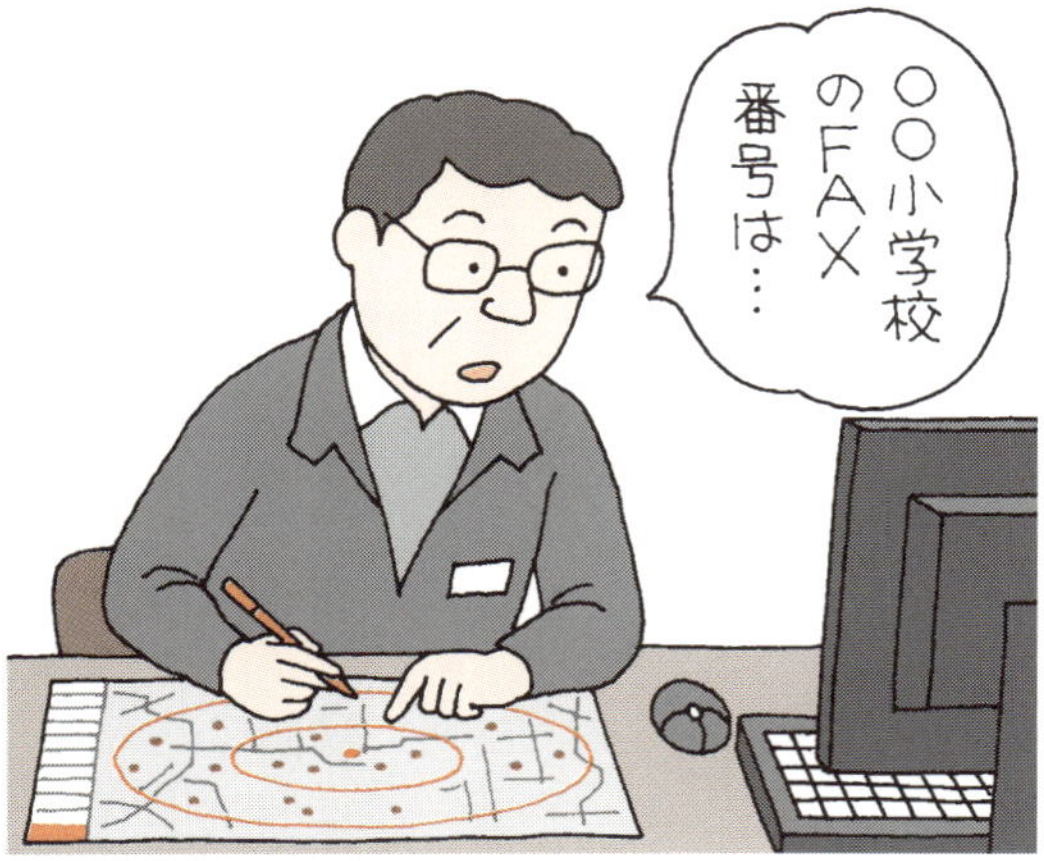
○○小学校のFAX番号は…

Kさんの事例は、行方不明に気づいてからの捜索方法が甘かったと言わざるをえません。事故が起こった場合すぐに大規模捜索に展開できるよう、各施設が独自にネットワークを築いておきましょう。施設の周囲2km圏内に100ヵ所の捜索拠点（協力者）をつくっておき、いざというときにFAXで捜索依頼を出せるようにしておくのです。仮に1ヵ所につき5人が協力してくれたら、15分後には500人の捜索体制をつくることができます。

行方不明事故対策のおもなポイント

1 認知症利用者の運動能力は高い

体に障害のない認知症の利用者は、一般の高齢者に比べて驚くほど高い運動能力を発揮します。ですから、「お年寄りだからこんなことはできないだろう」と高をくくってはいけません。裁判で争われた浜松のデイサービスの行方不明事故では、小柄なおじいさんが高さ84㎝の窓から脱出しました。

2 高度なセキュリティも完璧ではない

暗証番号付きエレベーターや出入り口のセンサーなど、どんな高度なセキュリティであっても完璧に機能するとは限りません。セキュリティが高度な施設ほど「絶対出られないだろう」と職員が思い込んでしまうので、行方不明発生時の捜索が遅れ、かえって逆効果になります。

3 事務室の「目」は最後の砦《とりで》

事務室前のエントランスから出ようとしている認知症の利用者を、事務室内の職員が発見して難を逃れたというケースがたいへん多く、事務室の「目」は最後の砦です。職員の机を外が見える場所に配置したり、行方不明になる危険度の高い利用者の写真を事務室内の目立たない場所に貼っている施設もあります。

4 危険度の高い人の見守りを強化

認知症の利用者の行方不明事故を完璧に防ぐことは不可能ですから、行方不明事故が発生したとき早く気づくことが大切です。夜勤帯では、巡回の頻度が問題になります。通常入所では、22時、0時、3時、5時という巡回が一般的ですが、ショートステイのみ1時間おきに巡回というルールに変えた施設もあります。

5 発生時の初期対処をルール化

迅速な対処を行うために、利用者が行方不明になったときの初期対処方法をルール化しておく必要があります。①ほかの職員の手を借りて、フロア内、施設内を10～20分捜す。②見つからなければ敷地内を10分程度捜す。③それでも見つからない場合は、施設長と家族に連絡して捜索願を出し、施設外の捜索に移る。

6 施設外の捜索は外部にも依頼

行方不明事故が発生したとき、何時間も施設の職員だけで捜索してはいけません。なるべく早く、地域の協力組織に捜索をお願いしましょう。利用者が事故に遭ったとき、職員だけで捜している時間が長ければ、家族は「不祥事を外部に知られたくないために、万全の捜索をしなかったのだろう」と考えるからです。

7 万全の捜索を尽くすこと

夜間の場合は捜索を依頼できる相手は警察・消防団、タクシー会社などに限られてしまいますが、昼間であれば次の機関や組織に協力をお願いしましょう。
自治体（防災無線）・学校（校内放送で生徒に下校時の協力を要請）・ほかの施設・自治会や町内会

8 どこを重点的に捜したらよいか

過去に行方不明になった認知症の利用者が、事故に遭遇した場所には共通点があります。それは、山、森、川、池、海など自然環境の豊かな地域に集中しており、なぜか市街地ではあまり事故に遭遇していません。ですから、まずは施設の近くの山や森などを、集中的に捜す必要があります。

素早い気づきと捜索体制がカギ

認知症のお年寄りによる行方不明事故は、年間1万件にも上るそうです。施設で認知症の利用者による行方不明事故が発生した場合は、過去の判例から見ても施設の監督責任を問われる可能性が非常に高くなります。それでは、利用者の行方不明事故を防ぐには、いったいどうしたらいいのでしょうか。

私たちが独自に行った実態調査によると、112施設中65施設において、過去に行方不明事故が発生していたことがわかりました。なかには非常にセキュリティが整った施設もあったので、セキュリティだけで行方不明事故を完全に防ぐことは難しいようです。ですから、防ぐことだけでなく、無事に保護できる体制づくりを整えましょう。

行方不明事故の早期解決には、「所在不明に素早く気づく体制づくり」と「迅速で有効な捜索体制づくり」が大切です。上記のポイントを参考に、適切な体制づくりを進めましょう。

認知症の利用者の事故②

異食事故

これはポイントを押さえれば、危険を避けることが容易な事故です

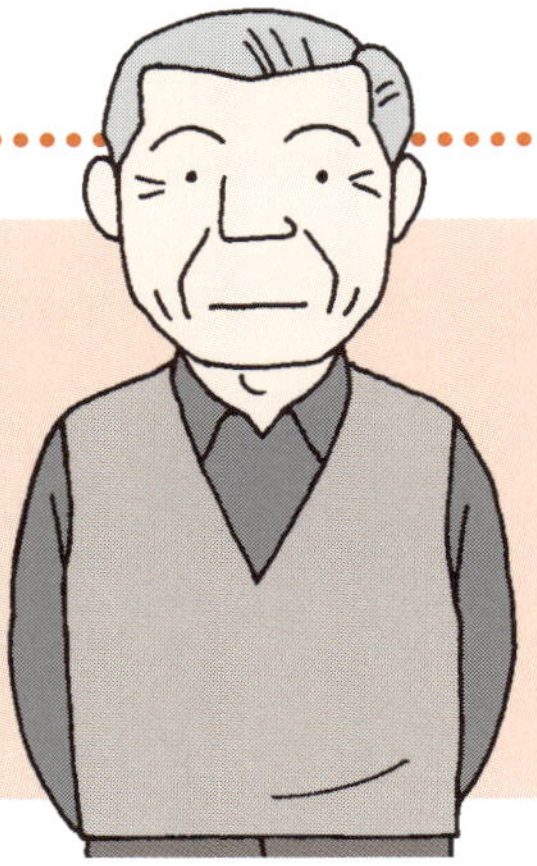

利用者の状況

Lさん

82歳・男性・要介護1・認知症：高度

大きな病歴はないものの、長男家族と同居するための引っ越しをきっかけに認知症を発症。まだ同居を始めて4ヵ月だが、その間にどんどん認知症が進行し、このたびようやく要介護認定を受けたので、デイサービスの利用を開始することとなった。

事故発生時の状況および対処

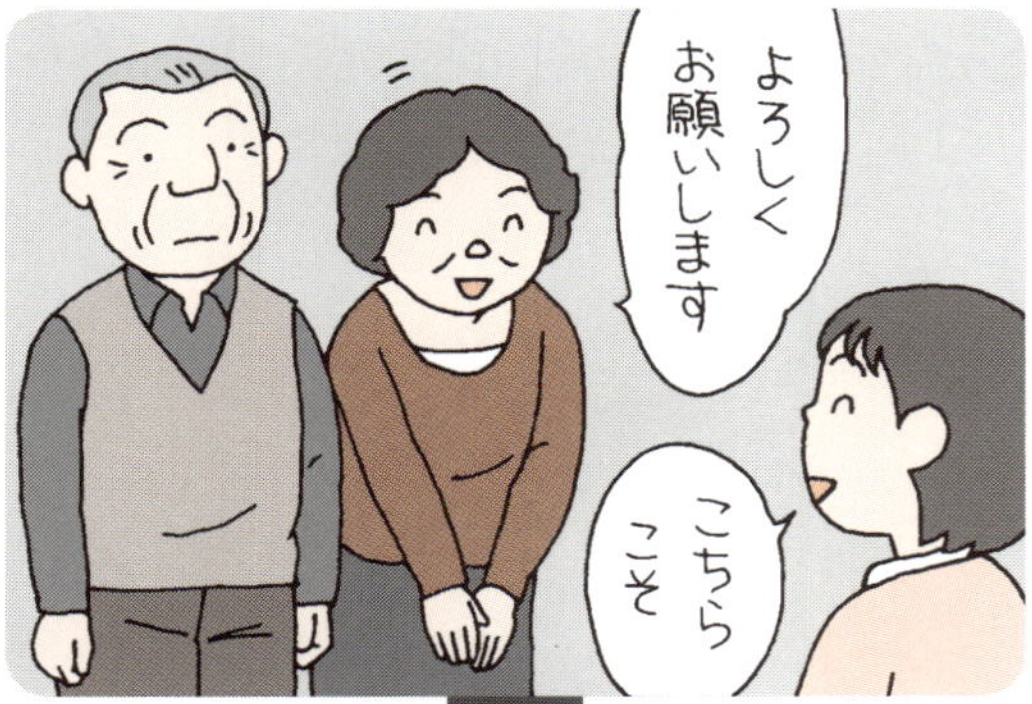
よろしくお願いします
こちらこそ

AM 10:00

この日からデイサービスの利用を開始することになったLさん。長男の奥様が「心配だ」ということで、初日は送ってきてくれた。

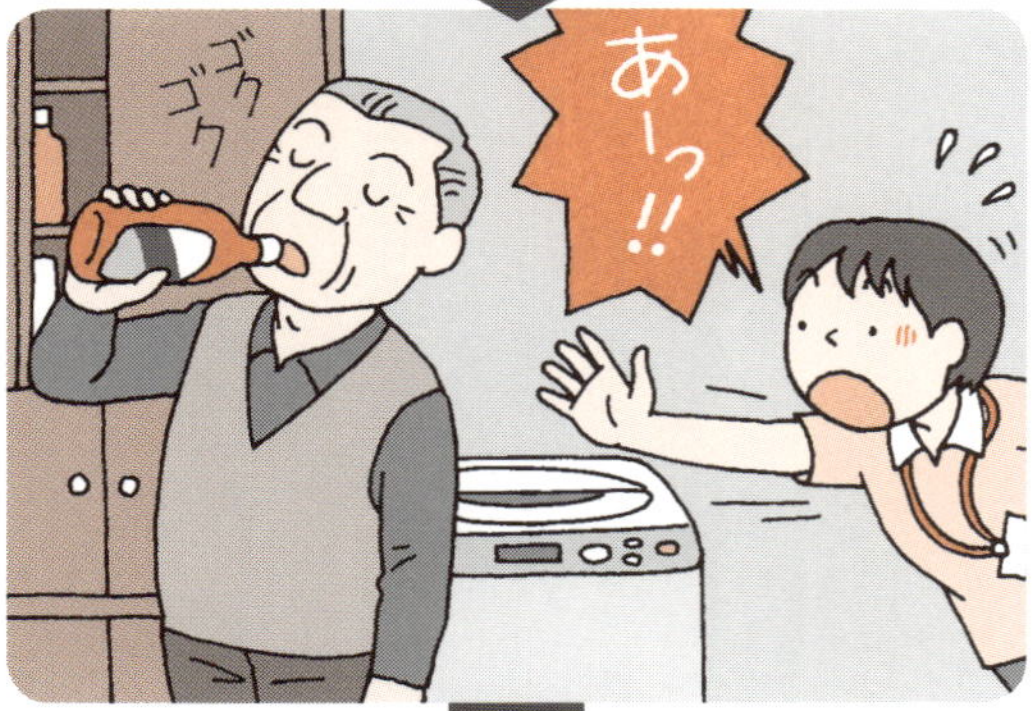
ゴクゴク
あーっ!!

PM 2:30

午前中から昼食まで、Lさんは特に問題もなく穏やかに過ごした。入浴の時間になり、順番を待つ脱衣所で待機してもらった。その間に浴室のキャビネットを開き、浴槽洗剤の詰め替え用ボトルを開け、中身を全部飲んでしまった。

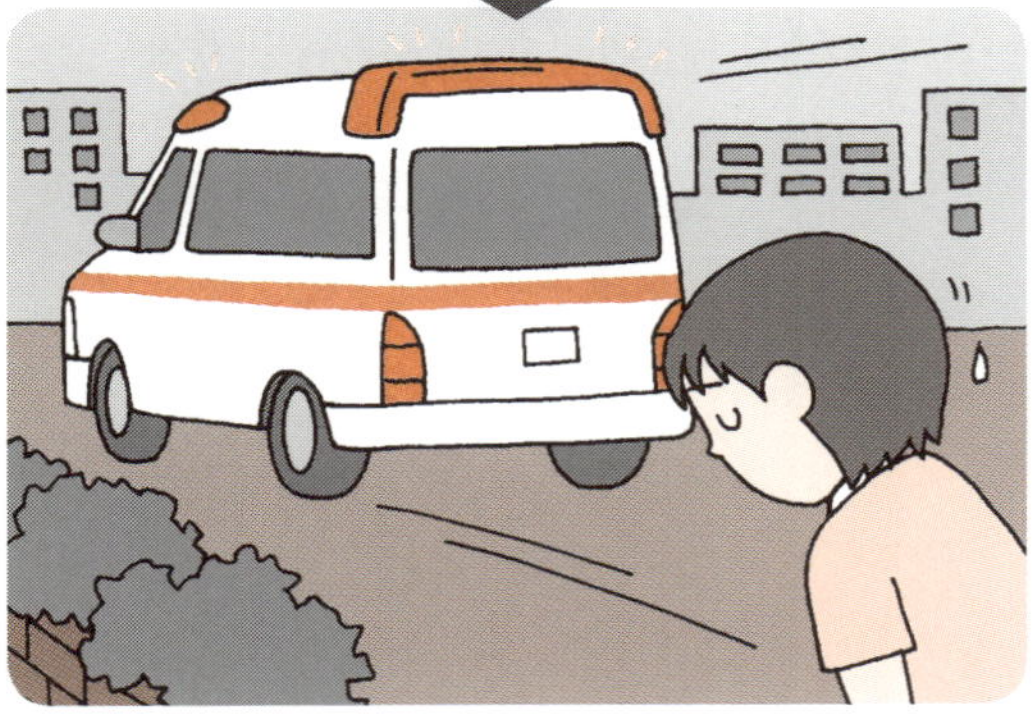

PM 3:00

看護師の判断で、すぐに病院へ救急搬送することになった。胃を洗浄し、その後は経過観察のため入院となった。

家族はデイサービスに通いだした途端の事故にショックを受け、利用を中止してしまった。

過失の有無　事故は未然に防ぐことができたか

事故評価の基本的な考え方

認知症のBPSDによって引き起こされる症状の一つである「異食」ですが、見守りを強化してもあまり効果がありません。

むしろ、「異食すると生命に関わる危険な物品を明確にして、しっかりと管理する」という対策が必要です。この事例では、詰め替え用の浴槽洗剤を鍵のかからないキャビネットに収納していたのですから、管理が杜撰《ずさん》だったと言わざるをえません。

この事故が過失とされる場合

食用でない物品の異食全てを防ぐことは不可能なので、異食事故の全てに責任を問われるわけではありません。過失とされる可能性があるのは以下のような場合です

- 異食したときに利用者の生命や体に重大な害を与えるような危険な物品の管理を怠った結果、認知症の利用者がこれを口に入れて被害を受けた場合
- 特に、塩素系の洗剤やアルコール製剤などの、誰の目から見ても危険であることが明らかな物品の管理を怠った場合

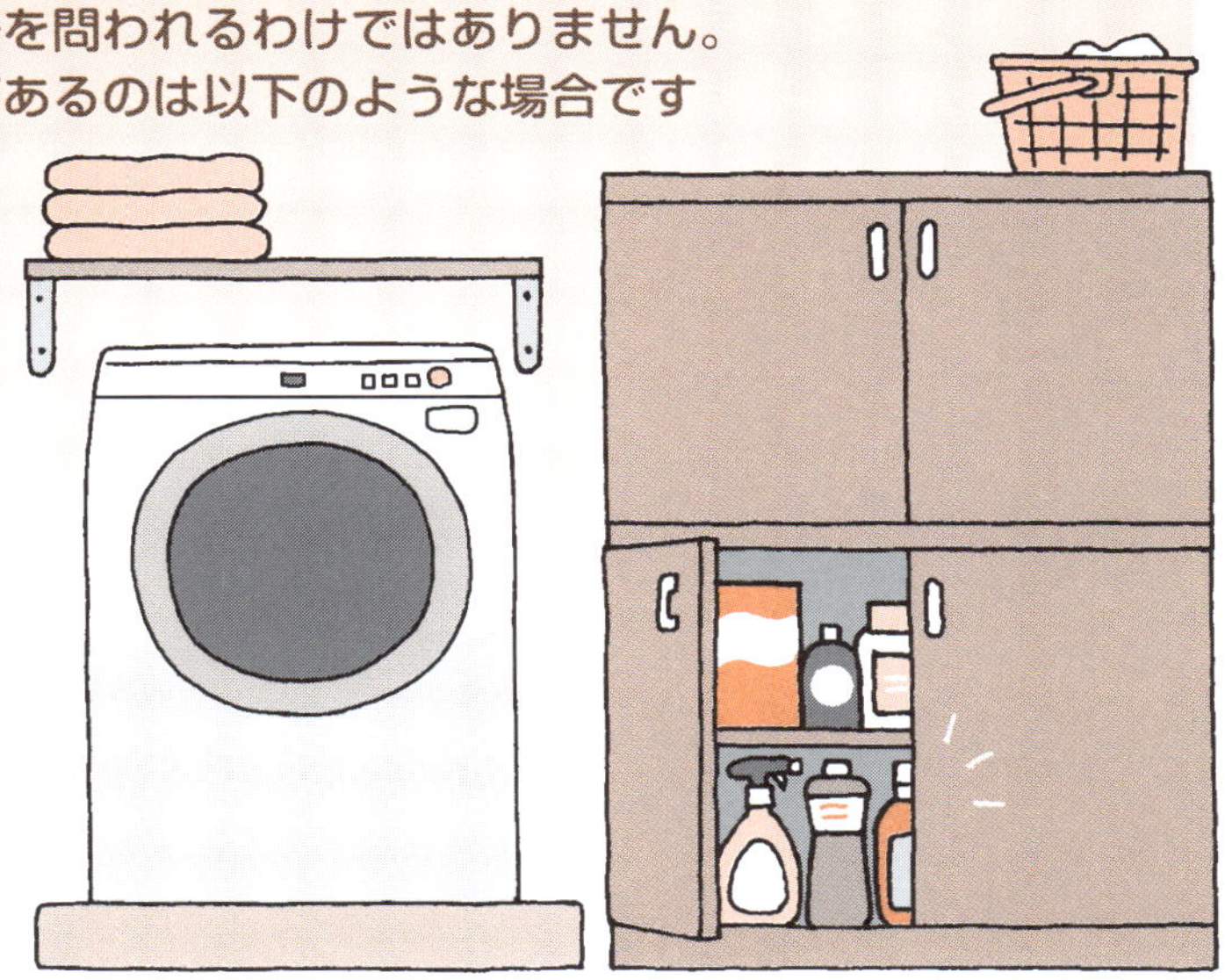

こんな事故評価はダメ！

- 異食癖があるとは聞いていなかったので、防ぎようがなかった

原因分析　なぜこの事故が起こったのか

こんな原因分析はダメ！

- 利用者が勝手にキャビネットを開けてしまったため
- 異食癖があることを家族が施設側に伝えなかったため

利用者側

- 高度の認知症であり、そのうえ当日は初めての施設利用だったので落ち着かなかった

介護職側

- 利用者に異食癖があるかどうかを、事前に把握していなかった
- 少しの間とはいえ、異食癖がある高度認知症の利用者を、危険物がたくさんある脱衣所に放置した

施設側

- 洗剤などの危険な物品を保管する場所として、鍵がかからないキャビネットを使用していた
- お年寄りでも簡単に開けられる容器に入れて洗剤等を保管していた

再発防止策の検討

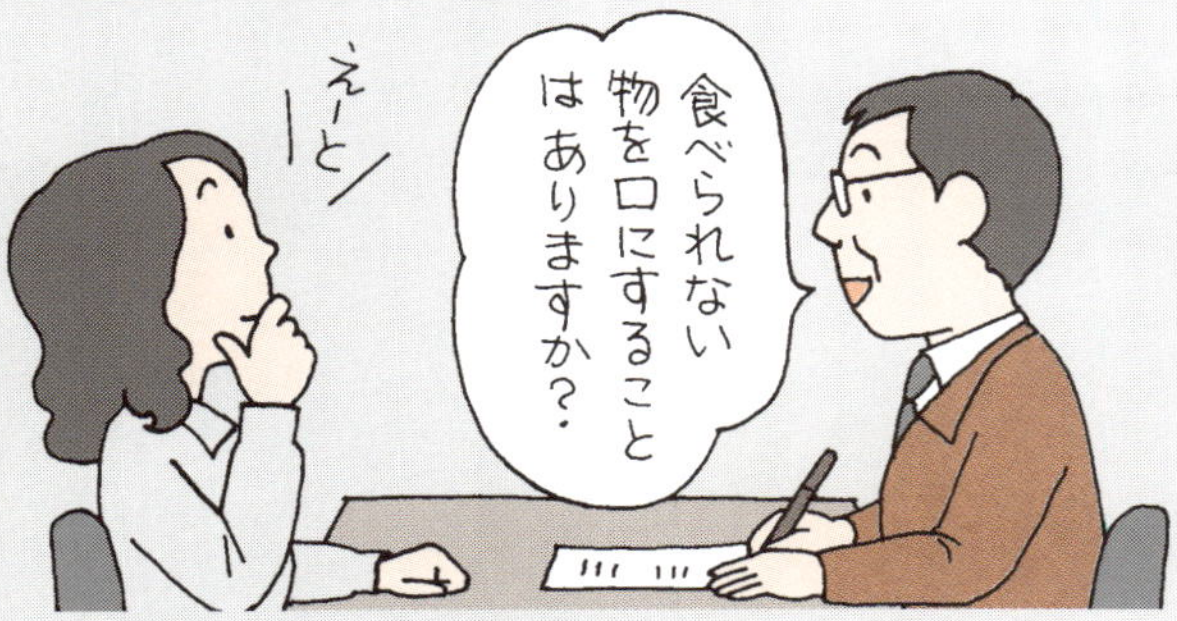
えーと
食べられない物を口にすることはありますか?

異食癖などのBPSDを把握する

異食癖があるかどうかは非常に重要な情報ですから、施設側には事前に確認する義務があります。このとき「何かＢＰＳＤはありますか？」と聞くのではなく、「異食があるかないか」を具体的に聞くことが大切です

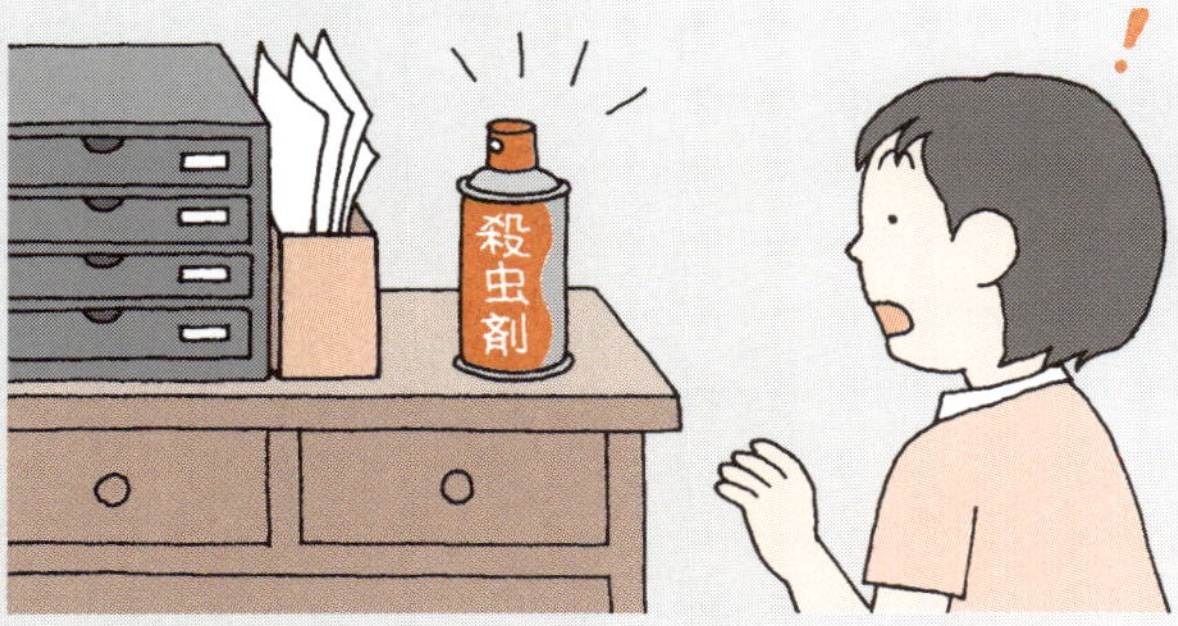
殺虫剤

異食すると危険な物品を身のまわりに置かない

異食すると危険な物品（左ページ参照）を利用者の手の届く場所に置いていないか、定期的にチェックしましょう。重点的に見まわるべき場所は、日常生活で目が届きにくい浴室・トイレ・洗濯室などです

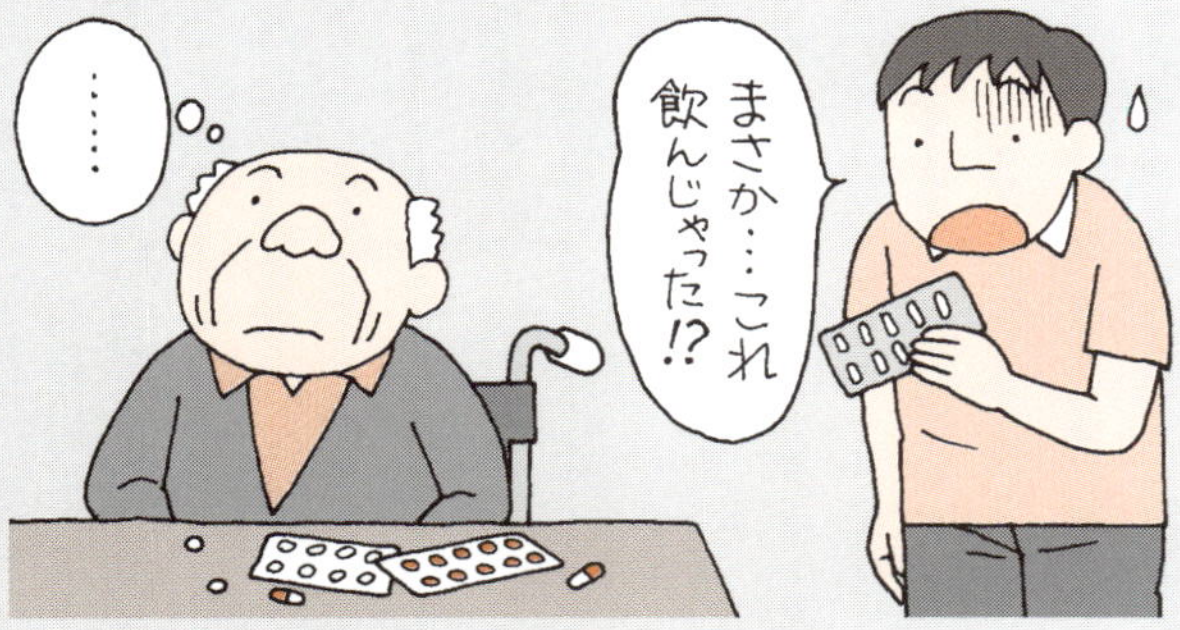
……
まさか…これ飲んじゃった!?

異食を疑われる場合は必ず受診する

認知症の利用者が異食した疑いがあるのに受診せず、医療処置が遅れると、重大な事故につながることがあります。これを避けるためには、確信が持てなくても危険な物品を異食した「疑い」があれば、即受診とするべきです

事故対応や家族への対応は適切であったか

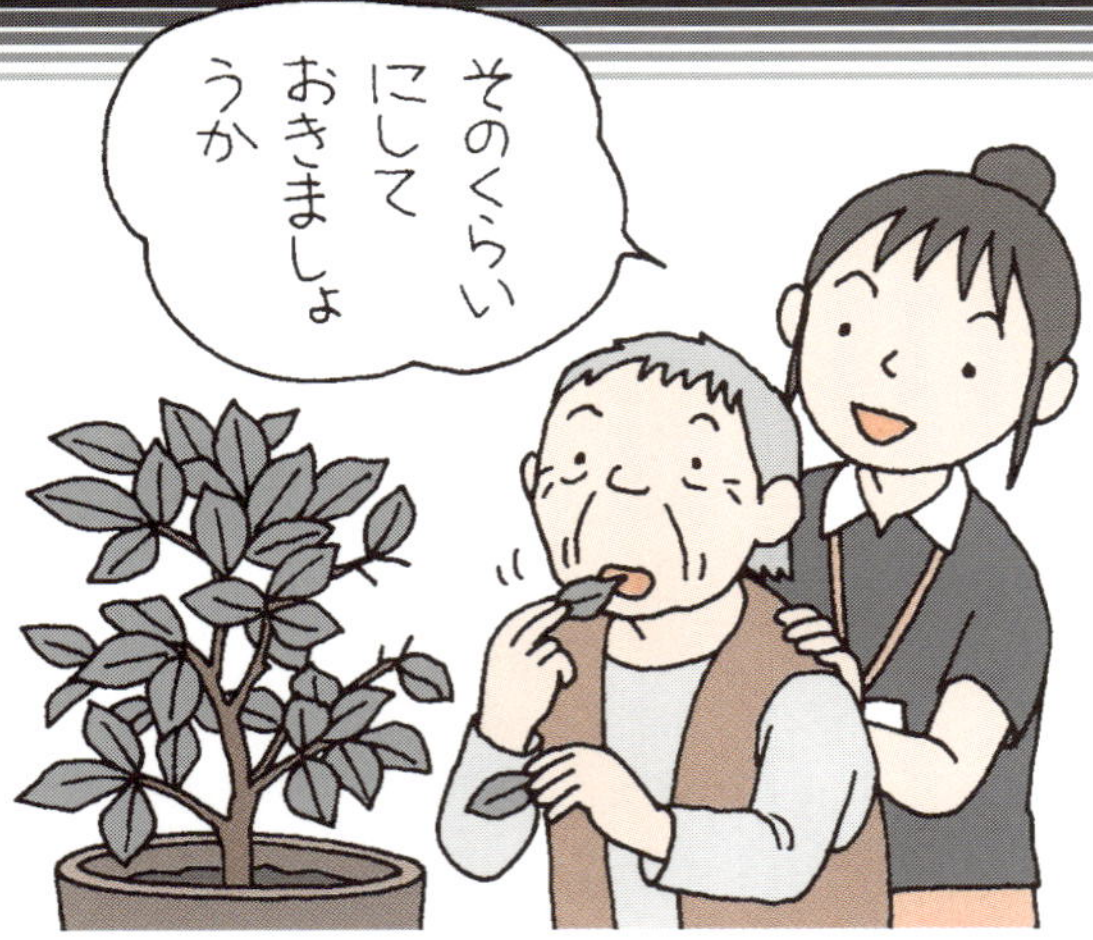
そのくらいにしておきましょうか

家庭用の浴槽洗剤の多くは少しくらい異食しても生命の危険はありませんし、中毒症状すら出ない場合がほとんどです（つまり胃を洗浄する必要はなかった）。

私の見ている施設でも、ティッシュペーパーや観葉植物、土などの異食は頻繁に起こっていますが、みなさん相変わらず元気にすごしていらっしゃいます。何が危険なのかの正しい知識を持ち、利用者の生活を制限しすぎないようにしたいものです。

異食すると危険な物品

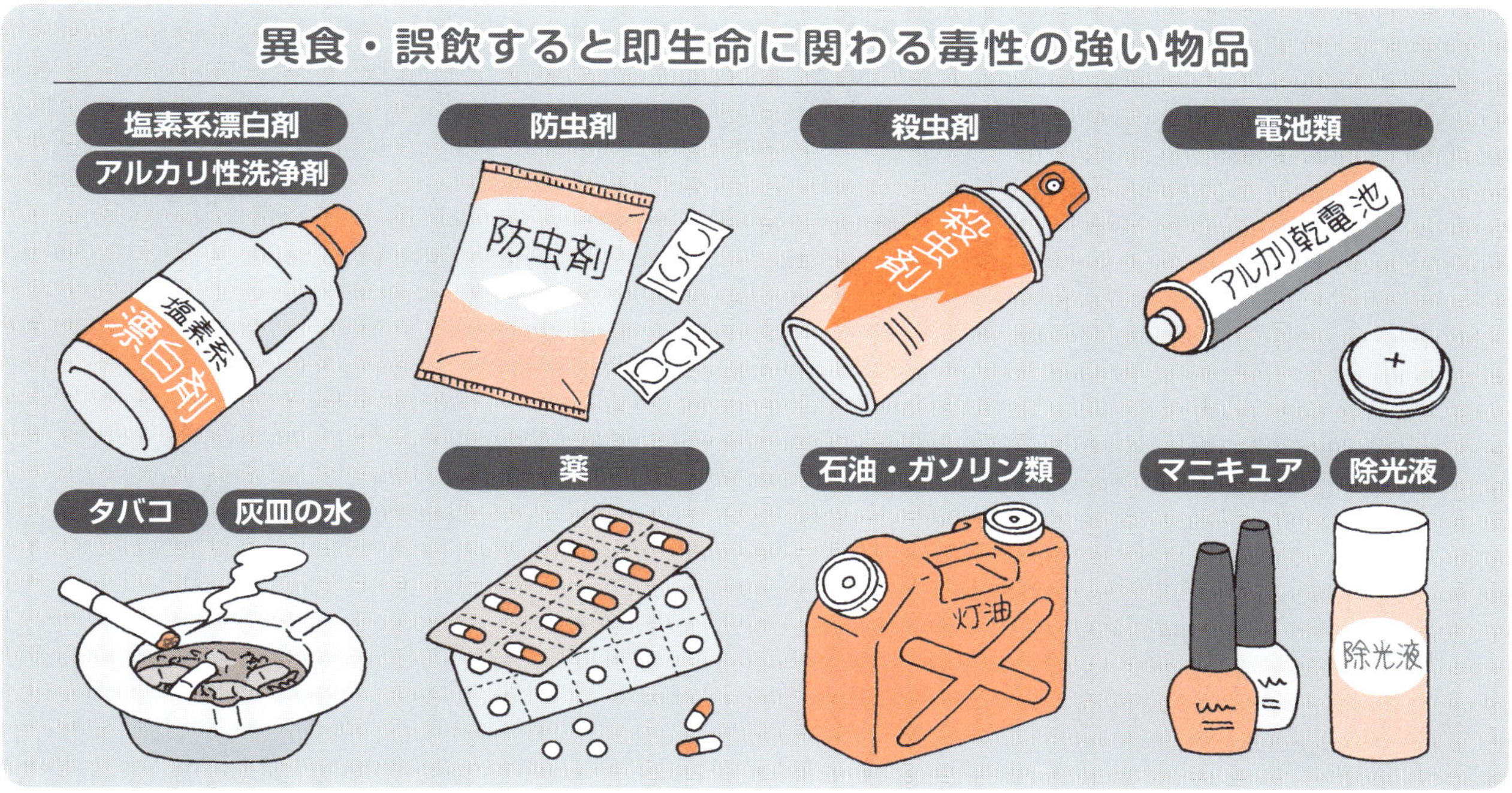
異食・誤飲すると即生命に関わる毒性の強い物品
塩素系漂白剤
アルカリ性洗浄剤
塩素系漂白剤
防虫剤
防虫剤
殺虫剤
殺虫剤
電池類
アルカリ乾電池
+
タバコ
灰皿の水
薬
石油・ガソリン類
灯油
マニキュア
除光液
除光液

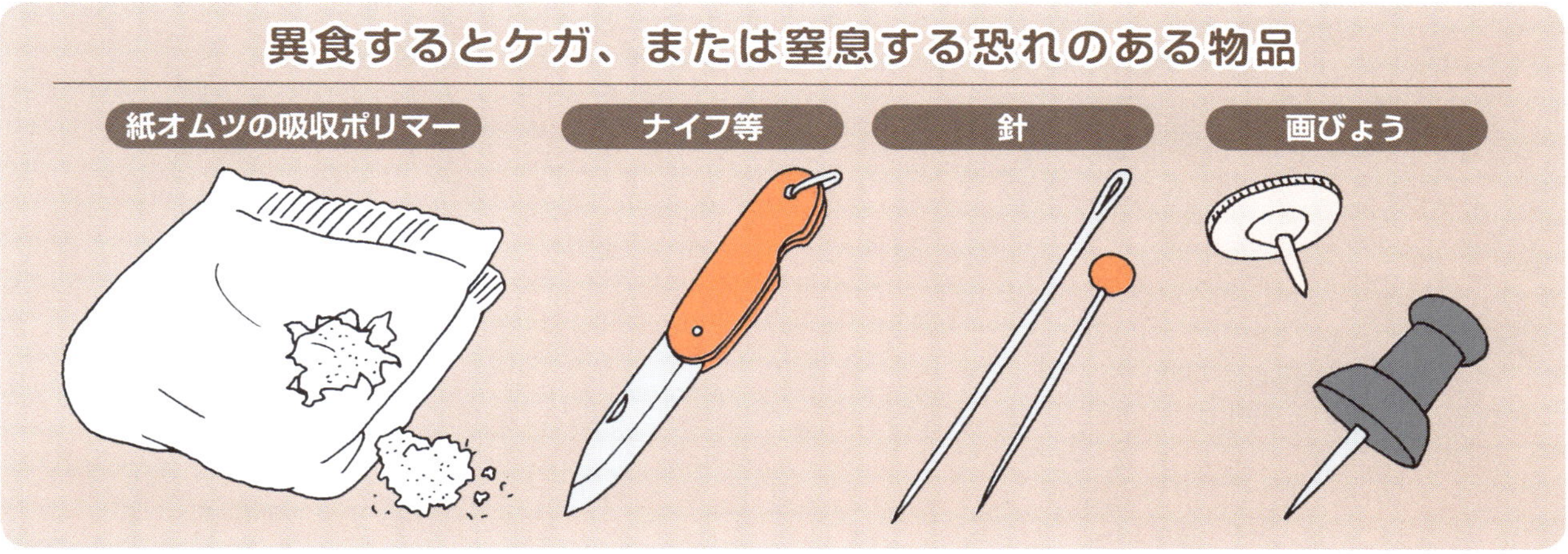
異食するとケガ、または窒息する恐れのある物品
紙オムツの吸収ポリマー
ナイフ等
針
画びょう

危険なものと場所は限られている

認知症がある利用者は食べられないものを食べてしまうことがあり、これを異食事故と呼びます。認知症のBPSDによって引き起こされる症状の一つですが、身のまわりのものを遠ざけたり見守りを強化してもあまり効果がありません。

そこで必要な対策が、右ページに挙げた再発防止策です。この3つを徹底できれば、多くの場合は深刻な被害には結びつきません。

家庭に入り込む製品はPL法の影響もあって、多くの物品の原料は異食しても心配がない成分ばかりです。ですから、やみくもに異食を止めるのではなく、上に挙げた「本当に危険なもの」だけは絶対に異食しないように対策を立てましょう。

また、洗剤や消毒液など頻繁に使用する危険なものについては、知的障害者施設などで活用されている「セーフティキャップ付きのボトル」に詰め替えておくと安心です。

コラム④

認知症の原因は生活の中にある

認知症の「問題行動」はよくない言い方だとされ、周辺症状とか随伴症状と呼び換える動きがありました。その後、英語のBPSDという略語が使われるようになり、翻訳して「認知症に伴う行動・心理症状」または単に「行動・心理症状」と呼ばれています。

しかし、BPSDの最後のDはディメンシア、つまり痴呆という単語の頭文字なので、かえって問題です（認知症という病名は日本の造語なので、認知症に相当する英語はありません）。英語に言い換えればスマートに聞こえますが、そのために痴呆という言葉を残したのでは、何のための言い換えかわからないことになります。

認知症のいわゆる「問題行動」は、脳の萎縮や変性によってもたらされると思う人が多いようですが、それは認知症を精神疾患だと言っているのと同じです。ベストセラーとなった有吉佐和子さんの『恍惚の人』（1972年刊）はその視点から書かれていますが、現代の介護職が旧態依然とした医療・介護観を持っていたのでは困ります。認知症を脳の病気だと断定してしまうと、介護職はできることがなくなってしまうのです。

医学的に見て、脳が萎縮や変性を起こすことはあるでしょうが、「問題行動」はそのために起こるとは限りません。多くの場合、「問題行動」の原因は生活の中にあります。「問題行動」の大半は、認知症のお年寄りが不調を訴える非言語的表現なのです。

生活の中にある原因としては、①便秘、②脱水、③発熱、④慢性疾患の悪化、⑤季節の変化、⑥薬の副作用などがあります。「問題行動」が出たら、これを順番に調べればいいのです。

たとえば、お年寄りが落ち着かず、不穏な様子を見せたり徘徊を始めたりするようなときは、まず便秘を疑う必要があります。92ページのコラムで紹介したような「排泄最優先の原則」で対応すれば、「問題行動」はかなり少なくなることでしょう。

脱水もまた、「問題行動」の重要な原因となります。脱水が進むとお年寄りはせん妄を起こしやすくなりますが、これは意識障害に幻覚や妄想が加わった一時的な興奮状態です。介護職は、これを脳に起因する認知症の症状などととらえず、速やかに水分補給を行う必要があります。

介護職は、認知症のお年寄りが「問題行動」を起こしたとき、「医者に頼んで薬でおとなしくさせてもらおう」と考えてはいけません。「自分たちのケアに不足はなかったか」「生活の中に原因があるのではないか」と考えなければならないのです。

本書の監修者である三好春樹は、認知症の症状をBPSDではなく、カッコ付きの「問題行動」と表現しています。これは、「問題介護に伴う老人の行動」の略語です。このように認知症の「問題行動」は、介護を改善するヒントにしなければなりません。

第5章

通所施設における事故防止の具体策

第5章のポイント

通所の特徴と事故との関係を掴む

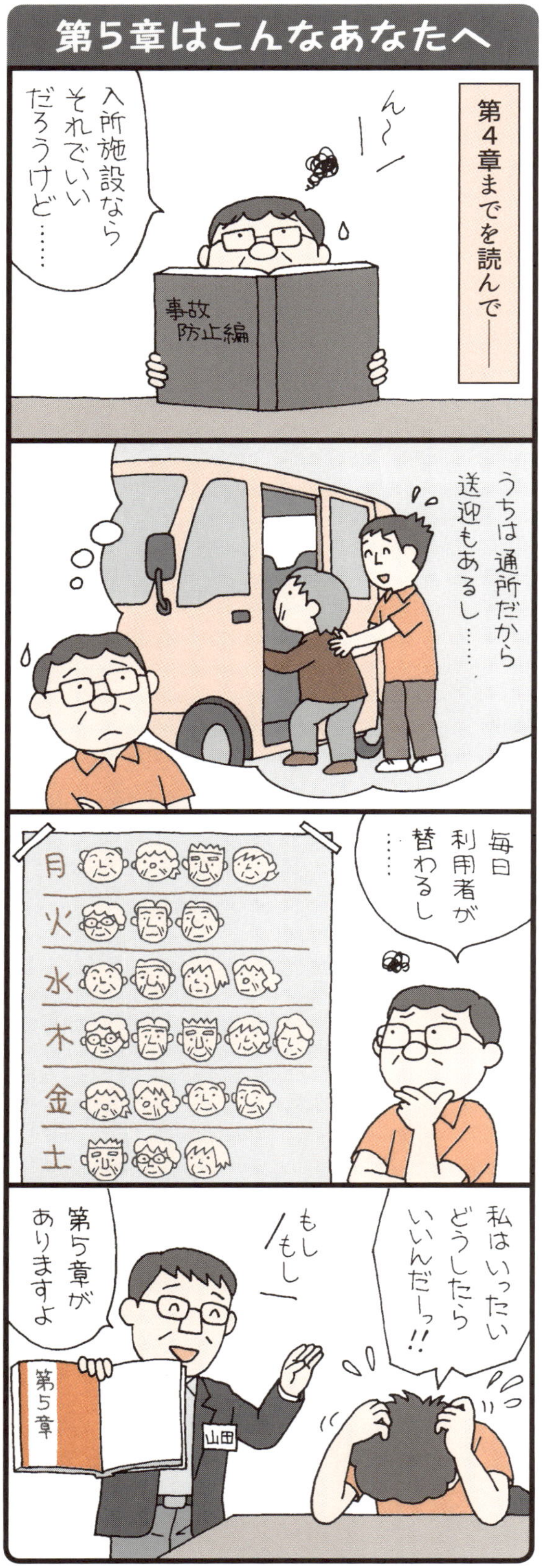
第5章はこんなあなたへ
第4章までを読んで――
ん〜
入所施設ならそれでいいだろうけど……
事故防止編
うちは通所だから送迎もあるし……
毎日利用者が替わるし……
月
火
水
木
金
土
私はいったいどうしたらいいんだーっ!!
もしもし
第5章がありますよ
第5章
山田

通所施設ならではの取り組みが必要

第4章では、入所施設における具体的な事故事例を見てきました。普遍性のある事例が中心でしたから、通所施設の事故防止活動においても参考になるものばかりでした。

一方、第5章では通所施設ならではの事故事例を集めました。ここでまず掴んでいただきたいのが、「通所施設の特殊性と事故対策の考え方」です。

通所施設は、毎日利用者が自宅と施設を行き来します。入所施設と違って毎日行われる移動そのものがリスクになるだけでなく、環境の変化によるリスクにも注意が必要です。

通所施設の特徴を掴んだら、いよいよ具体的な事故事例を見ていきましょう。通所施設におけるおもな事故は、場面別に大きく分けると3種類です。通所施設に関係している職員の皆さんは、第4章と同様に「自分がこの場にいたらどう動くだろうか」を念頭に置いて読んでいただければと思います。

テーマ	内容	掲載ページ
通所施設の事故防止活動の考え方	第5章の最初のテーマは、通所施設の事故防止活動を考えるうえで基本となる「通所施設の特殊性について」です。また、その特殊性による危険をカバーするために、何を準備しておけばよいのかについてもまとめます	177←174ページ
送迎車と自宅の間の事故	通所施設におけるおもな事故を、場面別にまとめます。最初は送迎の際に起こりやすい、自宅周辺の事故です。利用者の自宅周辺の環境はまちまちなので、事業者側でよく考えて、安全を確保しなければなりません	185←178ページ
送迎車両内の事故	場面別事故の2つ目は、送迎車両内での事故です。送迎車両の運行中は、さまざまなリスクが潜んでいます。具体的な事故事例を知ることを通して、「いかに安全に送迎を行うか」を日頃から考えておくことが大切です	193←186ページ
デイサービス（デイケア）利用中の事故	場面別事故の3つ目は、施設利用中の事故です。通所施設には、その施設によってさまざまな趣向を凝らした活動が用意されています。今回集めた事例は、より多くの人の役に立つように、比較的一般的な事故事例が中心です	213←194ページ

家族との情報共有がカギ

自宅と施設を行き来しますから、家族と連携して利用者を守りましょう

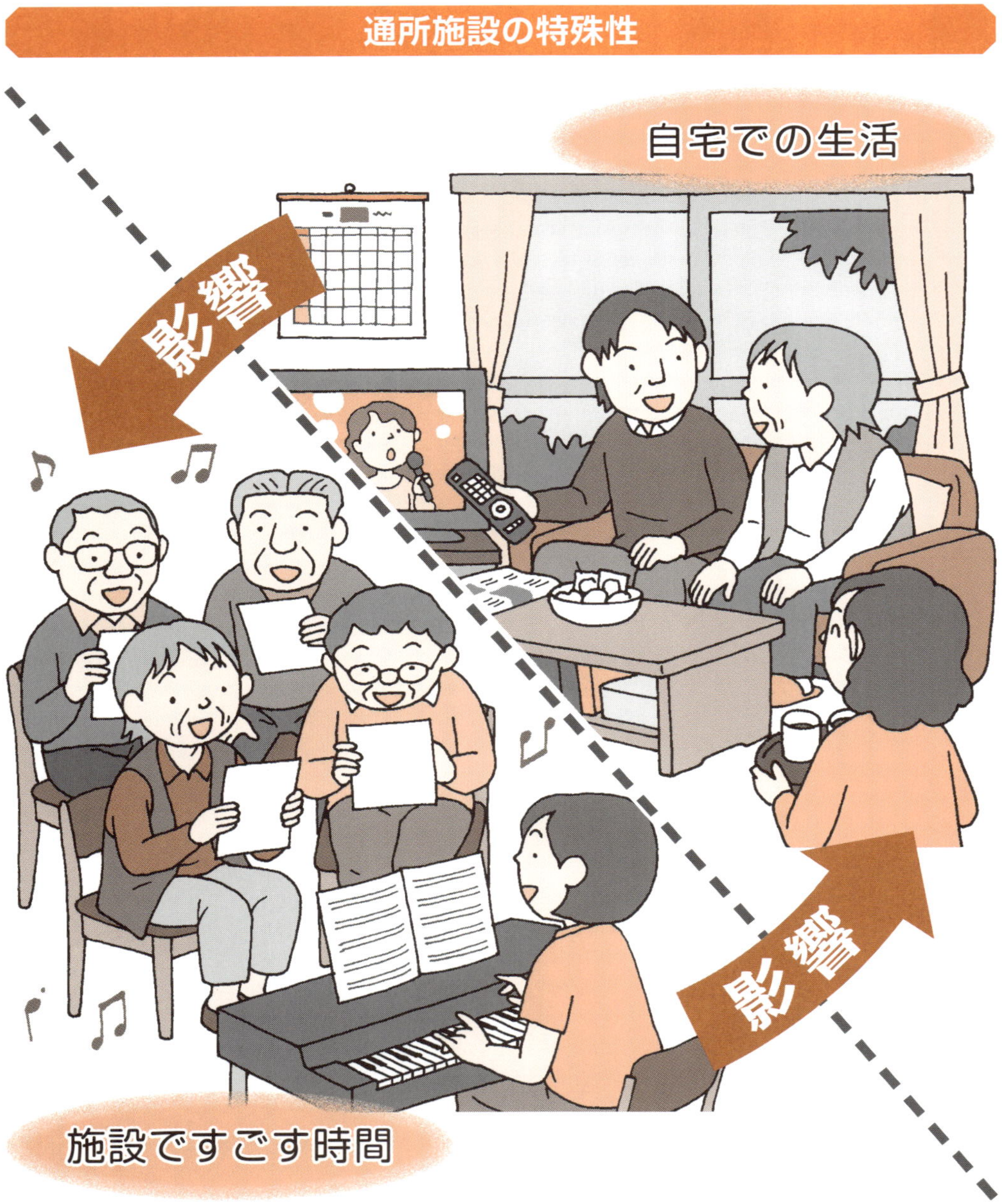
通所施設の特殊性
自宅での生活
影響
影響
施設ですごす時間

在宅介護を支える通所施設の特殊性

通所施設は、「週○回」といった形で、自宅から通ってくる利用者に対して介護保険サービスを提供する施設です。そのため、通所施設の利用者は、基本的に在宅で生活しています。

そんな通所施設の大きな役割の一つが、在宅の要介護者と社会をつなぐことです。たとえば引きこもりがちな要介護者がデイサービスの利用を始めると体力維持につながり、外に出て人と触れ合うことで精神面にもよい影響が期待できます。

一方、事故防止の側面から見ると、自宅と施設を行き来する通所施設には、独特の難しさがあるのも事実です。そこで、まずは通所施設で事故を防ぐために注意すべきポイントについて、整理しておきましょう。

緊急対応についての取り決め（一例）

朝の送迎時、自宅にて体調が急変していたのを職員が発見した場合

- 意識がない場合
  - 救急車を呼ぶ
- 意識がある場合
  - デイサービスにほかの職員の応援を要請。〇〇医院（当デイサービス連携医療機関）に連絡後、指示を仰ぐ

送迎中における体調の急変時

- ◆〇〇医院へ直行する
- ◆病院到着後、デイサービスへ連絡。家族、管理者に連絡
- ◆受診後、家族に経過報告。問題がなければ、休養しながら通常利用していただく

入浴時、歩行時、食事中の体調急変

- スタッフ2名でベッドに寝かせ、血圧・脈・体温を計測。本人の様子を観察後、〇〇医院へ報告し指示を仰ぐ。状況によっては、往診または受診

入眠中

- 15分ごとに様子確認（顔色・呼吸・脈拍チェックなど）を必ず行う

意識消失等の緊急事態

- ◆すぐに救急車を要請する
- ◆家族へ連絡

施設と家族の連携で利用者を守る

私は、かつてあるデイサービスと連携しながら、事故防止の勉強会を行ったことがあります。そこで、自宅と施設を行き来する利用者を考えていくと、「利用者の生活をとるか、安全をとるか」という問題にしばしば突き当たったものです。

そこには、日中独居になる利用者も、徘徊がひどい利用者もいました。そうしたいろいろな状況に置かれている利用者の生活を考えると、行き着く答えは「通所施設における事故防止には、家族の理解と協力が不可欠」ということでした。通所施設にとって利用者の家族は、共に利用者の在宅生活を支える「同志」なのだと思います。

通所施設が事故防止のために家族としっかり連携をとりたい内容の1つ目は、「緊急事態に直面したときにどう動くか」です。上に挙げたチャートを参考にして、家族と一緒に利用者の安全を守るための対応を考え、合意しておきましょう。

家族に教えてもらいたい自宅での出来事（例）

転倒などの事故

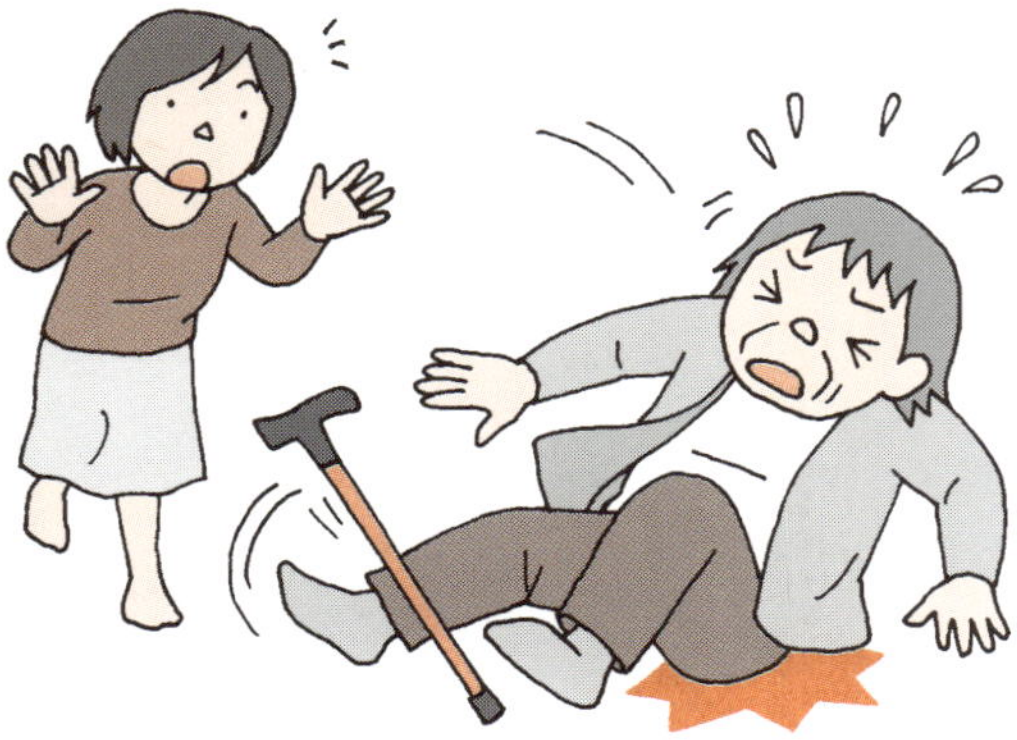

大きなケガをしていなくても、自宅で転倒などの事故があった場合は報告をしてもらいましょう

体調不良

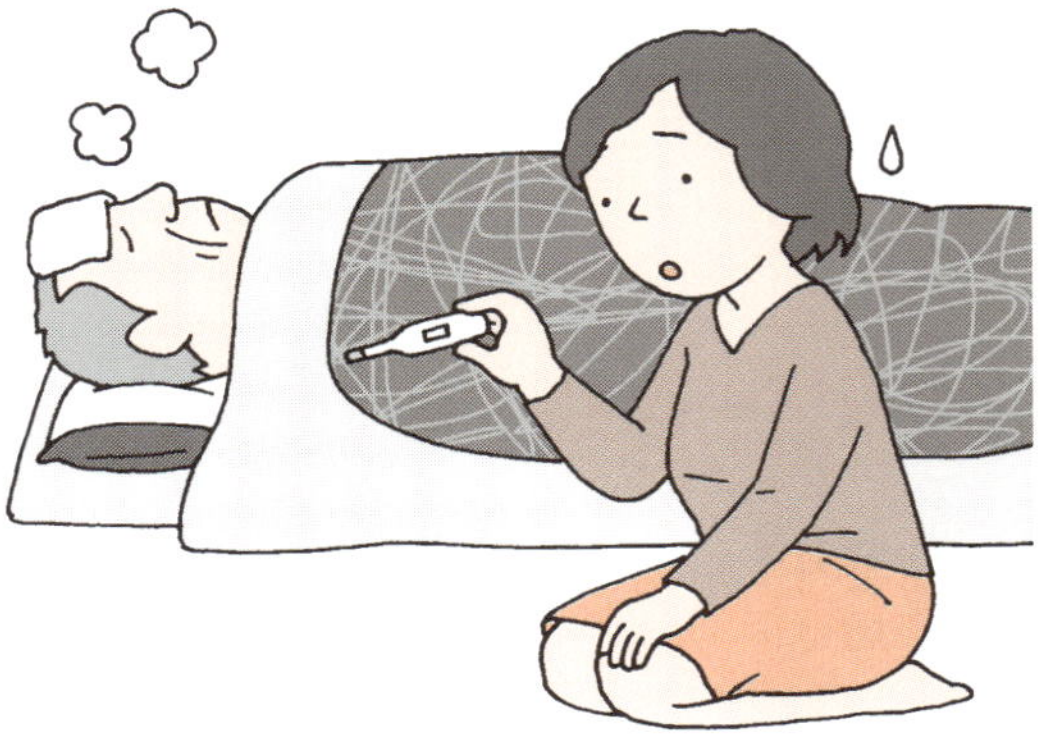

すでに完治していても、前回の利用以降に体調の変化があった場合は報告をしてもらいましょう

病院を受診した際の結果

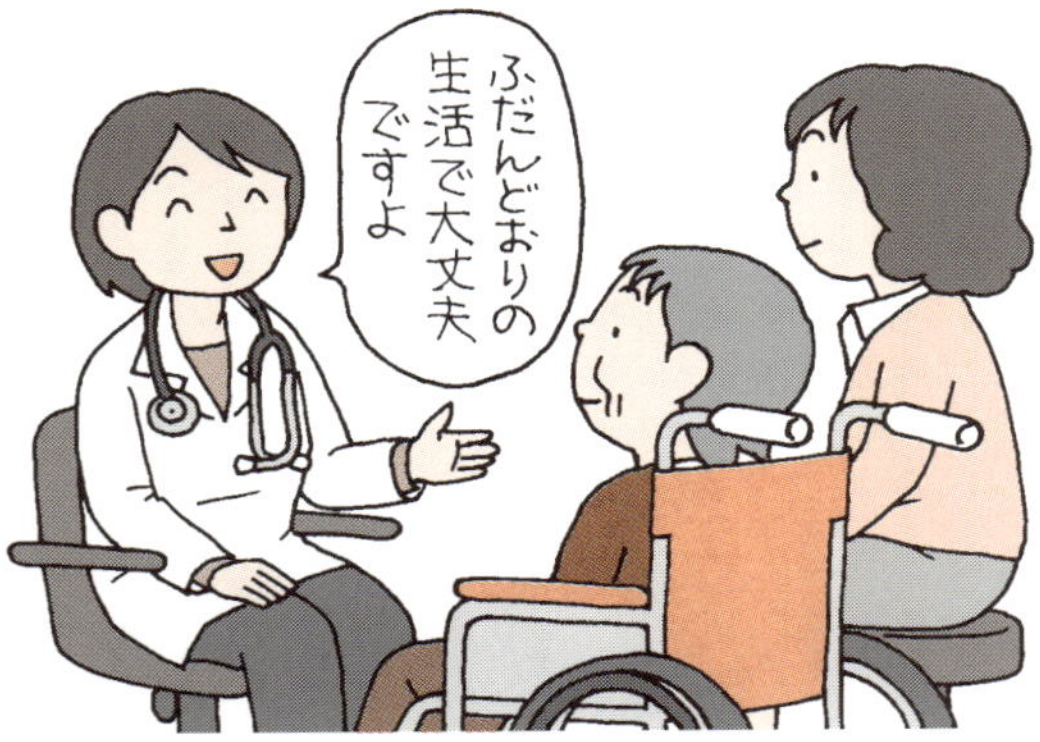
ふだんどおりの生活で大丈夫ですよ

病院を受診したり検診を受けるなどした場合は、病院名や結果を報告してもらいましょう

薬の変更

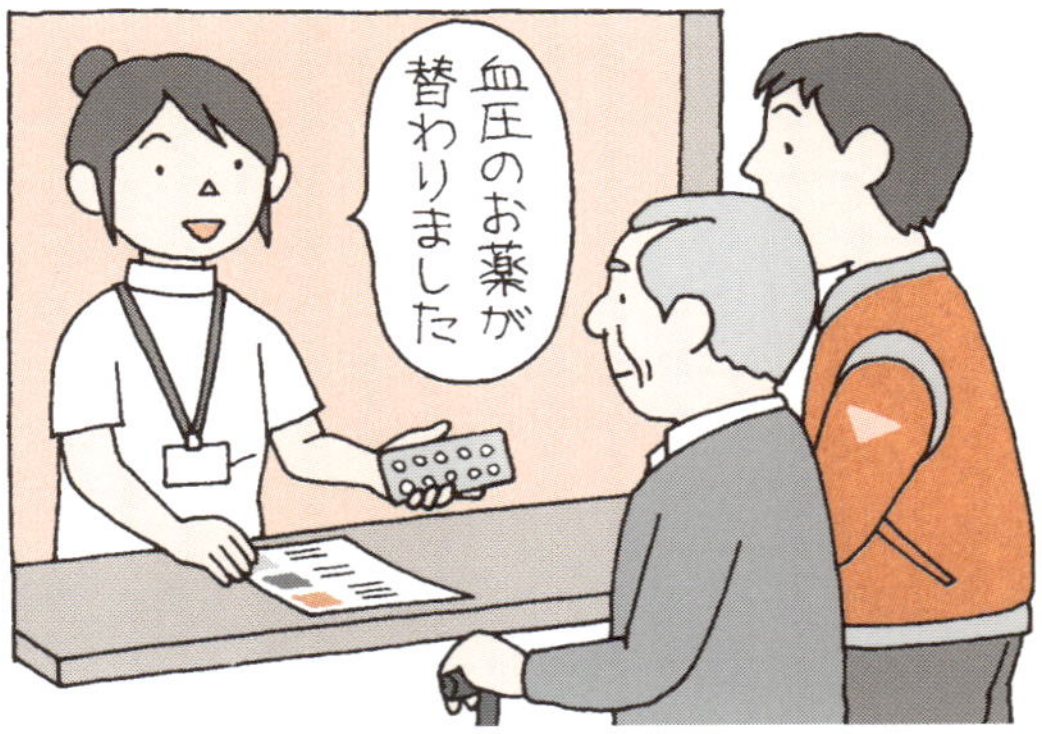
血圧のお薬が替わりました

薬の変更があった場合は、何がどう替わったのかを必ず報告してもらいましょう

福祉用具の変更

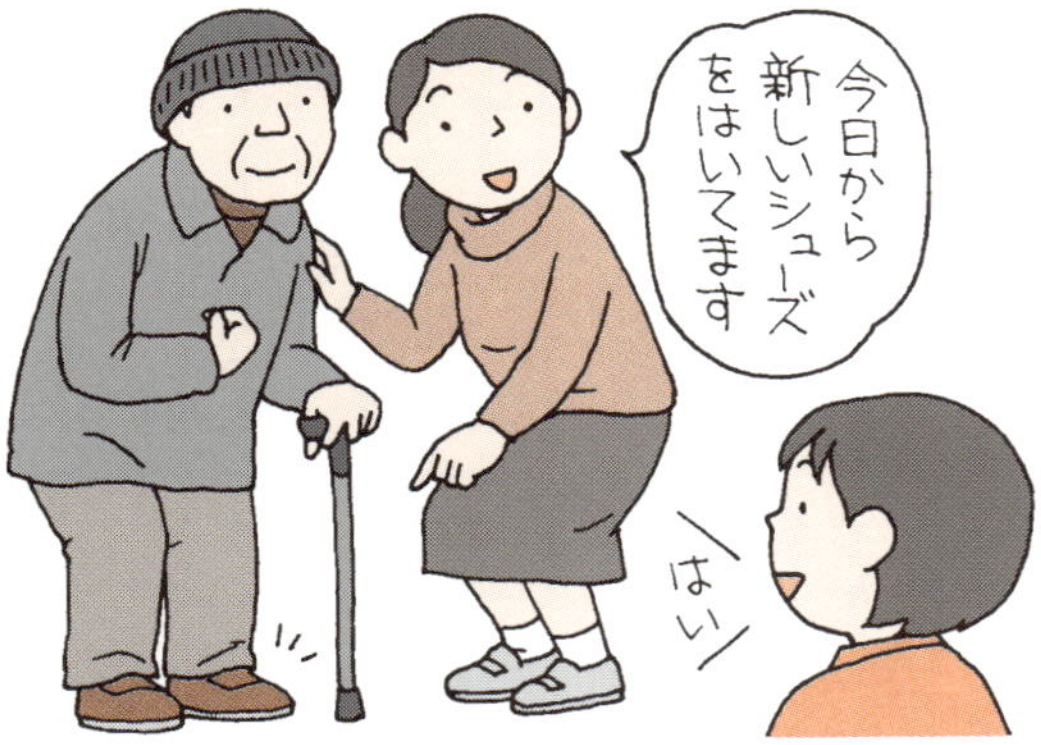
今日から新しいシューズをはいてます
はい

利用している福祉用具や生活補助具などを替えた場合は、報告してもらいましょう

意識消失や意識低下が起こったとき

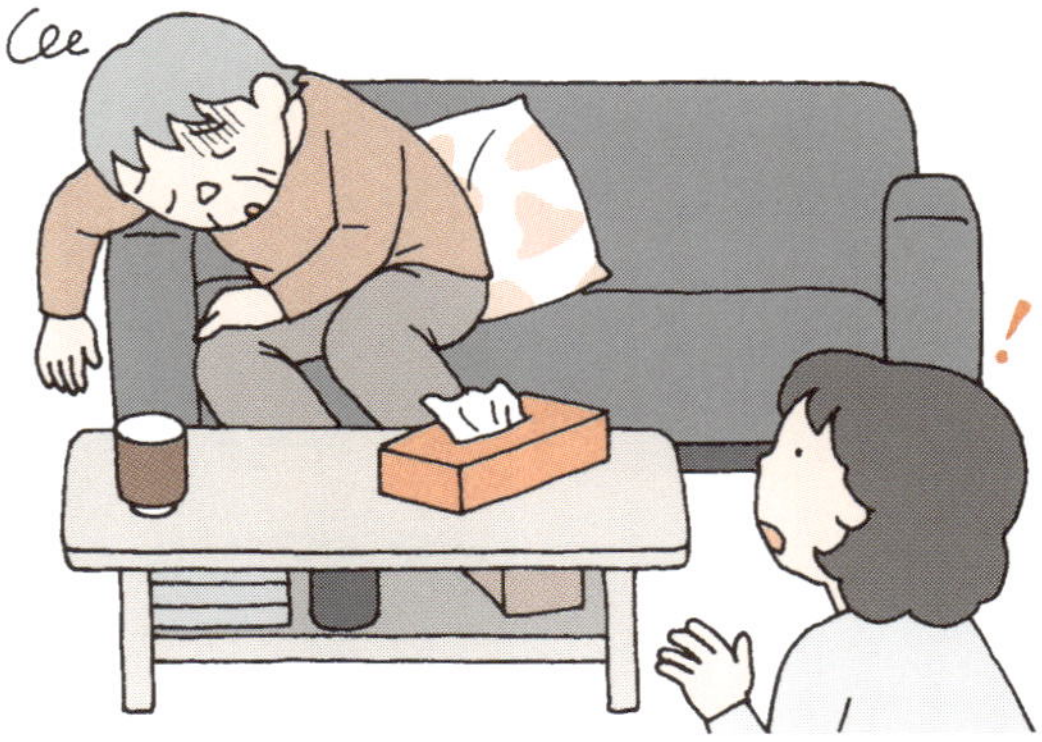

自宅ですごす中で、意識低下などの症状が一度でもあった場合は報告してもらいましょう

変更があった場合に報告をお願いしたいおもな福祉用具

新たに福祉用具や生活補助具を買った（借りた）り買い替えた（借り換えた）りしたときには、必ず施設側に報告してもらいましょう。新しくて性能がよい製品であっても、慣れるまでは動作が一時的に不安定になることがあるからです。用具の変更を知っていれば、職員もいつもより気をつけて接することができます

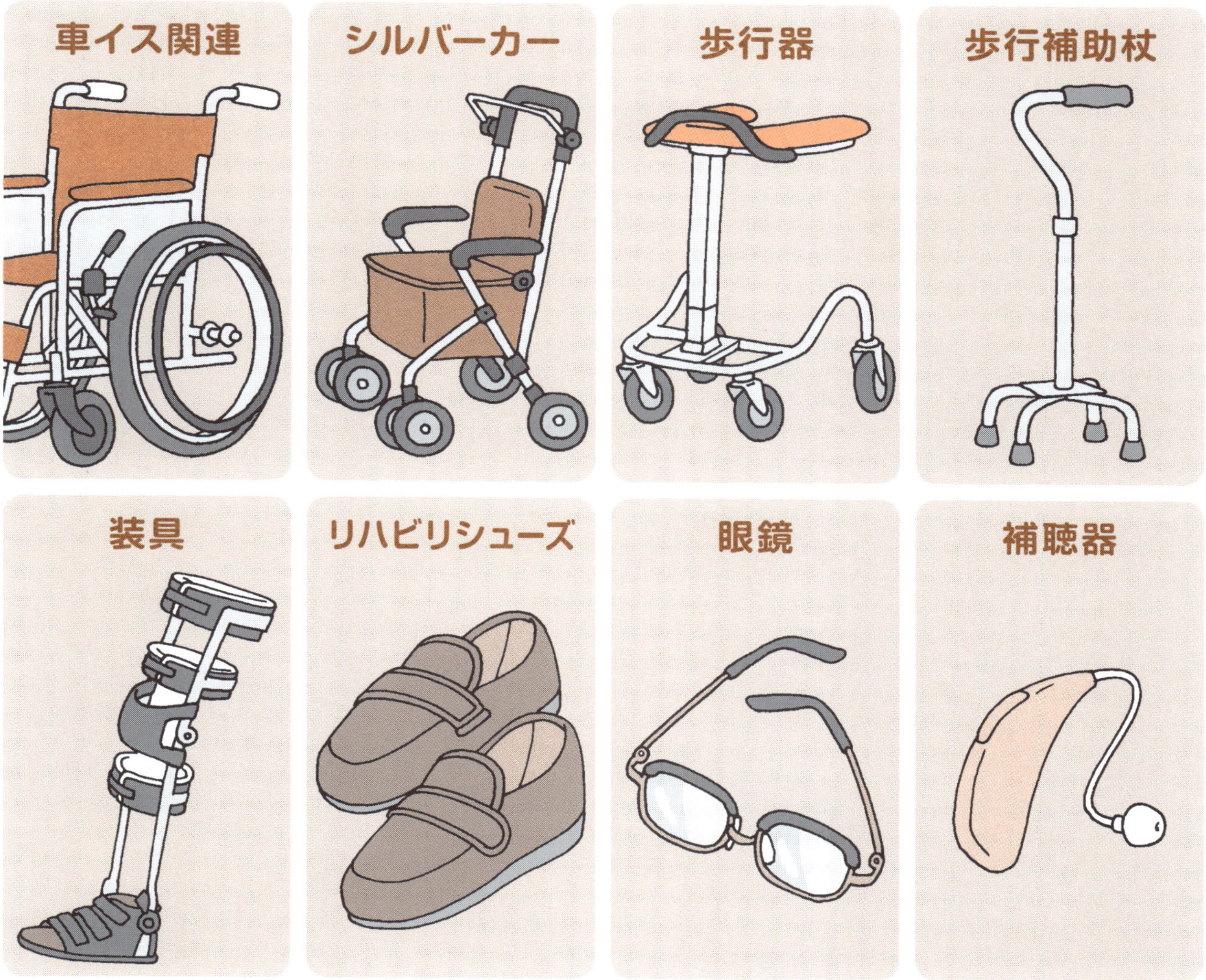
車イス関連
シルバーカー
歩行器
歩行補助杖
装具
リハビリシューズ
眼鏡
補聴器

事故防止に関連する情報の共有

介護施設では、利用者の安全に対して万全の配慮を行っています。しかし、利用者が自宅に帰ったあとに起こった出来事を、通所施設側が全て把握することは不可能です。ですから、せめて事故防止に関連するかもしれない情報については、必ず家族から伝えてもらえるような関係を築きましょう。

　では、事故防止に関連する情報とは、どのようなことを指すのでしょうか。

　たとえば、利用日の前日まで発熱していたとしたら、いつもは歩行が安定している利用者でもふらつくことがあるかもしれません。杖を買い替えたとしたら、いつもと勝手が違うので慣れるまで危険があるかもしれません。このように体調の変化や用具の変更などの「いつもと違う」点を知ることは、事故を防止するうえで非常に大切です。お迎えのときにひと言伝えてもらえるよう、日頃から家族にお願いしておきましょう。

送迎車と自宅の間の事故①

利用者の自宅周辺での移動介助中の事故

送迎時、施設側はどこまで責任を持たなければならないのでしょうか

事故発生時の状況

Mさん（88歳男性）は、車イスを使用しているデイサービス利用者です。通常、移動は車イスで介助します。しかし自宅の門から玄関までは砂利道なので、車イスが使えません。そこで職員が２人がかりで歩行介助し、送迎している状況です。

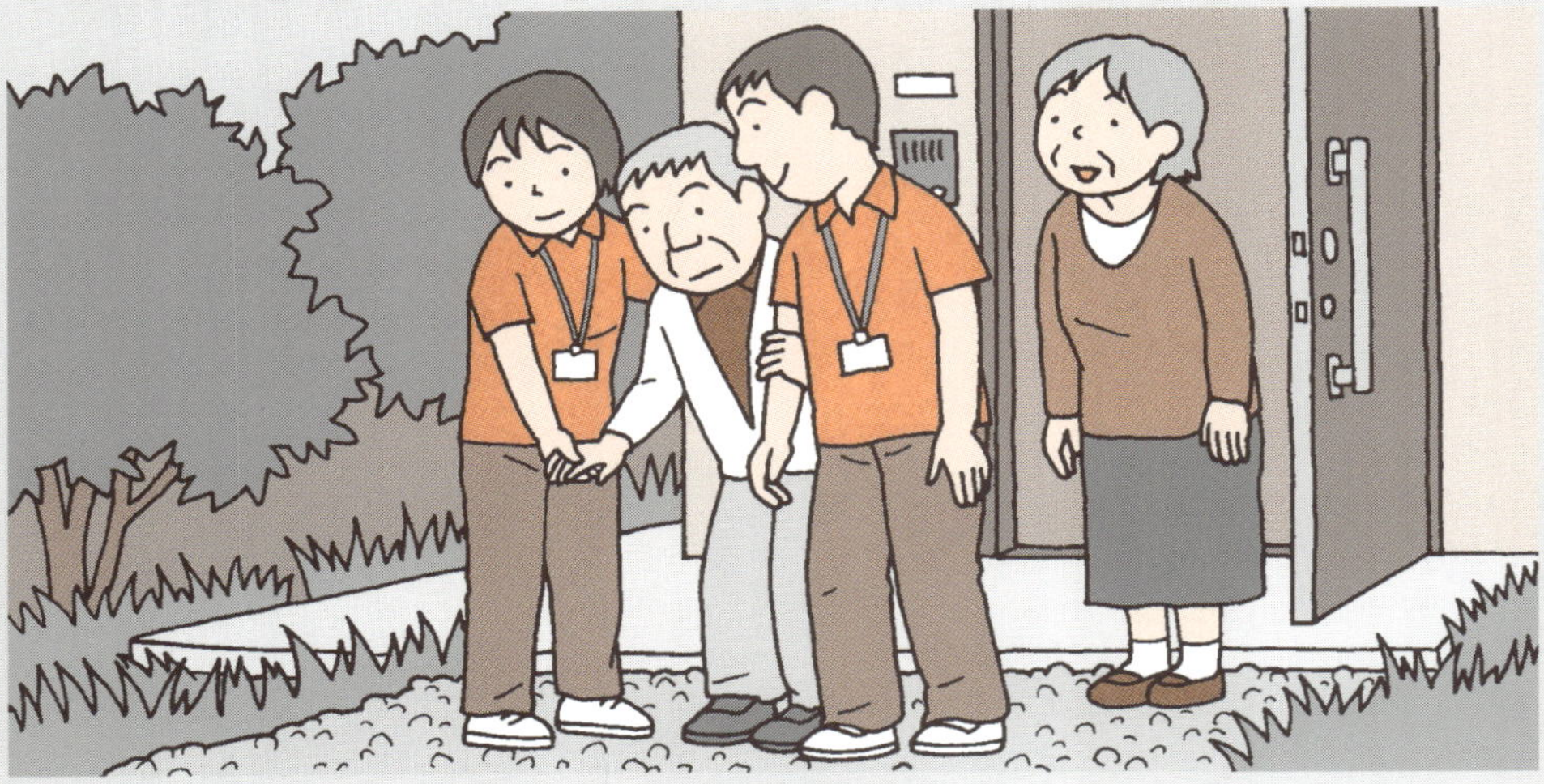

ある日、砂利道で歩行介助をしていて、もうすぐで玄関というときのことです。利用者の奥様が出てきて、「ありがとうございます。もうここで大丈夫です」と言われました。そこで奥様に引き渡した途端、Mさんがふらついて転倒してしまったのです。

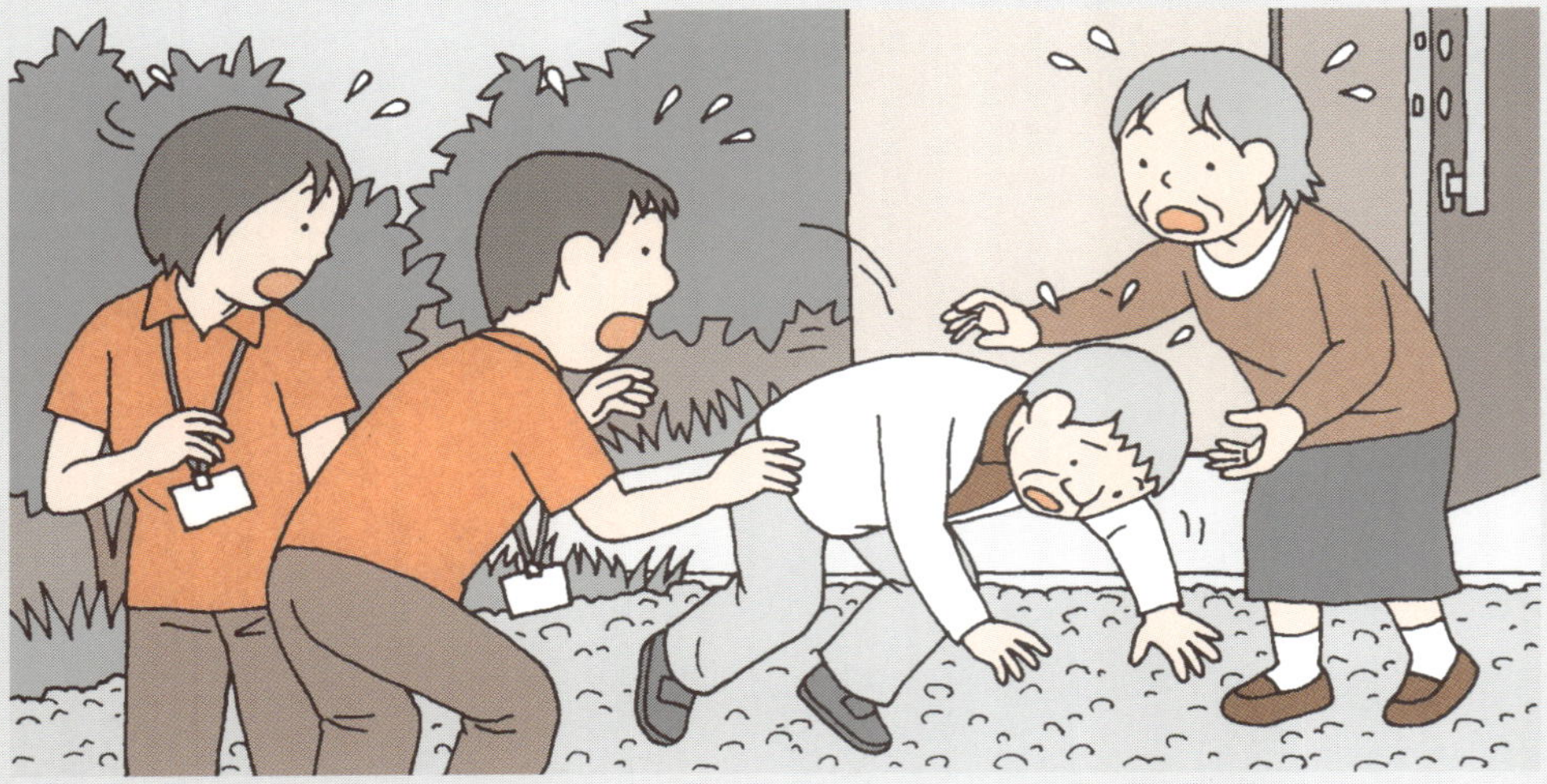

受診の結果、大腿骨頸部骨折と診断されました。施設管理者の見解は、「奥様がここでいいとおっしゃったので、お引き渡ししたまでです。奥様に引き渡した時点で送迎は完了しているので、事業者に過失はありません」というものです。しかし近所に住む利用者の息子は「88歳の母に父の介助を任せるのはおかしい」と言って、意見は対立しています。

事故評価　事故は未然に防ぐことができたか

事故評価の基本的な考え方

送迎時の自宅と送迎車の間の移動介助中の事故は、たとえ不可抗力的な要因が多い場合でも、過失とみなされる可能性が高いと考えられます。見守りなどの間接的な介助と異なり、直接利用者の体を支えているような場面での事故は、介護職は介護のプロとしてもっとも高い注意義務が課されていると考えられるからです。

この事故が過失とされる場合

- 送迎時に移動介助をしながらの歩行中に起きた転倒は、ほとんどのケースで過失とみなされます
- 車イス移動中の事故であれば、車イスや移動環境に予測できない危険があった場合は過失を否定できるかもしれません
- 車両乗降中や車両乗降待ちの立位の状態で発生した転倒についても、過失とされるケースが多いと考えられます
- 砂利道という悪条件であっても、基本的には過失とみなされます

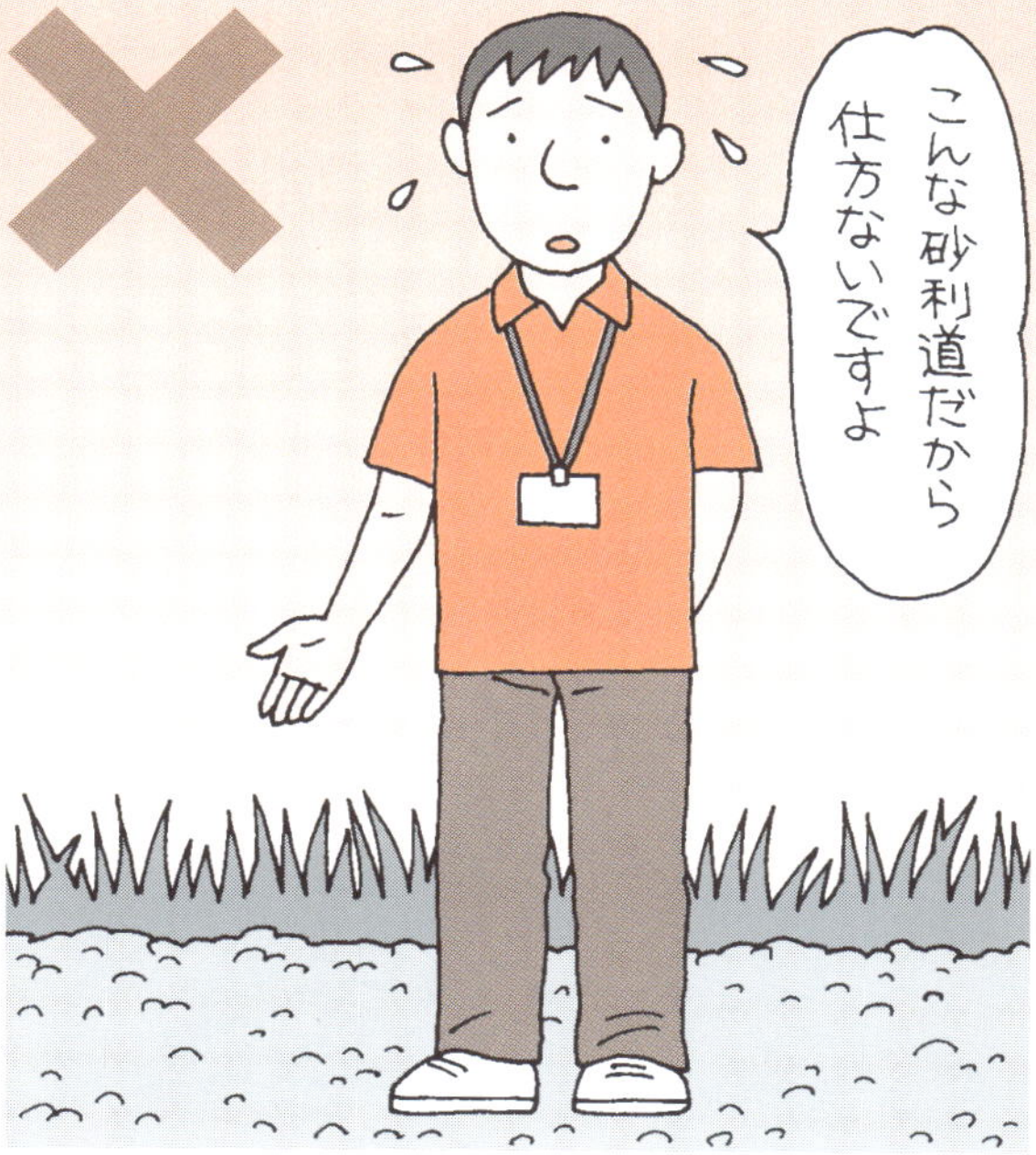
こんな砂利道だから仕方ないですよ

こんな事故評価はダメ！

- ご家族に利用者を引き渡したあとは事業者側に責任はないので、そもそも事業者の過失に数えられない

原因分析　なぜこの事故が起こったのか

こんな原因分析はダメ！

- 利用者のご家族が、できないのに「ここで大丈夫」と言ったから

事故原因の考え方

- デイサービスの送迎時に発生する利用者のふらつきや転倒の原因は、無理な歩行環境であるケースが多いのです。今回の事故も、玄関まで車イスで行けない環境が最大の事故原因と言えます
- 直接原因は、車イス介助の利用者を砂利道で歩行させていることにあります
- もう一つの直接原因が、奥様のひと言で利用者を引き渡してしまったことです。歩けない利用者の歩行介助を高齢の奥様1人に任せるのは、安全配慮義務違反に当たる可能性が高くなります
- 利用者が安全な介護保険サービスを受けるのに必要な環境を用意する責任は、ケアマネジャーと家族にあります。事業者側は安全なサービスが提供できない環境だと思ったら、ケアマネジャーに対して改善要求を行うことが必要です

この事故の正しい対応と再発防止策

利用者が自宅に帰着し、安全な状態と認められるまでが事業者側の送迎責任

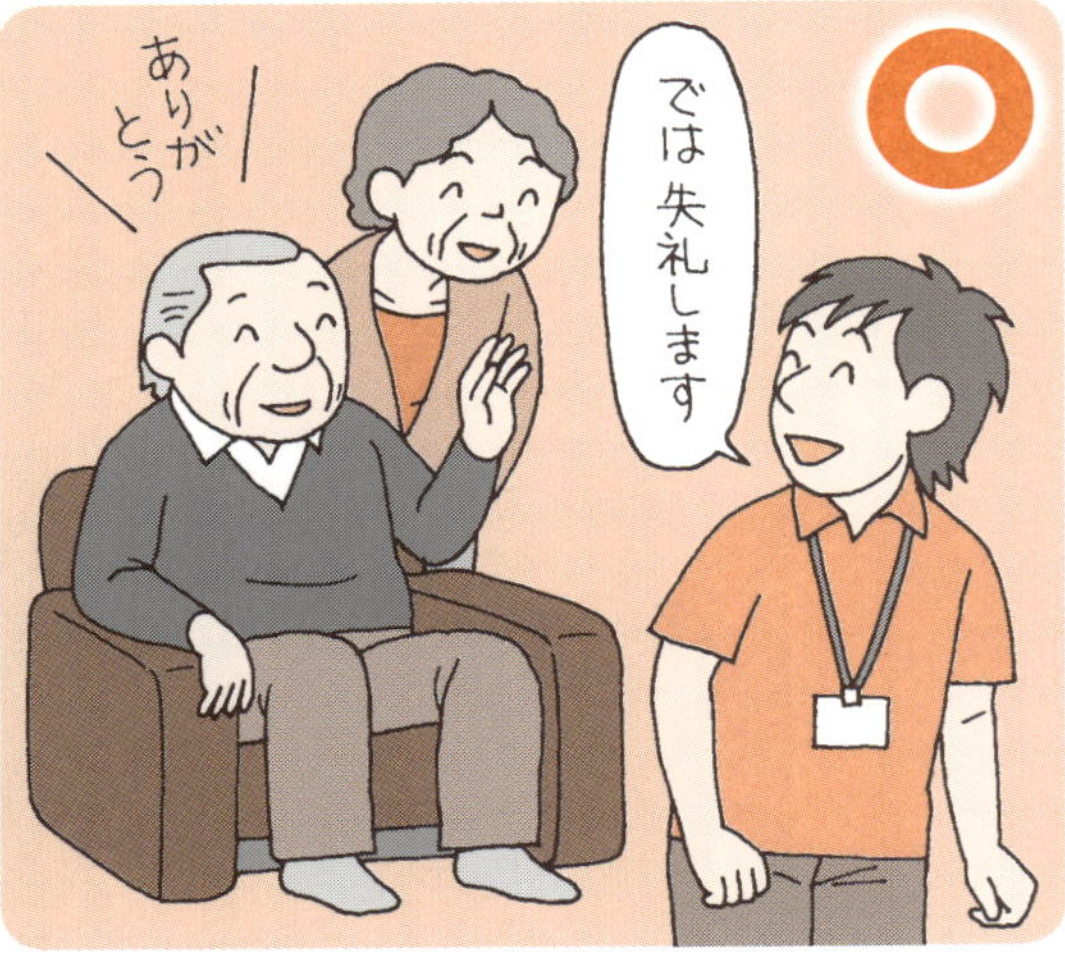
ありがとう
では失礼します

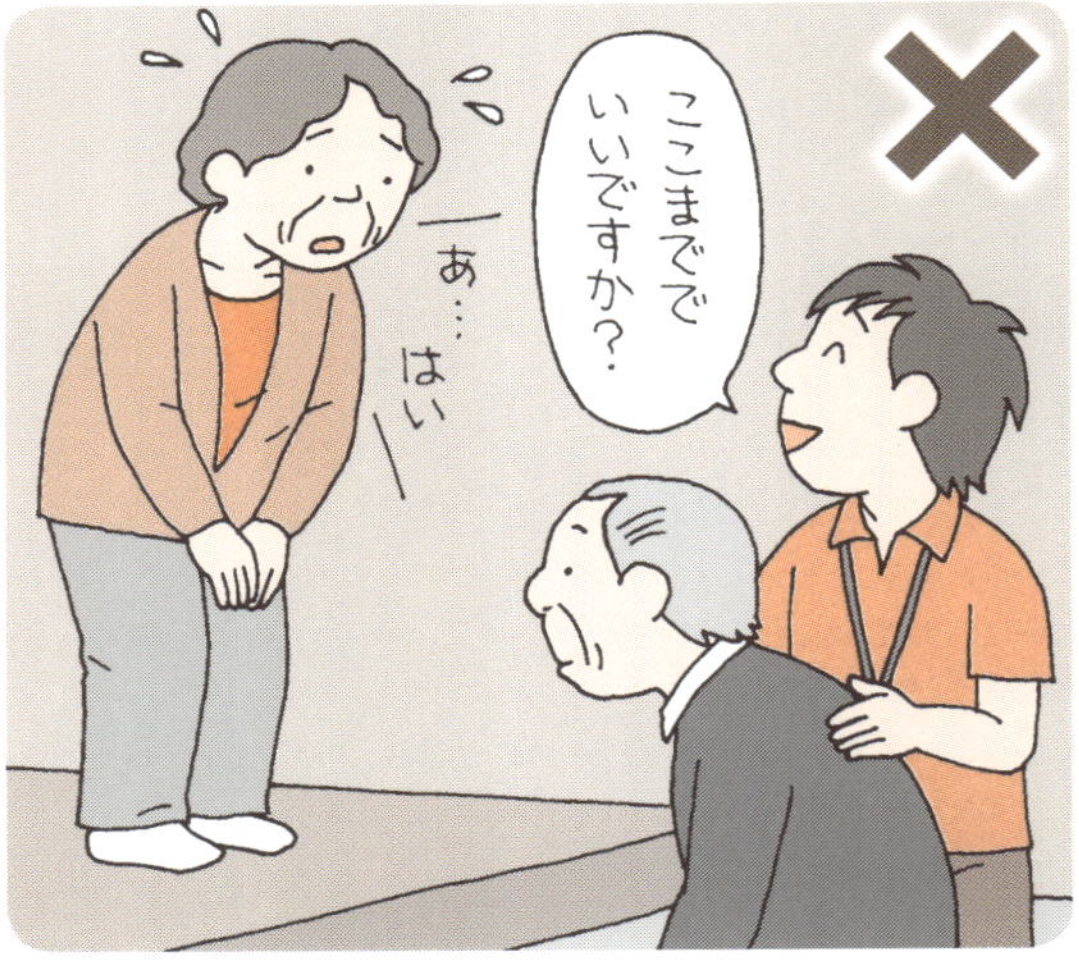
ここまででいいですか?
あ…はい

通所介護の送迎時、どの時点で利用者が家族の保護下を離れて事業者側の保護下に移行するかは、もともと明確ではありません。しかしその境界線で事故が起こった場合、介護の専門職である事業者側が重い責任を問われることは、過去の判例から明白です。介護家族が高齢の場合は家族任せにせず、利用者が自宅で座位の状態になるまで責任を持ちましょう。

家族が介助を引き受けても、その申し出を断り、職員が最後まで送り届ける

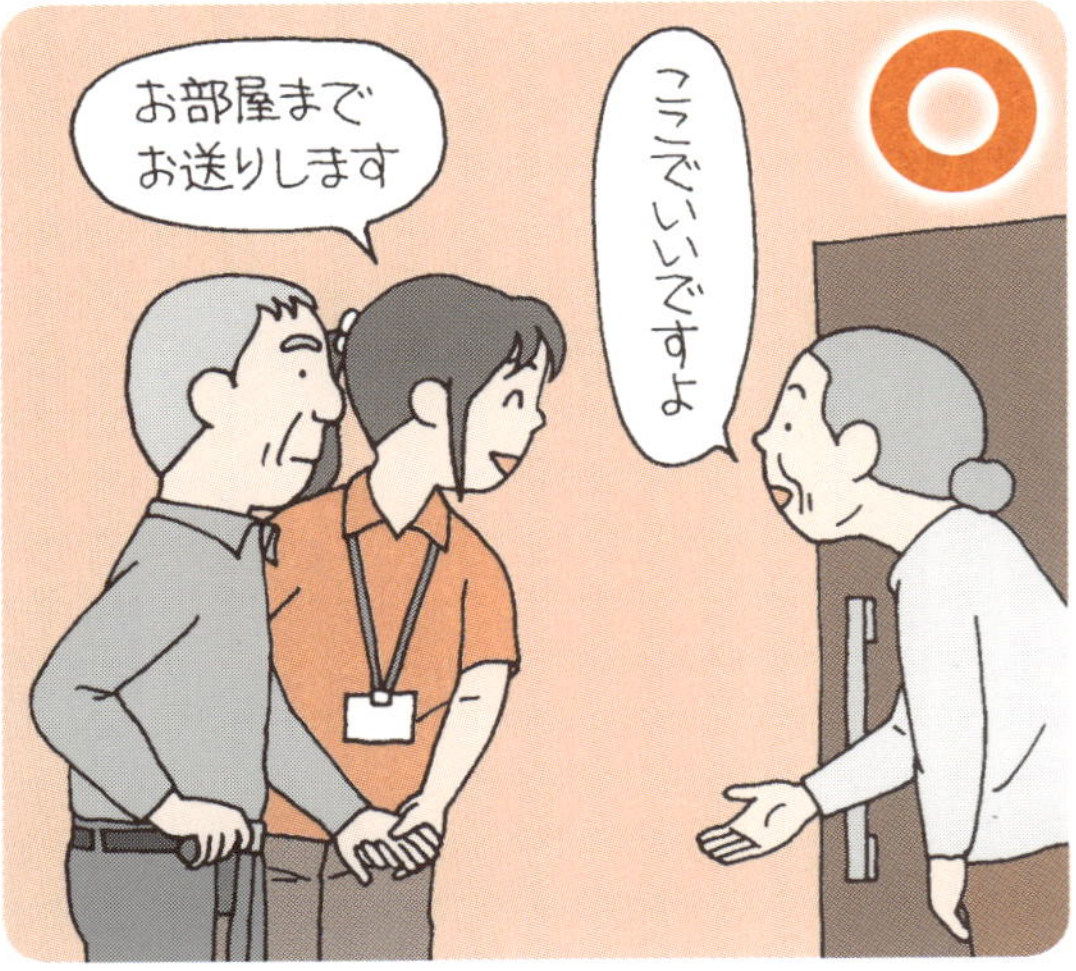
お部屋までお送りします
ここでいいですよ

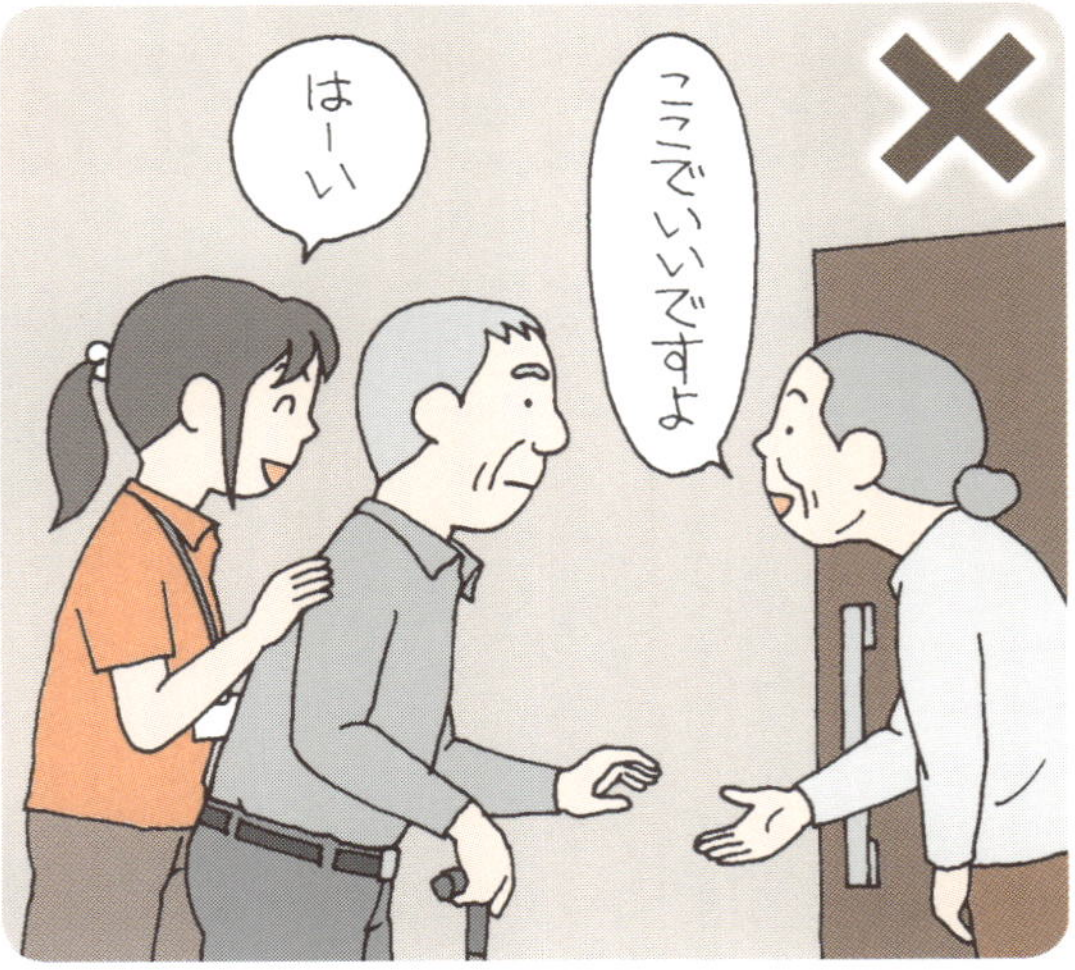
ここでいいですよ
はーい

通常、家族が自ら介助すると申し出れば、任せても問題はありません。しかし、家族に任せたら危険を伴うような場合は別です。老老介護の家庭の場合は、そのまま任せることが安全とは到底言えません。このような場合、事業者側は家族の申し出を断ってでも自宅内の安全な場所まで送り届ける義務があります。

サービスを開始する前に自宅の環境リスクを調査し、改善を求める

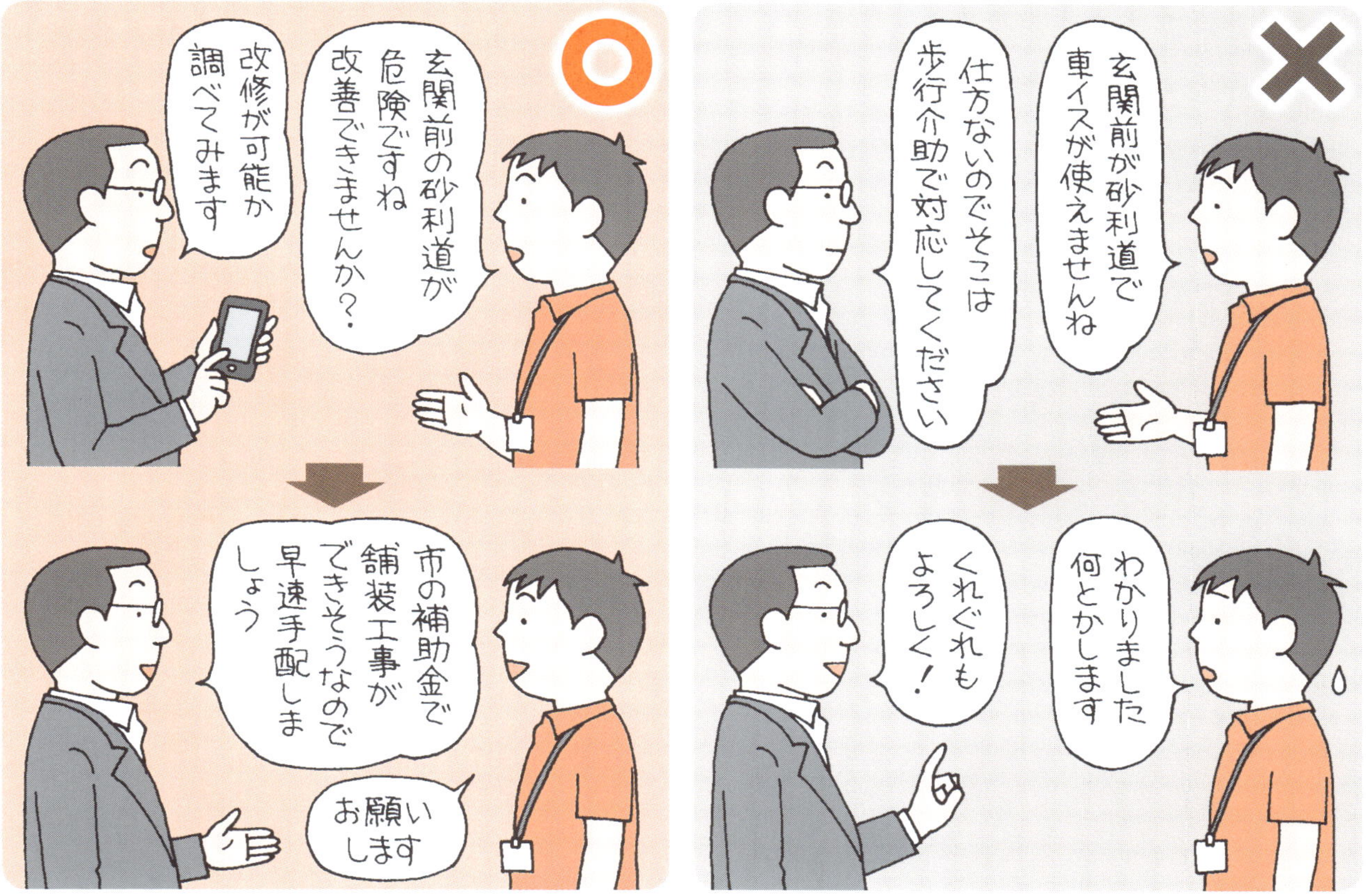
玄関前が砂利道で車イスが使えませんね
仕方ないのでそこは歩行介助で対応してください
わかりました何とかします
くれぐれもよろしく!
玄関前の砂利道が危険ですね改善できませんか?
改修が可能か調べてみます
市の補助金で舗装工事ができそうなので早速手配しましょう
お願いします

介護サービスが安全に提供できるよう、自宅の環境を整える役割を担っているのはケアマネジャーと家族です。住宅改修や福祉用具のレンタルによって、環境によるリスクの多くは改善することができます。ところがひとたびサービス提供中に事故が起これば、その責任は環境を整えなかったケアマネジャーではなく、通所介護事業者が問われてしまうのです。ですからサービス提供開始前に危ない部分を全てチェックし、必要に応じてケアマネジャーや家族に改善を求めなければなりません。

環境を整えてから安全配慮の徹底を

通所介護事業所では、送迎車と自宅との間の移動介助中の事故が相変わらず多いのが現状です。この事例でも、本来は車イスで移動したいところを無理に歩行させているのは、玄関前まで続く砂利道が原因です。通所介護事業者はサービスの提供を開始する前に、著しく送迎に不向きな環境があればケアマネジャーに改善を要求しましょう。改善されない場合は、サービス提供を断ることも必要です。

ある程度安全な環境が確保できたら、今度は安全に配慮した送迎を行います。事業者側は介護のプロですから、利用者が安全に在宅生活に戻るところまでが責任の範囲です。

お年寄りは他人に迷惑をかけたくないという気持ちが強いため、介助を遠慮する傾向があります。介護職は、家族が「ここで大丈夫」と言っても、気は抜けません。利用者の安全が確保されるところまで、送り届ける義務があるのです。

送迎車両乗降時の事故

送迎時に必ず行われる乗降介助ですが、一般的にマニュアル化されていません

事故発生時の状況

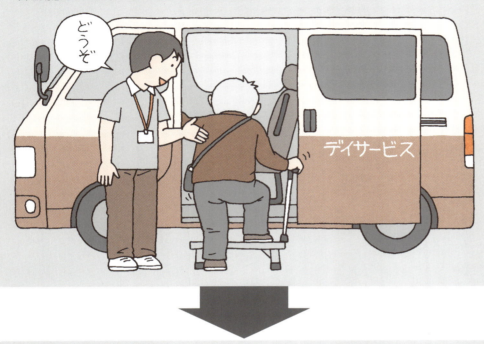

Nさんは、軽度の片マヒがある杖歩行の利用者です。週に２回ほど、デイサービスを利用しています。ある日、いつものようにデイサービスの送迎担当の職員がしゃがんで足台を用意し「では乗ってください」と言いました。

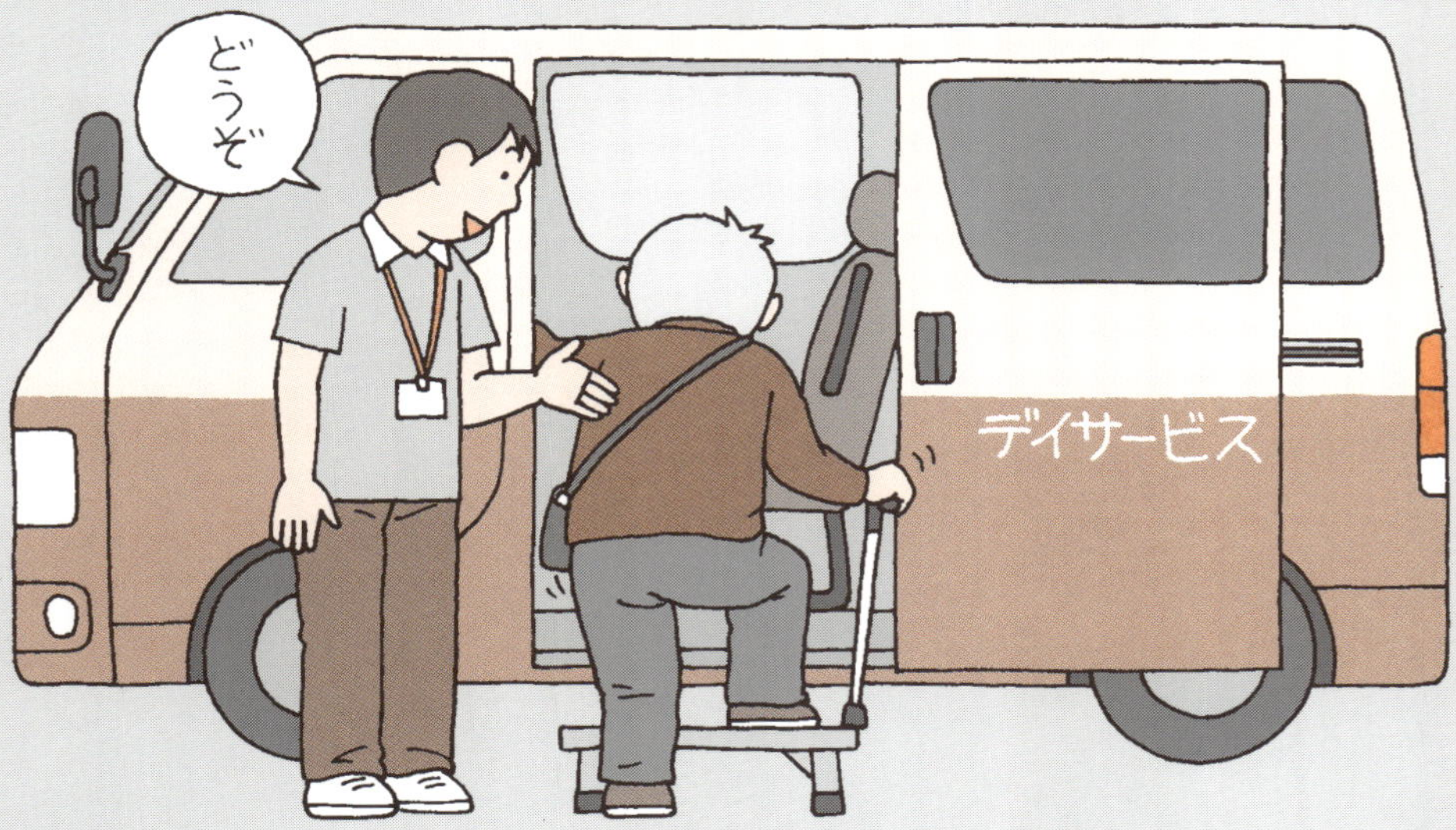

Nさんは、いつもと同じように右手に杖を持ったまま送迎車に乗り込もうとしました。しかしその日はなぜか、ふらついてしまったのです。Nさんはそのまま転倒し、骨折してしまいました。送迎担当の職員は「いつもと違うところはなかった」として、事故原因はよくわからないままでした。

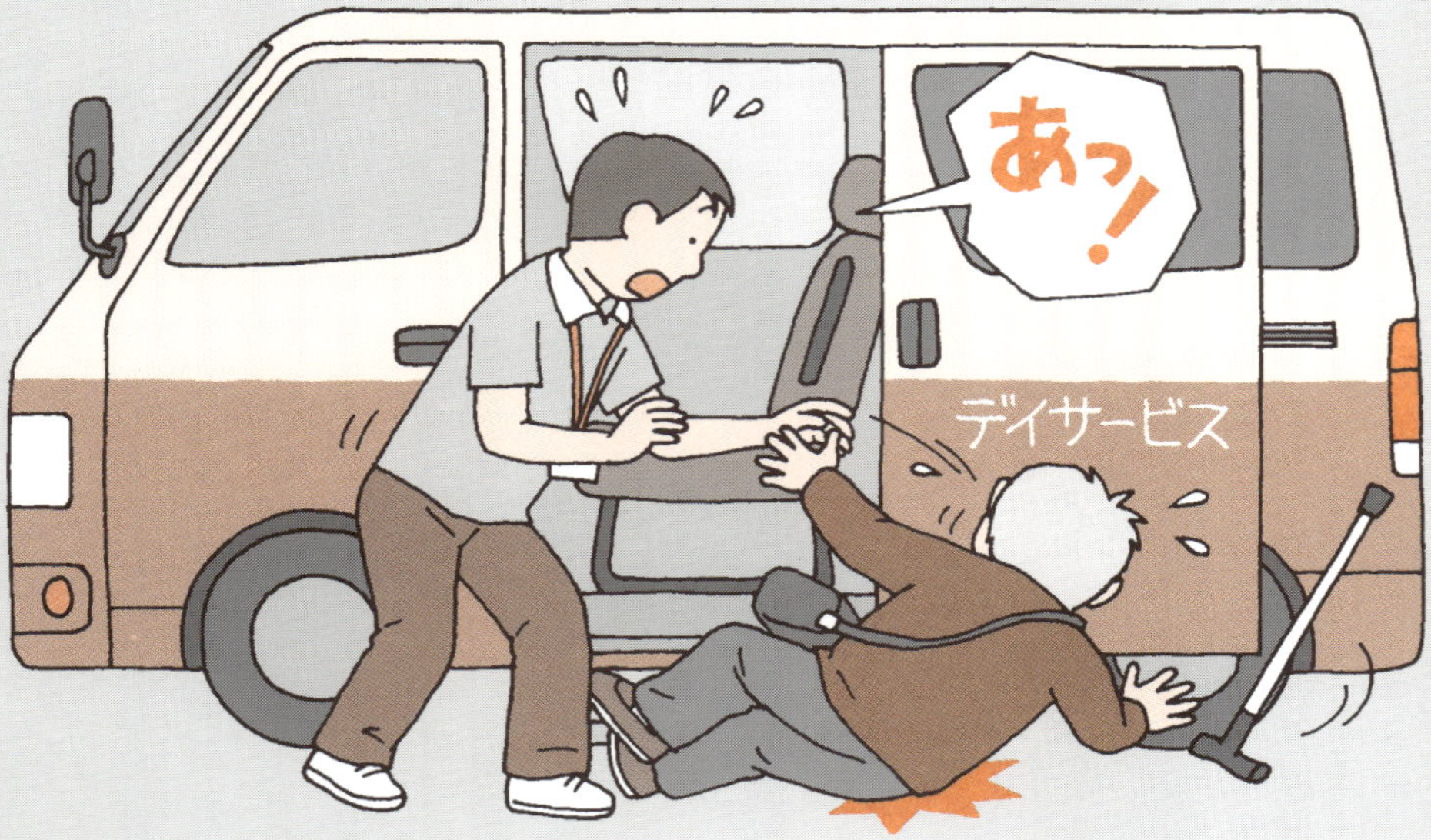

事故評価　事故は未然に防ぐことができたか

事故評価の基本的な考え方

送迎車両の乗車時の事故には2つのケースがあります。歩行が自立している利用者が足台やステップに乗って車両に乗り込むときの事故と、車イスの利用者がリフトを使って乗車するときの事故です。これらの2つの場面では、介助の手順に隙があればすぐに転倒事故に直結しますから、送迎車両乗降時のマニュアルがなければ安全に行うことはできません。ほとんどの通所介護事業者に送迎時の車両乗降介助マニュアルがないことが問題です。

この事故が過失とされる場合

職員の安全確認不足で起こる次のような事故は、全て事業者の過失と考えられます

ステップから乗車するときの事故

- 杖を預からずにステップから乗車しようとして転倒した
- 安定の悪い踏み台がぐらついて転倒した
- スライドドアを全開までスライドさせて固定しなかったため、ドアが戻ってきて利用者に当たった

車イスでリフトを使って乗車するときの事故

- 車イスの固定が不十分でリフトから転落した
- リフトで乗車後、車イスの固定を忘れたため、発車時に車イスが後ろに動きぶつかった

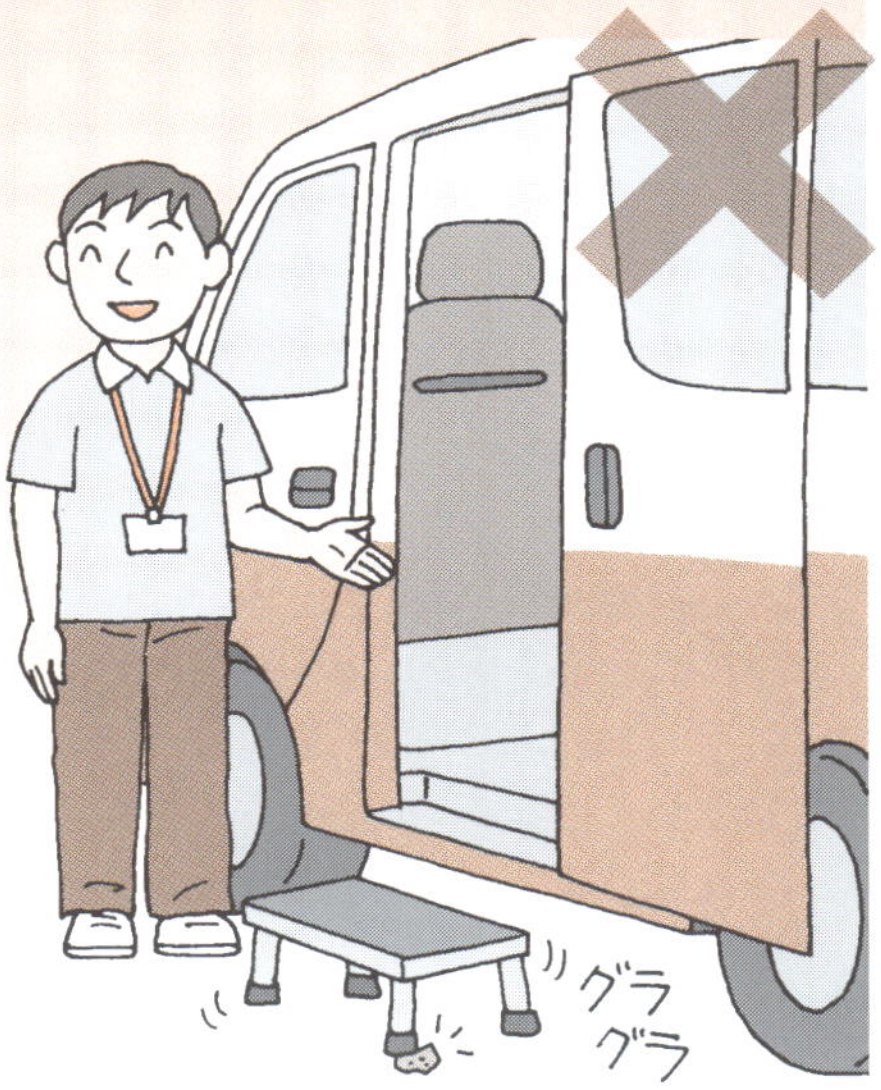

こんな事故評価はダメ！

- いつもはこの介助方法で問題なかったので、事業者に過失はない
- 職員の不注意なので、過失となる

原因分析　なぜこの事故が起こったのか

こんな原因分析はダメ！

- 送迎担当職員の不注意によって起こった
- もっとしっかり確認するべきだった

事故原因の考え方

- 事故原因や過失判断が「職員の不注意」だけで終わってはいけません
- 車両乗降時の介助は転倒リスクの高い場面が驚くほど多いのですから、隙のない安全な介助手順が必要です
- それぞれの場面での「安全確認手順」をマニュアル化して徹底しなかったことが事故原因と言えます
- 安全確認を怠っていきなりドアを閉めて、利用者の手指を4本挟んで骨折させる事故が起きました。介護職は「今後はドアを閉めるときには安全を確認する」と再発防止策を挙げましたが、これではおそらく再発してしまうでしょう。「ドアを閉めるときには『ドアを閉めます！』と大きな声で声かけをして、ゆっくり閉める」というマニュアルをつくることで初めて再発防止策になるのです

お迎え時の送迎車両乗車マニュアル（一例）

前提条件
●運転手１名、添乗の介護職１名の計２名体制にて送迎するものとする
●個別性の高い利用者の介助方法については、ここでは省略する

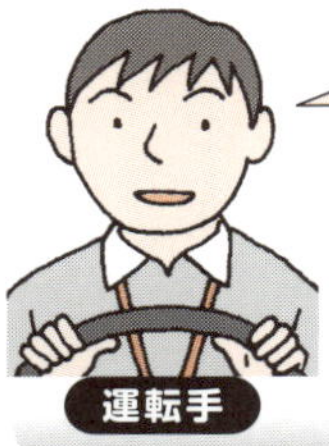

「停車します」
●安全な場所であることを確認し、声かけをしてから停車する

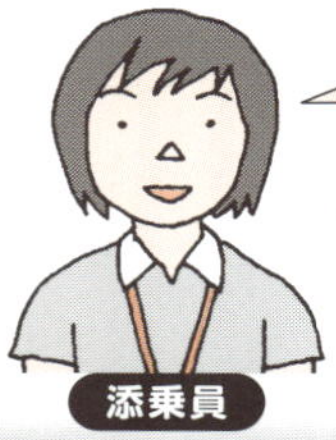

「皆さんはこのまま少々お待ちください。ドアが開きます。ご注意ください」
●利用者に声かけをしてからドアを開け、声かけをしてからドアを閉める

添乗員が、自宅で待つ利用者を迎えに行く

●車内に残っている利用者の皆さんと会話しながら待機する
●利用者が車まで来たら乗車の手伝いのため、周囲の安全を確認して車から降りる

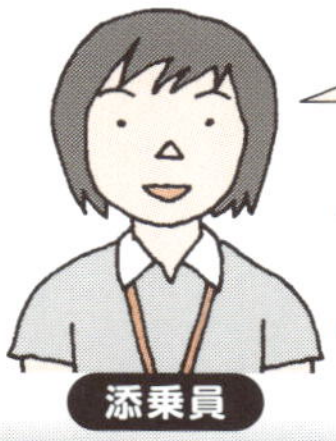

「おはようございます。お変わりありませんか？」
●利用者に特別な事項があった場合、乗車終了後に連絡帳に記入する
●必要に応じて荷物だけ先に車内に運ぶ

利用者が送迎車に乗る

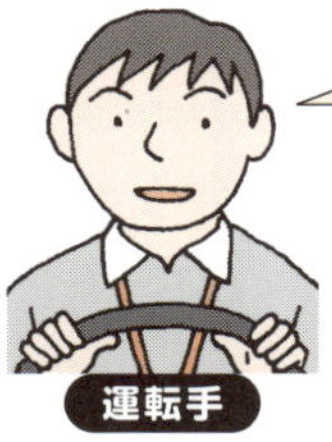

「ドアが開きます。ご注意ください」
●周囲の安全を確認して、声かけをしてからドアを開ける
●スライドドアはストッパーで固定されたことを確認する
●添乗員から荷物を預かり、邪魔にならない場所に置く

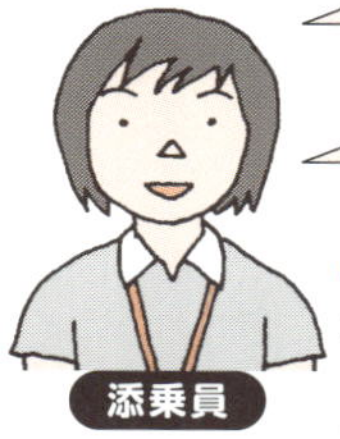

「Ｎさんが今から車に乗ります」
「○段上がります。この手すりにおつかまりください」
●どの席に座ってもらうかを指定する　●乗車の前に、利用者の立位や足の踏み場が安定していることを確認する　●足台を利用する際は、足底面が足台にしっかり乗っていることを確認する　●乗り込む際、頭をぶつけないように声かけをし、片手で頭部上方を守る

利用者が乗り、座る

「ドアが閉まります。ご注意ください」
●利用者に危険がないことを確認し、声かけをしてからドアを閉める　●周囲の安全を確認して運転席に戻る　●発車するまでほかの利用者と会話をしながら、全体を見守る

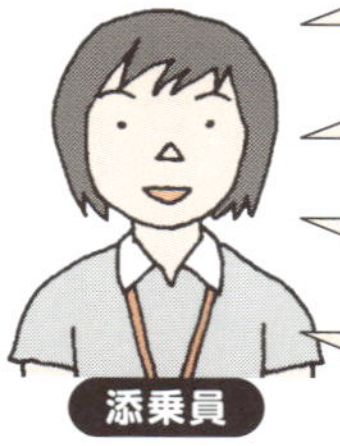

「こちらにつかまってお進みください」
「ゆっくりお座りください」
「シートベルトを締めます」
「発車ＯＫです」

「出発します」

お送り時の送迎車両降車マニュアル（一例）

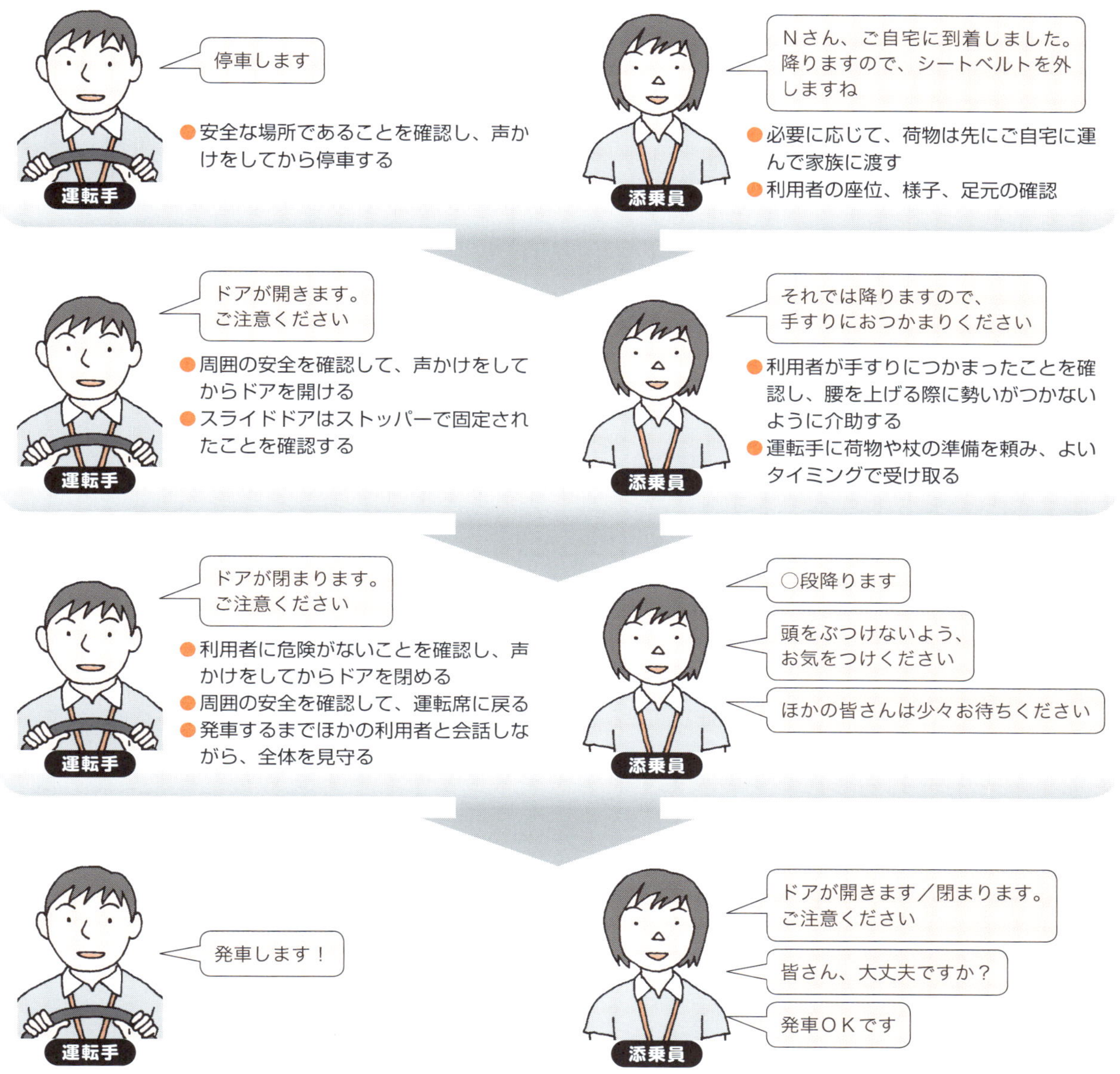
停車します
運転手
●安全な場所であることを確認し、声かけをしてから停車する
Nさん、ご自宅に到着しました。降りますので、シートベルトを外しますね
添乗員
●必要に応じて、荷物は先にご自宅に運んで家族に渡す
●利用者の座位、様子、足元の確認
ドアが開きます。ご注意ください
運転手
●周囲の安全を確認して、声かけをしてからドアを開ける
●スライドドアはストッパーで固定されたことを確認する
それでは降りますので、手すりにおつかまりください
添乗員
●利用者が手すりにつかまったことを確認し、腰を上げる際に勢いがつかないように介助する
●運転手に荷物や杖の準備を頼み、よいタイミングで受け取る
ドアが閉まります。ご注意ください
運転手
●利用者に危険がないことを確認し、声かけをしてからドアを閉める
●周囲の安全を確認して、運転席に戻る
●発車するまでほかの利用者と会話しながら、全体を見守る
○段降ります
頭をぶつけないよう、お気をつけください
ほかの皆さんは少々お待ちください
添乗員
発車します！
運転手
ドアが開きます／閉まります。ご注意ください
皆さん、大丈夫ですか？
発車ＯＫです
添乗員

具体的な確認動作や声かけを決める

この事例のように、送迎車両乗降時の転倒事故は基本的に事業者側の過失を問われます。この場合は杖を事前に預かり、安全に介助をしながら乗車すれば防げた事故だからです。送迎車両乗降中の利用者は、職員の保護下とみなされるので、事業者側が不可抗力を主張することは難しいと言えます。

送迎車両乗降時の事故を防止するためには、「送迎車両乗降マニュアル」などの具体的な決まりをつくることが大切です。

マニュアルのつくり方は、まず、現在職員が各自で実施している「乗降時の安全への工夫」を持ち寄って、書き出します。次に、過去のヒヤリハットから危険な場面を発見し、その対策を取り込んだら完成です。

このとき、「注意してドアを閉める」などの抽象的な記述ではいけません。「『ドアが閉まります。ご注意ください』と声をかけて閉める」など、具体的な声かけ内容まで決めましょう。

送迎車両内の置き去り事故

「こんなことはありえないだろう」という思い込みこそが危険です

事故発生時の状況

Oさん（82歳女性）は、心疾患による持病があり、時々頭がボーッとしてしまうことがあります。ある土曜日、デイサービスの送迎車の３列シートの最後列に１人で座っていたときのことです。Oさんは突然意識混濁を起こし、シートに横たわってしまいました。

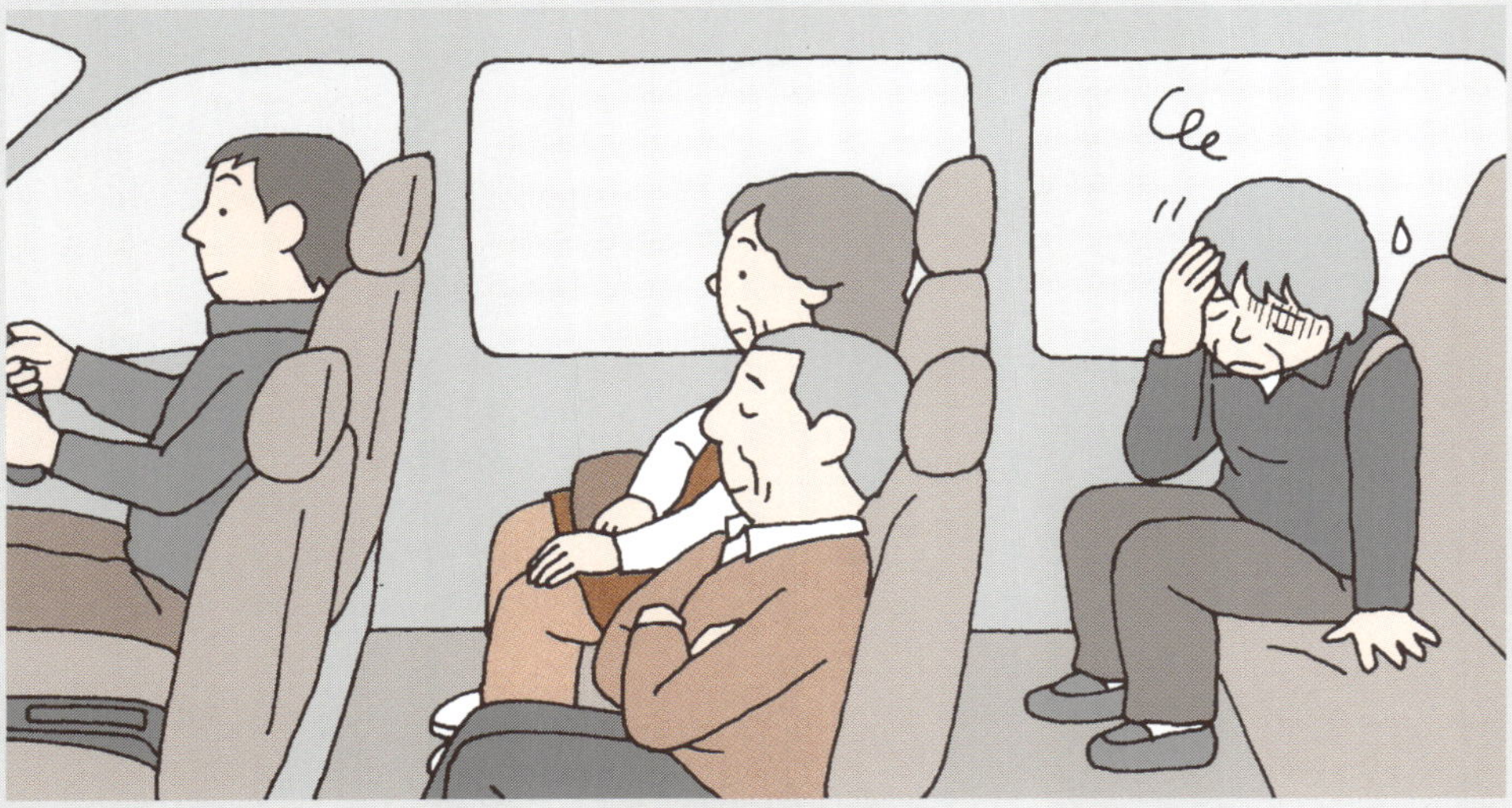

運転手は、ほかの利用者を送迎車から降ろして車内を見渡しましたが、３列目のシートに横たわっているOさんの姿が見えませんでした。そのままOさんを降ろし忘れてしまい、駐車場に駐車して車内に置き去りにしてしまったのです。

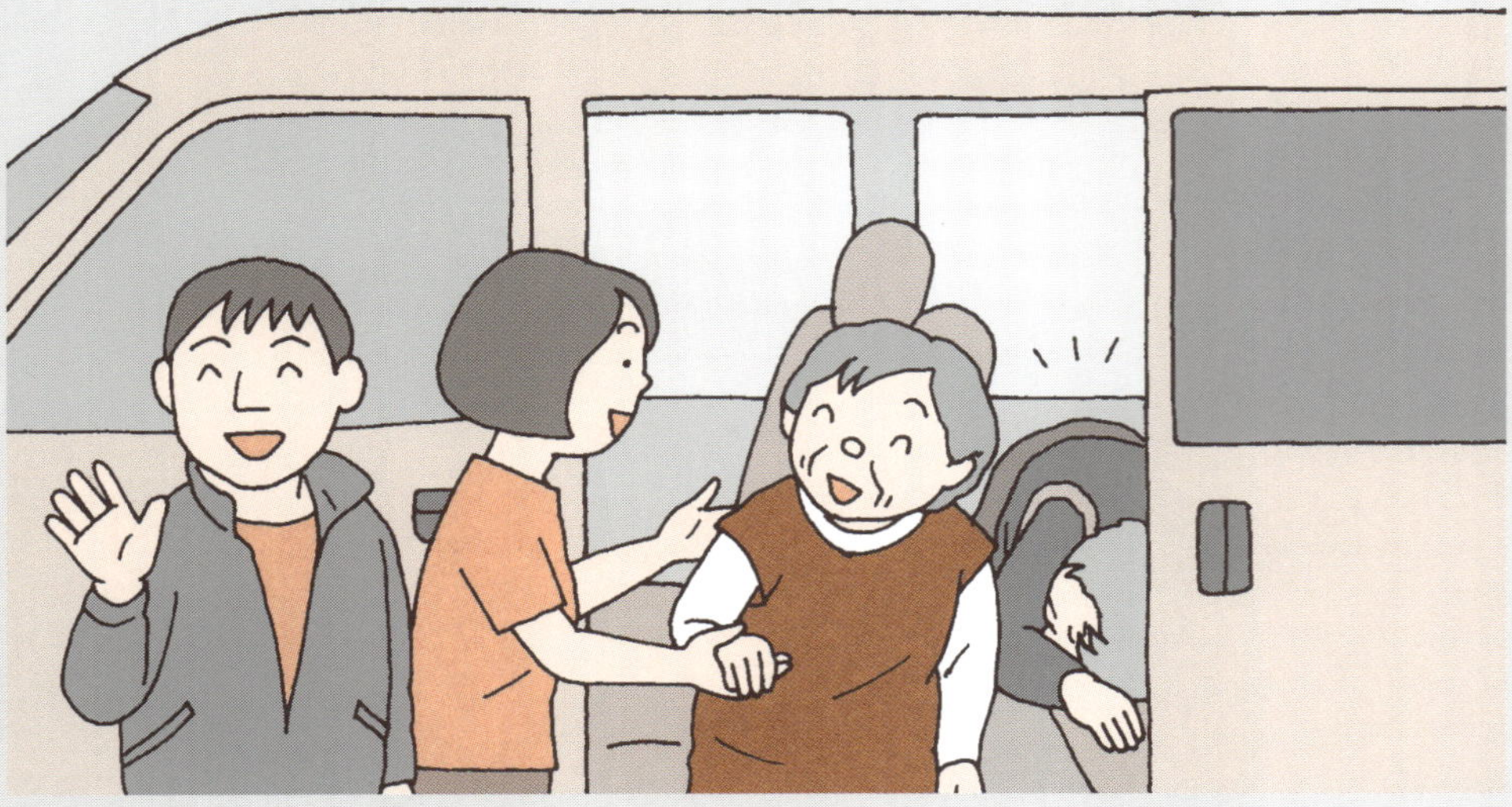

その日の夕方、Oさんは亡くなった状態で発見されました。運転手は「Oさんは土曜日の利用が少ないため、確認がおろそかになっていた」と述べました。

事故評価　事故は未然に防ぐことができたか

事故評価の基本的な考え方

デイサービスの利用者は、要介護の高齢者で多発性脳梗塞などの持病がある人が少なくありません。当然デイサービスの送迎車両内で、体調急変や持病の増悪《ぞうあく》などが起きない保証はありませんから、絶えず安全確認が必要になります。車両走行中の確認は難しくても、利用者の乗降のために停車したときや発車するとき、施設に到着したとき、送迎を終了するときの車内の点検は欠かせません。

この事故が過失とされる場合

- 送迎車両内で起こるリスクは多様です。車両の運行による揺れや急ブレーキなどによるシートからの転落、車内での体調不良によるシートからの転落など、さまざまなリスクがあります
- 交通事故を回避するための急ブレーキなど不可抗力による事故も発生しますが、この場合は過失とは認定されないことが多いでしょう
- 事例のように車内で発生したリスクに迅速に対処するための安全確認を怠っていると、過失とみなされるケースがあります
- 利用者の車内での様子確認のために、添乗の介護職が利用者と世間話をするデイサービスもあります

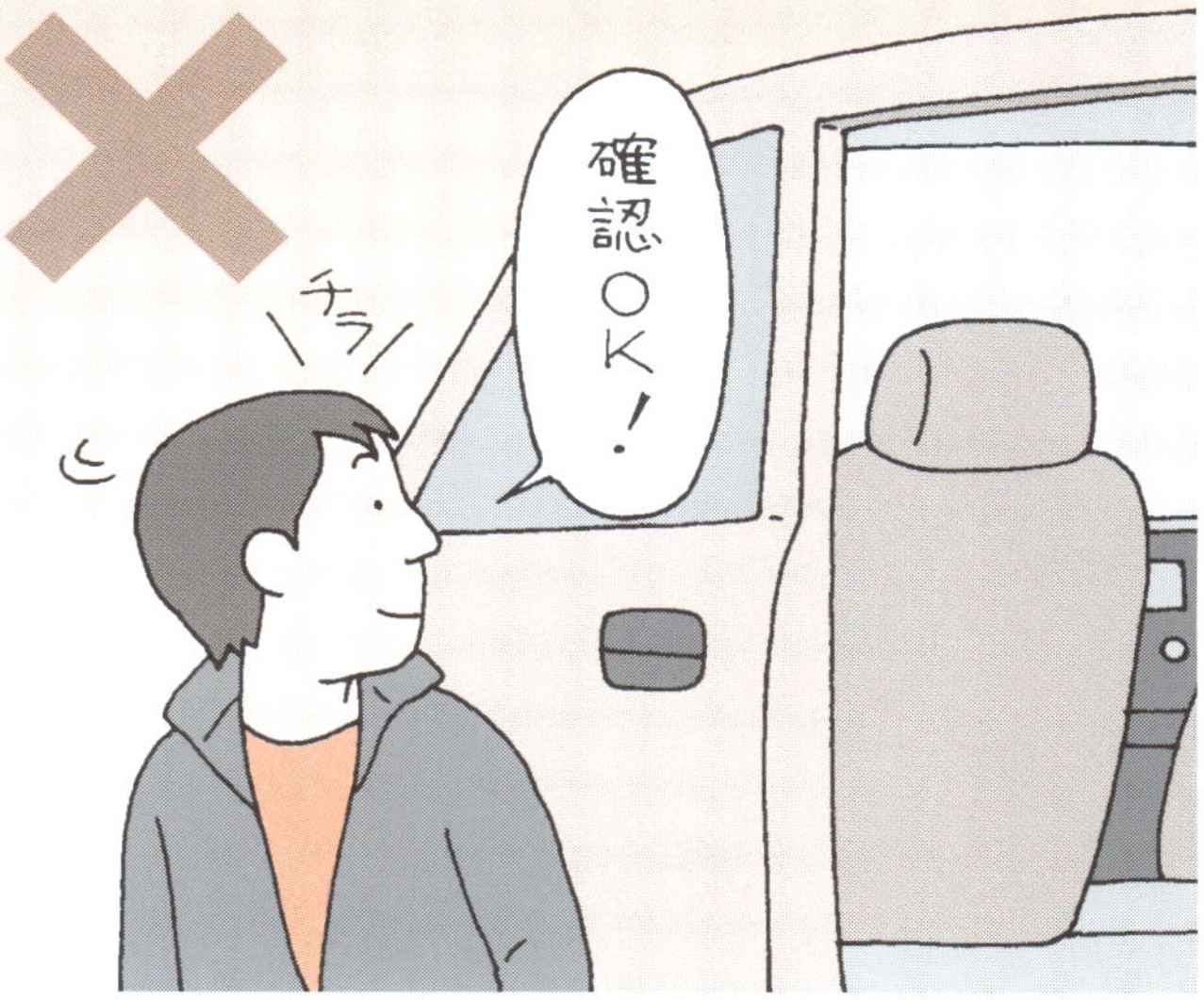

こんな事故評価はダメ！

- 送迎担当職員のミス
- もっとしっかり確認しよう

原因分析　なぜこの事故が起こったのか

こんな原因分析はダメ！

- 送迎担当の職員が、きちんと確認をしなかったから

事故原因の考え方

- デイサービスの送迎車は要介護の高齢者を搬送しているので、路線バスの乗客よりも搭乗中にケガや予測できないリスクが起こる可能性が高いものです。運転手は、急発進、急ブレーキ、急ハンドルを極力避ける運転をしなければなりません
- 過失はなくても、車内で事故が起こることはあります。そこで、車内で発生したリスクに素早く対処し、重大な事故にならないように絶えず搭乗者に対して気を配ることが大切です
- 2007年に千葉県で、送迎車に搭乗していた利用者を降ろし忘れた事故がありました。この事故は、車内の様子をチェックするしくみがまったくなかったことが最大の原因でした。3列シートの最後列のシートに横たわってしまった利用者はどこからも見えない死角に入ってしまうので、車内を点検しない限り見すごされてしまいます

この事故の原因と再発防止策

1 利用者確認の業務手順を徹底する

送迎車が迎えに行ったということは、運転手はＯさんの臨時利用を知っていました。しかし、デイサービスの職員はいるはずのＯさんがいないことから、なぜＯさんが車から降りていない可能性に気づかなかったのでしょうか。デイサービスの職員は、Ｏさんの臨時利用をきちんと把握していなかった可能性が考えられます。これは単なる連絡ミスではすまされません。その日にサービス提供する利用者を把握するという、基本中の基本ができていなかったのです。

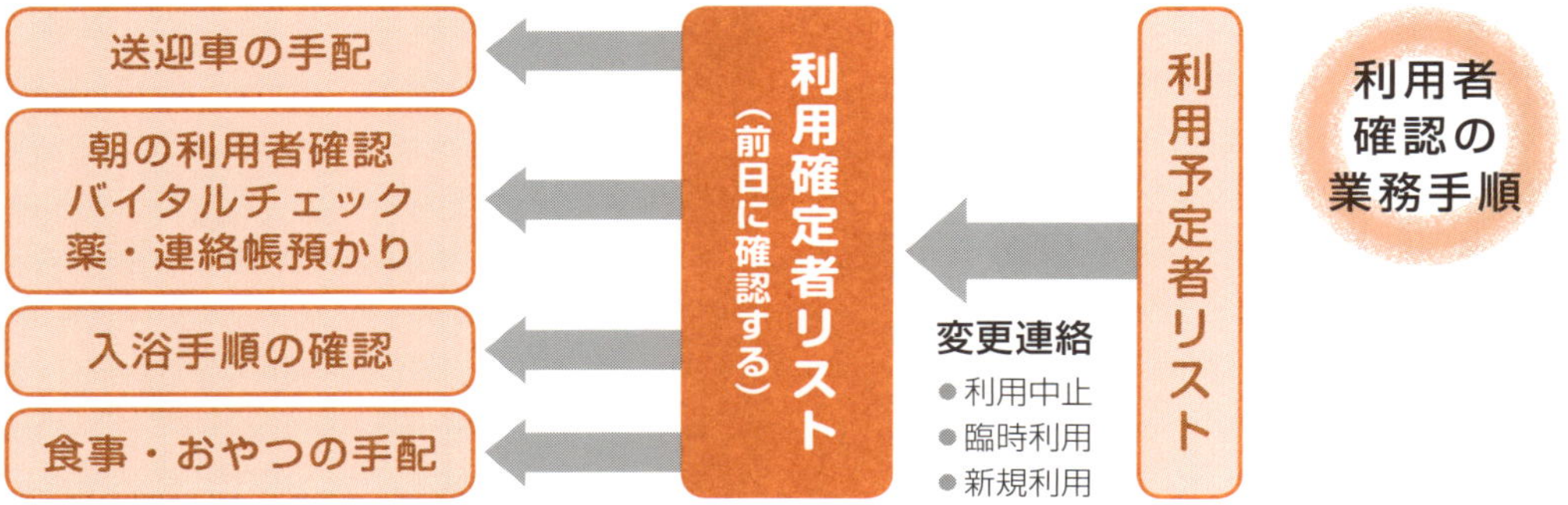

上のチャートにある利用者確認業務の中でもっとも重要なことは、変更連絡の徹底です。利用変更の連絡ミスが起こらないよう、万全の対策を考えましょう。たとえばあるデイサービスでは送迎車に「利用者連絡ノート」が吊るされており、家族から得た情報はすぐに書き留めるルールです。ほかのデイサービスでは運転手が送迎の際に情報を得た場合は、そのまま家族の目の前で事業所に連絡することになっています

---

2 最終降車者のチェックを徹底する

多くの通所介護事業者は、「最後の利用者を誘導したあとは、車内に忘れ物などがないか確認する」という決まりを設けています。当たり前のように感じますが、これを徹底するのは大変なことです。朝、一斉に到着した利用者を、職員が施設内に誘導します。ようやく最後の利用者を誘導し終わったあとで、ほかに用事もないのに点検だけのために送迎車に戻るというのは非効率的だからです。

送迎車降車確認表

送迎車番号

確認表の記入方法

●お迎え時の確認：お迎えの送迎車が施設に到着し最後の利用者が降車したあと、添乗の介護職と運転手で車内を確認し、確認表に名前を記入

●お送り時の確認：お送りが終了し送迎車が施設に戻ったとき、添乗の介護職と運転手で車内を確認し、確認表に名前を記入

		9月1日(水)	9月2日(木)	9月3日(金)	9月4日(土)	9月5日(日)	9月6日(月)	9月7日(火)
迎	介護職	吉田	原口	上崎	田中	×		
	運転手	吉川	浅見	浅見	宮本			
送	介護職	吉田	原口	上崎	田中			
	運転手	吉川	浅見	浅見	宮本			

上記の表を使って、降車確認のチェックを実際にやってみました。すると、利用者が到着して業務が煩雑になる時間帯に、たった5分でも駐車場に戻ってチェックするのは難しいことがわかりました。この時間帯に比較的動きやすい管理者や事務職に協力してもらうなど、施設全体の問題として方法を模索する必要があります

3 最後列シートの死角をなくす

３つ目の原因に、「最後列には死角が多く、運転手やスタッフから見えなかった」という点が挙げられます。車内を見まわしたときに利用者の姿が見えなければ、「もういない」と誤認することもあるでしょう。では、最後列の死角をなくすにはどうしたらいいのでしょうか。

3列目のシートにぬいぐるみを置いた

天井に設置したミラーでシート上が見える

4列目のシートにぬいぐるみが置いてある

左後方に設置したミラーでシート上が見える

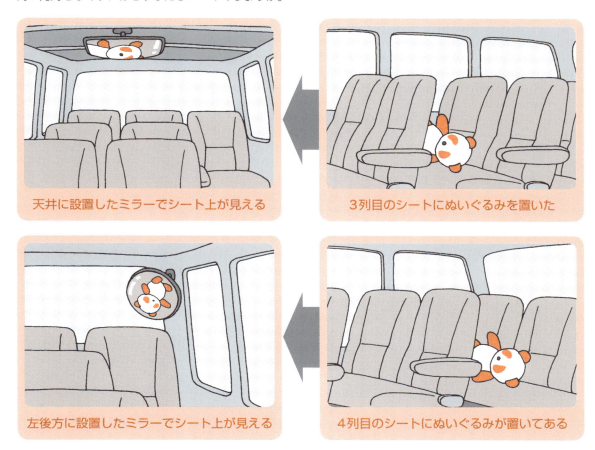

上のイラストでわかるように、車内で死角をなくすには鏡の設置が有効です。鏡では細かいところまでは把握できませんが、何か異変を察知することは十分できます。スタッフの注意力だけに頼るのではなく、気づきやすい環境をつくることが大切です

最悪のケースを想定した体制を

実際に送迎車両内の置き去り死亡事故が発生した際、多くの介護施設の管理者が「こんな事故が起こるなどありえない」と言って驚いたものです。そこで、そんな管理者に「ではあなたの施設ではいつ、誰が、どうやって確認していますか？　確認方法は？　確認手順は？　マニュアルはありますか？」と詳しく質問しました。すると、ほとんどの施設が、置き去り事故を防止するための明確なルールを設けていなかったのです。

大きな事故を起こした施設を見て、「うちの施設ではこんな事故が起こるはずがない」と考えてはいけません。不運が重なれば明日は我が身だと思って、自らの施設の現状を見直す視点を持つことが大切です。

もし、まだ明確なルールやチェック体制ができていない施設があったら、この見開きページの例を参考にして、早急に置き去り事故を防止するためのルールをつくりましょう。

送迎車両内の事故②

送迎中の自動車事故

運転手を採用する際に、ドライバーとしての適性を厳密に確認していますか

事故発生時の状況

Pさんは大手企業を定年退職して、デイサービスの運転手として再就職しました。大手企業で定年まで勤めあげたのは協調性があると考えられたことと、ゴールド免許であったことが採用の決め手でした。

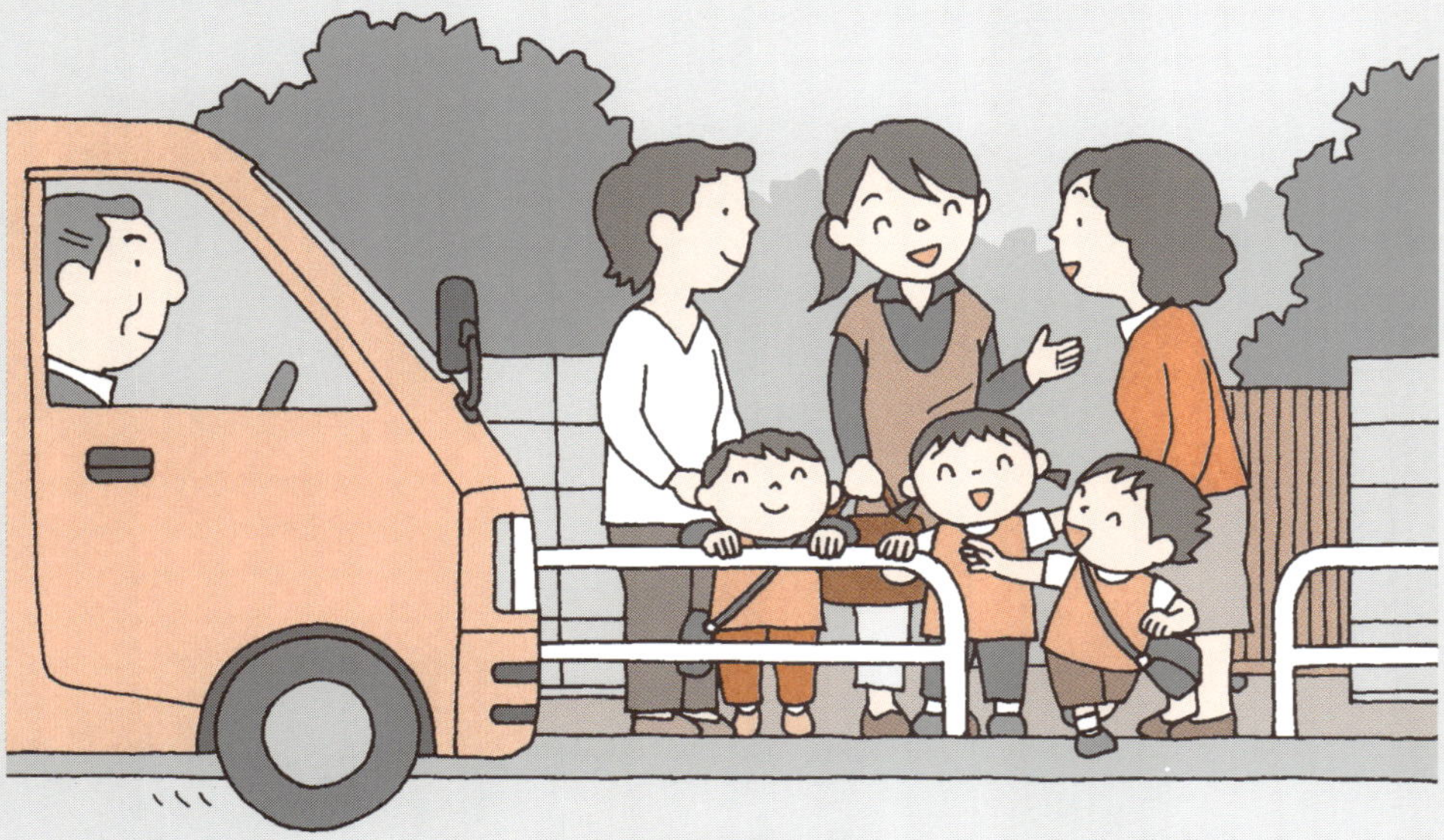

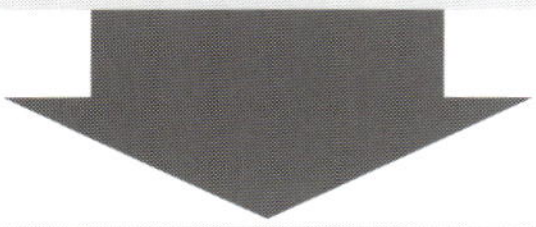

ある日、送迎のために保育園の裏口付近の道路を運行していたときのことです。お迎えの保護者の陰から子どもが飛び出してきて接触し、子どもがケガをしてしまいました。また、急ブレーキをかけたために乗っていた利用者も３人軽傷をおいました。

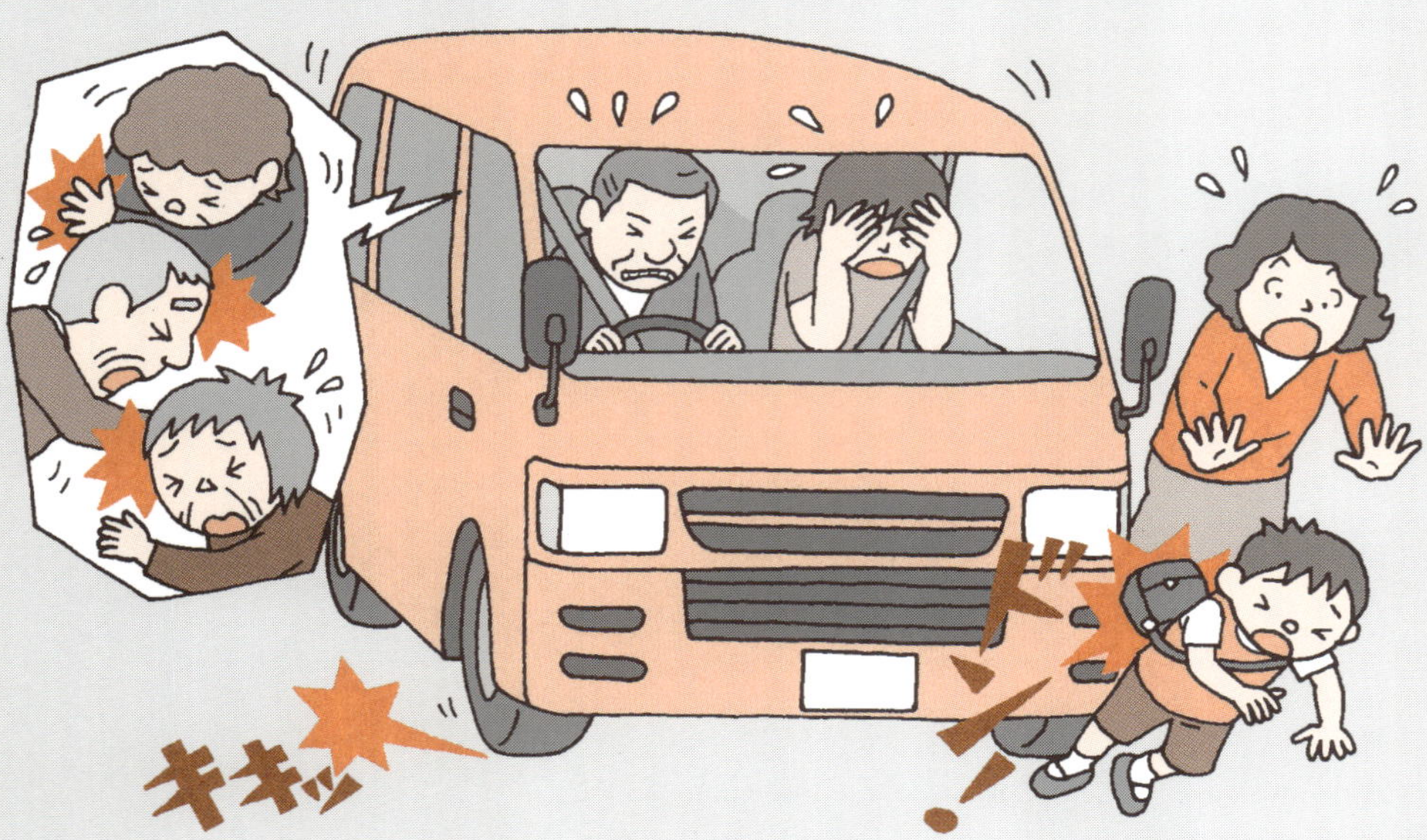

事故評価　事故は未然に防ぐことができたか

事故評価の基本的な考え方

デイサービスの送迎車は認知症や障害のある利用者を乗せているため、運転だけでなく車内の利用者にも気を配らなければなりません。また、送迎の経路が狭い生活道路である場合は、多くの危険が伴います。一方、運転手の多くが嘱託採用の高齢人材であり、その安全運転能力の欠如が大きな問題です。

この事故が過失とされる場合

- 運行中の送迎車が人身事故や物損事故を起こした場合は、自動車事故判例によって決められた過失割合などで、その責任の割合が評価されます
- ただし、送迎車の事故はそのほとんどが、住宅地の幅の狭い生活道路で起こることから、一般国道などと異なり歩行者や自転車などに対する格段の注意が必要です
- 程度の差はあっても基本的には運転手の過失になり、同時に事業者も運行供用者責任に基づき賠償責任をおうことがあります

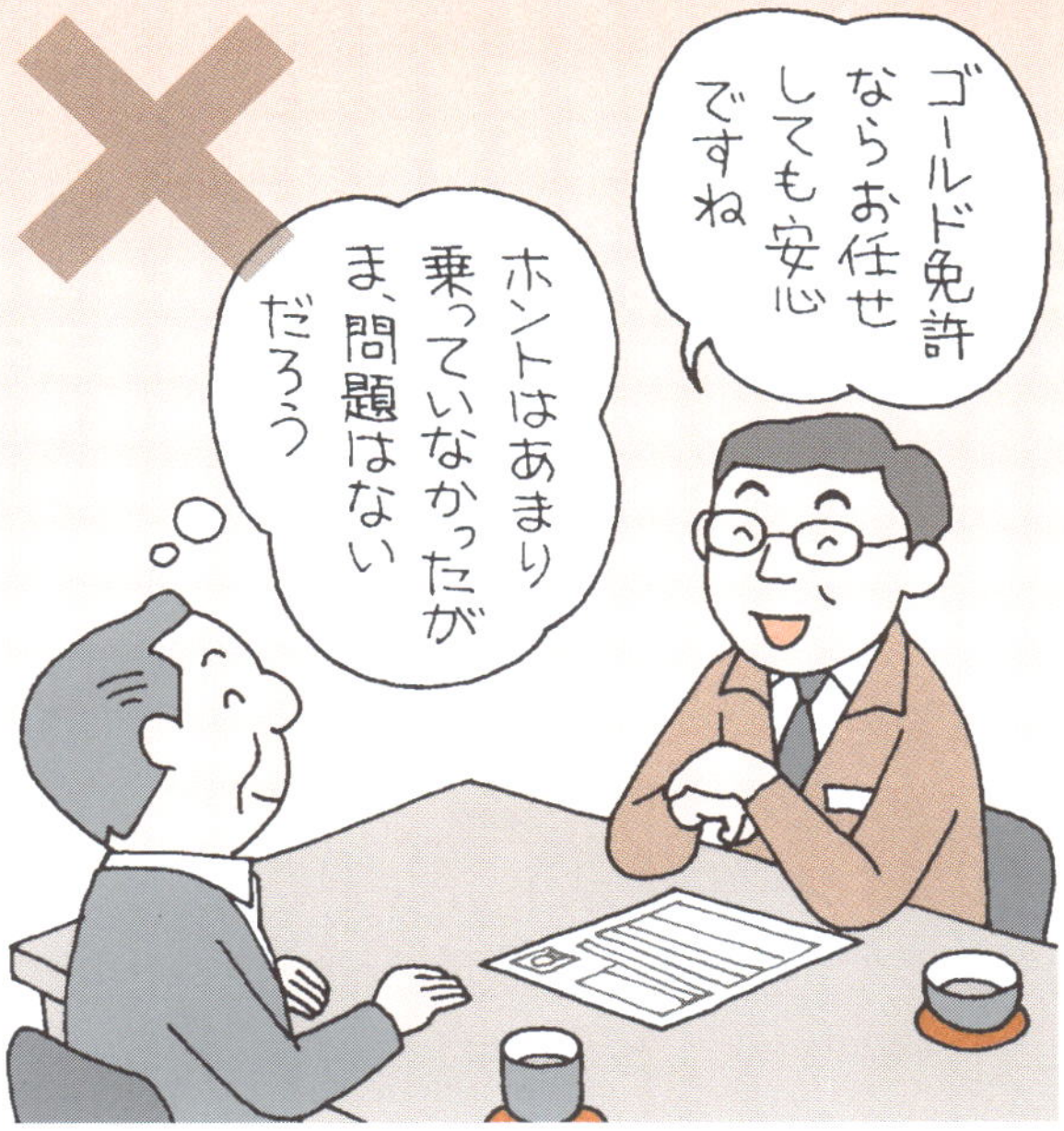
ゴールド免許ならお任せしても安心ですね
ホントはあまり乗っていなかったがま、問題はないだろう

こんな事故評価はダメ！

- 運転手がもっと気をつけるべき
- しっかりした人を雇っていたのになぜだろう？

原因分析　なぜこの事故が起こったのか

こんな原因分析はダメ！

- 送迎担当の職員が、きちんと確認をしなかったから

事故原因の考え方

- デイサービスの送迎中の事故が年々増えています。デイサービスの数が増えていることに加えて、運転手の質が低下していることが原因です
- デイサービスの運転手はシルバー人材センターなどを通じて採用される嘱託社員が多く、採用時の運転適性の評価や採用後の安全運転教育などが不十分であることが原因です
- 定年退職者を採用してみたら、その職歴が社用車を運転しない部門ばかりで運転経験が未熟だったということが少なくありません。シルバー人材を運転手として採用するには、職歴における運転業務の頻度が安全運転能力の評価につながります
- 生活道路での運転では、道路状況を予測した運転が必要になりますから、送迎コース上の危険箇所マップの作成が必要です

送迎中の自動車事故

対策1：危険箇所マップの作成

通所施設の送迎を担当する運転手には、定期的に安全運転講習を受けてもらうなどの教育を行いましょう。また、日頃通る道路に関しては「危険箇所マップ」を作成し、事故を防ぐための意識を高めることが大切です

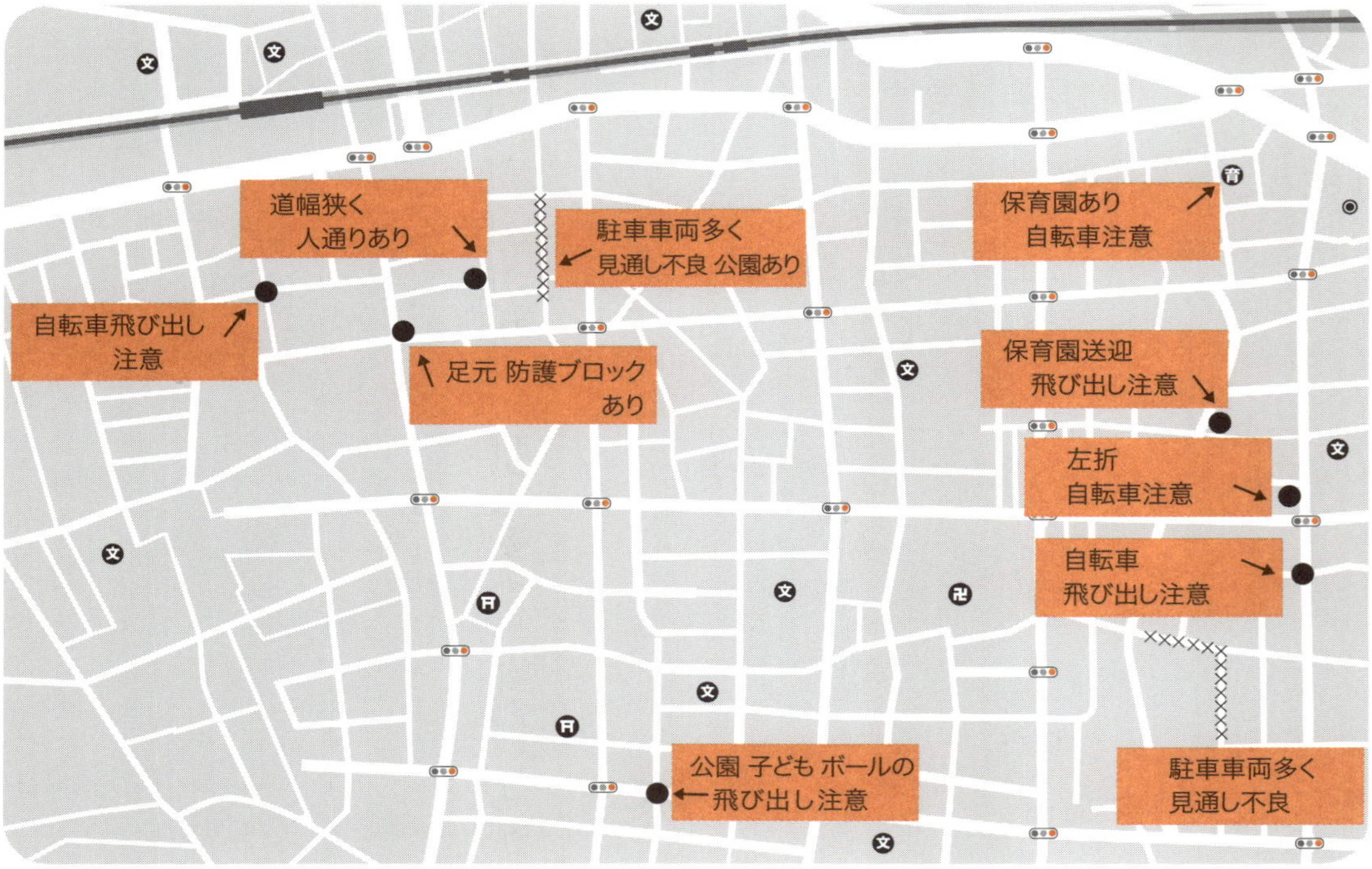

この商店の通りはガードレールがないうえ、自転車などが停めてあります。これを避けて車道にはみ出してくる歩行者や自転車がいるので、最徐行箇所です

この保育園の裏口付近は、4時すぎには必ずお迎えの保護者が立ち話をしています。数人の保護者が立っている陰から子どもが急に出てくるので、少し離れて走行しましょう

この細い路地はブロック塀が角切りされていないので、自転車で出てくる人が見えません。少し道路中央に寄って走行すると、路地が少し見通せるようになります

この○○整形外科の前は、車を路上に停めてお年寄りを降ろしている光景をよく見ます。一度、車から降りたお年寄りがよろけて車道に出たことがあるので、車が停まっているときは注意が必要です

この角の左の側溝に近い部分が窪《くぼ》んでいて、左折するときは左の車輪が落ち込んで車両が左に傾いてしまいます。ちょっと大回りにゆっくり曲がると車両が揺れません

対策２：運転手の採用方法を見直す

送迎時の事故を防ぐためには、運転手を採用する際の採用基準を見直すことも大切です。この事例では「大手企業を定年退職した人で、協調性があり、ゴールド免許だったので採用した」とあります。しかし運転手として大切なのは、大手企業であることよりも在籍していた会社での社用車の運転経験です。10人乗りのワゴン車など大型車の運転経験があるかなど、運転手としての適性を重視した採用基準を設けましょう

デイサービス送迎車両運転手採用選考試験問題　　社会福祉法人○○会

《1》あなたの運転業務歴について

①あなたがお勤めになった会社で社用車を運転する業務に就いたことがありますか？　［ ある ・ ない ］

②①で「ある」と答えたかたは、どんな車種の車両を運転していましたか？
乗用車・ライトバン・ワゴン車・２t以上のトラック・バス・その他（　　　　　　）

③①で「ある」と答えたかたは、会社の社用車を運転する業務はどのようなものでしたか？
（　　　　　　）

④あなたはマイカー通勤をしていたことがありますか？　［ ある ・ ない ］

《2》安全運転について

①あなたが安全運転のために常に心がけていることを３つ挙げてください。
１）
２）
３）

②送迎車の運転中に利用者に対して注意したほうがよいと思うことを２つ挙げてください。
１）
２）

《3》自動車事故について

①あなたは今までに自動車事故を起こしたことがありますか？　［ ある ・ ない ］

②①で「ある」と答えたかたは、どんな事故でしたか？　１つ挙げてください。
（　　　　　　）

③①で「ある」と答えたかたは、事故発生時にどのような対応をしましたか？
（　　　　　　）

《4》送迎業務における安全運転以外の注意

①送迎業務で安全運転以外に利用者に対して注意すべきことを２つ挙げてください。
１）
２）

②リフトの操作など機器の取り扱いで注意すべきことを２つ挙げてください。
１）
２）

施設側も運転手も高いモラルが必要

通所施設の送迎車は、狭い生活道路を運行することが多くなります。道路上に子どもが飛び出してくる可能性がある場所ではいったん停車するなど、歩行者の安全確保を最優先に走行することが大切です。そうした運行の安全性を高めるためにも、「危険箇所マップ」をつくるなどの工夫をしましょう。

また、施設で運転手を雇う際に、明確な採用基準は設けられているでしょうか。上に、通所施設の運転手採用試験の例を挙げました。運転手は運転経験の豊富さや、安全運転に対する意識の高さを重視して採用を行うことが大切です。

送迎車の運転を外部業者に委託している場合、施設側はその運行業務を管理しており、かつ運行業務によって利益を得ています。これにより「運行供用者責任」が発生し、賠償責任を負う可能性があります。介護施設事業者は、常に高いモラルを求められているのです。

デイサービス（デイケア）利用中の事故①

レクリエーション中の事故

事前にきちんと確認や準備をしていたかどうかが問題になります

事故発生時の状況

Qさんは、脳梗塞による片マヒで車イス使用の82歳男性です。週3回のペースでデイサービスを利用しています。レクリエーションが大好きなQさんは、比較的活発な利用者です。あるとき、いつものように風船バレーを楽しんでいました。

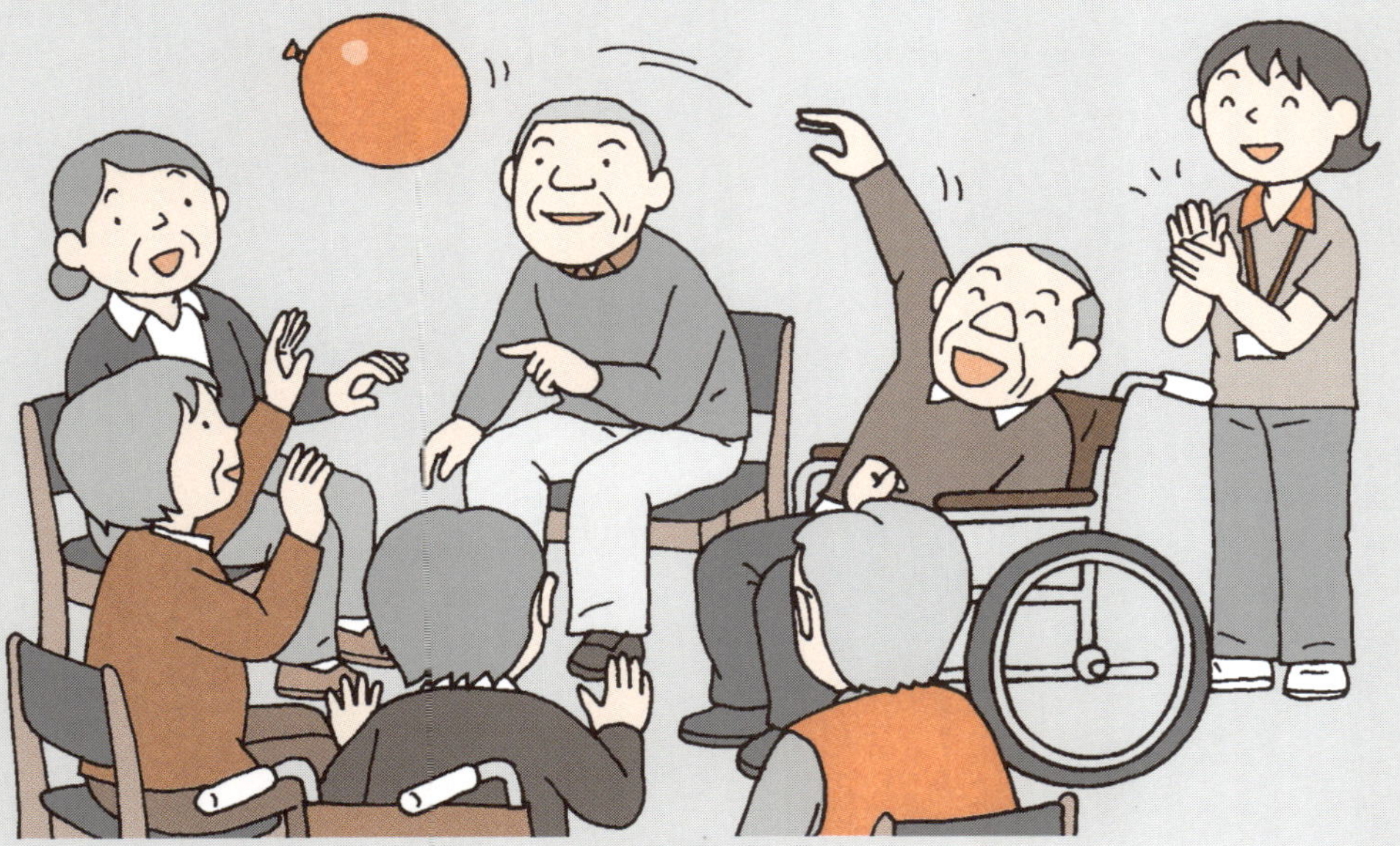

レクリエーションが終了した後、座面からずれて車イスから前に落ちてしまいました。お尻が痛いと言うので受診した結果、仙骨の骨折でした。Qさんは少し古い型の車イスを使用していました。

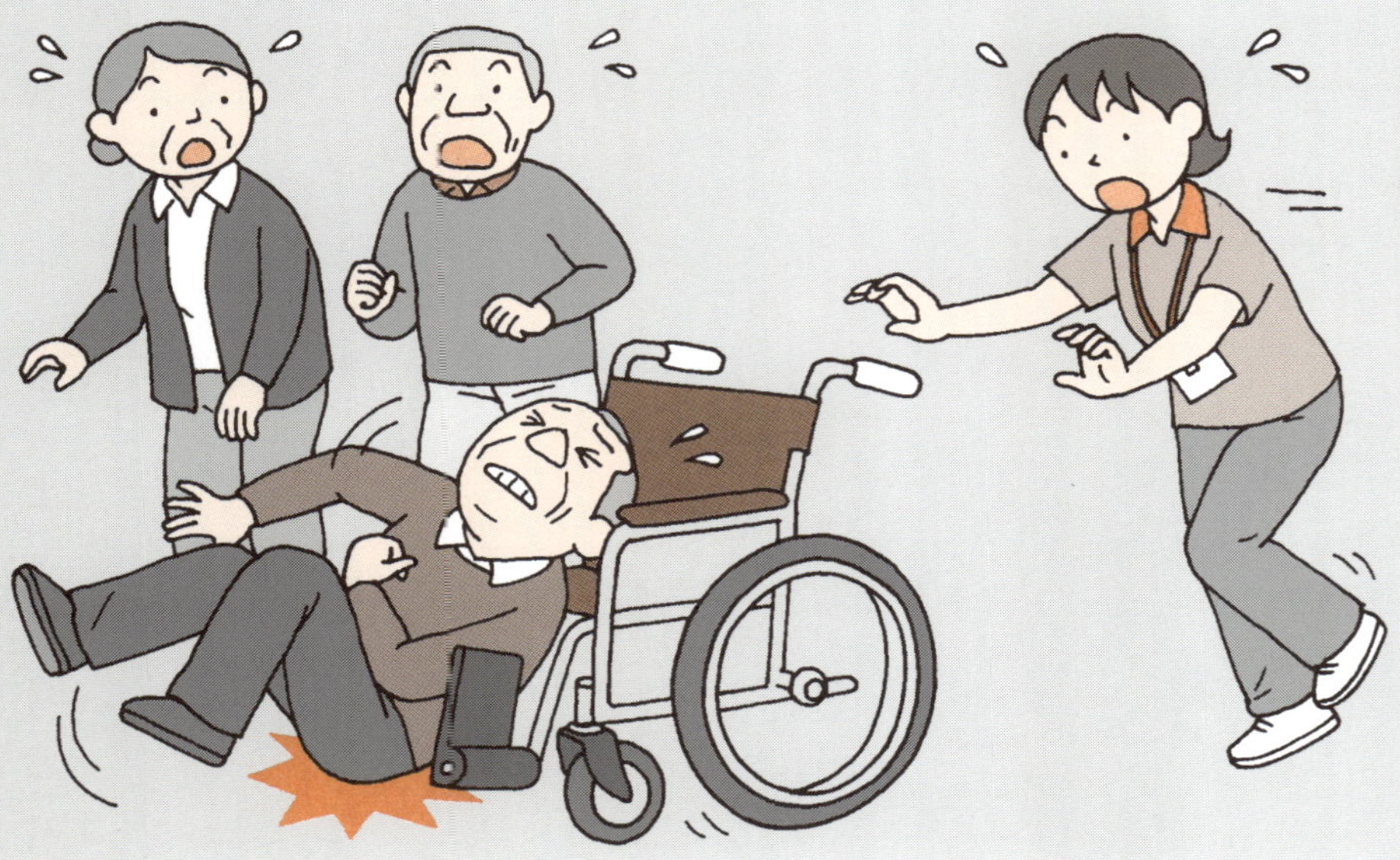

事故評価 事故は未然に防ぐことができたか

事故評価の基本的な考え方

レクリエーション中や終了直後の事故が全て過失になるわけではありません。デイサービスで提供するレクリエーションは、機能訓練（リハビリテーション）などと同様に法令で認められたサービスですから、安全に配慮していれば過失にはなりません。

しかし身体機能上明らかに危険が認められる場合や、レクリエーション中に明らかな危険が見られた場合は、レクリエーションを取りやめ、安全を優先しなければなりません。

この事故が過失とされる場合

体を動かすレクリエーションについては、次のようなケースが過失と判断されやすいでしょう

- 利用者の身体機能に対して、レクが明らかに危険であったり、レク中に何らかの変化で危険な状況なのに、中止しなかった場合
- レク中の体の動きで福祉用具などにリスクが発生しているのに、放置した場合
- レク終了後に何の点検もせず、レク中に発生したリスクに気づかなかったため、事故に至った場合

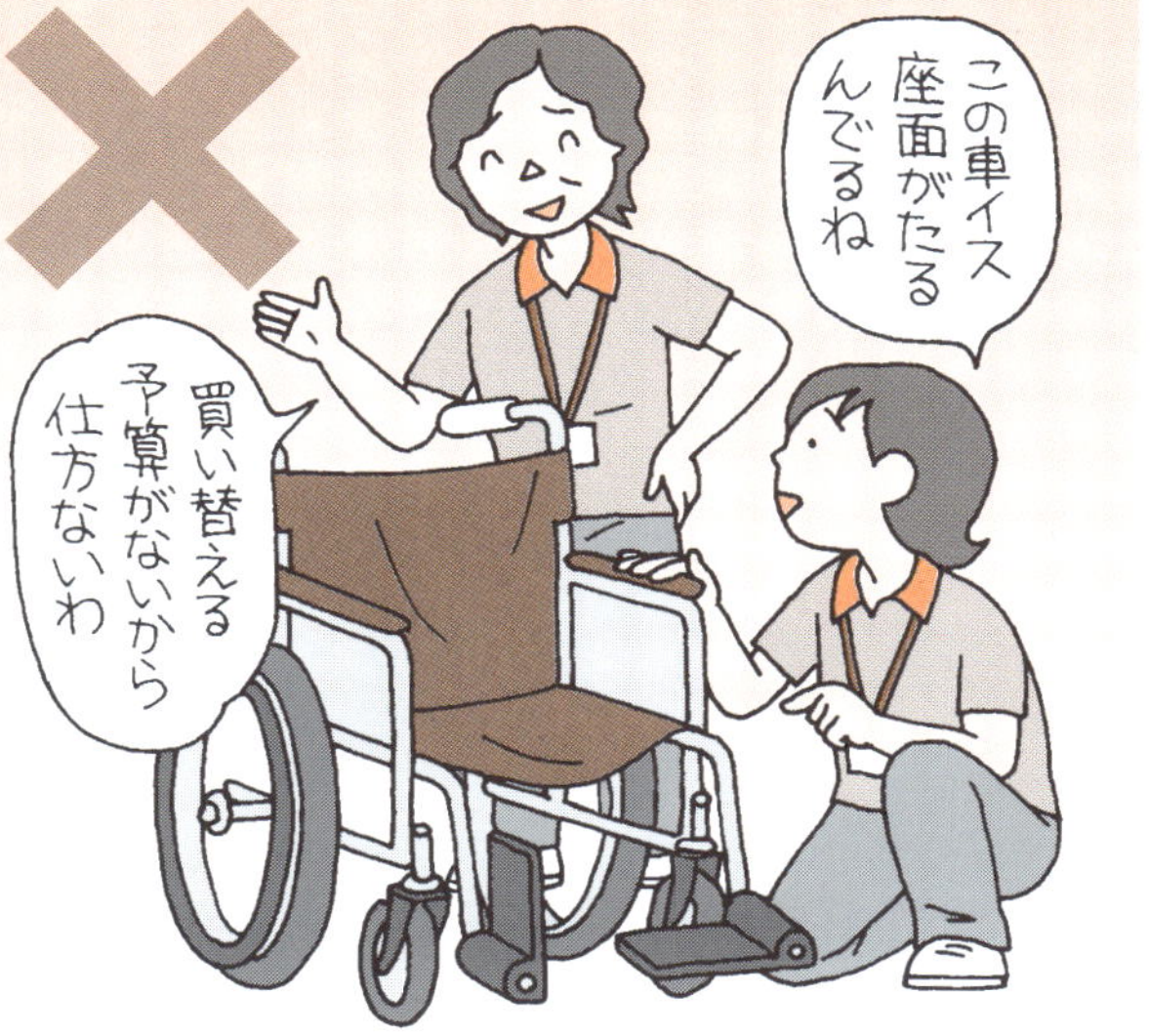
この車イス座面がたるんでるね
買い替える予算がないから仕方ないわ

こんな事故評価はダメ！

- Qさんは突然車イスから落ちたので、支えられなかった。防ぎようがない事故なので、施設に過失はない

原因分析 なぜこの事故が起こったのか

こんな原因分析はダメ！

- 車イスが古かったから（在宅利用者の車イスは施設所有ではない）

事故原因の考え方

- Qさんが使用していた車イスが少し古いタイプだったようです。この場合、座面がたるんでいたりすれば、上半身の活発な動きによって座位がずれることが予測されます。レクリエーションの最中にも注意して見守り、座位が不安定になって転落する危険性がないかをチェックしなければなりません。終了後も同様のチェックが必要です
- そもそも車イスは移動のための道具です。車イスに座ったまま動きのあるレクリエーションを行うのは危険なので、可能な限り利用者の体格に適した椅子に移り、座って実施することが重要です
- 施設側が、これらの「レクリエーションによって利用者に起こるさまざまな変化」をチェックせず、漫然とレクリエーションを行って事故に至れば、過失として責任を問われるでしょう
- レクリエーションの開始時にも車イスのブレーキがしっかり利くかどうかなどをチェックする必要があります。レンタルであればケアマネジャーに連絡します

安全なレクリエーションのために気にかけるべきこと

いつもは安全にレクリエーションができている人も、その日の体調によっては運動が適さないこともあります。その日のレクリエーションを安全に行うために、何に気をつけて確認を行えばいいのでしょうか。その視点を見直しましょう

本人の意思や、やる気を尊重する

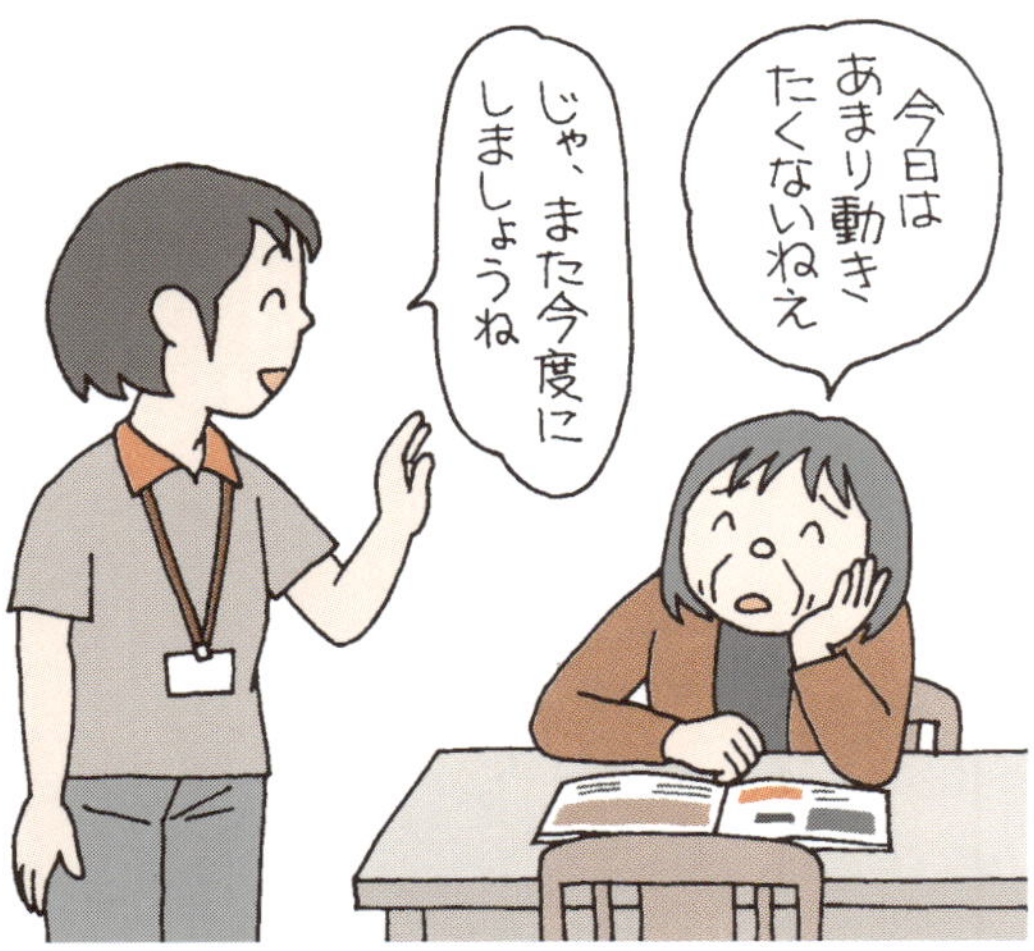
今日はあまり動きたくないねえ
じゃ、また今度にしましょうね

お年寄りは日によって気分にムラがあるものです。乗り気でない人に無理強いすると、うまく動けずにケガをすることがあるので注意しましょう

「いつもと違う様子」に敏感になる

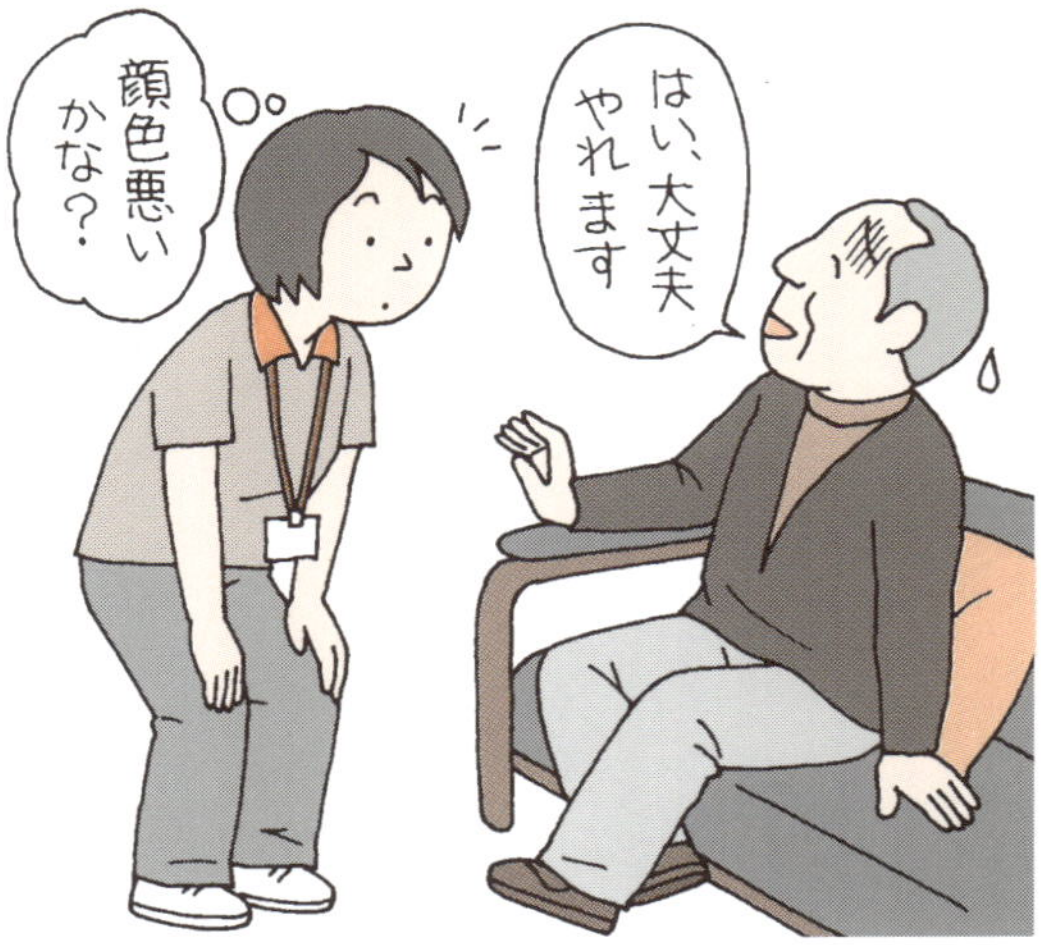
はい、大丈夫やれます
顔色悪いかな？

お年寄りの体調やADLは毎日変化します。バイタルチェックの際は数値も大切ですが、「いつもとどこか違う」という直感も大切です

開始から10分ほど経過したら様子を確認する

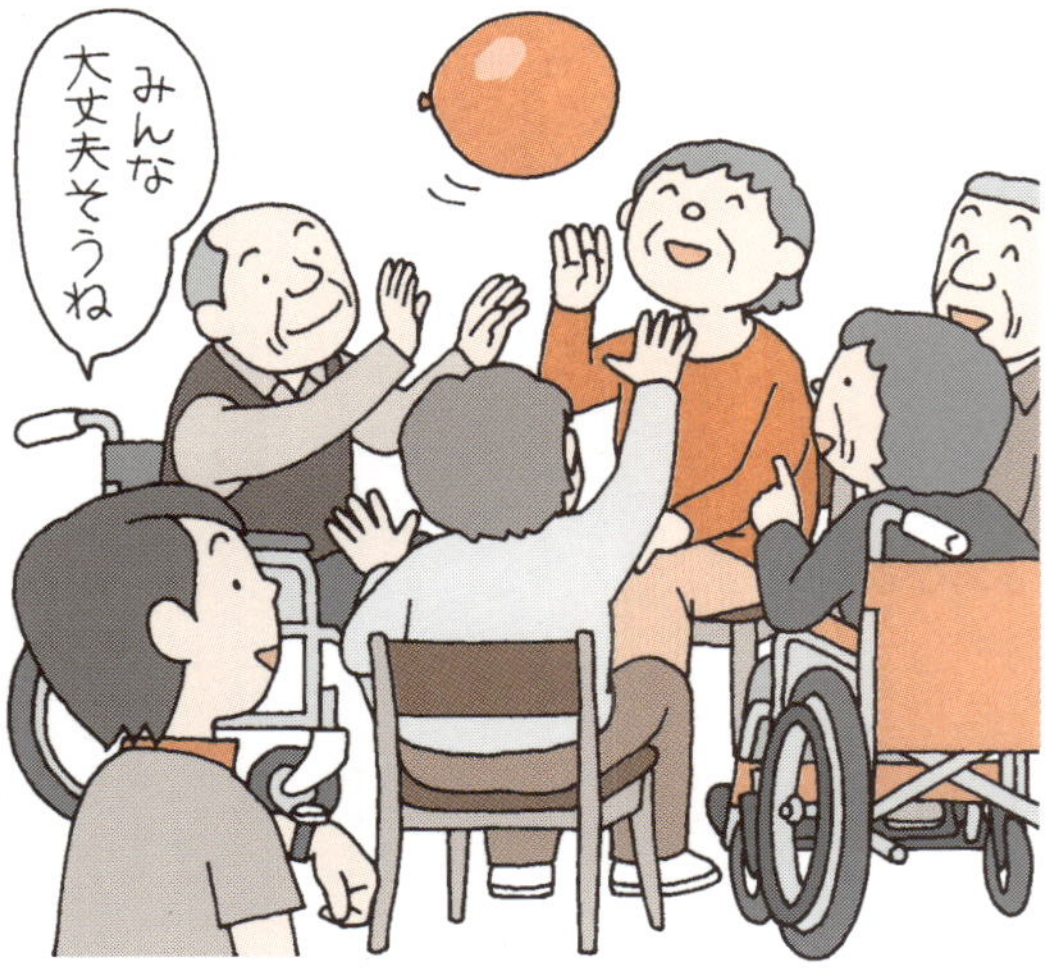
みんな大丈夫そうね

運動中に体調の変化が起こることもあるので、10分ほど経過したら一度チェックします。そのときに少しでも様子がおかしければ、運動を中止してバイタルチェックを行うことが必要です

服装や用具に問題がないかを確認する

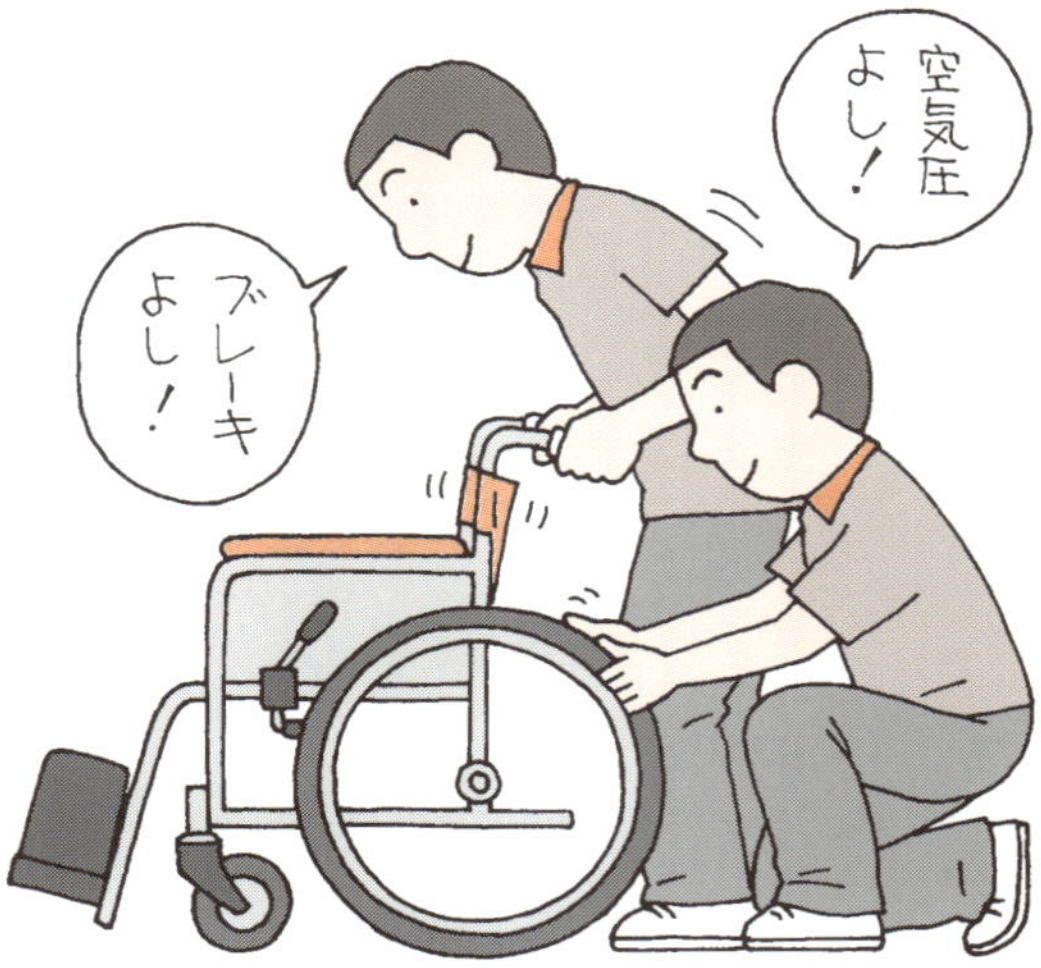

運動に適した服装であるかどうかはもちろんチェックしますが、福祉用具に問題があるかないかも必ず確認するようにしましょう

レクリエーション安全チェック表（一例）

時期	チェック項目	チェック内容（確認の方法）
実施前	その利用者の身体機能に対して安全か？	座る位置が定まらない利用者はずり落ちの危険がある。 上半身が大きく傾く利用者は椅子からの転落や椅子ごと転倒の危険がある。
実施前	介助者の人数に対して利用者の人数は適切か？	少なくとも利用者5名に対して職員が1名以上でなければならない。
実施前	その日の体調は良好か？	バイタルチェックだけでなく、朝からの利用者の様子や素振りを観察し、調子が悪そうであれば積極的にすすめない。本人が遠慮している場合も同様に無理にすすめない。
実施前	トイレはすませているか？	レクリエーションの前から意識的にトイレ誘導を行う。レクリエーション開始時にひと声かける。
実施前	椅子・車イスは安全か？（安定しているか？）	椅子・車イスが安全な状態か必ず確認する。特に車イスのブレーキを確認のうえ、少し動かしてみて安定性を確認する。
実施前	フットサポートから足を降ろしているか？	車イスのフットサポートから足を降ろした状態で、かかとが床にしっかり着いているかを確認する。着いていない場合は足台を使用する。
実施前	隣の利用者との距離は適切か？	隣の利用者と近すぎると衝突事故を起こす。
実施中	介助方法は適切か？	支えや介助が必要な利用者が1人になっていないか確認する。
実施中	見守りは適切か？	座位の安定性や上半身のバランスが悪い利用者の見守りは適切か？ 危険度の高い利用者のそばに職員が付き添っているか？
実施中	聴力・視力障害の利用者に対して	聴力・視力障害のある利用者の配置に配慮しているか？
実施中	レクリエーションに集中できているか？	デイルームの人の出入りが多かったり、雑音や音楽で気が散るとケガのもと。
実施中	隣の利用者との距離は適切に保たれているか？	レクリエーションをやっているうちに、椅子や車イスの位置が動いていないか確認する。
実施中	水分補給・休憩は適切か？	動きの激しい人には水分補給や休憩をすすめる。
実施中	急に動きの変化した利用者はいないか？	体調の変化で急に動きが止まったり、具合が悪くなる人がいたら素早く対処する。
実施後	座位の安定、姿勢に変化はないか？	上半身を動かしたあとは、座位に変化がないか確認する。
実施後	体調に変化がないか？	バイタルチェックよりも表情や動きの様子を重視してよく観察する。

施設独自の安全基準が必要

デイサービスのレクリエーションは、娯楽とリハビリを兼ねています。なかには体を動かすレクリエーションもありますが、その際は事例のようにケガが心配です。体を動かすレクリエーションを行う場合は、身体チェックだけでなく、運動によって発生する危険も予測して確認をする必要があります。

安全なレクリエーションのためのおもな確認事項を、右ページに挙げました。事前のバイタルチェック以外に、ここまでは基本事項として確認しておきたいものです。

上のレクリエーション安全チェック表は、ある理学療法士がつくりました。チェック項目がかなり細かいので、全ての安全チェックを行うのは現実的に難しいかもしれません。ですからこのチェック表の内容が最大と考えて、各施設で必要だと思うものをピックアップして、施設独自の安全チェック表をつくってみてはいかがでしょうか。

デイサービス（デイケア）利用中の事故②

機能訓練（リハビリ）中の事故

口頭での安全確認だけでは、確認したとは言えません

事故発生時の状況

Rさんは、89歳の女性利用者で脳梗塞による半身マヒがあります。また、少し認知症が出てきて、聞いたことをすぐに忘れます。ある日、個別リハビリの「ベッド柵を使用して足踏み訓練」を行おうとしたときのことです。

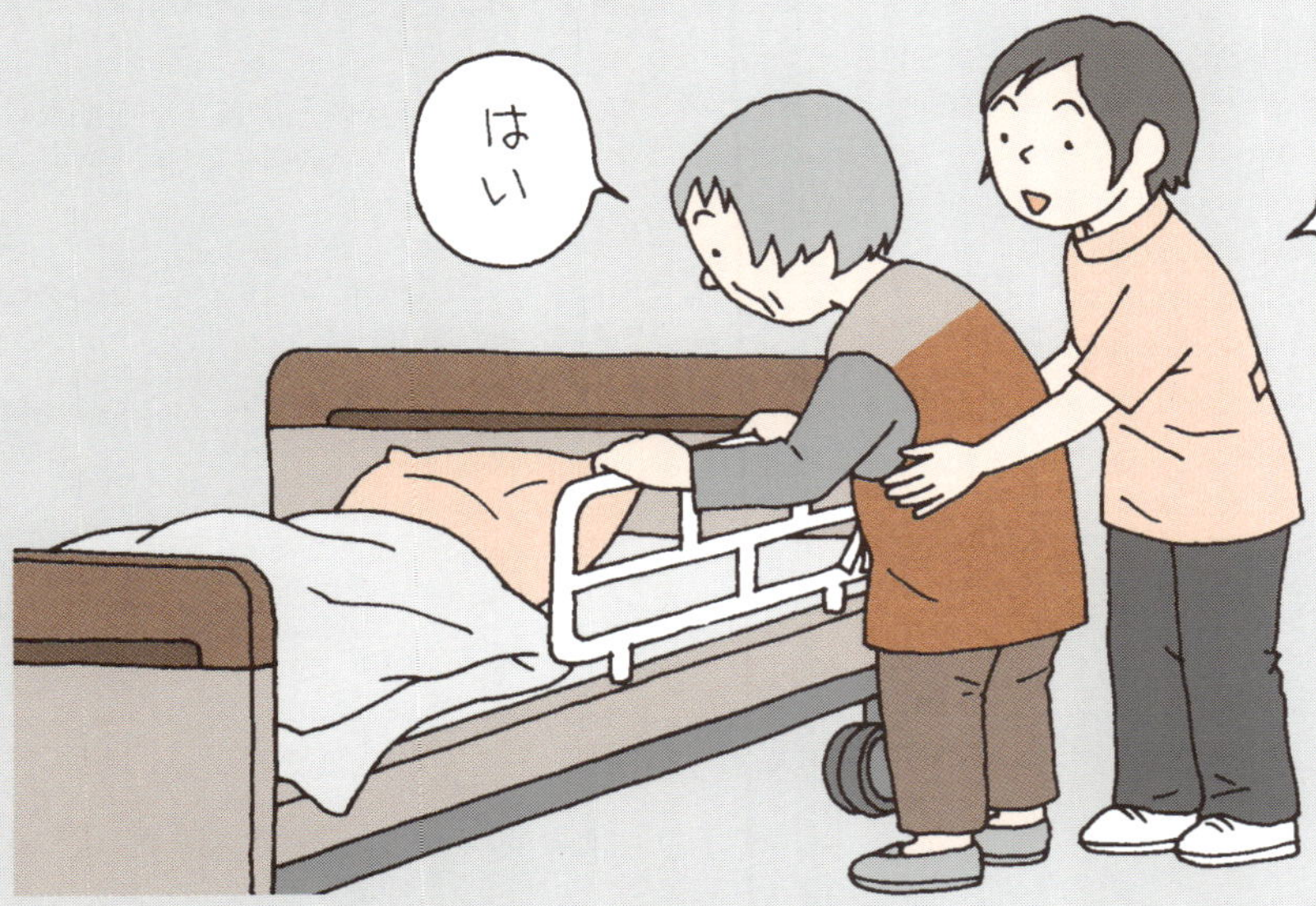
手を離しますよ
いいですか？
はい

Rさんがベッド柵につかまった状態で、機能訓練指導員がRさんの体から手を離しました。するとその瞬間にバランスを崩して転倒し、尻もちをついてしまったのです。Rさんは腰椎圧迫骨折で、1ヵ月の治療が必要になりました。

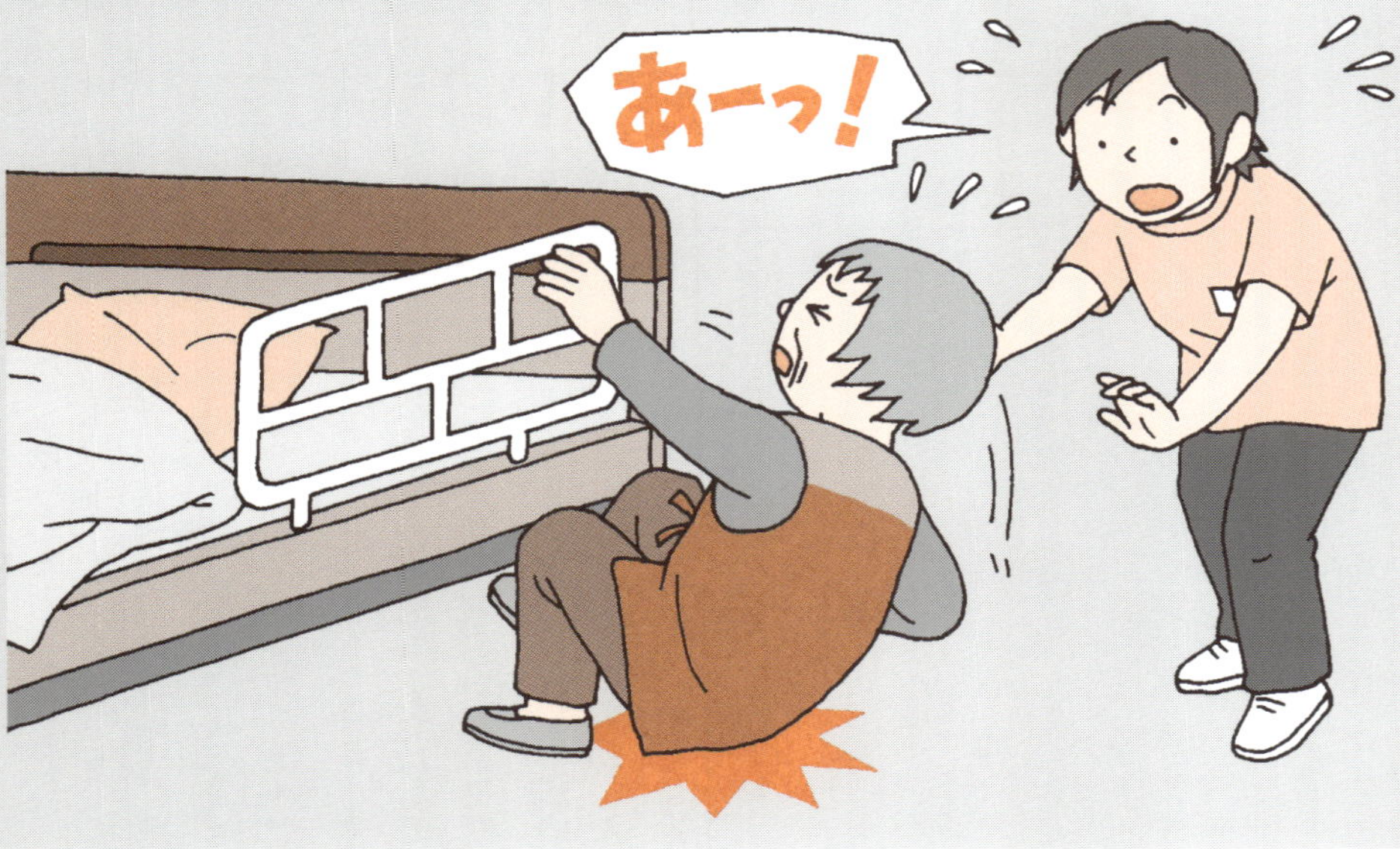
あーっ！

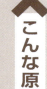

事故評価　事故は未然に防ぐことができたか

事故評価の基本的な考え方

介助中と同様に、機能訓練指導員がついている間に起こった事故は、過失を否定することは難しいでしょう。家族感情としても「資格を持った指導員がついていながら事故が防げなかったのか」という批判的な感情になるのは仕方ありません。

この事故が過失とされる場合

- 訓練中は指導員が「どんな事態でも対処できるような高い注意義務」を要求されるので、過失と判断されることが多い
- 利用者の身体機能に比して、リハビリ内容に無理があり危険であった場合
- その日は体調や身体機能の状況が悪く、いつもは危険がないものの、その日は危険が予測できたのに実施した場合
- 指導の方法に誤りがあったり、利用者の安全確認を指導員が怠ったために事故が起こった場合

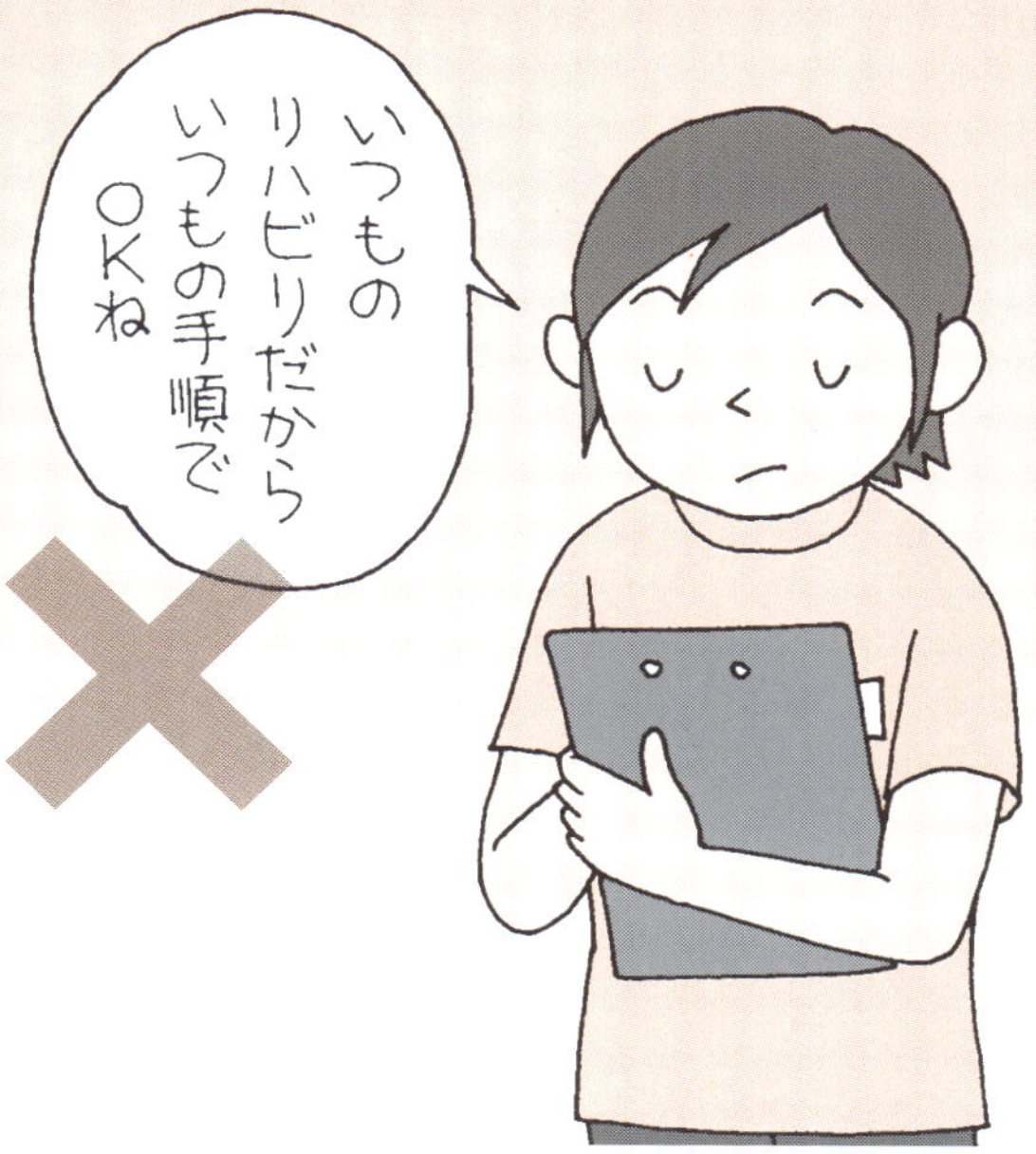
いつもの
リハビリだから
いつもの手順で
OKね

こんな事故評価はダメ！

- 手を離した瞬間に突然転倒したので、防ぎようがなかった

原因分析　なぜこの事故が起こったのか

事故原因の考え方

- この事故で注意すべきことは、リハビリを開始する前にベッド柵につかまった時点で、「指導員が手を離した瞬間にバランスを崩した」ことです。これはつまり、Rさんが柵を持った状態で自力で立位を保持できる状態でなかったのに指導員が手を離した可能性が高い、ことを意味します
- 逆に言えば、利用者が立位を保持できるかどうかを確認しないで指導員が手を離したことになりますから、指導員の安全確認ミスです
- もし仮に、指導員が「Rさん手を離しますけど立っていられますか?」と確認したとしても、認知症がある人に確認がどの程度意味を持つか疑問です。ですから、指導員は支えている手を離すときにはいきなり離さず、バランスを崩さないか徐々に手を離しながら立位を確認する必要があります

こんな原因分析はダメ！

- Rさんが「立てます」と言ったから（本人が「できる」と言ったから）

機能訓練（リハビリ）中の事故

この事故の再発防止策

自主的に安全基準をつくる

マシーン使用チェック表	✓
マシーン使用の運動については、職員に見守りをさせている	
マシーン使用について、運動時間などのルールを決めている	
利用者の運動能力を把握して、軽めの運動に設定している	
マシーンを使用する利用者以外は近づけないように管理している	
サドルのあるマシーンは、サドルを低めに設定している	
マシーンの周囲には衝撃吸収マットが敷いてある	
運動前にバイタルチェックを行っている	
特定の疾患について、運動の制限を周知している	
体調不良やマシーンの不具合は、すぐに申し出てもらうよう声をかけている	

リハビリを行う際の安全確認は非常に大切です。安全確認の内容が不十分だと、事故につながりやすくなります。リハビリ前のバイタルチェックの方法から、メニューの選定方法、リハビリ実施時に何を確認するかなど、各施設のリハビリメニューに応じて自主的に厳しい安全基準をつくるといいでしょう。

生活動作を大切にする

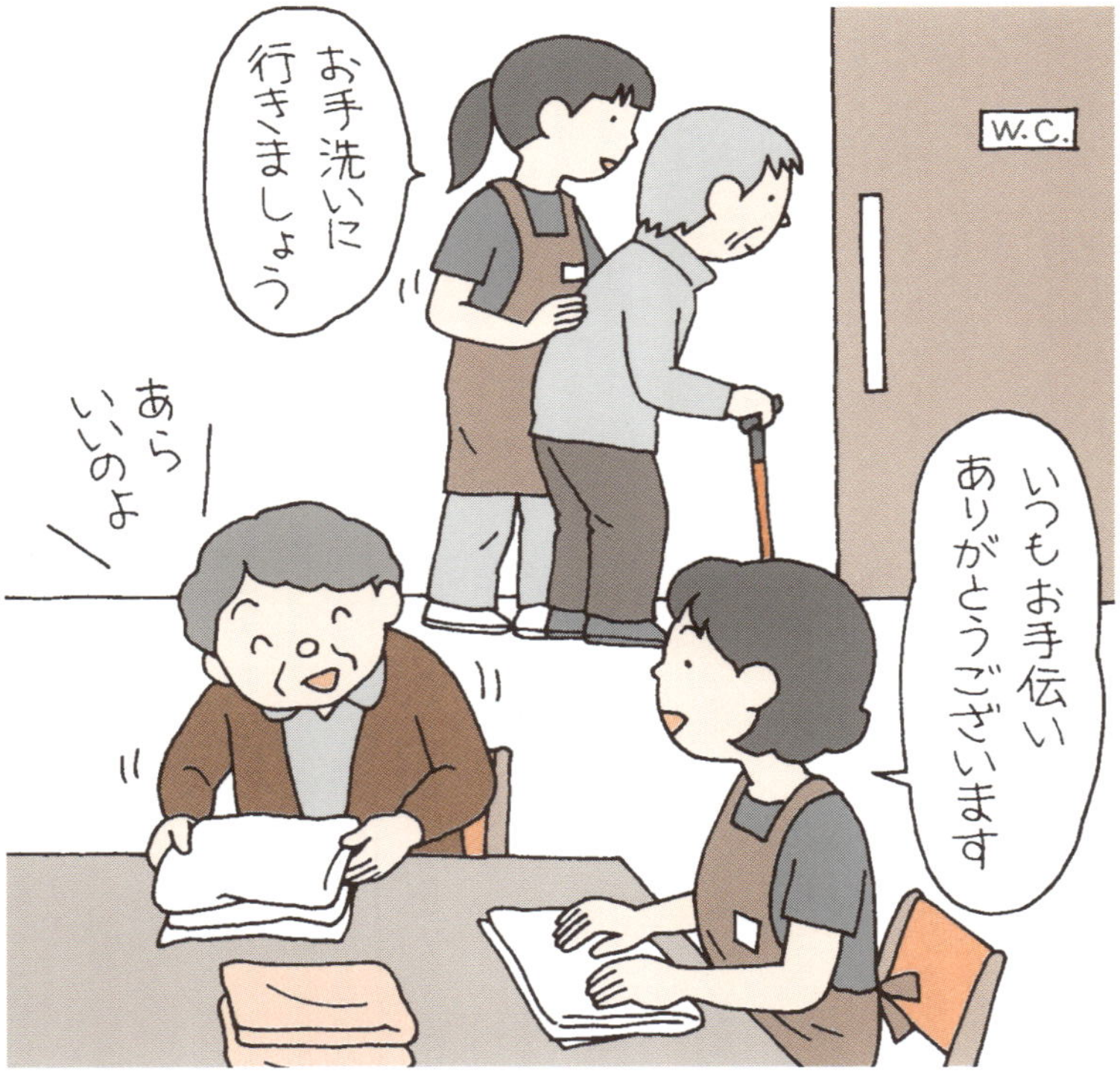
W.C.
お手洗いに行きましょう
あら いいのよ
いつもお手伝いありがとうございます

特別な運動メニューを行わなくても、正しく生活をするだけで十分、身体機能維持のためのリハビリになります。座りっぱなしで筋力が低下しないように、車イスからふつうの椅子、トイレの便座などへこまめに移乗したり、利用者に洗濯物をたたむなどの家事を手伝ってもらうのもいいでしょう。

過剰にリハビリしたがる人への対応

家族がリハビリを強く望む場合、事故の危険性を具体的に説明する

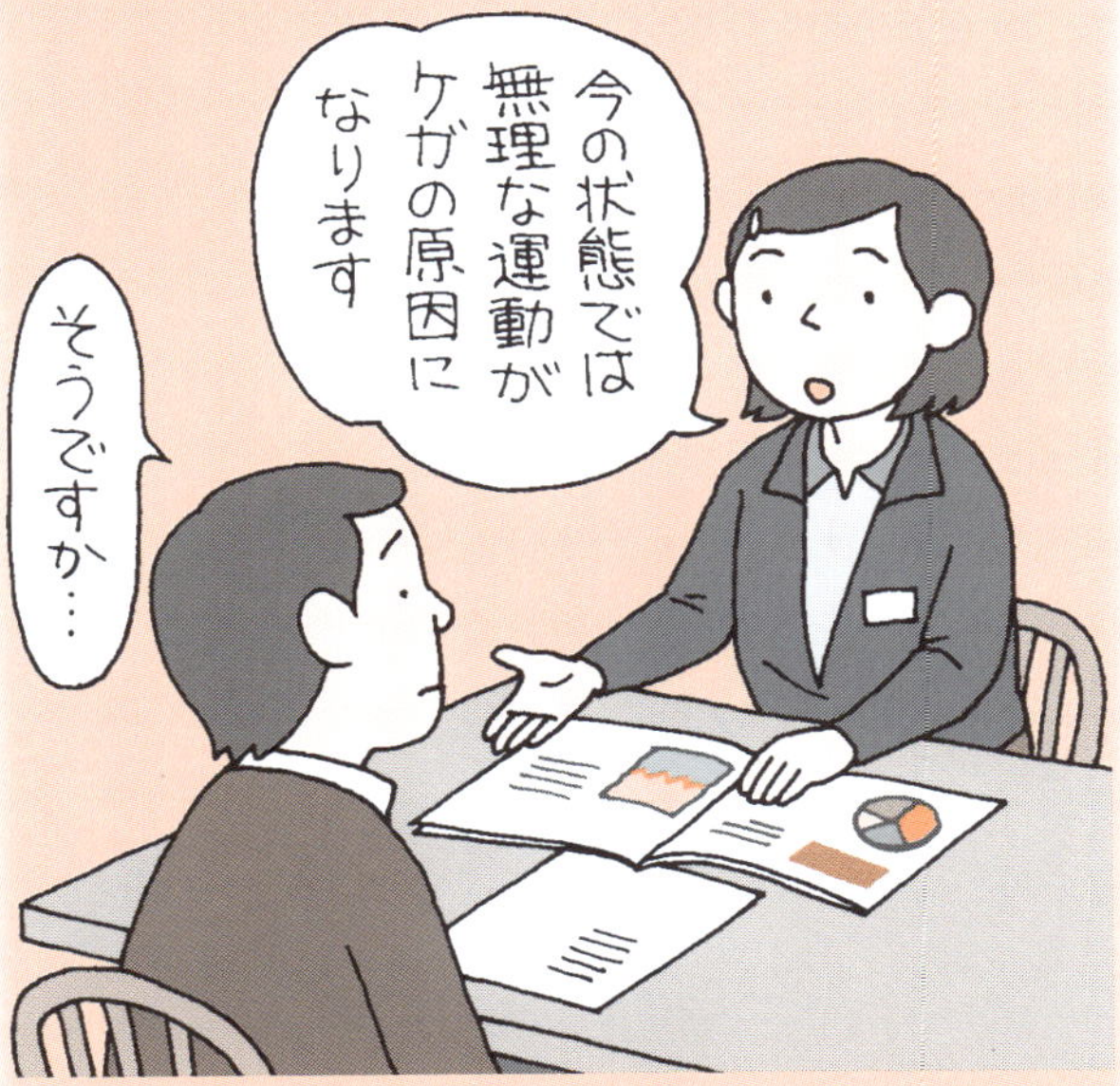
今の状態では無理な運動がケガの原因になります
そうですか…

家族が「マシーンを使ってしっかりリハビリを行えば、かつての元気な姿に戻る」と誤解している場合があります。若い人が行うフィットネスとは違い、それぞれの筋力や体力に応じて負荷がかかりすぎないように配慮することが大切です。お年寄りの過度の運動の危険性をしっかり説明し、理解を求めましょう

リハビリ意欲の強い人に対しては何度もくり返し注意を喚起する

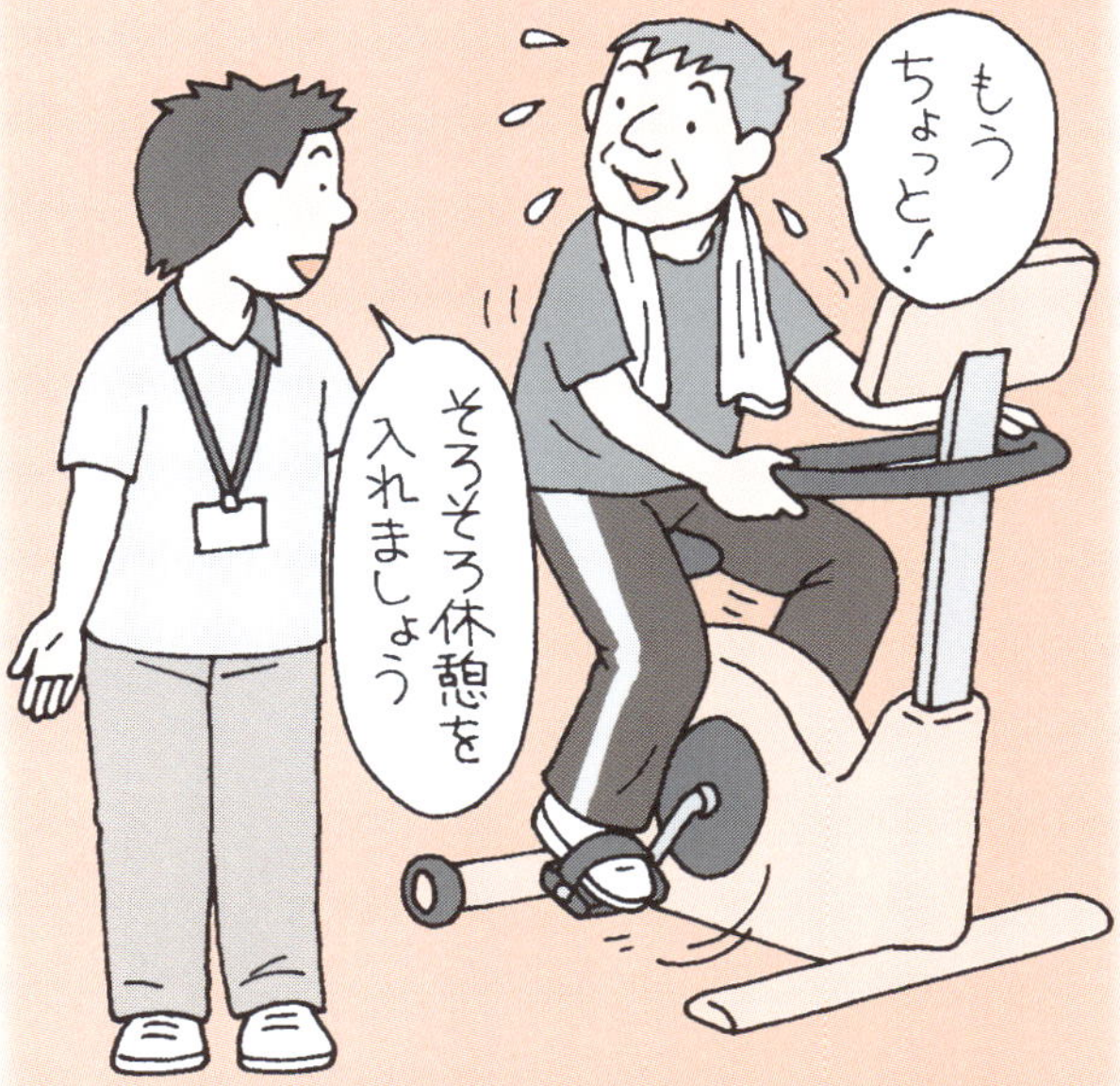

比較的年齢の低い男性の利用者に多く見られるのですが、マシーンを使ったリハビリに強い意欲を示す利用者がまれにいます。しかしお年寄りの体に負荷をかけすぎると、ケガなどにつながりやすく危険です。そうした利用者には、過度のリハビリにならないよう何度も注意する必要があります

無理をしすぎないことが何より大切

若い人やアスリートが筋力トレーニングを行う場合は、自身の筋力に対して重めの負荷をかけることが一般的です。しかし、お年寄りのリハビリは身体機能の維持が目的ですから、その利用者の身体機能や認知機能に比べて安全なメニューであることが前提となります。

また、お年寄りが身体機能向上や筋力トレーニングのために専用のマシーンを使うのは、意外と難しいものです。お年寄りはバランスを崩した場合、とっさに機器を停止するなどの瞬発力が衰えています。マシーンは勝手に止まりませんから、ちょっとしたミスが大きなケガにつながりかねません。

身体機能の向上をリハビリに頼るよりも、ふつうに生活を送ることが何よりの訓練になるという考え方があります。運動にばかり興味を示す利用者がいたら、日常生活の中で身体機能を向上させる視点も伝えるといいでしょう。

利用者同士の加害事故

スタッフではなく利用者が加害者の場合、責任はどうなるのでしょうか

事故発生時の状況

Sさんは重い認知症がある男性利用者で、身体に障害はありません。性格が荒っぽいため、職員だけでなくデイサービスの利用者とも頻繁にいさかいを起こします。

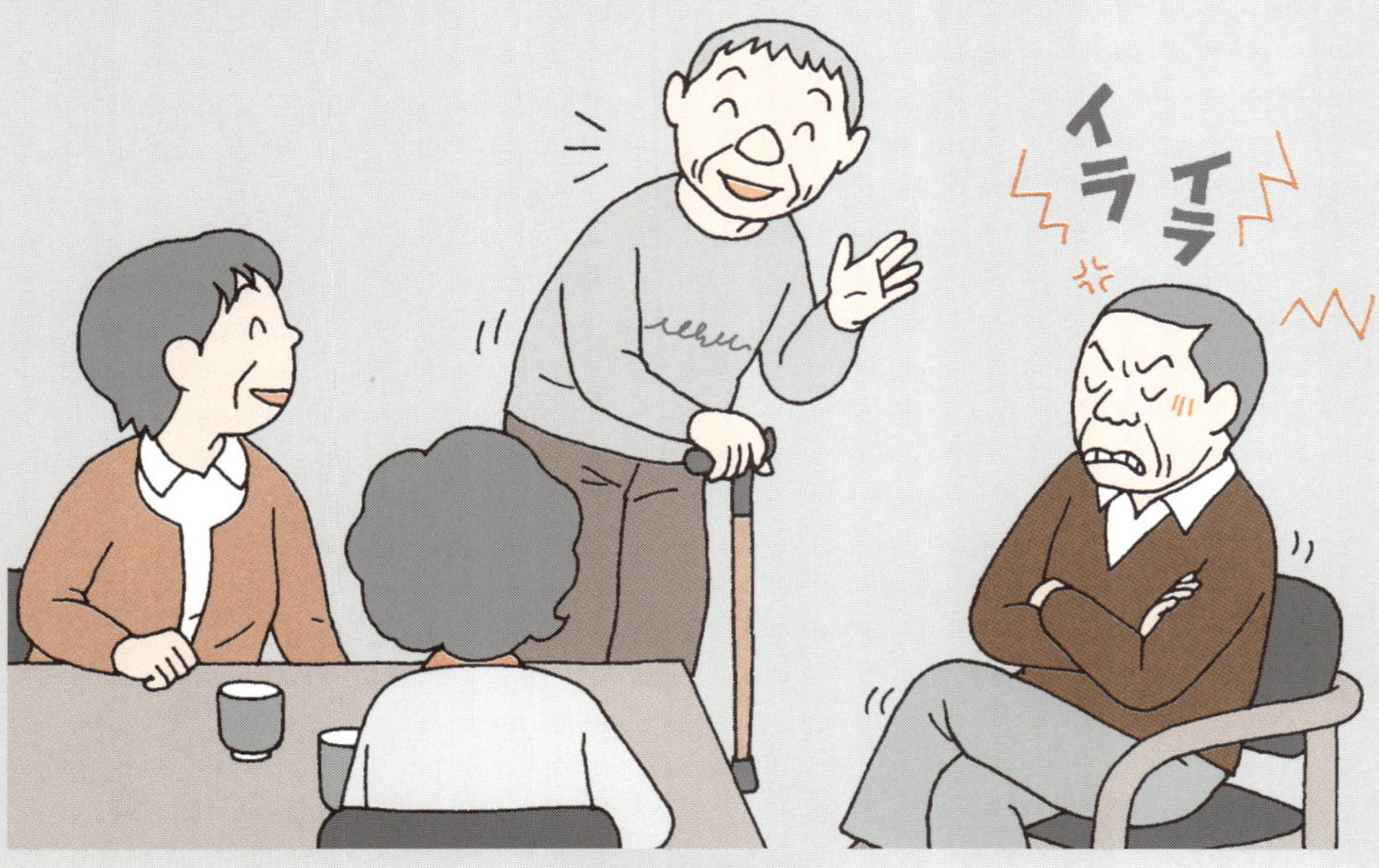

あるとき、ほかの男性利用者に「オレを見て笑っただろう！」と因縁をつけて突き飛ばし、転倒させてしまいました。被害者は腰を強く打ち、骨折しました。

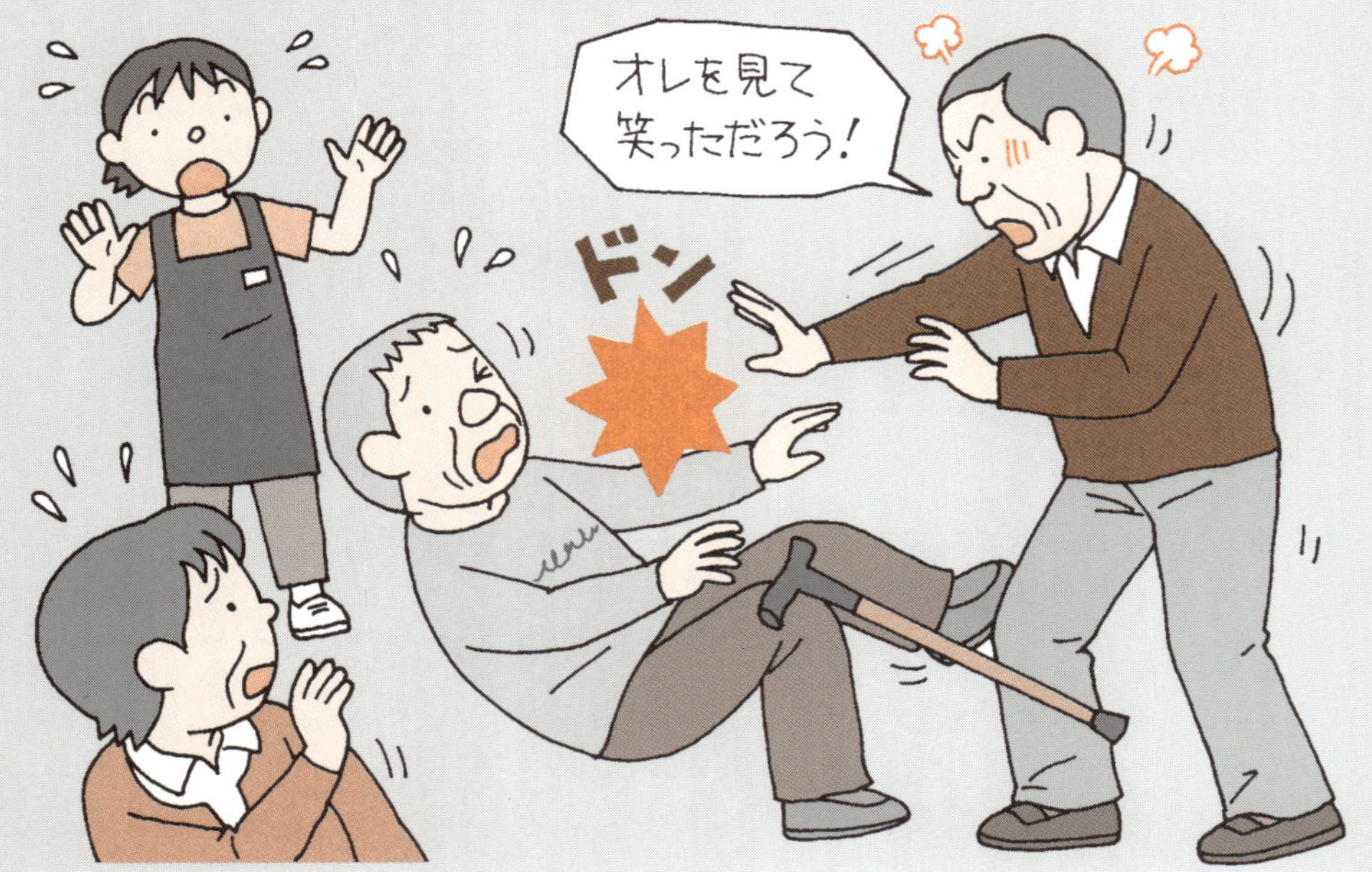

事故評価 事故は未然に防ぐことができたか

事故評価の基本的な考え方

通常、精神上の障害があるために判断能力がない人が行った加害行為は、責任無能力者として本人はその賠償の責任をおわないことになっています【民法第713条】。ですから、認知症の利用者が他者に対して行った加害行為の損害は、施設が代理監督義務者として賠償責任をおうことになります【民法第714条】。

この事故が過失とされる場合

- 認知症の利用者による加害事故の場合、施設の責任となります
- 民法第714条には「認知症の利用者が加害行為をしないよう、安全配慮義務を怠らなかった場合は責任を免れる」といった趣旨の記述がありますが、デイサービスでとれる対策は限られています。過失を否定するのは実際には難しいでしょう

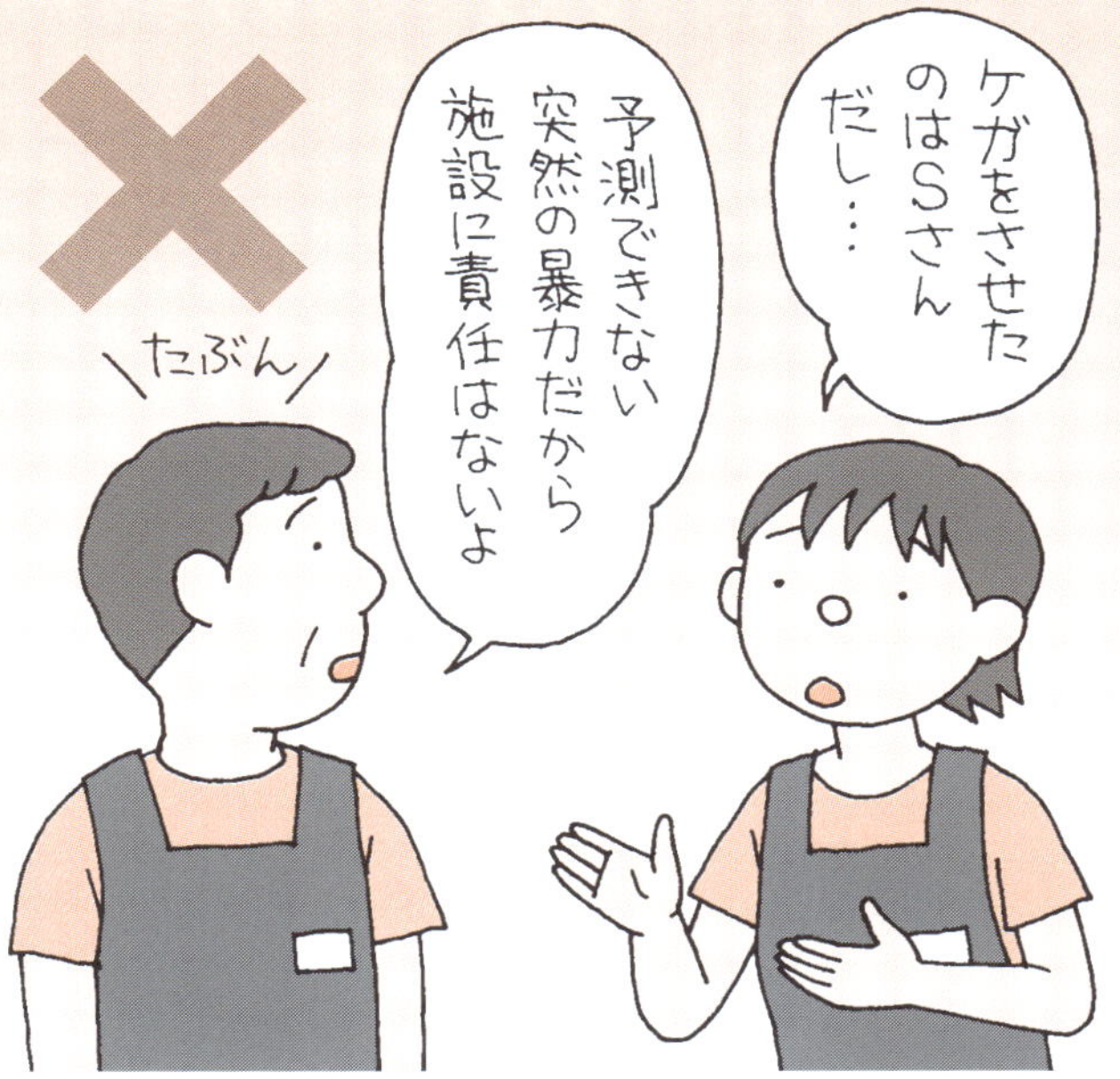
ケガをさせたのはSさんだし…
予測できない突然の暴力だから施設に責任はないよ
たぶん

こんな事故評価はダメ！

- Sさんが暴力を振るったのだから、Sさんの責任

原因分析 なぜこの事故が起こったのか

こんな原因分析はダメ！

- 被害者がSさんを見て笑ったらしい。被害者にも原因があったのではないか

事故原因の考え方

- デイサービスにおける、認知症の利用者による加害行為を防ぐには、認知症の利用者の攻撃行動を改善する以外に方法はありません。認知症ケアに詳しい専門家によれば、次のような状況で攻撃的になる可能性が高いそうです
  - 服薬の悪影響（抗精神病薬や副作用の強い薬剤によるもの）
  - 持病などで体調が悪く、痛みなどの苦痛があるのに周囲が気づかない
  - デイサービスでの環境が落ち着かない
  - 過去に身体拘束されたことがある利用者は他人が近づくと拒否反応が出てしまう
  - 人の役に立っていない、邪魔にされているなどの劣等感や焦燥感
  - 自分はもっと大切に扱われるべきだという不満
  - 認知症であることで周囲から受ける疎外感
- 認知症の利用者の攻撃性の原因となる事柄は、人によってそれぞれ異なります。さまざまな視点で、利用者の行動や性質をよく見ていくことが必要です

利用者同士の加害事故

加害者の責任能力で変わる施設の責任

1 加害者に責任能力がある場合

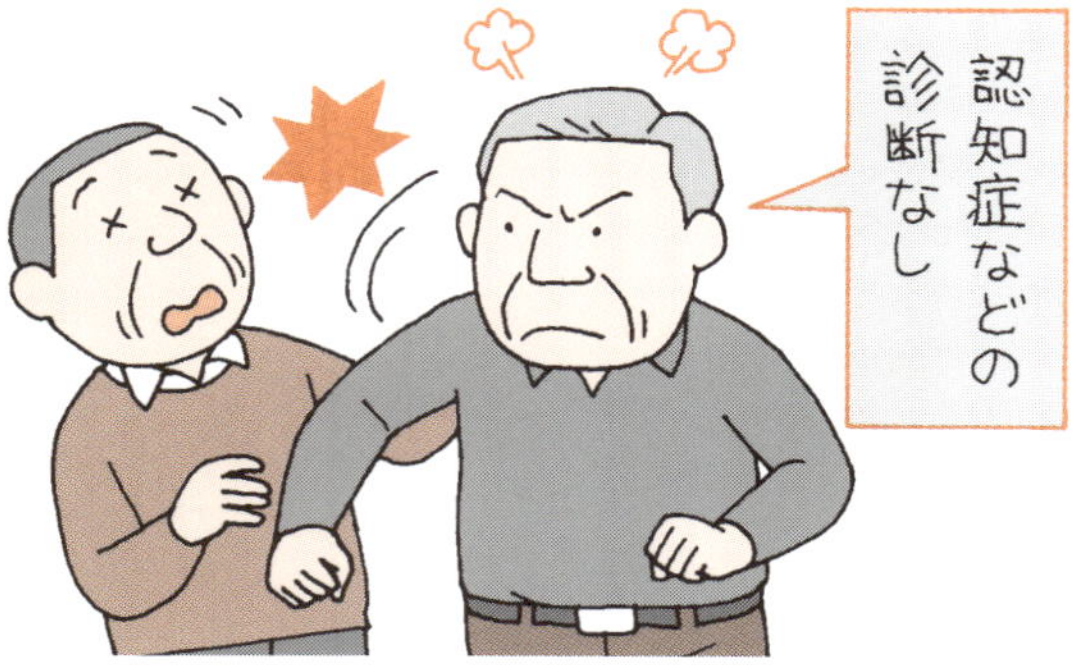
認知症などの診断なし

加害者となった利用者に責任能力があるとみなされる場合は、一般の傷害事件と何も変わりません。民法第709条により、加害行為を行った本人が賠償する義務をおいます

2 加害者に責任能力がない場合

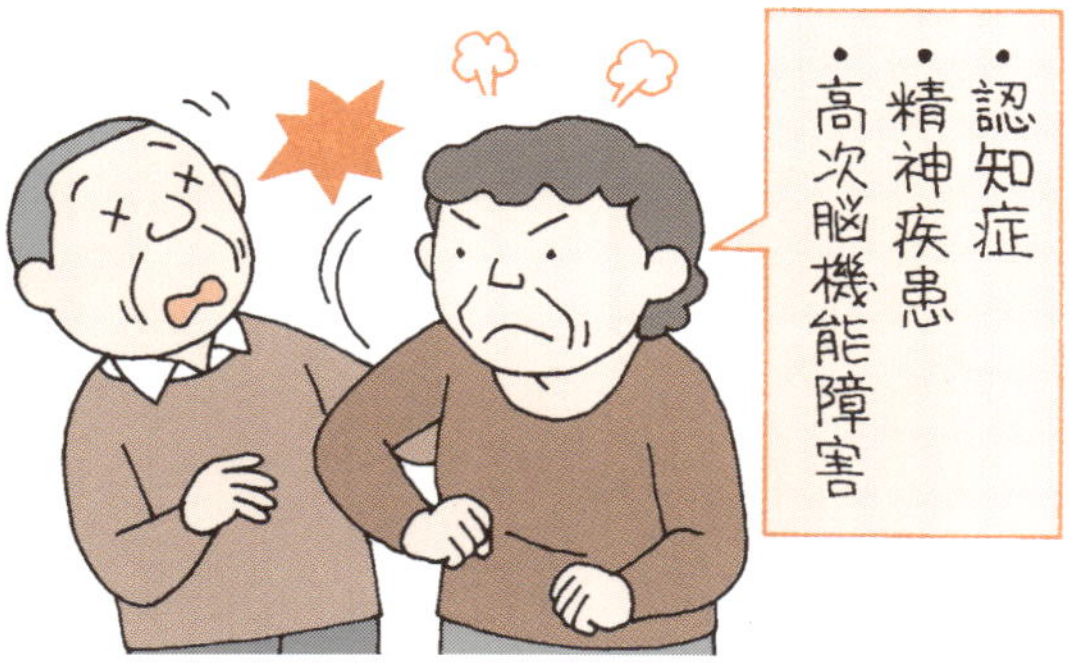
・認知症
・精神疾患
・高次脳機能障害

認知症や精神疾患などで責任能力を問えない利用者がデイサービス利用中に加害事故を起こした場合は、施設側も家族とともに監督義務者としての責任を問われることになります

監督義務者とは何か

加害者に責任能力がない場合は、本人が賠償責任をおうことができません。ですから、法的立場で見て本人の監督義務をおう人が代わりに損害を賠償することになります。一般的に監督義務者に当たるのは利用者の息子や娘など、介護の責任をおっている家族です。

しかし、デイサービス利用中の出来事は、家族では止めようがありません。そこで家族から利用者の安全を任されている施設側が、代理監督義務者としての責任を問われる可能性があるわけです。

この場合は、「加害者の家族と施設が連携して賠償責任をおう」というケースが多くなると考えられます。これは決して「半分ずつ賠償金を払いましょう」という意味ではありません。連携して賠償責任をおうということは、被害者はどちらに対しても全額の損害賠償請求ができるということです。

つまり、利用者同士の加害事故が起こったとき、加害者に責任能力のない場合は、施設も代理監督義務者として全額の損害賠償を求められる可能性が高くなります。

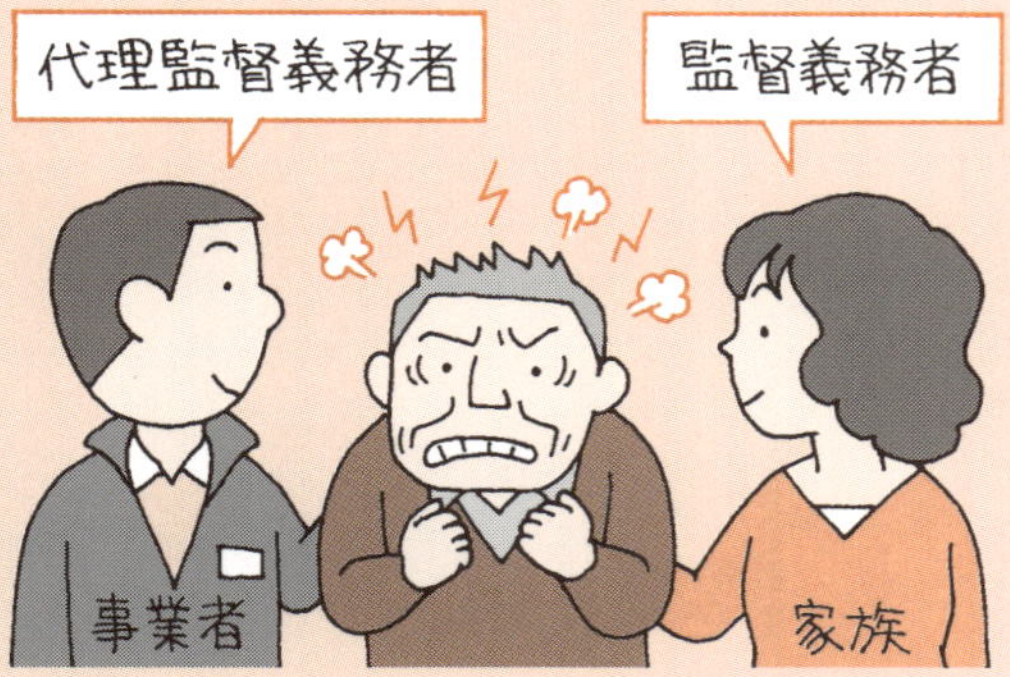
代理監督義務者
監督義務者
事業者
家族

暴力が出る利用者に対する防止策

利用者の加害事故を防止するには「暴力行為が起こりそうなとき、利用者を制止してほかの利用者を守る」「攻撃性が高まる原因を究明し、改善する」と、大きく分けて２種類が考えられます。具体的には、以下の４点を徹底するところから始めるといいでしょう

杖など危険なものは来所時に預かるなどして、遠ざける

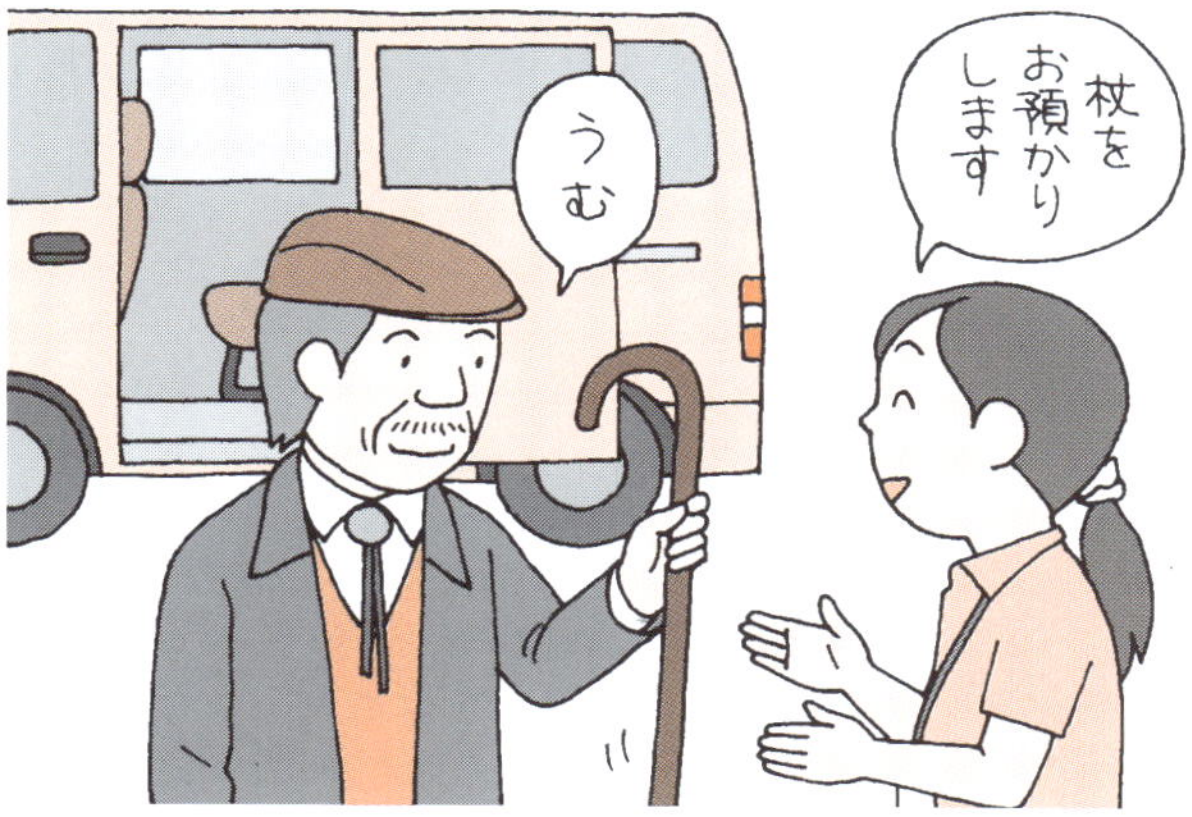
杖をお預かりします
うむ

不穏な状態のときは見守りを強化し、場合によっては周囲の利用者を遠ざける

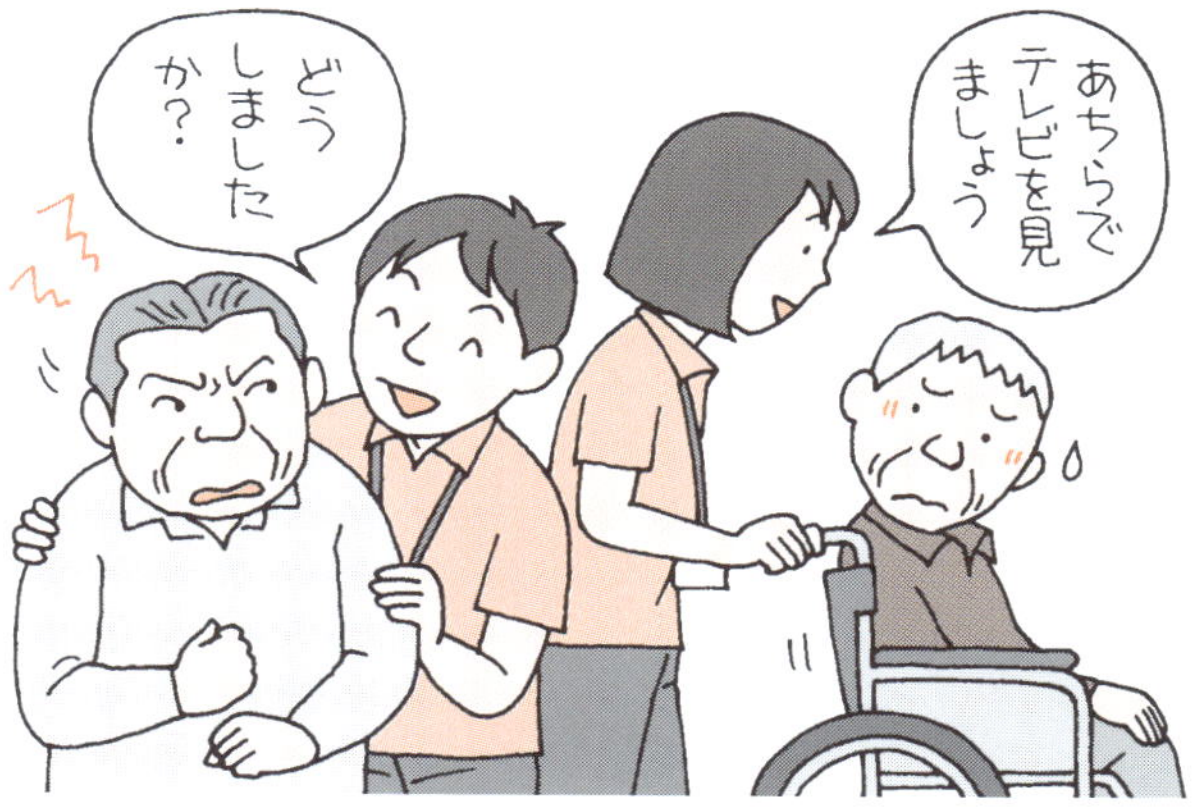
あちらでテレビを見ましょう
どうしましたか？

受け入れやすい特定の職員がいれば、なるべくその職員が対応する

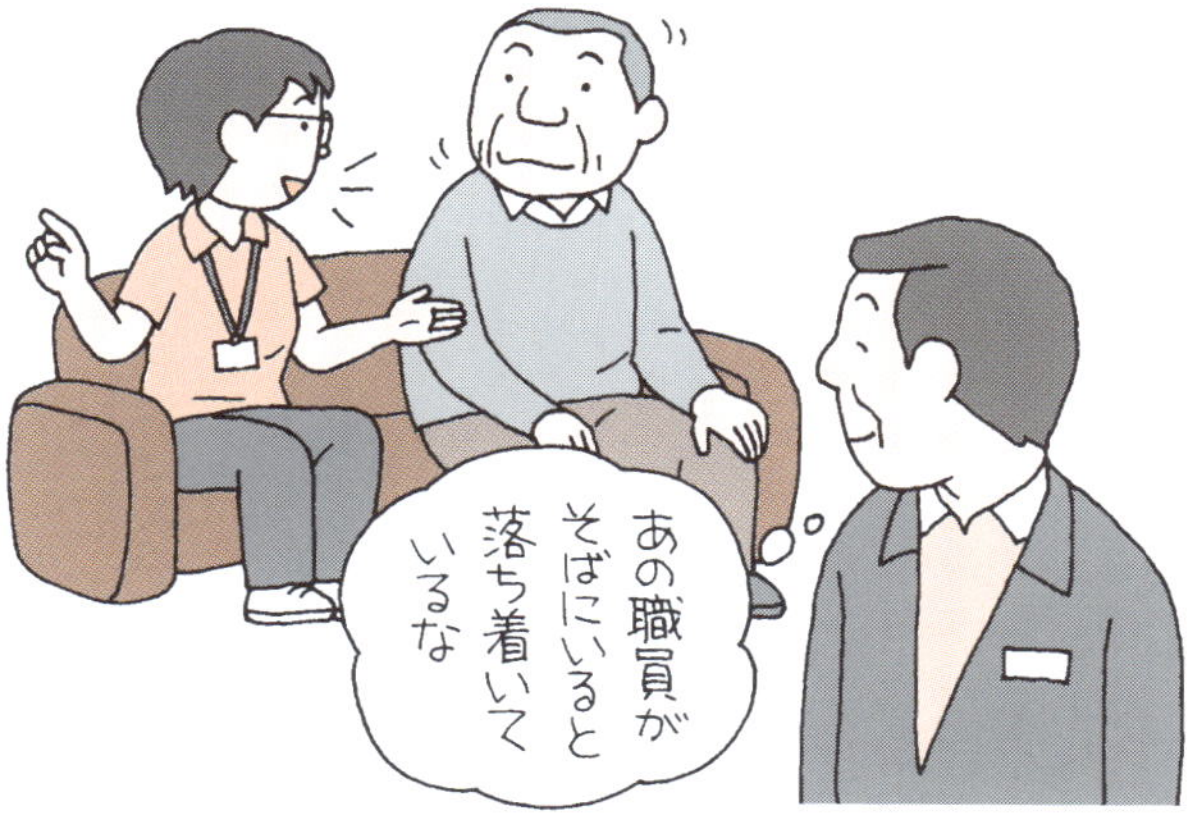
あの職員がそばにいると落ち着いているな

特定の利用者に敵意を持つなら、なるべく接触しないよう配慮する

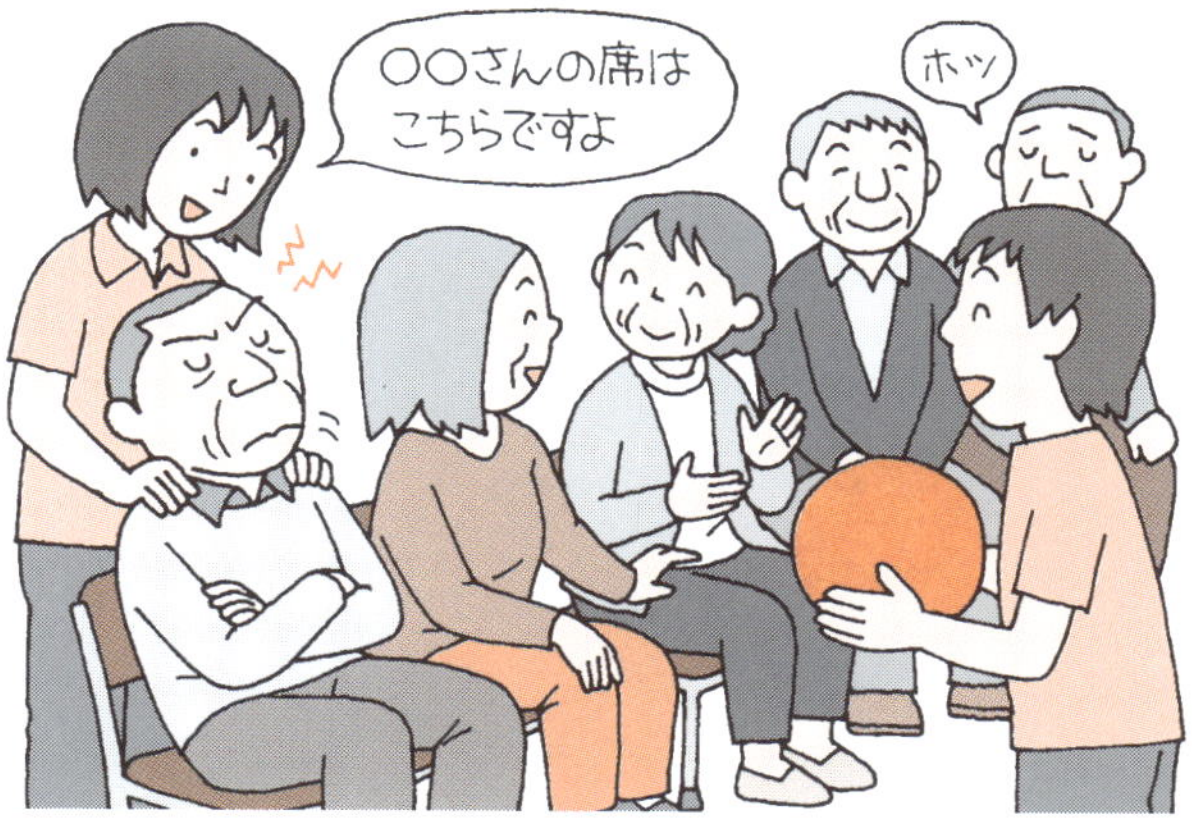
ホッ
○○さんの席はこちらですよ

防止対策や補償は加害者家族と連携

認知症の「問題行動」などが原因で攻撃的になっている利用者がいたら、まずは家族に現状を正確に伝えましょう。万が一のときに、「うちの父がそんなことをするはずがない」と否定され、更なるトラブルに発展するのを防ぐためです。

それから家族と施設は情報を共有しながら、なぜ攻撃性が高まってしまっているのか、その原因を探ります。服用している薬の見直しなどによって攻撃性を根本的に解決できたら、それがいちばんです。

それと同時に、ほかの利用者が被害に遭わないよう気を配ることも忘れてはいけません。危険を感じたらさりげなくほかの利用者を遠ざけるなど、時と場合に応じた対処が必要です。

利用者同士の加害事故が発生してしまった場合は加害者家族としっかり相談し、保険会社とも密に連携をとります。そのうえで、誠意を持って被害者への補償に当たることが大切です。

デイサービス（デイケア）利用中の事故④

外出行事中の行方不明事故

行事で外出中に認知症の利用者がいなくなってしまった場合の対処方法です

事故発生時の状況

デイサービスの外出行事で近所の有名なお寺にお花見に行きました。職員3名で利用者5名（全員認知症で1名車イス）でしたが、あいにく小雨のうえ、混んでいました。

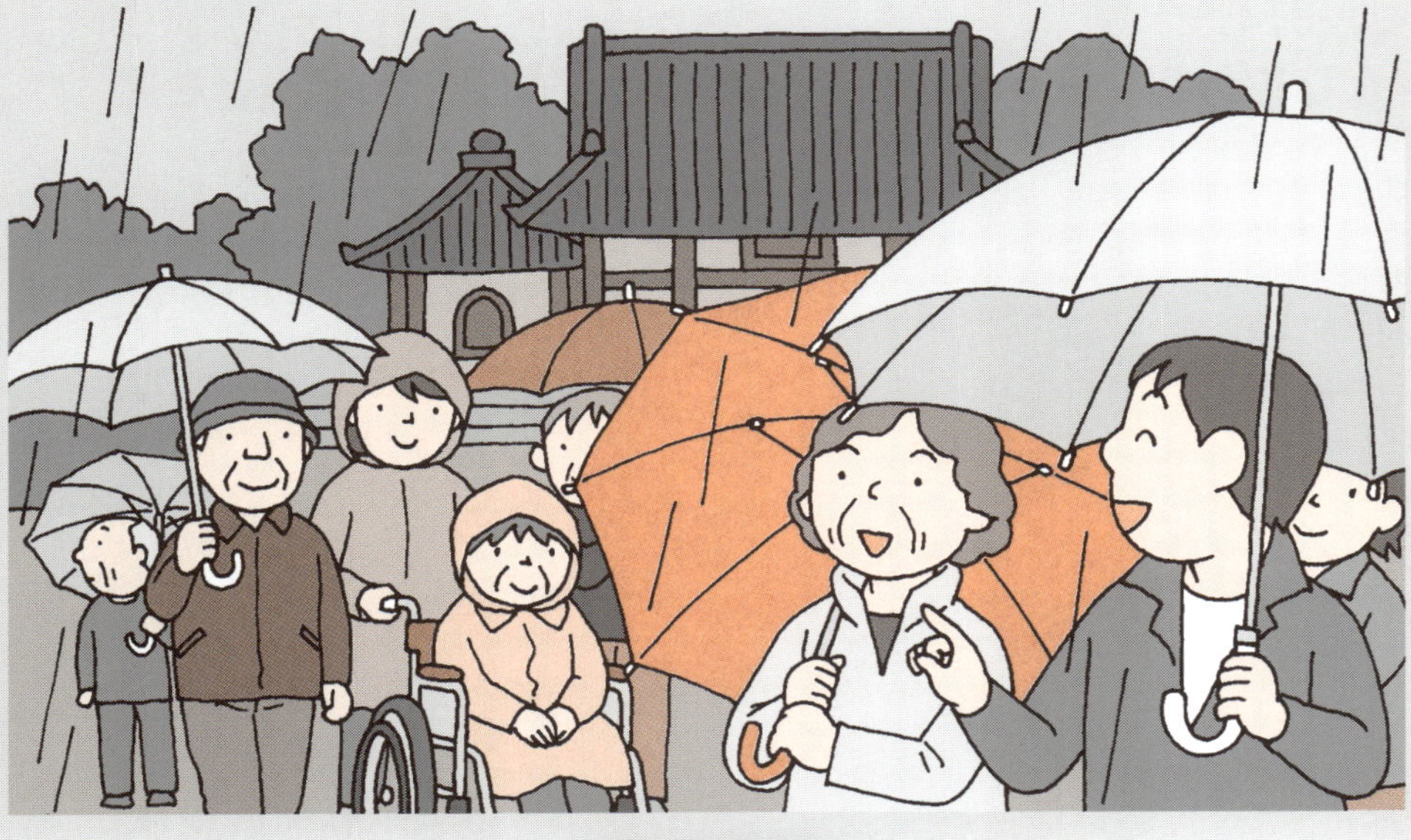

到着して1時間後、午後2時に利用者のTさんがいないことに気づき、職員2名で4時まで捜しましたが発見できず、施設と家族に連絡を入れました。

結局Tさんは翌日、隣の市で警察に保護されて無事でしたが、家族は市に苦情を申し立てました。

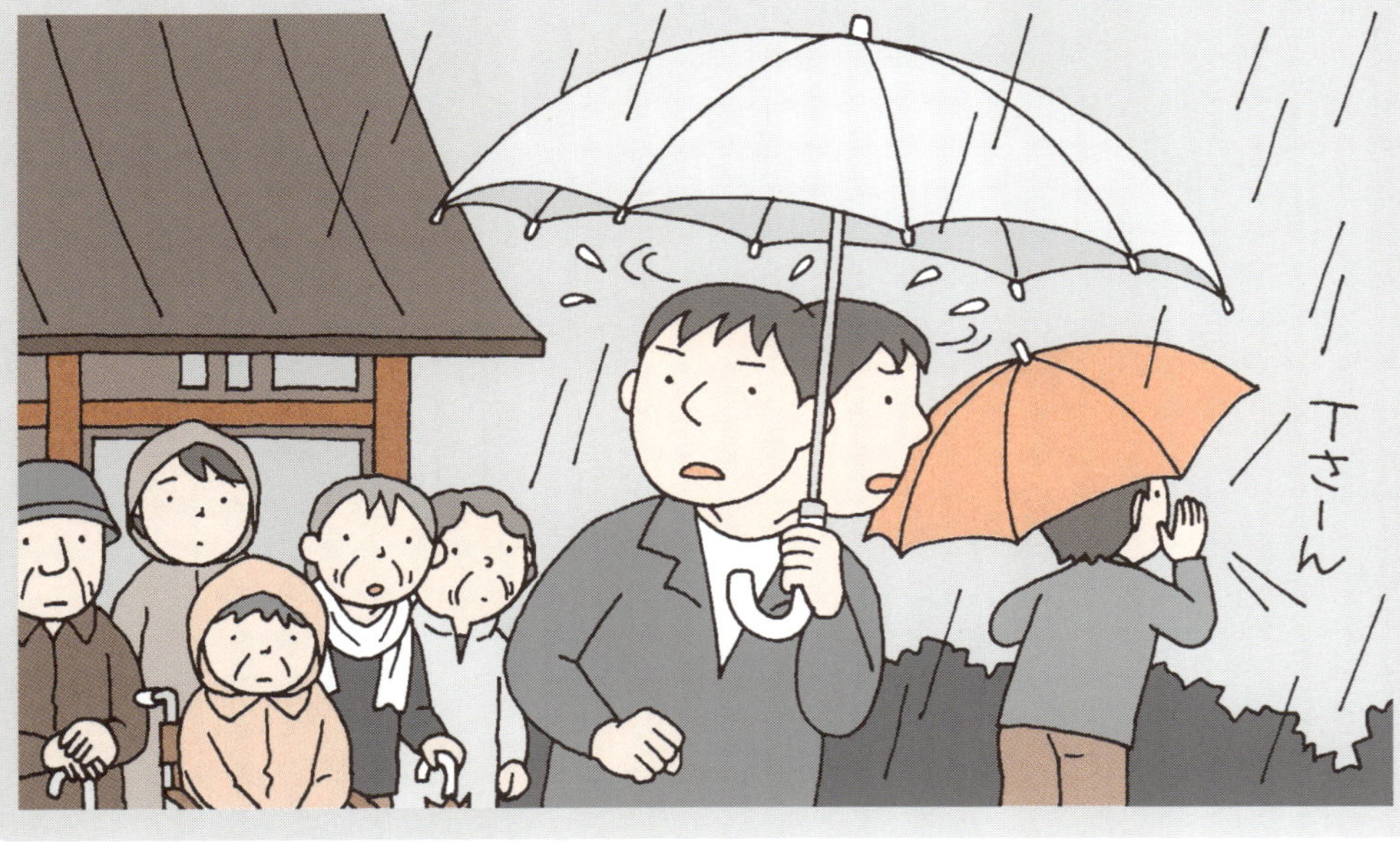

事故評価 事故は未然に防ぐことができたか

事故評価の基本的な考え方

デイサービスでの外出行事においても、行方不明事故の評価は入所施設と同様です。認知症の利用者が行方不明になり事故に遭遇すれば、ほぼ施設側の過失とみなされてしまいます。外出行事は、事前にきちんと対策を立てておくことが大切です。

この事故が過失とされる場合

- 真冬や真夏、または天候の条件が悪いのに無理に外出行事を行った場合
- 職員数に対して利用者数が多すぎて、見守りが不十分になった場合
- 見守りが必要な特定の認知症の利用者の見守りを欠かした場合
- 認知症の利用者にとって危険が顕著な環境の施設を外出行事先に選び、事故が起きた場合

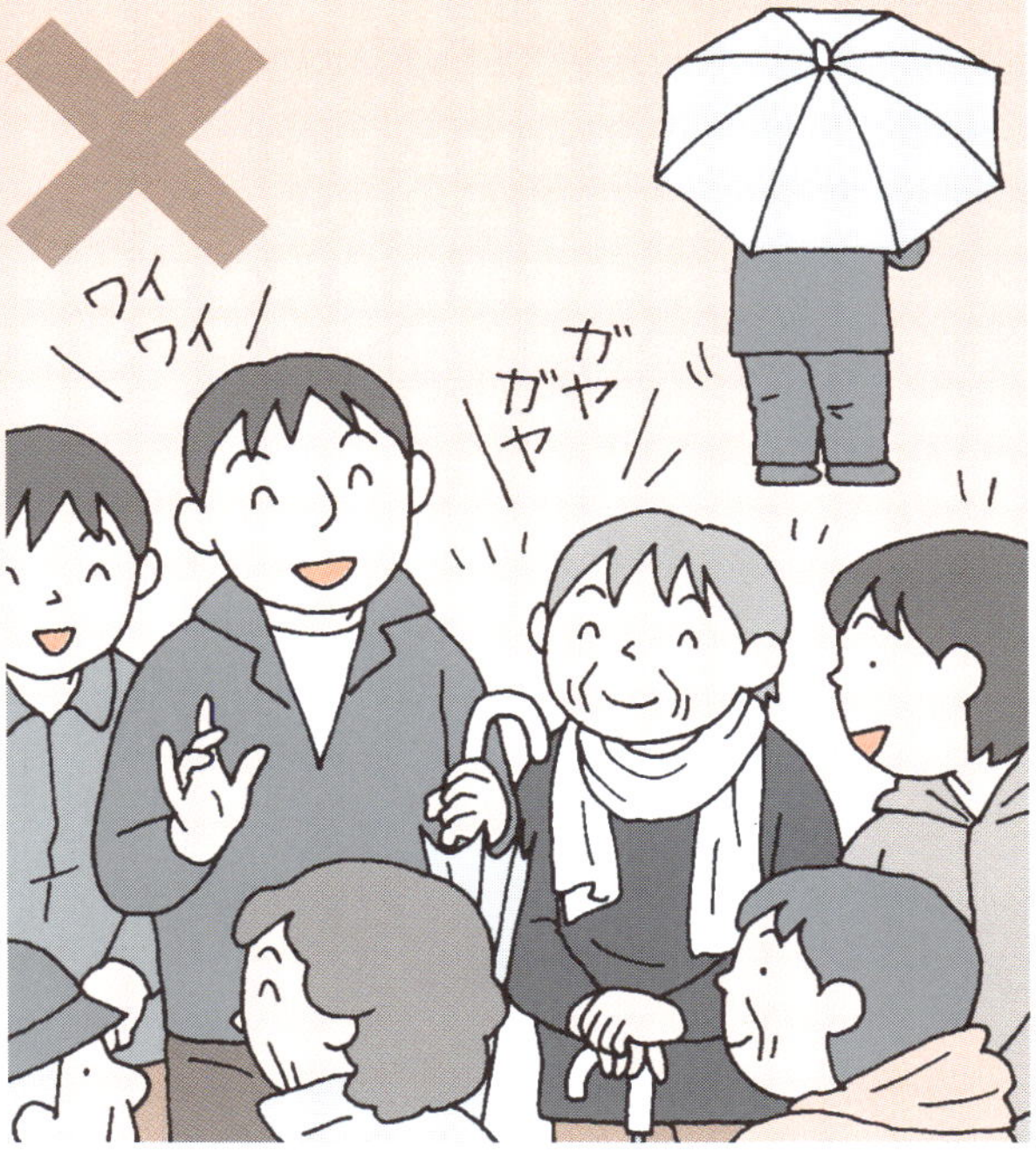

こんな事故評価はダメ！

- 職員は一生懸命捜し、頑張った
- まさかあんなに遠くへ行くとは思わなかった。想定外だった

原因分析 なぜこの事故が起こったのか

事故原因の考え方

- 5名の認知症の利用者に対して3名の職員という職員配置が、ただちに危険とみなされ過失となるわけではありません
- むしろ、小雨のときに混んでいる場所に行ったことに無理があったかもしれません。雨が降った場合は外出を延期、もしくは外出先の変更を検討するべきでした
- 天候などの外的な条件が良好でも、利用者を見失う可能性があります。そのとき、施設の応援を頼まずに2時間も外出に同行した職員だけで捜していたことは、きわめて不適切な対応とみなされるでしょう
- 行方不明事故は完全に防ぐことが難しい事故ですから、発生することを前提に「発生時に迅速に保護するための対策」をあらかじめ決めておくことが大切です

こんな原因分析はダメ！

- 職員の不注意。今後は気をつける

外出行事中の行方不明事故

この事故の基本的な対処方法

捜しやすいように、利用者に目印を付けておく

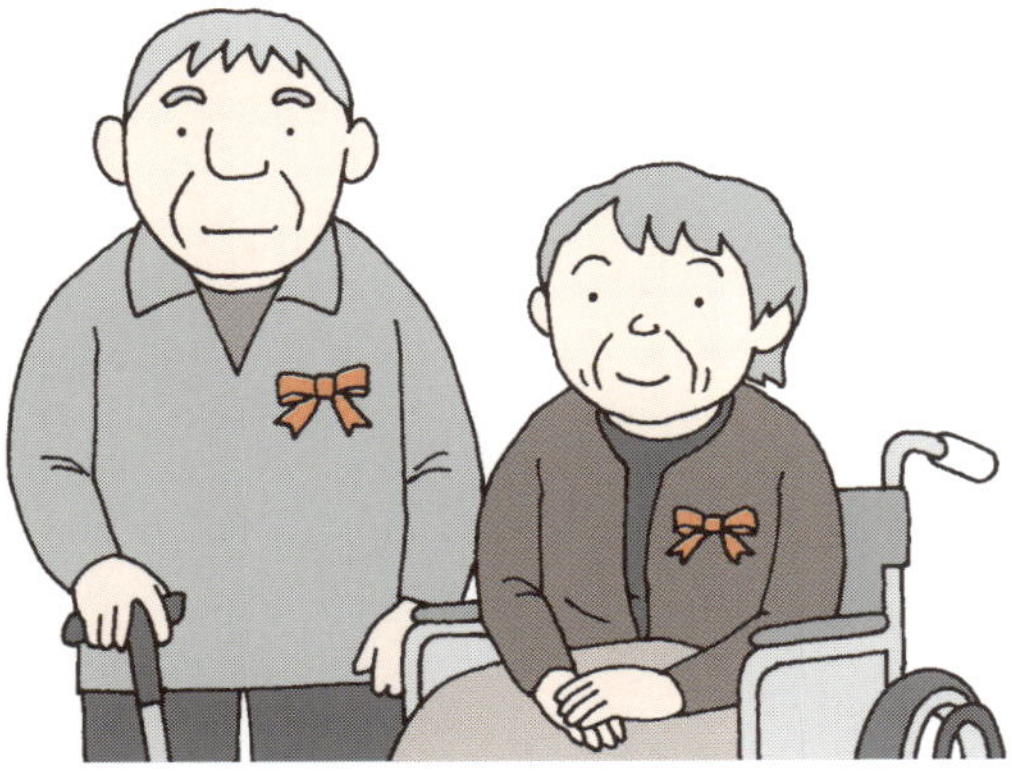

利用者の胸元や腕などに、何かしらの目印を付けておくのも有効です。たとえば、いざというときに公園内の放送設備を使って、「胸にオレンジのリボンを付けたおじいさんが行方不明です。お気づきのかたは、公園管理事務所までお願いします」というように、具体的に特徴を伝えることができます

管理事務所に協力を要請する

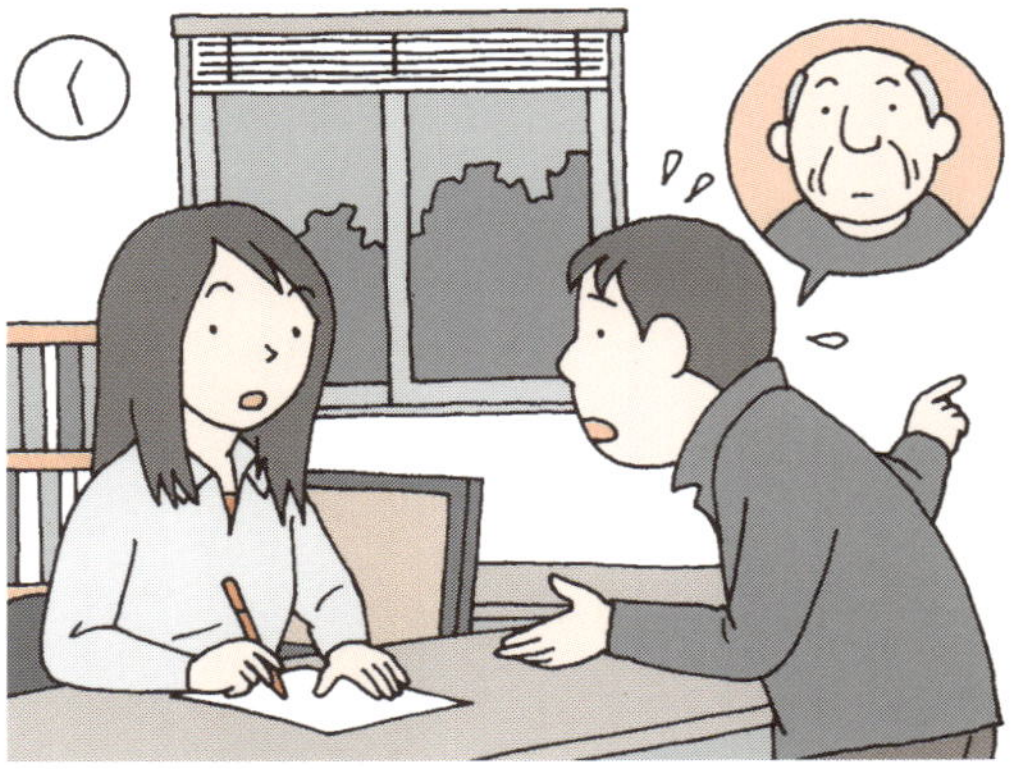

外出先で行方不明事故が発生した場合は、すぐに周囲の協力を求めなければなりません。時間が経過すればするほど、捜索が困難になるからです。公園ならば公園の管理事務所が、お寺や神社なら寺務所や社務所があります。管理事務所の場所をあらかじめ確認しておくと、何かトラブルが起こった際に迅速に対処できるので安心です

対策１：外出行事計画表の活用

■ 外出行事計画表

実施予定日	年　月　日	天気予報：晴・曇・雨・雪・風　（雨天：中止・決行）		
行事担当職員	責任者：	ケアマネ：	看護師：	介護職：
行き先（施設名など）	【救護施設の有無：有・無】【車イストイレの有無：有・無】			
使用車両	車名：	登録番号：　（　人乗り）（車イス搭載数：　台）		
経路	【休憩場所と時刻：　】			
タイムスケジュール	出発時刻：	到着時刻：	滞在時間：	帰所時刻：
参加人数	利用者	人（車イス　人）	職員	人
緊急事対応責任者	（緊急時搬送先協力医療機関TEL　）			
携行品チェック	□携帯電話　□日よけ帽子　□水分補給　□とろみ剤・服薬・食事用具（外食時）　□予備の車イス　□タオル　□上着やひざかけ　□傘　□尿漏れパッド・リハビリパンツ　□救急箱、体温計、血圧計　□ティッシュ　□ビニール袋　□車イス用カッパ			

■ 参加者チェック表

氏名	身体状況	家族了解	参加	診察券	出発時体調	外出中体調	帰所点呼	帰所時体調	確認者
	良好・不調	了解・否	可・否	確認	良好・不調	良好・不調	確認	良好・不調	
	良好・不調	了解・否	可・否	確認	良好・不調	良好・不調	確認	良好・不調	

対策2：外出行事リスクチェック表（一例）

外出行事を計画する際には、どんなことに気をつければいいのでしょうか。
下のチェック表を参考にしながら、各施設で独自の外出行事リスクチェック表を作成しましょう

■ 外出行事リスクチェック表

項目	チェック内容	結果	Noの場合、解決策はあるか？
計画	計画表は作成したか？　計画に無理はないか？	Yes・No	
外出先	混雑していないか？	Yes・No	
	車イストイレがあるか？	Yes・No	
	車イススロープがあるか？	Yes・No	
	車両の乗降が安全にできるか？	Yes・No	
	雨天でも車両の乗降が安全にできるか？	Yes・No	
	歩行が危険な段差などはないか？	Yes・No	
食事	外食先環境（車イススロープやトイレ）	Yes・No	
	食事用具・服薬・とろみ剤などの準備はできているか？	Yes・No	
	予備の車イスは準備できるか？　携行できるか？	Yes・No	
経路	経路は渋滞しないか？	Yes・No	
	タイムスケジュールに無理はないか？	Yes・No	
	休憩時間は十分か？	Yes・No	
	休憩場所に車イストイレがあるか？	Yes・No	
	水分補給の準備は万全か？	Yes・No	
人数	利用者数に対して職員は十分か？	Yes・No	
参加者	体調の悪い利用者はいないか？	Yes・No	
	家族の了解はとれているか？	Yes・No	
	家族にリスクに対する説明をしたか？	Yes・No	
携行品	暑さ・寒さ対策用品、救急箱、バイタルチェック用具	Yes・No	
緊急時	緊急時搬送先協力医療機関は受け入れ可能か？	Yes・No	
	緊急時の施設からの支援担当者は決まっているか？	Yes・No	
	かかりつけ医の診察券は携行しているか？	Yes・No	
点呼	点呼の担当者は決まっているか？	Yes・No	
	出発・休憩・現地到着・現地出発・帰所時の点呼確認	Yes・No	

計画にこだわらず臨機応変に対応を

外出行事はよい気分転換になりますし、利用者の体力維持にも効果的です。しかし施設内で生活しているより、行方不明事故や転倒事故などのリスクが格段に上がります。雨天などで少しでも危険性が増すようなら、無理をして決行してはいけません。潔く中止にするか、「雨天の場合はいつものファミレス」など、あらかじめ予備の場所を決めておくといいでしょう。

事故防止のためには外出行事計画表で綿密に計画を立て、外出行事リスクチェック表で実施するかどうかを決定します。そうやって万全の態勢で臨んでも、事故が起こった場合はどうしたらいいのでしょうか。

外出先での行方不明事故は、いかに早く周囲に協力要請ができるかがカギを握ります。いざというときに協力をお願いする管理事務所などを出発前に確認しておき、協力を求めやすいように利用者には目印を付けておくといいでしょう。

利用中の急な体調不良

異変に気づいた場合、どう対処したらいいのでしょうか

事故発生時の状況

Uさんは要介護５の在宅の利用者で、毎日デイサービスを利用しています。認知症と全身機能の低下から、リクライニング式車イスでウトウトしながらすごすことが多く、静養室で寝ていることも少なくありません。

ある日、デイ到着時から傾眠状態が続き、10時の水分補給もしませんでした。昼食の時間には少し食べ物を口にしましたが、やはりすぐに眠ってしまいました。

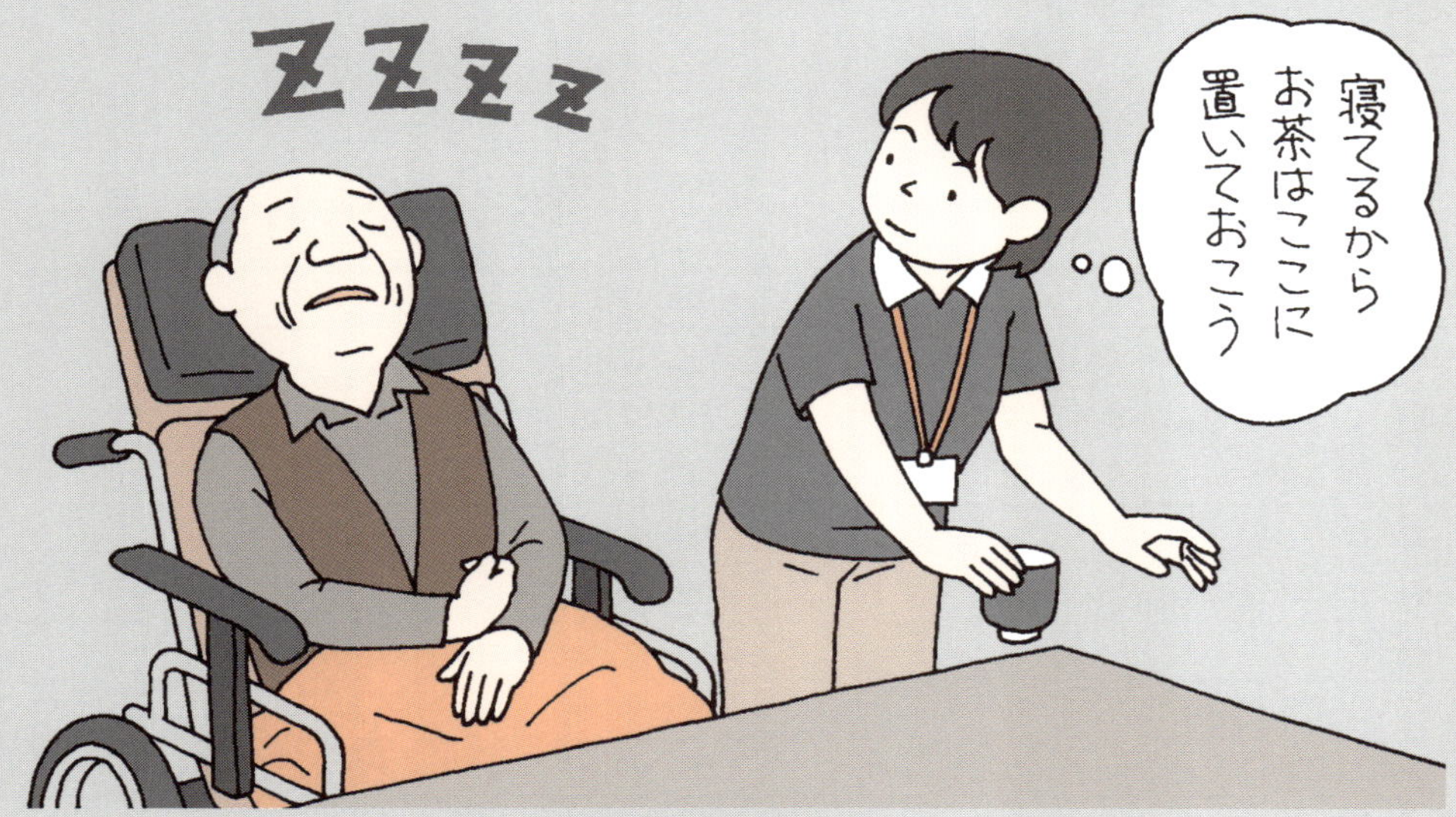
ZZZZZ
寝てるから
お茶はここに
置いておこう

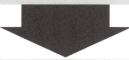

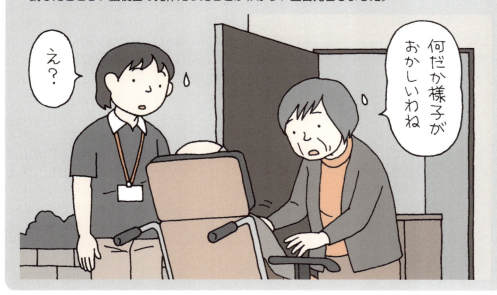

送迎時間になり自宅へ送り届けましたが、家族がUさんの状態を不審に思い救急車を要請したところ、脳梗塞の発作だったことがわかり、翌日死亡しました。

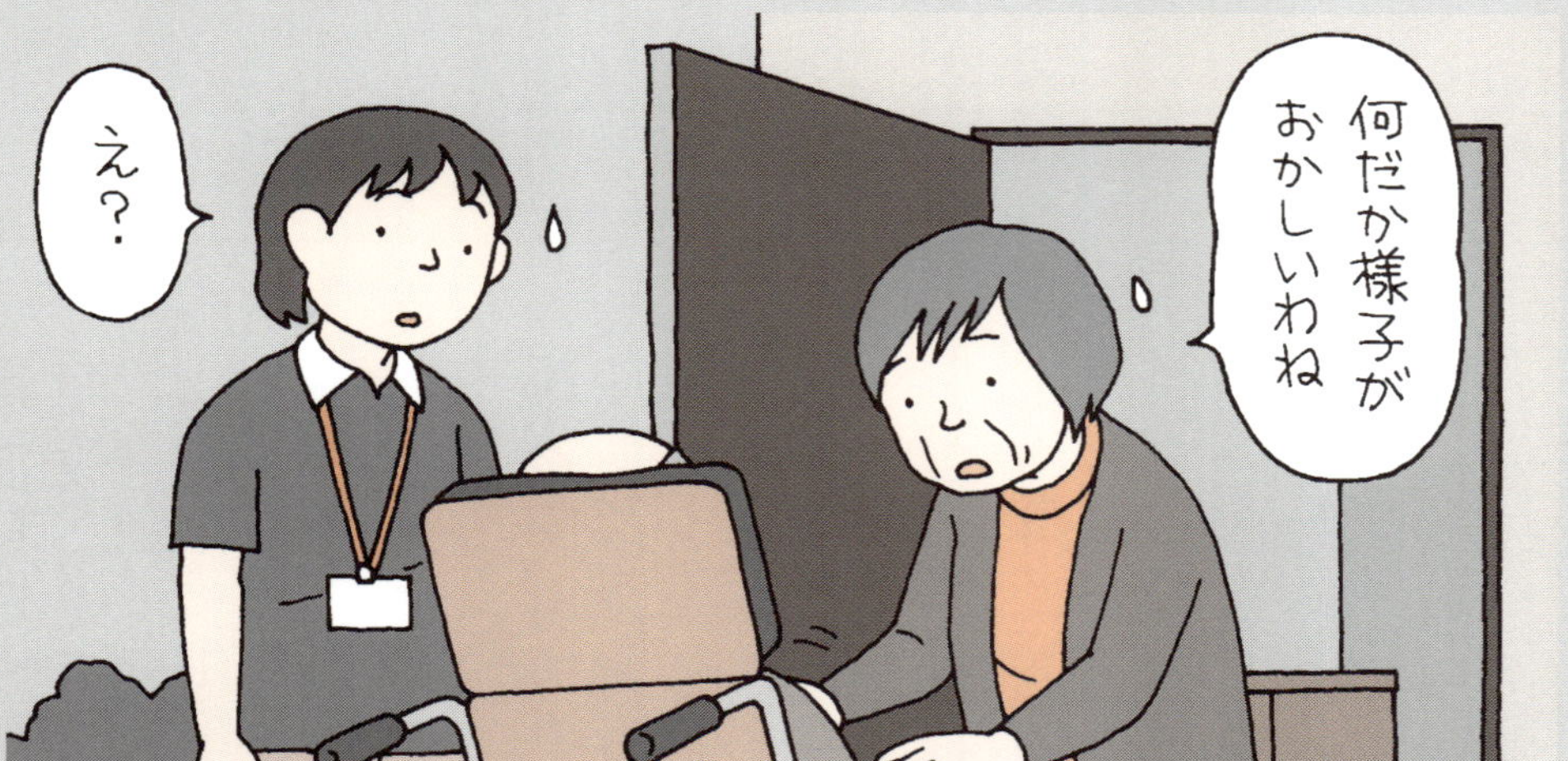
何だか様子が
おかしいわね
え？

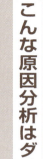

事故評価 事故は未然に防ぐことができたか

事故評価の基本的な考え方

デイサービスは入所施設と異なり、24時間利用者の生活に関わっているわけではないので、入所施設のように個別の体調管理の責任をおってはいません。しかし、ほかの居宅サービス同様、「誰の目にも異常」と映る急変については、迅速に医療機関へ搬送する義務があります。

この事故が過失とされる場合

- 脳梗塞の既往症がある利用者が、急に頭痛や呂律がまわらなくなるなどの症状が現れたにもかかわらず、迅速に医療機関に搬送する措置をとらなかった場合
- 原因は不明でも、呼吸停止や意識消失など、通常であれば生命に危険が及ぶ可能性がある症状が出現しているのに、迅速に医療機関への搬送措置をとらなかった場合

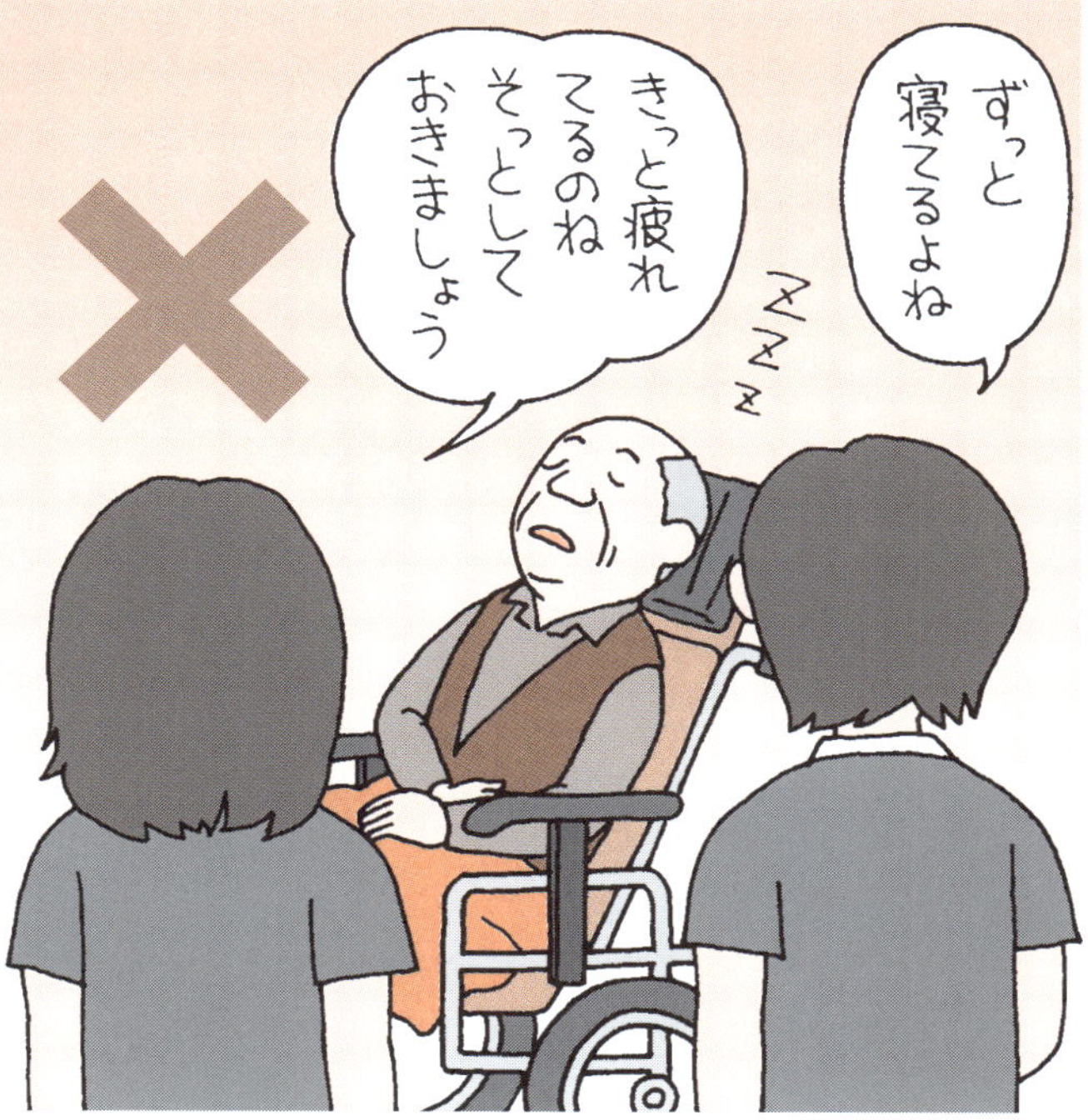
ずっと寝てるよね
きっと疲れてるのね そっとしておきましょう
ZZZ

こんな事故評価はダメ!

- 職員の不注意だった。今後はもっと注意して利用者を見る

原因分析 なぜこの事故が起こったのか

こんな原因分析はダメ!

- 昼食は少し食べたので、発作だとは気づきようがなかった

事故原因の考え方

- デイサービス中リクライニング式車イスなどですごし、寝たきりに近い重度の要介護者がいます。このような利用者に突然の発作が起きても、即座に対処することは難しいかもしれません
- しかし、来所中は10時、12時、帰宅前など定時に、利用者に対して一定の働きかけや確認があるのが当然ですから、この定時確認の手段を決めておかなければなりません
- 介護施設においては、疾患のあるなしにかかわらず、長時間見守りを欠かしてはいけません。重大な事故や体調の急変が起きたときは必ず、対処の遅れが落ち度とみなされてしまいます
- 入所施設の就寝時の居室の巡回などでも、ただ漫然と居室の中を見るだけでは配慮が足りないとされます。表情と呼吸の状況を2～3秒確認するだけで、異変が読み取れることがあるのです

利用中の急な体調不良

急な体調不良への基本的な対処方法

この事例では体調不良に気づくことができませんでしたが、もしも利用者の異変に気がついた場合は、どのように対処したらいいのでしょうか

体調不良発覚 → **家族に連絡** → **医療機関へ搬送**

✕「利用中止」はダメ！

利用者の自宅に迎えに行った時点でデイサービスの利用は始まっています。その後、体調不良を理由に一方的に利用を中止してはいけません

✕家族に丸投げはダメ！

デイサービスの利用中に体調不良が起こった場合は、施設側が責任を持って医療機関に搬送するなどの対処を行う義務があります

体調急変時の受診判断

看護師などの医療資格者がいない場合

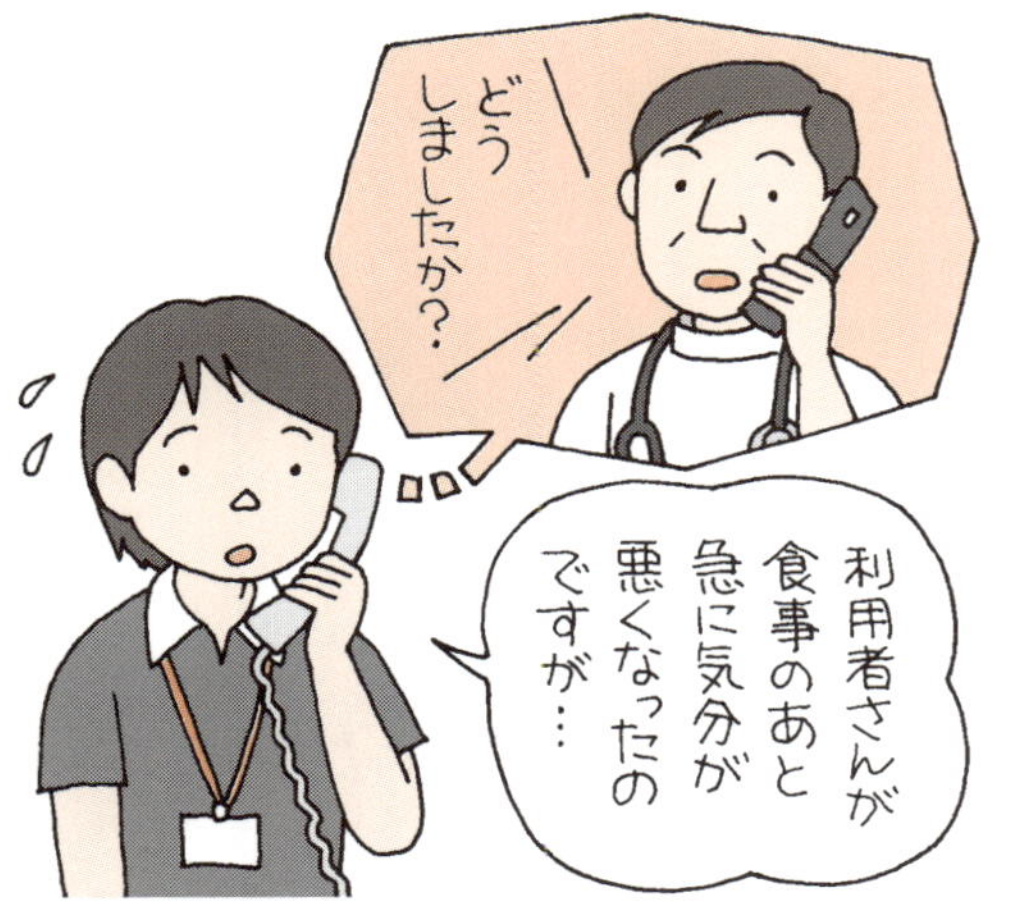
どうしましたか？
利用者さんが食事のあと急に気分が悪くなったのですが…

同居家族に体調急変が起こった場合と同等の配慮が求められる。具体的には「すみやかにかかりつけ医に連絡をして指示を仰ぐ」「救急搬送する」など

看護師などの医療資格者がいる場合

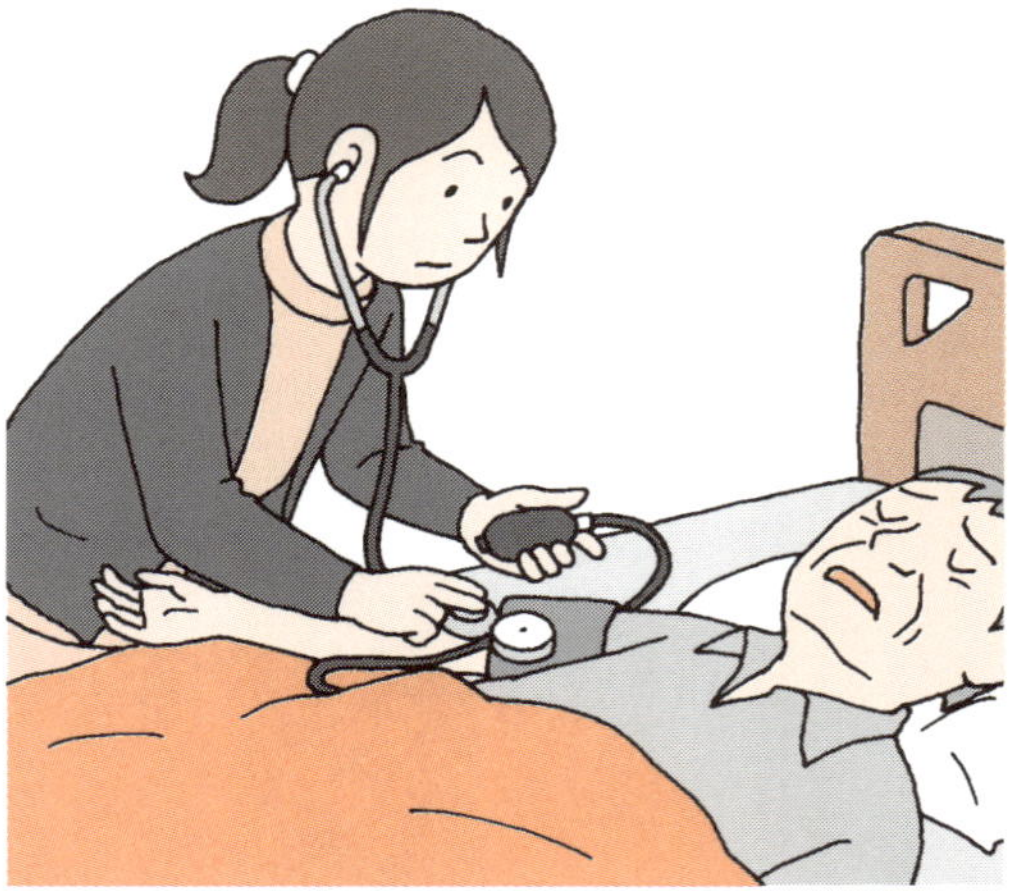

看護師が容態の観察やバイタルチェックを行い、緊急受診の必要性の有無を判断する。受診が必要だと判断すれば、看護師から医者に状況を説明する

急な体調不良に備えて入手しておきたい情報

お年寄りの中には、「持病の影響で時々意識を消失するが、すぐに回復するので心配ない」など特殊な事情を抱えた利用者がいることがあります。利用を開始する前には、利用者の身体状況について詳しく確認をとっておくことが大切です

体調急変時にどのような症状が起こるか

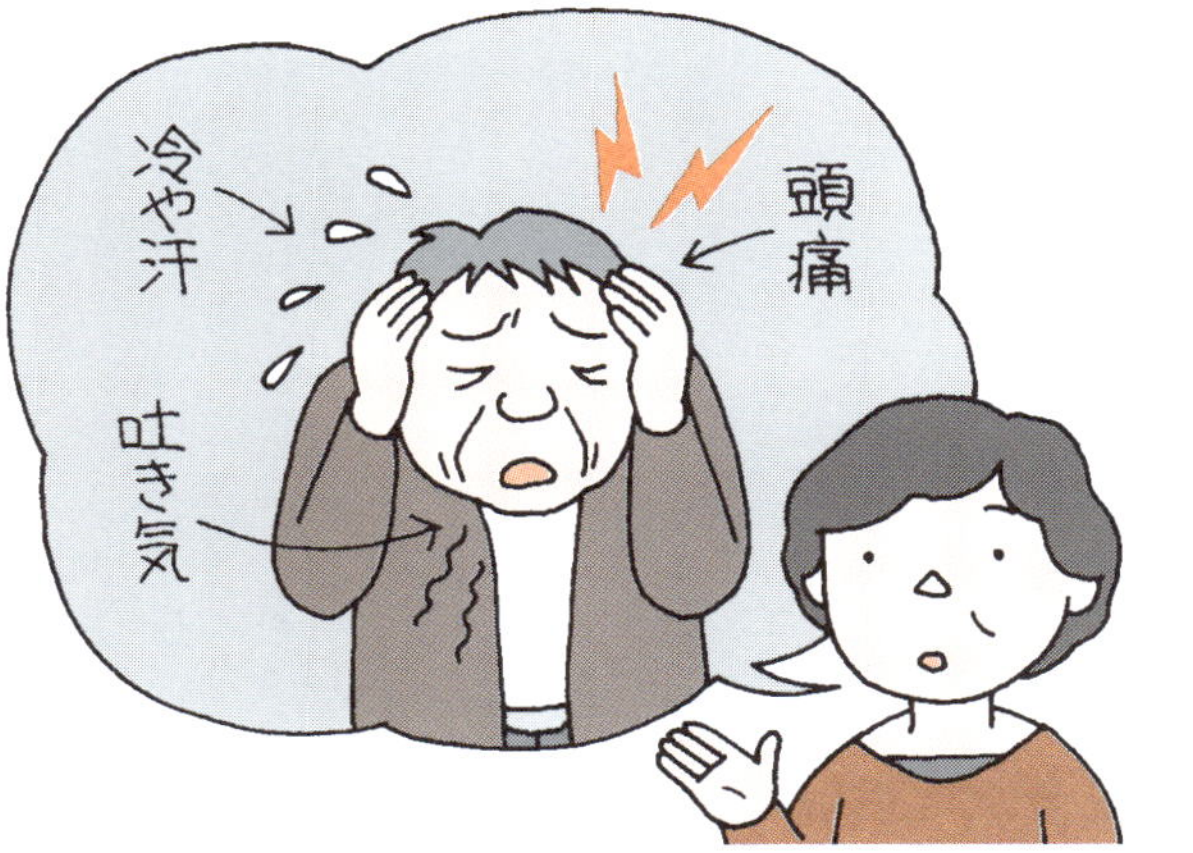
冷や汗
頭痛
吐き気

体調が急変しやすい時間帯や環境、条件があるか

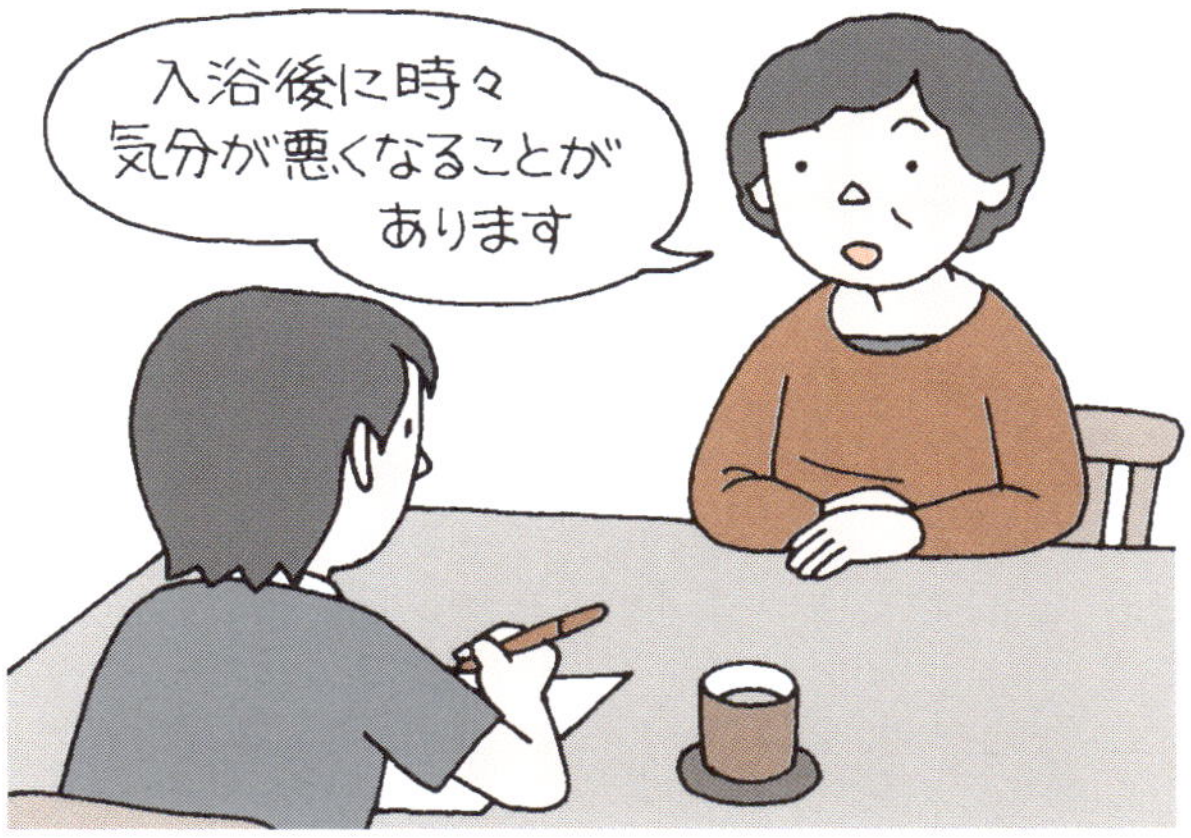
入浴後に時々気分が悪くなることがあります

どうなったら家族に連絡をするかなどの詳しい連携方法

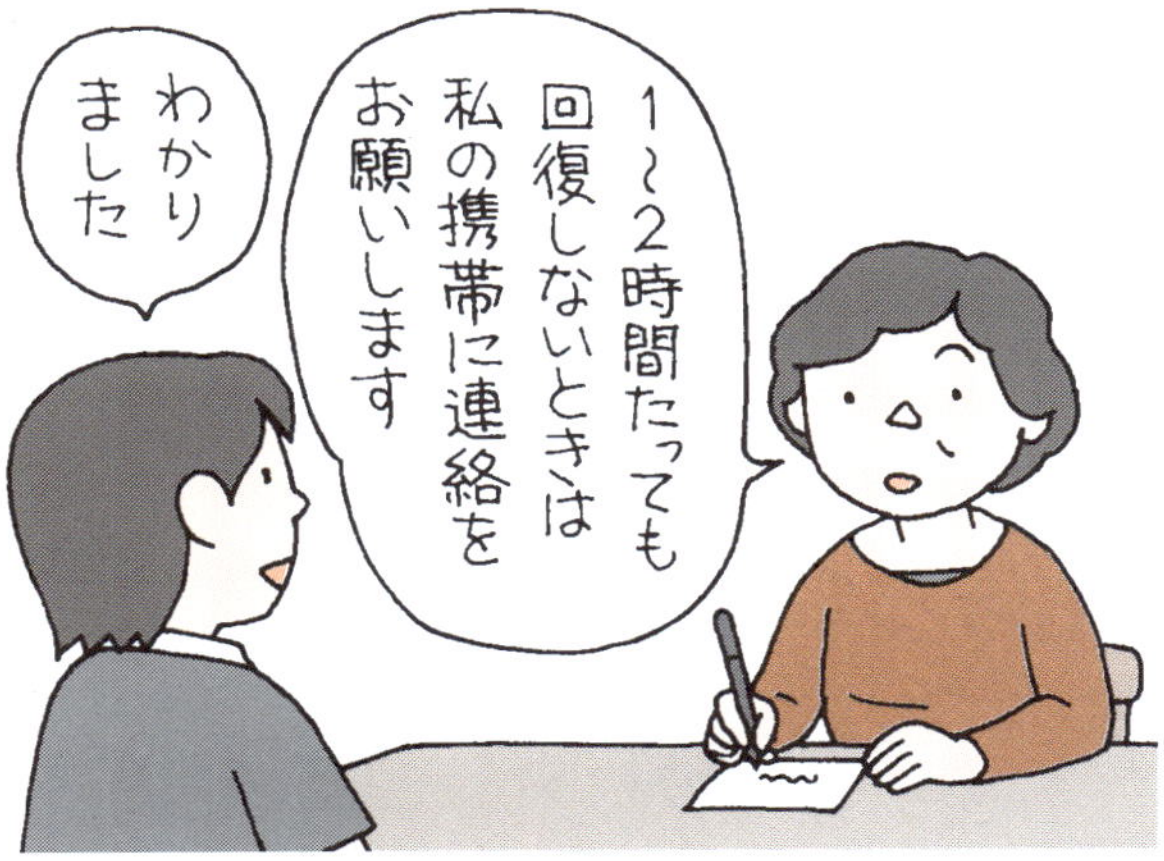
1～2時間たっても回復しないときは私の携帯に連絡をお願いします
わかりました

体調急変時にどう対応したらよいのか

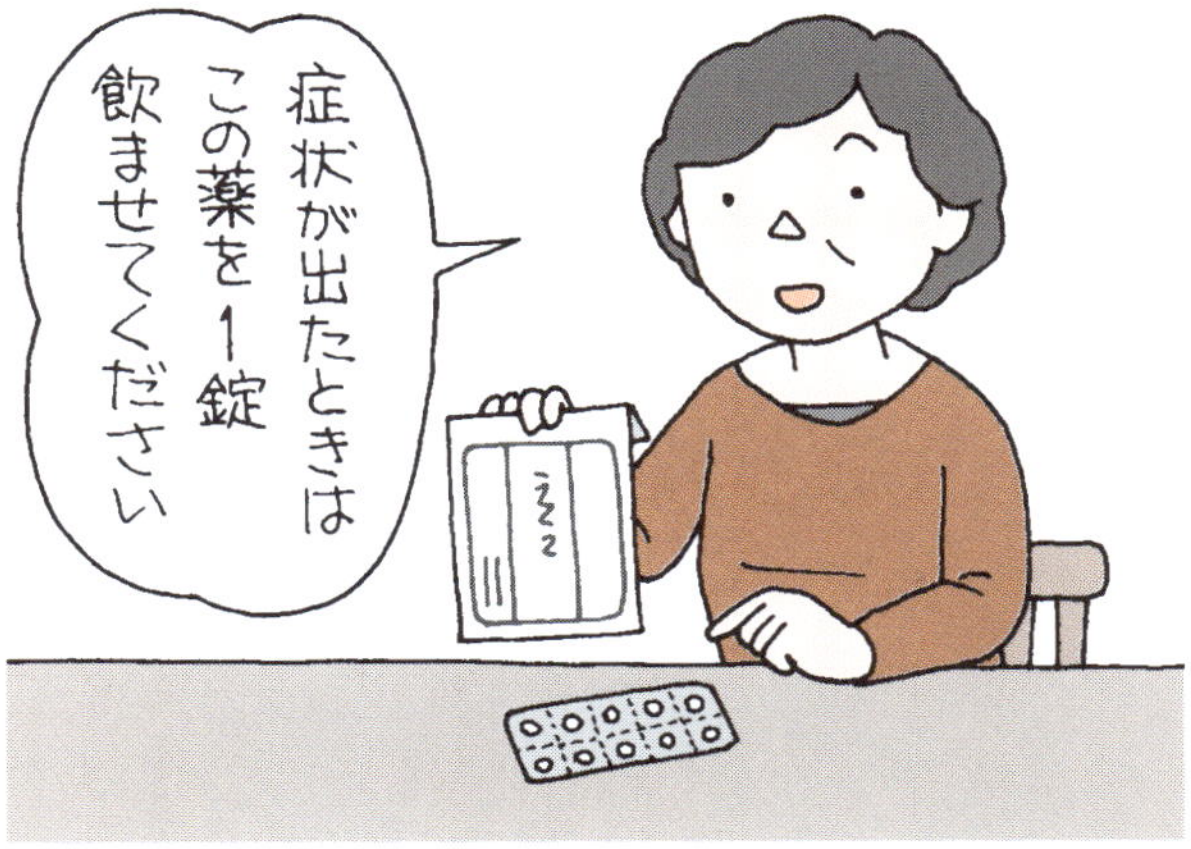
症状が出たときはこの薬を1錠飲ませてください

最低限の安全義務はおうべき

入所施設であれば、運営基準によって、利用者の体調管理や栄養管理などの踏み込んだ医療的配慮が求められます。しかし、デイサービスにおいては本人の体調に関する主たる管理者は、家族とかかりつけ医です。

ですから、看護師の配置が義務づけられているデイサービスにおいても、個別利用者の疾患に対する積極的な配慮は求められていません。つまり、制度・法令上、事業者としては訪問介護などと同様に、「高度な」医療上の安全配慮義務は課されていないことになります。

そのため通所施設の中には「受診は家族にお願いしている」という施設が少なくありません。しかし、これは問題があります。利用者を送迎車に乗せてからは、施設利用中です。その間に利用者の体調不良が発生した場合、最低限の安全配慮義務はおっています。施設が責任を持って医療機関に搬送するなど、適切な対処を行うことが必要です。

コラム5

これが認知症ケアの七原則だ

本書の監修者三好春樹は、認知症ケアの七原則を提唱しています。以下にそれを紹介しますので、認知症介護に役立ててください。

①環境を変えない

お年寄りの環境が激変する代表的なケースは入院と転居です。入院すると一時的なせん妄に陥りやすいため、大声でわめいたりゴソゴソ動きまわるお年寄りが手足を縛られ、たちまち目がトロンとして一夜で認知症に追い込まれてしまいます。

転居では、一人暮らしが困難になったお年寄りが都会の子ども世帯に引き取られる「呼び寄せ介護」が、認知症を発症させがちです。

高齢になってからは、なるべく環境を変えないようにしなければなりません。施設に入所するなら、地元の施設を選ぶほうが安全です。

②生活習慣を変えない

どうしても環境を変えなければならないときは、本人の生活習慣を変えないようにしましょう。これまでにその人がどのような生活習慣を持っていたかを調べ、できるだけそれを維持することが大切です。ふとんかベッドかといった、基本的な生活習慣を変えない工夫が必要になります。

③人間関係を変えない

環境や生活習慣がどうしても変わってしまうときは、人間関係を継続させましょう。施設に入所したときは、家族が頻繁に面会に行く必要があります。施設によっては「里心がつかないように」と、入所後一定期間の面会を制限するところがありますが、これではいけません。家族との人間関係が保たれていることがわかると、お年寄りは落ち着いてくれるものです。

④介護をより基本的に

認知症のお年寄りこそ、食事、排泄、入浴の基本ケアをしっかり行わなければなりません。何もわからないだろうと手を抜けば、どんどん認知症は深くなります。おいしいものを食べ、トイレで排泄し、昔ながらのお風呂にゆっくり入ってもらいましょう。

⑤個性的空間づくり

お年寄りが雑多な物を集めると、家族は処分したくなります。しかし、他人にはゴミに見えても、本人にとっては大切な物です。施設入所の場合は、居室に私物を持ち込んでもらいましょう。認知症のお年寄りに落ち着いてもらおうとするとき、私物はもっとも効果のある介護用品になります。

⑥一人ひとりの役割づくり

やることがないと、認知症が進行します。かつてやっていたことで、今でもできることを探し、その人の役割をつくりましょう。役割を果たしてくれたら、ほめることが大切です。

⑦一人ひとりの関係づくり

七原則の最後は、人間関係です。認知症ケアは相性が大切なので、関係がうまく築けない場合は、相性のいい人と交替しましょう。「専門性より母性」が人間関係のポイントです。

第6章

訪問介護における事故防止の具体策

第6章のポイント

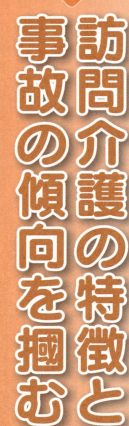

訪問介護の特徴と事故の傾向を摑む

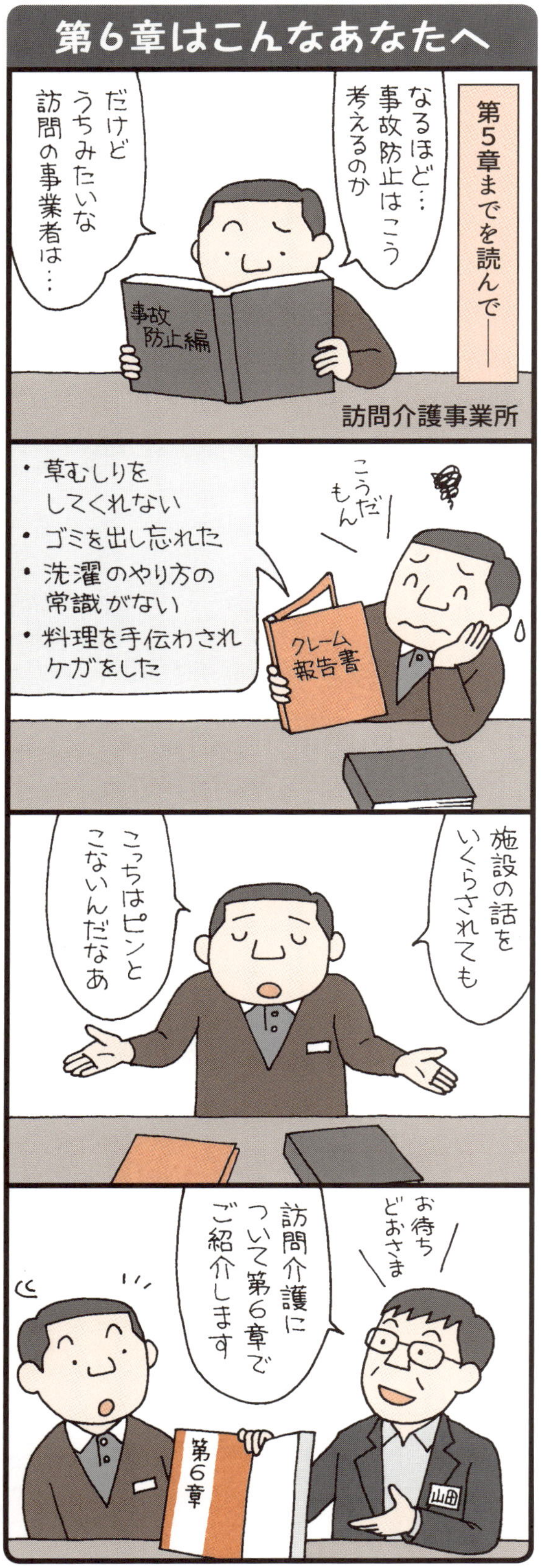
第6章はこんなあなたへ
第5章までを読んで――
なるほど…事故防止はこう考えるのか
だけどうちみたいな訪問の事業者は…
事故防止編
訪問介護事業所
こうだもん
・草むしりをしてくれない
・ゴミを出し忘れた
・洗濯のやり方の常識がない
・料理を手伝わされケガをした
クレーム報告書
施設の話をいくらされても
こっちはピンとこないんだなあ
お待ちどおさま
訪問介護について第6章でご紹介します
第6章
山田

訪問介護の環境はまさに千差万別

第4～5章では、施設における事故事例を見てきました。お年寄りのケアという意味では、介護に携わる職種全般のかたに参考にしていただける内容だったのではないでしょうか。続く第6章では、訪問介護の事故事例を見ていきます。訪問介護は施設介護と違う面がたくさんあり、事故防止には独特の視点と対策が必要です。

訪問介護は、「サービスを行う場所が、利用者の居宅内である」というところが、施設介護と大きく違います。一般の家庭ですから、介護のための環境が整っているとは限りません。介護を提供するヘルパーが、勝手がわからないことも介護を難しくする要因の一つです。そのうえ、その家で暮らしている利用者の身体状況や精神状況も千差万別ですから、まさに個別の介護が求められます。

この章では、こうした訪問介護における事故防止のポイントについて考えましょう。

テーマ	内容	掲載ページ
訪問介護の事故防止を阻む要因	最初のテーマは、訪問介護が抱える独特の難しさについてです。数ある介護保険サービスの中でも訪問系のサービスが難しいのは、環境や条件がそれぞれの利用者宅でまったく違うところにあります	218→223ページ
環境要因による事故	「サービスの提供場所が一般の家庭である」ということが原因となって起こる事故は少なくありません。ここでは、その根本原因と対策について考えます	224→235ページ
アセスメント不足による事故	入所施設と違って、自宅で暮らしている利用者には日々さまざまな変化があります。そうした「会えない間に起こった状況の変化」が原因で、事故につながることもあるのです	236→243ページ
ヘルパーの能力不足が原因の事故	集団で仕事を行う施設介護と違い、利用者宅に1人で出向いて行う訪問介護は個人プレーです。能力不足があった場合は改善が難しく、事故につながることがあります	244→255ページ

安全な環境を整えるのが困難

介護保険サービスの提供場所が居宅であるために生まれる問題点です

訪問介護における事故原因

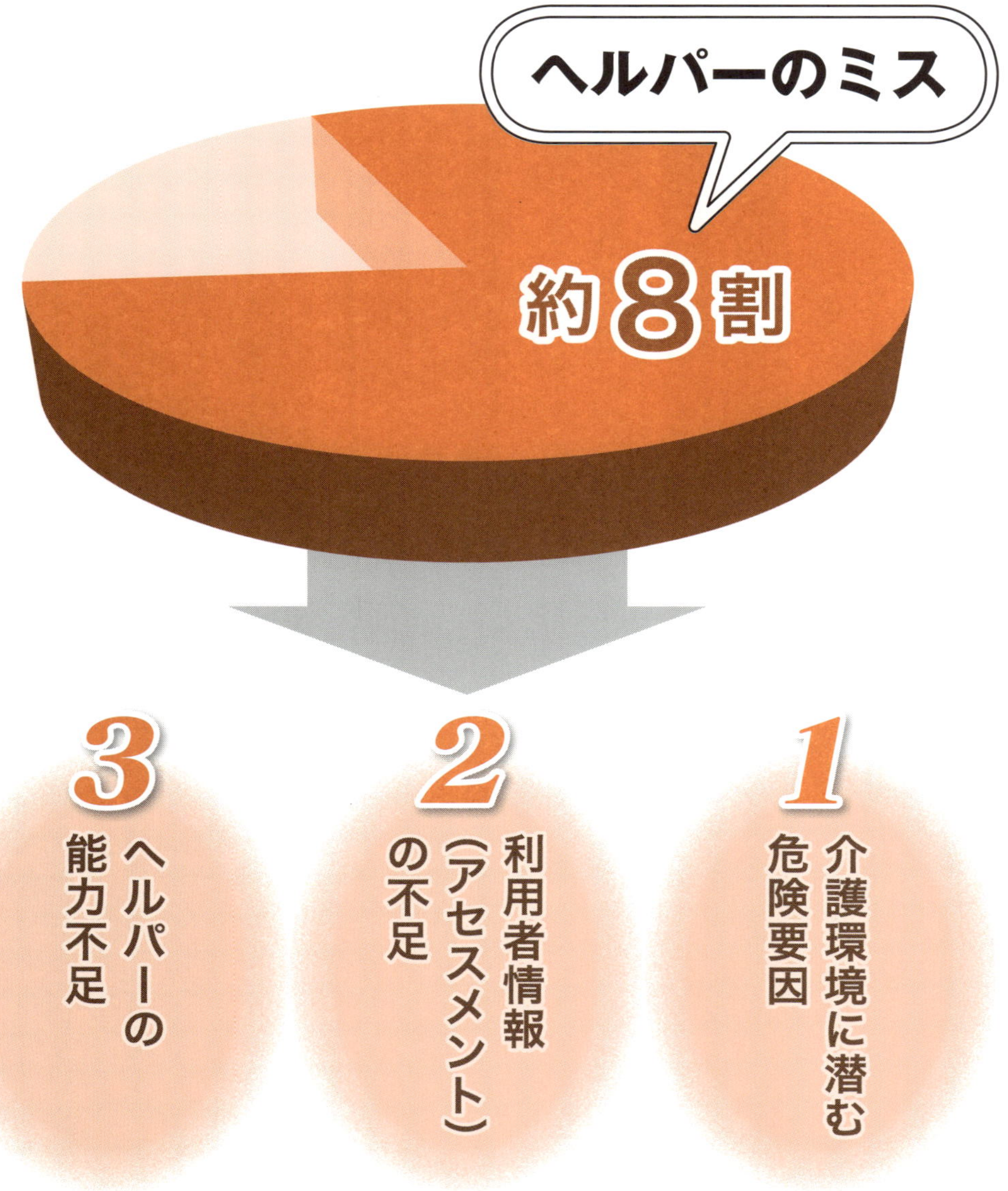
ヘルパーのミス
約8割
1
介護環境に潜む危険要因
2
利用者情報（アセスメント）の不足
3
ヘルパーの能力不足

ヘルパーのミスを引き起こす要因

数年前にある自治体の社会福祉協議会の依頼で、訪問介護事業所の事故報告書を約４００枚読んで精査する機会がありました。このときに大変驚いたことは、その約８割の事故原因が「見守りを怠った」「介助時の不注意」などヘルパーのミスとして処理されていたことです。

私は「ミスを引き起こした要因は何だったのか」という視点で分析しました。すると、ミスを起こす要因は大きく分けると、上に挙げた３つであることがわかったのです。こうした「ミスを引き起こす要因」が放置されたままでは、事故を防止することはできません。訪問介護は、これら根本原因の除去によるリスクの低減が最大の課題だと言えます。

居宅で見られるおもな危険要因

簡単な住宅改修工事で解消できる危険要因

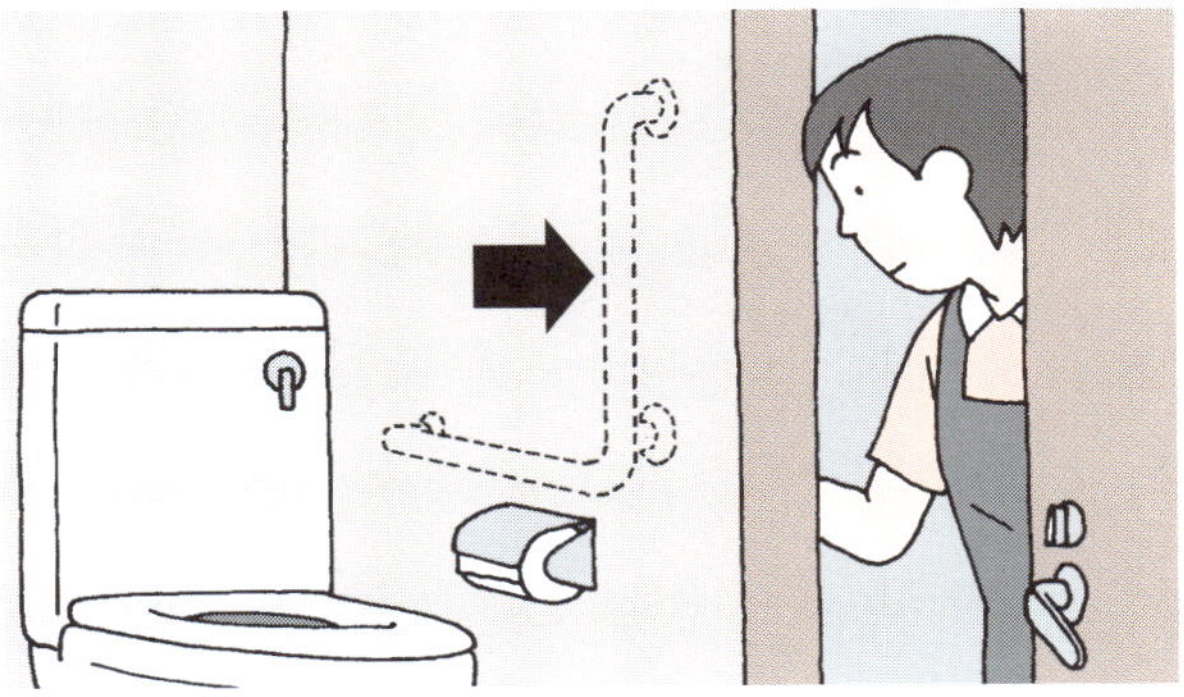

「トイレに手すりがないので、転倒しないか心配だ」「玄関の上がり框《かまち》に手すりがあったらもっと出入りしやすいのに」など

福祉用具をレンタルすることで解消できる危険要因

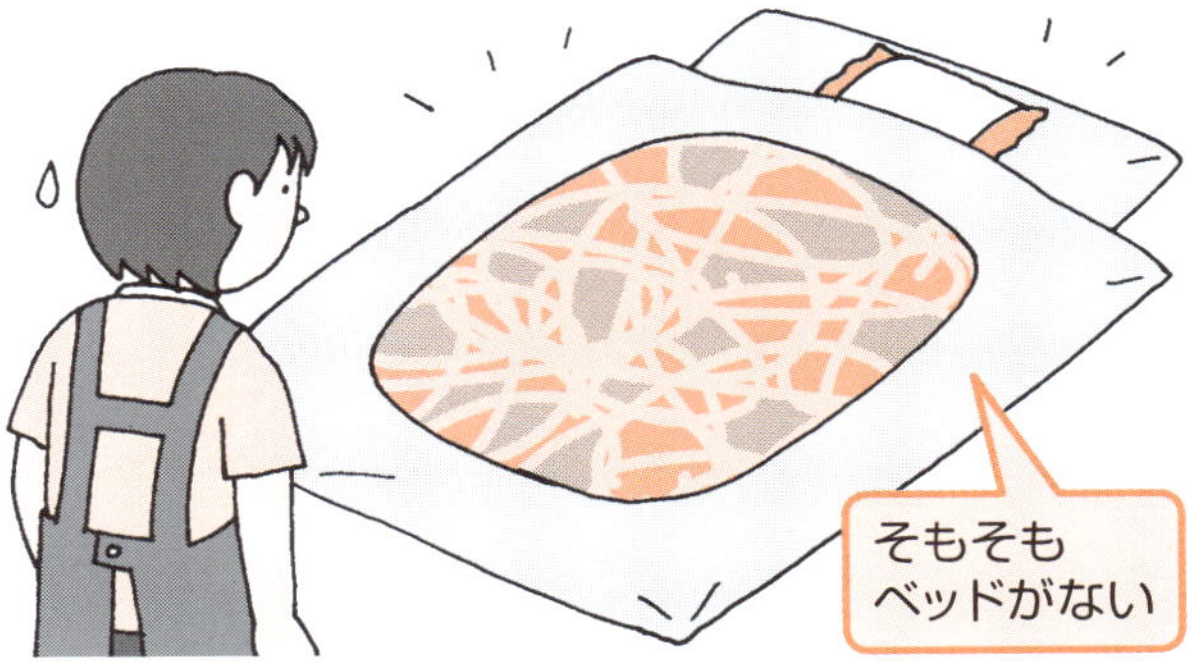

「ここに介助バーがあればもっと安全に移乗の介助ができるのに」「立ち上がりができない利用者なのに、ベッドではなく布団で生活している」など

改善しようがない構造上の問題がある

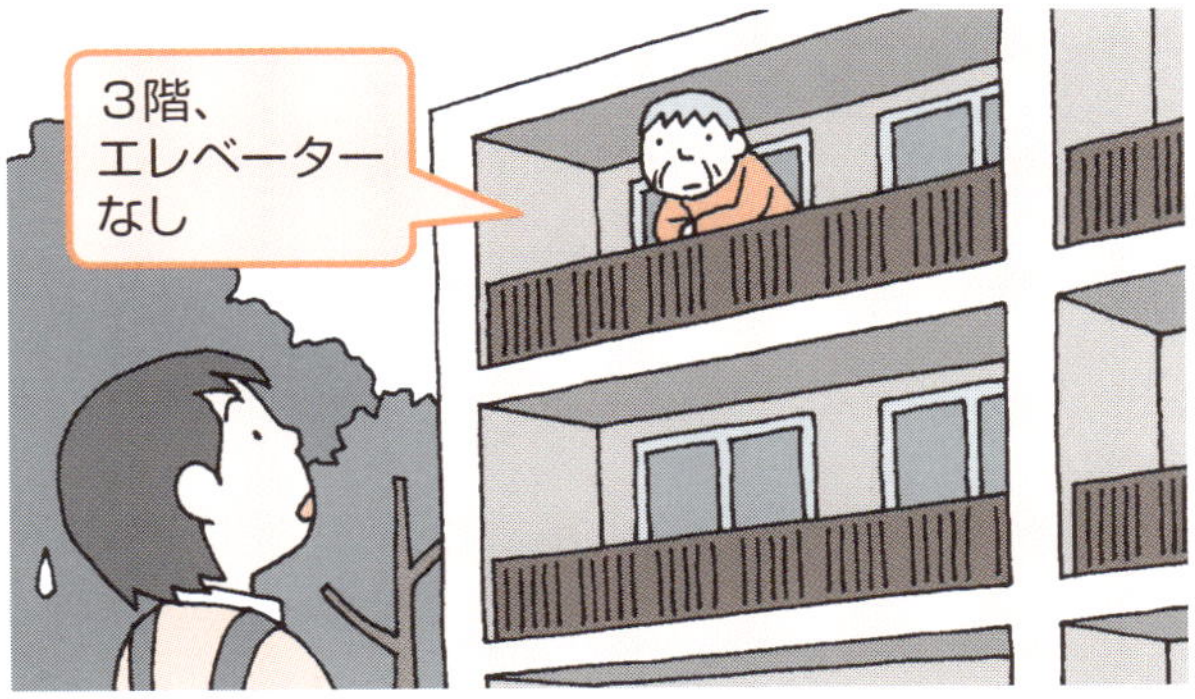

「足腰が弱い外出希望の利用者がエレベーターがない団地の3階に住んでいる」「門から玄関までがあまりに長くて遠い」など

比較的大がかりな改修工事が必要な危険要因

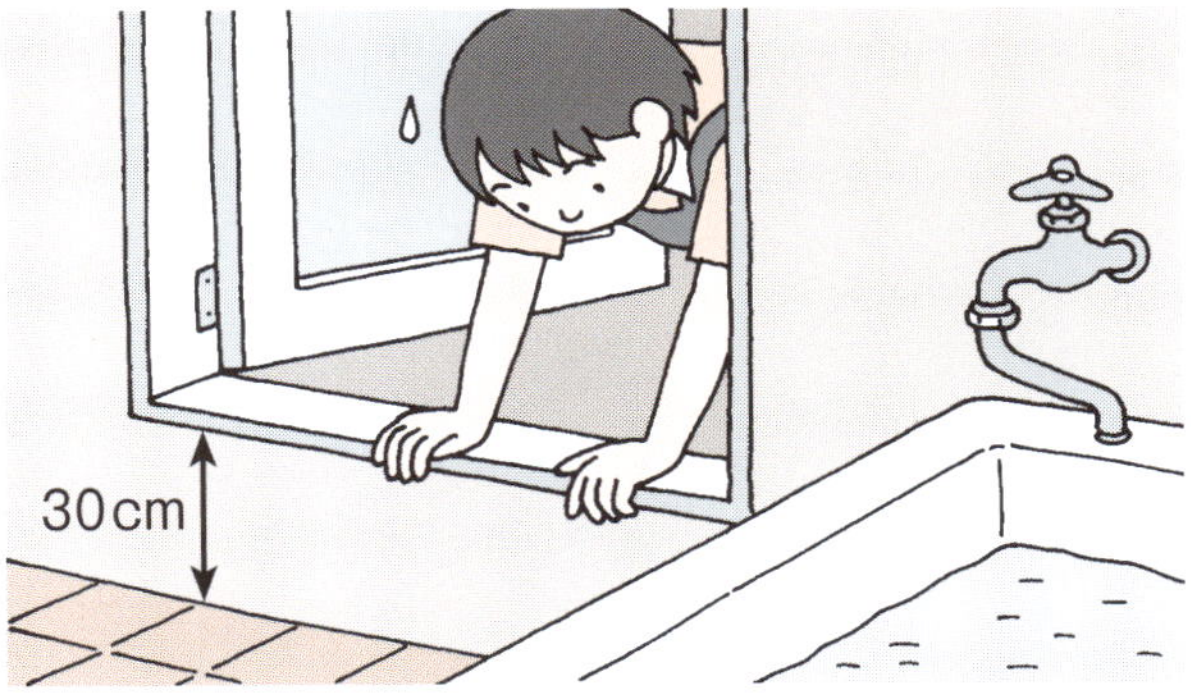

「浴室の入り口に30cmもの段差がある」「トイレが狭すぎて排泄介助ができない」「リビングからトイレまでが遠すぎる」など

居宅は危険要因の改善が難しい

訪問介護サービスの最大の特徴は、「利用者の居宅で介助や援助を行う」という点です。在宅生活を維持するうえで利用者にとって大切なサービスですが、一般の居宅の構造は介護に適しているとは限りません。介護施設であれば最初からバリアフリーに設計したり、必要な介護用品をそろえてからサービスをスタートします。しかし、訪問介護の場合は利用者宅で行いますから、上記イラストのように環境が整っていないことが多いのです。

福祉用具の導入や住宅改修で改善できるものは、ケアマネジャーに相談して改善してもらいましょう。そのためには、家族の理解と協力が不可欠です。それに加えて建物に構造上の欠陥があると、実際には改善できない問題も少なくありません。

このように、環境に危険要因があっても、そう簡単に改善できないことが、訪問介護のおもな事故原因の一つなのです。

利用者の危険要因の把握が困難

必要な情報を必要な人に過不足なく伝えるのは、意外と難しいものです

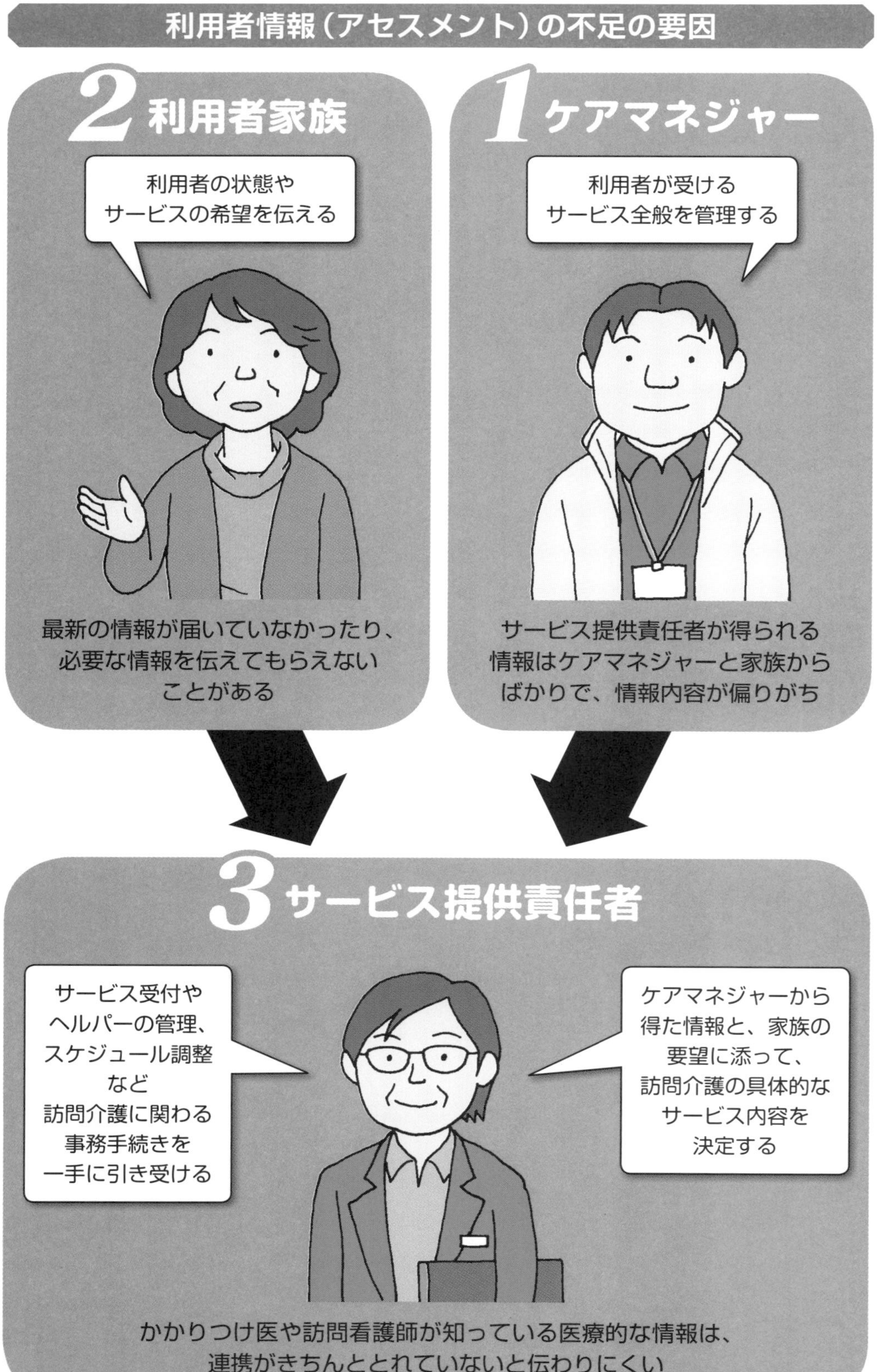
利用者情報（アセスメント）の不足の要因
1 ケアマネジャー
利用者が受ける
サービス全般を管理する
サービス提供責任者が得られる
情報はケアマネジャーと家族から
ばかりで、情報内容が偏りがち
2 利用者家族
利用者の状態や
サービスの希望を伝える
最新の情報が届いていなかったり、
必要な情報を伝えてもらえない
ことがある
3 サービス提供責任者
サービス受付や
ヘルパーの管理、
スケジュール調整
など
訪問介護に関わる
事務手続きを
一手に引き受ける
ケアマネジャーから
得た情報と、家族の
要望に添って、
訪問介護の具体的な
サービス内容を
決定する
かかりつけ医や訪問看護師が知っている医療的な情報は、
連携がきちんととれていないと伝わりにくい

利用者情報（アセスメント）の不足で起こるおもな事故

家族からの情報収集が不十分だったために起こる事故

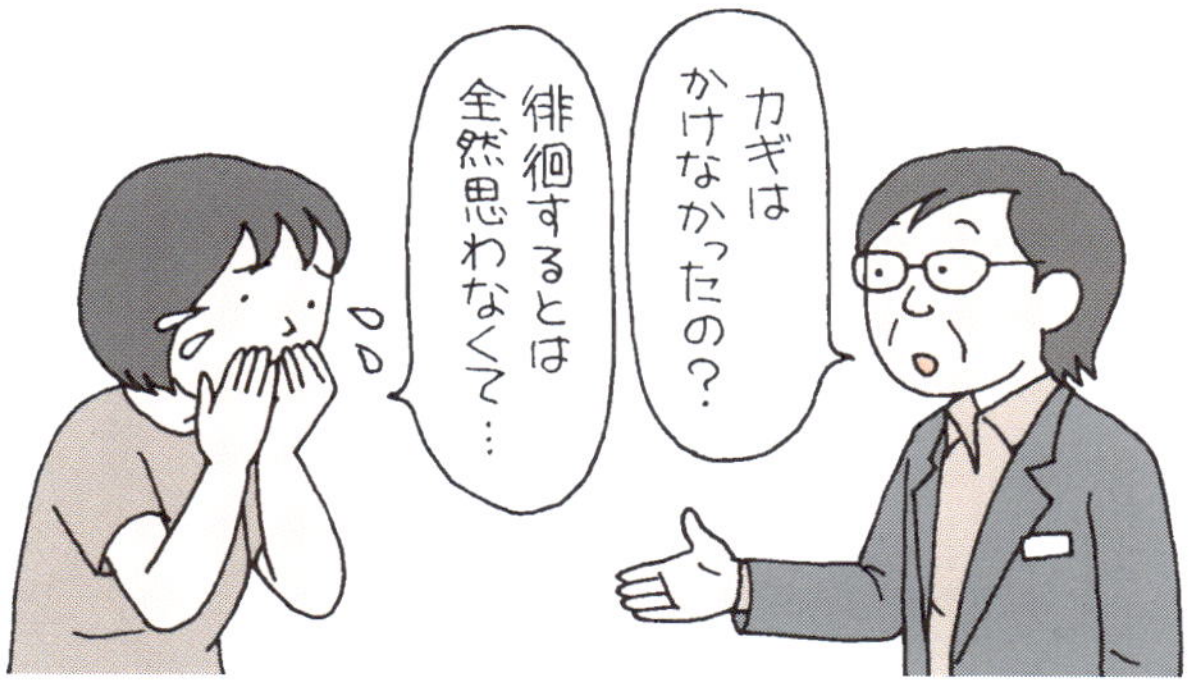
カギはかけなかったの？
徘徊するとは全然思わなくて…

利用開始から間もない時期によく起こる事故。注意すべきBPSDなど、必要な情報を得ていないことに気づかずサービスを行うことが原因

最新情報を知らなかったために起こる事故

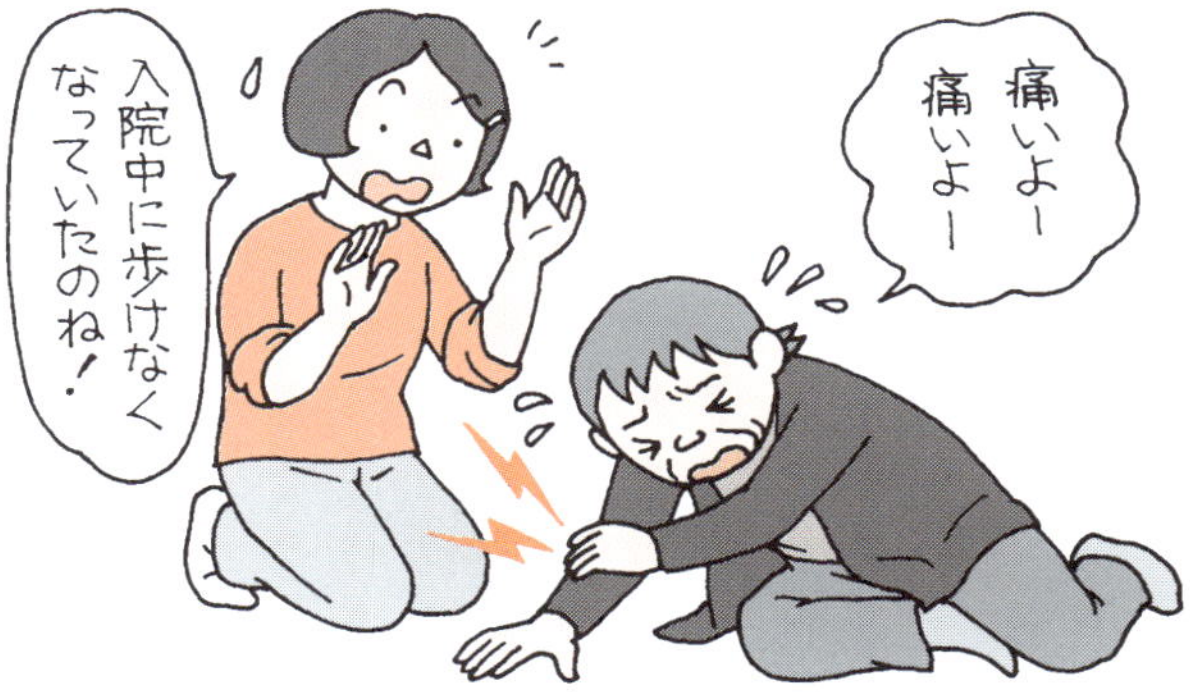
痛いよー痛いよー
入院中に歩けなくなっていたのね！

利用者が入院したあとなどによく起こる事故。身体状況や必要な介護内容が変わっているのに、それを知らずに従来どおりの介護を行ったことが原因

医者からの情報収集が不十分だったために起こる事故

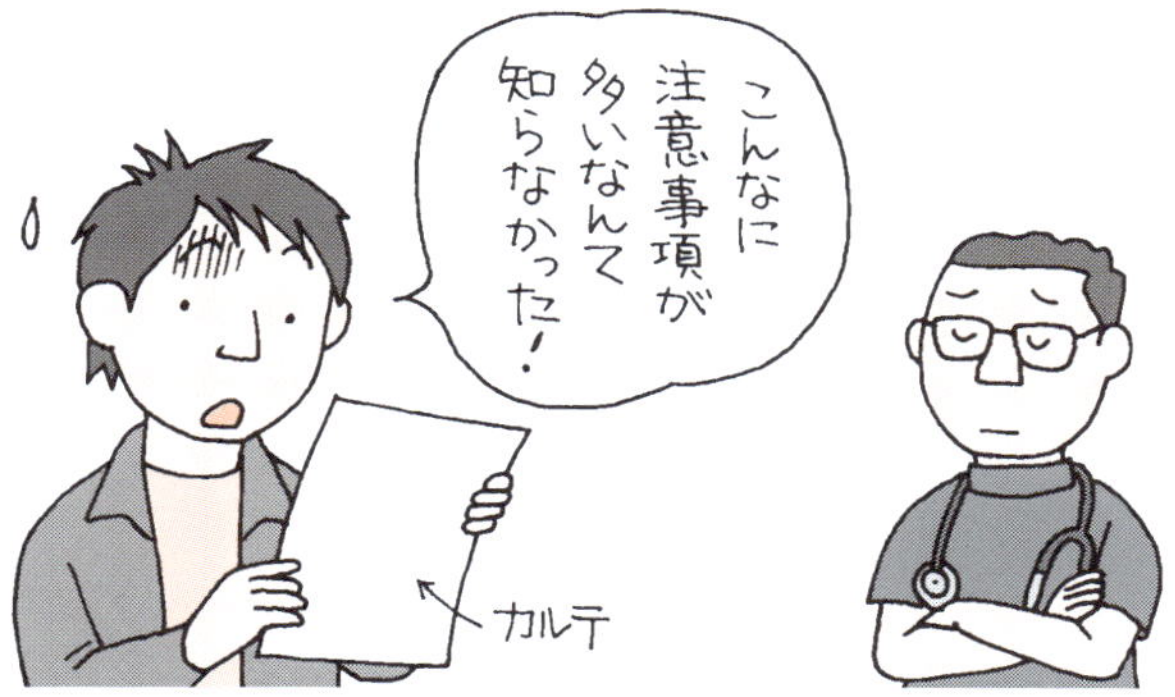
こんなに注意事項が多いなんて知らなかった！
カルテ

訪問介護は要介護者だけでなく、特定疾病の患者や重度障害者もサービス対象。医者からの情報提供が不足していると、事故の原因になることも

ケアマネジャーからの情報伝達が不十分だったために起こる事故

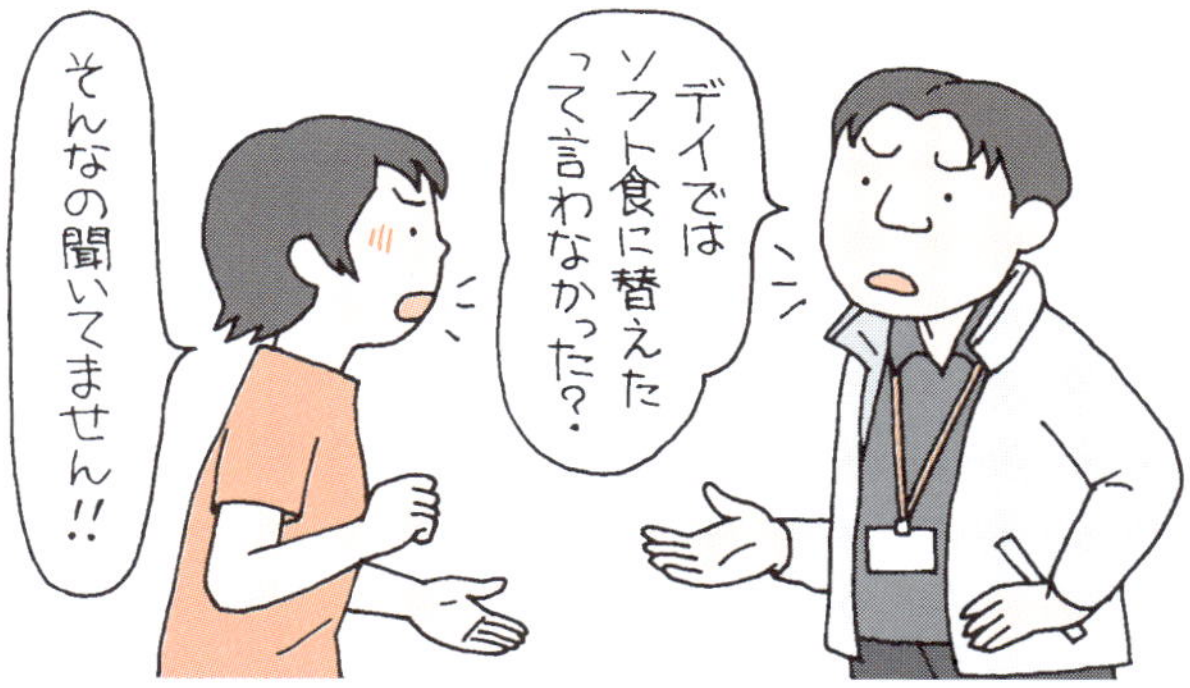
デイではソフト食に替えたって言わなかった？
そんなの聞いてません!!

「デイサービスではソフト食に変更したことを知らず、訪問介護で普通食を出して窒息事故」など、ケアマネジャーが情報伝達しきれなかったことが原因

他業種との連携を強めていくべき

入所施設であれば、毎日の様子を見ながら各利用者の介護で気をつけるべきポイントなどを徐々に知っていくことができます。あるいは施設であれば、複数の介護職が「あの利用者にはこうするべきだ」などと話し合ってケアの質を高めることもできるでしょう。

しかし、訪問介護の利用者は在宅生活をしているので、変化があってもそれを事業者側が全て把握することはできません。それに、訪問介護のサービス提供責任者が得られる利用者情報は、基本的にケアマネジャーからの情報と、家族からの情報に限られます。訪問介護は介護に不利な「居宅」という慣れない環境でサービスを提供するだけでなく、得られる情報も十分ではないのが現状です。

より安全な介護を提供するためには、訪問介護事業者は積極的に他業種（デイサービス、訪問看護など）との連携を強める必要があります。

訪問介護の事故防止を阻む要因③

ヘルパーの能力向上が困難

基本的に1人でサービス提供をする職種であるがために起こる問題です

ヘルパーの能力不足による事故とは

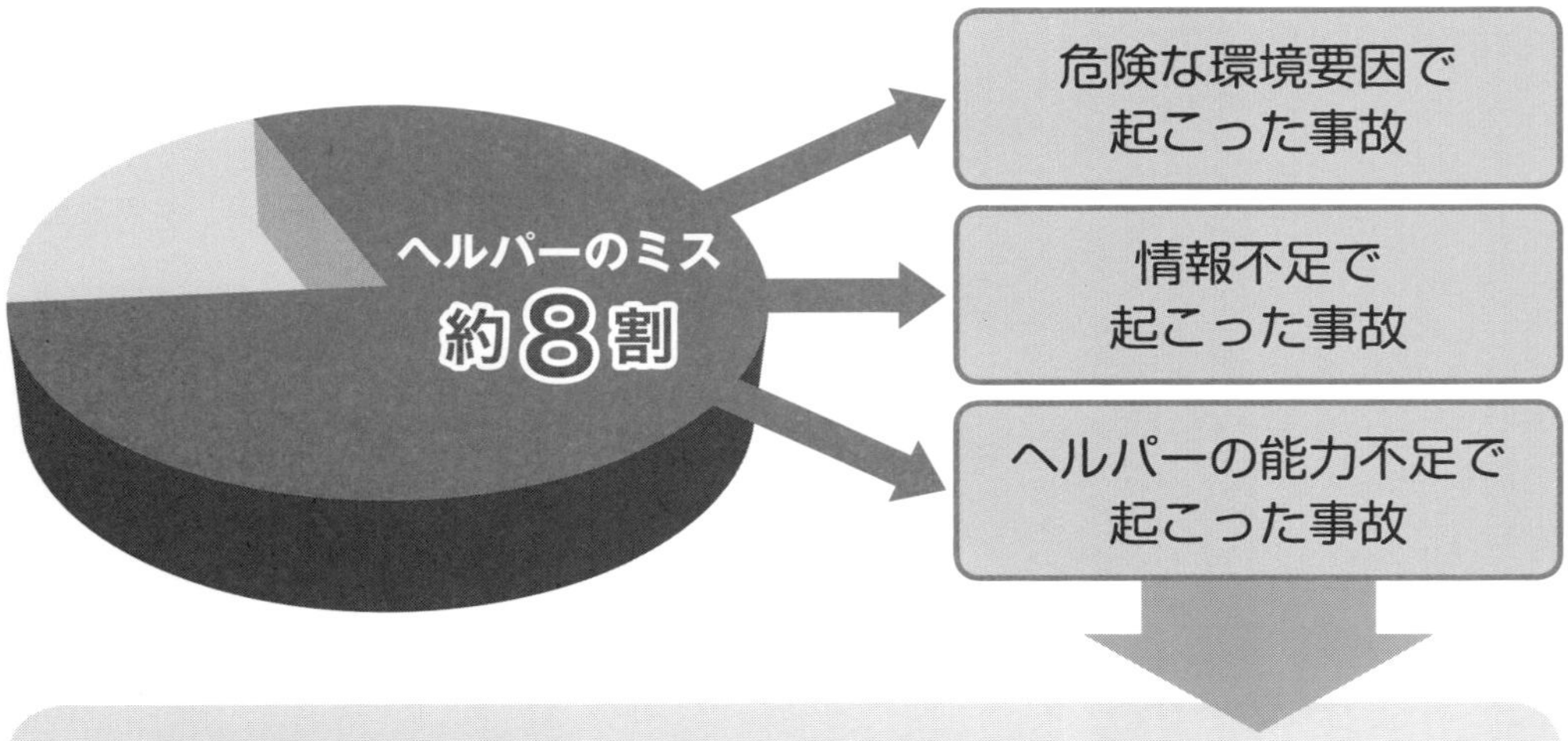

ヘルパーのミス
約8割
危険な環境要因で
起こった事故
情報不足で
起こった事故
ヘルパーの能力不足で
起こった事故

移乗や食事などの介助中に発生し「ヘルパーのミスが原因」として処理されていた事故の中で、「環境要因による事故」と「情報不足による事故」を除くと、残る原因の多くは「ヘルパーの能力不足」です。

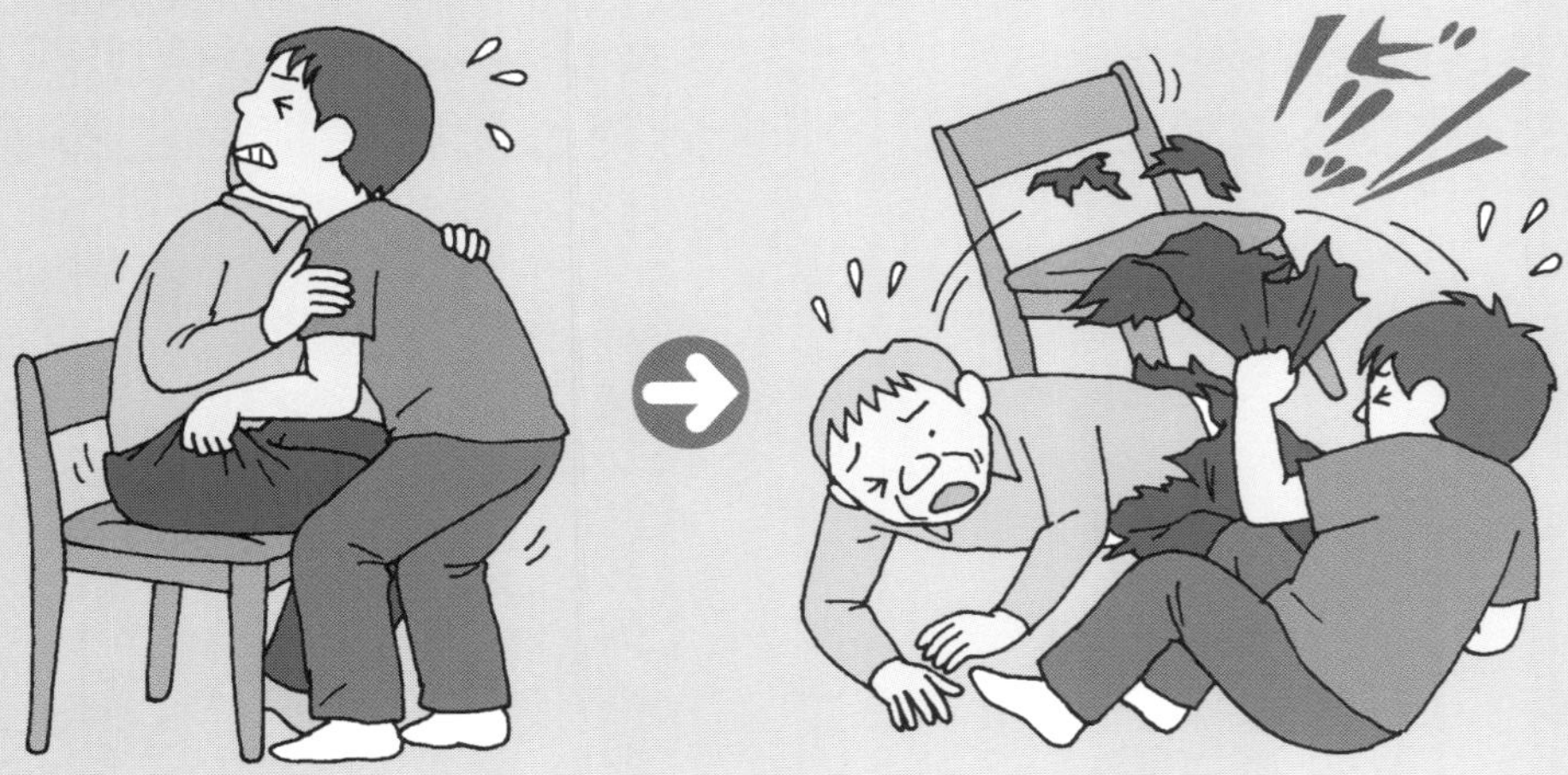

能力不足のヘルパーに対する指導の現状

訪問介護事業所の事故報告書を分析していると、ヘルパーの能力不足が原因の事故を見かけます。この場合の再発防止策は、ヘルパーに必要な能力を付与することです。そしてそれは、簡単なことではありません。しかしどの報告書を見ても、「同様の事故が起こらないように指導した」程度の漠然とした内容しか書かれていないのです。これでは十分な対策がとられているとは言えません。

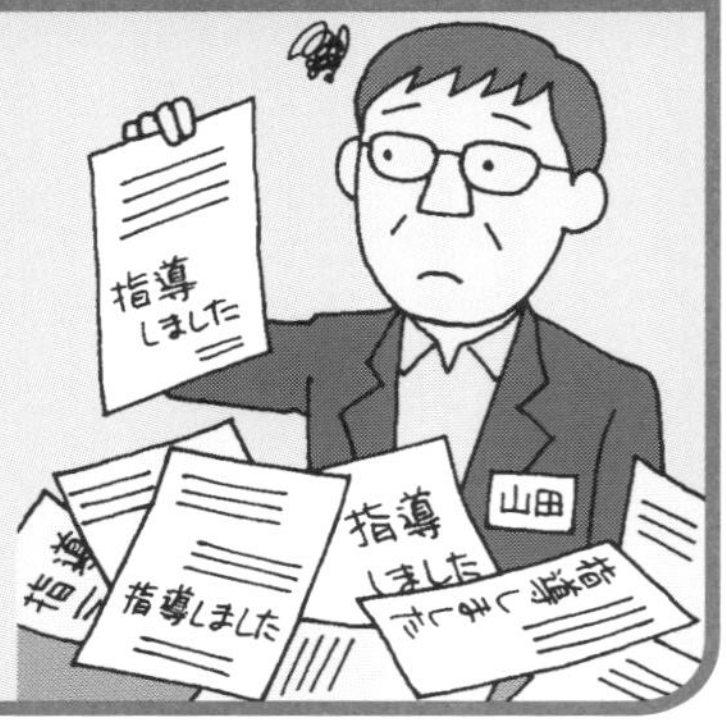

指導しました
山田
指導しました
指導しました
指導しました

ヘルパーの能力が向上しにくいいちばんの原因

△ 訪問介護の場合、いきなり利用者と1対1になりがち

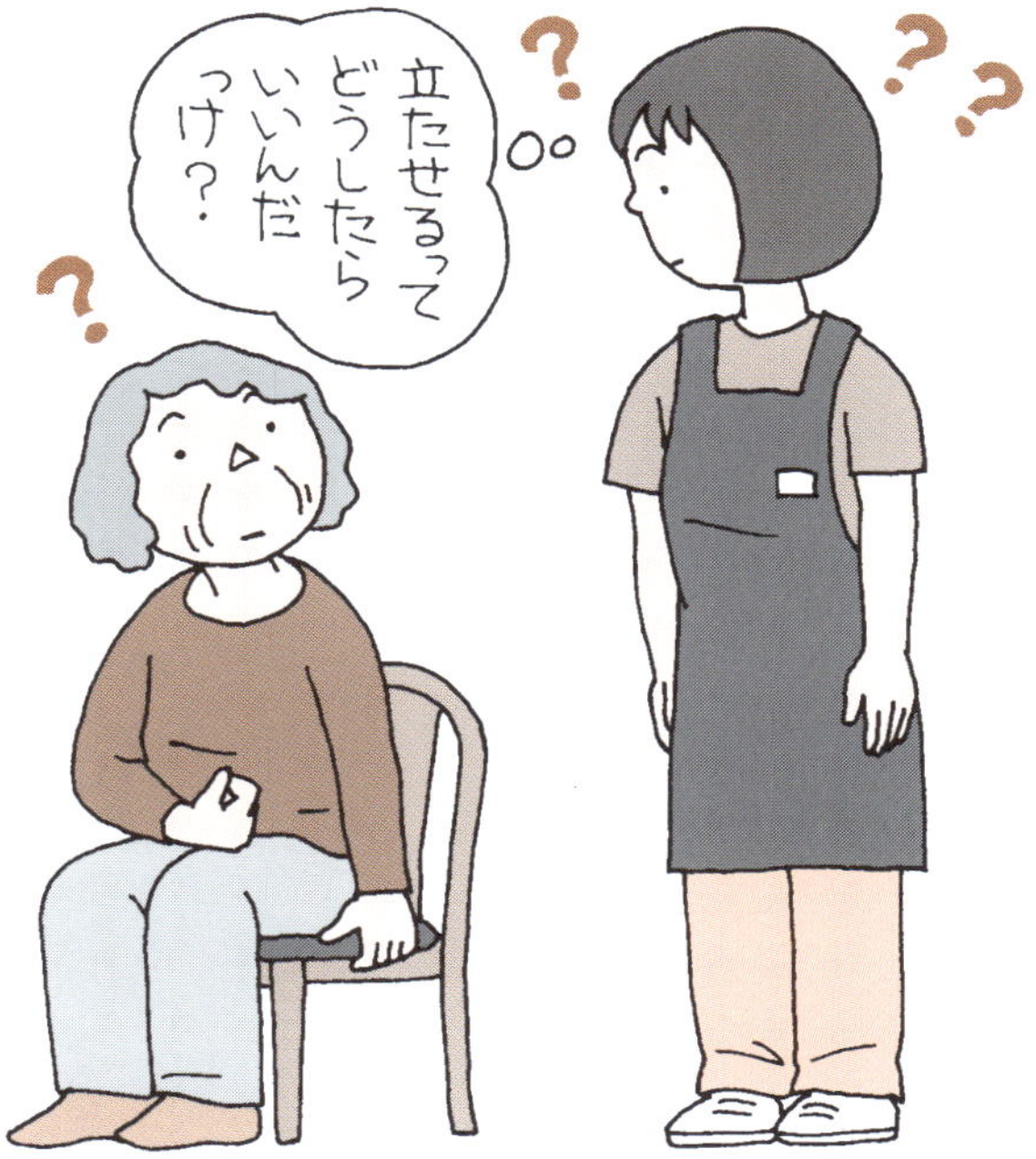
立たせるってどうしたらいいんだっけ？

訪問介護のヘルパーは、採用されたら基本的にはすぐに利用者と1対1のサービス提供に入ってしまいます。事業者によっては研修を設けている場合もありますが、未経験のヘルパーが一人前になるまで手厚く指導できる事業者はほとんどありません。先輩の仕事ぶりを見ながら覚えることができない環境は、訪問介護特有の大きなハンディであることを、事業者は自覚することが大切です。

○ 介護施設の場合、OJT（オン・ザ・ジョブ・トレーニング）ができる

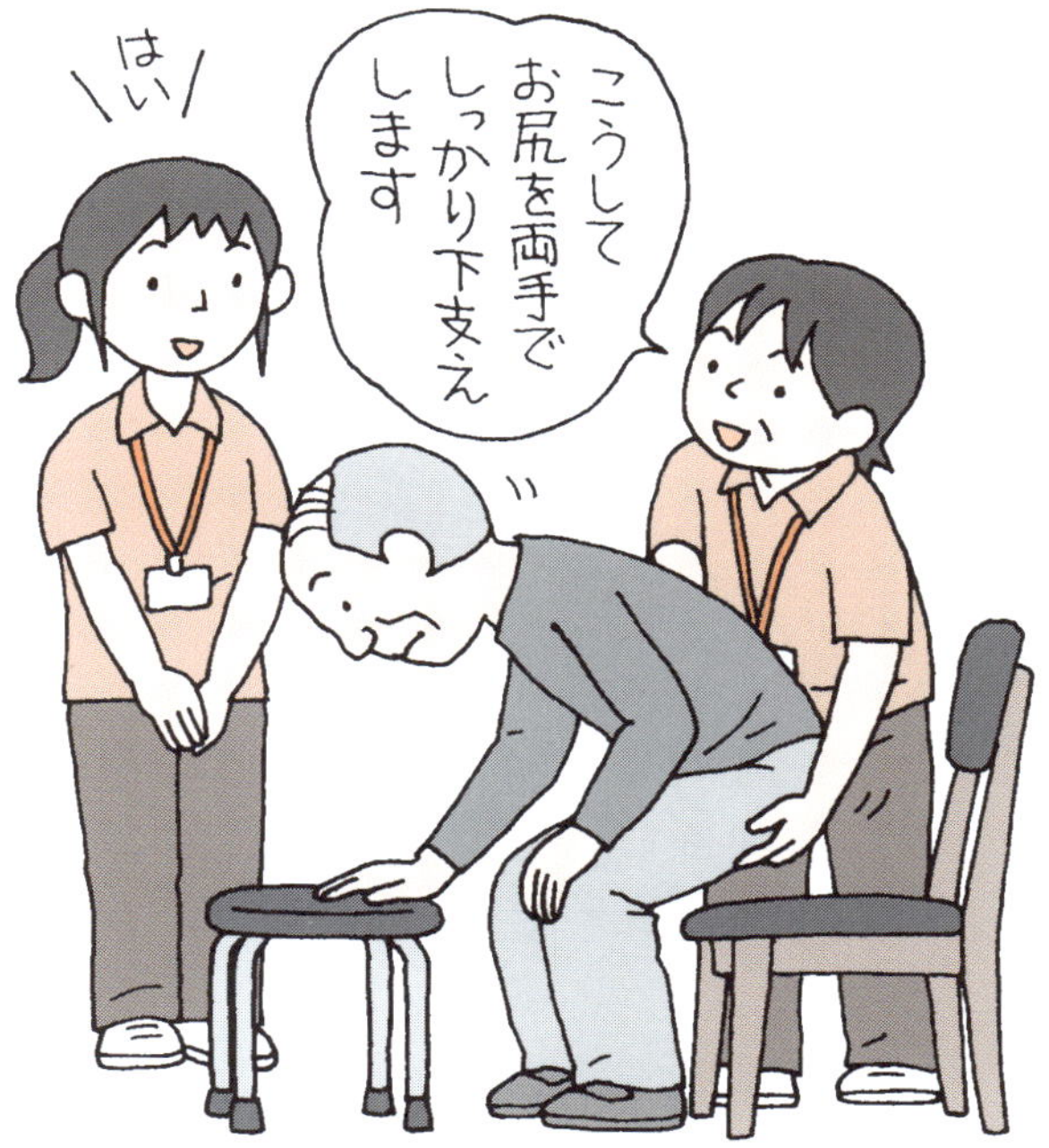
はい
こうしてお尻を両手でしっかり下支えします

入所・通所施設でも、新人は能力が低くて当然です。しかし施設ではたくさんの職員が一緒に働いていますから、先輩の仕事ぶりを実際に見ながら覚えることができます。最初はほとんど自主的に動けなくても、1年2年と長い時間をかけて、働きながら正しい介助方法を覚えていくことができるわけです。新人の動きが悪い場合、ベテランがフォローすることで職員の質を保つこともできます。

能力付与のための研修を充実させる

訪問介護における事故では、ヘルパーの介護技術が未熟であるために起こる事故が少なくありません。なぜ、ヘルパーの能力の標準化ができないのでしょうか。

事業者に話を聞くと、「能力の高いヘルパーを雇用したいが、人材不足で技術がなくても雇うしかない」と言います。しかしどの業界であっても、能力の高い職員だけを採用できるわけではないはずです。そうした状況の中で事業所のサービスレベルが下がらないようにするためには、職員の教育や研修を充実させるしかありません。

ところがヘルパーという職業は非常に特殊で、介護から一般的な家事まで仕事内容が多岐にわたります。それにもかかわらず1人で業務を行うので、上手な職員のやり方を参考にすることができないのです。だからこそ、事業者側が能力付与のための研修プログラムを充実させることが求められます。

環境要因による事故❶

トイレの移乗介助中に転倒

介護を安全に行うには、安全な環境であることが絶対に必要です

事故発生時の状況

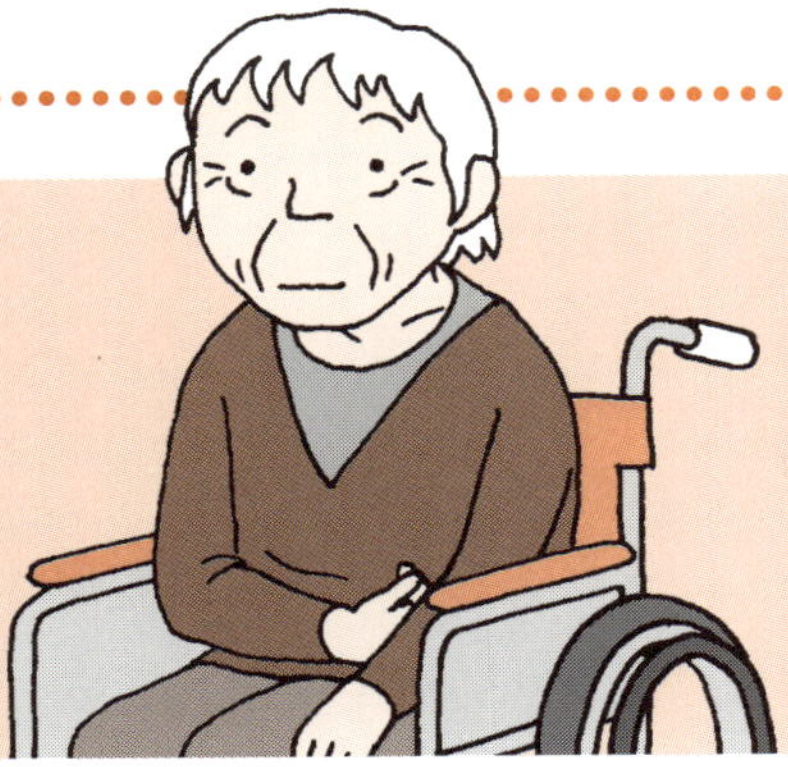

Vさん

82歳・女性

脳出血の後遺症で、3年前から右半身マヒがある。認識にも障害があるため、移動は全て車イスで行っている。

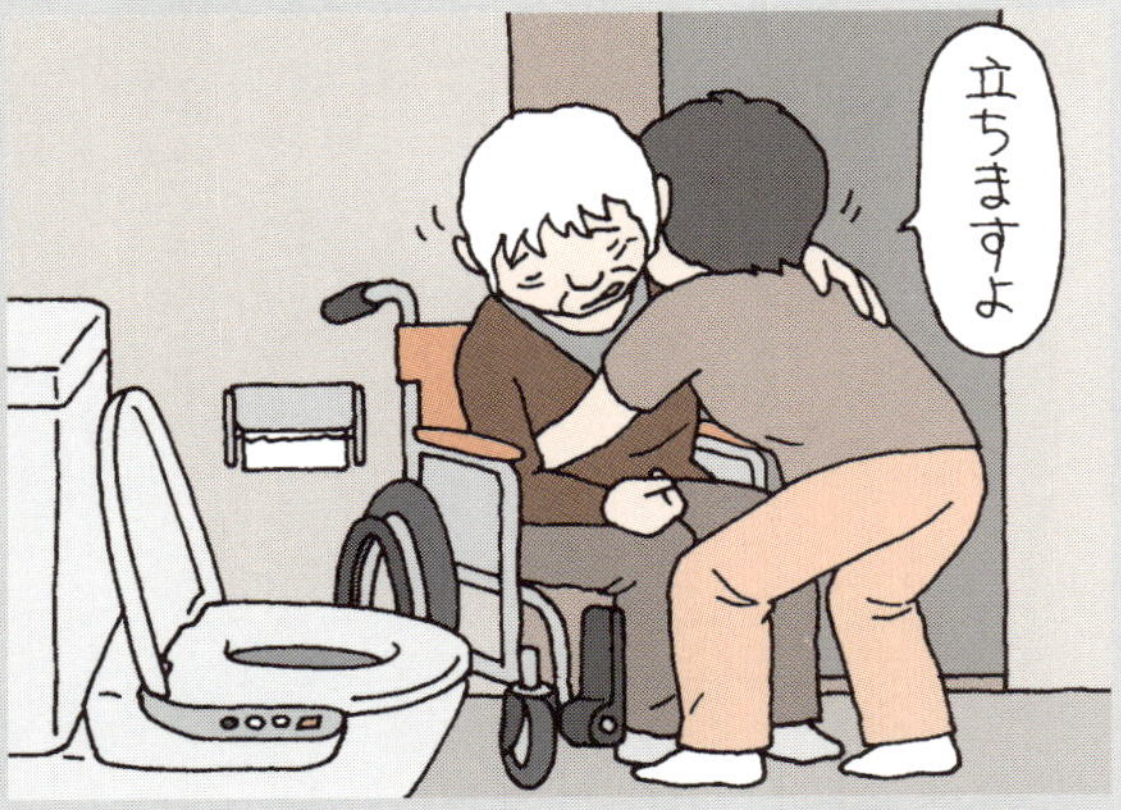

身体介護で訪問したヘルパーが、Vさんの排泄介助をしようとしました。車イスでトイレまで連れていき、車イスをしっかり固定しました。車イスからVさんを抱え上げ、便座に移乗する前にズボンを下ろそうとしたときのことです。

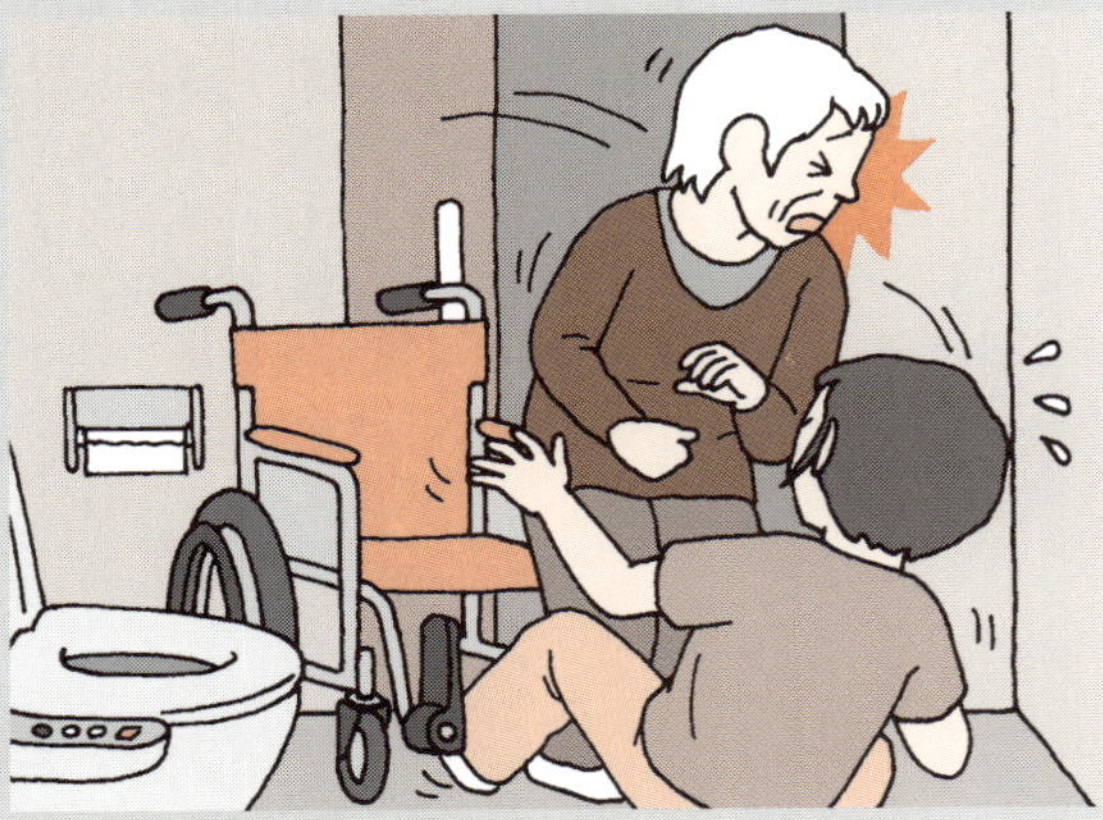

Vさんがふらつき、ヘルパーと一緒にバランスを崩して転倒してしまいました。その際、顔を柱に強くぶつけて大きなあざができてしまい、受診となりました。骨折などの大きなケガではありませんでしたが、あざが気にならなくなるまで1週間程度かかりました。

ヘルパーのひと言

「前からトイレに手すりがあればいいのに、と思っていました」

事故評価　事故は未然に防ぐことができたか

事故評価の基本的な考え方

本事例は介助中に起きた事故であり、ヘルパーが支えられなかったことが事故の直接原因ですから、事業者の過失となります。

たとえ不可抗力性の高い出来事が原因であっても、ヘルパーが直接利用者の体を支えているような状況で事故が起きれば、過失を否定することは難しくなります。

この事故が過失とされる場合

- 移乗など利用者の体をヘルパーが支えているとき（介助動作中）に起きた事故は、ほとんどが過失となります
- 「手すりがあれば事故が防げたのに手すりがなかった」としても、手すりの設置を怠ったケアマネジャーの法的責任を問うことは難しいでしょう

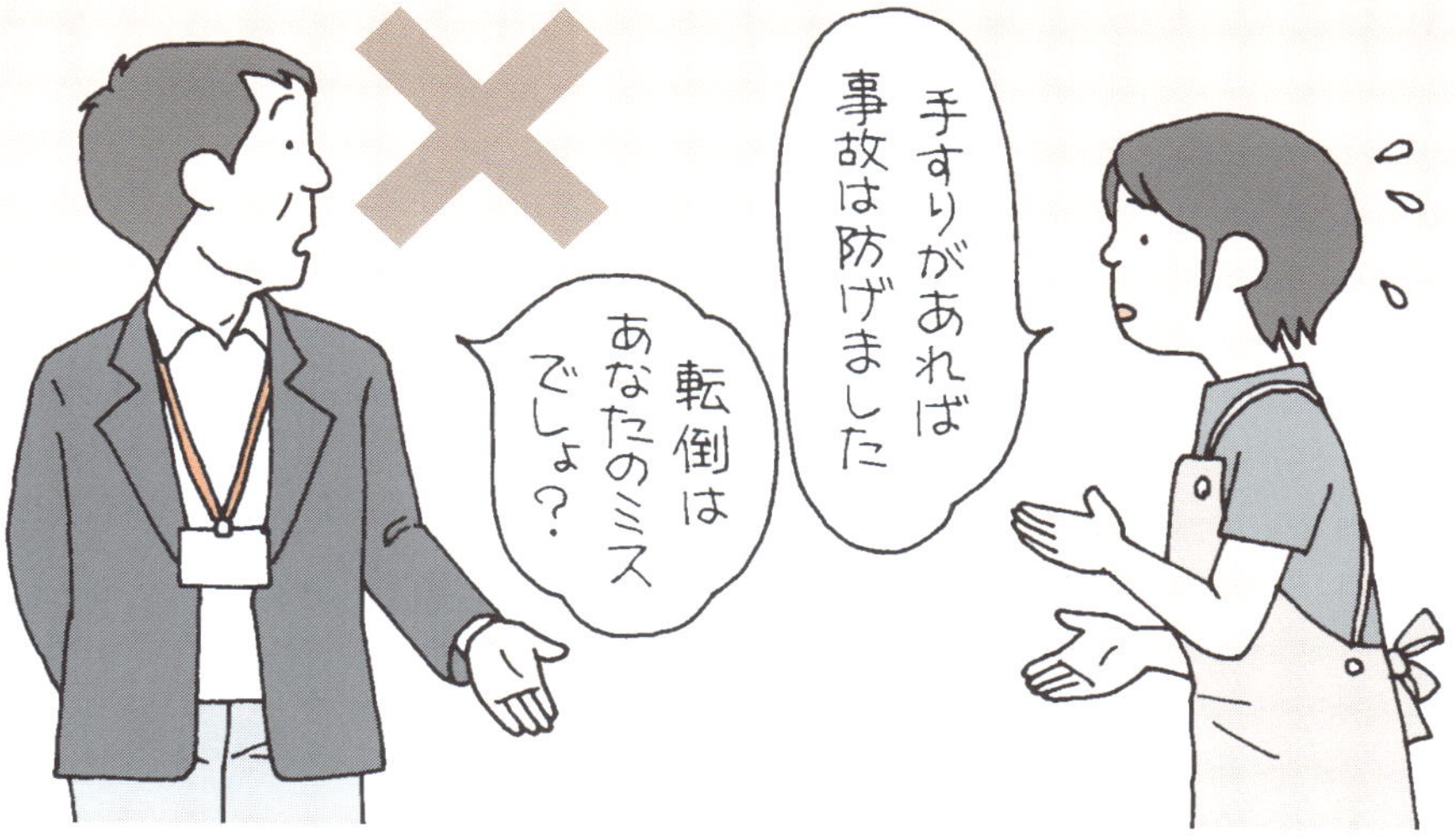

この事例の類似事故

- 浴室の床で滑って転倒
- 歩行介助中に段差につまずいて転倒

原因分析　なぜこの事故が起こったのか

事故原因の考え方

- どんなに優れた技術を持つヘルパーでも、いつでも万全の態勢で介助ができるわけでありません。移乗介助中に利用者がふらつくと、ヘルパーのひざの調子が悪ければ支えられないかもしれません
- そのため、不安定な姿勢を支える福祉用具を事前に配置することで、不測の事態が起きても対応できるよう万全の介護環境を整えておかなければなりません。手すりや介助バーなど利用者を支える用具は、自立している人のものだと思われがちですが、安全な介助を支える役割もあるのです
- 居宅でのヘルパーの介助動作中の事故は一見ヘルパーの不注意のように見えますが、多くの事故は不安定な環境の中で無理をして介助していることから生じています

根本原因

- 簡単な住宅改修工事で解消できる危険要因による事故

介護環境チェック表の活用

訪問介護サービスを開始する前に、サービス提供責任者は下の表を活用しながら、利用者宅に改修が必要な危険な環境がないかをチェックしましょう。危険箇所を家族に意識させることで、事故発生時のトラブルを防ぐ目的もあります

介護環境	チェック項目
食事	□椅子に移乗して食事ができるか？　□車イスで食事をするのであれば、前かがみの姿勢がとれるか？　□椅子、テーブルが高すぎないか？　□自助具はそろっているか？　□食事前の水分摂取用具はあるか？　□調理器具はそろっているか？　□食事前後に口腔ケアができるか？
排泄	□車イスを停める位置に無理はないか？　□ズボンを下ろすとき、つかまるところはあるか？　□便座上で安定した座位がとれるか？　□前かがみの姿勢を補助する手すりがあるか？　□便座が高い場合は足台、低い場合は補高便座があるか？　□便座が大きすぎないか？　※ポータブルトイレの場合：□足が手前に引けるか？　□軽すぎないか？　□ひじかけが外せるか？　□ベッドにピッタリ付くか？
入浴	□更衣時に座れる椅子が脱衣所にあるか？　□脱衣所が寒くないか？　□浴室の入り口に手すりはあるか？　□脱衣所の床は、滑りやすくないか？　□浴室の入り口に段差はないか？　□入り口の扉に、はめ込みガラスはないか？　□シャワーチェアは安全なものか？　□シャワーヘッドにスイッチが付いているか？　□浴槽内に滑り止めのマットが敷いてあるか？　□浴槽に取り付ける、着脱式の手すりはあるか？　□浴槽のフチが座って出入りできる高さになっているか？　□浴槽のフチと同じ高さの入浴台はあるか？
移動	□車イスのストッパーが甘くないか？　□車イスのタイヤの空気は抜けていないか？　□車イスのタイヤはすり減っていないか？　□フットサポートは落ちてこないか？　□車イスは座りにくくないか？　□車イスで座位が安定するか？　□歩行であれば、歩行環境に危険はないか？　□手すりの位置や場所は適切か？　□段差解消のすりつけ板は急角度ではないか？　□絨緞《じゅうたん》や敷物など、足が引っかかりそうなところはないか？　□玄関で靴を脱ぎはきするときに座れる椅子が置いてあるか？
ベッド	□片マヒであれば、起き上がりの方向と乗り降りの方向が合っているか？　□介助バーはあるか？　□ベッド脇に、車イスを寄せるスペースがあるか？　□ベッドが高すぎ、または低すぎないか？　□ベッドに座って足が引けるか？　□マットレスとベッド枠がずれていないか？　□マットレスがやわらかすぎないか？
家屋老朽化	□すのこや縁側、ベランダなどの木製部分が腐っていないか？　□建具や家具の扉が取れそうになっていないか？　□電球が切れて暗い場所はないか？　□ガラス戸にヒビが入っていないか？
外出介助	□3階以上の場合、エレベーターはあるか？ □門から玄関まで、長距離を歩く場所はないか？　□玄関の敷居が高くないか？
家族介助	□介助方法が適切か？　□危険な介助を行っていないか？ □ベッドをギャッチアップして食事をさせていないか？
家電製品	□古すぎて壊れそうな製品はないか？　最低限、以下の家電をチェック □掃除機　□洗濯機　□ガスレンジ　□給湯器　□扇風機　□エアコン　□炊飯器 □トースター　□電子レンジ　□調理器具
掃除	□掃除のときに破損しそうな置物などはないか？ □壊れやすくて高価なものが出しっぱなしになっていないか？

介護保険により住宅改修をする場合のおもな流れ

訪問介護の利用者宅に問題がある場合は、家族や担当ケアマネジャーと話し合って住宅改修工事を行えればベストです。要介護・要支援者の住宅を改修する場合、20万円を上限として、かかった費用の8～9割が介護保険から支給されます

1. サービス担当責任者が、利用者宅に問題点はないかを細かくチェックする
2. 問題がある場合、家族や担当ケアマネジャーを交えて改修内容を話し合う
3. 施工業者に見積もりを依頼する（申請者が行う）
4. 役所の窓口などへ事前に必要な書類を提出する
5. 審査・決定
6. 工事
7. 役所の窓口などへ事後に必要な書類を提出する
8. 住宅改修費が支給される

訪問調査

ケアマネジャーが利用者宅を訪問し、住宅改修理由書を作成する

※費用はいったん利用者が全額支払い、事後に必要な書類を提出したら費用の8～9割が支給される

事前に必要な書類

- 住宅改修費支給申請書
- 見積書や図面
- 工事前の写真
- 住宅改修理由書
- 所有者の承諾書

など、役所が指定したものをケアマネジャーとともにそろえる

事後に必要な書類

- 請求書および内訳明細書
- 工事費支払いの領収書（原本）
- 工事後の写真
- 口座振替依頼書

など、役所が指定したものをケアマネジャーとともにそろえる

介護保険を使い住宅改修を行う

訪問介護で起こる事故は、事前に適切な住宅改修を行い、必要な福祉用具をレンタルできていれば、防げるものが少なくありません。こうした環境要因による事故を防止するために、訪問介護事業者はサービスを開始する前に利用者宅の状況をしっかり把握することが大切です。その際、右ページの介護環境チェック表などを使うと、漏れなく確認することができます。

「トイレに手すりがあれば、もっと安全に介助できる」など、サービス提供責任者が住宅改修の必要性を感じた場合、利用者家族とケアマネジャーの協力が必要不可欠です。三者で話し合いながら、訪問介護を行うに当たって必要な改修の取捨選択を行います。介護保険で支給される金額には限度があるので、介護のプロから見て本当に必要な改修部分はどこかを説明し、適切な改修を行ってもらうことが大切です。

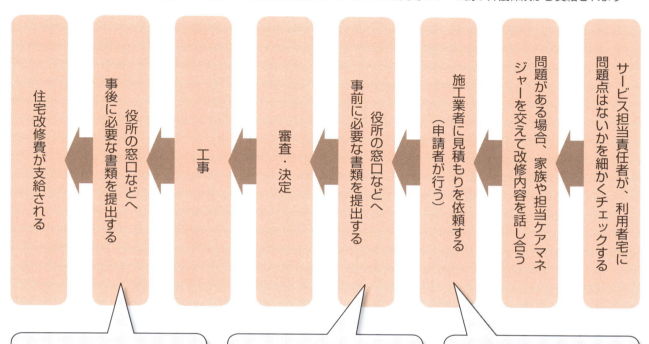

介護保険でレンタルできる福祉用具

利用者宅の状況によっては、安全なサービス提供のために必要な福祉用具を利用者側に用意してもらいましょう。その際、全てを購入するのは金銭的に大変ですが、条件がそろえば介護保険によって下記の用具をレンタルすることができます

車イス

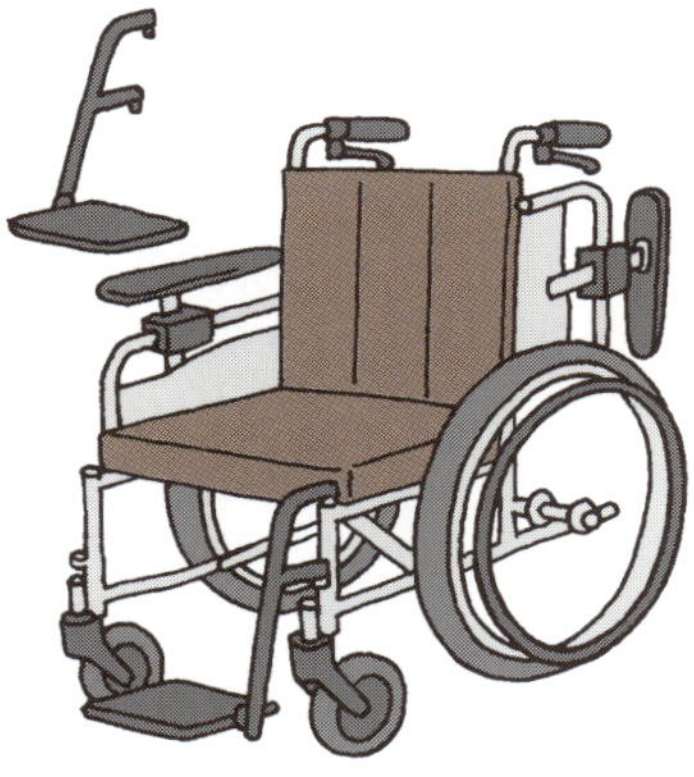

端座位保持テーブル

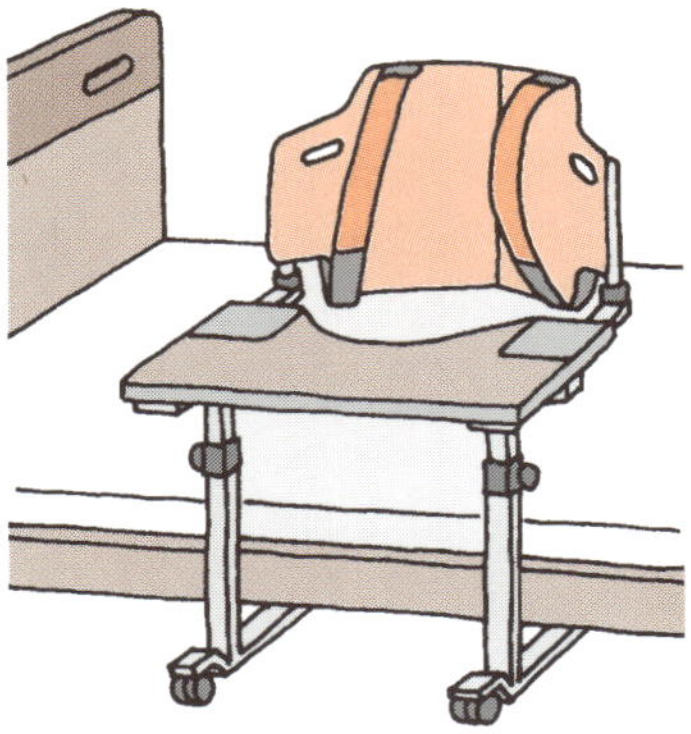

特殊寝台

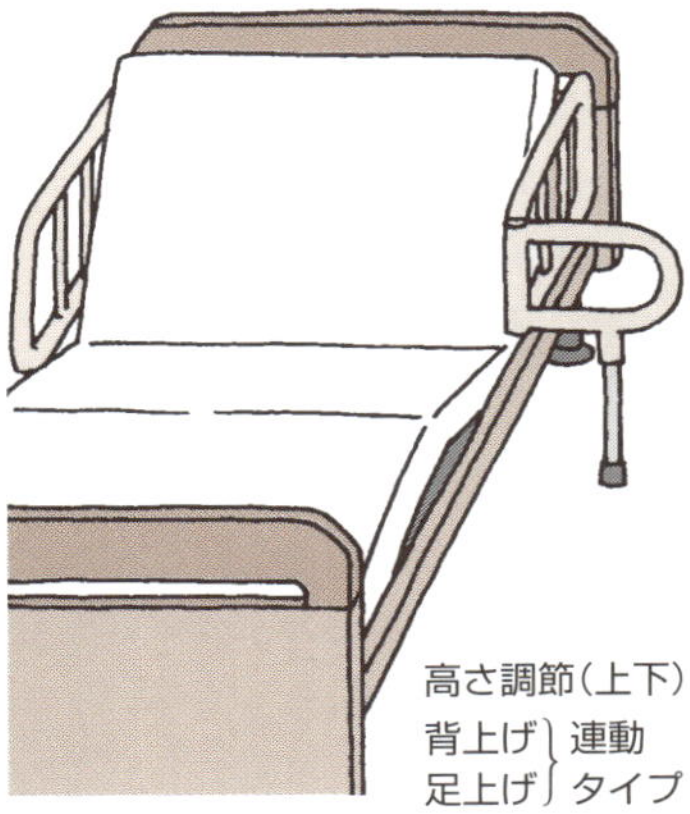
高さ調節（上下）
背上げ｝連動
足上げ｝タイプ

移動用具
（トランスファーボード）

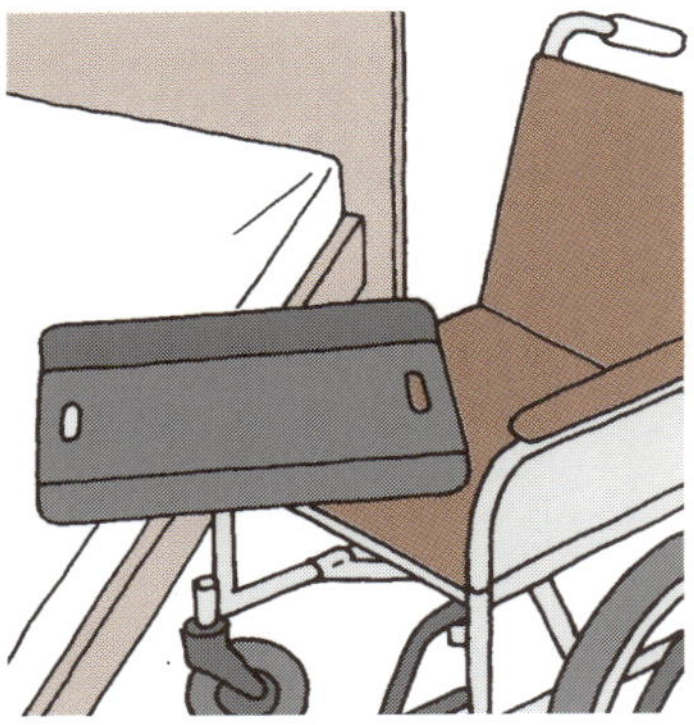

高反発マットレス

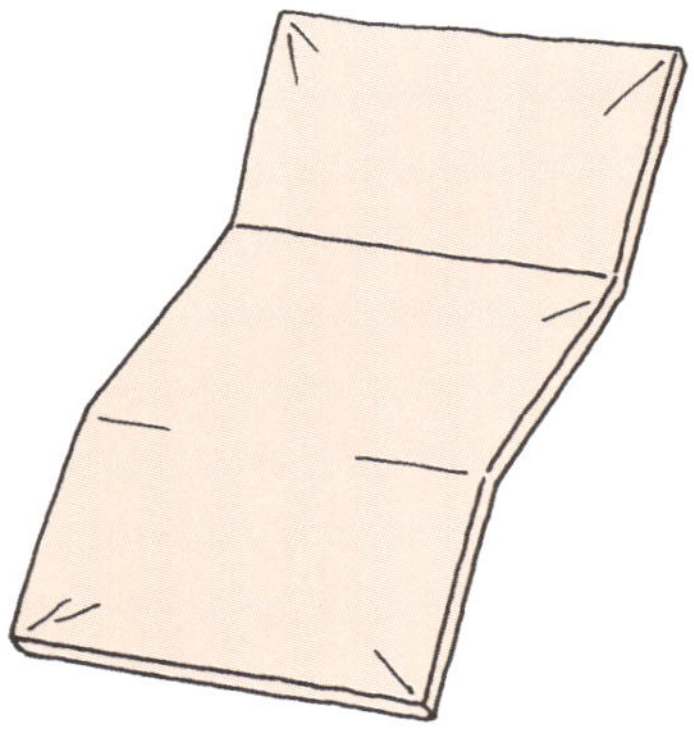

特殊寝台の付属品
介助バー（移動用バー）

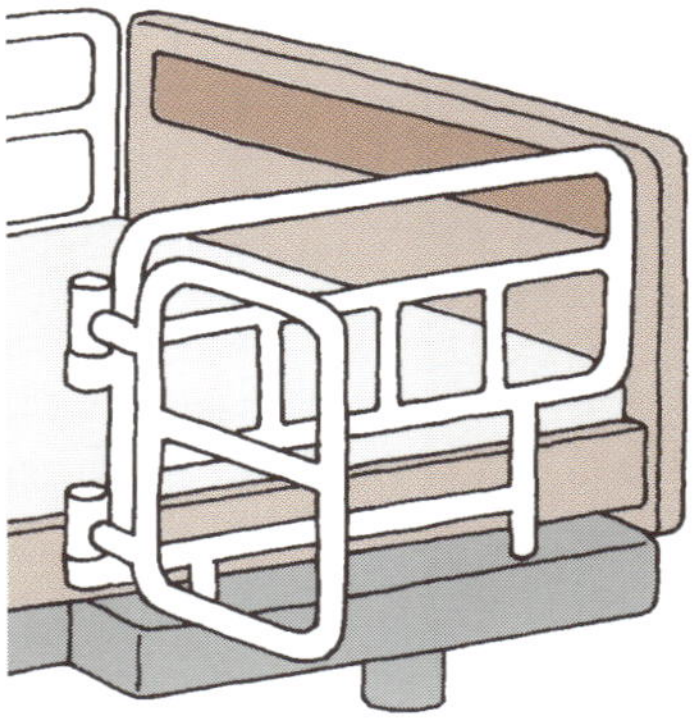

歩行器・歩行補助杖

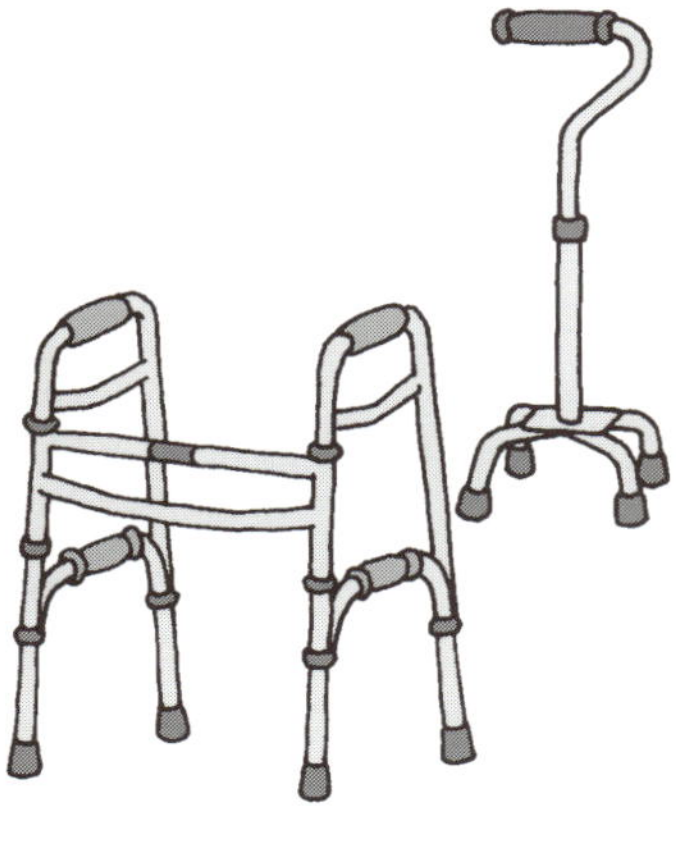

スロープ

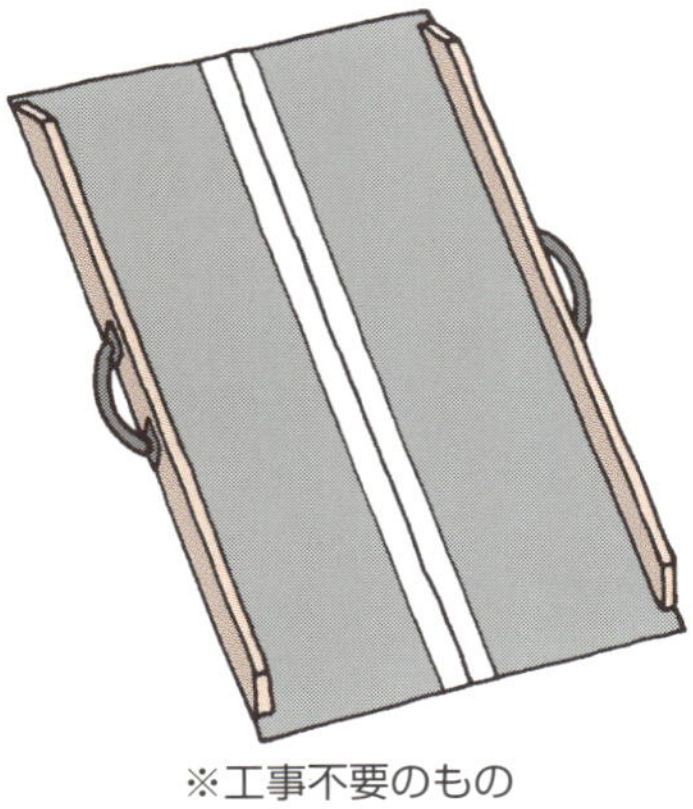

※工事不要のもの

手すり

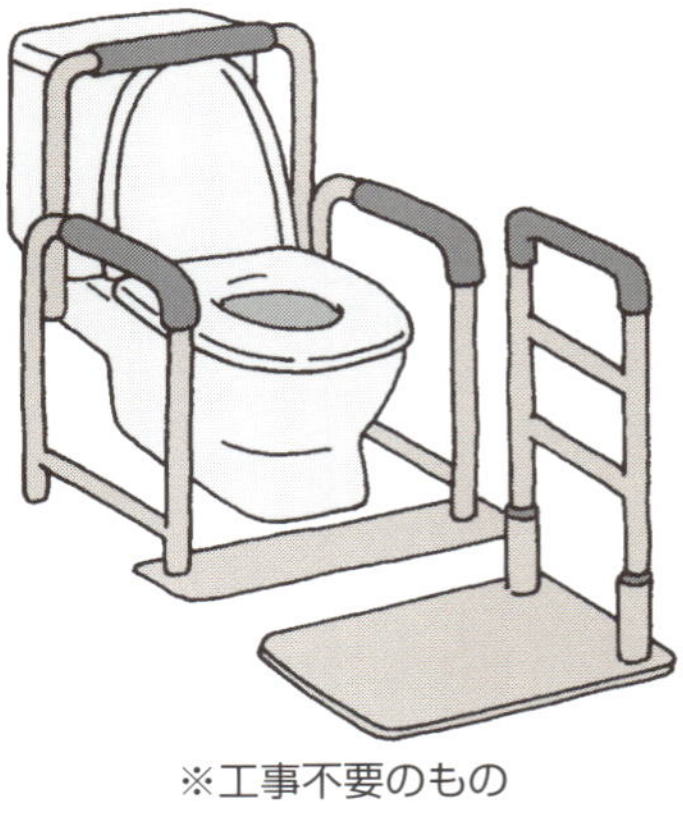

※工事不要のもの

介護保険で購入できる福祉用具

入浴や排泄に関する用具は、衛生上の観点からレンタルすることはできません。

しかし全額自費での購入となると大変です。

下記の用具は1～2割の自己負担で購入することができるので、家族に提案してみてもいいでしょう

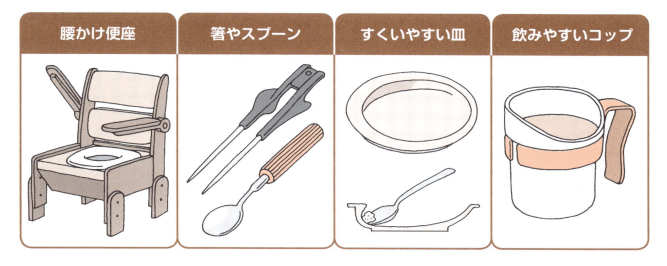

腰かけ便座

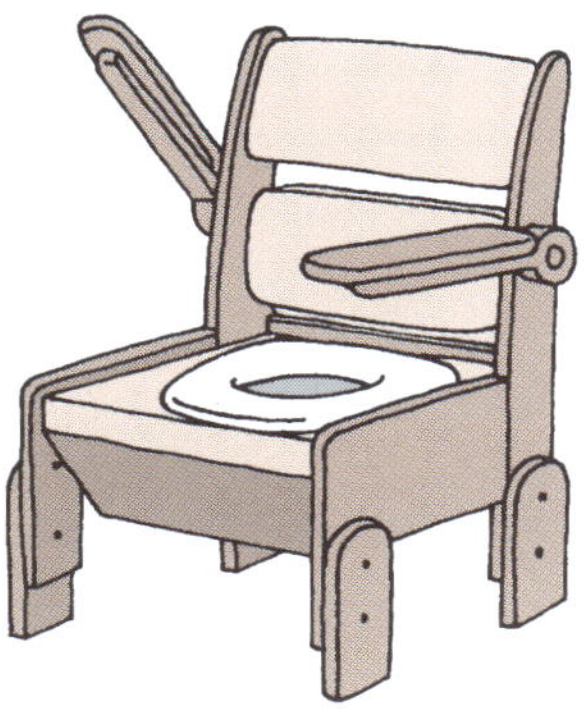

箸やスプーン

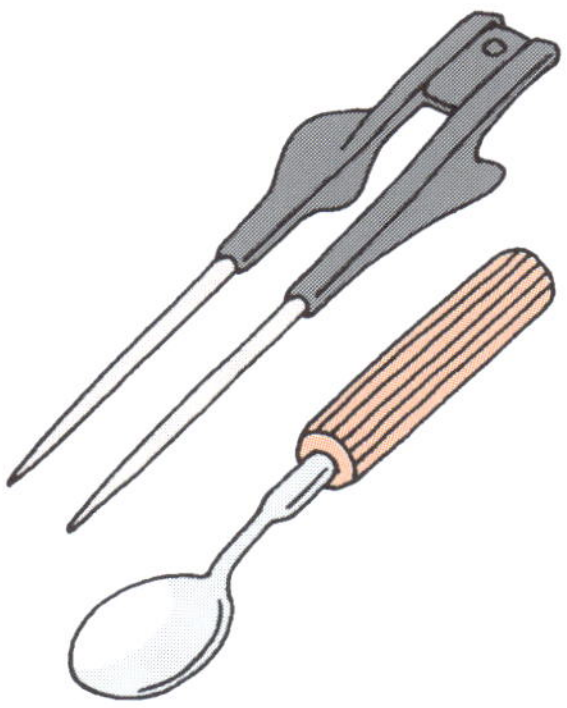

すくいやすい皿

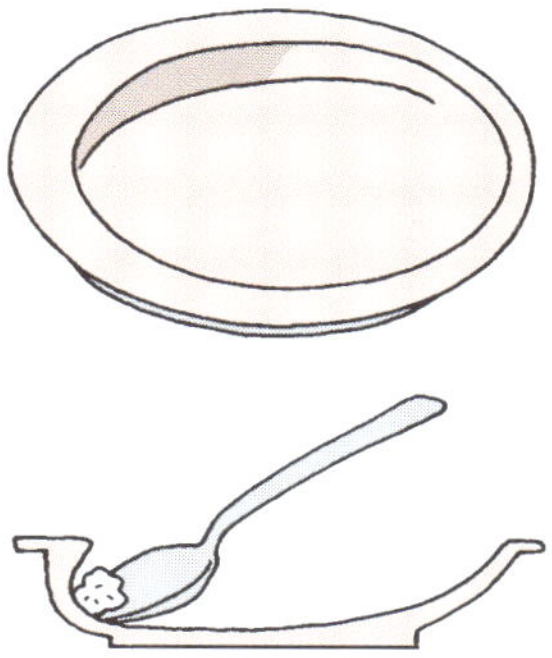

飲みやすいコップ

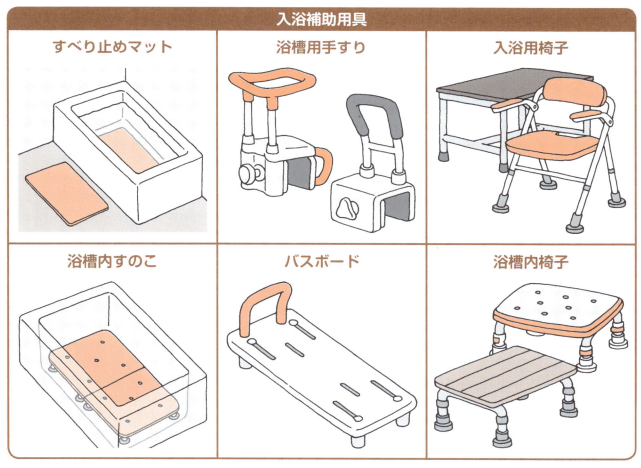

入浴補助用具

すべり止めマット

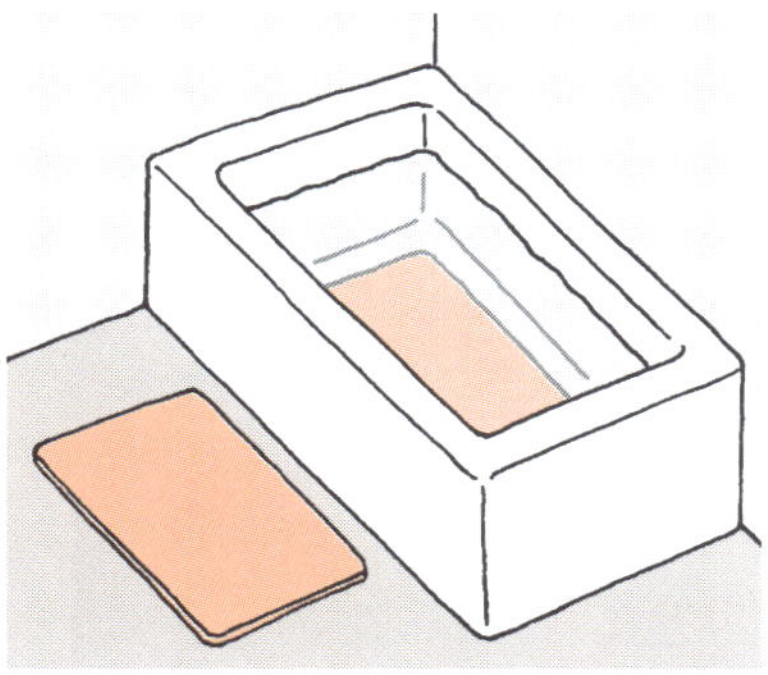

浴槽用手すり

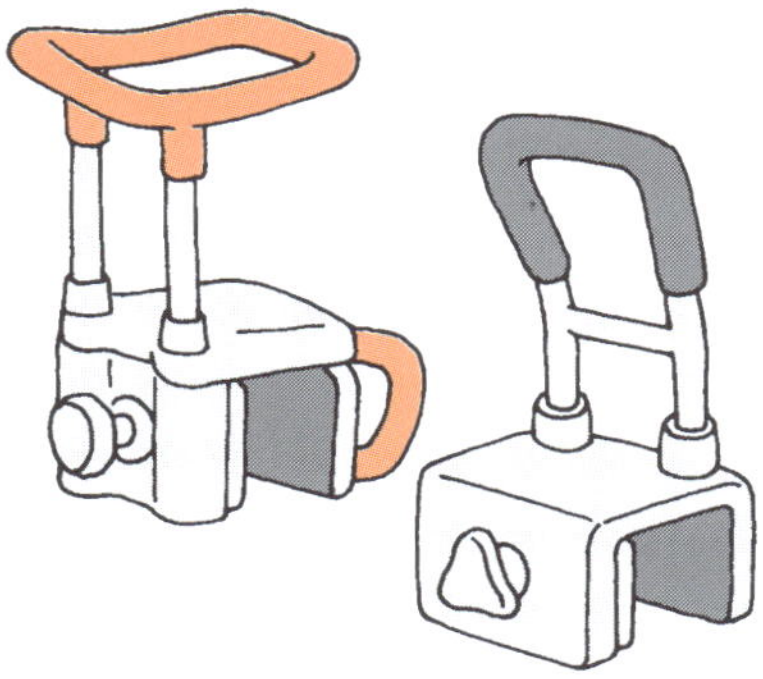

入浴用椅子

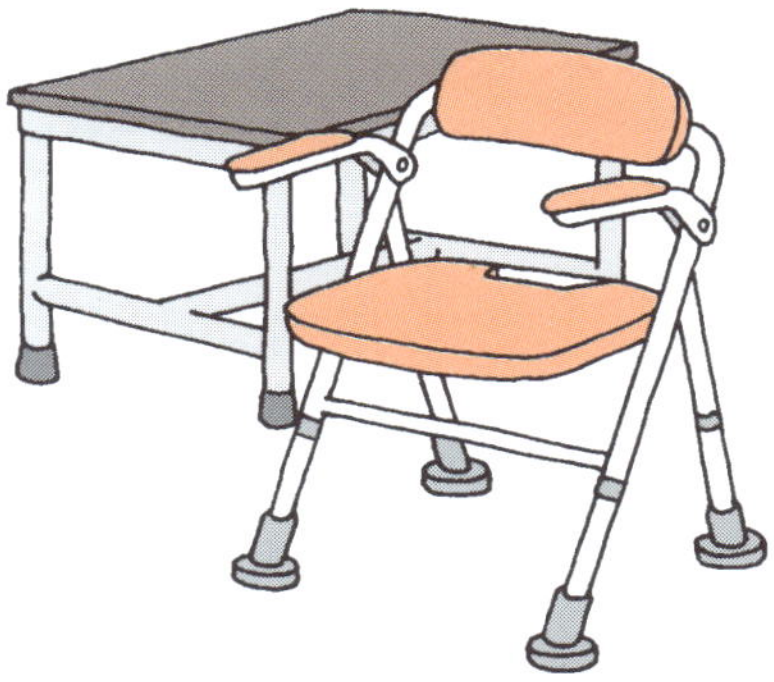

浴槽内すのこ

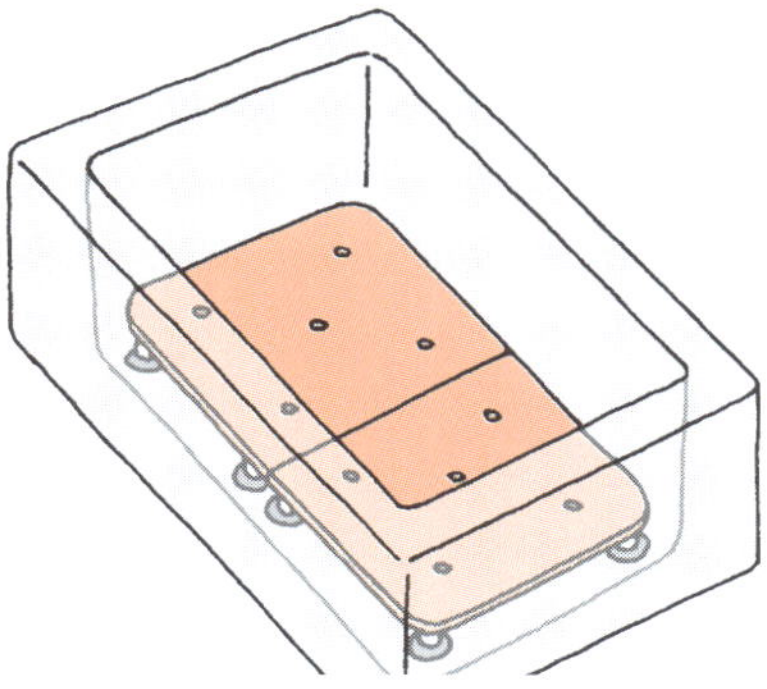

バスボード

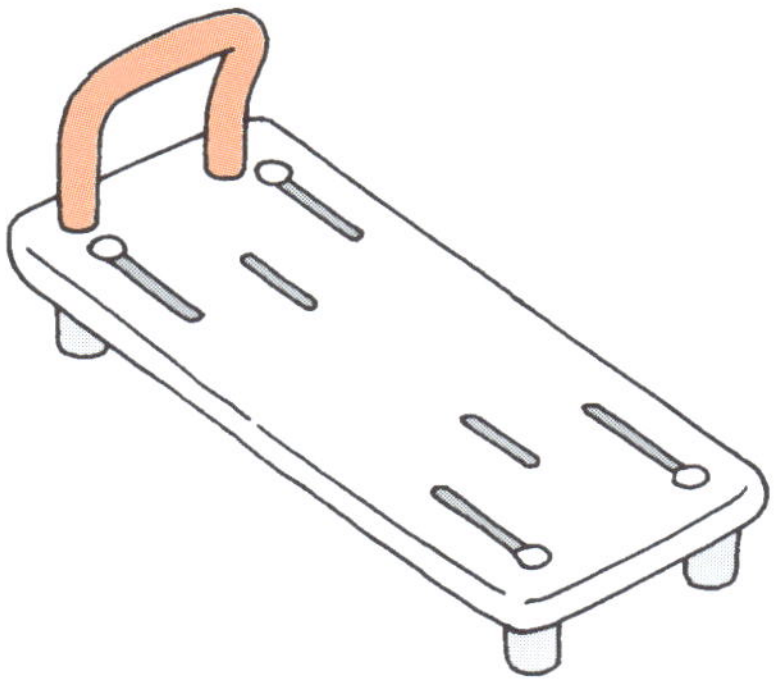

浴槽内椅子

介護保険でできる住宅改修

安全に介護を行うために、介護保険を使って下記の住宅改修工事を行うことができます。
補助総額は同一家屋に対して20万円までです。一度に使い切らなかった場合は、
下記の工事の範囲内であれば、後日の別の工事でも申請することができます

手すりの取り付け

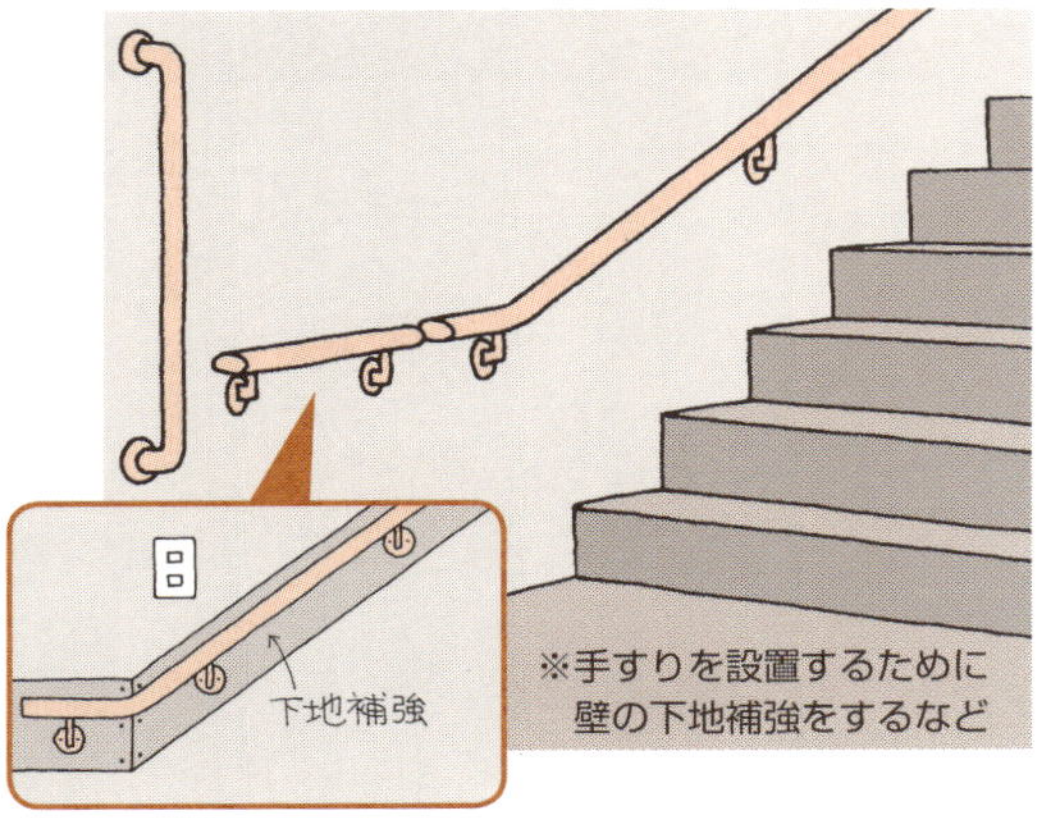
下地補強
※手すりを設置するために
壁の下地補強をするなど

段差の解消

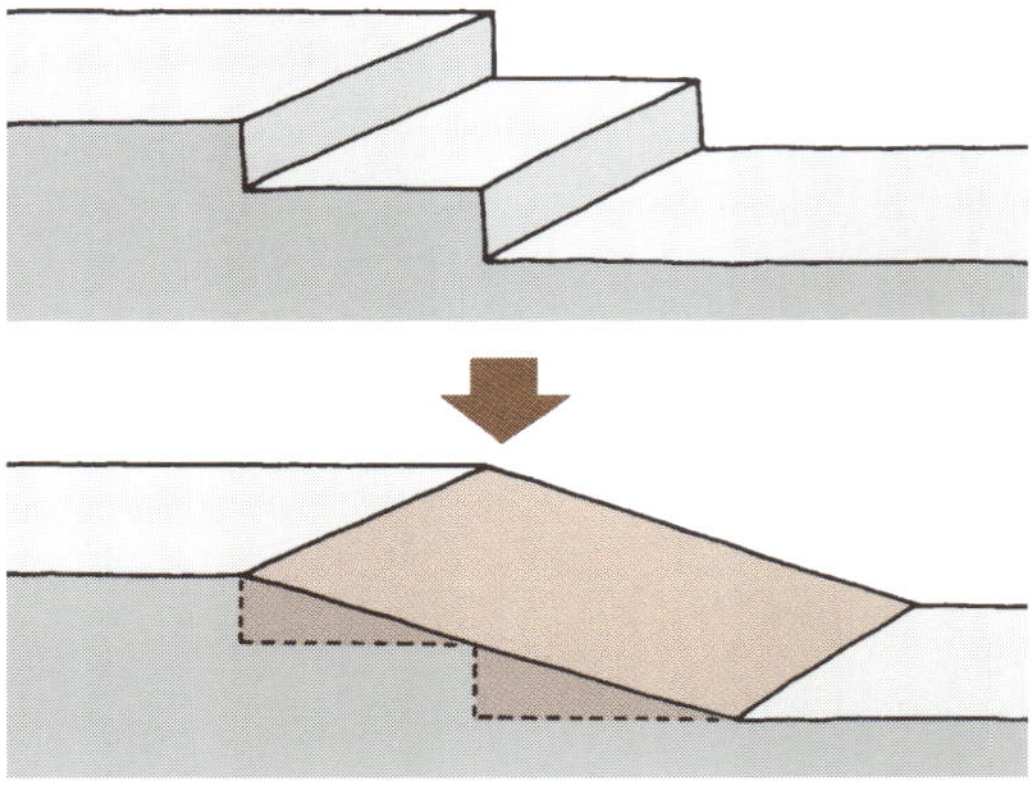

床材の変更

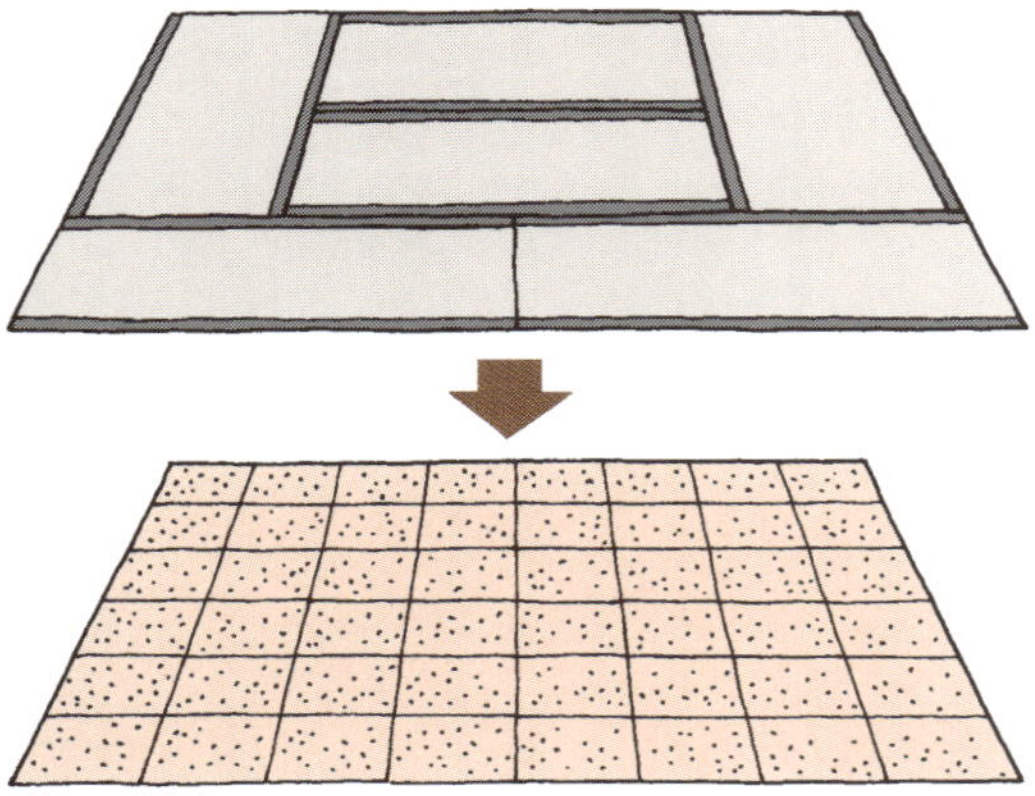

洋式便器等への便器の取り替え

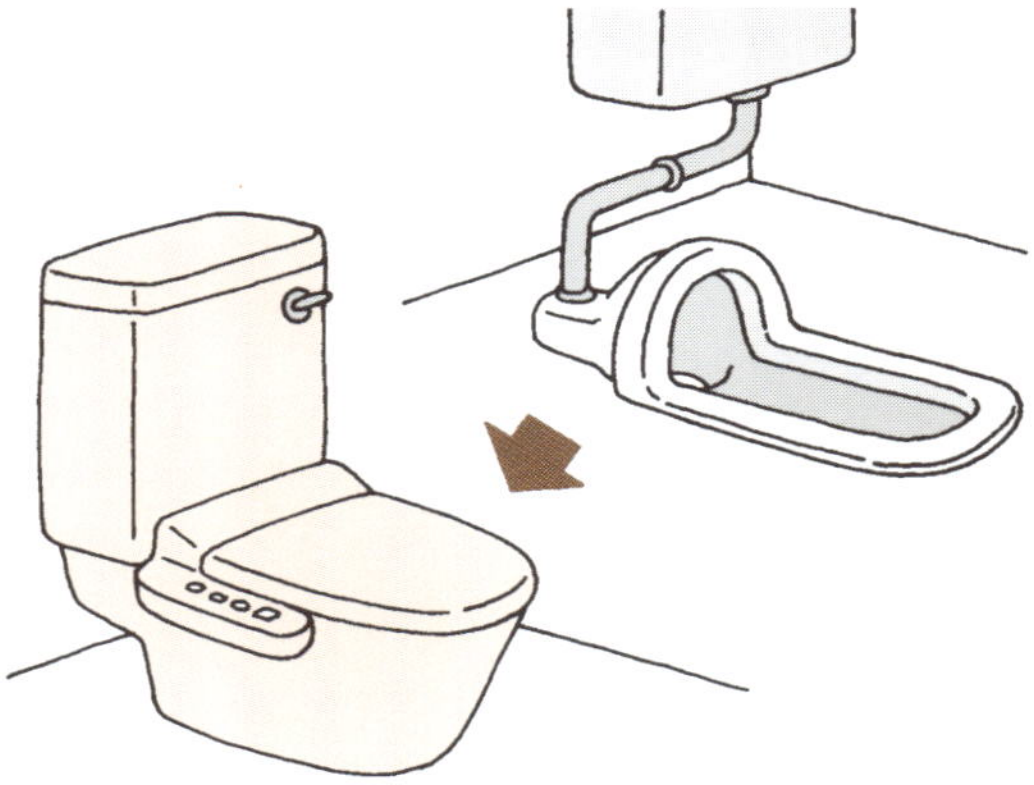

玄関に上がりかまち用手すりの設置

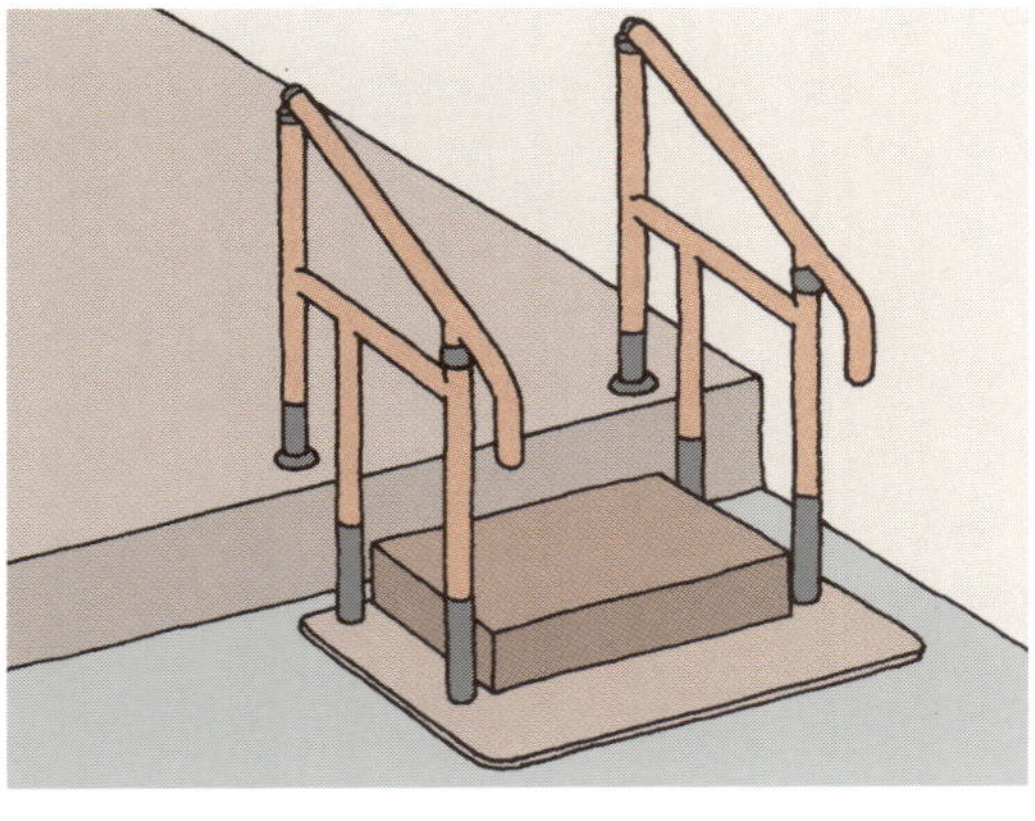

引き戸等への扉の取り替え

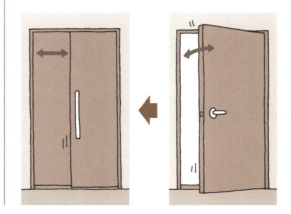

住宅改修のモデルプラン（例）

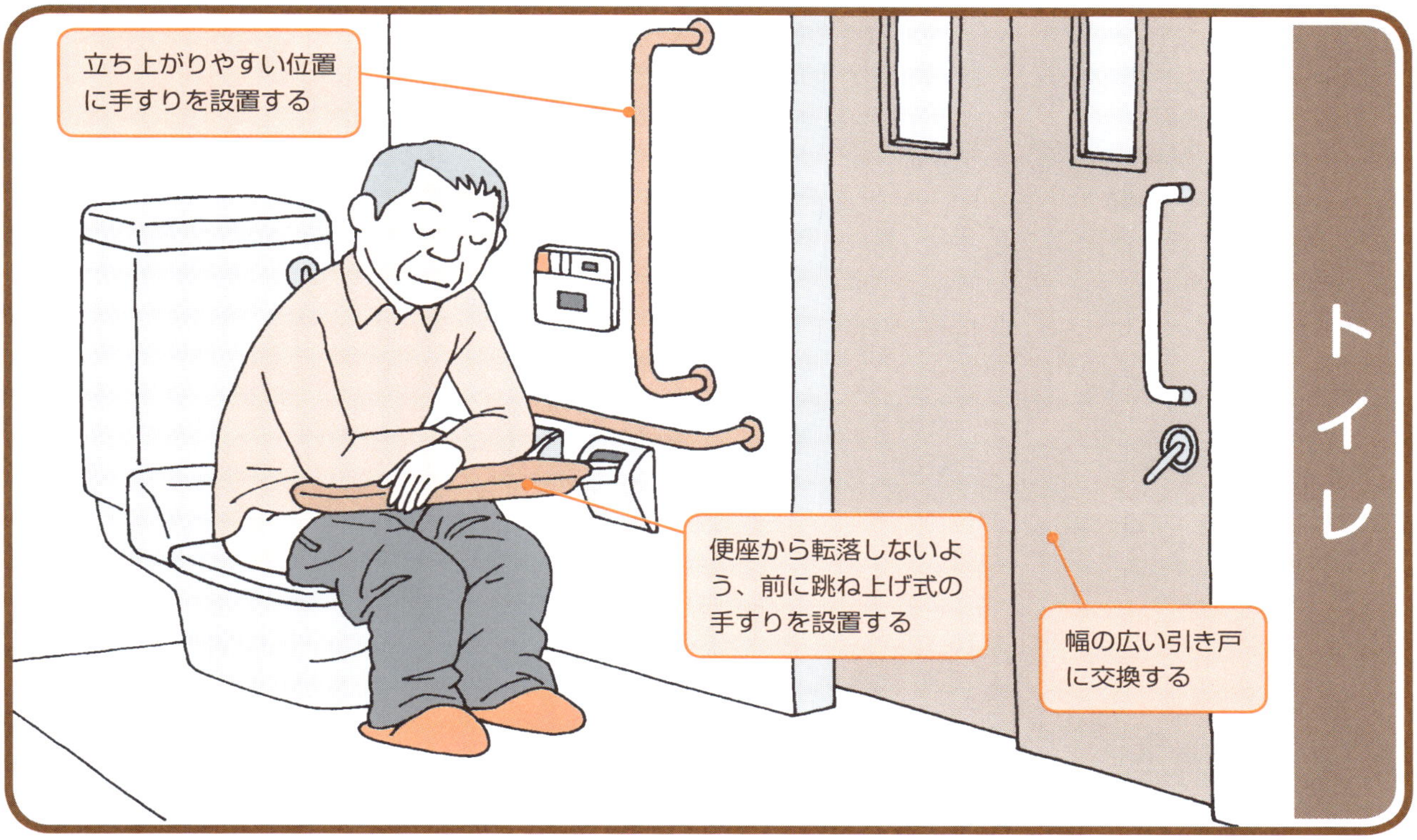

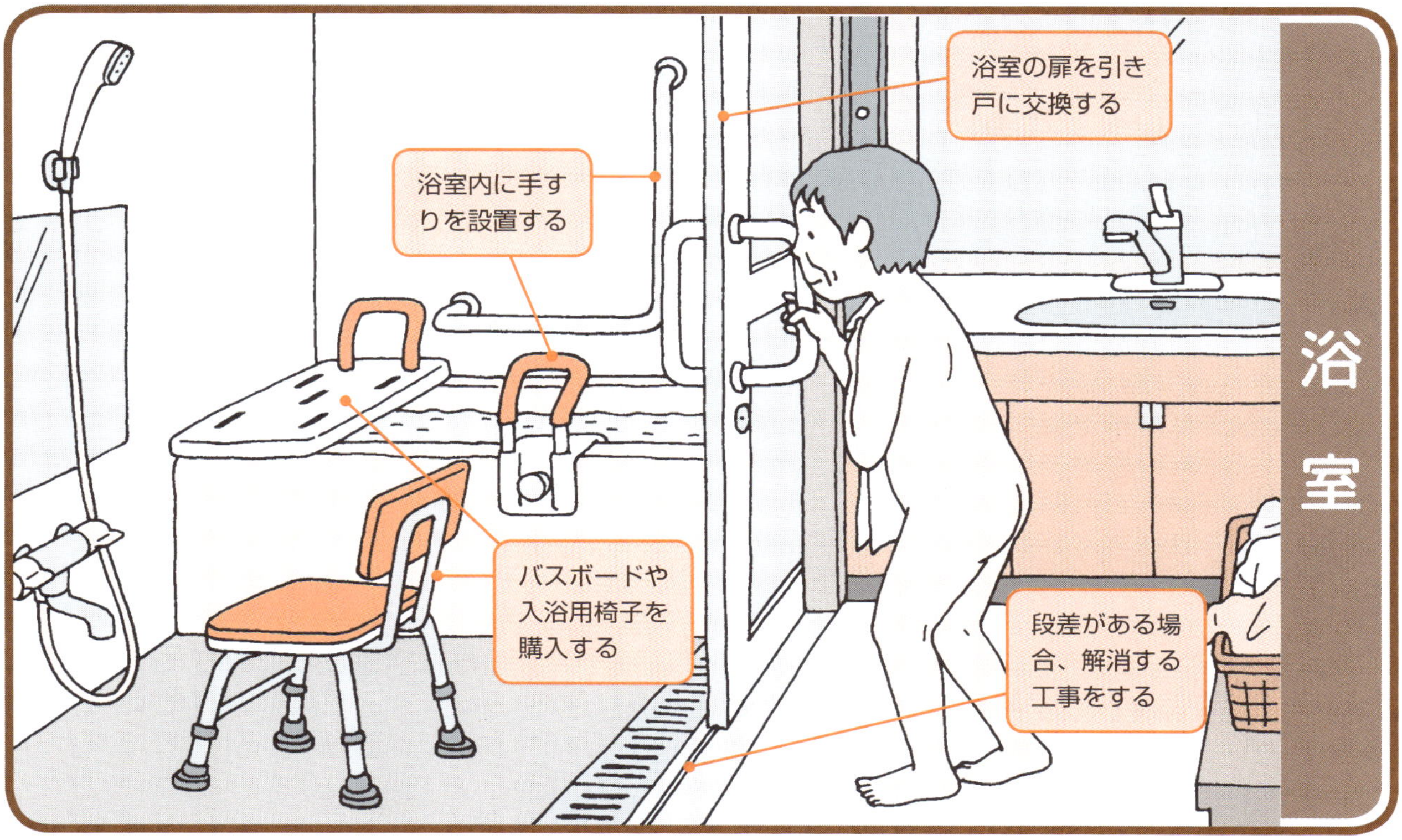

環境要因による事故②

団地で階下へ漏水

家電の故障や老朽化も、思わぬトラブルの原因となります

事故発生時の状況

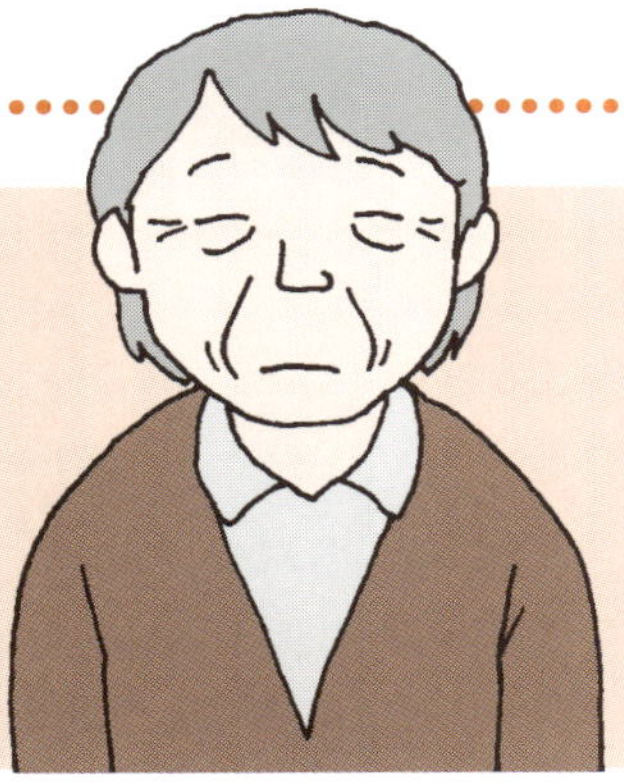

Wさん

87歳・女性

マヒや認知症などの障害はないが、高血圧症と糖尿病の持病がある。加齢に伴ってADL全体が低下しているため、週に2回の生活援助サービスを提供。

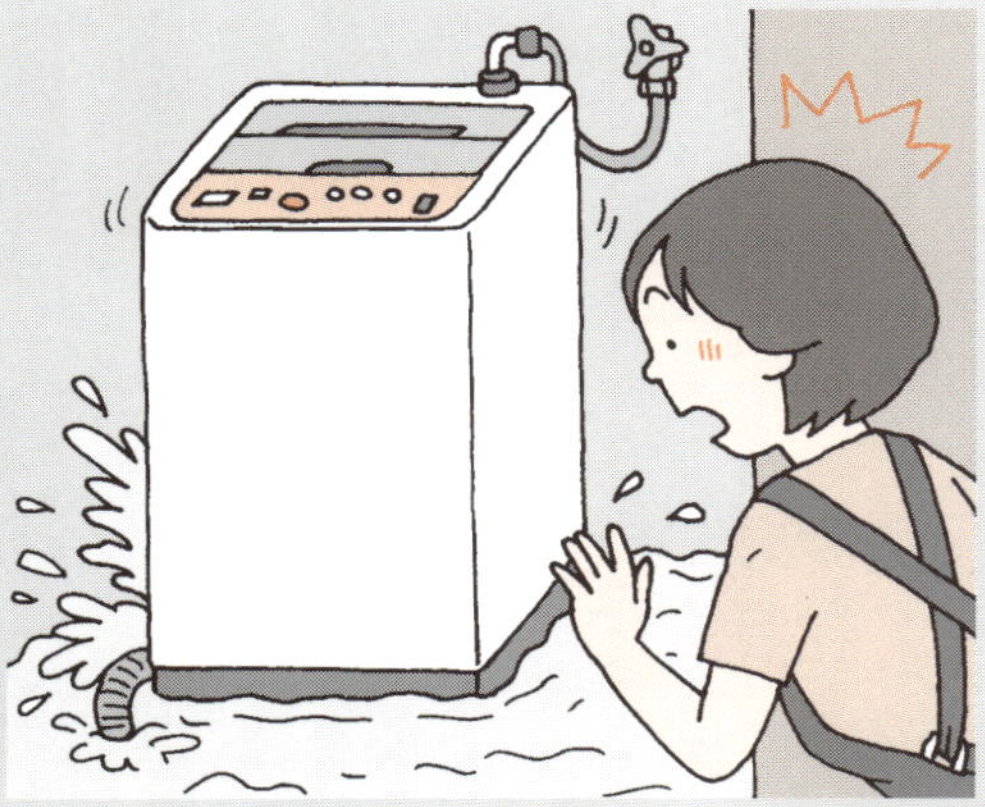

あるとき、訪問介護のヘルパーが市営住宅３階の利用者宅で生活援助の清掃を行っていたときのことです。洗濯機にしっかり固定されていなかったホースが外れて、階下に水漏れを起こしてしまいました。団地が古い建物だったため階下は全室に汚水が大量に降り注ぎ、大雨で浸水した家のようだったそうです。

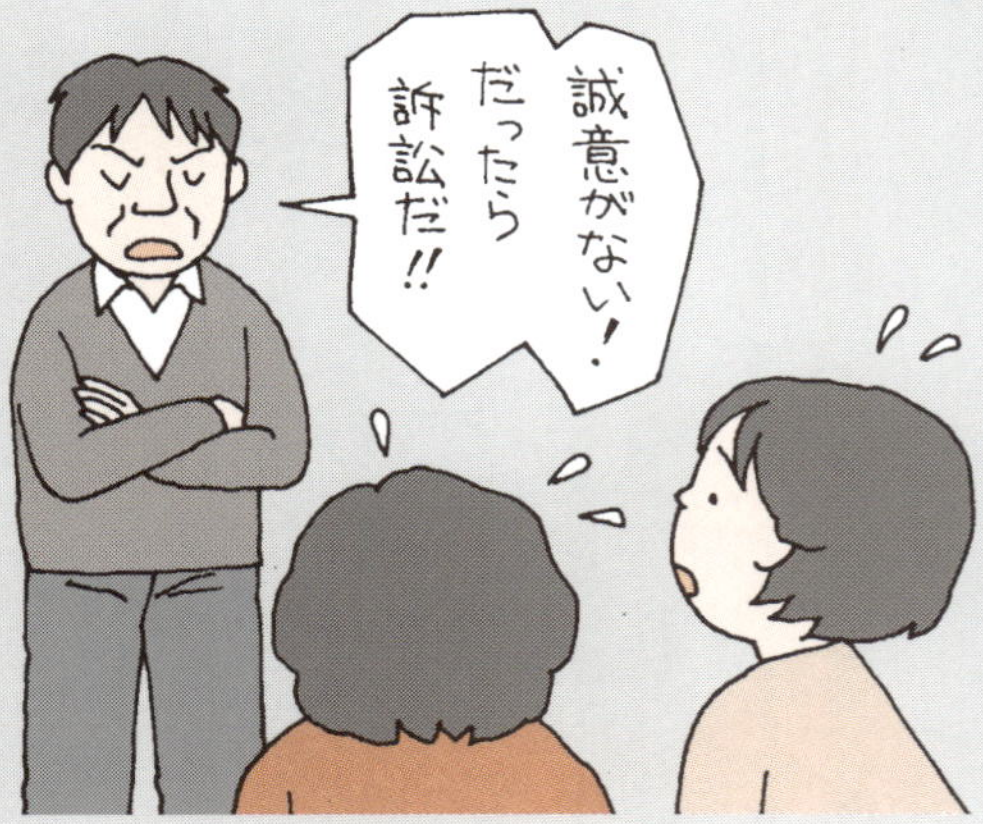

誠意がない！
だったら
訴訟だ!!

訪問介護事業者の管理者がすぐに謝罪に向かい、職員総出でクリーニング屋に衣類を持っていきました。階下の住人によれば３年前にも同様の事故があったが、「以降はヘルパーが洗濯機を見守っている」と約束したため賠償を求めなかったそうです。

その後、事業者から保険会社に連絡しました。すると保険会社の鑑定人が被害者宅に来て、被害品のリストを書くように用紙を置いていっただけでした。階下の住人は激怒して訴訟を起こすと言っています。

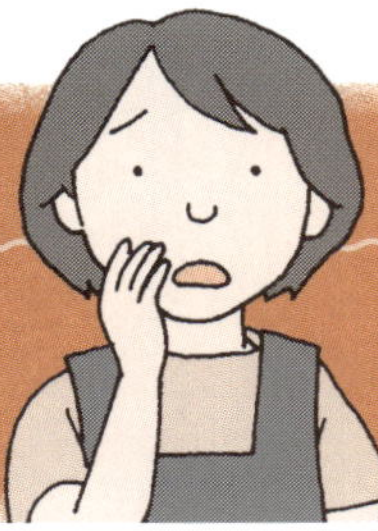

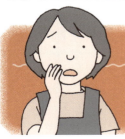

ヘルパーのひと言

「ホースが外れたことがあるとは
聞いていませんでした」

過失の有無　事故は未然に防ぐことができたか

事故評価の基本的な考え方

本事例では、洗濯機からホースが外れないよう安全に管理する責任を負っているのは持ち主である利用者なので、ヘルパーの過失ではありません（利用者に認知症がないので）。ただし、ヘルパーの洗濯機の扱いのミスで事故が発生すればヘルパーの過失となります。

この事故が過失とされる場合

ヘルパーのミスから生じた事故で近隣などに損害を与えた場合、訪問介護事業者の過失となり、賠償責任が生じます

- ベランダからうっかり布団たたきを落として、隣家の車を傷つけてしまった
- お風呂にお湯をためていることをヘルパーが忘れてしまい、階下まで水びたしになってしまった

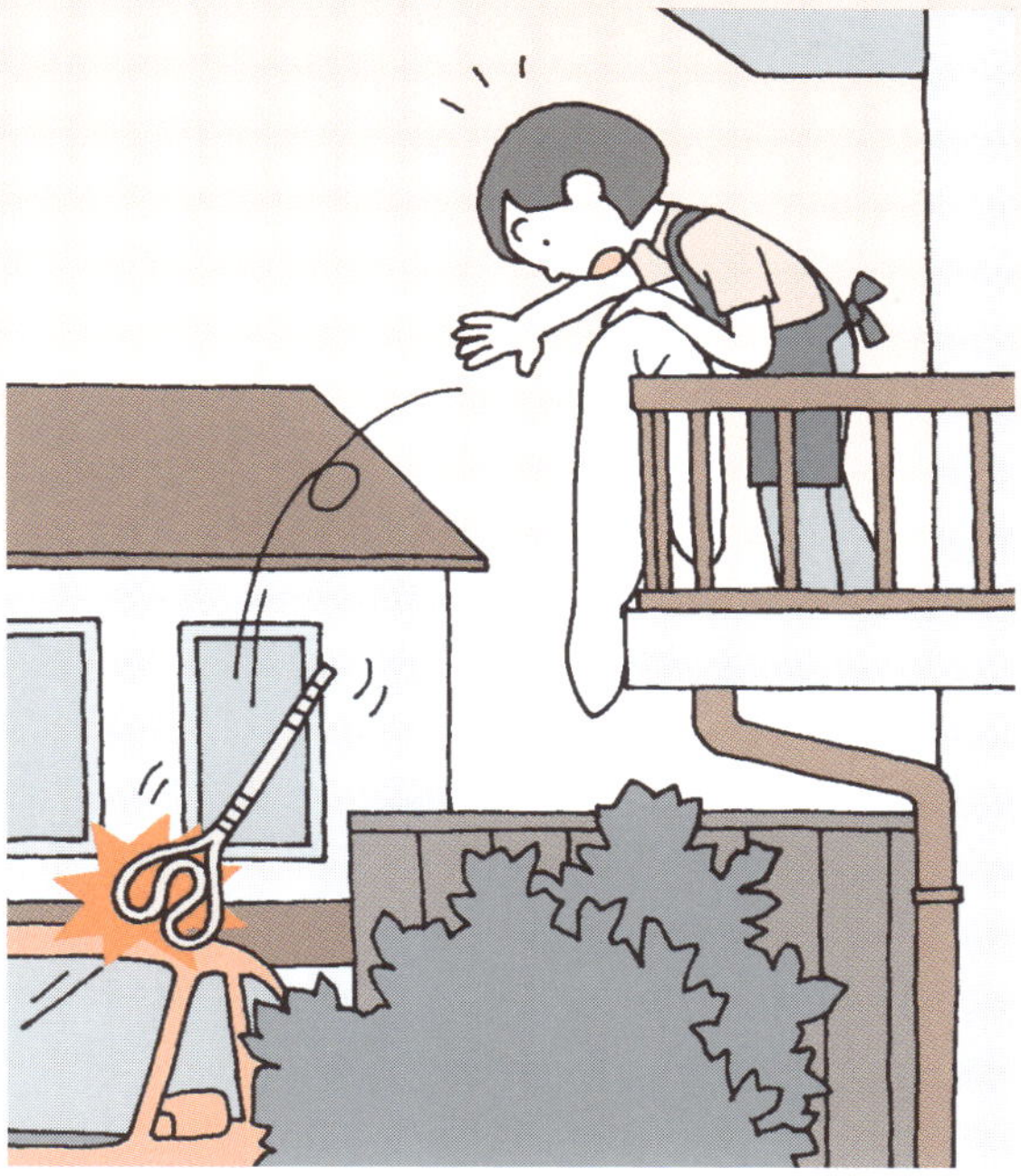

この事例の類似事故

- ヘルパーが2階の網戸を開けようとしたら、網戸が突然外れて隣家の車を傷つけた

原因分析　なぜこの事故が起こったのか

事故原因の考え方

- 訪問介護の生活援助では、本来利用者が行う掃除・洗濯などの家事を本人に代わって行います。つまり、本人が行っても事故につながるようなリスクは当然あるのです。たまたまこれをヘルパーが行っているときに事故が起きれば、ヘルパーのミスとみなされるため事業者の責任が問われてしまいます
- 訪問介護の生活援助で事故が起きると、あたかもヘルパーの注意不足が原因のように思われてしまいます。だからこそ居宅のリスクについては、サービス提供開始時に改善を求めておくことが大切です
- この事例の場合、「洗濯槽にホースを突っ込んだだけでは外れますよ。固定機具をホームセンターなどで買ってください」と注意しておけばよかったのです

根本原因

- 居宅のリスクを放置したために起こった事故

団地で階下へ漏水

事業者側がすべきこと（再発防止策）

以前にトラブルがなかったかヒアリングする

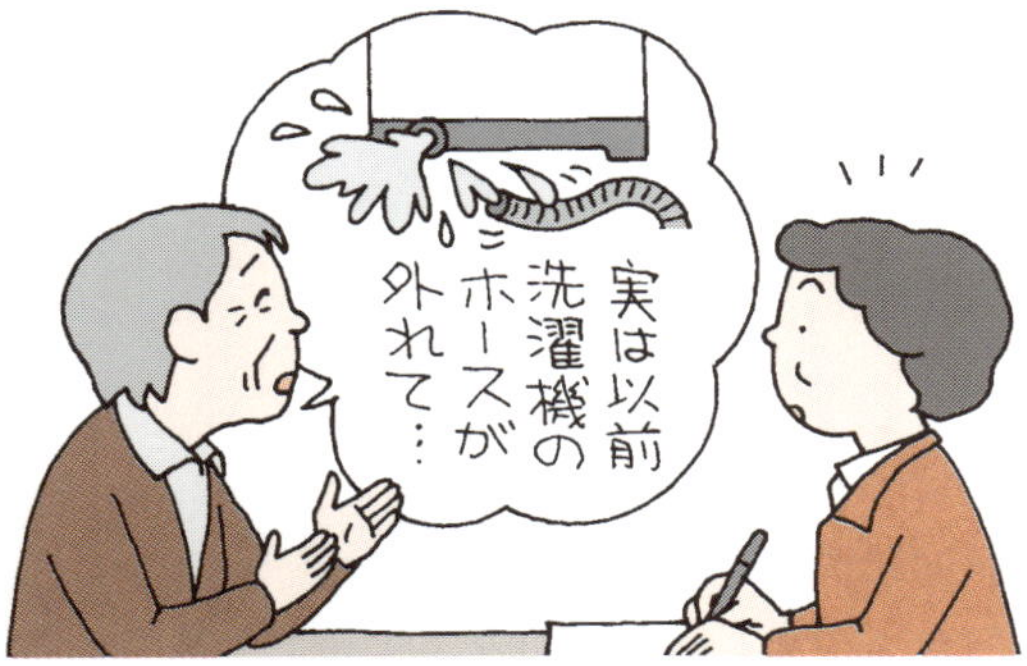
実は以前洗濯機のホースが外れて…

サービスを開始する前に、これまで家事を行う中で何かトラブルがなかったかをていねいにヒアリングしましょう。この段階で洗濯機の情報を聞いていたら、事故を未然に防げたかもしれません

サービス開始前の確認をよりていねいにする

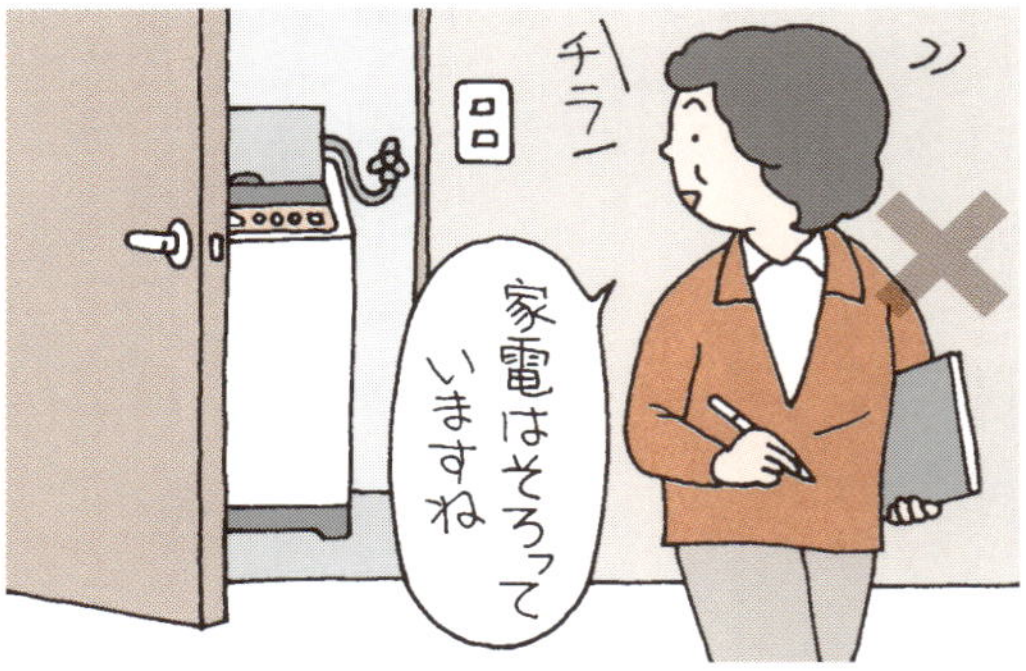
チラ
家電はそろっていますね

サービスを開始する前に利用者宅で環境チェックを行う際、これまで以上に細かく確認するようにしましょう。よく使う家電は、使用年数や壊れている箇所まで見ておくといいでしょう

保険会社に被害の大きさを説明し、適切な対応をお願いする

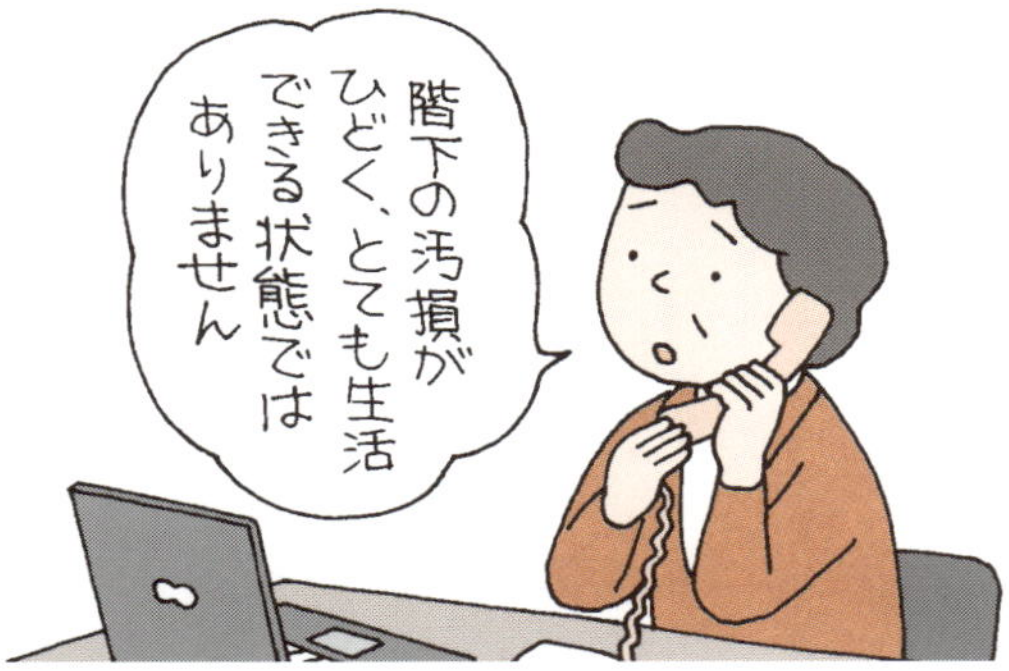
階下の汚損がひどく、とても生活できる状態ではありません

保険会社に連絡する際、事業者側は過失を大きくしたくない気持ちから、軽めに報告してしまうことがあります。保険会社が適切に対応できるよう、最悪の事態も想定して報告しましょう

サービス時に危険を感じたら、改善をお願いする

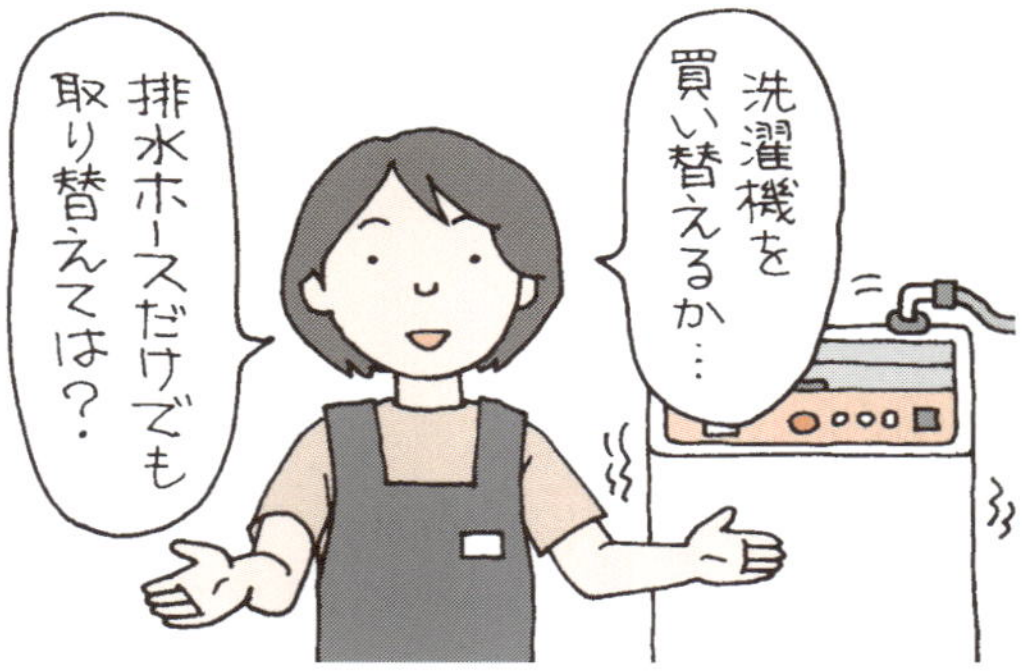
洗濯機を買い替えるか…
排水ホースだけでも取り替えては？

ヘルパーには、家事を行うだけでなく、日頃から危険箇所がないかをチェックするように指導しましょう。危険箇所を見つけたら放置せず、利用者に改善をお願いすることが大切です

ミスがなければ過失はない

訪問介護事業者が提供するサービスでは、近隣などの第三者に損害を与えるケースがあります。それらの多くは、私たちの日常生活のうっかりミスによる事故です。ミスの場合はヘルパーの過失ですから、事業者側は保険会社と連携して誠意ある対応が求められます。

しかし、一見ヘルパーのミスのように見える事故には、その居宅に元々ある不具合などから生じる事故がたくさんあるのも事実です。この事例の場合、洗濯機を回している間に掃除機をかけるヘルパーの行為は当然であり、ずっと洗濯機を見守っている必要はありません。

この事故の責任は洗濯機の所有者である利用者です。利用者に責任能力がなければ、監督義務者である家族が責任を持つことになります。

訪問介護コラム❶ ヘルパーの職業倫理

訪問介護員（ヘルパー）は、利用者宅に行って身体介護や生活援助を行う職業です。こうした特性上、通所施設や入所施設よりも利用者や家族のプライバシーに触れやすい職業だと言えます。利用者の尊厳を守り、信頼してもらうためには、ヘルパー一人ひとりの高い倫理感が必要不可欠です。訪問介護事業者には、日本ホームヘルパー協会が掲げるヘルパー憲章を、事業所で働くヘルパー全員に徹底させることが求められます。

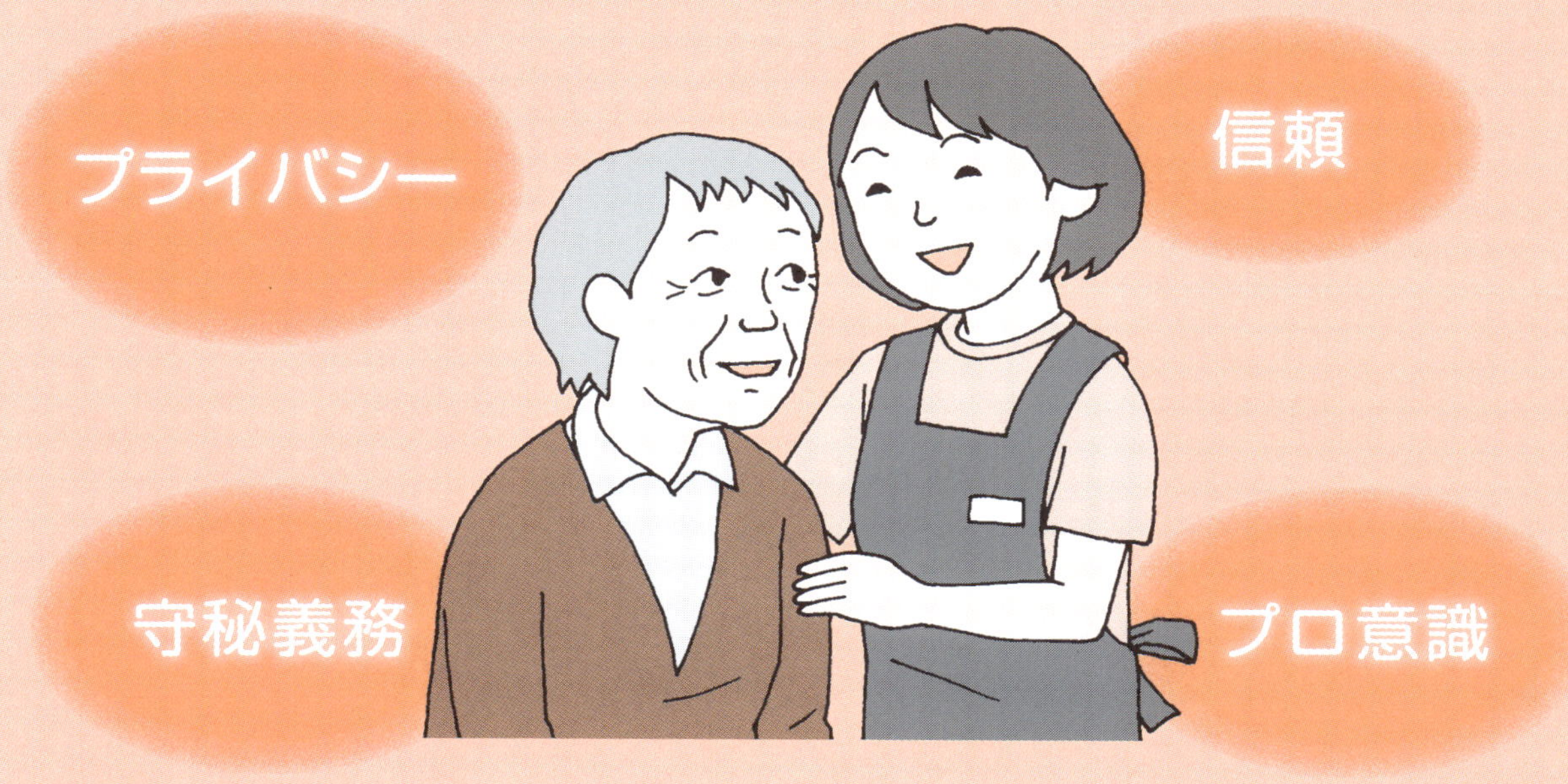

ヘルパー憲章（日本ホームヘルパー協会）

1 私たちホームヘルパーは、常に社会福祉に携わる者としての誇りをもって仕事にあたります。

1 私たちホームヘルパーは、常に愛情と熱意をもって利用者の自立を助け、家庭の維持と発展を援助します。

1 私たちホームヘルパーは、利用者の尊厳を守り、常に利用者の立場に立ちながら仕事にあたり、利用世帯や地域住民から信頼されるホームヘルパーになります。

1 私たちホームヘルパーは、常に服装や言語に気をつけ、笑顔を忘れず、仕事上で知り得た他人の秘密は口外しないことを約束します。

1 私たちホームヘルパーは、常に研鑽《けんさん》に努め、在宅福祉の第一線にある者として、自ら資質向上に努めます。

アセスメント不足による事故①

退院直後に移動介助による転倒

漫然と同じ介助を続けていては危険な場合があります

事故発生時の状況

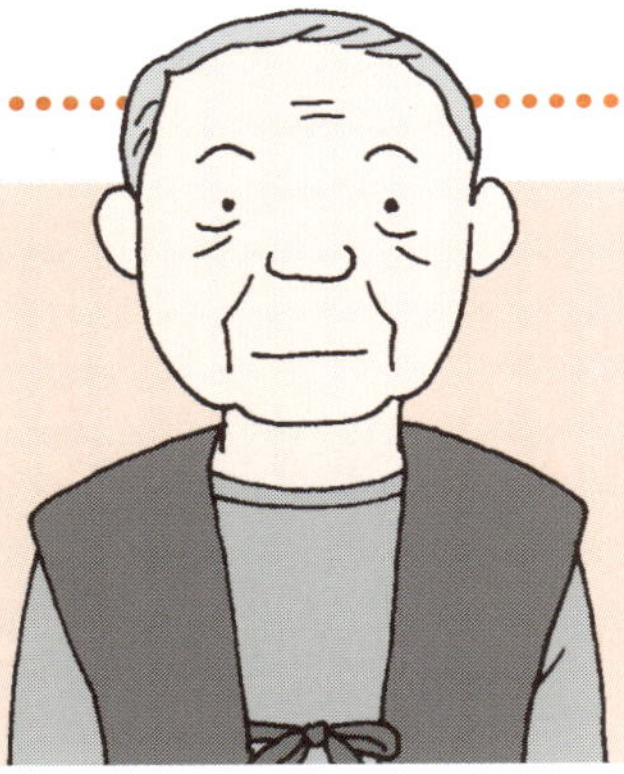

Xさん

78歳・男性

脳血管障害による左半身マヒがある。持病の腎臓病が悪化したため、2週間ほど入院していた。この日は退院した直後だった。

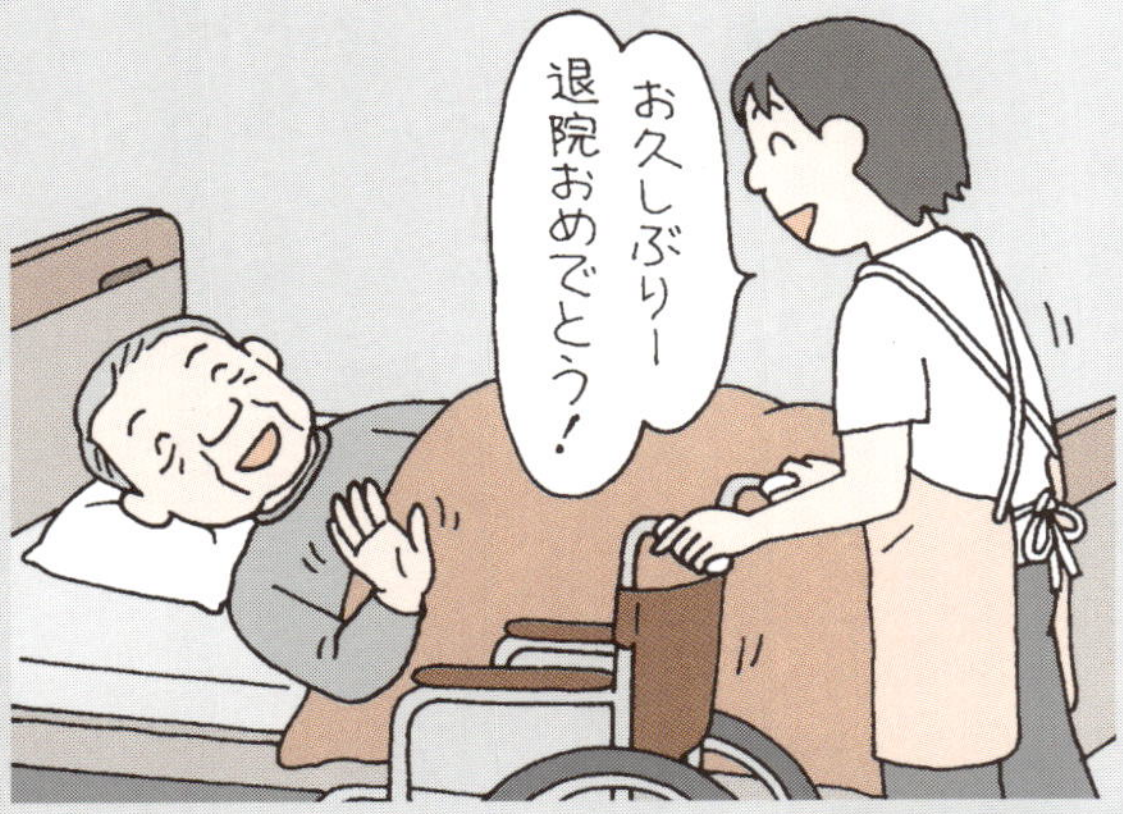

入院のため週3回の訪問介護が中断していたXさんが退院したので、この日から訪問介護を再開しました。ヘルパーが挨拶をしたところ、いつもと変わらない笑顔で迎えてくれて安心しました。その後、いつものようにベッドから車イスへの移乗を介助しようとしたときのことです。

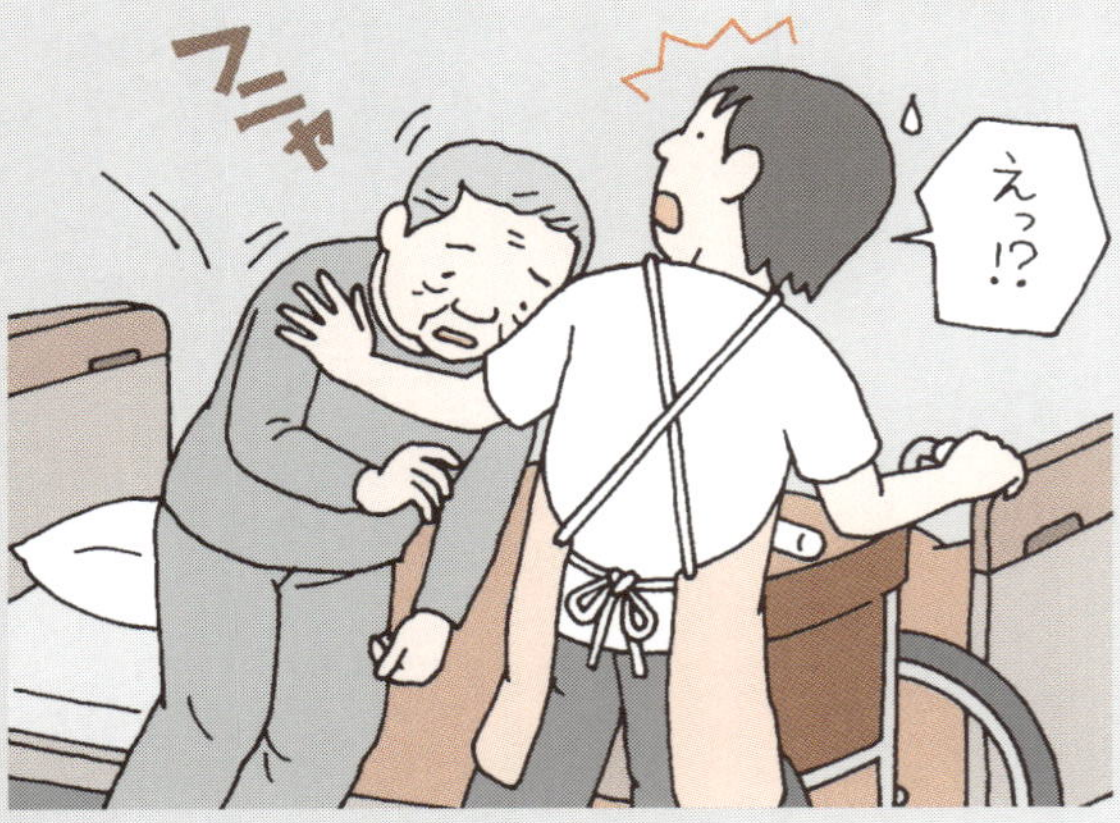

まずは、ベッドからの起き上がりを介助しました。これは問題なくできて、ベッドの上で座位がとれました。次に、立位になってもらって車イスに移乗させようとしたところで、ひざがフニャッと曲がり転倒してしまったのです。

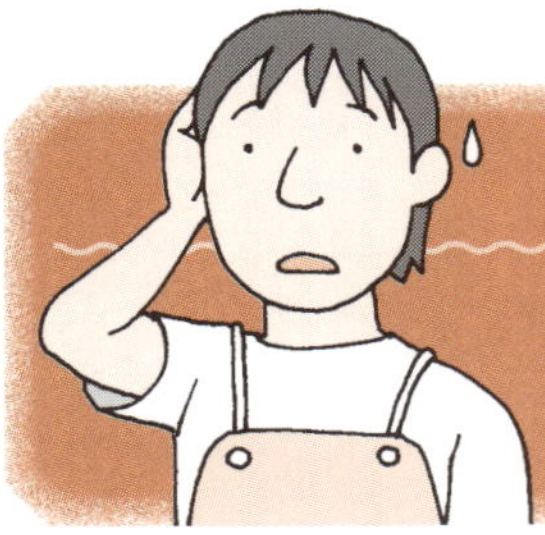

ヘルパーのひと言

「今まで立位はしっかりしていて、
こんなことは一度もありませんでした」

過失の有無　事故は未然に防ぐことができたか

事故評価の基本的な考え方

本事例の事故もヘルパーが利用者の体を支えながら介助行為をしている最中の事故ですから、基本的にはヘルパーの介助ミスとして事業者の過失と判断されるでしょう。

この事故が過失とされる場合

- 移乗など利用者の体をヘルパーが支えている介助中（介助動作中）に起きた事故はほとんどが過失となります
- ヘルパーにとっては「立位が不安定だとは聞いていなかった」と心外かもしれません。しかし、長期間の入院後は身体機能の低下を前提に、その変化を詳細に確認するべきです

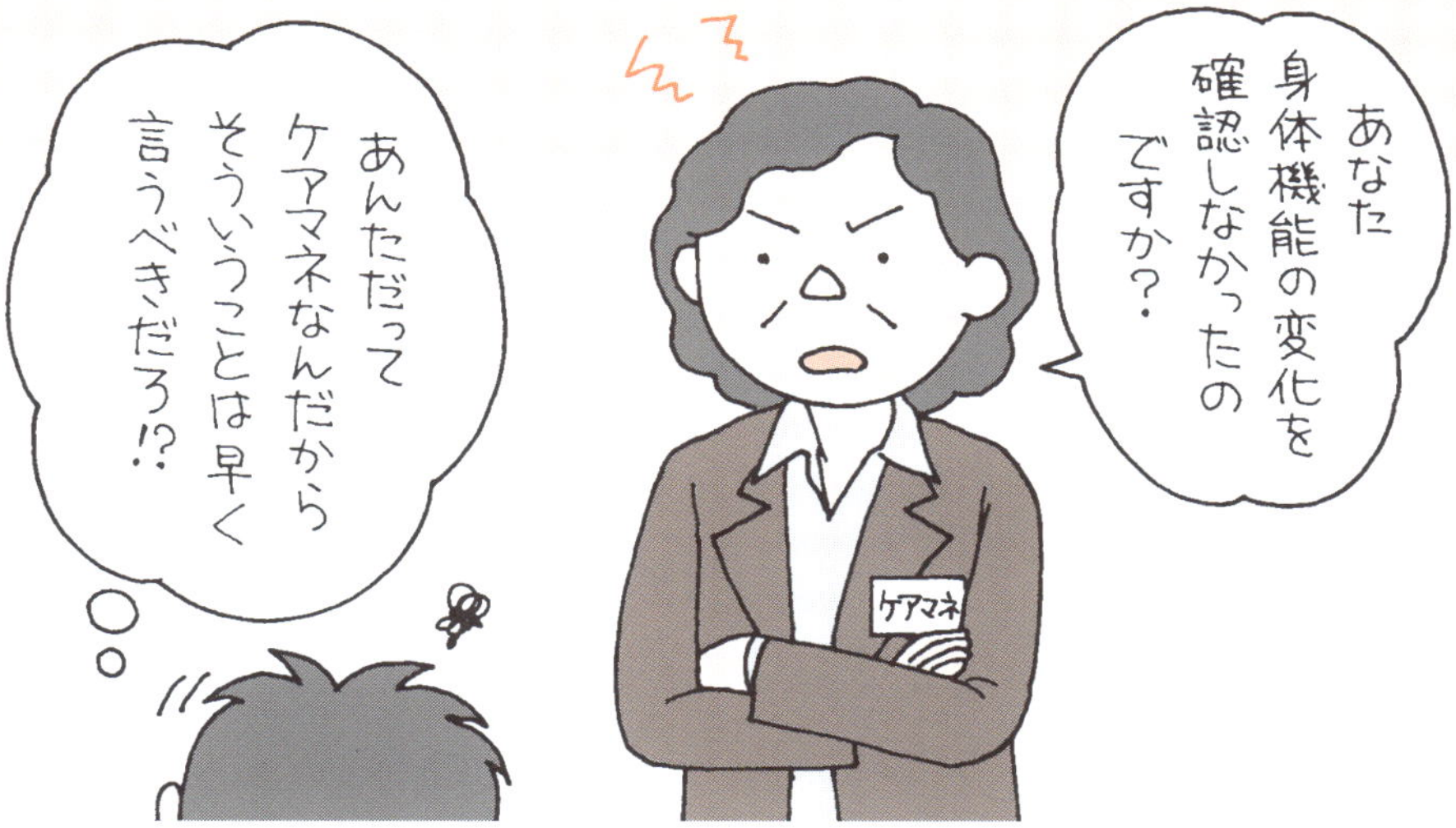
あなた身体機能の変化を確認しなかったのですか?
ケアマネ
あんただってケアマネなんだからそういうことは早く言うべきだろ!?

この事例の類似事故

- 久しぶりの利用時に、前と同じように生活援助をしていたら利用者が火事を出してしまった

原因分析　なぜこの事故が起こったのか

事故原因の考え方

- 利用者の身体機能はいつでも同じとは限りません。日によって変化しますし、長期間入院生活をしていれば、必ずと言っていいほどＡＤＬの能力が低下します。Ｘさんも入院前にはできていた介助時の動作ができなくなる可能性がありますから、退院時に身体機能の変化を確認しなければなりませんでした
- 本来はここでも、ケアマネジャーが「Ｘさんは入院生活で身体機能が低下していると思いますから、再評価をしましょう」と、積極的に関わるべきでした
- 事業者は利用者の身体機能を常に把握して、そのレベルに沿った介助方法で安全にサービス提供を行う義務があります。ですから、独自に利用者の身体機能を把握するべきでした

根本原因

- 利用者情報をきちんと確認しなかったことによる事故

退院直後に移動介助による転倒

介護方法変更連絡票の活用（一例）

入院していたためにしばらく訪問介護を中断していた利用者や、進行性の病気などで身体機能に変化があった利用者には「介護方法変更連絡票」をつくるなどして、ヘルパーに介護方法を周知徹底するように努めましょう

利用者名	山田 滋　様
介護方法の変更点	移動は車イスで。 移乗に当たっては立位にはならず、必ず座位からテーブルに手をつくなどして安定した状態で行うこと。
理由や状況説明など	○月△日～□日までの約半月に及ぶ入院生活で、足腰の筋力がかなり衰えています。転倒の危険性が高まっているので、十分注意して介護してください。そのほか、排泄や嚥下機能などは以前と変化はありません。
次回の確認（目安）	1ヵ月後。 退院後の生活で、身体機能が向上していると思われるので。

利用再開時は初回利用と同じ配慮を

この事故の本当の原因は、利用者のＡＤＬが急激に低下したことに事業者が気づかなかったことです。要介護の利用者が２週間も入院したのであれば、ＡＤＬの能力が低下して帰ってくることは予想できます。利用再開の前に一度ケアマネジャーやサービス提供責任者が利用者宅を訪問し、慎重に利用者の身体機能や認知能力を再評価するべきでした。高齢者であれば、２週間の入院で認知症が深くなっていることも少なくありません。場合によっては、ケアプランの変更も必要です。

複数のヘルパーが関わっている場合は、全てのヘルパーに介護内容の変更を知らせる必要があります。「介護方法変更連絡票」をつくって引き継ぎノートやカルテに貼るなど、各事業所で工夫するといいでしょう。

訪問介護コラム❷ ヘルパーと利用者の距離感の問題

癒着1 仲良くなりすぎてヘルパーが限界に

ヘルパーと利用者の間には、プロと利用者としての一定の距離感が必要だとされます。ヘルパーによっては、利用者と仲良くなると、利用者の人生に肩入れしすぎてしまう人がいるからです。

ヘルパーは利用時間が終わると、場合によっては利用者を家に1人で残して次の利用者宅に行かなければなりません。そうした場合、仲良くなりすぎたヘルパーは、「サービス外だけどあれもやってあげたい、これもやってあげたい」と、どんどん利用者の人生を抱え込んでしまいます。こうなるといずれヘルパーの精神や肉体に限界が来て、続かなくなってしまいがちです。

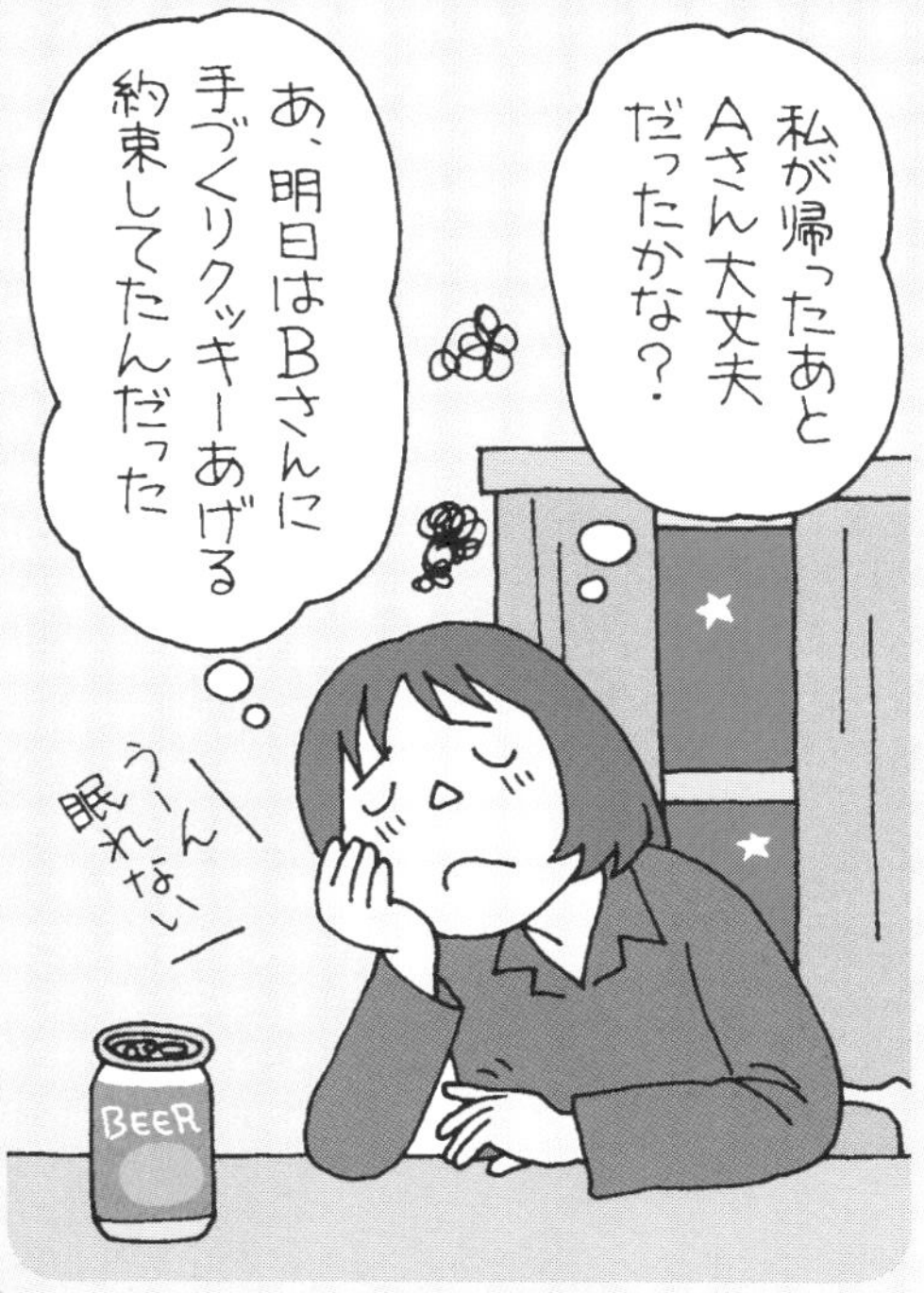
私が帰ったあと Aさん大丈夫 だったかな？
あ、明日はBさんに 手づくりクッキーあげる 約束してたんだった
うーん 眠れない
BEER

癒着2 仲良くなりすぎてヘルパーがルーズに

ヘルパーと利用者が仲良くなりすぎると、お互いが甘えて馴れ合いになることがあります。「身体介護で来ているのに買い物を頼む」から始まって、徐々に「内緒で時間外に来て働く代わりに報酬をもらう」「ヘルパーが自分の用事をすませたいから、事業所に内緒で利用時間を変更する」などといった形に発展していきがちです。

その結果、ヘルパーが利用者のキャッシュカードから現金を勝手に引き出すという窃盗事件にまで発展した例もあります。公私混同を続けていくと、ヘルパーも人間ですから、いつ魔が差さないとも限りません。やはり、ヘルパーと利用者の間の適切な距離感は大切なのです。

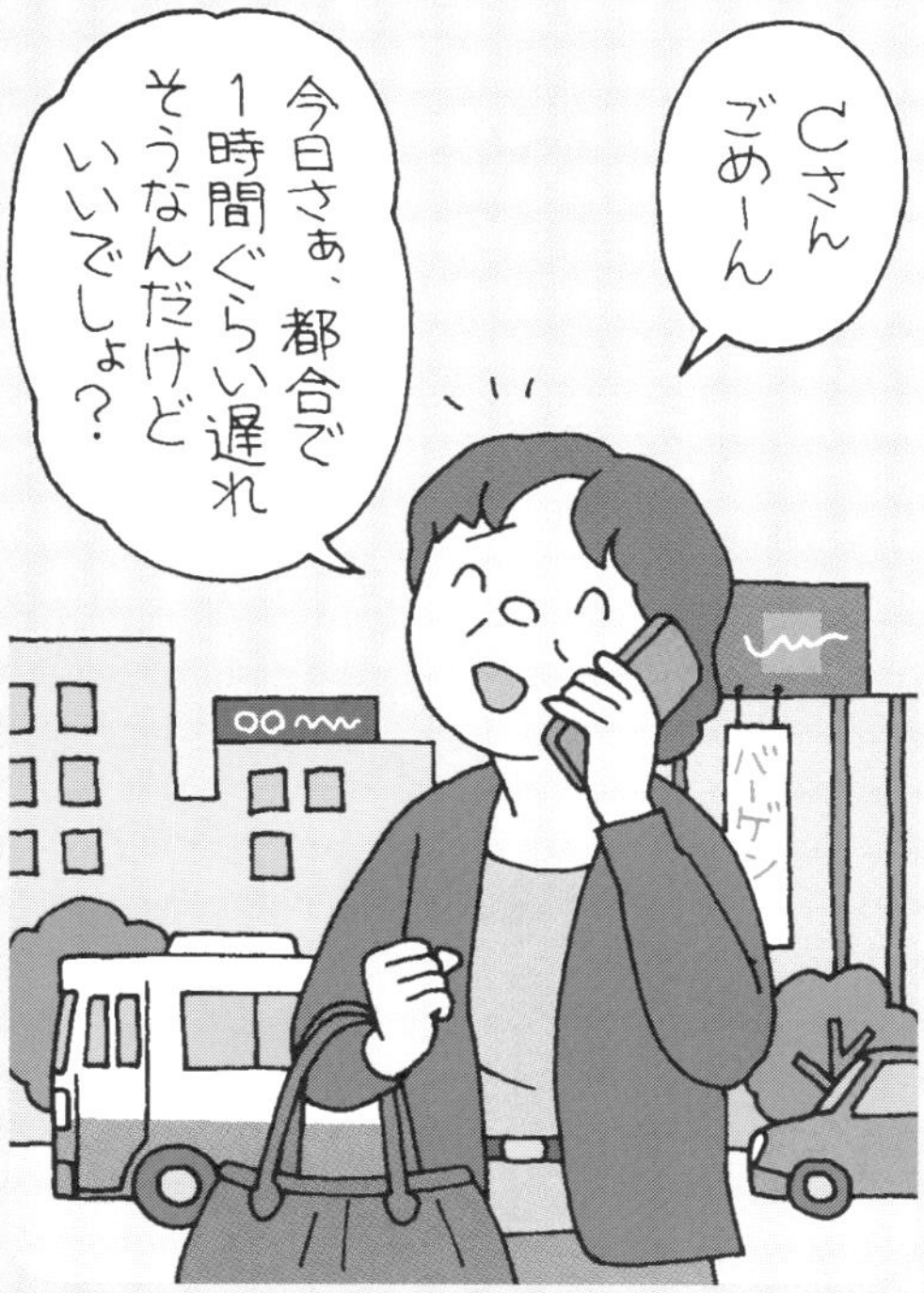
Cさん ごめーん
今日さぁ、都合で 1時間ぐらい遅れ そうなんだけど いいでしょ？
バーゲン

アセスメント不足による事故②

パーキンソン病の利用者の転倒

病気によっては、特別な知識と配慮が必要なことがあります

事故発生時の状況

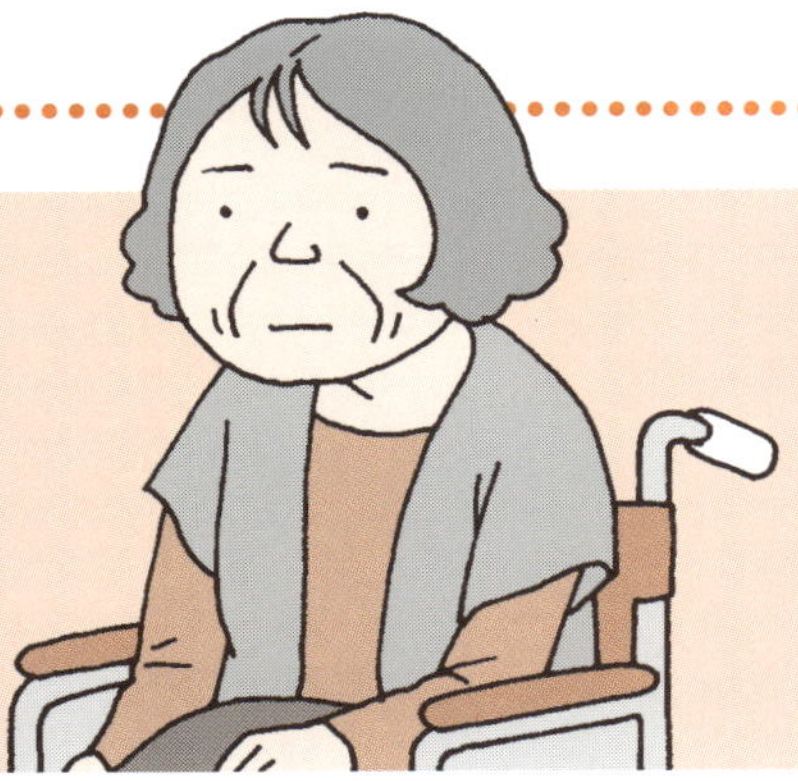

Yさん

72歳・女性

5年前にパーキンソン病と診断された。歩行障害を含むさまざまな問題があるものの、居宅内では独歩ですごしている。日頃は家族が介護しているが、週3回ヘルパーが訪問し身体介護を行っている。

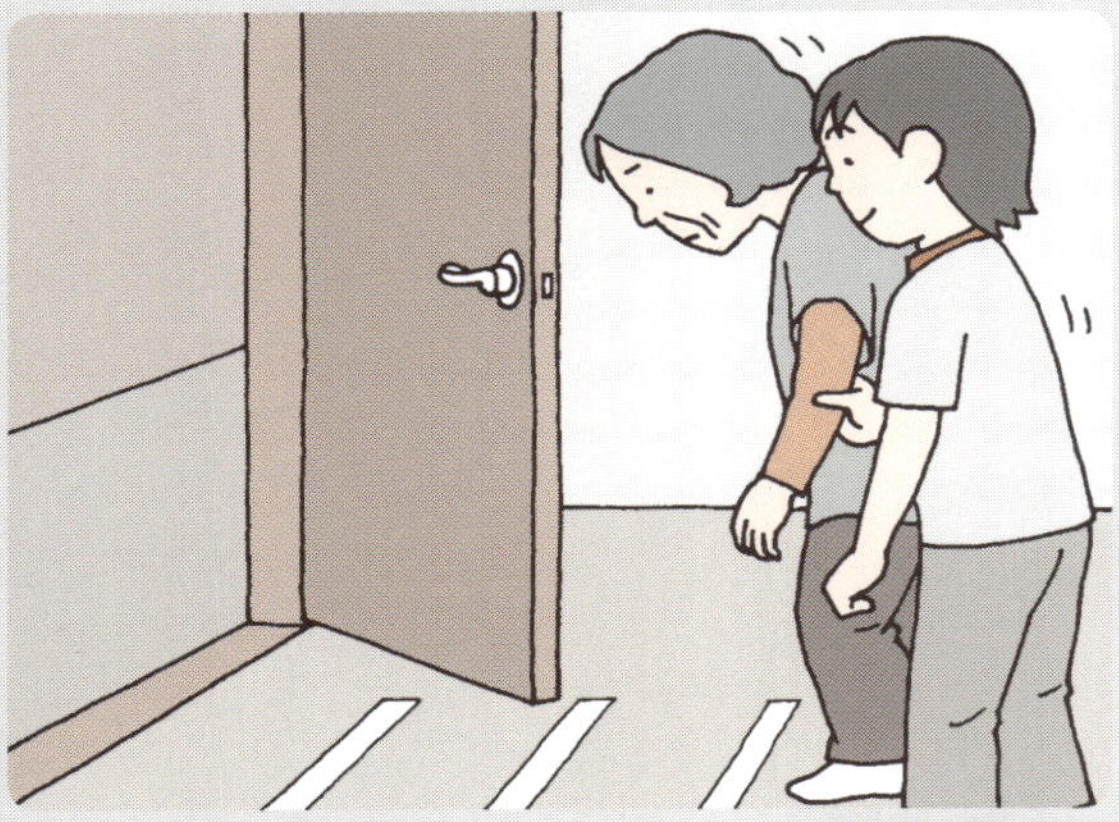

ある日のことです。Yさんがトイレに行くために、居室からトイレまでヘルパーが歩行介助を行いました。居室内は、理学療法士が床に30㎝間隔で貼ったテープを目安にゆっくりリズムをとって歩くので、問題ありませんでした。ヘルパーは左脇で軽く支える程度で、歩行介助を行っていました。

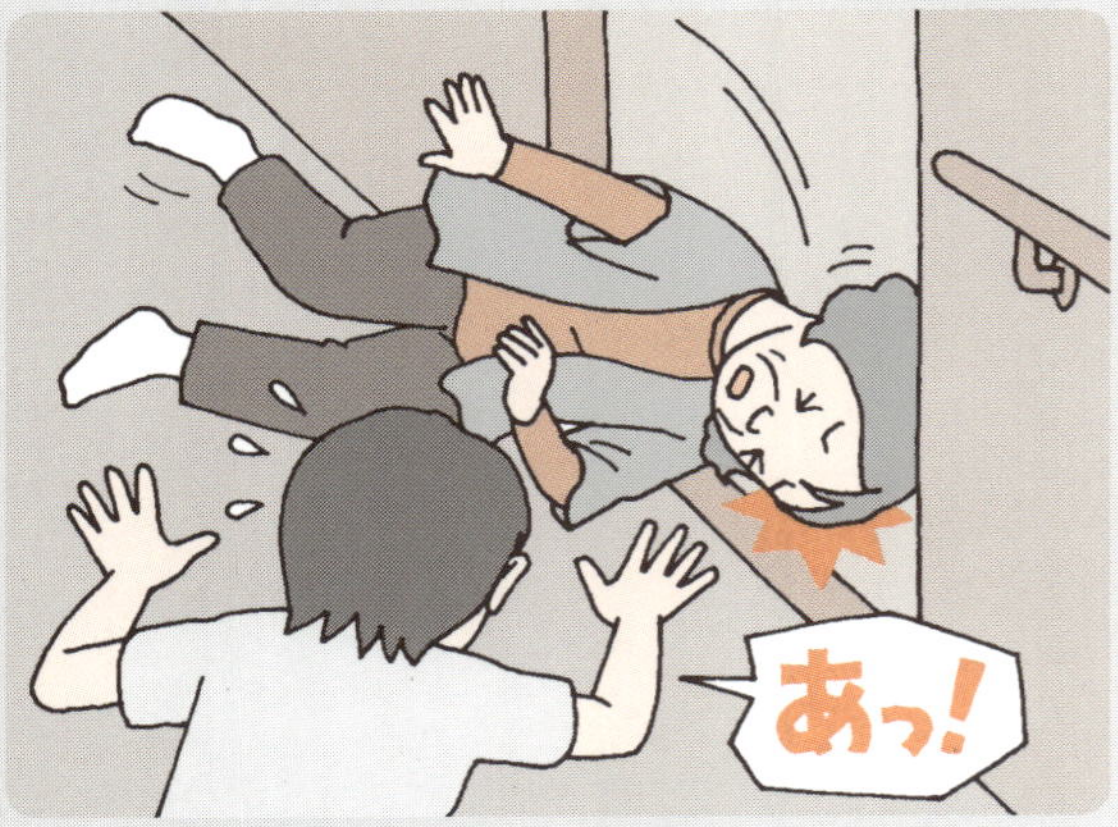

廊下に出て左に曲がる場所で、床のテープがなくなっていました。そこでヘルパーはYさんの前にまわり、両手を取って歩かせようとしました。するとYさんは、急に足がすくんでそのまま左側に傾き、歩いてきた居室方向に倒れました。Yさんは側頭部を床にぶつけて、意識不明で救急搬送されたのです。

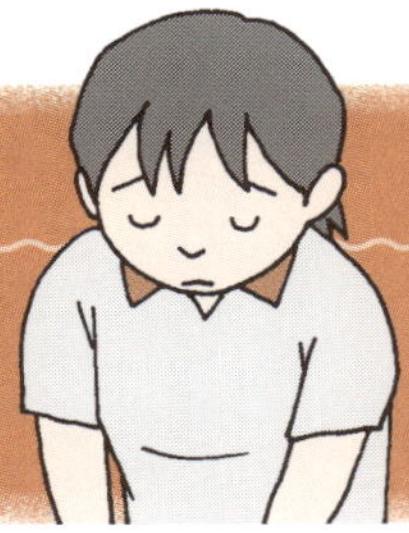

ヘルパーのひと言

「さっきまで歩けていたのに、
突然倒れたので支えきれませんでした」

過失の有無　事故は未然に防ぐことができたか

事故評価の基本的な考え方

ヘルパーの歩行介助中の転倒事故ですから、基本的には介助ミスとして事業者側の過失と認定される可能性が高いと考えられます。ヘルパーの歩行介助の方法が適切であったのかどうかも、過失の判断に影響を与えます。

この事故が過失とされる場合

歩行介助の方法が適切だったかどうかが問題となります。たとえば、「歩行障害の特性に合わせていない」「転倒の危険が発生したとき支えやすい立ち位置でなかった」などのケースです

- 腕をぎゅっと掴んで介助するなど、円滑な自力歩行動作を阻害する介助方法だった
- ひざ折れやつまずきなどが多い利用者であるのに、前側から介助していた

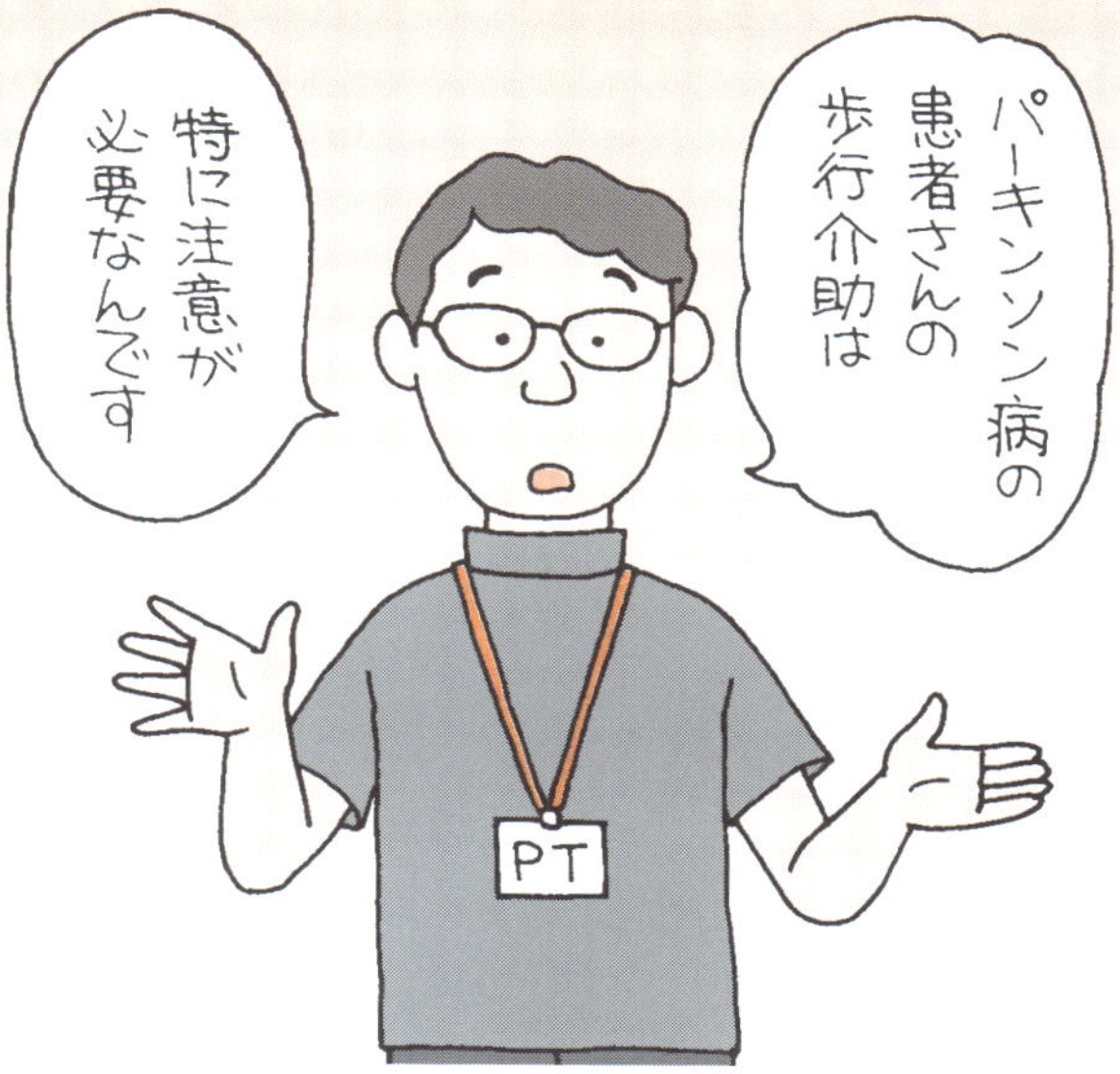
パーキンソン病の
患者さんの
歩行介助は
特に注意が
必要なんです
PT

この事例の類似事故

- 脊髄小脳変性症の利用者の更衣介助中に、椅子から転落した事故

原因分析　なぜこの事故が起こったのか

事故原因の考え方

- パーキンソン病は神経変性疾患です。その歩行障害の態様は、片マヒなどと異なるので、これらを理解する必要があります。それと同時に、利用者によっても固有の特徴的な歩き方になるので、個別の評価に沿った対応も求められます。PTなどの専門家のアドバイスがあれば安心です
- 居室から廊下に出て左に90度方向転換をする場面で、前にまわり両手を持って引っ張るように歩かせようとしたことは適切とは思えません。方向転換時は転倒の危険が高いのですから、脇から軽く支えたほうがよかったように思われます
- 居室の外の廊下にはなぜテープを貼っていなかったのでしょうか。トイレや浴室など、利用者が頻繁に利用する場所にはテープを貼ったほうがいいと思われます

根本原因

- 進行性難病に対する情報不足による事故

パーキンソン病の利用者の転倒

サービス担当者会議で有意義な情報交換を

疾患のリスク
身体障害によるリスク
服薬の影響によるリスク
認知症によるBPSDリスク
医療処置によるリスク
介助方法のリスク

訪問診療
地域医療連携室
居宅介護支援
訪問看護
訪問介護
服薬管理指導
福祉用具貸与
管理栄養士
住宅改修
理学療法士（PT）
ショート相談員
言語聴覚士（ST）
デイ相談員
訪問歯科診療
キーパーソン
身元引受人

重度障害者の食形態についてSTの指導を受けた	認知症で座薬を拒む利用者の服薬時のリスク回避のため医師と相談し服薬方法を変更	脊髄小脳変性症の転倒リスク回避のための介助方法についてPTから指導を受けた	身体機能低下のためトイレ誘導からポータブルトイレへ変更

医療と介護の間で情報共有を

この事例のように、進行性難病を抱える利用者の場合は、訪問介護のヘルパーにも最低限の知識が必要です。たとえばパーキンソン病の歩行障害では、代表的なものだけでも次のような特徴が挙げられます。

「歩きだすときの一歩目が踏み出しにくい」（すくみ足）

「歩行中、急に早足になり止まれない」（加速歩行）

「前傾姿勢ですり足になり歩幅が狭くなる」（小刻み歩行）

「バランスを崩しやすい方向が人により異なっている」

「方向転換をしようとすると転倒の危険が高くなる」

ヘルパーがこれらを知っていたら、方向転換が危険であることに気づけたはずです。

だからこそ、医師や理学療法士に介助方法を教えてもらうなどの連携が重要になります。

訪問介護コラム❸ 意外と多い「掃除のクレーム」

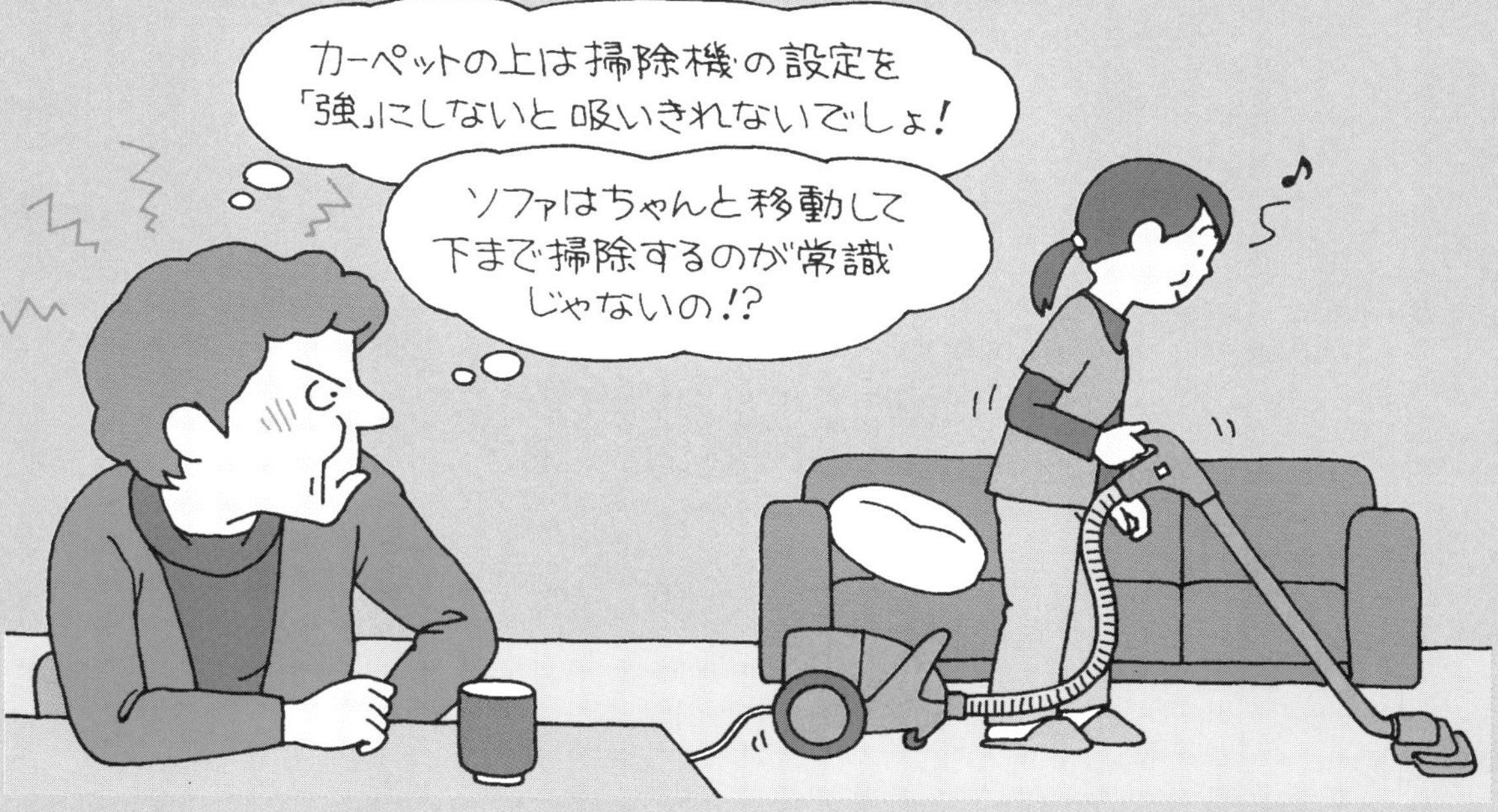
カーペットの上は掃除機の設定を「強」にしないと吸いきれないでしょ!
ソファはちゃんと移動して下まで掃除するのが常識じゃないの!?

ヘルパーによる掃除はあくまで「室内の清潔保持」

ヘルパーの生活援助で、利用者からクレームをつけられやすいのが掃除です。どうしてなのでしょうか。

料理にはある程度決まったレシピがあります。しかし掃除は範囲が広く、人によってやり方が千差万別のため、非常に難しい項目なのです。特に女性の利用者の場合は「元気だった頃に自分がしていたレベルの掃除」を求めがちですが、生活援助の時間は1時間も2時間もあるわけではありません。ですからヘルパーが決められた時間の中で優先順位をつけて掃除を行うと、「あそこも汚い。ここも汚い」と利用者の不満が溜まってしまうのです。

反対に、利用者が「そこは触らないでほしい」「ここも自分でやるから手をつけないで」などと言って結局、清潔が保持できない場合も多く、家族から「掃除ができていない」というクレームにつながることもあります。

トラブルの根底には多くの場合、「ヘルパーと家政婦を混同している」という問題が横たわっています。家政婦は利用者が給料を支払って雇っている人で、雇用者と被雇用者の関係です。家政婦は雇用者の指示に従い、給料に見合った働きをする必要があります。

一方、ヘルパーは8〜9割を保険で負担している公共のサービスであり、掃除の目的はあくまで「室内の清潔保持」です。こうした誤解を防ぐためにも、ケアマネジャーやサービス提供責任者はサービス開始の前にこの点をしっかり説明して、利用者や家族から一定の理解を求めましょう。

6 訪問介護における事故防止の具体策

ヘルパーの能力不足が原因の事故①

寝起きの利用者の食事介助で誤嚥事故

いざというときの対処方法を、ヘルパー全員が理解できていますか？

事故発生時の状況

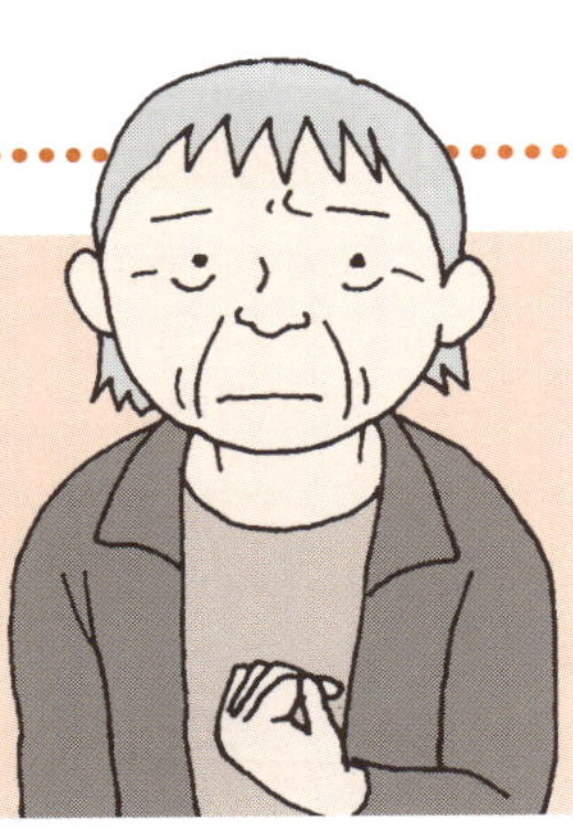

Zさん

80歳・女性

Zさんは独居の利用者で、左片マヒがあります。ごく近くに娘が住んでいますが、朝は忙しくてケアしきれません。訪問介護事業所から、朝食の調理と食事介助でヘルパーが毎朝訪問しています。

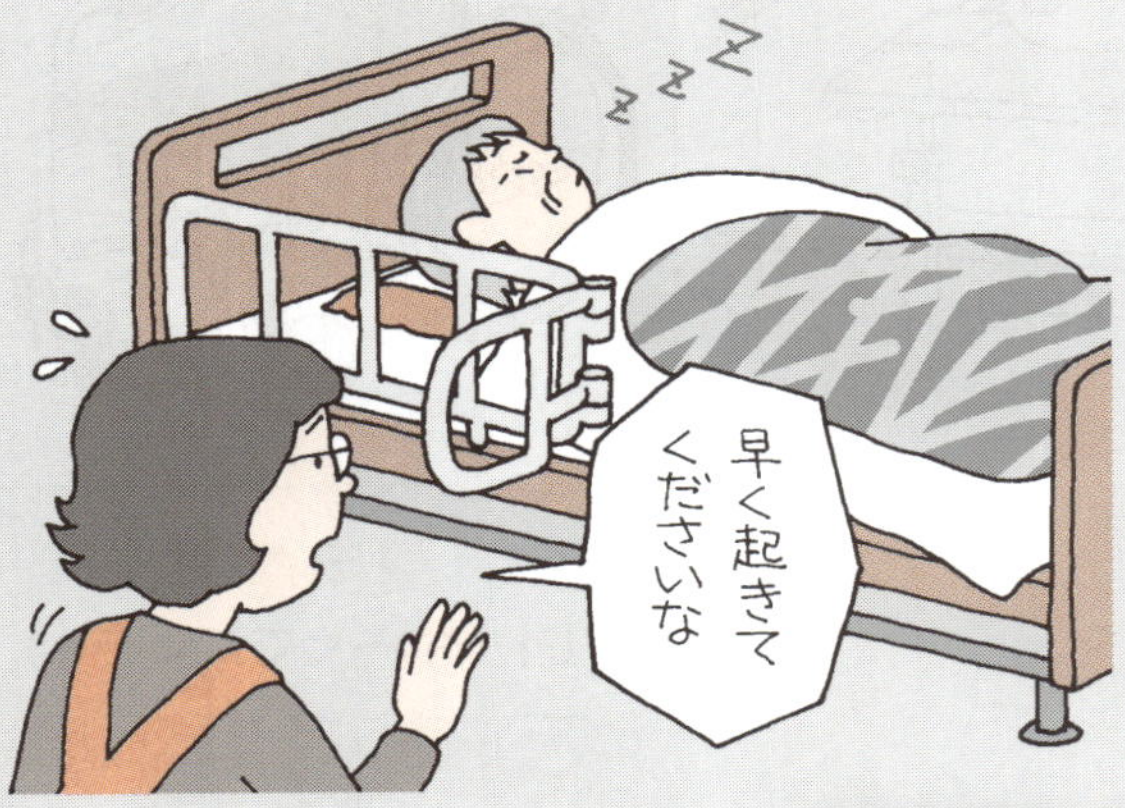
早く起きてくださいな

ある日ヘルパーが訪問すると、いつもは早起きのZさんがまだ寝ていました。ヘルパーの滞在時間は決まっているので、「早く起きてください。食事の時間ですよ」と声をかけ、急いで食事の支度をしました。

それでもなかなか目覚めず、離床介助をして居間のテーブルまで連れて来る時間がありません。仕方なく、急いでベッドをギャッチアップして、そこで食事介助を始めました。

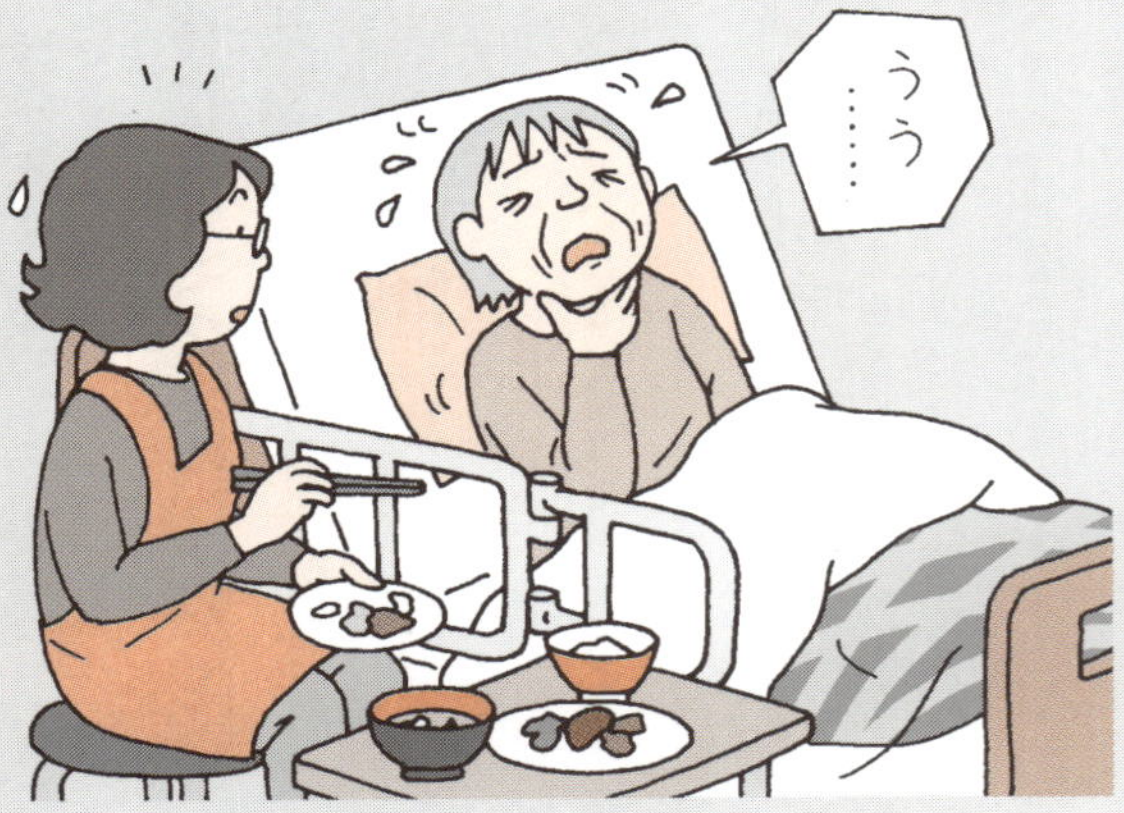
うう……

ワカメと豆腐の味噌汁を口に運び、主菜の卵焼きを食べさせたときのことです。Zさんが、急に苦しみ始めました。ヘルパーはタッピングをしましたが、ぐったりしてきたので、事業所に電話を入れました。事業所からの指示は、「すぐに救急搬送」とのことでした。ヘルパーは急いで救急車を呼びましたが、Zさんは病院で亡くなりました。

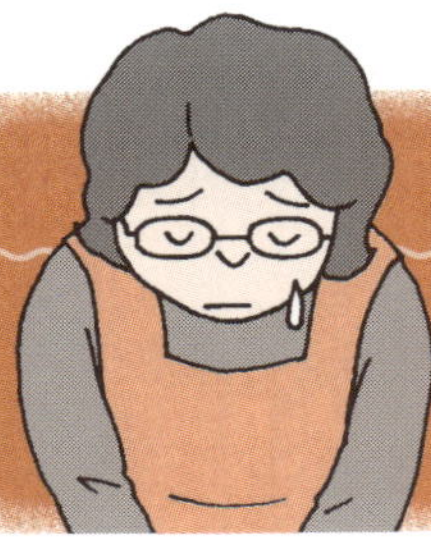

ヘルパーのひと言

「時間がなかったもので、焦ってしまいました」
「どうしたらよいのか、わかりませんでした」

過失の有無　事故は未然に防ぐことができたか

事故評価の基本的な考え方

誤嚥による死亡事故の過失判断は、大きく分けて「誤嚥発生に関する過失」と「誤嚥発生時の対処に関する過失」の２つの観点から評価されます。実際の判例などでは、対処ミスの過失責任を問われている例が多く見受けられます。

この事故が過失とされる場合

1．誤嚥発生に関する過失

- 嚥下機能の評価が適切でない
- 嚥下機能の評価に沿った食形態になっていない
- 食事に適した姿勢をとっていない
- 覚醒の確認や口腔内を湿らせるなど食事介助の手順が適切でない
- 認知症の利用者の誤嚥の危険に対応していない

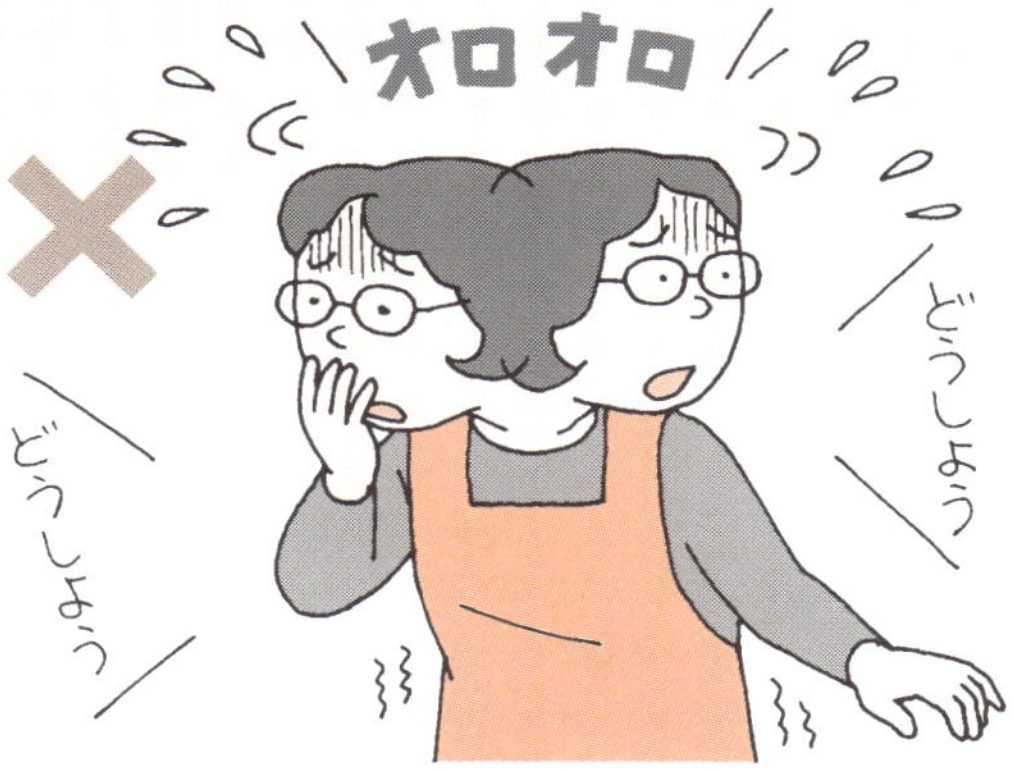
オロオロ
どうしよう
どうしよう

2．誤嚥発生時の対処に関する過失

- 誤嚥の危険の高い人の見守りを欠かしている
- 誤嚥発生に気づかずに対処が遅れた
- タッピングや吸引の方法が適切でない
- タッピングや吸引に時間がかかり、救急車の要請が遅れた

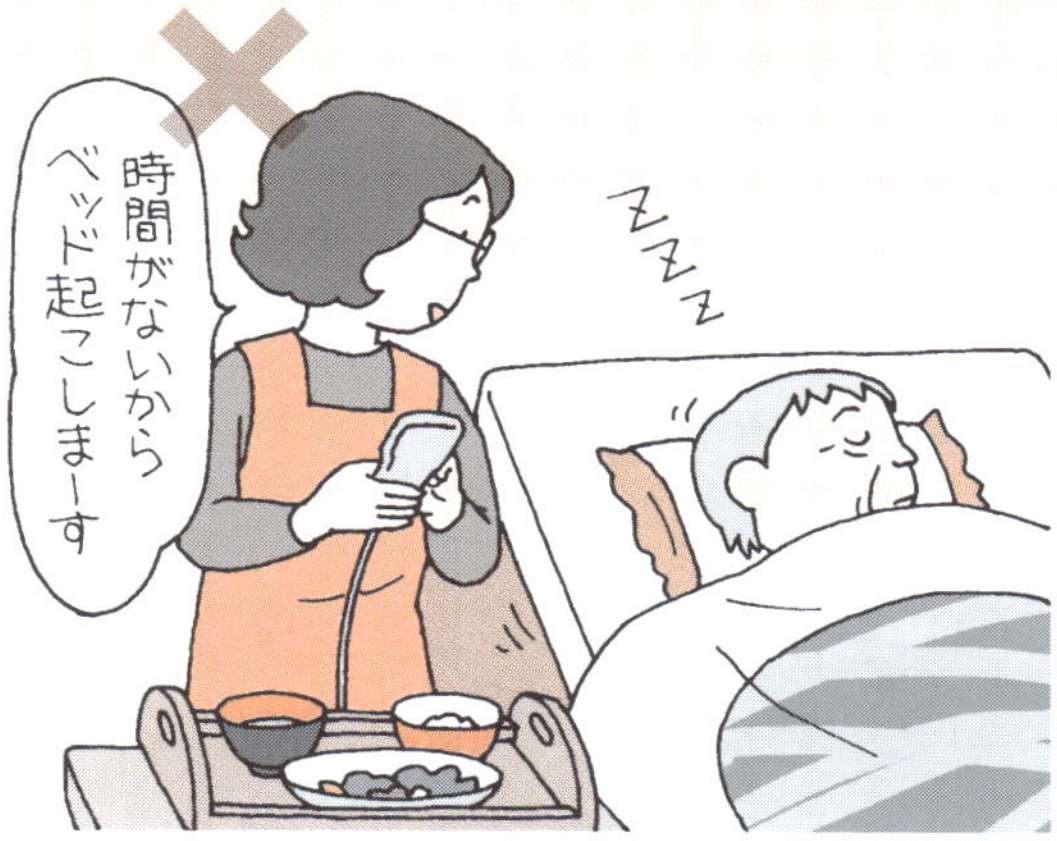
時間がないからベッド起こしまーす
ZZZ

原因分析　なぜこの事故が起こったのか

事故原因の考え方

- 本事例の誤嚥死亡事故の原因も、「誤嚥発生の原因」と「誤嚥発生時の対処の原因」に分けてみましょう
- 前者では「覚醒確認を怠っている」「ベッドでギャッチアップして食事をさせている（姿勢が悪い）」「最初に味噌汁を口に入れている」など、不適切な介助方法が挙げられるでしょう
- 後者では「迅速に救急搬送を行わなかった」ことが過失と評価されるかもしれません
- 特に、誤嚥発生時に事業所に電話を入れて指示を仰いでいる点が問題だと言えます。迅速な救急車の要請が必要な誤嚥事故では、事業所の指示を仰ぐまでもありません。タッピングで効果がなければ迅速に救急車の要請をするべきでしょう

根本原因

- 誤嚥に対するヘルパーの知識不足による事故

寝起きの利用者の食事介助で誤嚥事故

この事故の再発防止策

食事前にお茶で口を湿らせ、脳を覚醒させる

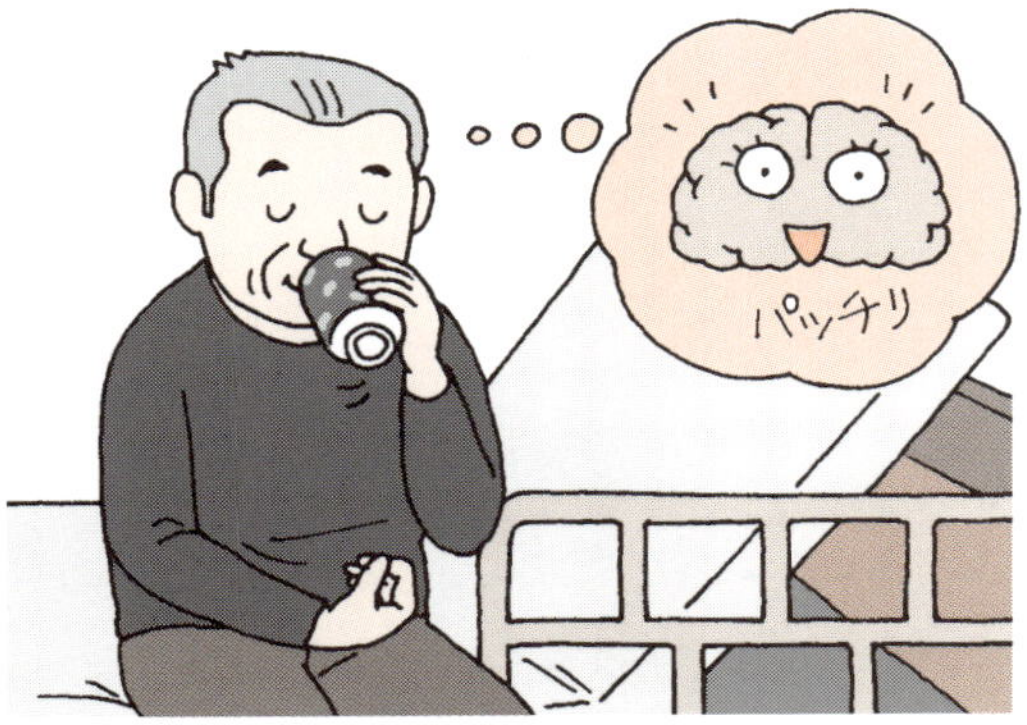

先ほどまで寝ていた利用者のベッドを起こしただけでは、脳が覚醒していません。しっかり目を覚ますには、飲料で口を湿らせることが有効です

ベッドから椅子に移乗させて食事をする

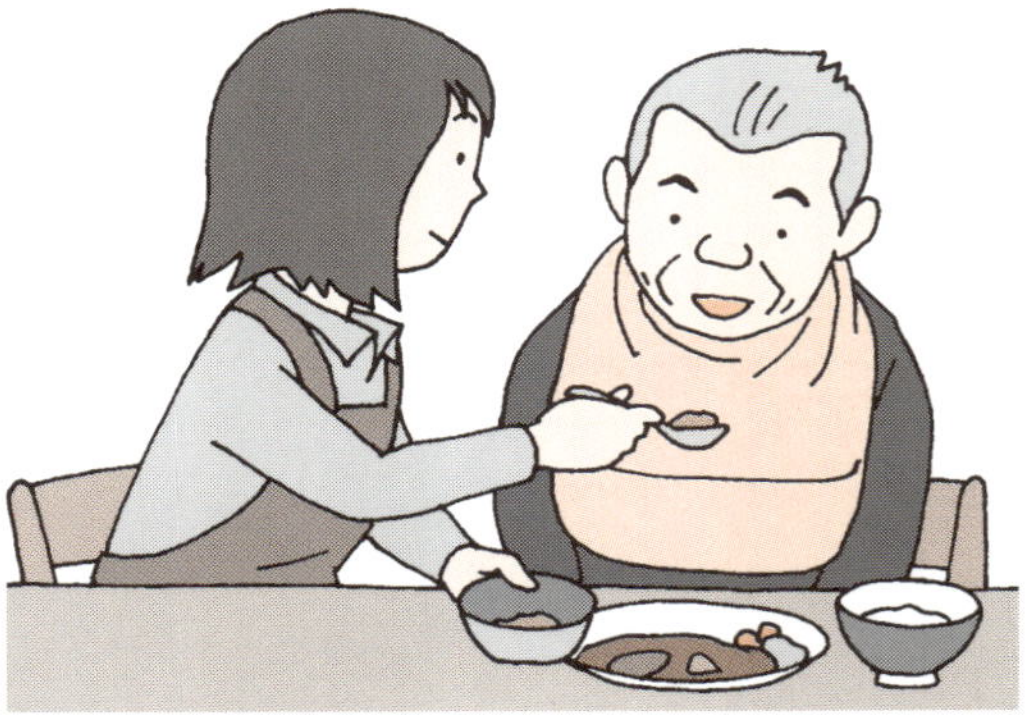

誤嚥の原因の一つに、ギャッチベッドで食事をしたことが挙げられます。きちんと椅子に移乗させ、前かがみの体勢で食事をすることが大切です

タッピングは椅子に座った状態で、前かがみで行う

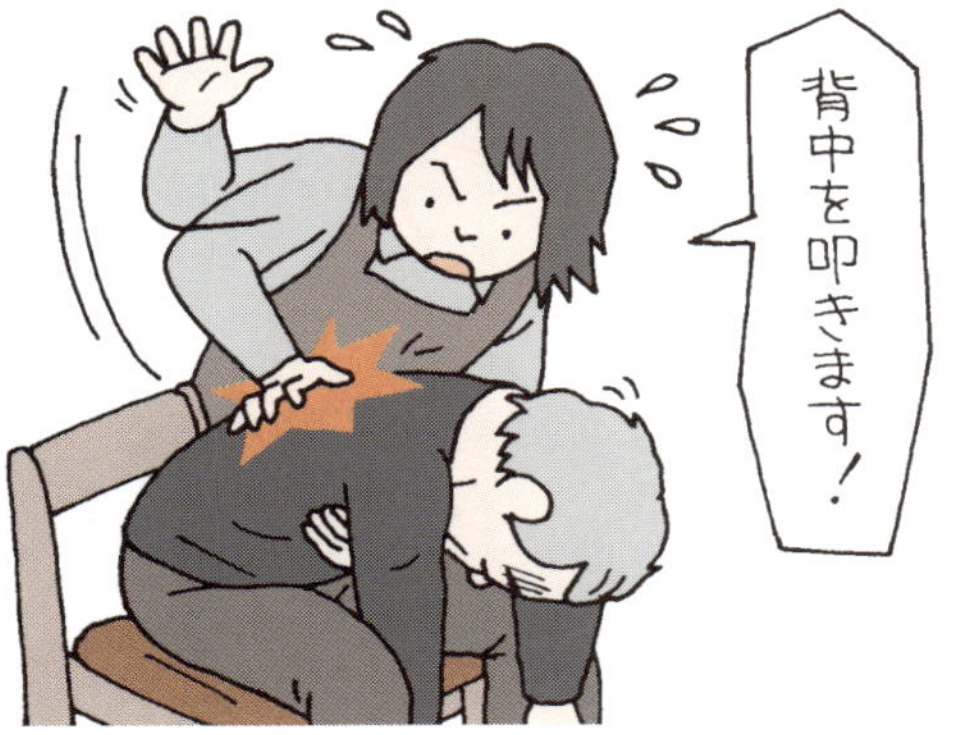

正しいタッピングの方法がわからないまま背中を叩いても、ほとんど効果はありません。ヘルパーは正しいタッピングの知識を持ちましょう

誤嚥の疑いが生じたときは、すぐ対処を始める

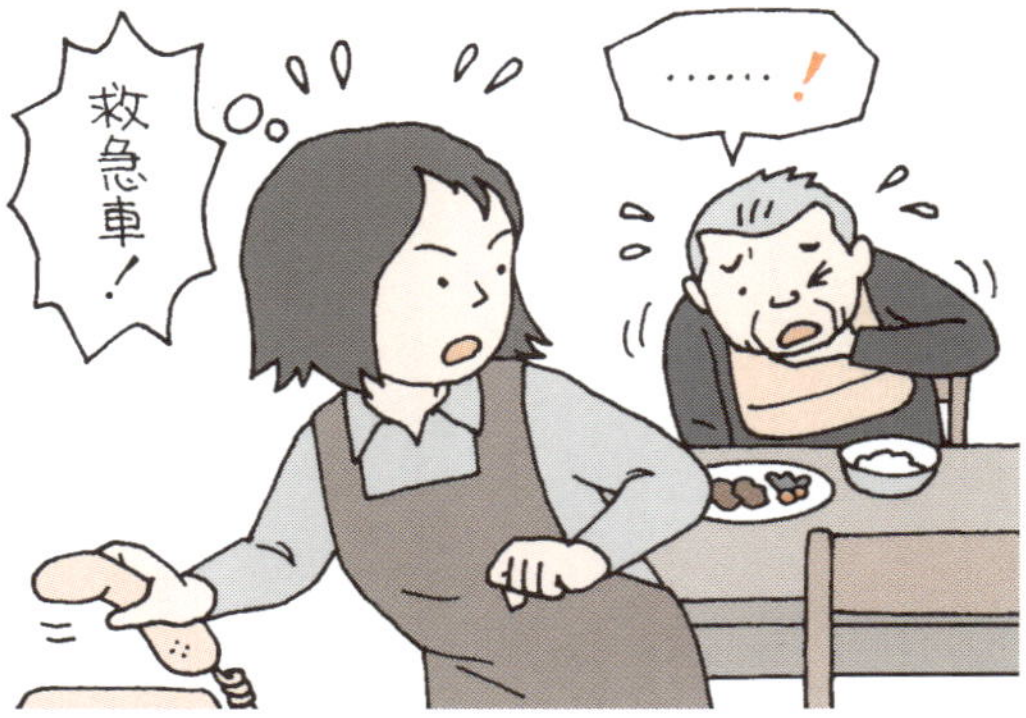

事業所に連絡する前に、救急車を呼ぶべきです。いざというときに救急車の要請をためらわないよう、日頃から誤嚥時の救命講習などを行いましょう

ヘルパーの研修は事業者の役割

誤嚥事故の過失判断は、「誤嚥発生に関する過失」と「誤嚥発生時の対処に関する過失」の2つの観点から評価されることは、くり返しお伝えしてきました。

この事例では、「ギャッチアップしたベッドで食事をさせた」「いきなりワカメや豆腐を食べさせた」など、誤嚥発生の過失が認められる案件です。これらの原因は、利用者が寝ていたために食事介助の時間が短くなって、ヘルパーが焦ってしまったことにあります。ヘルパーは、焦っているときほどていねいに介助することが大切です。

一方、誤嚥発生時の対処方法でも、「救急車の要請が遅れた」「タッピングが正しくできなかった」などの過失が認められます。訪問介護事業者は、ヘルパー全員に誤嚥発生時の対処方法の研修を行うべきです。

訪問介護コラム④ 置き換えで虐待!?

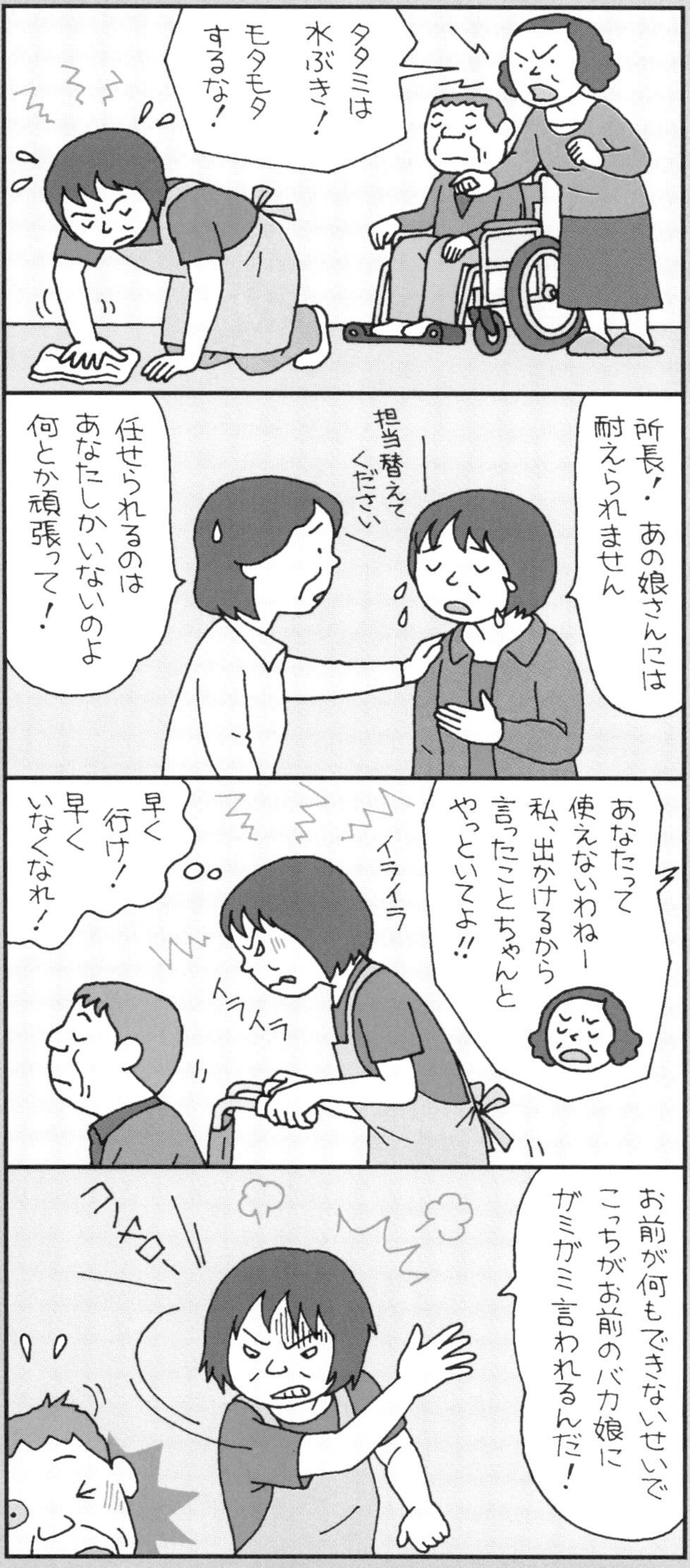

タタミは水ぶき！モタモタするな！
所長！あの娘さんには耐えられません
担当替えてください
任せられるのはあなたしかいないのよ何とか頑張って！
あなたって使えないわねー私、出かけるからちゃんと言ったことやっといてよ!!
イライラ
イライラ
早く行け！早くいなくなれ！
お前が何もできないせいでこっちがお前のバカ娘にガミガミ言われるんだ！

「まさか、信頼していたベテランヘルパーが!?」

あるベテランヘルパーが、家族がいない間に認知症の利用者に暴力を振るう虐待事件が起こりました。よく調べると、原因は利用者の娘さんによって、限度を超えた要求を受け続けたヘルパーのストレスによるものでした。

多くの管理者は、家族の要求が限度を超えたものでも受け入れてしまう傾向にあります。上司が受け入れてしまった以上、現場のヘルパーは何とか耐えるしかありません。

人は誰でも、耐え難い精神的苦痛を味わうと本能的に防衛機制が働くことがあります。そんなさまざまな種類の防衛機制の中の一つに、「置き換え」という心理的作用があります。

これは、自分に精神的苦痛を与える対象に抗《あらが》えないときに、それに近いものに置き換えて攻撃することを言います。たとえば、母親にひどい扱いを受けたベビーシッターが、母親のいない間に子どもに暴力を振るってしまうケースなどです。

管理者は、現場の職員が追いつめられないように配慮し、利用者側の要求を毅然と拒否することも時には必要です。

ヘルパーの能力不足が原因の事故②

料理の援助中に利用者が火傷

ヘルパーによっては家事が苦手だったり、判断が甘いことがあります

事故発生時の状況

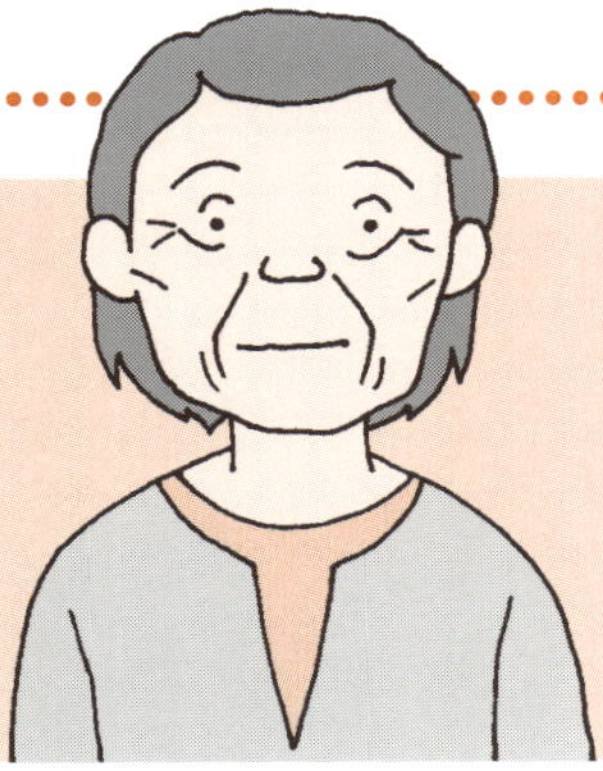

ABさん

87歳・女性

ABさんは軽度の認知症がありますが、日常生活はほぼ自立している要介護1の利用者です。ABさんは独居のため、訪問介護で週1回、ヘルパーが訪問して生活援助をしています。

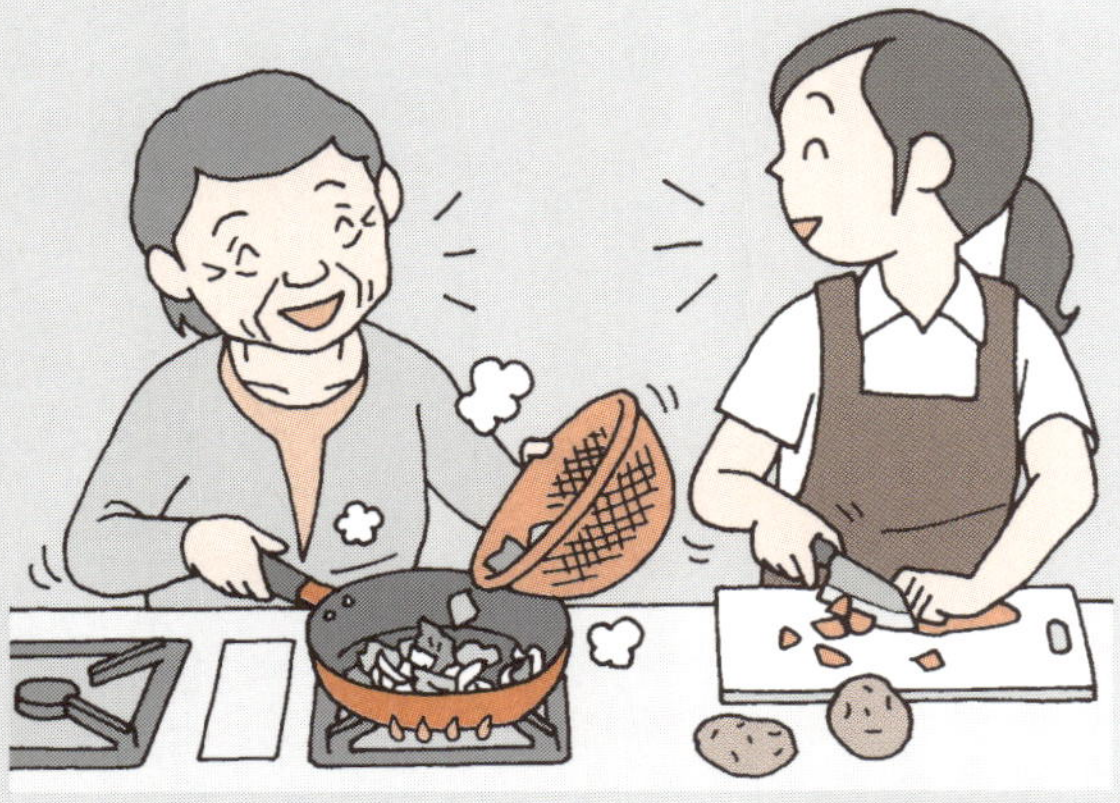

ヘルパーは、介護予防訪問介護で、掃除機がけと洗濯、調理を毎回行っています。ABさんはヘルパーが来ない日は、お惣菜を買ってきて、家ではお米を炊く程度でほとんど料理を行いません。たまには調理をしてみたいというABさんのリクエストで、ヘルパーは野菜を包丁で切り、ABさんが炒めることになりました※。

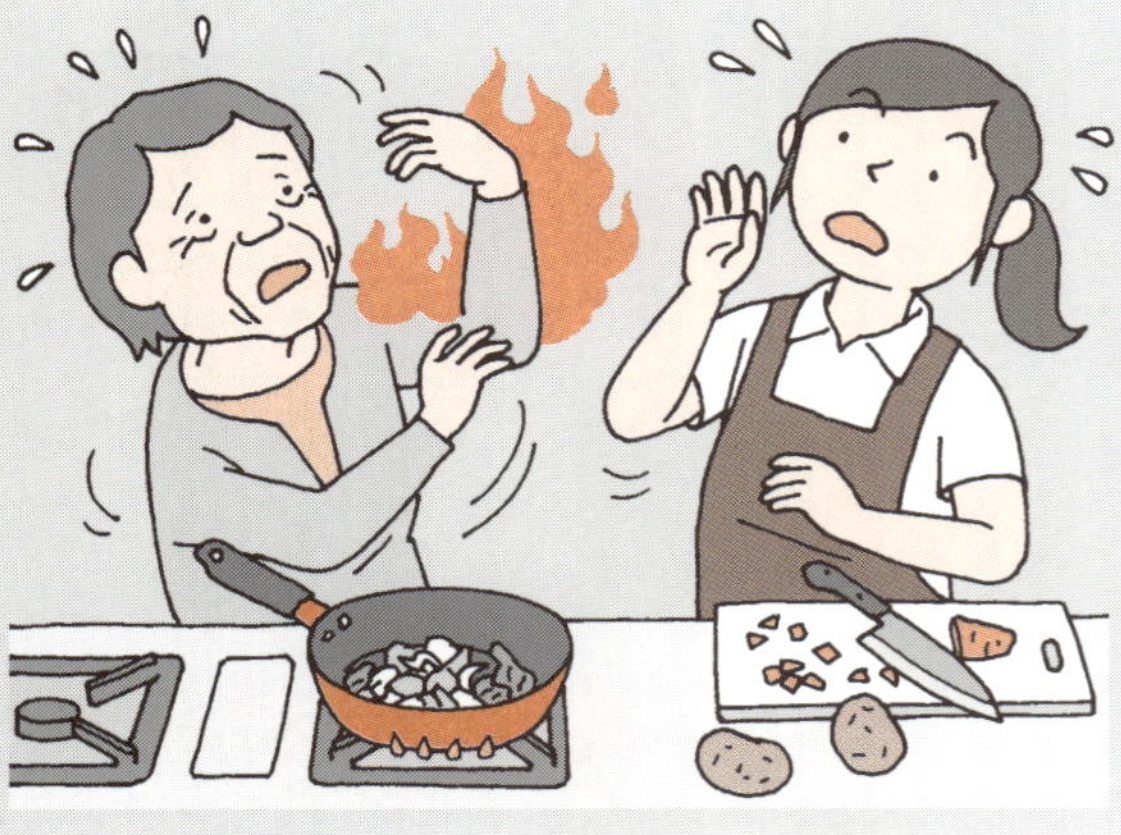

ところがコンロで炒め物をしていた火が、ABさんの袖に燃え移ったのです。ヘルパーが急いで消し止めましたが、ABさんは腕と顔に軽い火傷をおいました。別居している息子は「ヘルパーが援助していたのだから事業者の過失だ」と主張しており、係争中です。

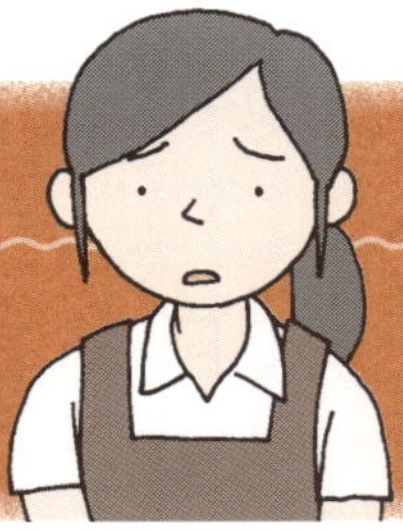

ヘルパーのひと言

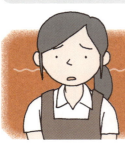

「ABさんが望んだとおりに料理援助を行っただけです」

※認知症の利用者にどんな家事を手伝ってもらうかは難しい問題です。危険だからとすべてやってあげたら、自立支援になりません

過失の有無　事故は未然に防ぐことができたか

事故評価の基本的な考え方

介護予防訪問介護の「本人にできることは本人にやってもらう」という言わば間接的な援助では、事故の防止に対して万全を期しても限界があります。大きなリスクがあれば、自立支援より事故防止を優先して、ヘルパーが自ら行わなくてはなりません。

この事例の類似事故

● 料理援助中に利用者が包丁で指を切ってしまった

この事故が過失とされる場合

たとえ介護予防（自立支援）のために避けられないリスクでも、リスクが大きく危険度（頻度）も高いのであれば、自立支援より事故防止を優先したほうがいいのではないでしょうか。次のような場合はリスクが高すぎると判断されるでしょう

● 1人でお風呂に入っていて溺れて死亡した

● 脚立に乗って電灯をふいていたとき脚立が倒れ、転倒し骨折した

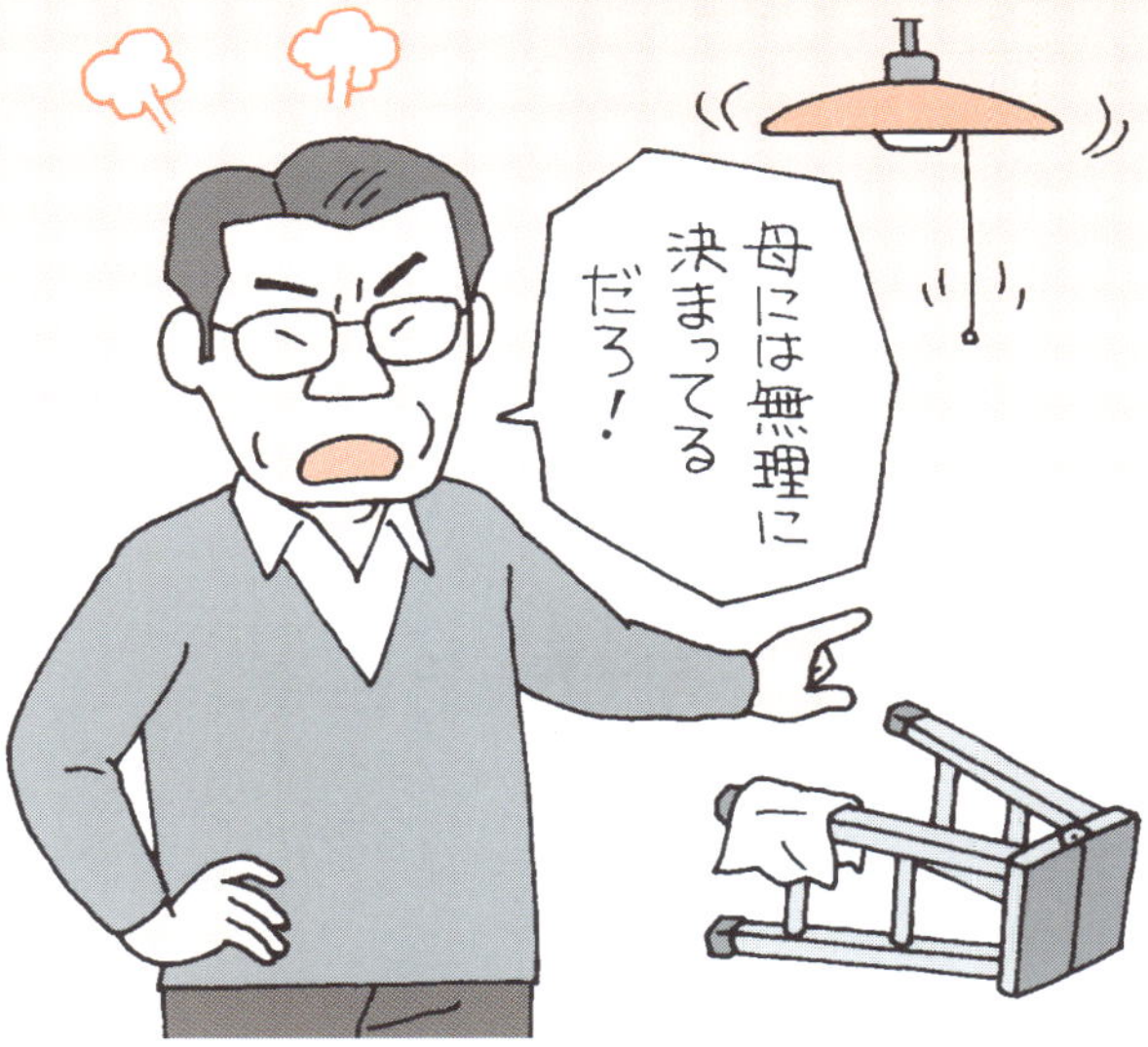
母には無理に決まってるだろ!

原因分析　なぜこの事故が起こったのか

事故原因の考え方

● 本事例では、裸火のコンロを使用して炒め物の調理を行うことがABさんにとって危険かどうか、コンロの火が衣服に燃え移る危険が許容できるものかどうか、という2つの点で判断しなければなりません

● ABさんは軽度とはいえ認知症がありますから、コンロの火の調節を間違えるかもしれませんし、燃えやすい衣服を避けることにまで気がまわらないかもしれません。コンロの火が衣服に燃え移れば、命に関わる事故になることは明白です

● このような判断から、ABさんにコンロで火を使う炒め物をさせたことは、ヘルパーの過失になる可能性が高いと考えられます

● 認知症の利用者の調理行為を援助するのであれば、火を使わない下ごしらえや盛り付け、電磁調理器の導入をお願いするなど工夫するべきでした

根本原因

● ヘルパーの判断の誤りが原因の事故

料理の援助中に利用者が火傷

この事故の再発防止策

ヘルパーの判断が甘い

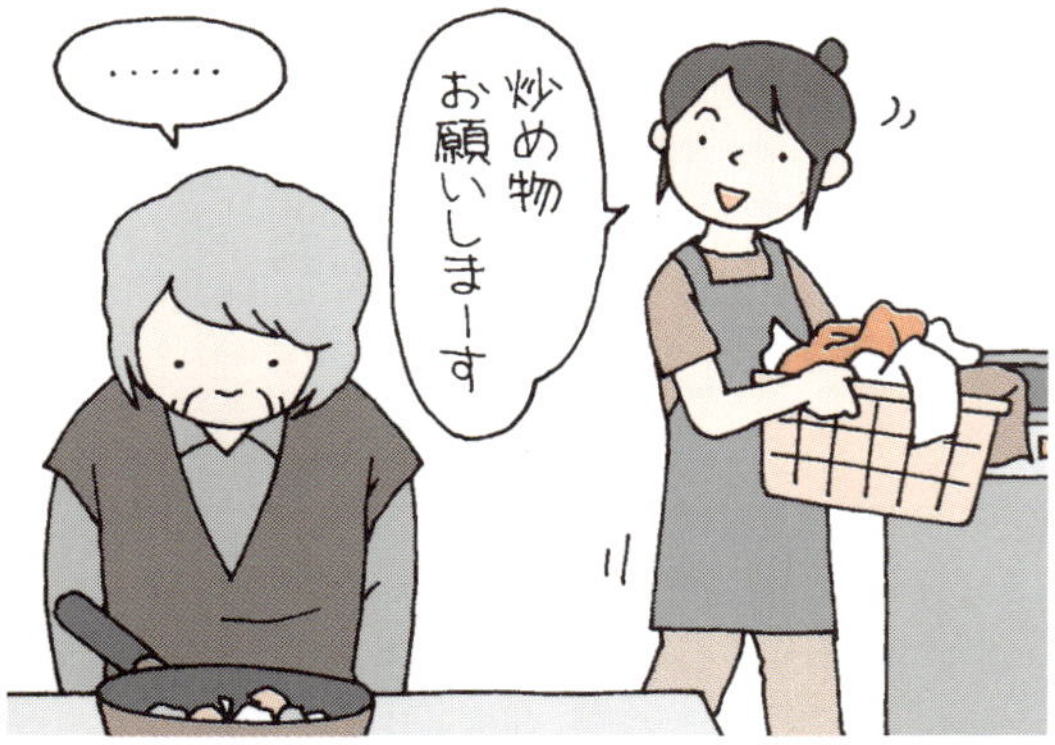
……
炒め物お願いしまーす

ヘルパーによっては「何が危険で、何が安全か」の判断ができず、事故につながることがあります。これはたいていの場合、ヘルパーの家事に対する見通しの甘さが原因です。今回の事例の事故原因が、これに当たります

ヘルパーによって家事能力に差がある

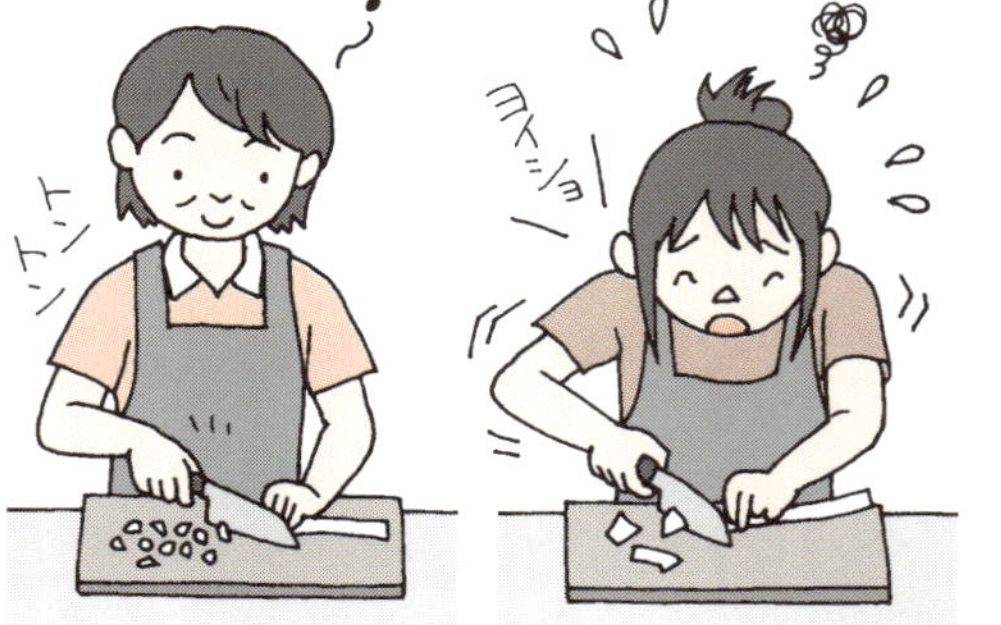
トントン
ヨイショ

生活援助は家事がほとんどなので、ヘルパーの能力差が出やすいものです。同じ30分でも、料理だけで精いっぱいの人と、掃除や洗濯までできる人がいると、「あの人に替えてほしい」とトラブルが生じやすくなります

利用者宅の物品の破損

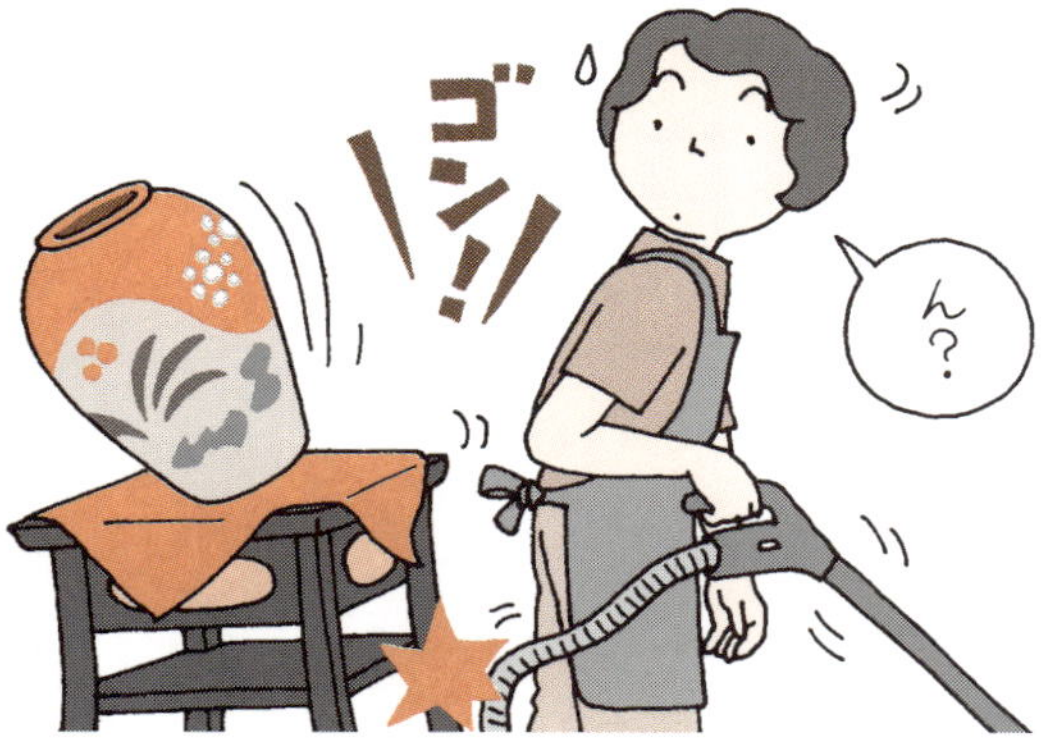
ゴン!
ん?

ヘルパーの能力不足による事故の一つが、利用者宅の物品の破損です。これは、容易にトラブルにつながります。壊れて困るものは、あらかじめヘルパーが出入りしない部屋などにしまっておいてもらうことが大切です

ヘルパーに一般常識がない

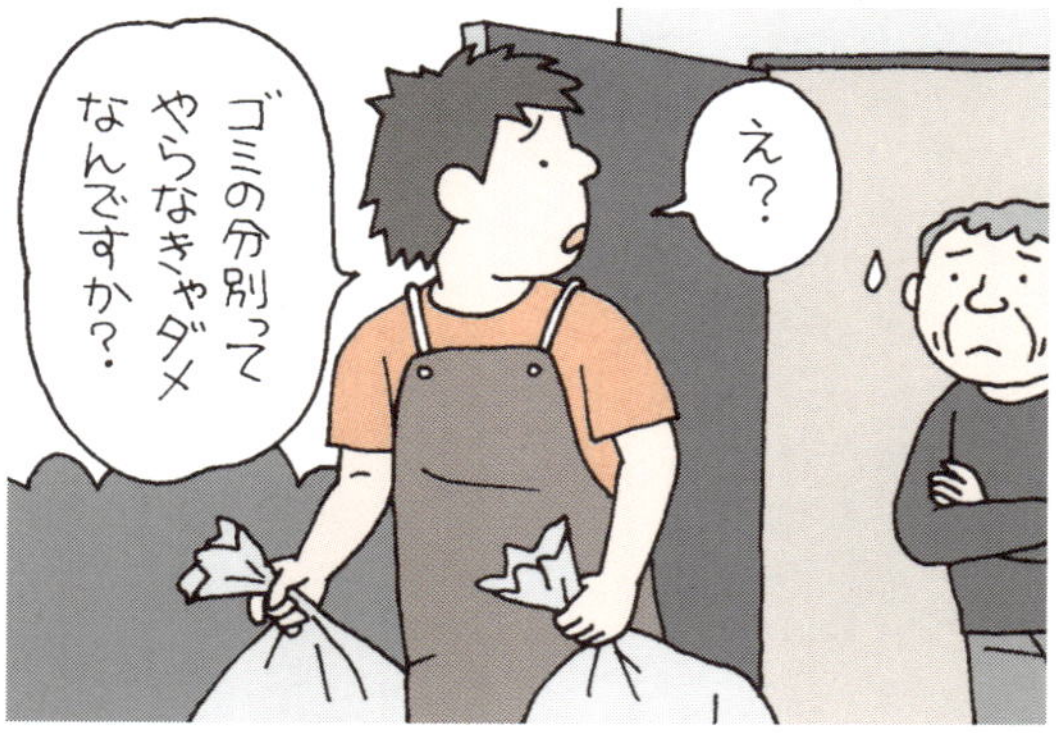
ゴミの分別ってやらなきゃダメなんですか?
え?

「ゴミの分別ができない」「駐車禁止の場所に車を停めてしまう」「料理の後片づけができない」など、能力以前に一般常識がない場合があります。若いヘルパーに多く、クレームにつながるので指導が必要です

定期的確認と指導で質の確保を

自立支援を目的とした生活援助の内容は、障害者の自立支援の援助と同じように、「自立支援のために許容できる、やむをえないリスクかどうか」であらかじめ判断されています。

本事例の場合は、利用者に軽度とはいえ認知症が認められるので、調理援助の方法はより配慮する必要がありました。衣服の袖口を覆うアームカバーには、燃えにくい防炎タイプのものも市販されていますから、炒め物をお願いするのであれば服装への配慮がほしいところです。

そもそも前提として、ヘルパーは家事が得意な人ばかりではありません。事故やクレームを防止するためには、家事能力に不安があるヘルパーには定期的にサービス提供責任者が付き添い、サービス内容を確認して指導することが必要です。

訪問介護コラム❺ 訪問介護事業者のクレーム対応

クレームの電話を受ける

担当者には電話を回さず、クレームをいったん預かる

お客様が問題に直面している場合、問題解決を最優先する

クレーム内容が致命的なミスの場合、不適格者として担当を外す

クレームの発生原因を究明し業務改善（サービス改善）を行う

再発防止策をお客様に説明する

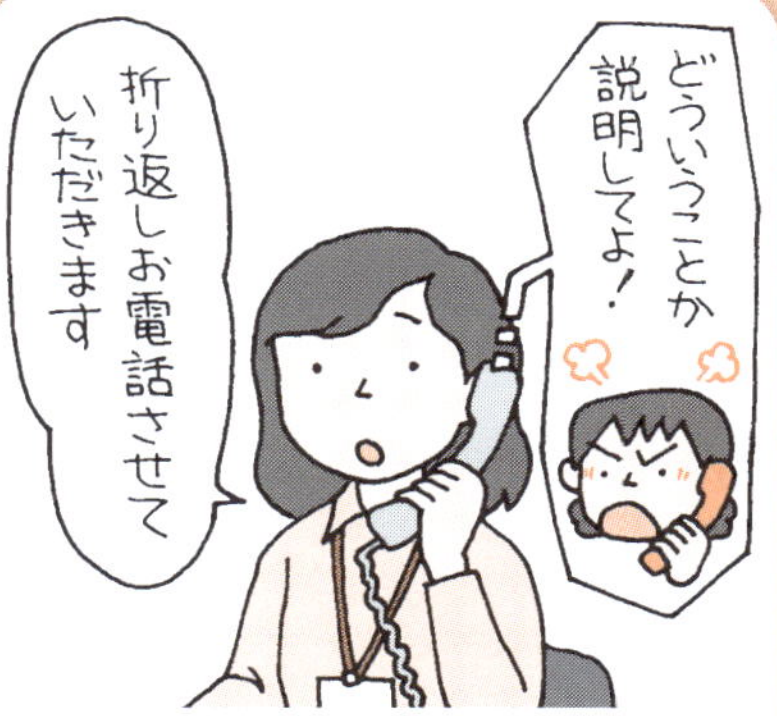
どういうことか説明してよ！
折り返しお電話させていただきます

クレームを受けた場合、すぐに状況がわかる担当者に電話を取り次いではいけません。電話を替わってしまうとお客様が何度も事情を説明しなければなりませんし、担当者が瞬時に適切な回答ができるとは限らないからです。まずは電話を受けた人がクレーム内容をていねいに伺い、一度クレームをお預かりして対策を練りましょう。

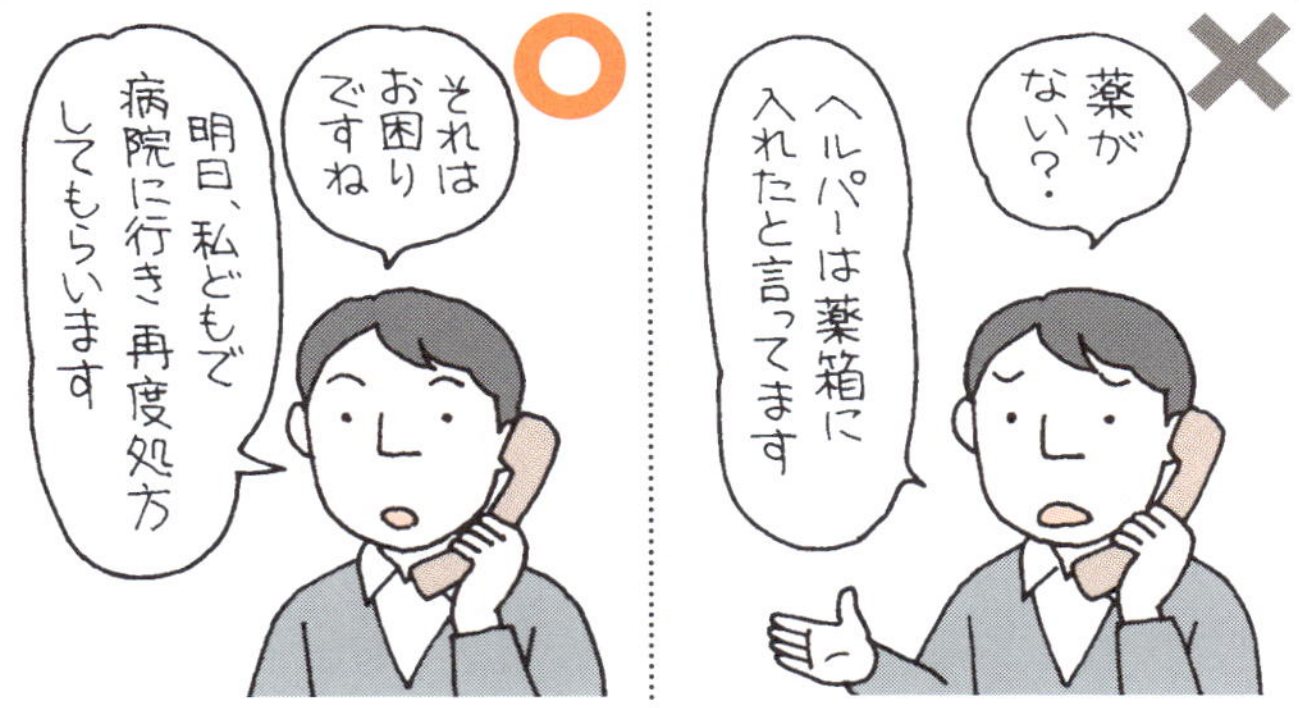
薬がない？
ヘルパーは薬箱に入れたと言ってます
それはお困りですね
明日、私どもで病院に行き、再度処方してもらいます

クレーム内容によっては、「明日以降の薬がない」「ケガをして、受診すべきか迷っている」など、お客様が問題に直面して困っている場合があります。その場合は「なぜ薬がないのか」「誰がケガをさせたのか」という原因を考えるより先に、「薬をどう調達するか」「受診すべきか看護師に判断してもらう」などの問題解決を最優先することが大切です。原因究明は問題が解決したあとにしましょう。

クレーム内容がヘルパーによる致命的なミスの場合は、信頼を回復することは容易ではありません。その場合はお客様の心情を考慮して、担当者を替えるなどの具体的な対応が必要です。

※詳しいクレーム対応については、『完全図解　介護リスクマネジメント　トラブル対策編』第２章を参照してください

ヘルパーの能力不足が原因の事故③

ヘルパー滞在中の行方不明事故

業務内容になくても、ヘルパーの過失になってしまうことがあります

事故発生時の状況

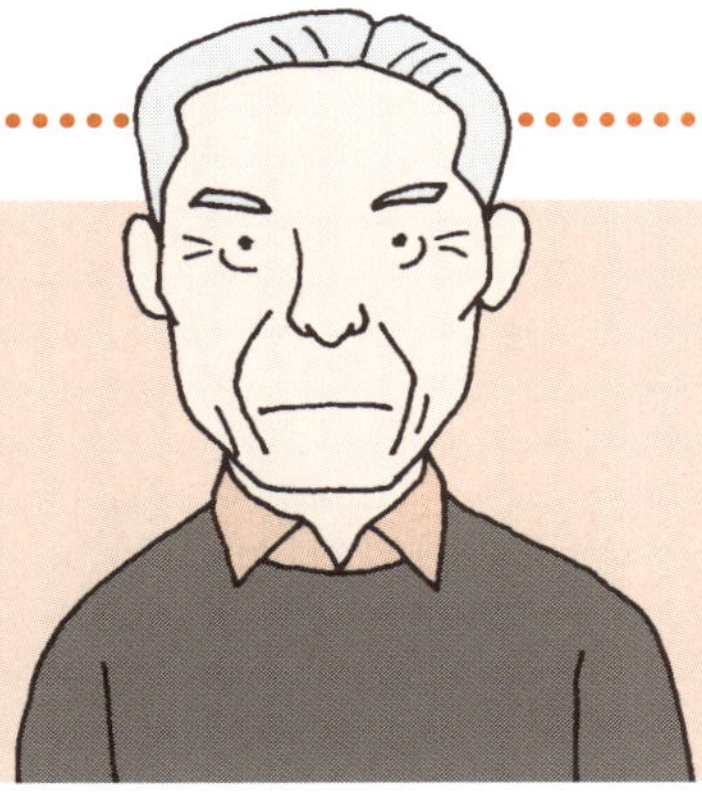

CDさん

81歳・男性

CDさんは重度の認知症です。市内に住む長女が主介護者ですが、パートをしているため週に3日のデイサービスと、週に2回ヘルパーの生活援助サービスを受けています。

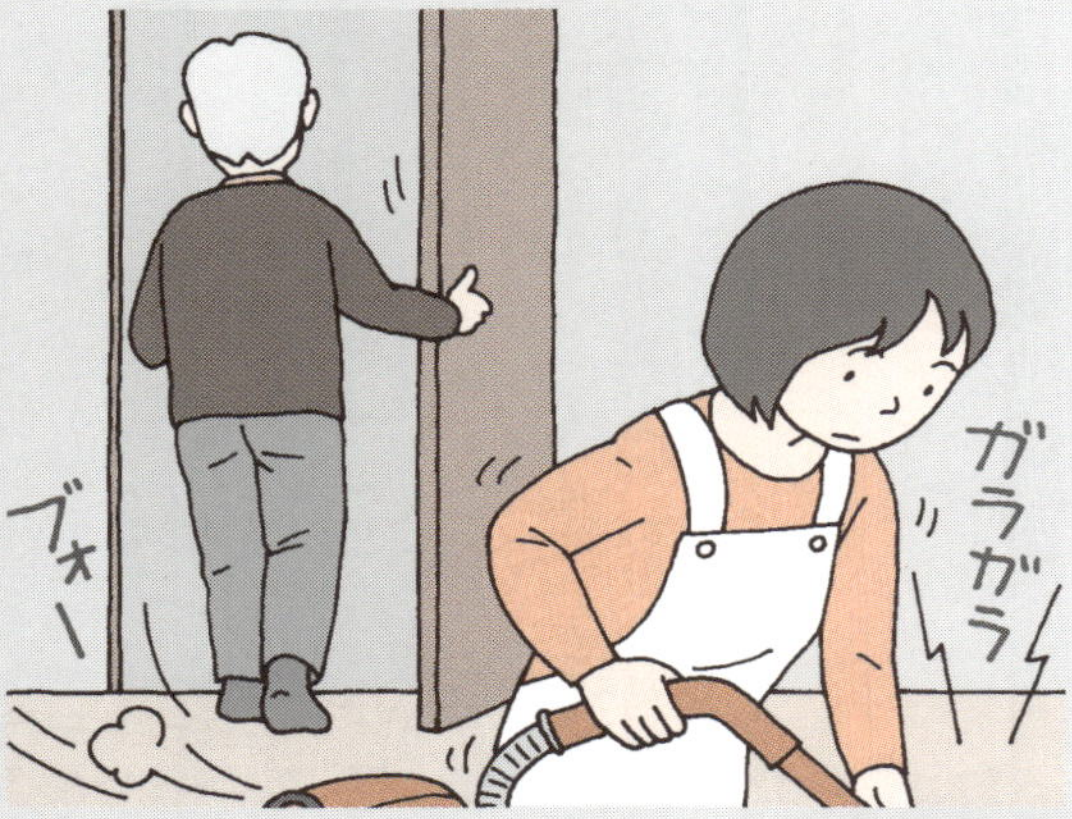

ある日、ヘルパーが生活援助の訪問介護で利用者宅を訪問し、掃除機をかけている間に認知症の利用者がいなくなってしまいました。ヘルパーは利用者に注意を払って声をかけたりしていましたが、掃除機をかけているときに玄関から出て行ってしまったために、音が聞こえませんでした。

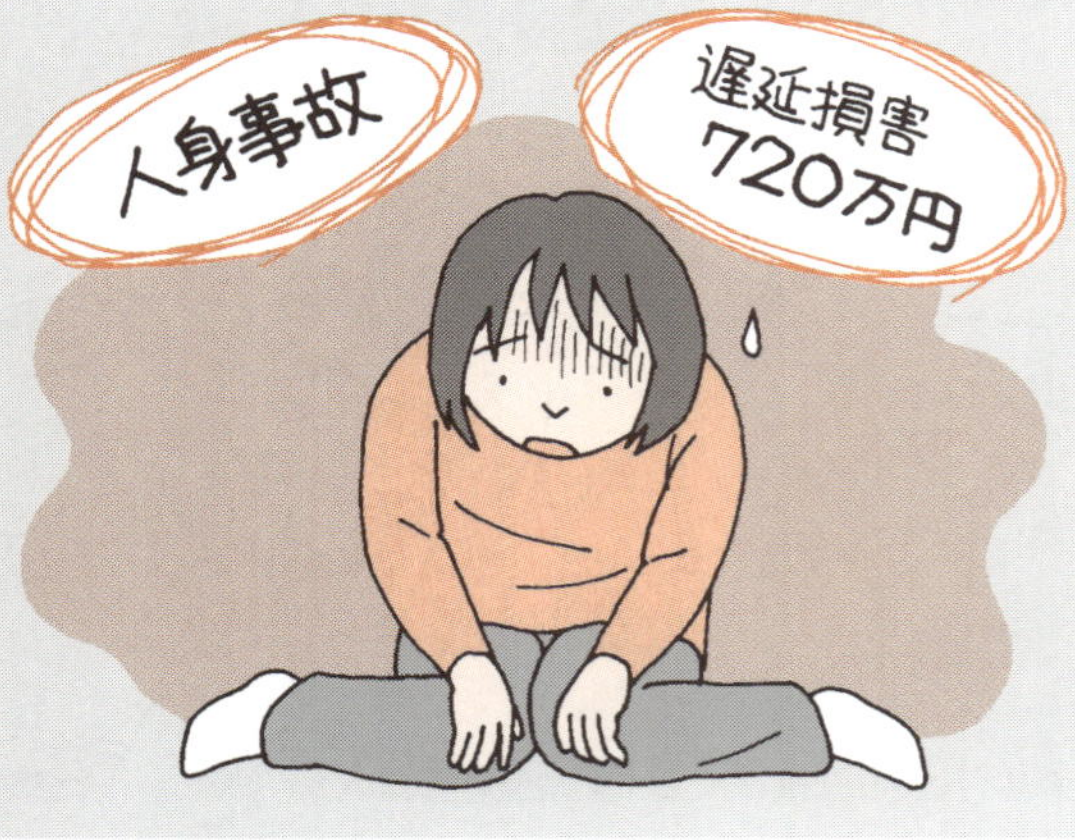

必死の捜索もむなしく、利用者は近くの駅で列車にはねられ亡くなってしまいました。家族も、担当ヘルパーも非常に大きなショックを受け、それ以降ヘルパーは仕事ができる精神状態ではありません。そんな折、鉄道会社から遺族に、遅延損害720万円を支払うよう請求が来てしまったのです。遺族は「ヘルパーが見守りを怠ったことが原因だ」として、訪問介護事業者に支払いを求めてきました。

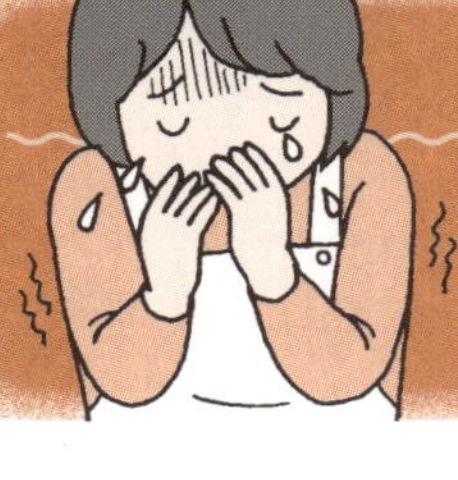

ヘルパーのひと言

「ふつうに生活援助を行っていたら、まさかこんなことになるなんて……。もう、どうしたらいいのかわかりません」

過失の有無 事故は未然に防ぐことができたか

事故評価の基本的な考え方

この場合、ヘルパーの過失責任を否定するのは難しいと考えられます。なぜなら、ヘルパーは介護のプロで、認知症の利用者が行方不明にならないように見守る能力があるとみなされるからです。裁判所の判断の是非はともかく、認知症の利用者の訪問介護では、利用者が行方不明にならないよう注意しなくてはなりません。

この事例の類似事故

● ヘルパーが料理をしている間に利用者が家を抜け出し、近所の子どもを殴ってしまった

この事故が過失とされる場合

在宅の認知症の利用者の行方不明事故が、ヘルパー滞在中に起きれば、裁判所は「ヘルパーが見守りを怠ったことが事故の原因だから、ヘルパーの過失である」と判決を下すでしょう

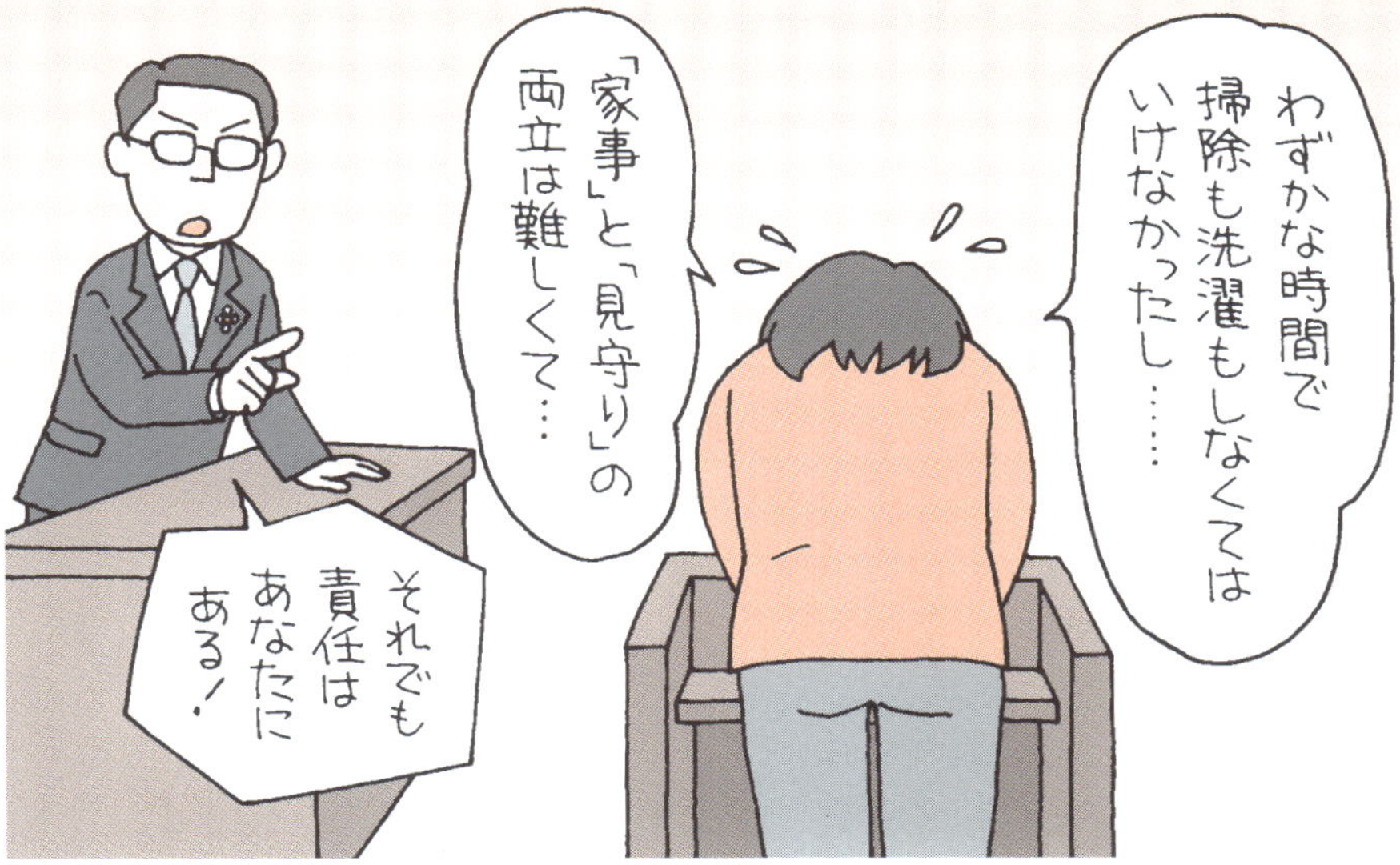

原因分析 なぜこの事故が起こったのか

根本原因

● ヘルパーが見守りを怠ったことが原因とされる事故

事故原因の考え方

● 本来、訪問介護のヘルパーには、在宅の認知症の利用者が行方不明にならないように居宅で見守る義務はありません。なぜなら、介護保険では、「利用者の見守り」というプランは立てられないからです。

● しかし、現実にはヘルパー滞在中に行方不明事故が発生すれば、ヘルパーが見守りを怠ったとして過失を認定される可能性が高いのです。ですから認知症がある利用者で、家を勝手に出て行ってしまうリスクがあるとわかっていれば、できる限り気を配らなければなりません。

● また、認知症の利用者の行方不明には、日常的な備えも大切です。迅速に捜索の手配を行えるよう、事業者側はルールを決めておかなくてはなりません。

ヘルパー滞在中の行方不明事故

在宅の行方不明者を一刻も早く発見する工夫

ケアマネジャーと協力し、送迎を行っている介護事業所や、公共交通機関、タクシー会社、宅配便事業者などに連絡して捜索の協力を依頼する

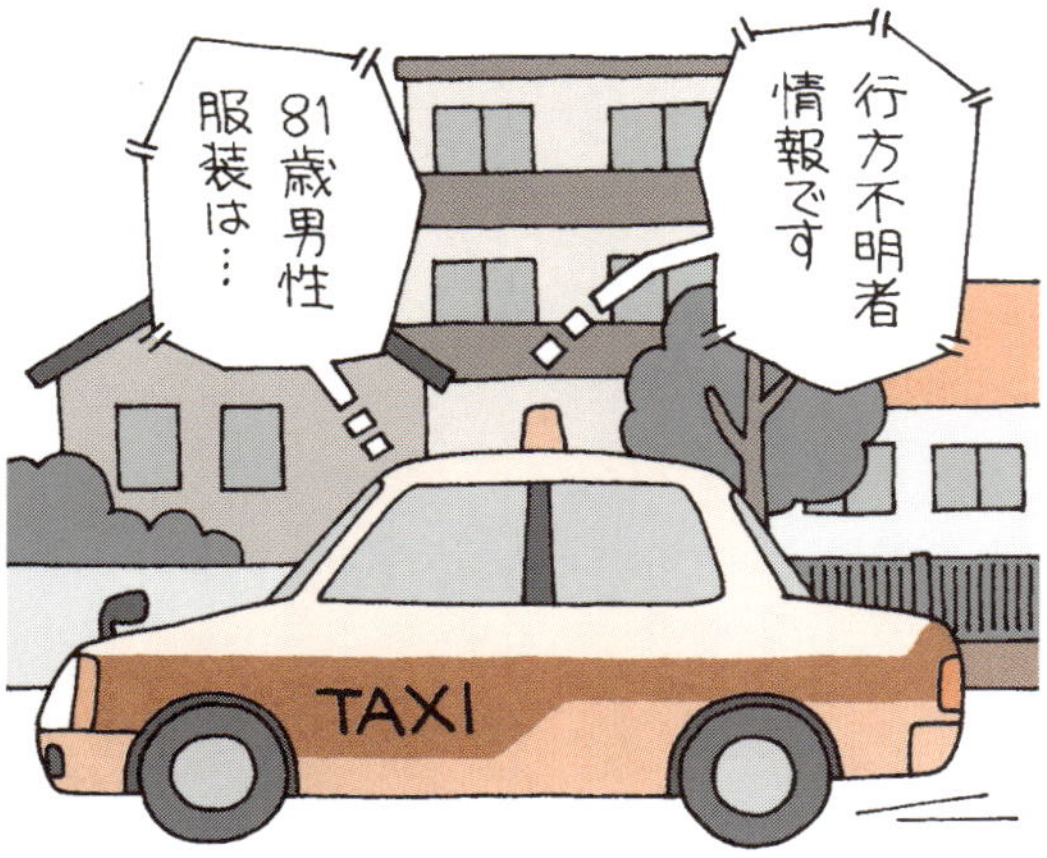
行方不明者情報です
81歳男性服装は…
TAXI

自宅や周辺を20分程度捜して見つからなかったら、それ以上自分たちで何とかしようとせず、速やかに警察に捜索願を出す

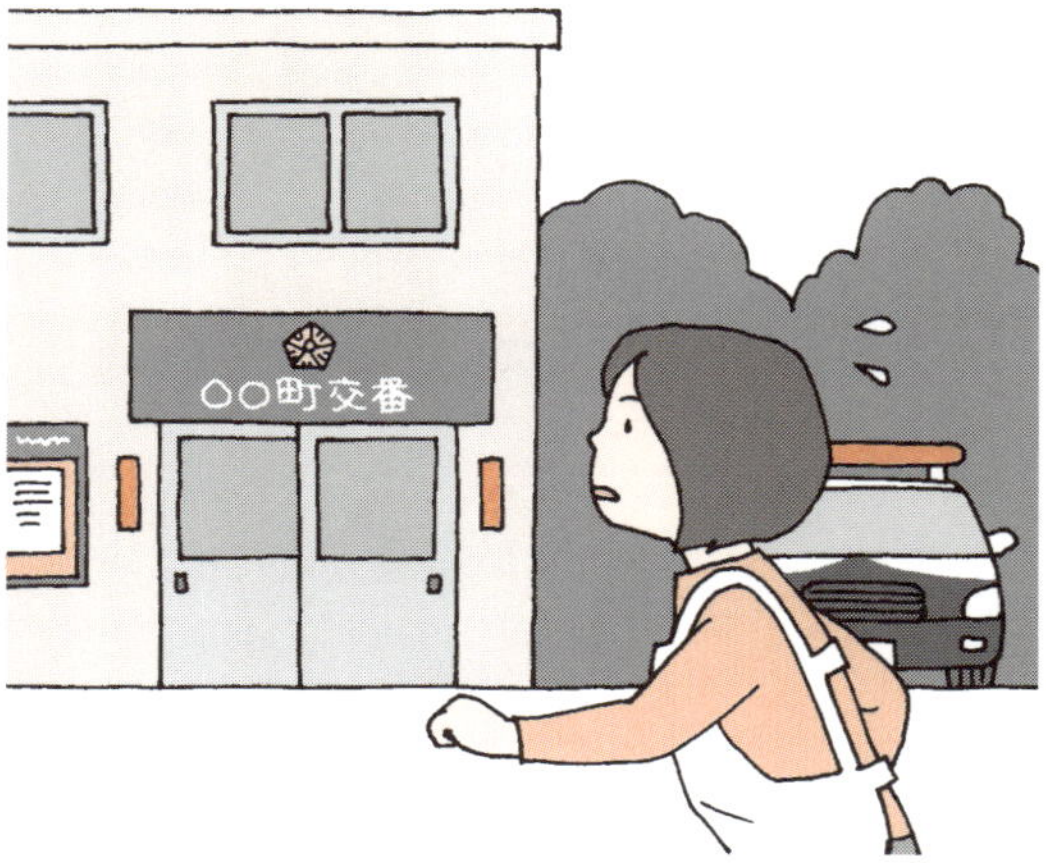
〇〇町交番

認知症の利用者の靴のかかと部分に蛍光テープを貼り、電話番号を書いておく。気がついた通行人が連絡をくれることがある

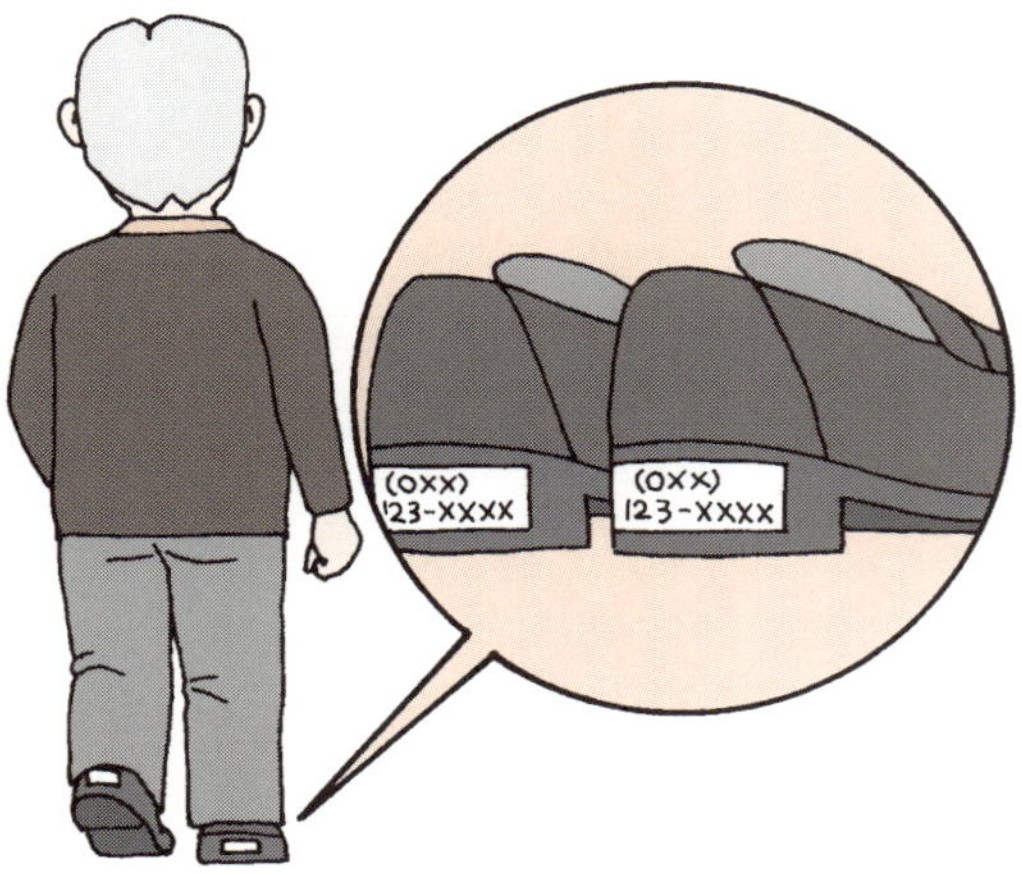

自治体の介護保険課に連絡をして「徘徊SOSネットワーク」が整備されているかを確認し、あれば地域包括支援センターと連携して活用する

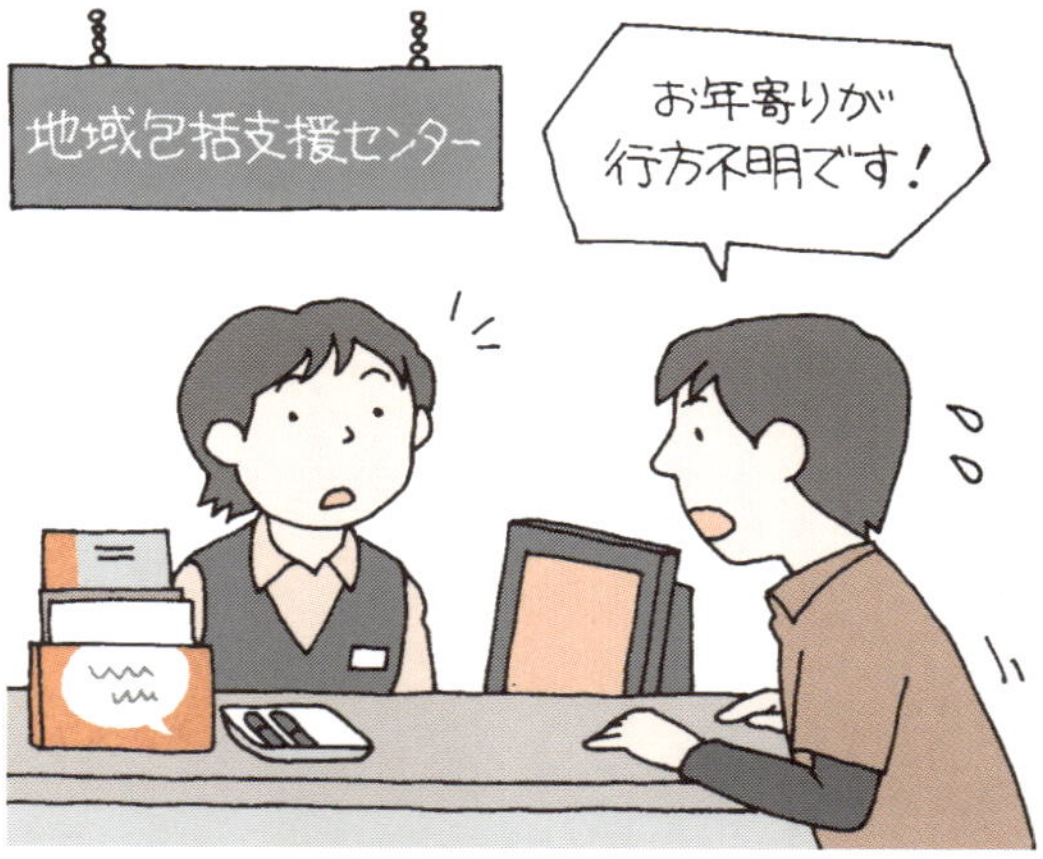
地域包括支援センター
お年寄りが行方不明です！

実際に起こった事故から学ぶ

在宅の認知症の利用者が自宅で行方不明になり、第三者に不法行為を行い損害を与えた場合、通常は本人に代わって在宅で介護をしている家族が賠償義務をおうことが多いと思われます。家族は民法が規定する「責任無能力者の法定の監督義務者に準ずべき者」に当たるとされることが多いからです。

では、独居の利用者宅に訪問介護のヘルパーが滞在中に、利用者が行方不明になったらどうなるのでしょうか。

２０１６年3月1日に実際に下された最高裁判決では、列車事故を起こした認知症男性の妻は要介護認定を受けており、監督義務は否定されました。しかし要介護状態の妻で、監督義務がギリギリで否定されるくらいです。ヘルパーはおそらく、過失と認定されると思われます。

訪問介護コラム⑥ 認知症高齢者の列車事故裁判

**賠償責任を認めない
＝支払いなし**

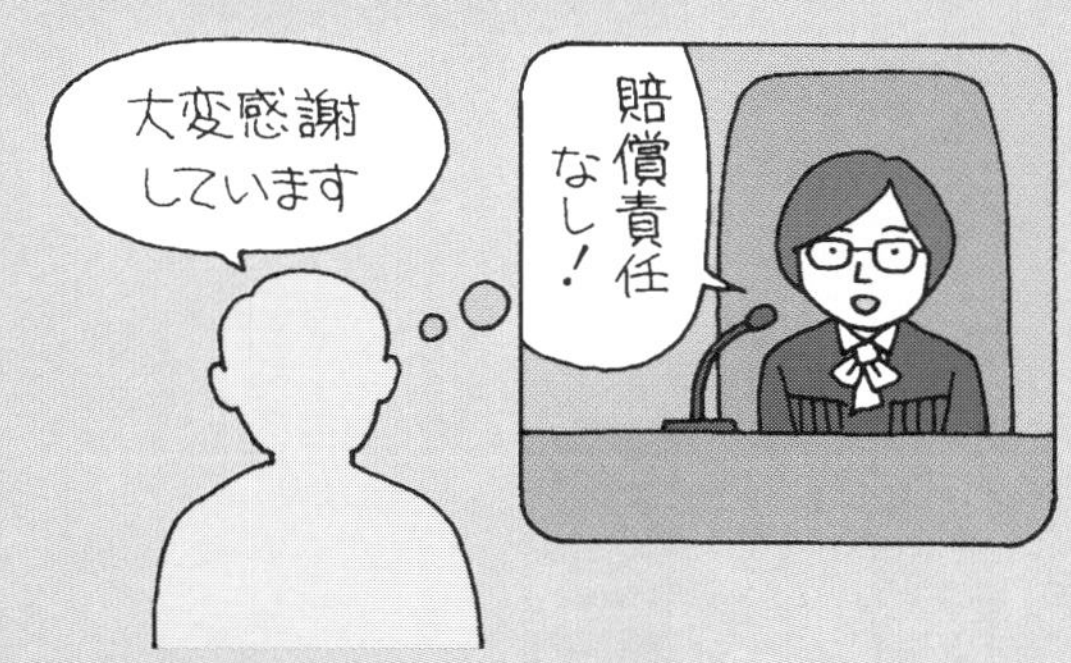

【概要】

2007年愛知県で認知症の男性が徘徊中、ＪＲ駅構内で列車と衝突して亡くなりました。この事故による遅延損害に対してＪＲ東海が遺族に720万円の賠償を求めて起こした裁判は、一審・二審とも妻の賠償責任を認めたのです。これを受けて有識者は「認知症高齢者を介護する家族にとって酷な判決」との声を上げました。その結果、最高裁で被告逆転勝訴の判決が言い渡されたのです。長男は最高裁の判決に対して「温かい判断をしていただいて大変感謝しています」と述べました。

妻

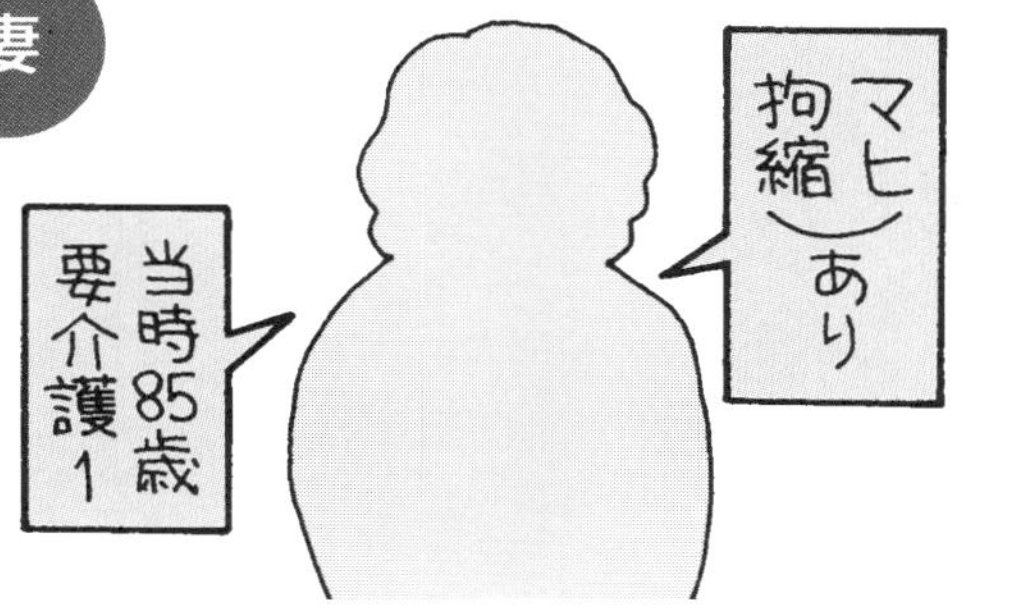

列車事故を起こした夫と一緒に暮らしていました。しかし妻は当時85歳で、左右の下肢にマヒと拘縮があり、要介護1の認定を受けていたのです。この状態で事故を防ぐことは難しかったと、賠償責任請求が棄却されました

長男

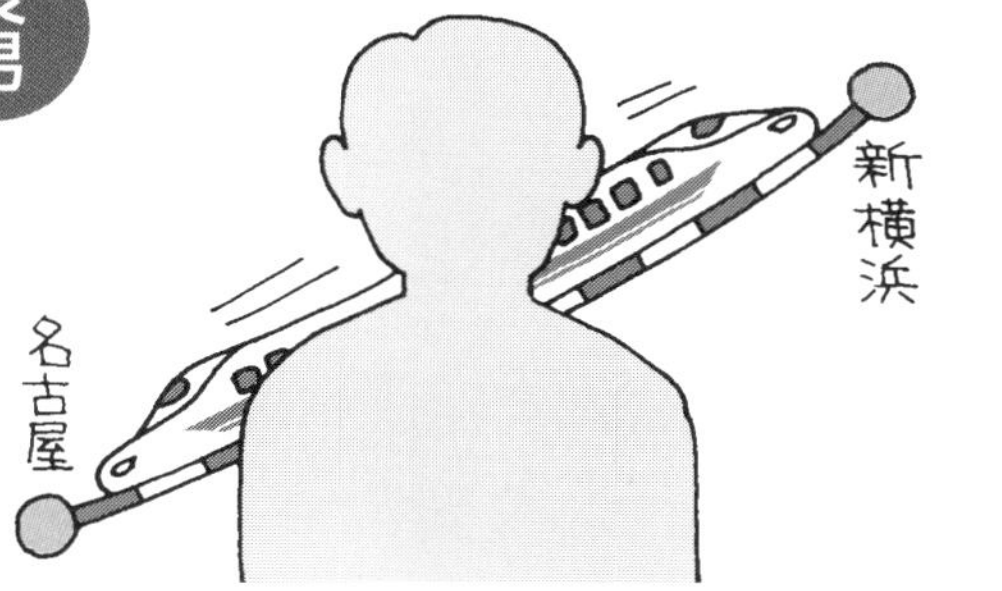

事故は愛知県大府《おおぶ》市で起こりましたが、当時長男は横浜に住んでいました。月に3回程度様子を見に愛知県まで行っていたようですが、それでは事故を防げるはずがありません。これを理由に、長男への賠償責任請求は棄却されました

最高裁判決は本当に温かい判決か

今回の最高裁の判決では、「高齢で要介護1の妻が認知症の夫を監督することが現実的に可能だったか？」が問題とされました。そして最高裁まで争って、ようやくの思いで賠償責任を回避できたわけです。

たとえば、この認知症男性の介護を50歳の専業主婦の娘がしていたら、当然監督義務者としての責任を問われていたと考えられます。しかし、娘が介護をしていたとしても、この行方不明事故は防ぎきれなかったのではないでしょうか。

実際、妻は戸口にセンサーを設置するなどの対策を十分行っていました。ですから「妻は要介護状態だったから賠償責任を免除する」ではなく、「妻は義務を果たしていたが、この事故は防げなかったので責任がない」とするほうが合理的です。

したがって、この判決に対しては、「まだまだ介護家族に対する責任追及が厳しすぎる」と言わざるをえません。

コラム❻

「遊びリテーション」の効用

遊びリテーションとは、集団で楽しく遊びながらリハビリテーションを行うもので、「遊び」と「リハビリテーション」を合わせた造語です。１９８９年に『遊びリテーション』（竹内孝仁ほか著、医学書院）という本が出版されてこの言葉が定着し、風船バレーやベンチサッカーなど多くのゲームが介護の世界に広がりました。

遊びリテーションのメリットは、その名のとおり遊びの要素が強いため、訓練嫌いで通常のリハビリをイヤがるお年寄りをも巻き込むことができる点です。片マヒがあるお年寄りや生活が不活発なお年寄りも、参加しているうちに夢中になり、体が動き、笑顔や大きな声が出てきます。まさに「心が動けば、体も動く」のです。

認知症のお年寄りでは、ＢＰＳＤによる分類で遊離型（老いた自分を認めたくないので、現実から逃避して自分の中に閉じこもるタイプ）の人に特に有効で、無為や自閉から脱却させる効果があります。ただし、葛藤型（老いたふがいない自分にいらだち、葛藤を起こしているタイプ）の人は、「おれをバカにしているのか」と怒りだすかもしれないので、タイプによる使い分けが必要です。

認知症の介護で欠かせないのは、便秘にしないための十分な水分摂取ですが、遊びリテーションはここでも大いに役立ちます。体を動かさないお年寄りに水分をすすめても飲んでくれないので、遊びリテーションを活用するのです。すると、始める前にまず１杯、楽しく盛り上がったところでまた１杯、終わると「楽しかったね」とまた１杯飲んでもらえます。そこでトイレに誘うと、たいてい小は出ますし、うまくすると大が出るのです。

遊びリテーションには、さらに大きな効用があります。認知症が深いお年寄りであっても、トイレや入浴への誘導がスムーズになるのです。遊びを通して職員と利用者の心が通じ合うと、「あなたの言うことならきく」という特別な関係が築けます。通常、大きな声で「トイレへ行きましょう」と声かけしなければならないようなお年寄りでも、「ちょっと」と肩に手を置くだけで、素直に立ってトイレへ向かうようになります。遊びリテーションは、人間関係を築く宝の山なのです。

そのためには、まず介護職が心から遊びリテーションを楽しまなければなりません。ゲームの説明をするよりも、まず目の前でやってみせて、楽しそうだったらお年寄りは入ってきます。雰囲気さえつくれば、今さら遊ぶのがどうのといったこだわりを持たない分、認知症の人のほうが楽に参加してもらえるのです。

遊びリテーションを行うと、①水分が摂れ、②便が出やすくなり、③お腹が空いてごはんをたくさん食べ、④日中を活発にすごして夜はぐっすり眠り、⑤親密な人間関係が築ける、などの多彩な効用があります。

第7章 安全な介護の技術

第7章のポイント

持ち上げない、吊り上げない、宙を飛ばさない

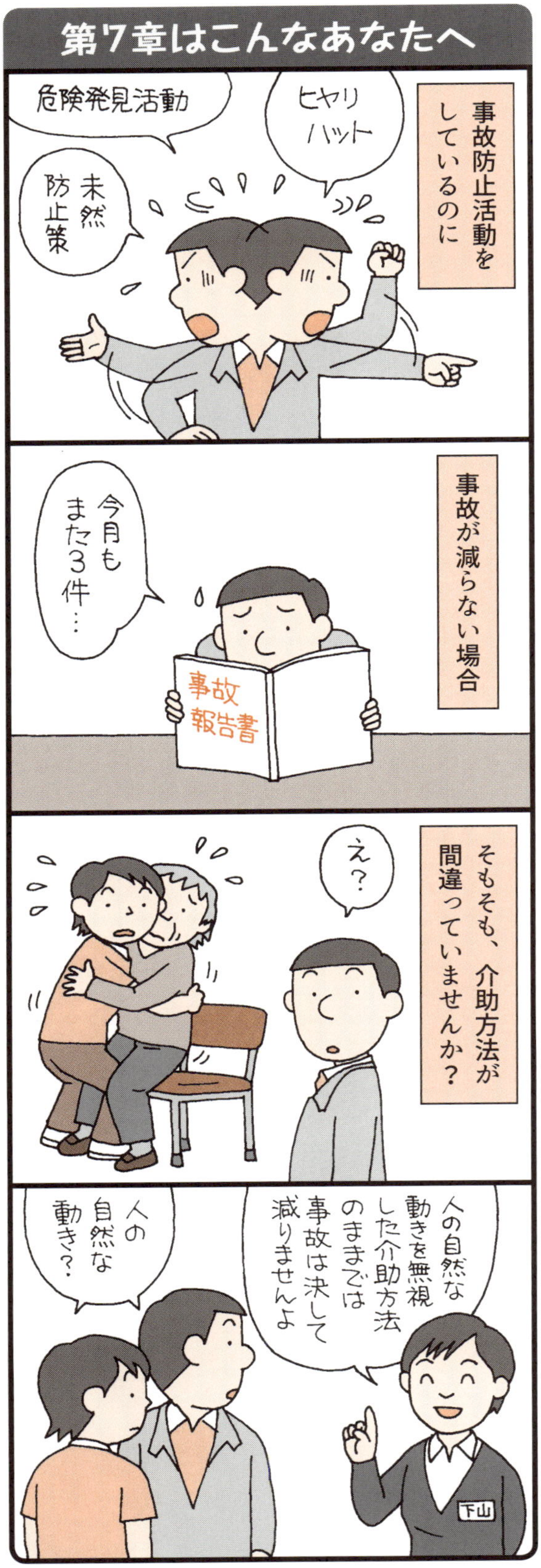
第7章はこんなあなたへ
事故防止活動をしているのに
ヒヤリハット
危険発見活動
未然防止策
事故が減らない場合
今月もまた3件…
事故報告書
そもそも、介助方法が間違っていませんか？
え？
人の自然な動きを無視した介助方法のままでは事故は決して減りませんよ
人の自然な動き？
下山

人の自然な動きを無視すると危険

これまで第1章から第6章まで、介護現場における事故防止活動の考え方や、具体的な取り組み方法についてまとめてきましたが、忘れてはいけないのは「人の自然な動きを無視して利用者を力任せに動かすような危険な介助方法を続けていては、事故を減らすことはできない」ということです。介助方法が間違っていたり、危険を伴うやり方で介護をしていると、必然的に事故が起こります。どんなに正しいヒヤリハット活動を行っても、施設が一丸となって危険発見活動に取り組んでも、事故を防ぎきれません。

そこで、本書の最終章である第7章では、介護技術指導のスペシャリストである下山名月さんの監修で、介護技術の基本を図解します。「事故を減らしたい」「利用者の安全を守りたい」「いい介護をしたい」という思いは、正しい事故防止活動と安全で安心な介護技術がそろって初めて実現できるのです。

テーマ	内容	掲載ページ
安全な介護に必要な視点と基本方針	まずは、「安全で安心な介護を行うためには何を考え、介護職はどうしたらいいのか」という考え方の基本を図解します。「介護職が考えるべきこと」と「介護職がやってはいけないこと」の論拠を知れば、今までの介護のどこに問題があり、どこが危険であったのかが見えてくるはずです	269←260 ページ
実践としての介護技術	次に、「こんなときはどう介助したらいいのか」といった具体的な方法を、場面別にまとめます。利用者の足の位置や角度・手（ひじ）をついてもらう位置・目線、介助者が手を添える位置・スタンス・顔の向き・力を入れる方向とタイミングなど、イラストを中心に図解します	297←270 ページ

基本方針

人は〝物〟ではありません。〝動かす〟のではなく〝動く〟を援助するのが介護です

介護の基本方針

1. 積極的に自立支援をする
2. 廃用症候群、誤用・過用症候群を予防する
3. 重度化による介護困難と介護負担の増加を予防する
4. 全介助の時期をできる限り短縮する
5. 最期まで人間らしくあるよう援助する

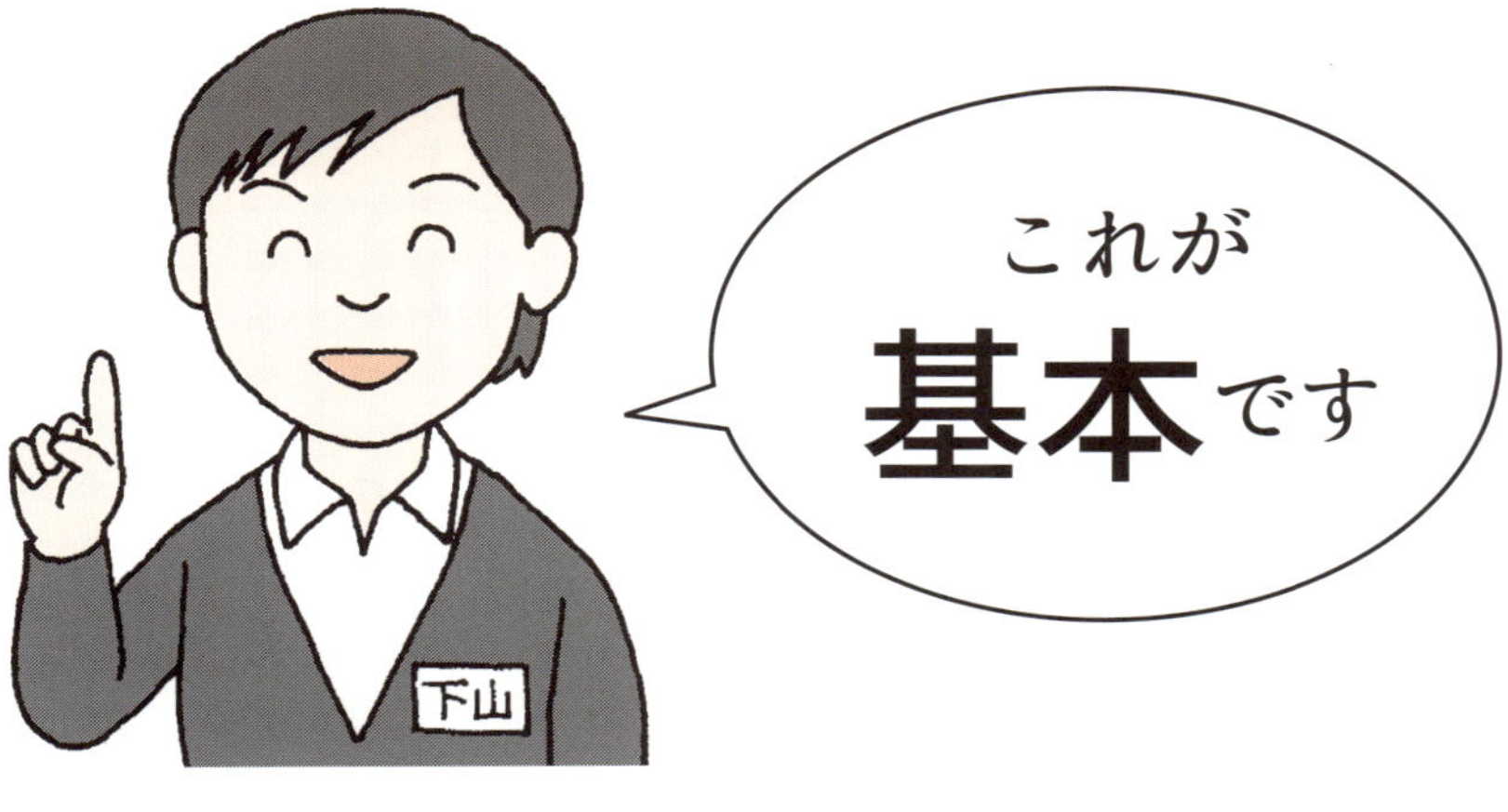

介護をただの作業にしないために

上に、介護の基本方針を5つ挙げました。介護を行うに当たっては、この基本方針から逸れていないかどうかを常に考えることが大切です。

目の前にいる利用者のお世話を、ただ漫然と行うことが介護ではありません。この介助の手が利用者の自立支援になるか。この介護の方法で、利用者の重度化を予防できるか。こう介助することは、利用者が人間らしく生きることを援助できているか。介護職は、常にこうした視点を持つ必要があります。

なかでも、「介護で自立支援をする」という視点があるかないかは非常に重要です。これによって、その行為が作業になるか介護になるかが決まると言っても過言ではありません。

動作への介助の基本方針

	基本方針	
1	人の自然な動きを援助する	→ 妨げてはいけない
2	本人の力（精神的、身体的全て）を最大限に活かす	→ もったいないことはしない
3	動作や行為の主体は本人	→ 一方的に受け身にしない（動かしてはいけない）

自立支援の具体的な方法

1 人の自然な動きを知る

2 本人の状態を知る（ていねいにアセスメントする）

3 安全に、安定して確実に動けるよう条件を整える

❶ 用具（生活用具、福祉用具）の選択と調整を行う

❷ 介助方法の選択と工夫を行う

- 動き方のコツを伝える
- 動く方向を誘導する
- 本当に足りないところだけを補う
- リズム、スピード、バランス、タイミングを配慮する

本当の自立支援とは何なのか

「90歳のお年寄りに、今さら自立も何もない」と思われる人もいるかもしれません。しかし、自立支援は「自立させよう」ということではありません。「誰だって自立したいよね」という考えを持って援助することを自立支援と呼んでいるのです。

　上に自立支援の基本的な考え方と、具体的な方法をまとめました。これを、「食」で考えてみましょう。誰だって、ご飯は食べさせてもらうより自分で食べたほうがおいしいはずです。ですから多少食べこぼしがあったり、時間がかかったとしても、本人に食べる意思と力があるなら自分で食べてもらいましょう。うまく食べられない人には、「どうしたら自分で食べられるだろう」と考え、工夫をすることが大切です。

　どんなに工夫しても自分で食べられない場合に限って、「自分で食べている気になるような援助方法」を模索します。これが自立支援の考え方です。

安全な介護に必要な視点と基本方針②

基本姿勢としての座位の重要性

座位は生活行為や動作の基本です

“とりあえず座位”には問題がある

とりあえず座位（体に合わない車イスに座る、座りっぱなしにする）をしていると、ずっこけ座り（仙骨座り）、ずり落ち座り、ななめ座りとなり、事故につながったり、体に重大な悪影響を与えたりします

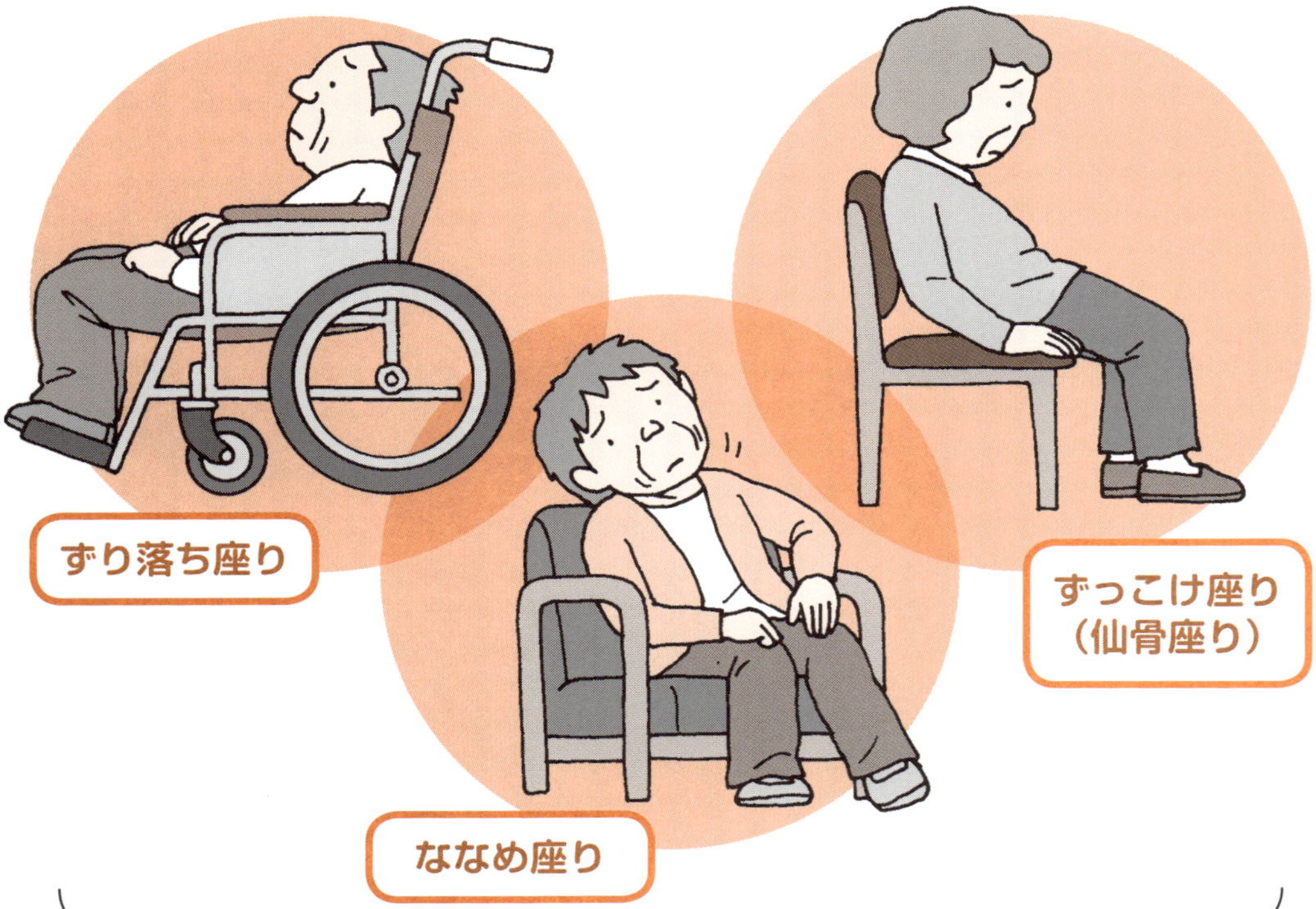

起こりうる事故

- ずり落ち
- 転落
- 無理に立ち上がろうとして転倒

心身に与える重大な悪影響

- 褥瘡《じょくそう》ができる
- 筋力が低下する
- 関節の変形・拘縮が進む
- エコノミー症候群を発症するリスクが高まる
- 心肺機能が低下する
- 消化器機能が低下する
- 知的活動が低下する
- 主体性や意欲が低下する
- 骨粗鬆症《こつそしょうしょう》が進む
- 疲れやすくなる
- バランス能力が低下する

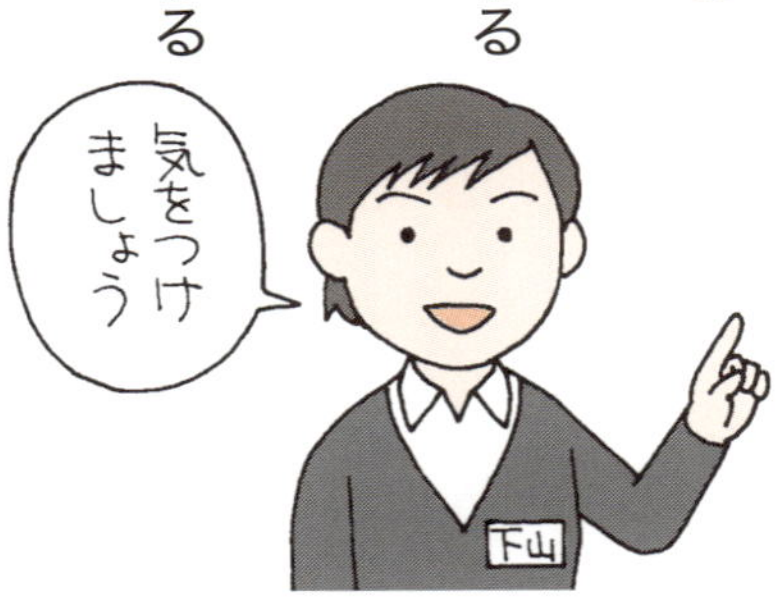

基本の（よい）座位姿勢とは

1. 安定していること
2. 無駄な緊張がなく、疲れにくいこと
3. 作業や活動にふさわしい姿勢に変えやすいこと

図で細かいポイントを紹介すると

起床してから就寝するまでの間、座位のときはできる限り「基本の（よい）座位姿勢」ですごしてもらうことが大切です

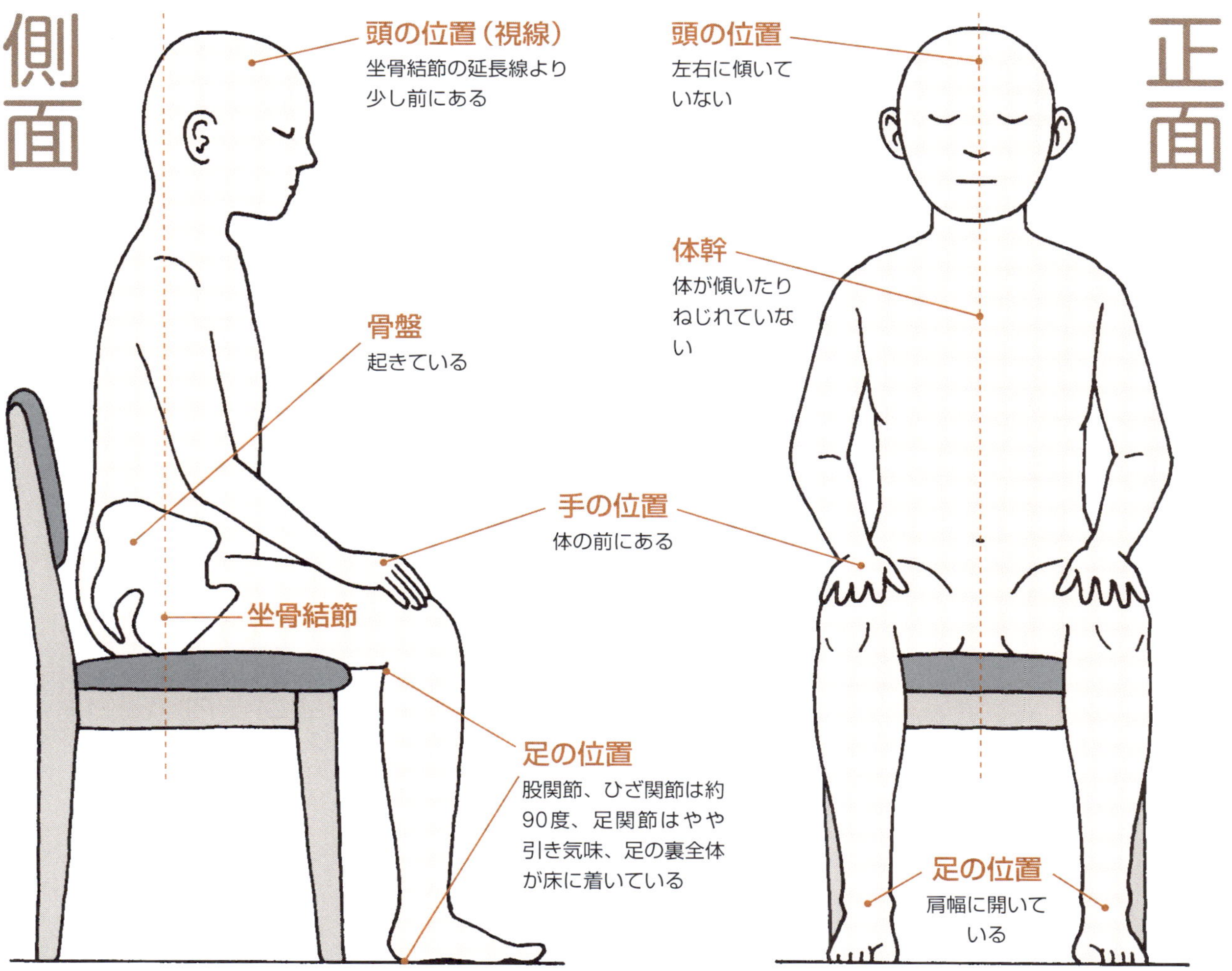

側面
頭の位置（視線）
坐骨結節の延長線より少し前にある
骨盤
起きている
坐骨結節
手の位置
体の前にある
足の位置
股関節、ひざ関節は約90度、足関節はやや引き気味、足の裏全体が床に着いている
正面
頭の位置
左右に傾いていない
体幹
体が傾いたりねじれていない
足の位置
肩幅に開いている

安定した座位のための配慮

個別の配慮や工夫の有無は、自立度や要介護度に大きく関わってきます

座る姿勢は人の生活の基本

安全な介護を実施するに当たって、利用者の基本姿勢は「しっかりと骨盤が起きた状態の座位」です。決して「病気で仕方ないから」と言って、利用者をいつまでも寝たきりにさせていてはいけません。

もちろん、病気やケガで安静が必要なこともあるでしょう。しかし、お年寄りは1週間寝たきりになるだけで10～15%もの筋力が落ちてしまうという統計もあります。ですから、病後やケガのあとも起きて座る生活にできる限り早く戻れるよう、積極的に働きかけていくことが大切です。

加齢とともに体力や筋力が低下しても、最後の最後まで利用者に「座って」生活してもらうよう働きかけましょう。

基本の（よい）座位姿勢の意味と効果

安定した座位の保障があってはじめて、生活行為や活動がしやすくなり、「立ち上がり」や「移乗」といった動作も安定します

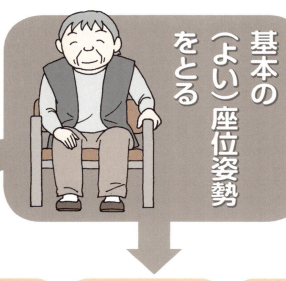

基本の（よい）座位姿勢をとる

生活と健康
- 食事が自立しやすい
- 排泄が自立しやすい
- 入浴が自立しやすい
- 褥瘡の予防になる
- 血圧調整能力が向上する
- 関節の変形・拘縮の予防になる
- 骨粗鬆症の予防になる

運動、動くこと
- 筋力が低下するのを防ぐことができる
- 心肺機能が低下するのを防ぐことができる
- バランス能力が向上する
- 体力がつく

楽しみ
- 知的・精神的活動の低下の予防になる
- 表情が出てくる

椅子の選び方

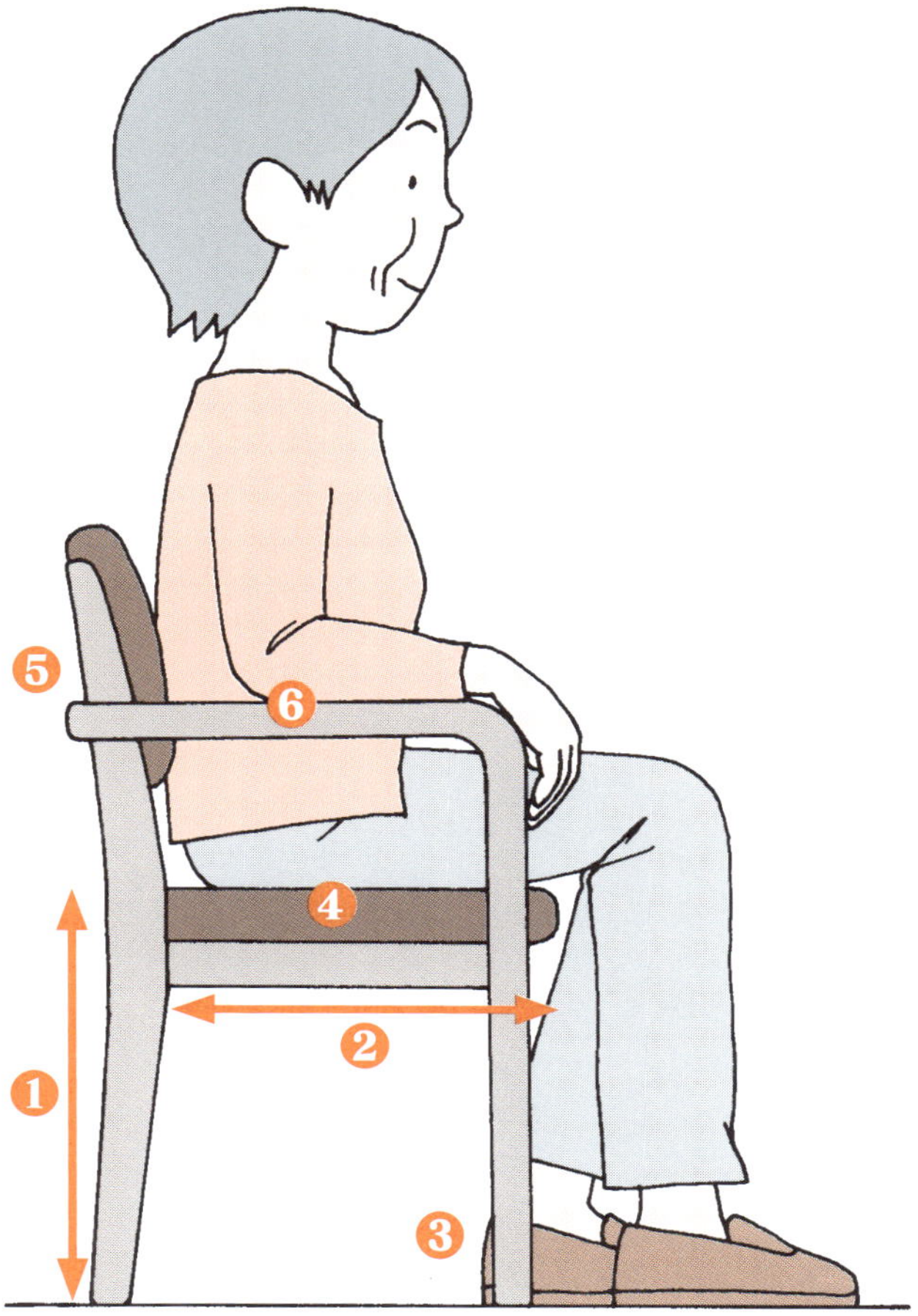

1 座面の高さ

下腿長（ひざ裏からかかとまでの長さ）-1cmくらい
※ふだん使っている履物をはいて測る

2 奥行き

座底長（ひざ裏から腰背部のもっとも出ている部位までの長さ）-1～-5cmくらい。座位で測る
※ひざの裏側に「手のひら1枚分～握りこぶし1つ分」入るくらいのゆとり

3 蹴込み

足の裏全体が床に着き、かかとが引けるようになっているもの

4 座面

シートの弾力は、やわらかすぎず硬すぎないもの。食事などに使う場合は座面は水平に近いものがよい

5 背もたれ

背もたれの最上部が肩甲骨よりやや下にくるもの。食事などに使う場合は背もたれの角度は傾きが少ないものがよい

6 ひじかけ

ひじを水平に自然に曲げたときの高さ
※片マヒのある場合、マヒ側の拘縮により左右の高さが違うことがある

7 座幅

腰（臀）幅＋2～3cmくらい
※被服の厚みを考慮

姿勢が安定すると活動しやすくなる

人は直立して２本足で歩くのにもっとも適した身体構造をしています。立ったとき、脊柱はゆるやかなＳ字カーブを描いていて、「上半身の体重＝重力」を脊柱がバランスよく支えています。そのために手が自由に使え、胸郭が開いて呼吸しやすくなっています。

立ったときのように背筋を伸ばして上半身の形を保ちながら座った姿勢がいわゆる「よい姿勢」です。坐骨結節（両方のお尻の骨）を支点にして体重がしっかり乗っていると、上半身が安定します。しかも安定し安心な姿勢というのは、固定されて動かないものではなく体を動かしやすい姿勢でもあります。人は常に体を動かすことで、体の一部分にストレスが集中しないようにしながら、活動姿勢や休息（リラックス）姿勢をとっているのです。

体に合った椅子を使っている場合でも「座りっぱなし」にしないこと

どんなによい姿勢でも同じ姿勢をとり続けることは苦痛です。また1人でポツンと放置されていると不安になって動きだし、転落・転倒という事故につながることもあります。姿勢が崩れたとき以外でも、定期的に声をかけて立ったり座り直しをしたりして姿勢を変える援助をしてください

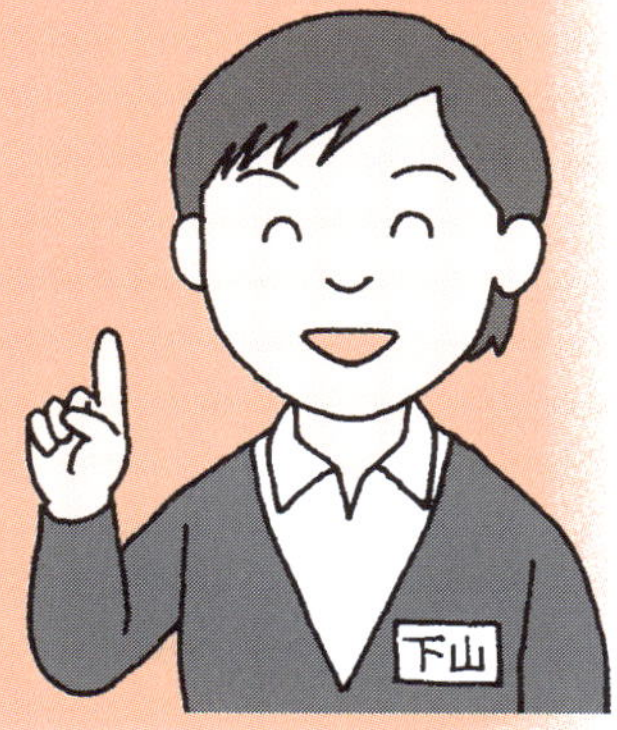

安定した座位のための配慮

適切な車イスの選び方

1 高さ 足が床に着く高さ（下腿長-1cm）

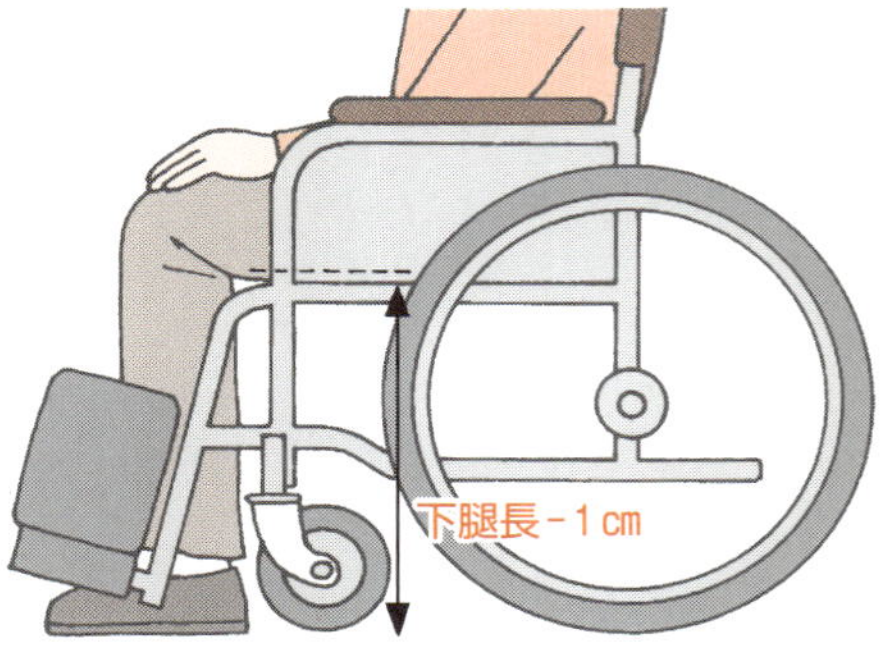

足が床に適切に着くためには、ひざ下に手のひらが入る程度の余裕が必要です。座面が下腿長（ひざ裏からかかとまでの長さ）より1cmほど低い車イスを選びましょう。小柄な利用者には、安定した足台を用意することも大切です

2 奥行き 座底長-2㎝ ※足こぎする人は、座底長-5㎝程度

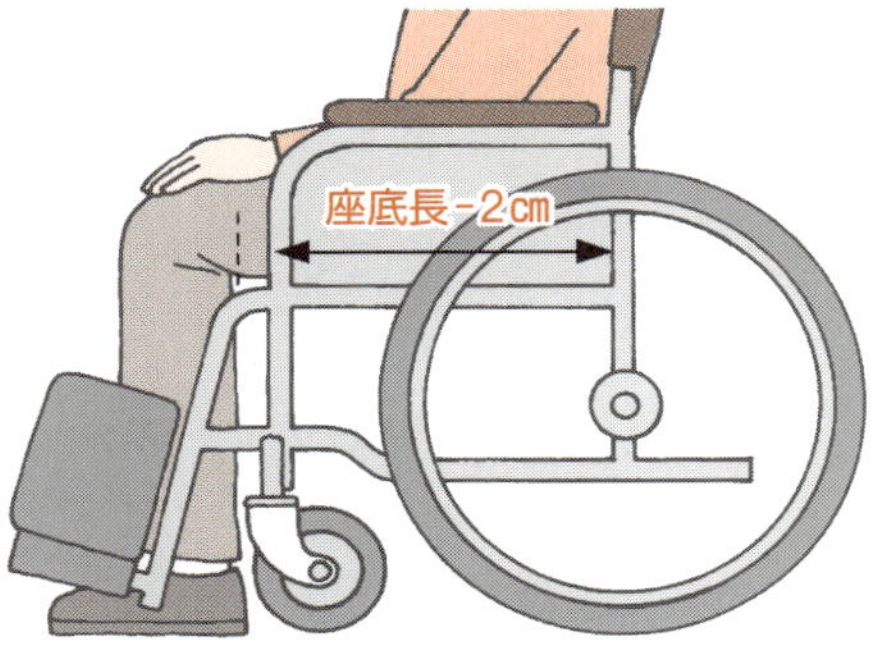

座底長とは、座ったときの臀部後端からひざ裏までの長さを言います。一般的には、奥行きが座底長より2cmほど短いものを選ぶようにします。足こぎする人の場合は、もっと奥行きが短いもの（座底長－5cm程度）にすると足が動かしやすく、自走が楽になります

3 幅 腰（臀）幅+2〜3㎝ ※被服の厚みを考慮

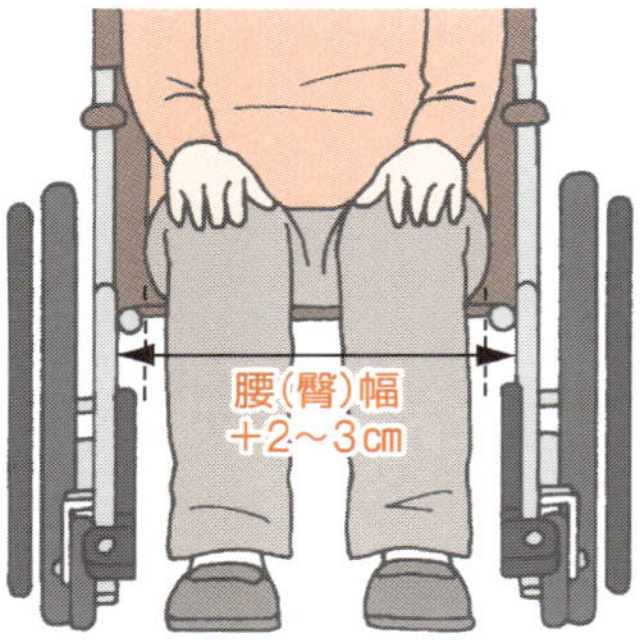

「座面の左右（座幅）はゆとりを持って広めがいい」というものではありません。座幅が広すぎると姿勢が崩れやすくなったり、アームサポートに手を乗せにくくなってしまうことがあるので危険です。座幅は、腰（臀）幅＋2〜3cm程度のものを選びましょう。

4 座面 たわまずしっかりしていること

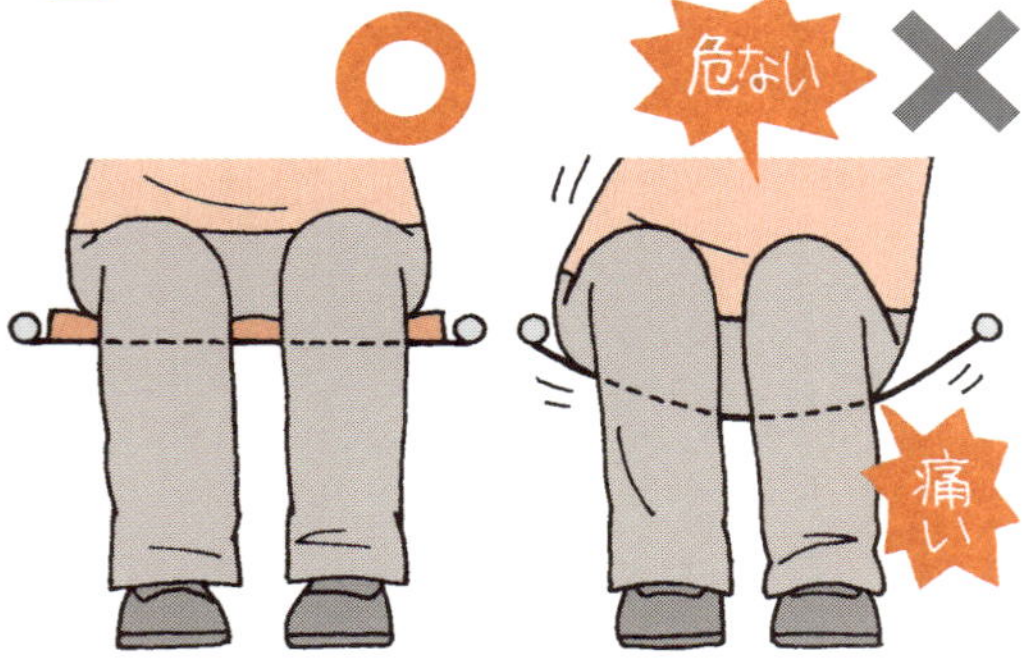

座面がたわんでいる車イスは、少しでも中心からずれて座ってしまうとバランスを崩しやすくて危険です。また、お年寄りのお尻は筋肉が落ちて骨ばっているので、ずっと座っていると痛くなります。どちらにしても座面の改良が必要です

車イスに長く座り続ける場合は

車イスは、移動のために開発されたものです。実際メーカーに問い合わせたところ、「基本的に10分以上座ることを想定していません」という回答でした。ですから本来の目的のとおり、車イスは移動手段として使い、デイルームなどに着いたら椅子に移乗するのが基本です。これを「大変だ」「面倒だ」とは考えず、「利用者が動くチャンスだ」「筋肉を使ったほうがいい」ととらえるようにしましょう。

その場合、どのような椅子に座ってもらうかは、265ページに挙げた「椅子の選び方」と基本的には同じです。椅子にもこだわりを持って、体に合った椅子を選んでいただきたいものです。

それでも、さまざまな理由から車イスにある程度長く座ってもらう場面があるかもしれませ

座位姿勢を安定させる工夫

座面の工夫

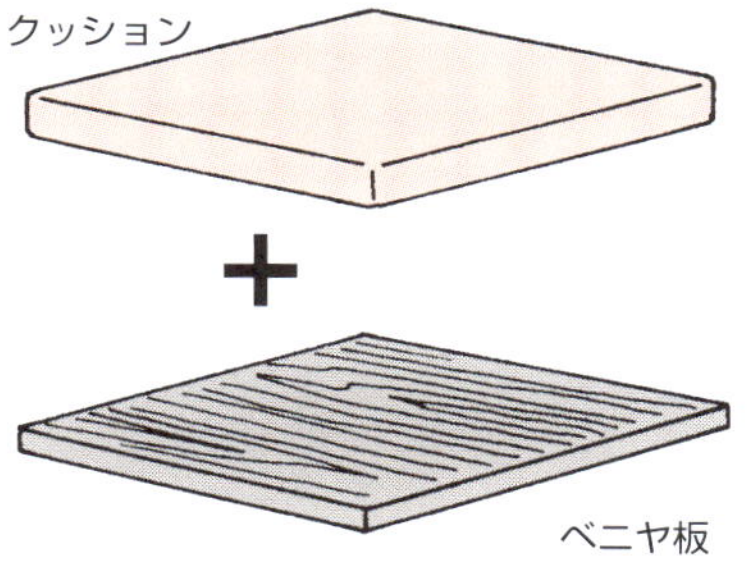

厚さ7～10mm程度のベニヤ板を置き、その上にクッションを置く（ふつうの椅子と同じ構造にする）

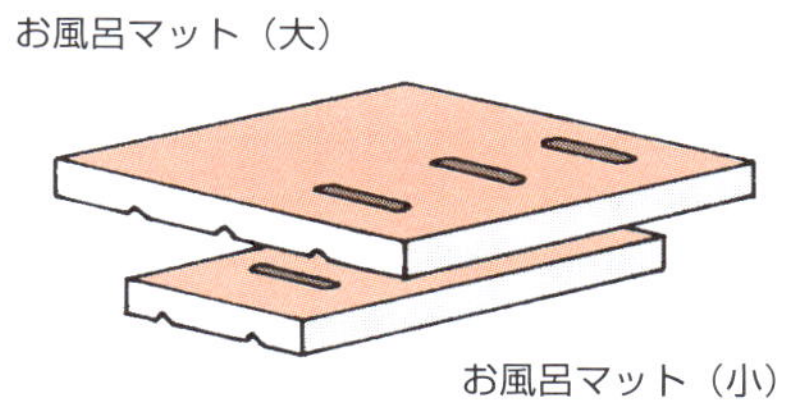

お風呂マットを加工して大小2枚つくり、座面に敷いて座面のたわみを解消する（大きいマットはクッション兼用、小さいマットはたわみ解消用）

※クッションは通気性がよく、体圧分散効果に優れたものを選んでください

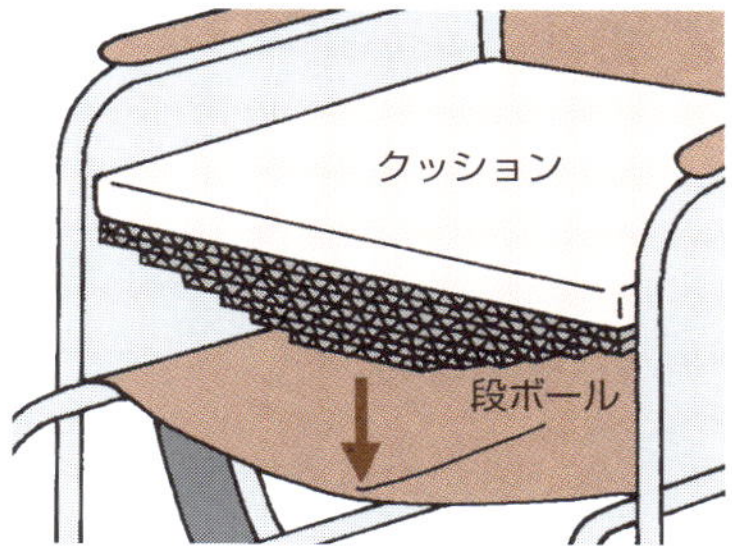

幅の違う段ボール（たわみ加減に合わせて段違いに何枚か貼り合せたもの）を座面に敷いて座面のたわみを解消し、その上にクッションを置く

車イスの整備・点検をしましょう

1 ブレーキの利きが悪くなっていないか？
2 タイヤの空気はしっかり入っているか？
3 タイヤの溝がすり減っていないか？
4 フットサポートがしっかり固定されているか？
5 前輪や後輪にゴミなどが巻きついていないか？
6 ネジのゆるみ、ジョイント部分のゆるみがないか？
7 操作時に変な音がしないか？
8 座面シートが著しくたわんでいないか？

足台の工夫

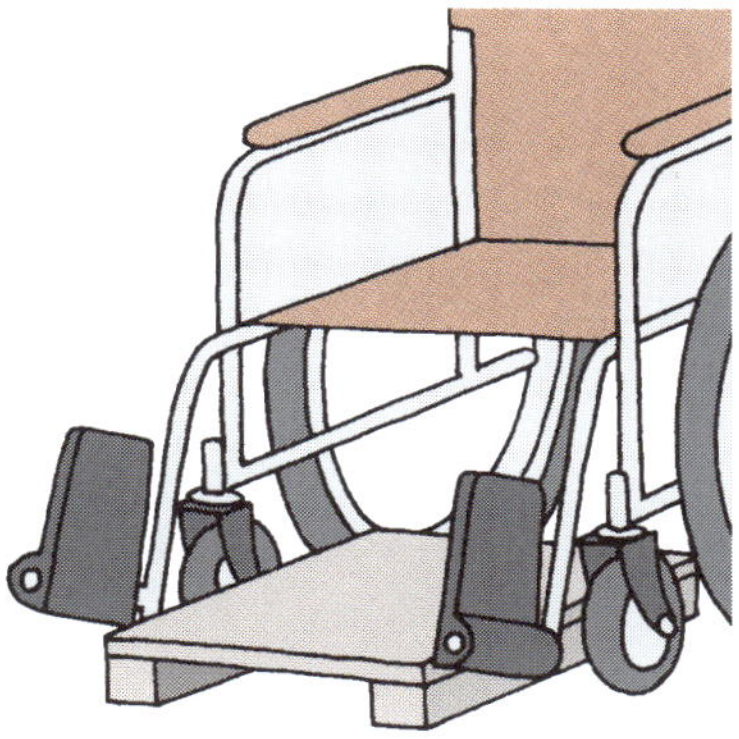

ホームセンターなどに売っている安価な踏み台の脚部をのこぎりでカットして、ちょうどいい高さに調整。または、ベニヤ板に角材を貼り合わせるなど、ちょうどいい高さの足台を手づくりする

バックサポートの高さと厚さの調整の工夫

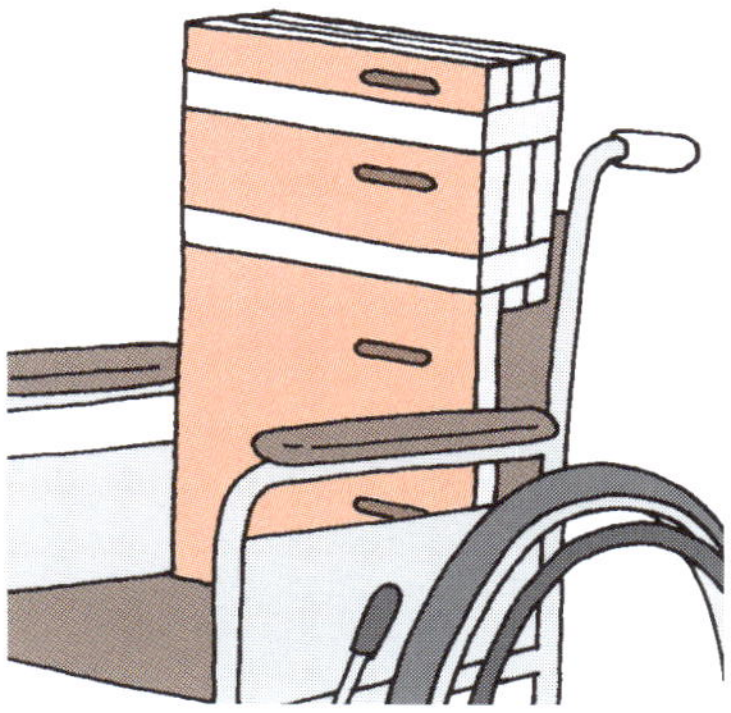

お風呂マットを加工して背もたれをつくり、バックサポートの傾斜とたわみを解消する。高さは肩甲骨の中間より上までサポートできるくらいがよい（自走している人は肩甲骨の下まで）

ん。その場合は、車イスに決定的に欠けている「椅子としての機能」を持たせましょう。

車イスでもっとも椅子としての機能に問題があるのが、「座面」です。車イスの座面は、折りたたみができるように設計されています。そのため、椅子に必要な「安定性や支持性を高めるための、芯となる部材」も「体重を支えるために必要なクッション性」もまったくなく、座面がたわんでいる状態です。

これを改善し、椅子として機能させるためには「芯」と「クッション」の両方を何かしらで補う必要があります。かと言ってあまり高価な材料は使えませんから、身近な材料で椅子としての機能を高める工夫を集めたのが上のイラストです。こうした工夫一つで、座り心地は大きく変わります。

利用者をどう介助するかを考えるよりも、道具や用具を工夫して変えたほうがその人が活きてくることがあるものです。「ここにはこの道具しかないから」と諦める前に、利用者が快適になる工夫をしてみましょう。

やってはいけない介助方法

間違った介助方法はケガや事故につながるので、絶対にやめましょう

利用者に対してやってはいけないこと

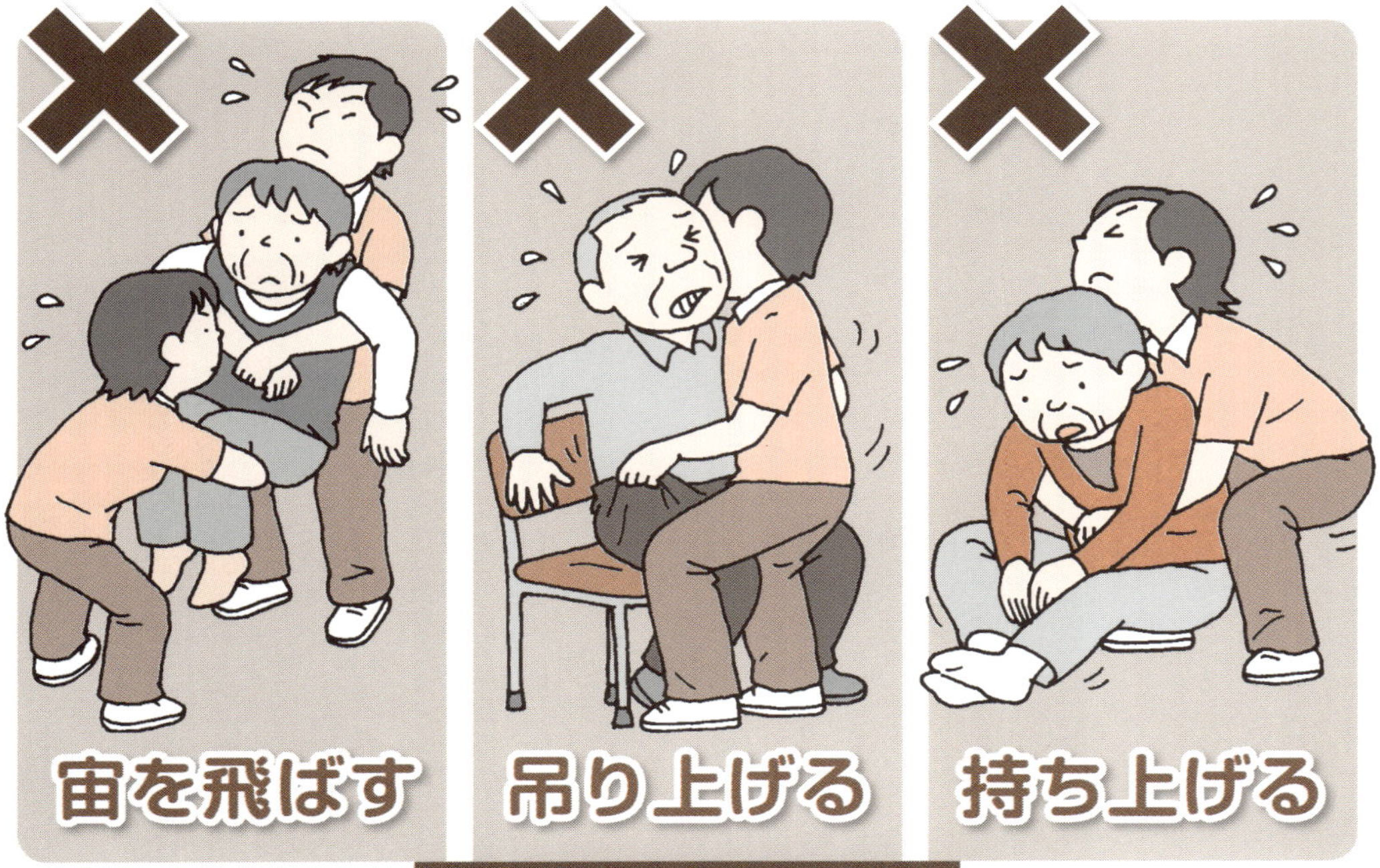

これらの動作は全て、生理学的にも運動学的にも人間として「不自然な動き」です。

人間の体の構造上、持ち上げられたり吊り上げられたりして、まったく前かがみもせずに垂直に立つことはありえません。ましてや宙を飛んでお尻から見事に椅子に座る人などいるわけがありません。

人の自然な動きを無視して力任せに動かす介助方法は、利用者にとっても介助者にとっても危険度が増すばかりで、いいことは一つもありません。

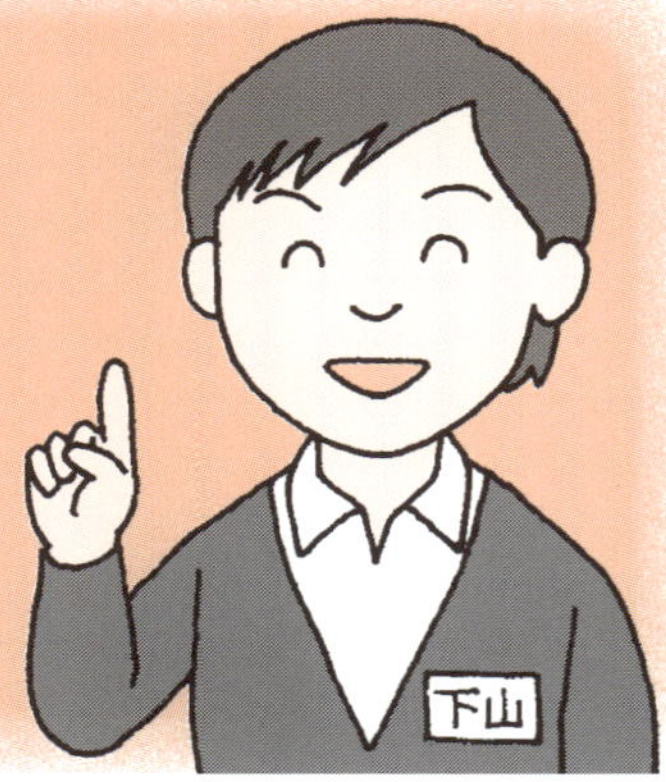

むちゃな動きは双方によくない

介護は基本的に、人間の自然な動きを援助することだとお伝えしてきました。上に挙げた3つは、「人間が自然にはやらない動きで、介護で頻繁に登場する代表格」です。つまり、これらは代表的な「やってはいけない介助方法」だと言えます。

こうした介護は結局、利用者を物扱いしていると言わざるをえません。利用者を力任せに持ち上げて、目的の場所まで移動させる介護というのは、「物をAからBに移しました」という作業と同じです。こうした介護をしていると、利用者がケガをしやすいうえに、介助者が腰を痛める原因にもなります。

介護の相手は人間ですから、本来の動きをサポートする介助方法を学ぶことが大切です。

介助者がやってはいけないこと

①前かがみの姿勢を長く続ける

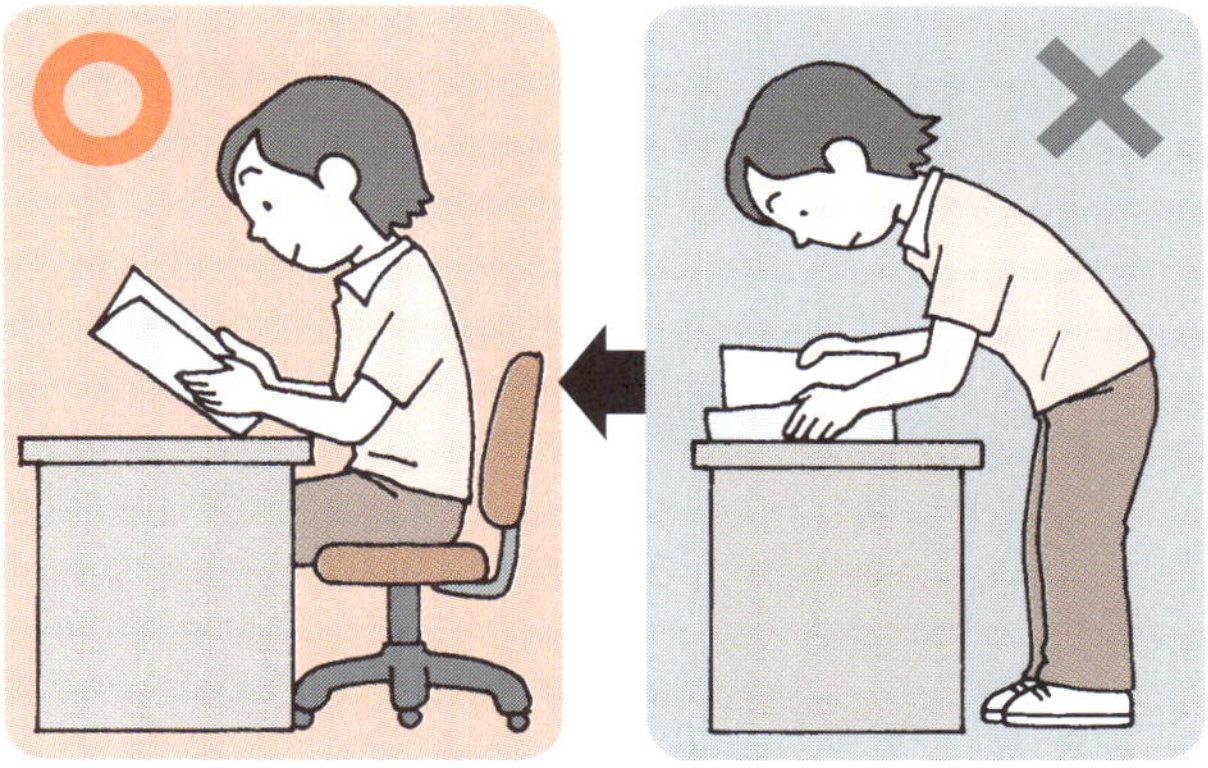

前かがみは腰に大きな負担がかかる体勢です。長く続けると、重い物を持ったわけではなくても腰痛を引き起こす原因になります。長時間に及ぶ場合は、座って作業するなどの工夫をするといいでしょう

②前かがみの姿勢で作業をする

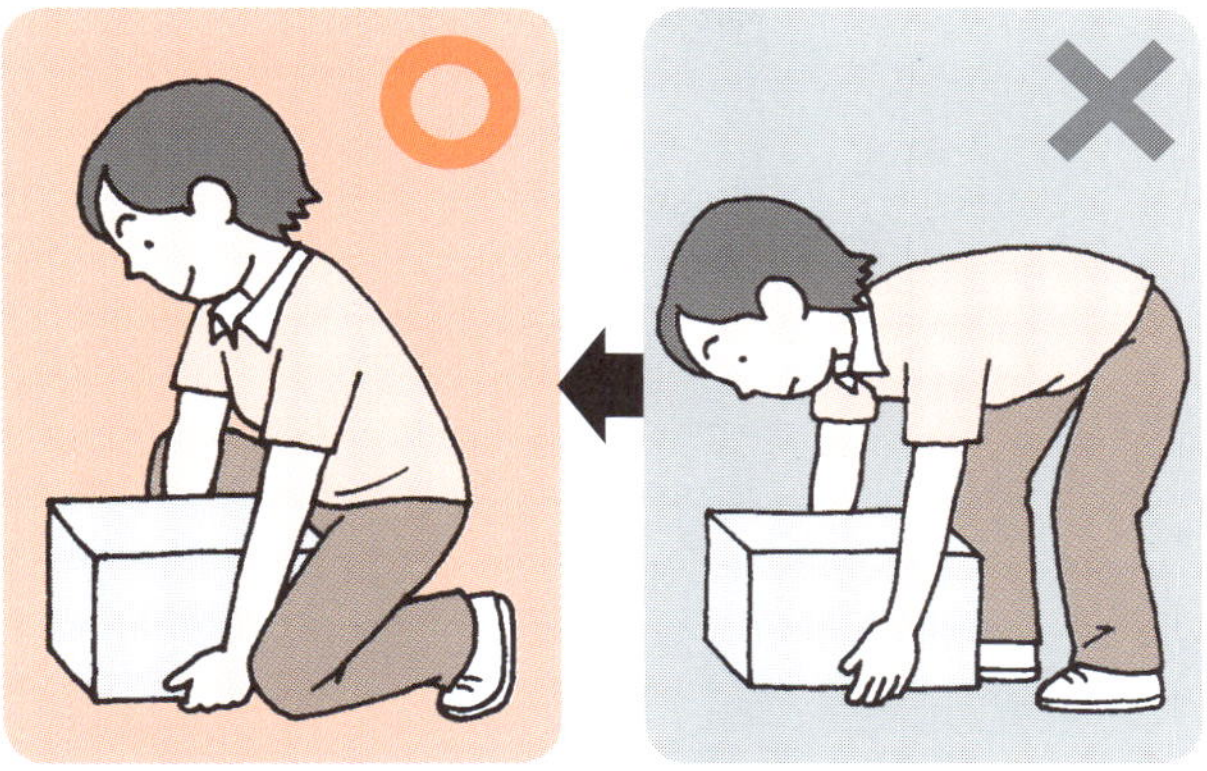

前かがみの姿勢で重たいものを持ち上げようすると、あっという間に腰を痛める可能性があります。重い物を持ち上げる場合は、腰は曲げずに伸ばしたまま片ひざを床に着きしっかり腰を落として荷物を体に引き寄せ、脚の力で持ち上げるようにします

③反り腰で物を持つ

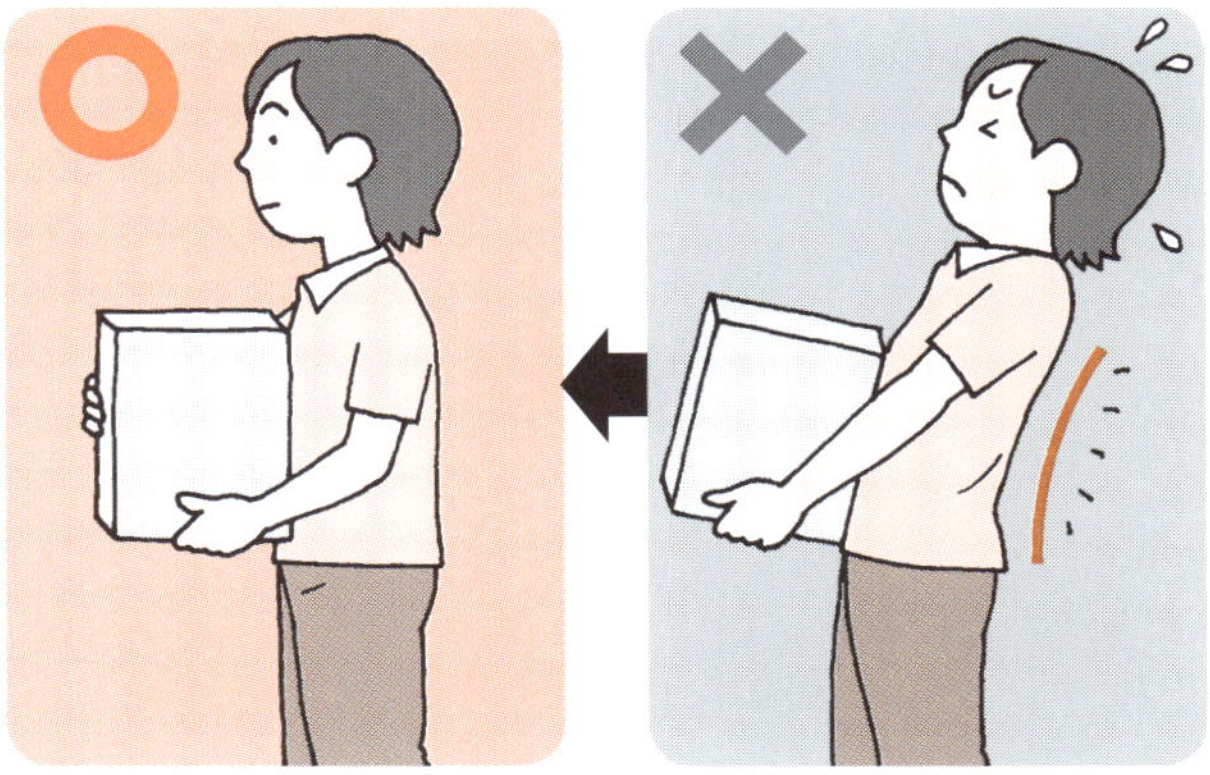

重い物を反り腰になって無理に持とうとすると腰を痛めてしまいます。重い物を持つときは、ひじをやや曲げて荷物をお腹にしっかり引き寄せ、腰をできるだけ反らさないように持ちます

④急な動作の変化

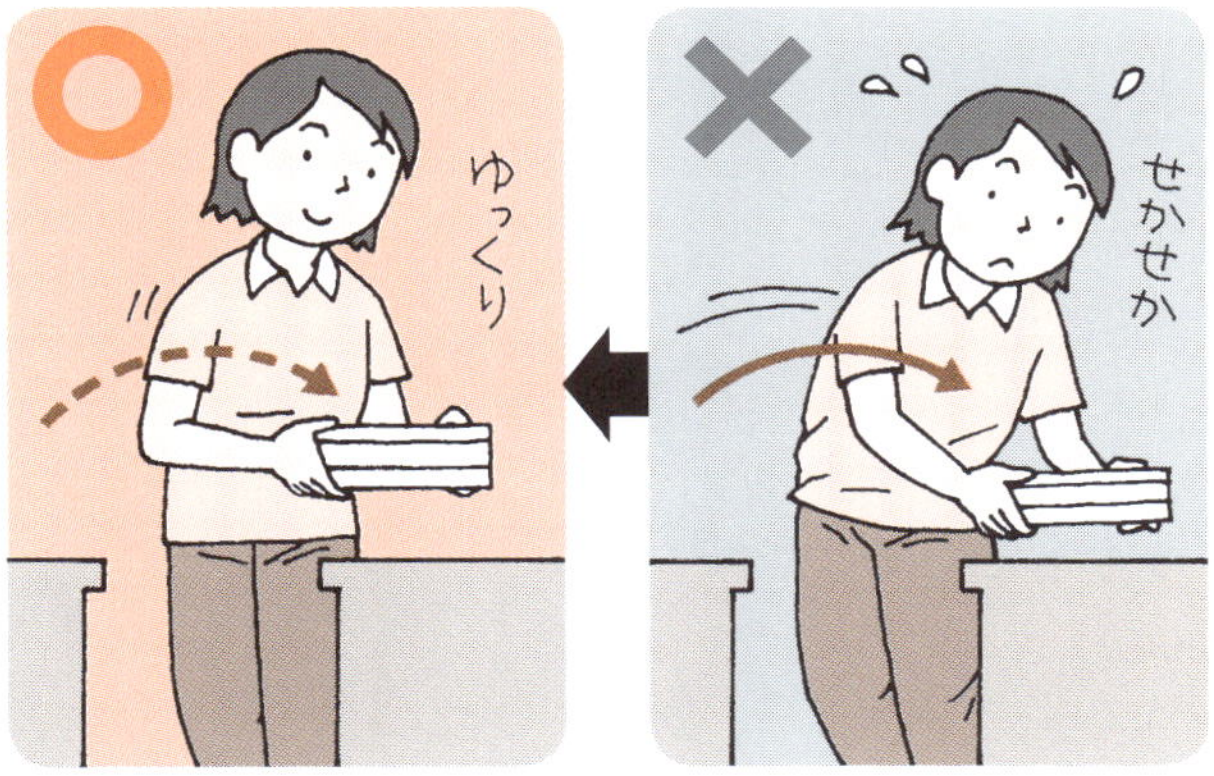

急に向きを変えたり、急に体をねじったりと、動きの速い回転動作は腰や筋肉を痛める原因になります。動作は一つひとつゆっくりと、慎重に行うことが大切です

介助者の腰を守る動作のポイント

介護において、利用者には「人間の自然な動き」を基本に動いてもらえば安全であることはわかりました。では、介護を行う人は、どのように動いたら腰を痛めず、安全に介助ができるのでしょうか。

介護は利用者の体を支えたり持ち上げたりすることが多いので、どうしても腰に負担が集中してしまいます。介助者の体を腰痛から守る動きのポイントは、上に挙げた4点です。

「重くてとても大切な物を持つ」という意味では、プロの宅配便の配達員の動きを見るとよくわかります。宅配便はお客様から預かった大切な品物を運ぶ仕事ですから、重い場合は、

①前にかがまず、腰を落とす
②荷物の一部を体に着けて、腕を合わせて3点で支える
③手ではなく、下半身でゆっくり持ち上げる

という動きを必ず教えているのです。介護でもぜひ取り入れてほしいと思います。

実践としての介護技術❶

「立つ、座る」を介助する

「立つ、座る」という人の自然な動きを知って介助することが大切です

不適切な介助方法

立つ（立たせる）

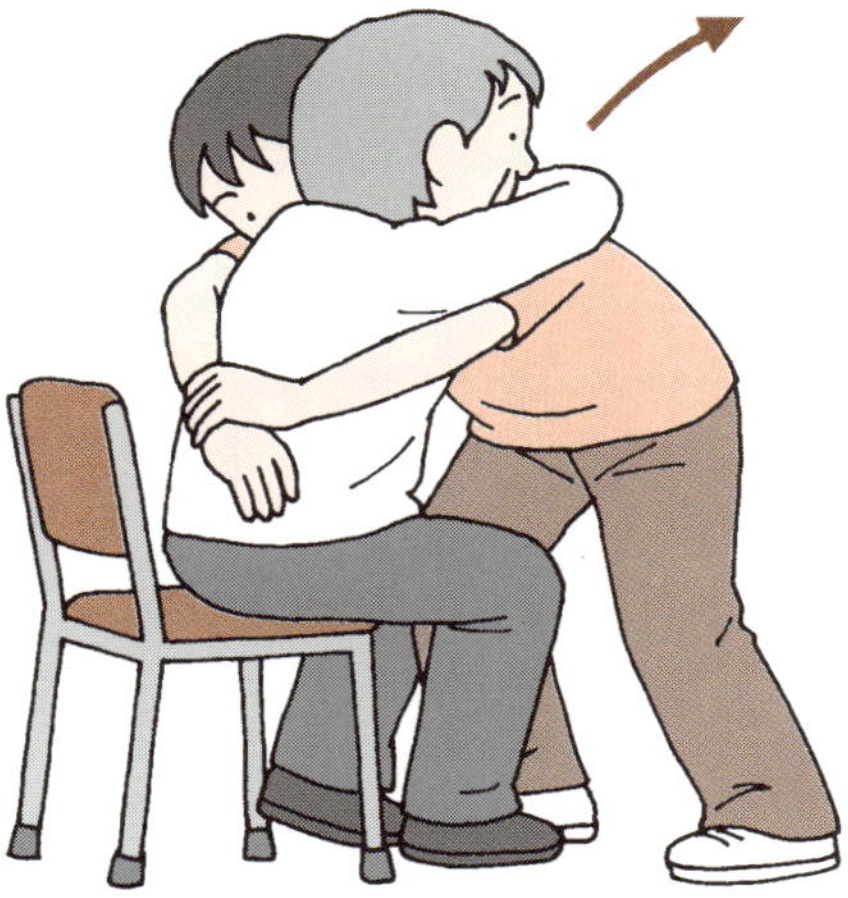

前方から抱きついて引っ張り上げる

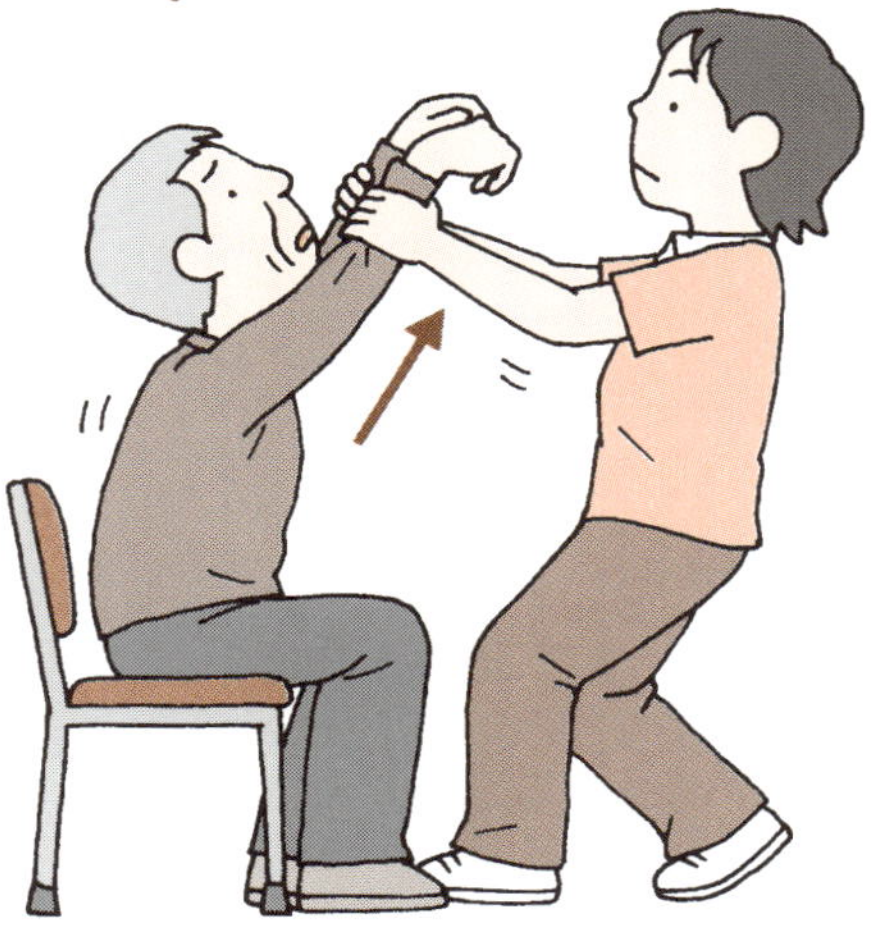

前方から手を摑んで引っ張り上げる

座る（座らせる）

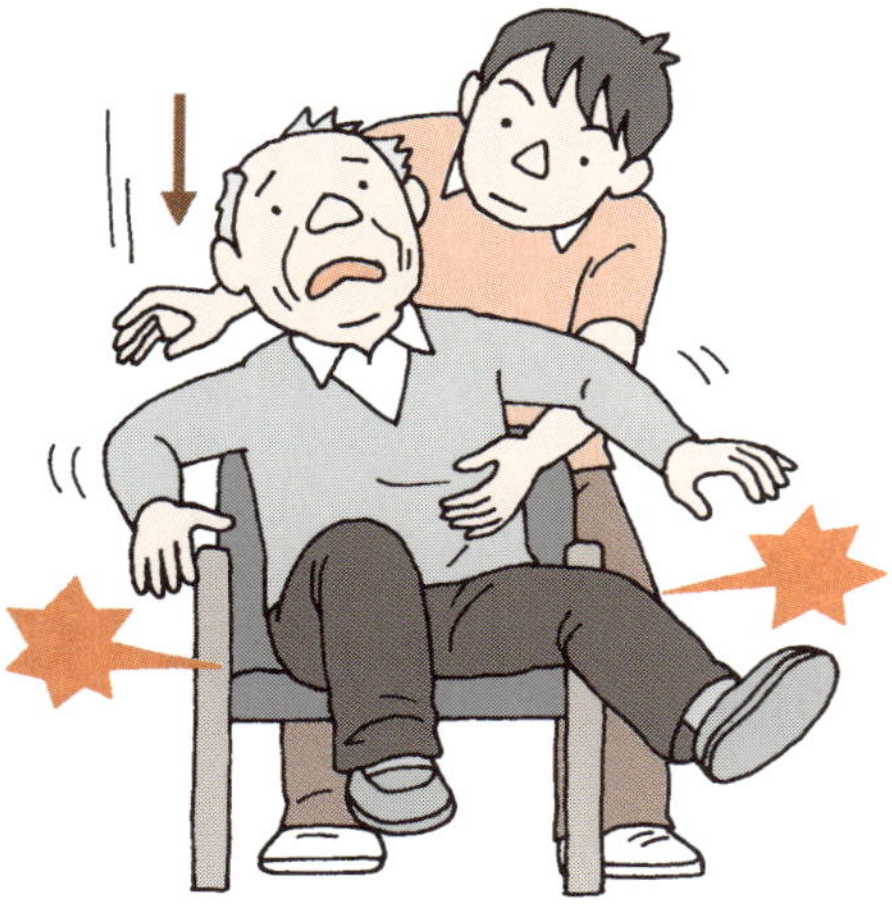

ドスンと落とす

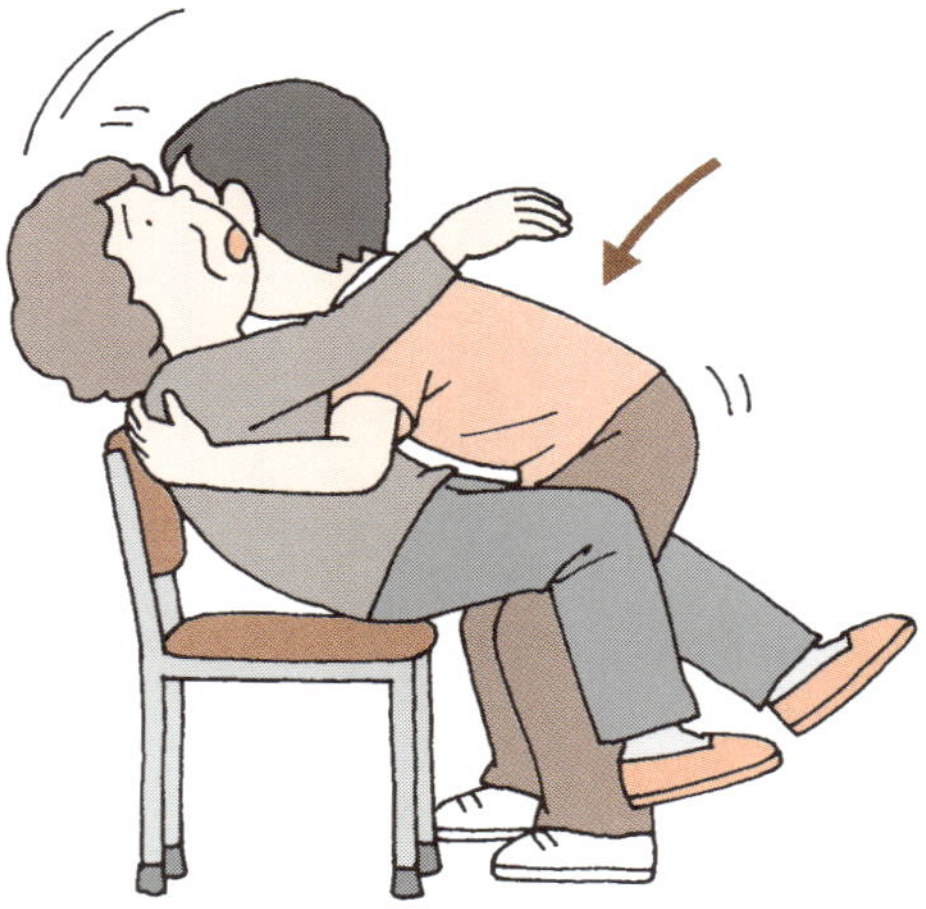

前方から抱きついて座らせる

✕ 不適切な理由

- 不自然な動きを介助されると、不安や痛みが強く出る
- 実際に、うまく立てない
- 立ったあと、ふらつく
- バランスが崩れて共倒れする
- 手（腕）を引くと関節脱臼する恐れがある
- ひざ折れする
- 座るときにドスンと座ると（静かにゆっくり座らないと）腰椎を圧迫骨折する恐れがある
- 座るときに前かがみで座らないと、浅がけになり座面から滑り落ちる恐れがある
- 結果的に抵抗されることがある

適切な介助方法

人の自然な動きを知る

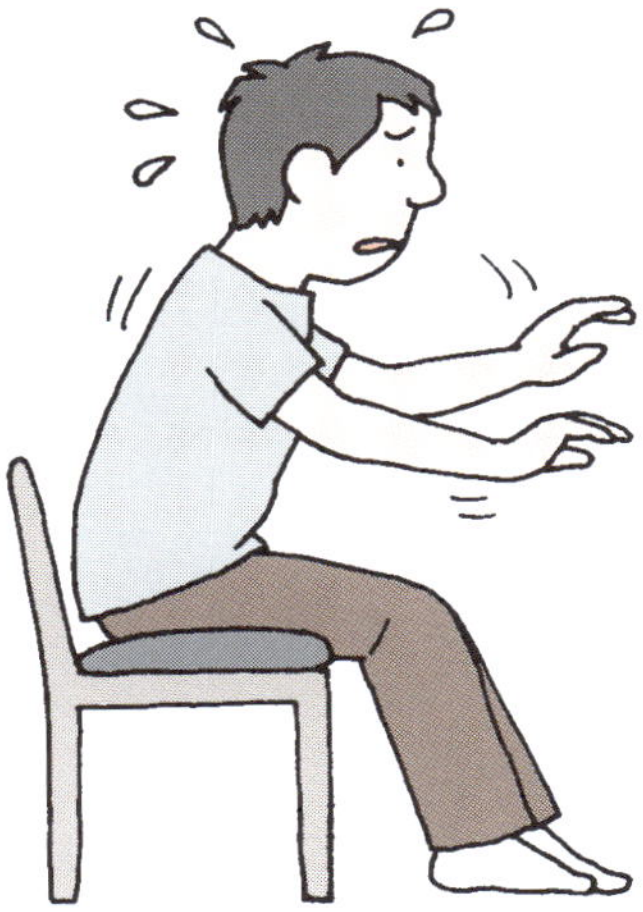

足を前に投げ出して立つことは難しい

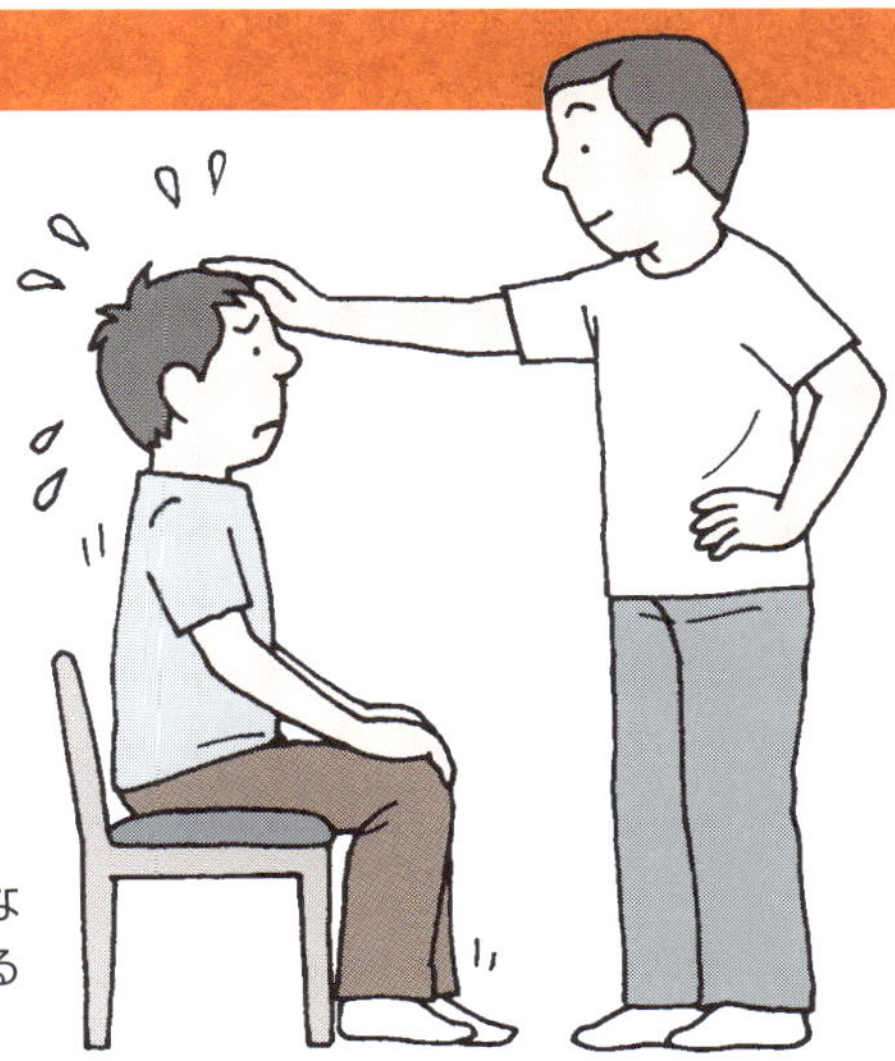

前かがみにならずに立てる人はいない

自立動作のポイント

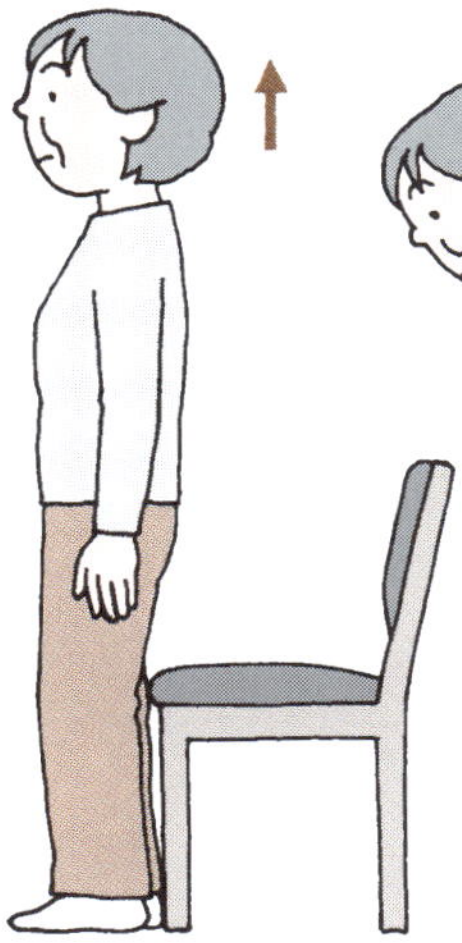

⑤立ち上がる
最後に正面を見るようにすると、頭が起きてくる

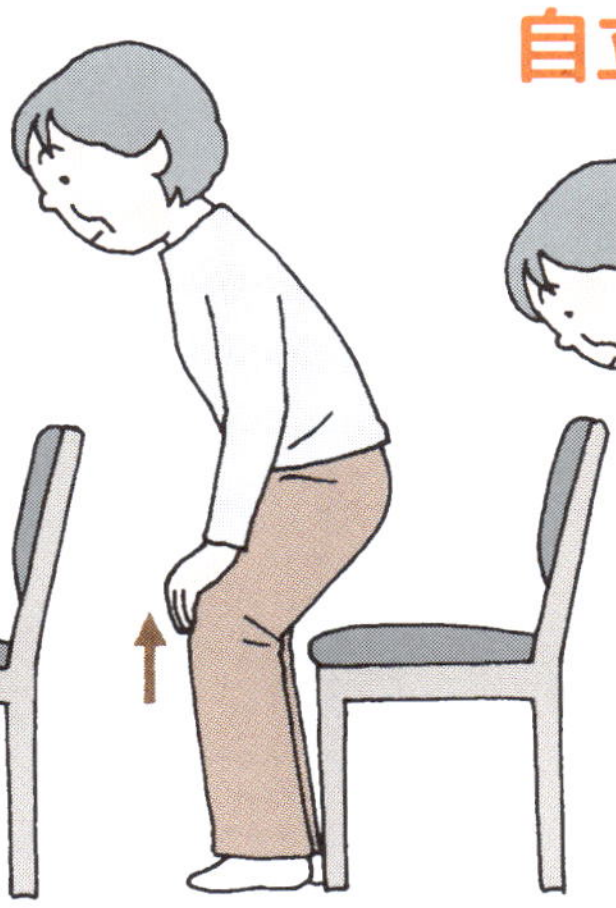

④ひざを伸ばす
完全に両足に重心が移ったら、次は徐々にひざ・股関節・体幹を伸ばす（お年寄りはよりゆっくりとした動作で）

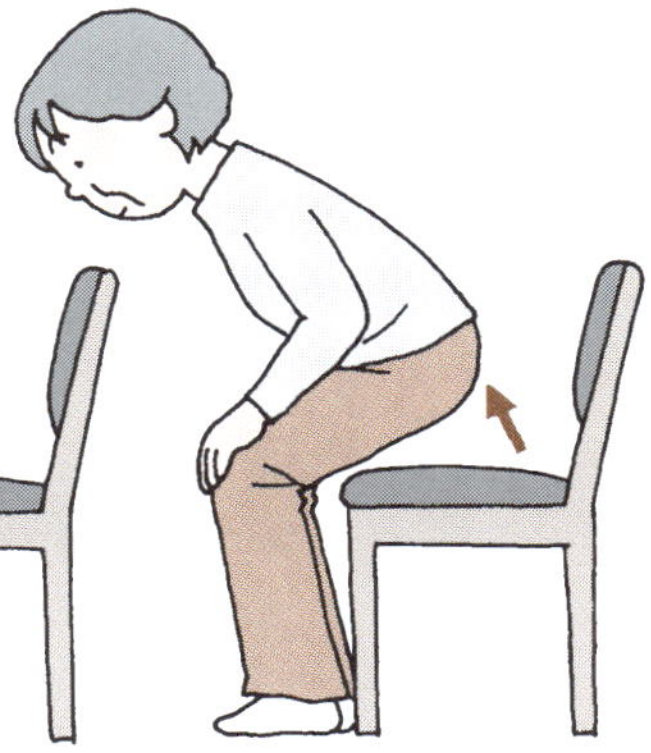

③お尻が浮く
頭がかなり前に出ると、自然とお尻が浮いてくる

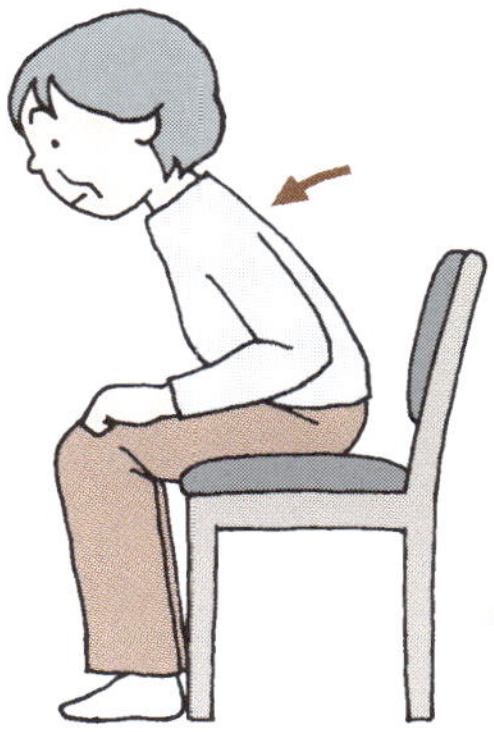

②十分に前かがみになる
前かがみになって頭をひざより前に出す

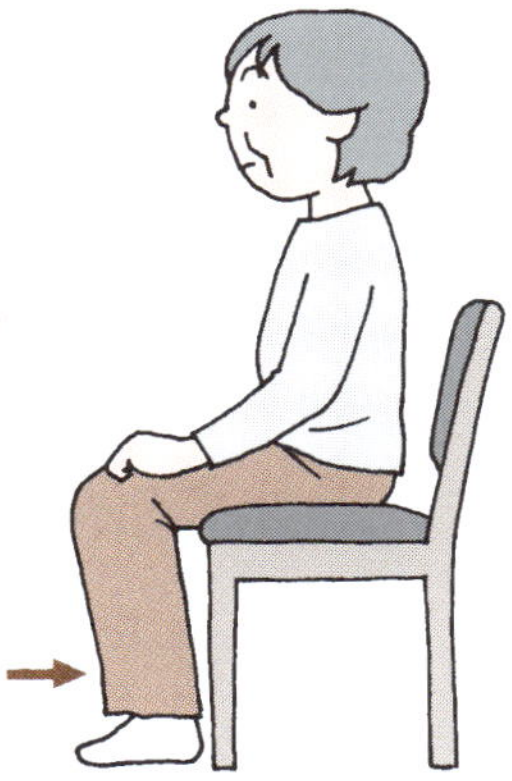

①十分に足を引く
椅子にもたれかからずまっすぐに座った状態で、両足をひざの後ろに来るまで十分に引く

前提条件

足がしっかり床に着いていること

- 足が十分に引けるよう、車イスのフットサポートは外す
- 足が十分に引けるよう、ポータブルトイレは蹴込みのあるものにする
- 足が十分に引けるよう、ベッドは蹴込みがあるものにする
- 安全に安心して確実に動けるよう、マットレスやクッションは硬めのものにする

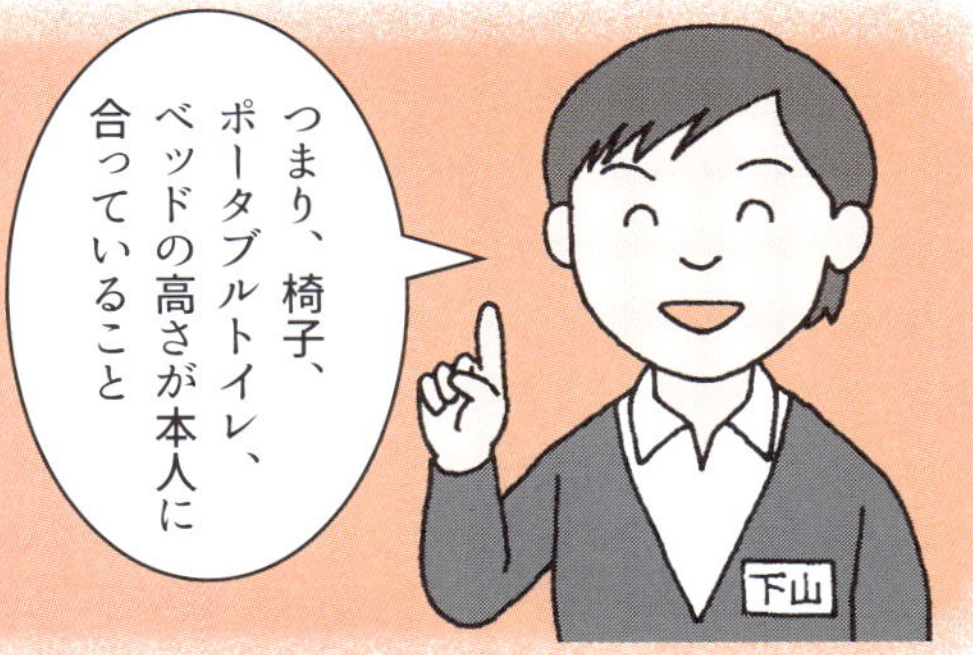
つまり、椅子、ポータブルトイレ、ベッドの高さが本人に合っていること
下山

※若い人はわずかな前かがみ（おじぎ）で立ててしまいます。それは、筋力・バランス力が十分にあるからです。お年寄りや介助の必要な人の場合は、「重心移動」と「伸び上がり」の２動作に分けて援助するのが基本です

「立つ、座る」を介助する

介助方法のポイント／自然な動きを誘導する

1 言葉で誘導する

「おはようございます」「ありがとうございます」などと言いながら立ってもらうと、自然に前かがみ（おじぎ）ができ、うまく立てる人がいます（「座る」ときも同様）

ありがとう
ございます

2 物を使って誘導する

動きのイメージ／
和室で机を手で押して立つときの感じ

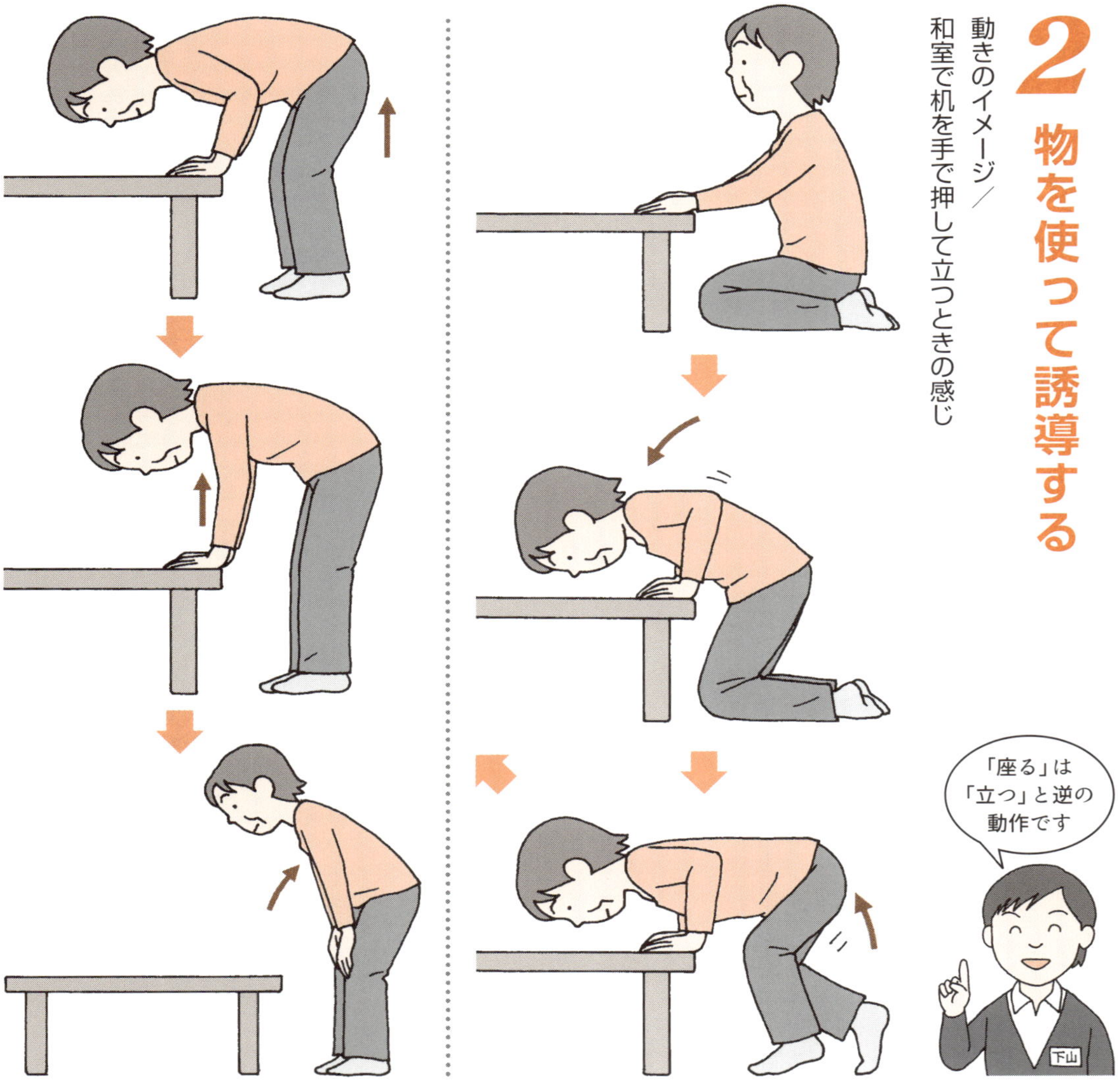
「座る」は
「立つ」と逆の
動作です
下山

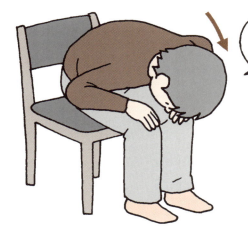

手すり

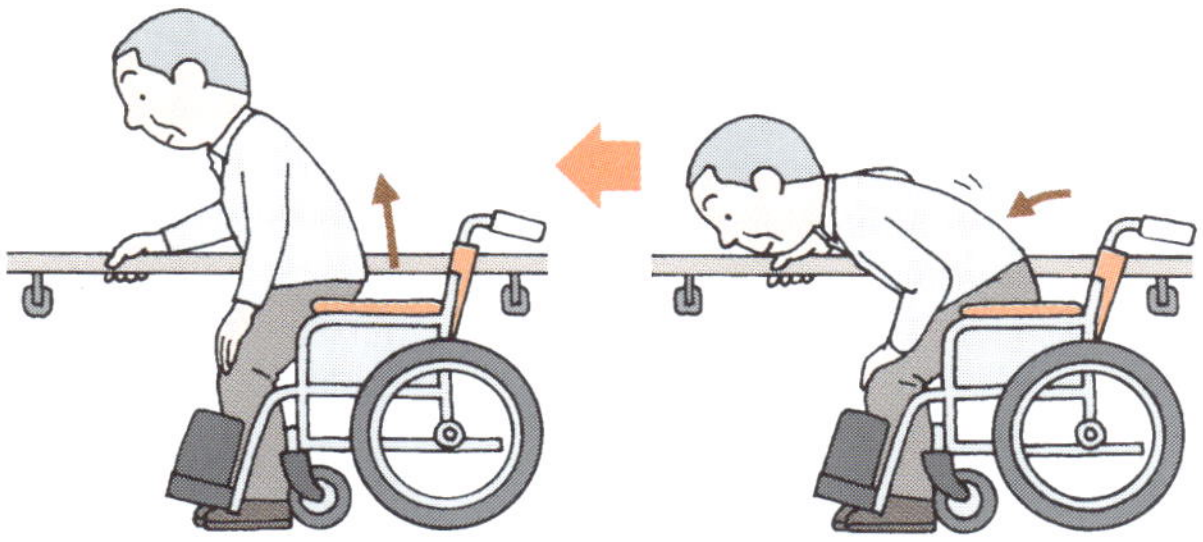

手すりに体重を預けるように前かがみ

手すりをつかんだまま立ち上がり

台（または椅子の座面）

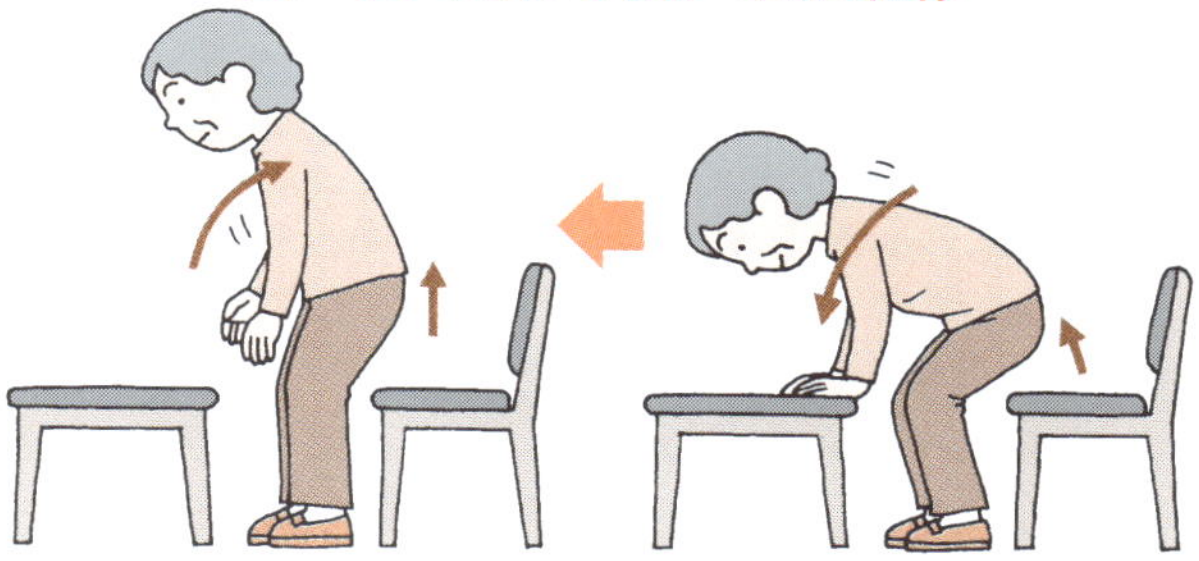

台（座面）に体重を預けるように前かがみ

台（座面）から手を離して立ち上がり

介助バー

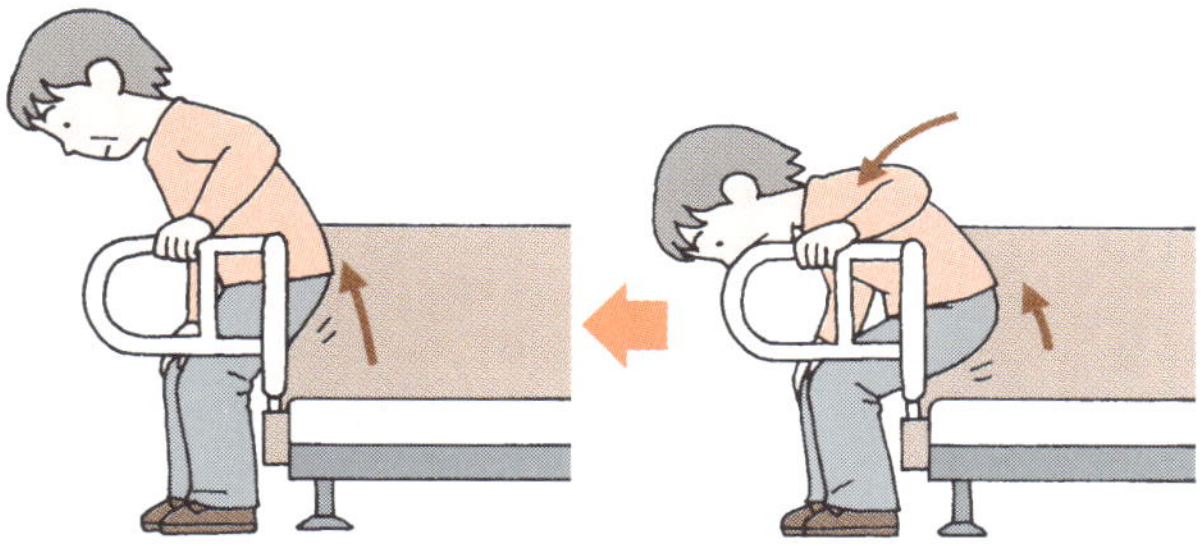

介助バーに体重を預けるように前かがみ

介助バーをつかんだまま立ち上がり

ソファなら床置き型手すり

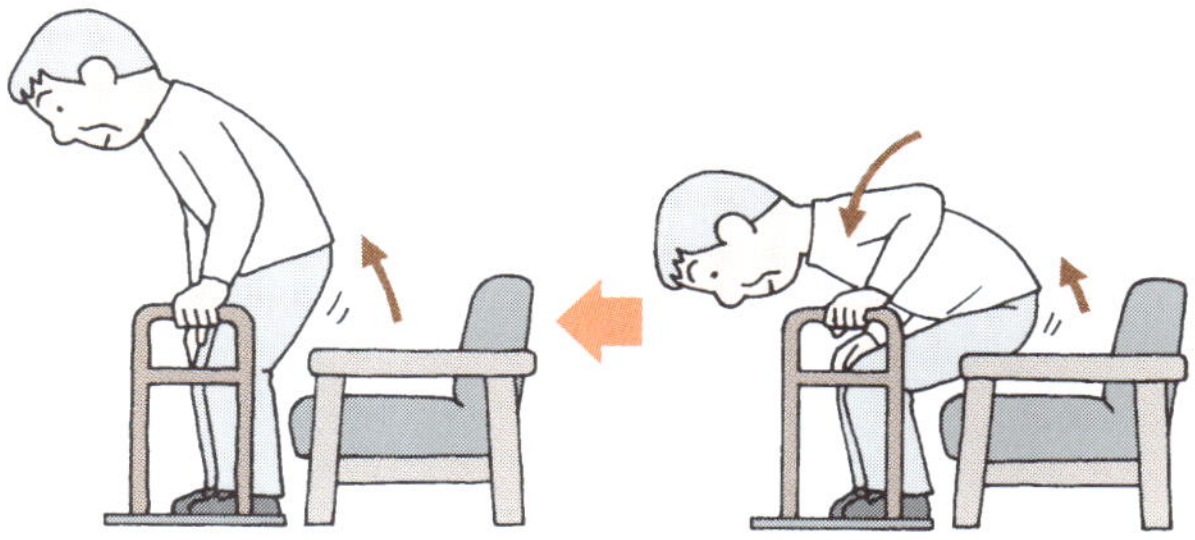

手すりに体重を預けるように前かがみ

手すりをつかんだまま立ち上がり

3 手を添えて誘導する

❶背もたれから体を起こす
❷足を十分に引いてもらう
❸手のひら、または前腕で下支えする
❹十分に前かがみにさせ、足と手に重心移動を促す
❺お尻が浮いたら、伸び上がりを促す
❻頭が起きるように援助する

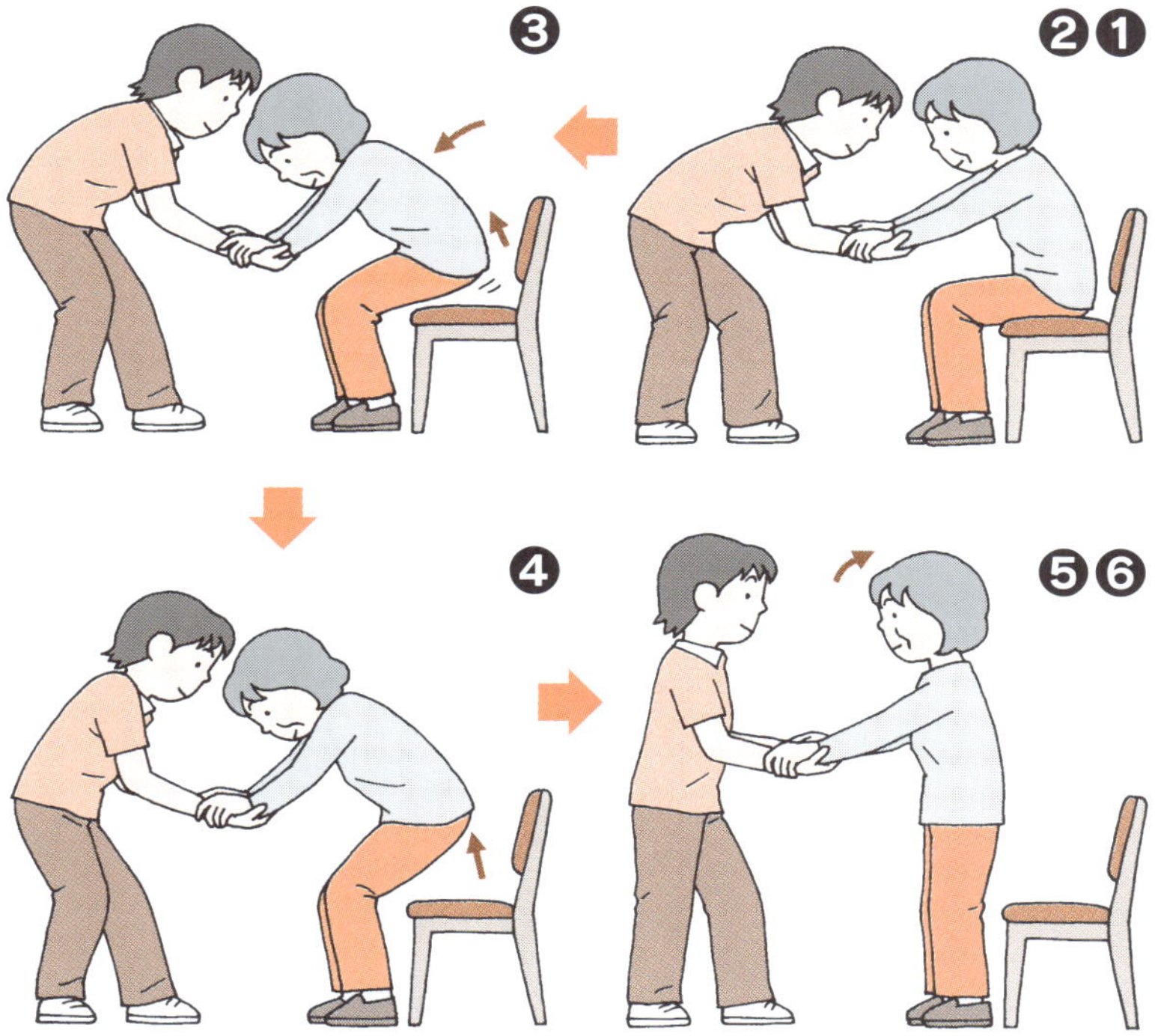

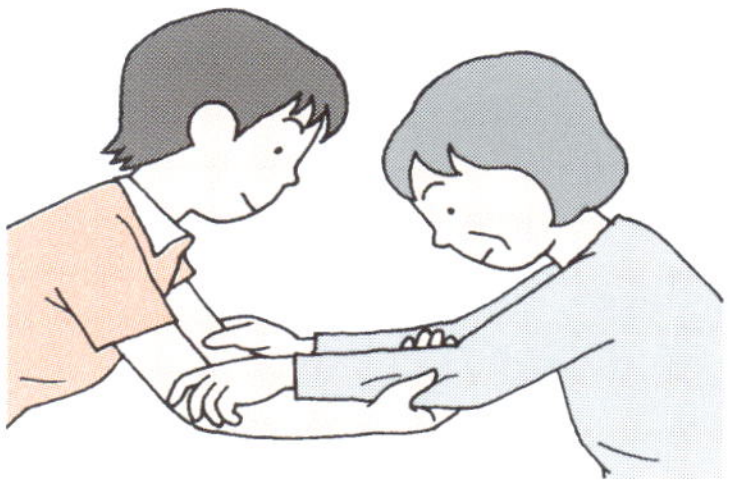

前腕で下支えする方法

手のひらだけでは不安になる人には、前腕全体で下支えすると安定（安心）します

※介助者が利用者の手首を掴んではいけません。利用者に掴んでもらい、その手を下から支えましょう

「座り直し」を介助する

座り直しは、移乗動作へとつながる大切な動きです

不適切な介助方法

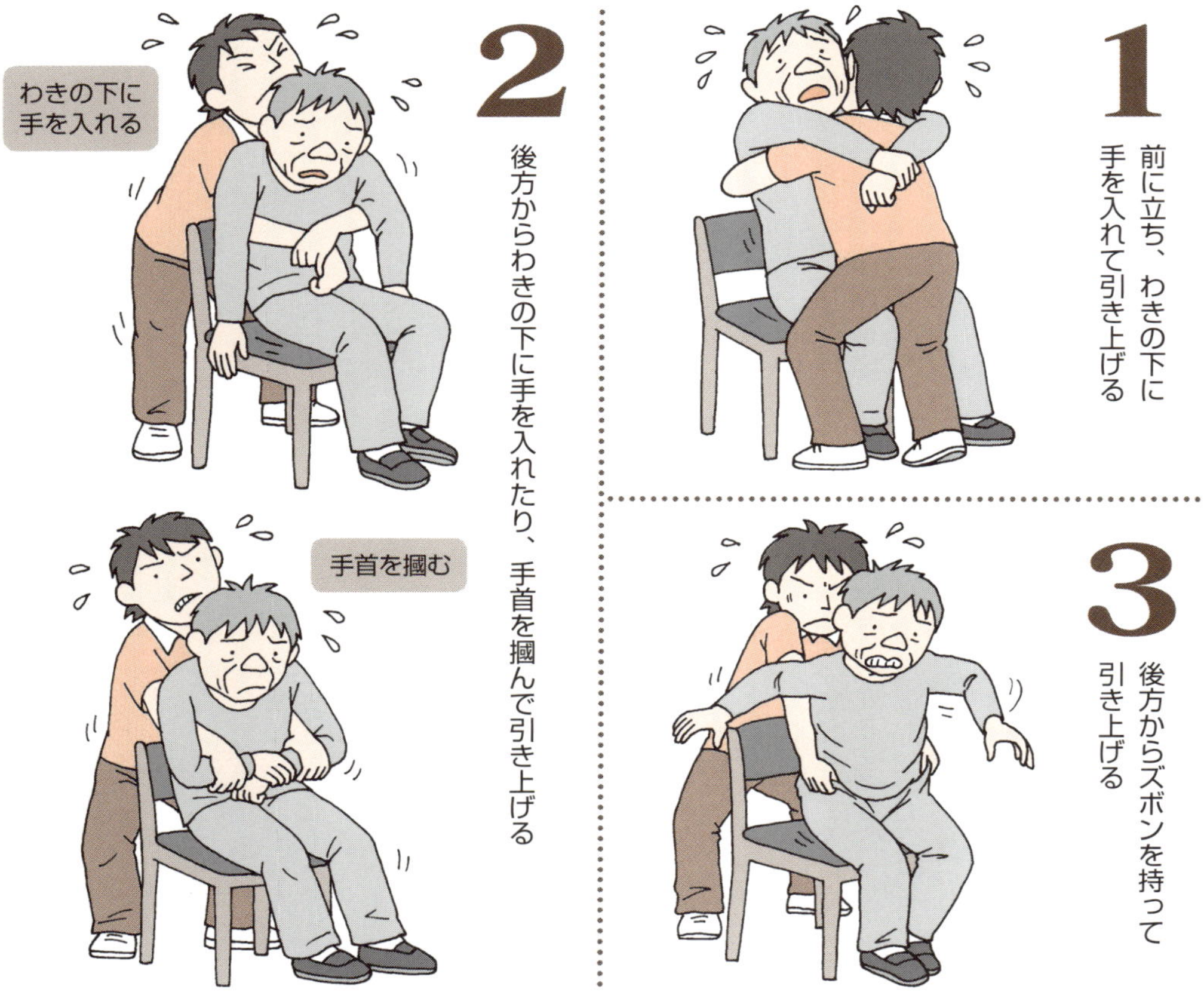

1 前に立ち、わきの下に手を入れて引き上げる

2 後方からわきの下に手を入れたり、手首を掴んで引き上げる

3 後方からズボンを持って引き上げる

✖ 不適切な理由

- 不自然な動きを介助されると、不安や痛みが強く出る
- 実際に痛い、不快
- わきの下の皮下出血、手首の皮下出血、表皮剝離を起こす恐れがある
- 骨折（折れやすい部位は、鎖骨・上腕骨の付け根・胸骨・肋骨《ろっこつ》）の恐れがある
- ズボンが股に食い込んで不快、痛い
- 結果的に抵抗されることがある

寄りかかっている人を正しい座位に

正しい座位がマスターできたら、今度は崩れた姿勢で座っている人を、安定したよい姿勢に直したり、活動にふさわしい姿勢に変える方法を修得しましょう。一般的には「座り直し」と言われる動作です。

施設を見学すると、上イラストのような不適切なやり方で介助をしている様子をよく見かけます。

適切な介助のためには、まず人間が通常どのように座り直しの動きをしているのかを知ることが大切です。そして、その本来の動きができるように台を用意したり、動き方を教えてあげることが介助者の役割だと言えます。手を添えてあげるのは、どうしても本人が1人では座り直しができない場合だけです。

適切な介助方法

自然な動きを知る（私たちがふだん何気なく自然に行っている方法）

① 一度立ってから座り直す

長く座っていたあとなどに行うことが多い

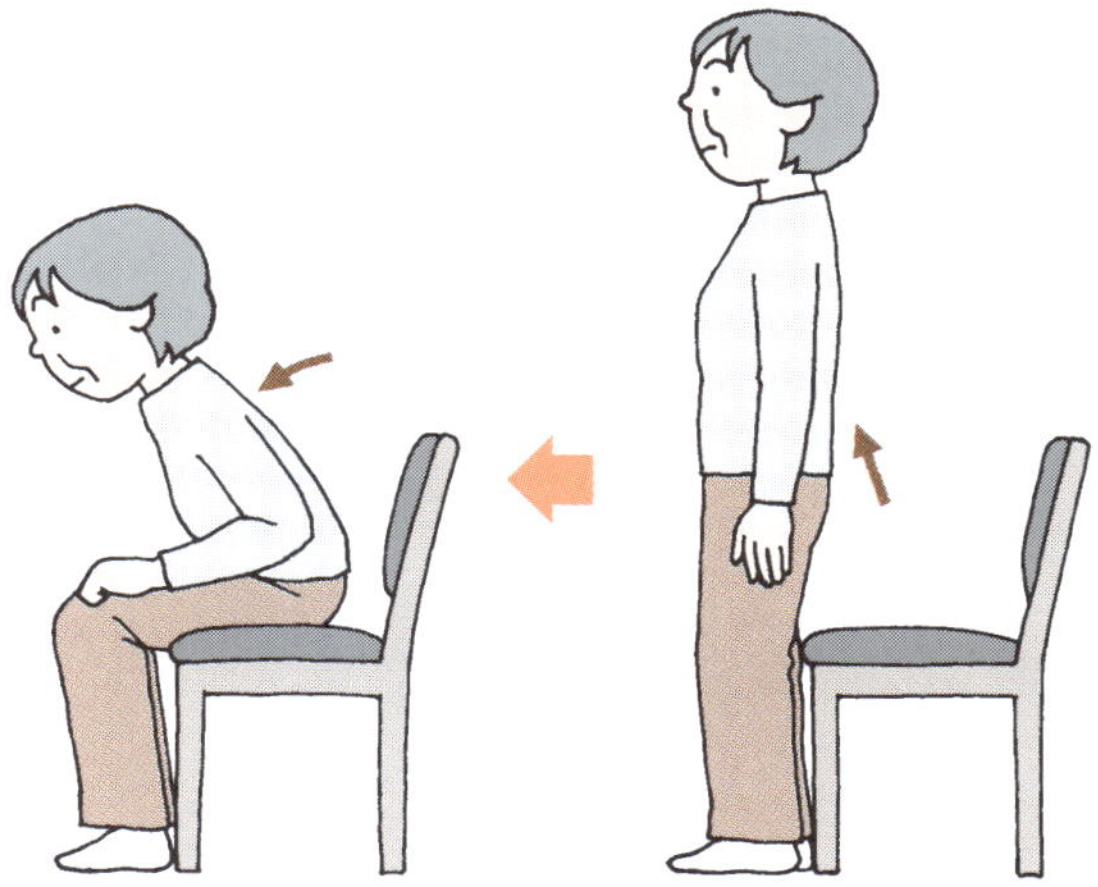

② お尻歩きで後退する

左右への体重移動なので、長座位（足を投げ出した座位）で行う場合も、ひざ歩きの場合も動きは同じ

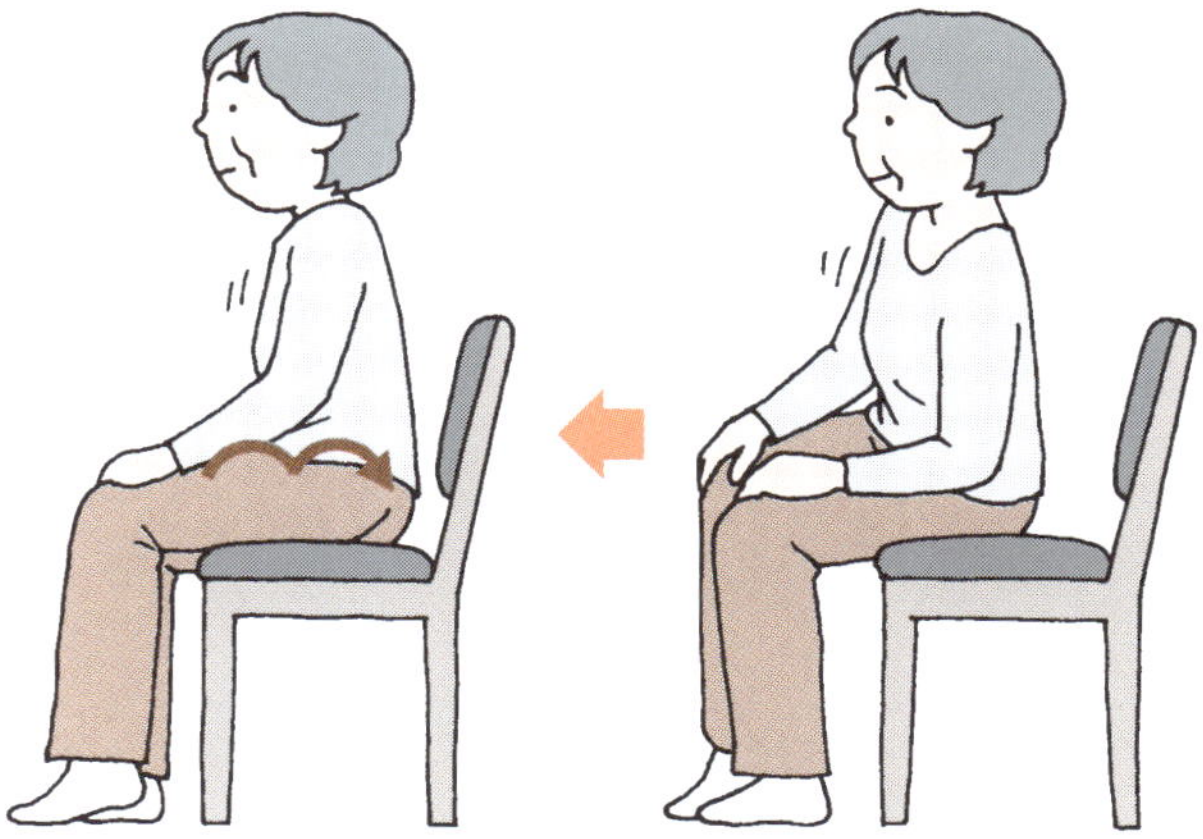

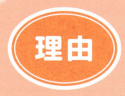

③ プッシュアップをして座り直す

若い人や、若くて下半身に障がいはあるが上肢の力はある人が行うことが多い

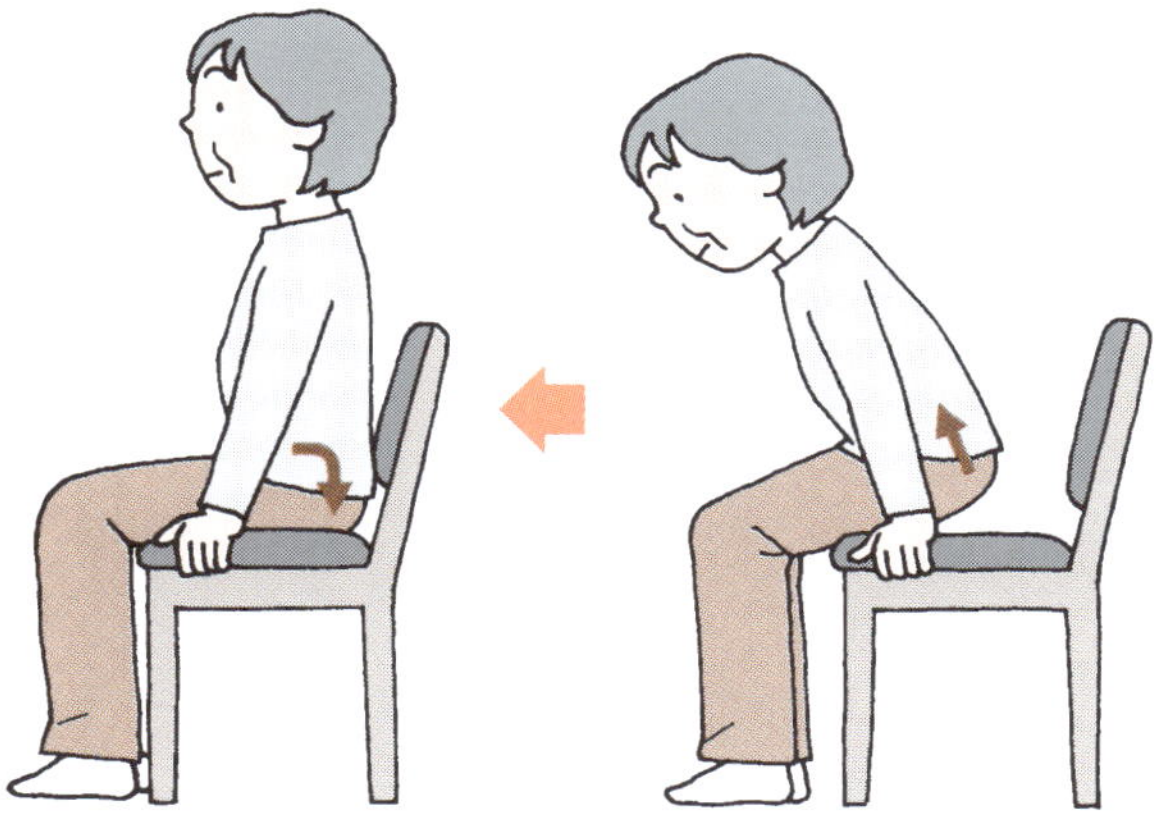

④ 前かがみ（おじぎ）をして、浮いたお尻を後方へ移す

前方（足）への体重・重心移動

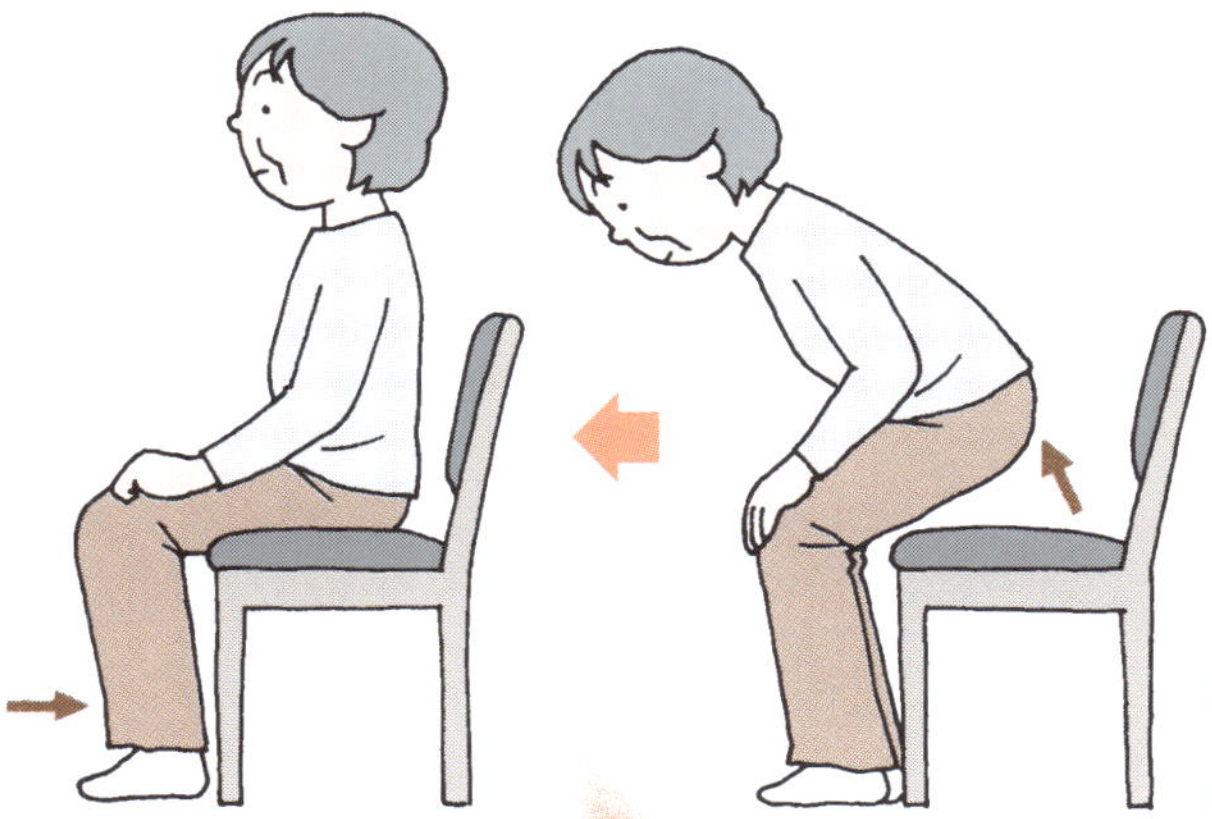

理由

介助が必要ならば④がおすすめ

前方（足）への体重・重心移動は「立ち上がり動作」や「移乗動作」の基本だからです。自ら行うにしても介助を受けるにしても、何度もくり返すことで慣れて不安なく動くことができたり、楽に動くことができたりするようになります。

➡コツを掴めば自ら動けるようになることがある

➡立ち上がり動作や移乗動作も安定し、介護も楽になる可能性がある

「座り直し」を介助する

介助方法のポイント／自然な動きを誘導する

手すり

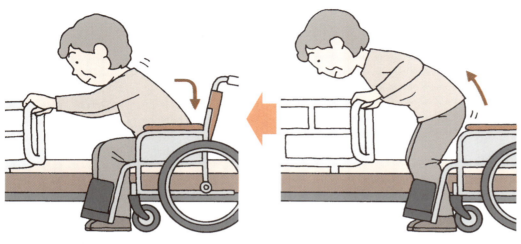

手すりを握ったまま深座り

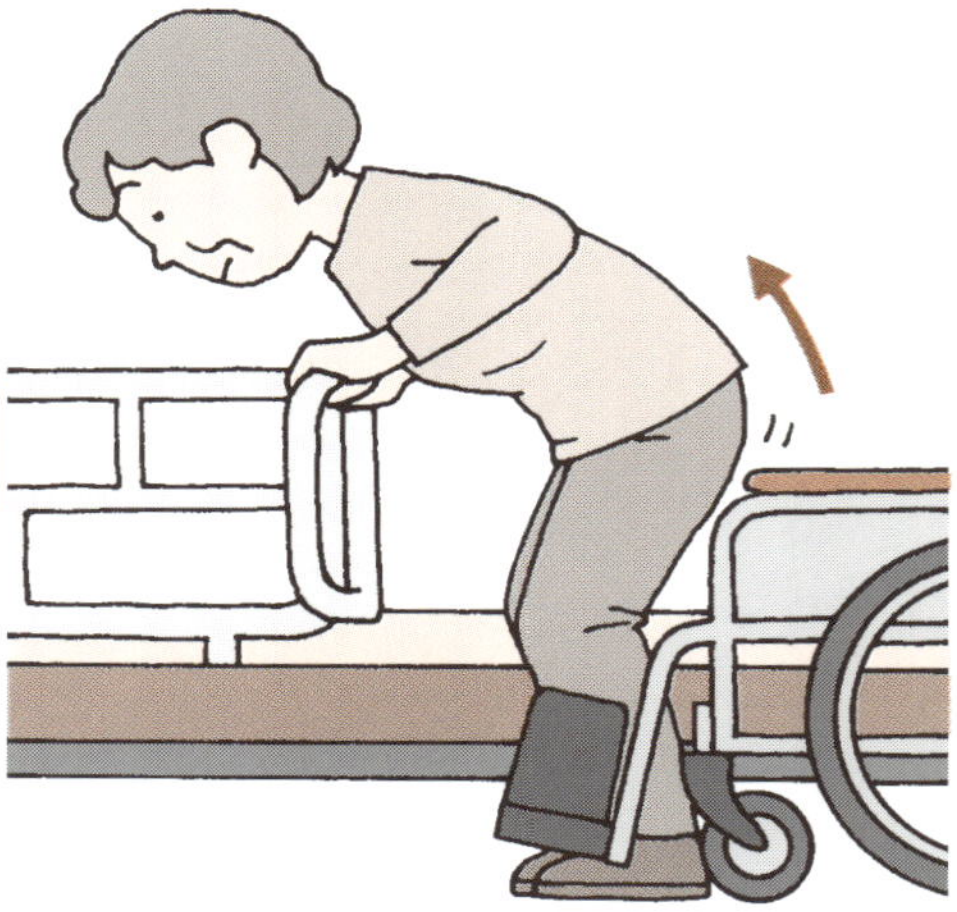

手すりに体重を預けるように立ち上がり

テーブル

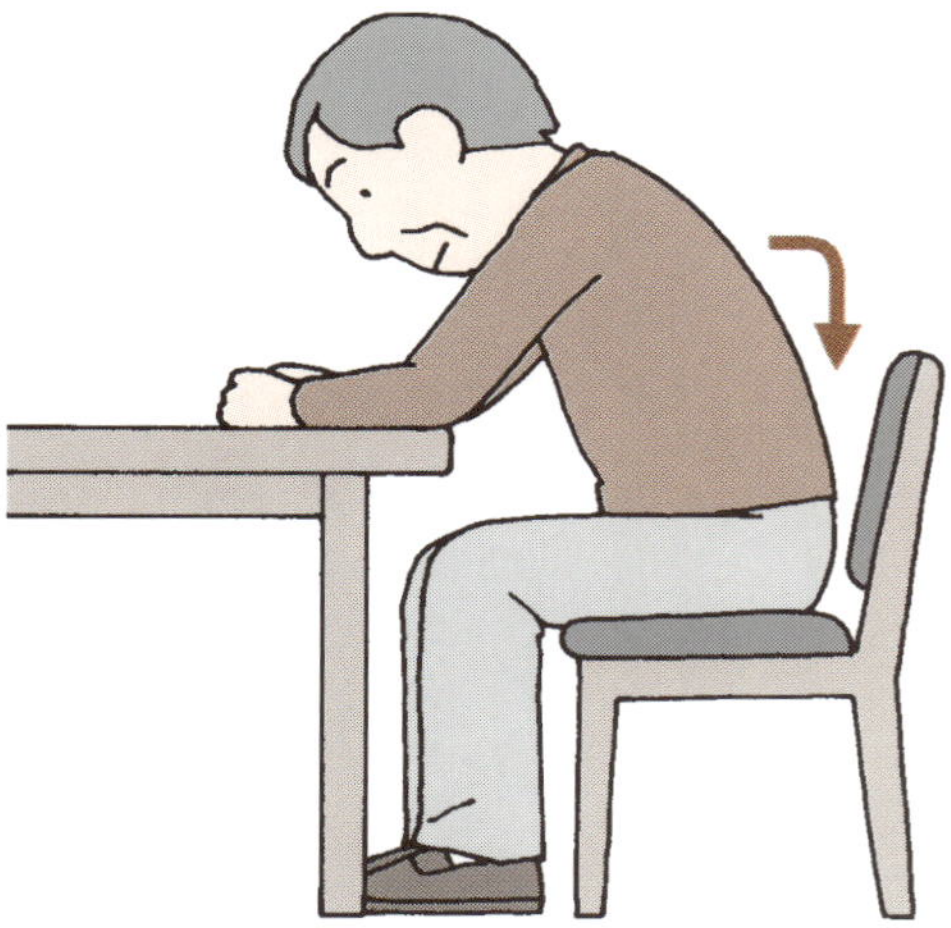

テーブルにひじから先を乗せたまま深座り

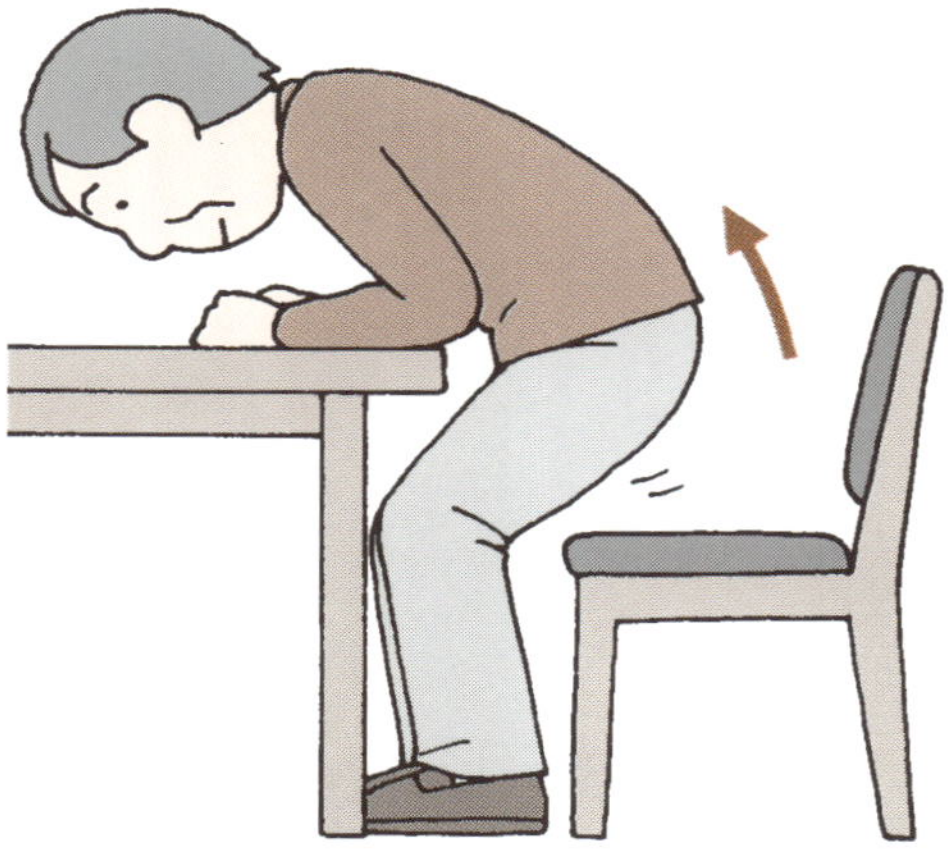

テーブルにひじから先を乗せて体重を預けるように立ち上がり

「重心移動」を常に念頭に置く

座り直しの介助の基本は、「重心移動」です。利用者の重心をどこに置くかを考えないで介助をすると、利用者の体重を支えきれずに、ドーンとお尻から落ちるように座ってしまうことがあります。この座り方は、利用者が腰椎を圧迫骨折する恐れがあるうえに、介助者も腰を痛めるなどケガや事故の原因になってとても危険です。

人が座っているときは、体重はおもにお尻に乗っています。椅子に乗せているお尻と、床に着いている足の2点で全体重を支えている状態です。座り直しはお尻の位置を適切な位置まで動かすわけですから、お尻にかかっている体重を足や手に移動させる必要があります。

これを応用すれば、後ろへの座り直しだけでなく、横にずれることも安全にできます。

台（または椅子の座面）

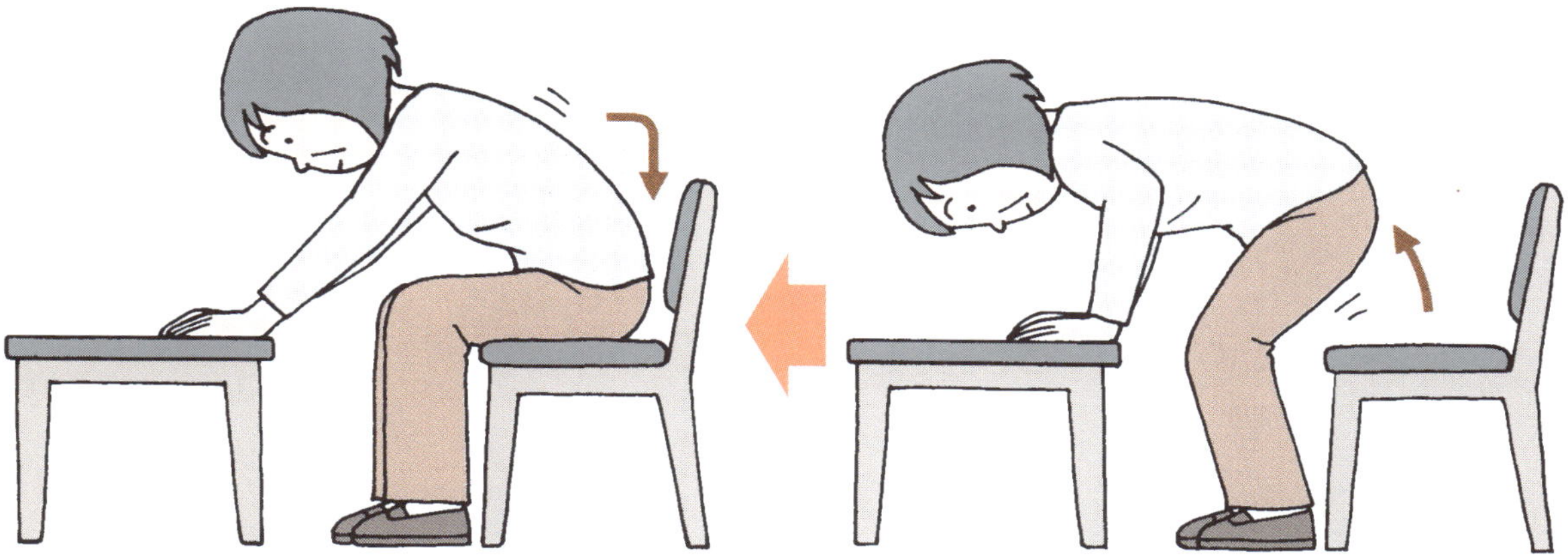

台（または椅子の座面）に体重を預けるように立ち上がり

台（または椅子の座面）に手をついたまま深座り

椅子のひじかけ部

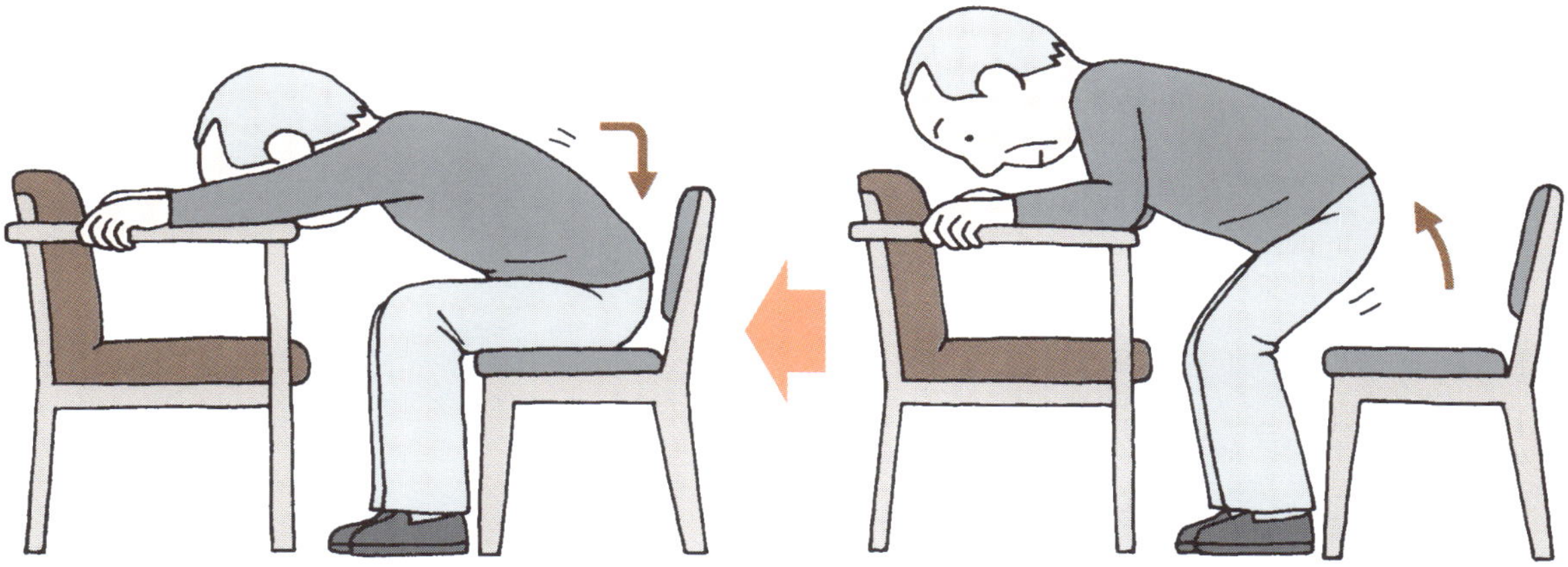

ひじかけにひじから先を乗せて体重を預けるように立ち上がり

ひじかけにひじから先を乗せたまま深座り

介助バー

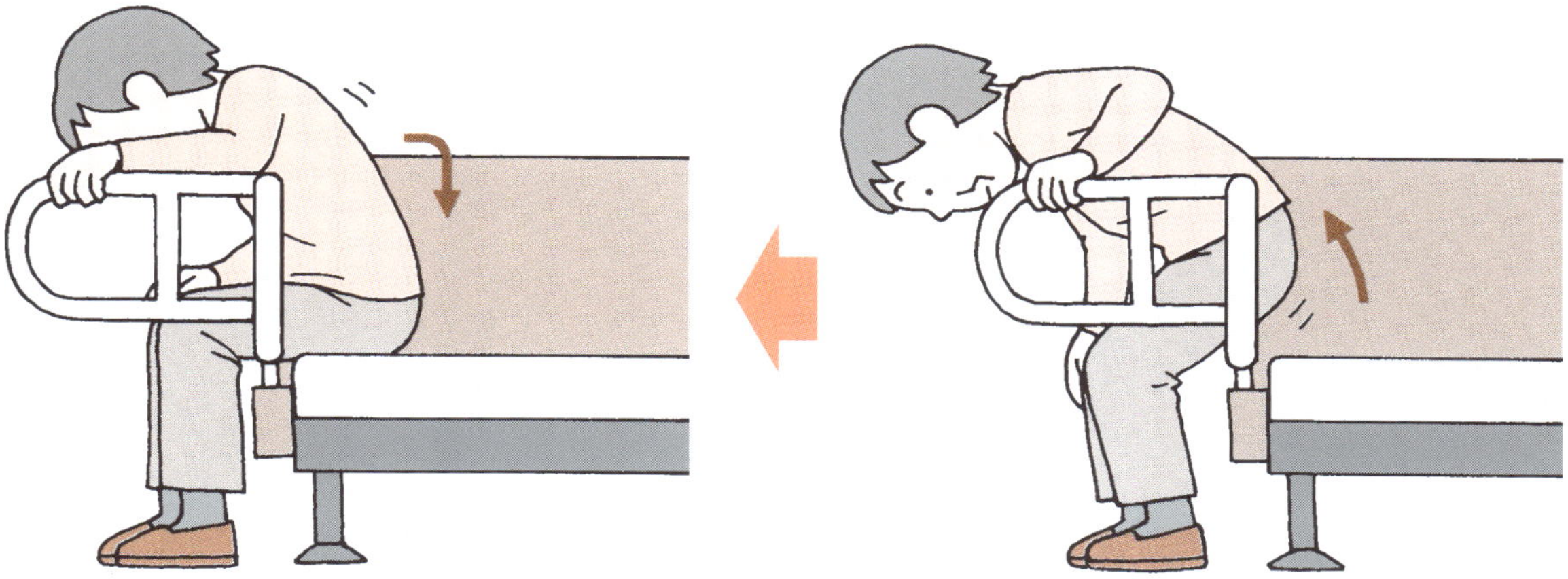

介助バーに体重を預けるように立ち上がり

介助バーを握ったまま深座り

「座り直し」を介助する

物＋手を添えて誘導する

準備 前かがみになるのが怖くないよう、手をつく台を用意する。座面が高すぎて足裏が床に着かない場合は、必ず足台を使う。背もたれ（車イスの場合は、バックサポート）から体を起こす。足を十分に引く　※車イスの場合は、レッグサポートを外す（レッグサポートがあると足を引けないため）

❗ 利用者の手、または前腕は必ず使ってもらうこと

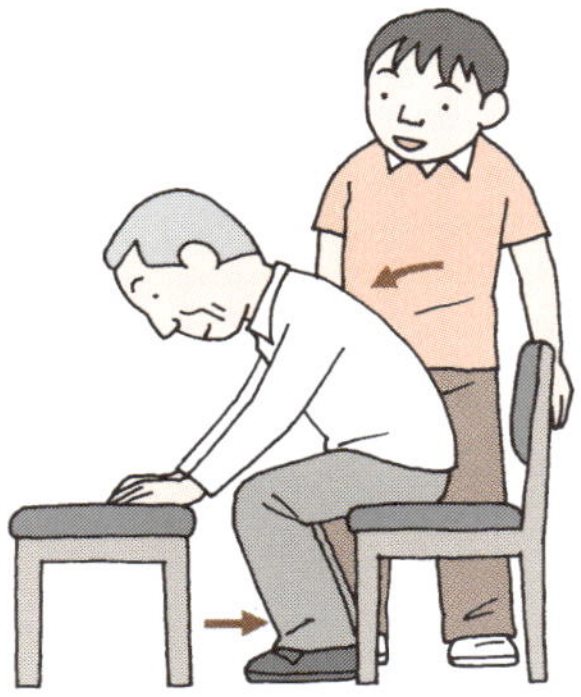

① 背もたれから体を起こしてもらう。利用者の前に置いた台に両手をつき、両足はしっかり引いてもらう

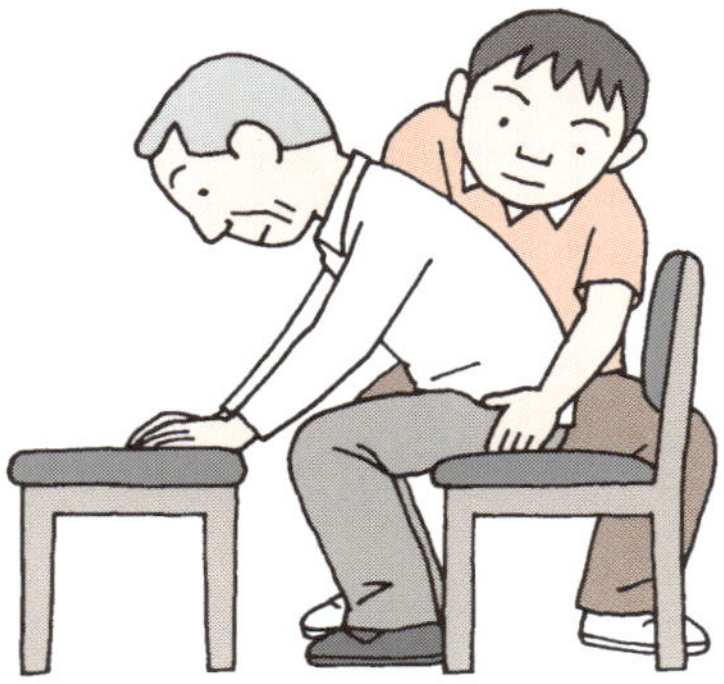

② 介助者は利用者の側面に立ち、両足を大きく広げて腰をしっかり落とし、両手で利用者のお尻をすくう準備をする

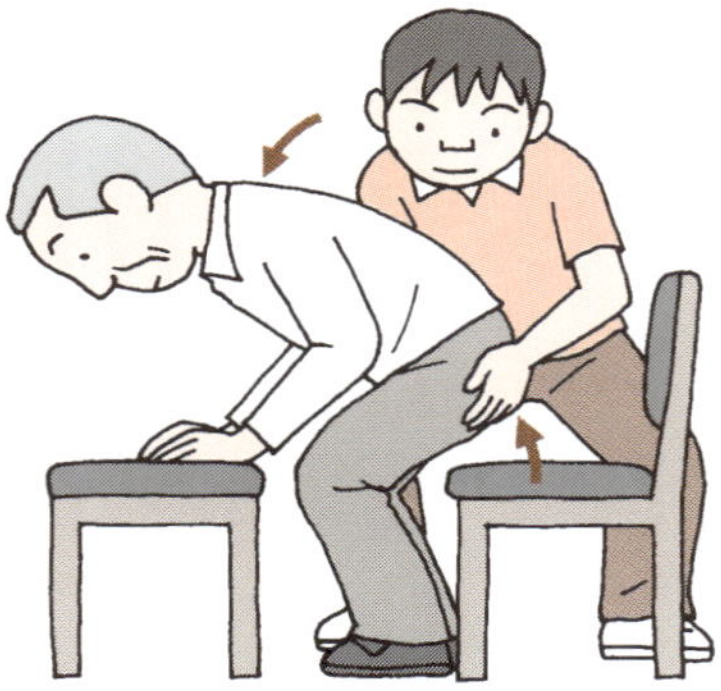

③ おじぎをしてもらい、浮いてきたお尻の下に両手を差し入れる。手足にしっかり体重が移るまで下支えを続ける

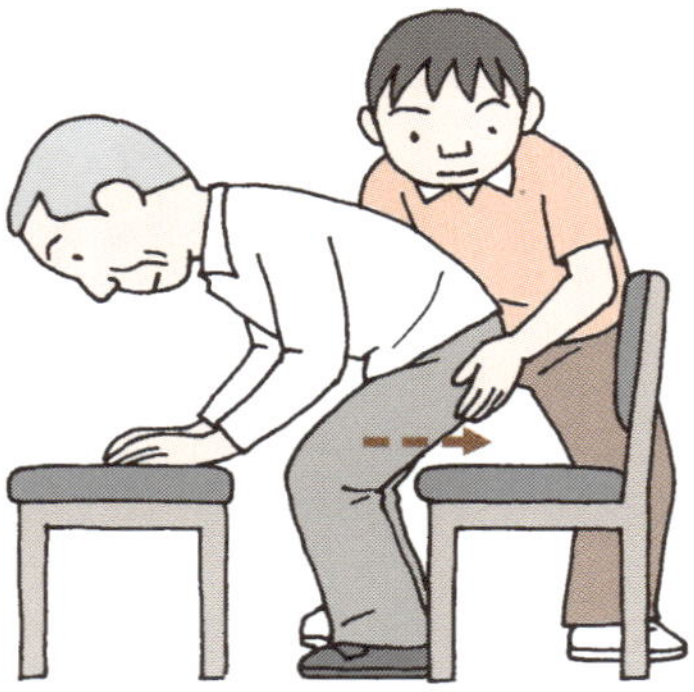

④ 楽な位置で静止できたら、「深く座りましょう」と声をかけて、前かがみの姿勢を保ったままゆっくり深座りを誘導する

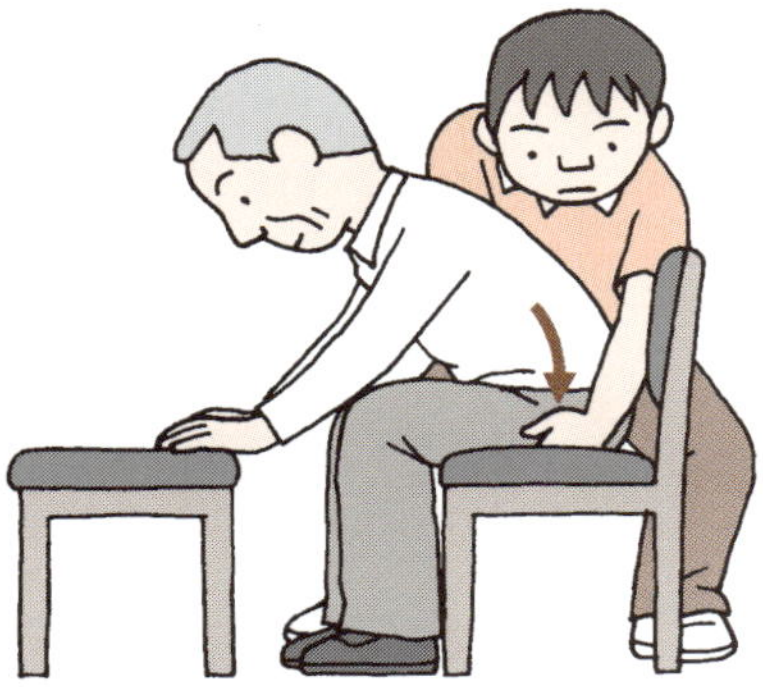

⑤ お尻をしっかり下支えして、ゆっくり静かに着座する。このとき、ドスンと着地音がするようなら、下支えとスピードコントロールができていない証拠

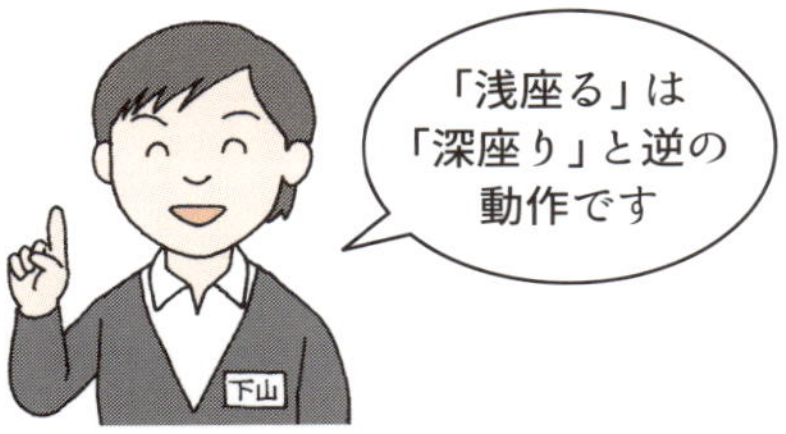
「浅座る」は
「深座り」と逆の
動作です
下山

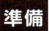

腰痛を防ぐポイント

介助者の肩を利用者の体につけて、両手と肩と合わせて３点で利用者の体を支える

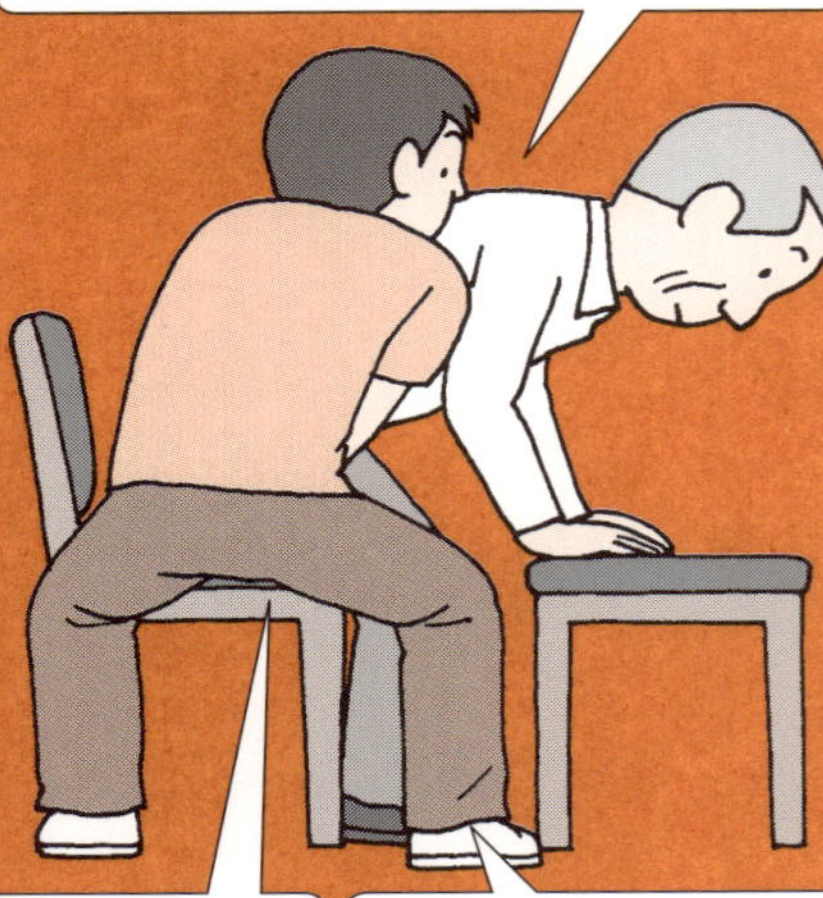

利用者の体重は腕で受け止めるのではなく、下半身で受け止める

足を横にしっかりと開いて、腰を落とす。前にかがむのではなく、腰を落とすことで利用者と高さを合わせる

介助方法のポイント／応用

座り直し介助の基本は「両手でお尻を下支え」ですが、椅子や車イスの肘かけが外せないため、介助者の手の位置に困る場合は、

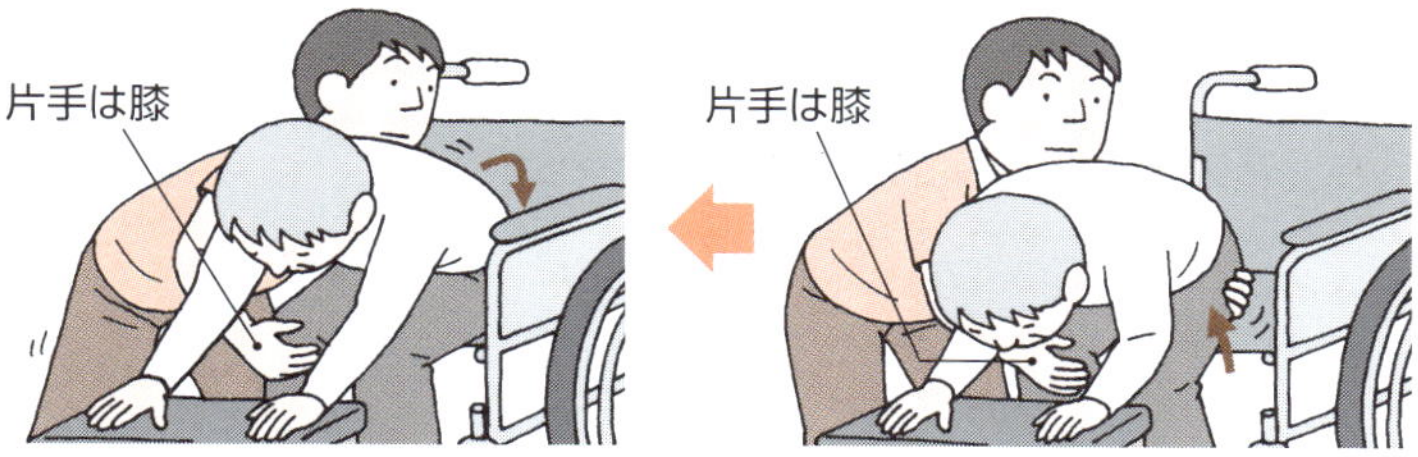

①
片手はひざに添え、もう一方の手は前腕（ひじから先全部）でお尻を下支えする

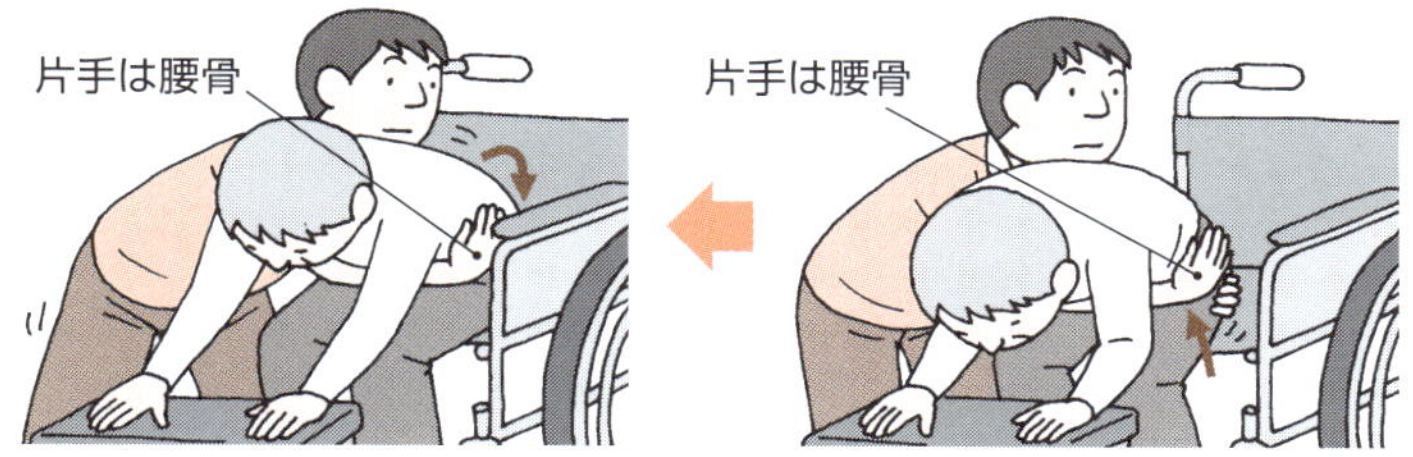

②
片手は腰骨に添え、もう一方の手は前腕（ひじから先全部）でお尻を下支えする

※腹部や肋骨には絶対に手を添えないこと

座り直し動作を応用しての「横移動」

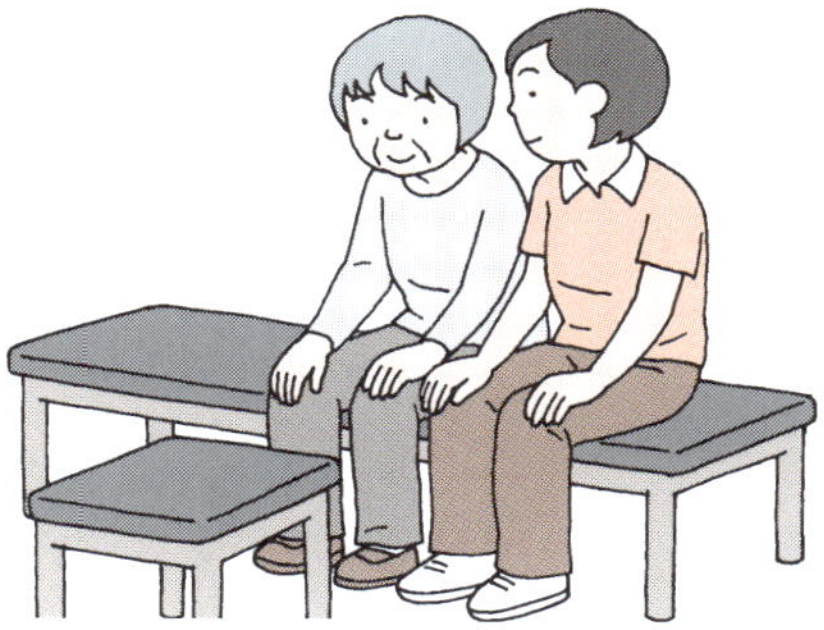

① 密着して座る

利用者に移動してもらいたい側の反対側に、体を密着させて座る

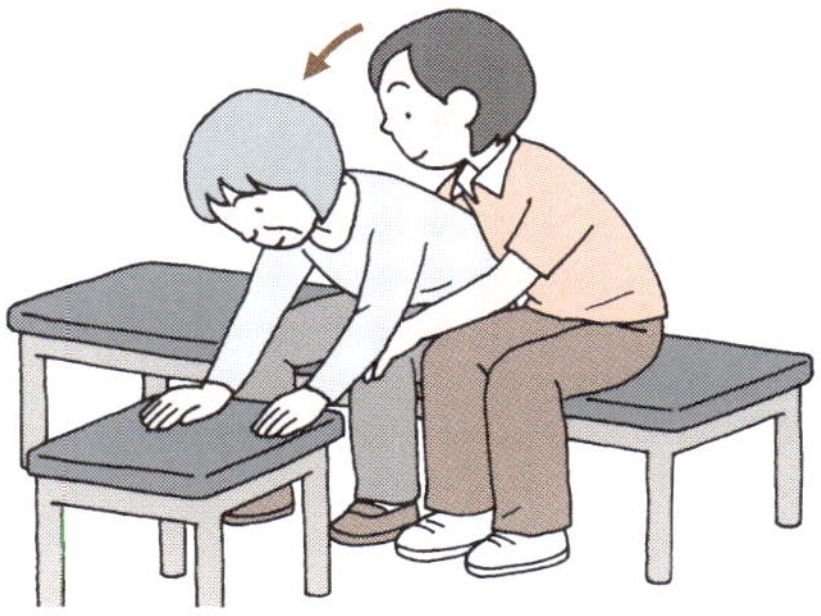

② 手をついてもらう

両手は台につき、足は移動方向へ開いてもらう。介助者は、片手はお尻を下支えできる位置に、もう一方の手は利用者のひざに添える

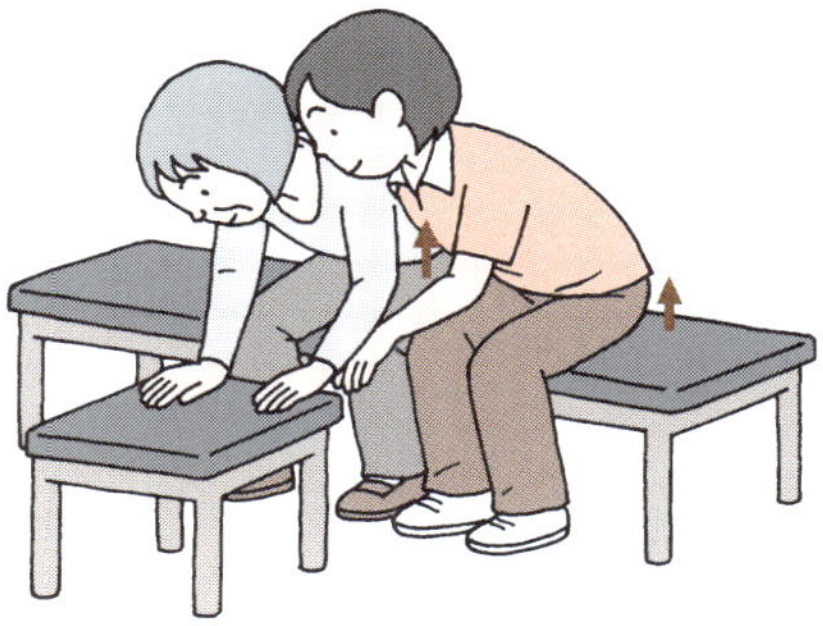

③ お尻を浮かせる

十分に前かがみ（おじぎ）をしてもらえるよう、介助者も一緒におじぎをするように体全体で前かがみを促す

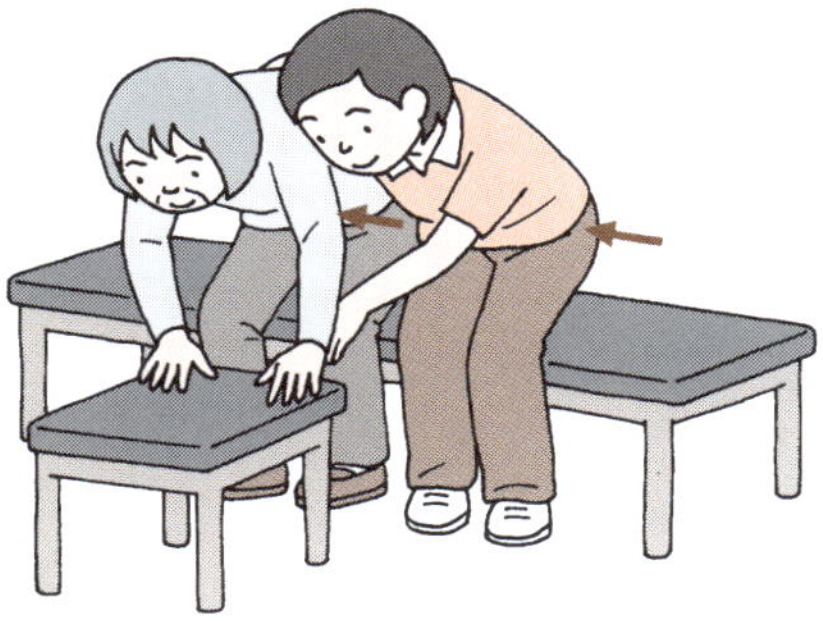

④ 横移動する

お尻が浮いたら、介助者が横移動する動きで利用者の横移動を誘導する

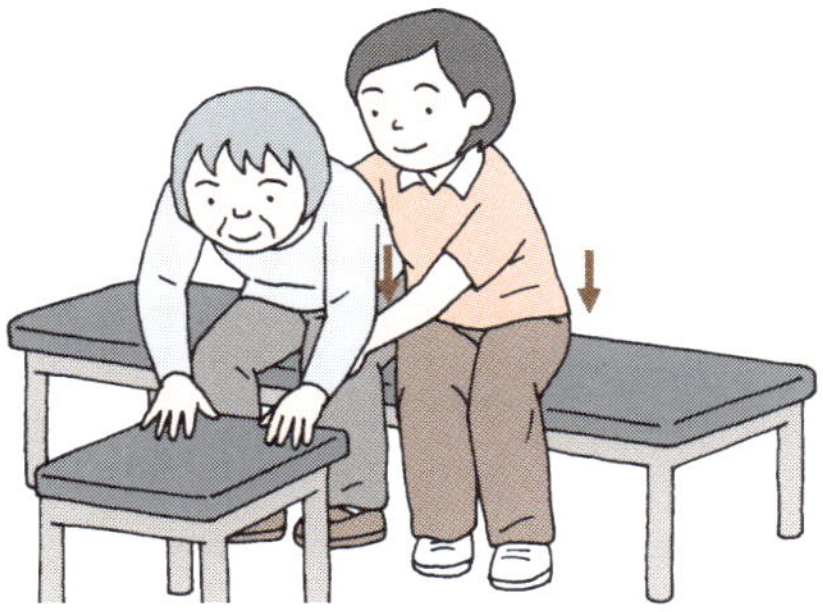

⑤ 着座する

お尻をしっかり下支えして静かに着座。横移動が足りない場合は、③～⑤の動作をくり返す

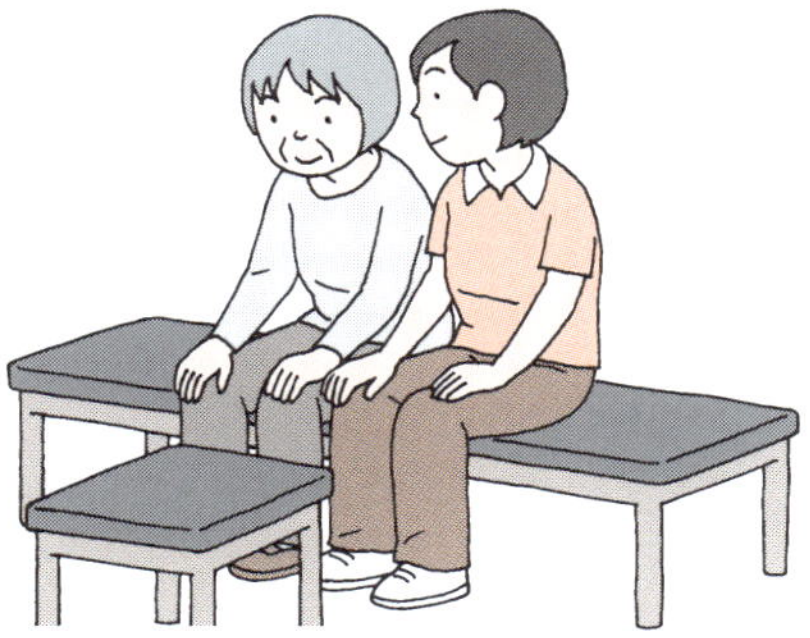

⑥ 体を起こす

横移動が完了したら、体を起こしてもらう

「移乗する」を介助する①

さまざまな場面で登場する移乗介助ですが、まずは基本を知りましょう

不適切な介助方法

前に立ちはだかって（立って覆いかぶさって）、手を脇に回して（またはズボンを持って）、立たせて移乗させる

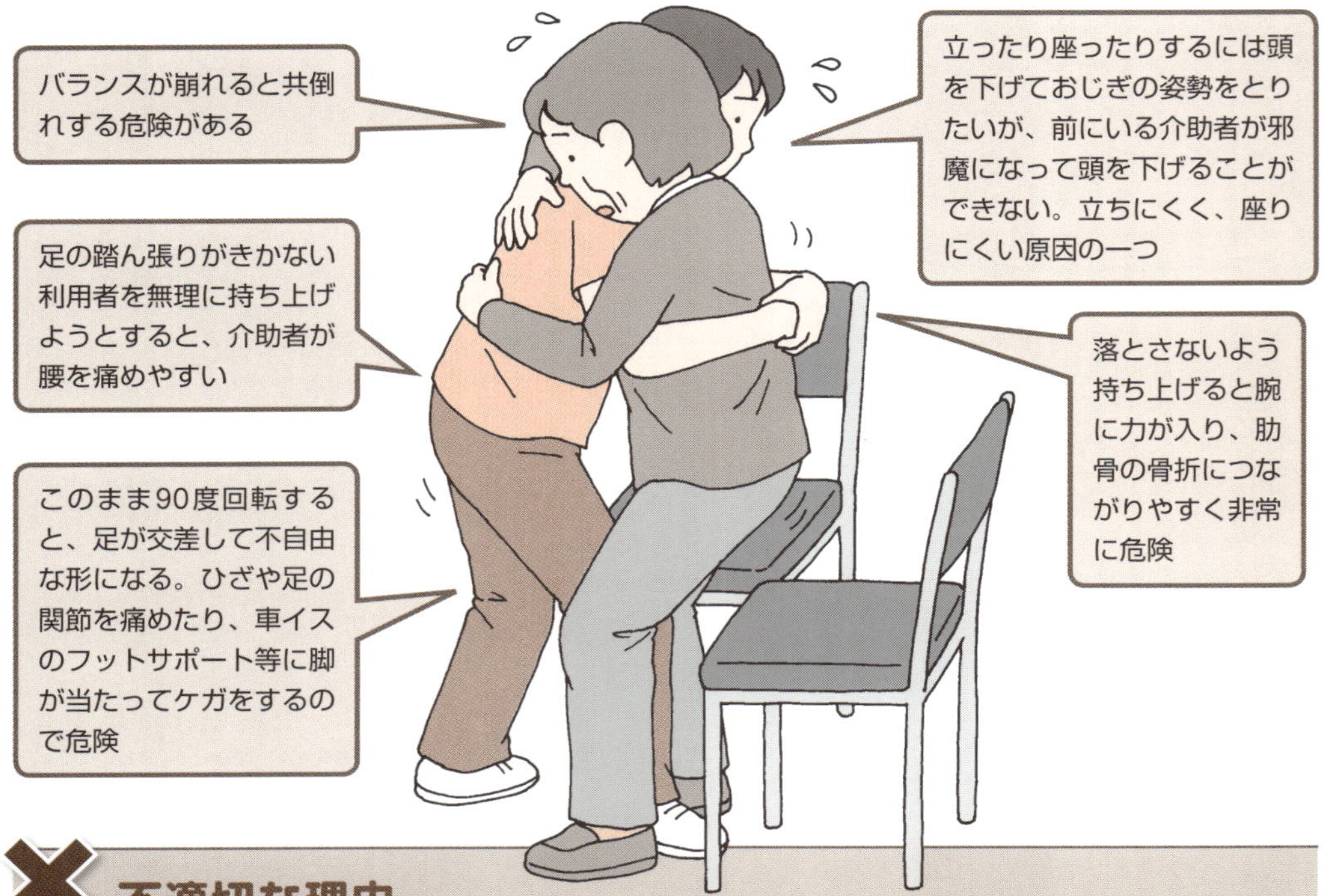
バランスが崩れると共倒れする危険がある
足の踏ん張りがきかない利用者を無理に持ち上げようとすると、介助者が腰を痛めやすい
このまま90度回転すると、足が交差して不自由な形になる。ひざや足の関節を痛めたり、車イスのフットサポート等に脚が当たってケガをするので危険
立ったり座ったりするには頭を下げておじぎの姿勢をとりたいが、前にいる介助者が邪魔になって頭を下げることができない。立ちにくく、座りにくい原因の一つ
落とさないよう持ち上げると腕に力が入り、肋骨の骨折につながりやすく非常に危険

✖ 不適切な理由

- 不自然な動きで介助すると、不安や痛みが強まり力を出してもらえないばかりか、抵抗されることがある
- 前に介助者が立っていることで十分に前かがみ（おじぎ）ができないので、立てない・座れない
- 介助者の首に手を回すと、なおさら前かがみができない
- 利用者が立てないまま待ち上げたり吊り上げたりすると、利用者のわきの下に皮下出血を起こしたり肋骨等の骨折の恐れがある
- 前かがみになれないと利用者のかかとが回転できず、足が交差したりもつれたりしてひざや足の関節を痛める。また体がふらついたときに脚をフットサポート等にぶつける恐れがある
- バランスが崩れて共倒れする恐れがある
- 介助者が腰痛になる

広く行われている誤った移乗姿勢

上にイラストで示した移乗介助は一般的に普及している方法ですが、実は肋骨骨折を始めとする介護事故が多い介助方法なのです。

そもそも移乗介助を行う際に触っていい部分は「ふだん体重を支えていたり、人間が動くときに使う部分だけ」だと覚えておきましょう。つまり介助する手を添えていいのは肩甲骨、お尻、かかと、肩、ひじ、手、ひざ、腰骨などだけです。

折れやすく、折れたら内臓が危険にさらされる肋骨部分や、大事な内臓があるわき腹部分は危険ですから、介助で手を触れてはいけません。また、神経がたくさん通っているのに、筋肉や脂肪が少なくて危険な首も触ってはいけない部分です。

適切な介助方法

介助方法のポイント／自然な動きを知る（私たちがふだん何気なく自然に行っている方法）

①立位で移乗する／立つ ⇒ 体・足の向きを90度変える ⇒ 座る

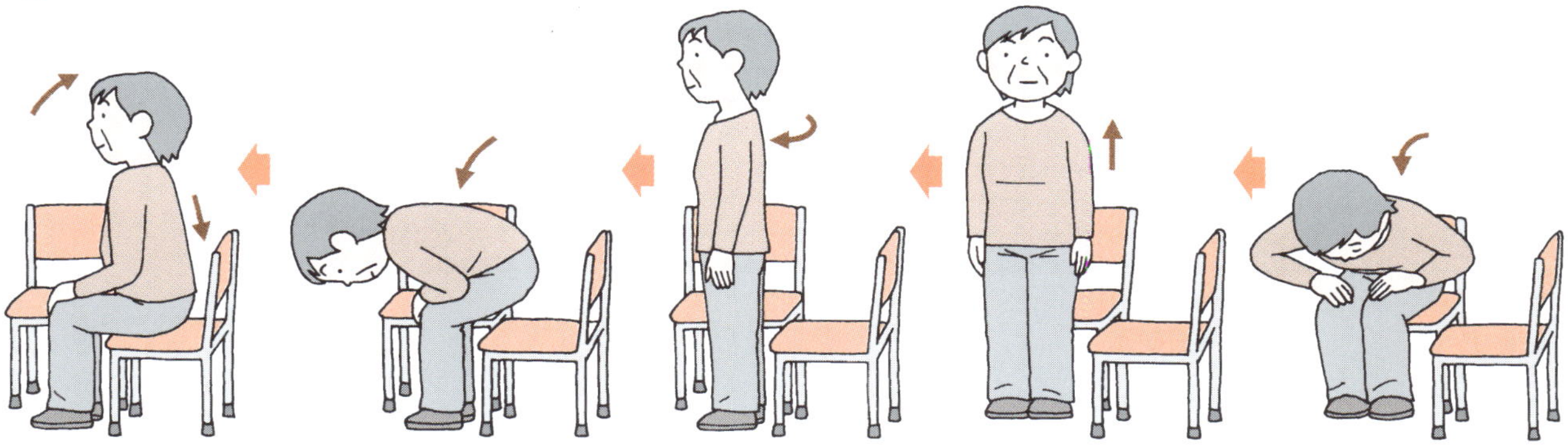

②中腰で移乗する／中腰で立つ ⇒ 中腰のまま体・足の向きを90度変える ⇒ 座る

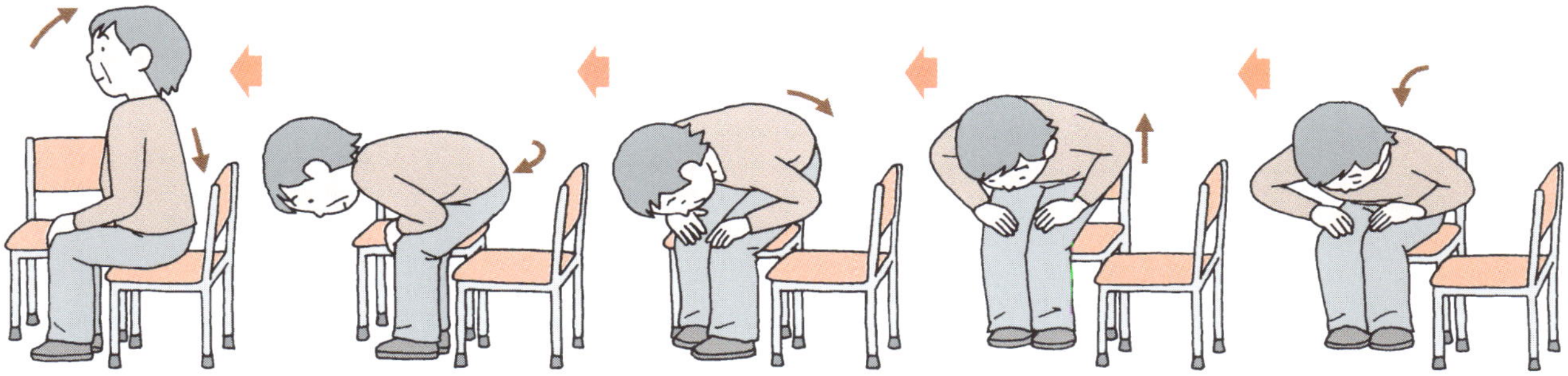

③手も使い、初めに足の位置（向き）を変え、中腰で回転し、座る
⇒私たちが疲れたときや重い物を背負っているときなどに行う方法

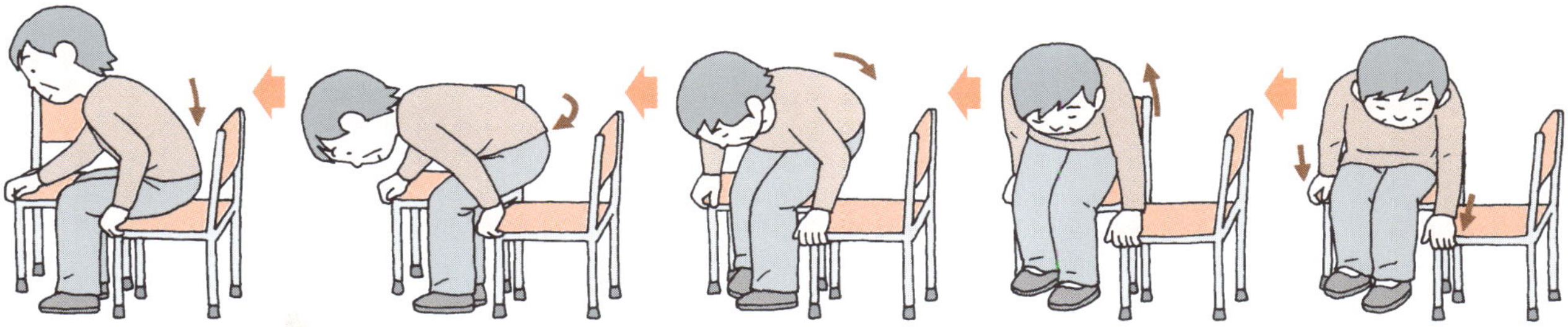

理由

介助が必要ならば③がおすすめ

「立位がとれない人」「立ってからでは足の向き（位置）を変えることが難しい人」「バランスが悪い人」でも、重心の位置が低く、手を使うことでバランスがとりやすくなり体重を支える面積が広くなるので、安定性や安全性が確保できます。

車イスから椅子へ移乗する①

介助方法のポイント／自然な動きを誘導する

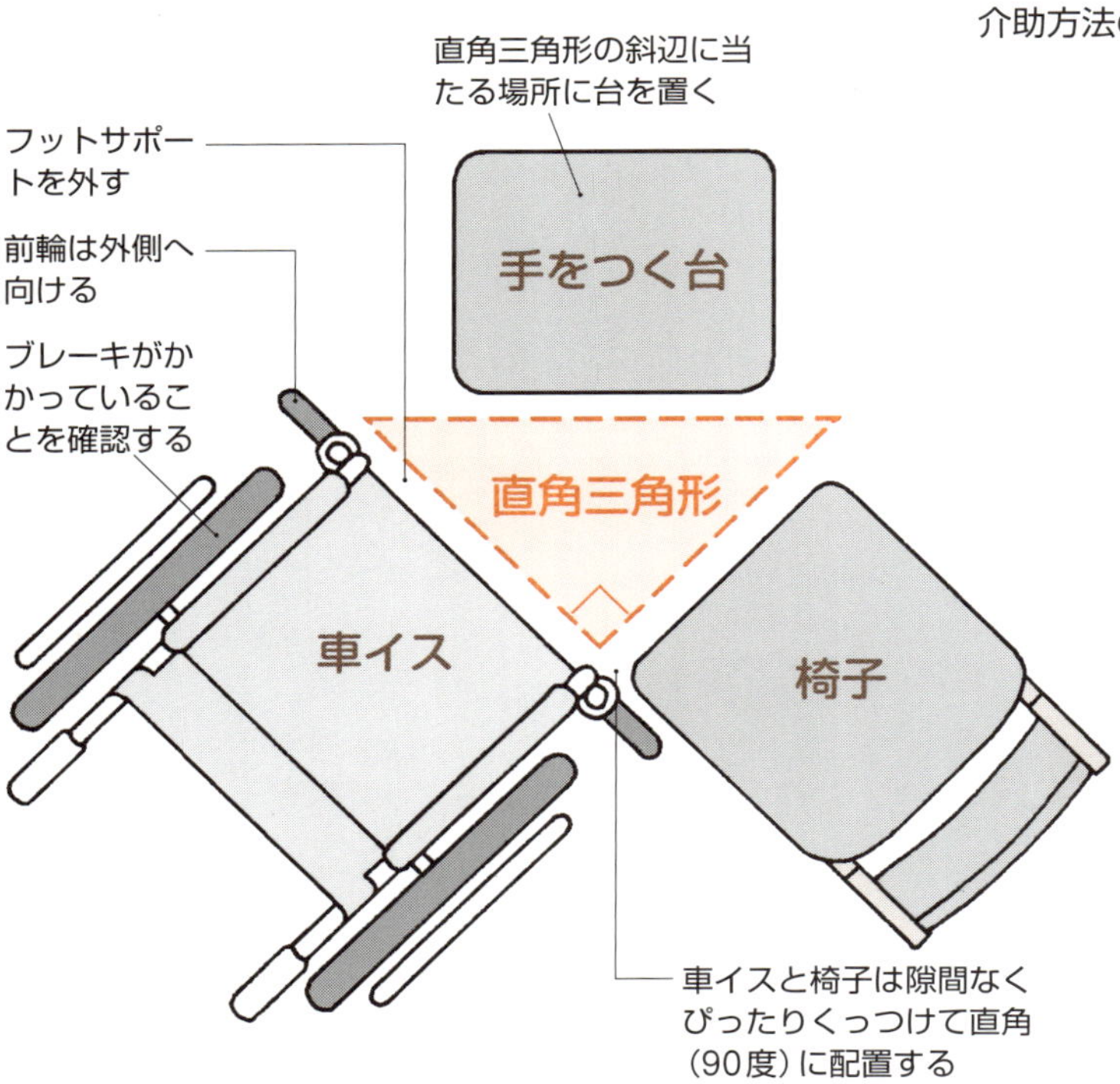

準備 手をつく台を用意する

車イス、椅子、台は、直角三角形になるよう配置する

※車イスのフットサポートを外す（ジョイント部分が飛び出さないよう十分注意する）

※フットサポートが外せない場合は、プレートが飛び出さないよう十分注意する

車イスと椅子を直角（90度）より鋭角に配置すると、車イスのフットサポートが（外せてもジョイント部分が）飛び出して利用者の脚に当たるので、事故を防止するためにも車イスと椅子は直角（90度）に配置しましょう

ポイント① 最初に「浅座り」をする

- バックサポートに寄りかかったり深座りの状態からでは、いっきに立ちにくいものです。浅座りになることで骨盤が起き、足に体重がかかり、立つ準備ができます
- 最初に浅座りをしておくと、移乗するとき、回転軸になる足をちょうどいい位置に出すことができるので、バランスを保ったまま安全に回転できます

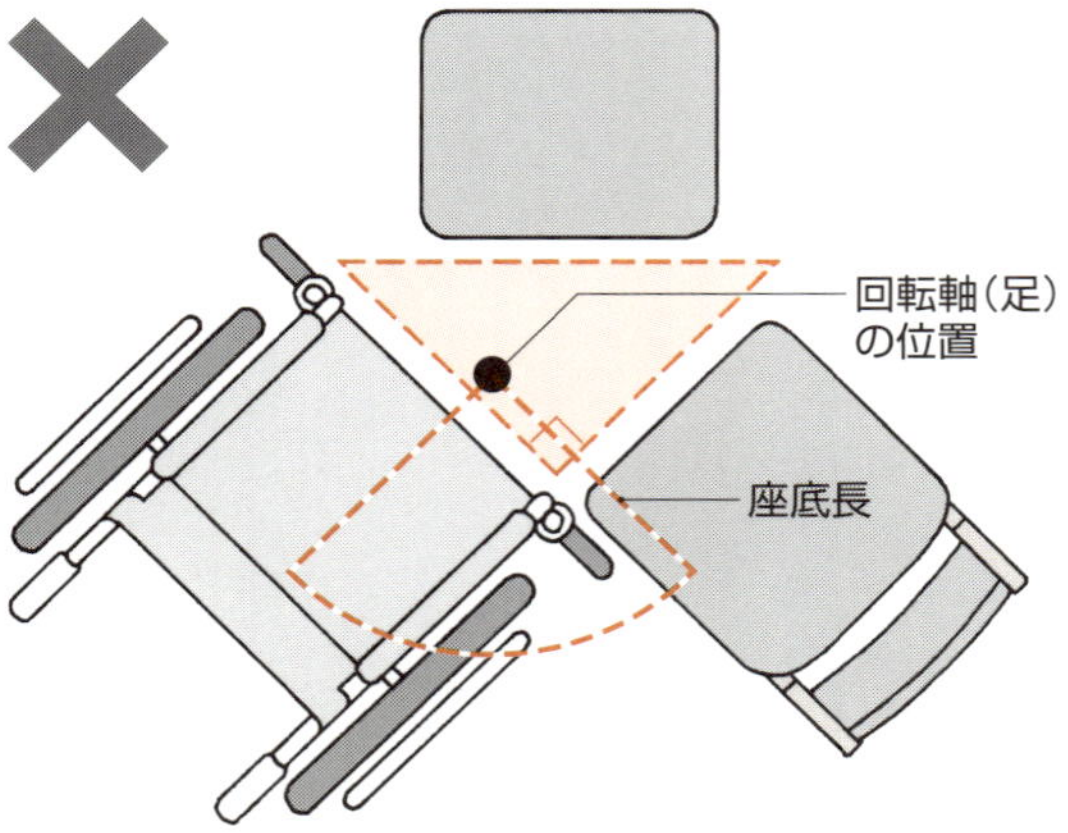

深座りの状態から足を回転軸にして90度回転すると、椅子の真ん中にしっかり座ることができない。無理に真ん中まで持っていこうとすると回転軸の外側に体重がかかってしまい、バランスを崩して危険

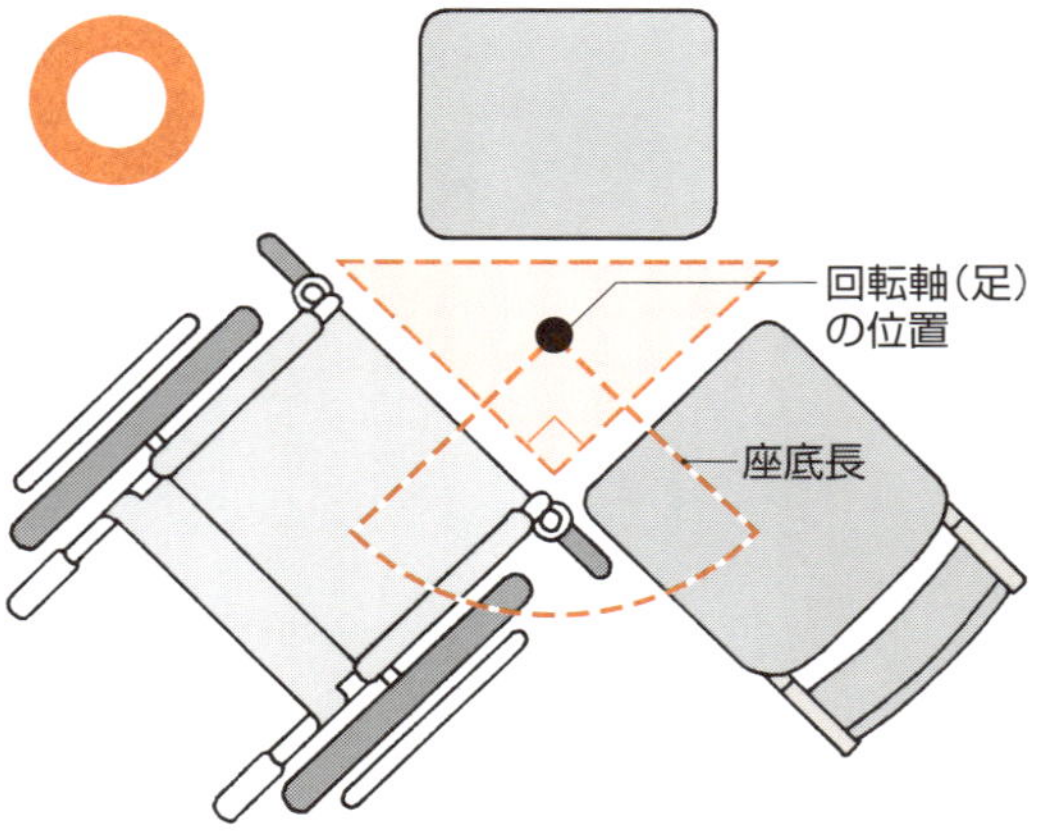

最初に浅座りをして一歩前に出した足を回転軸にして90度回転すると、バランスを保ったまま（回転軸に体重が乗ったまま）椅子の真ん中に座ることができるので安全

ポイント② 浅座りをしたあと、足を移乗にふさわしい位置にする

- 移乗する側の足はひざ関節が約90度になるよう前に出す
- もう片方の足は引いたまま（かかとが浮くようなら少し前に出す）
- 両足とも、移乗するほうへかかとを少し回しておく

※ひざ関節を痛めるので、かかとは無理に動かさないこと、回しすぎないこと。痛がるようなら、気持ち回すだけで十分

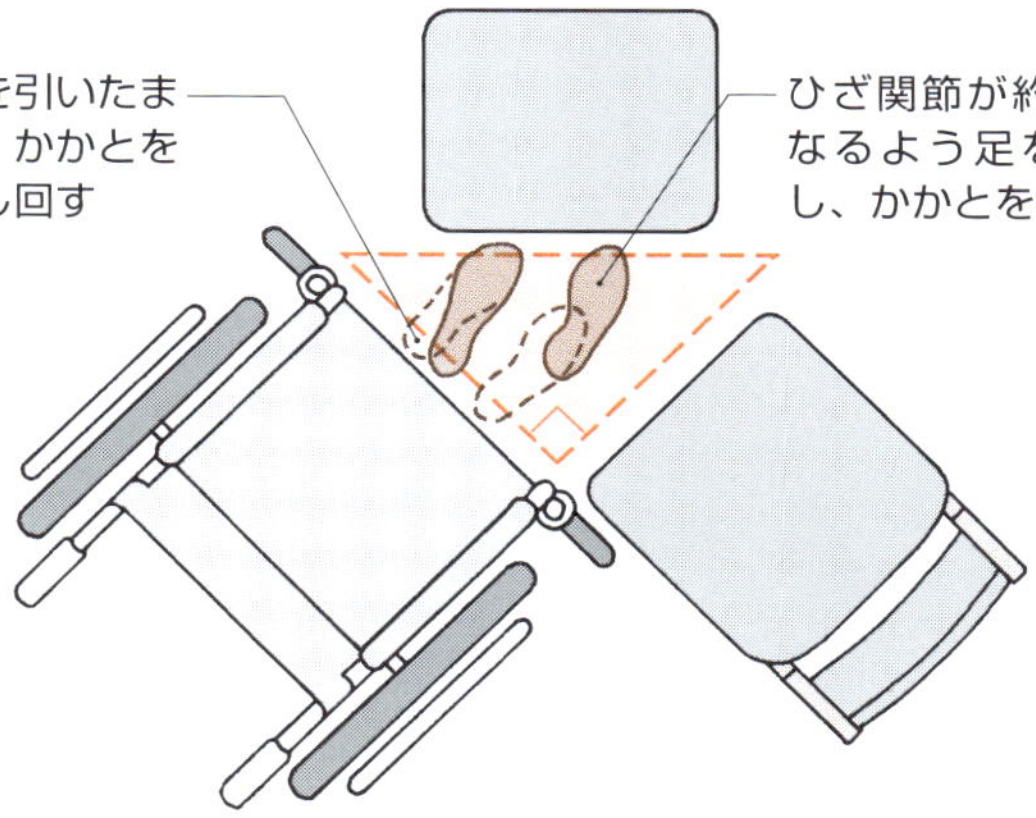

足を引いたまま、かかとを少し回す
ひざ関節が約90度になるよう足を前に出し、かかとを少し回す

ポイント③ 介助者のスタンスのとり方を確認する（車イスから椅子へ移乗する場合）

- 体重移動の方向、移乗する方向へ両足を大きく開くこと
- 腰は曲げずに（かがまずに）、しっかり落とすこと

浅座りのときのスタンス

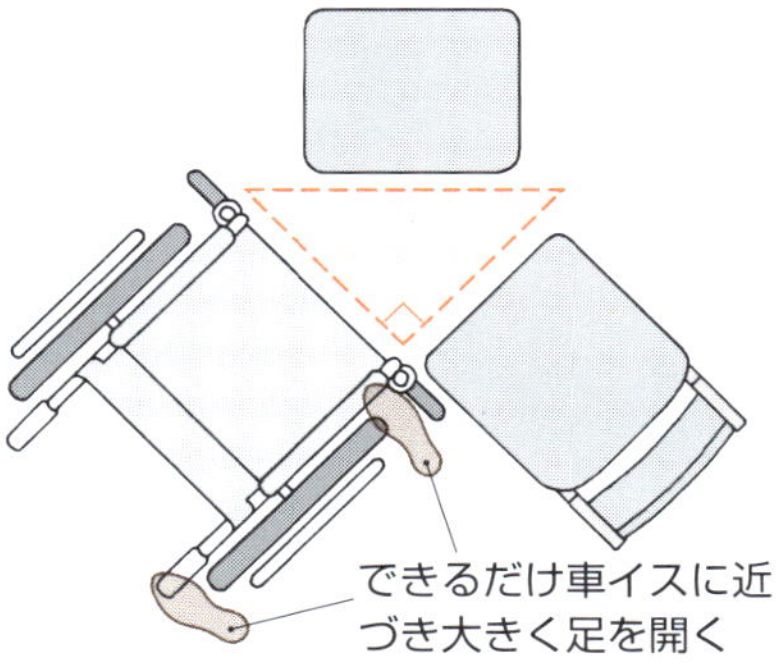

できるだけ車イスに近づき大きく足を開く

移乗のときのスタンス

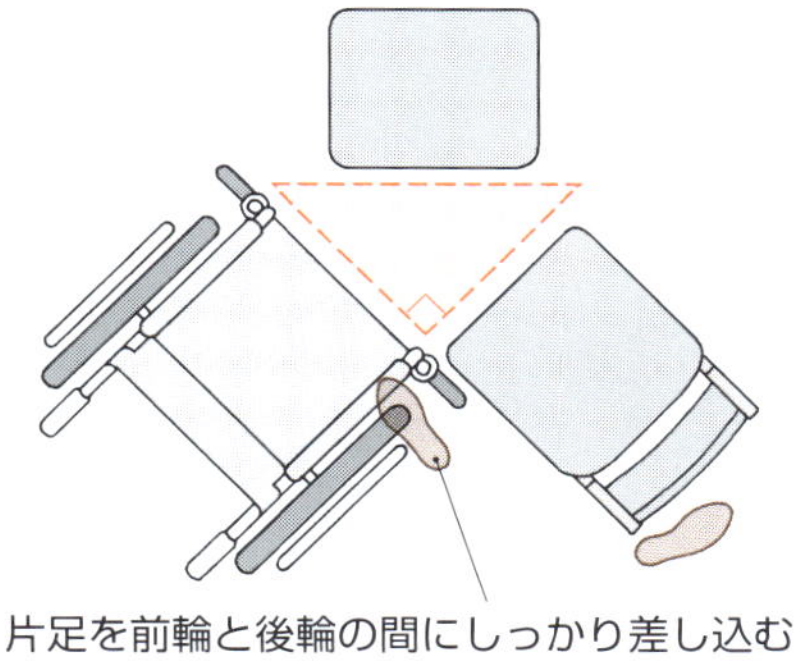

片足を前輪と後輪の間にしっかり差し込む

深座りのときのスタンス

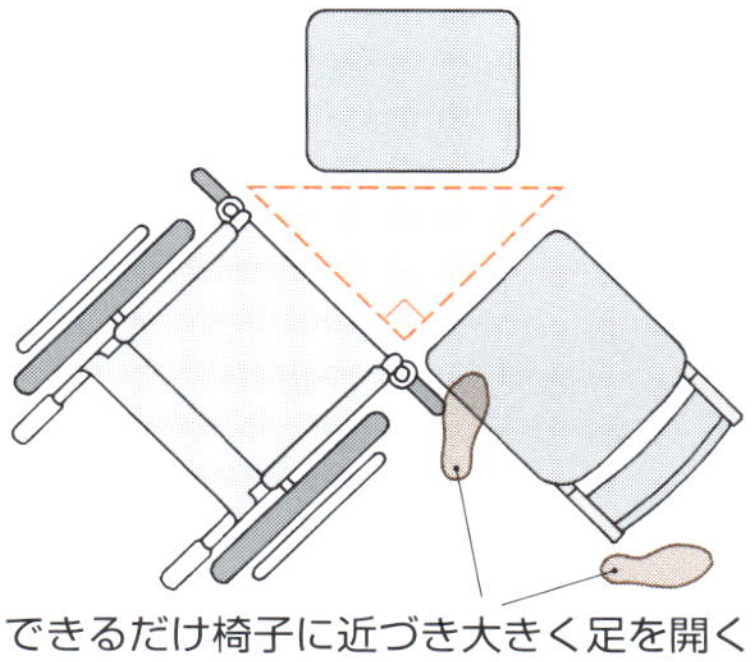

できるだけ椅子に近づき大きく足を開く

移乗介助の手順を確認しよう

配置の準備
手をつく台、または手すりを用意し、基本の直角三角形をつくる

→ **本人の準備**
体を起こし台に手をつく、または手すりを掴む、両足を引く

→ **まず浅座り**
足を移乗にふさわしい位置に置く

→ **移乗は3動作で行う**

① **お尻が浮く**
十分前かがみになり、手足に体重移動したらお尻が浮く

② **90度回転**
バランスがとれた姿勢で90度回転する

③ **ゆっくり着座**
回転しきってから、ゆっくり静かに着座する

→ **改めて深座り**

「移乗する」を介助する①

車イスから椅子へ移乗する②

移乗は３動作で行う		
	① お尻が浮く	十分前かがみになり、手足に体重移動したらお尻が浮く
	② 90度回転	バランスがとれた姿勢で90度回転する
	③ ゆっくり着座	回転しきってから、ゆっくり静かに着座する

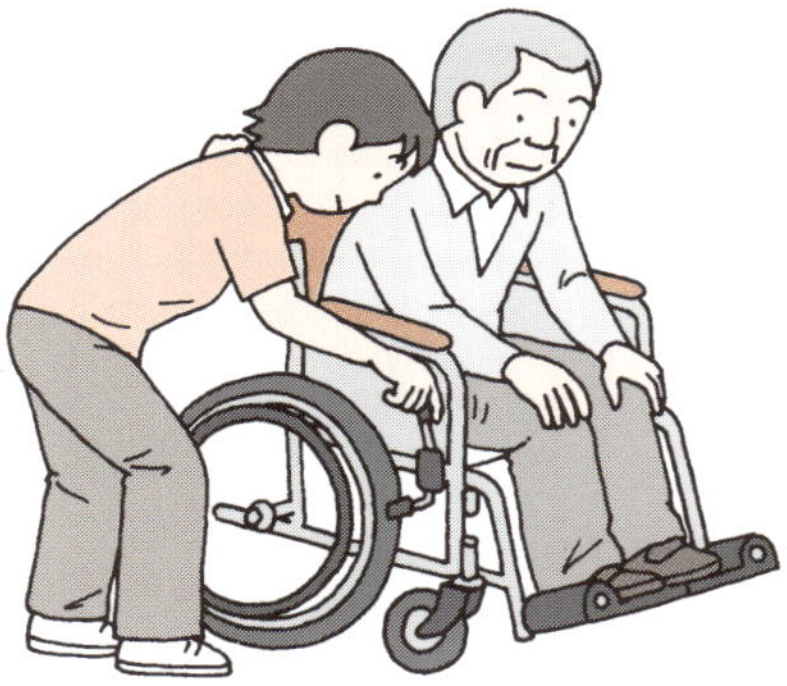

①車イスにブレーキをかけ、タイヤが動かないか確認する

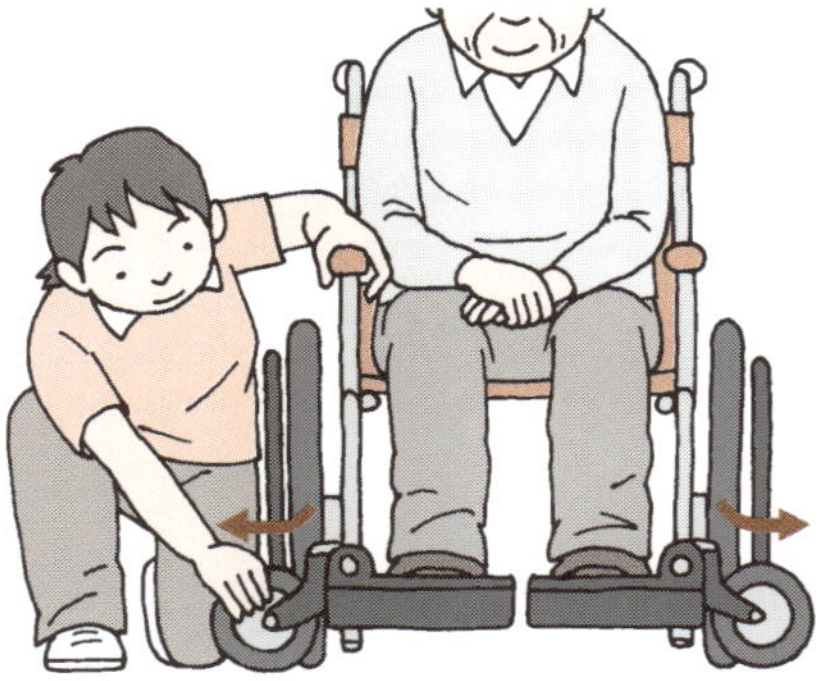

②前輪は動かないように、外側に向ける

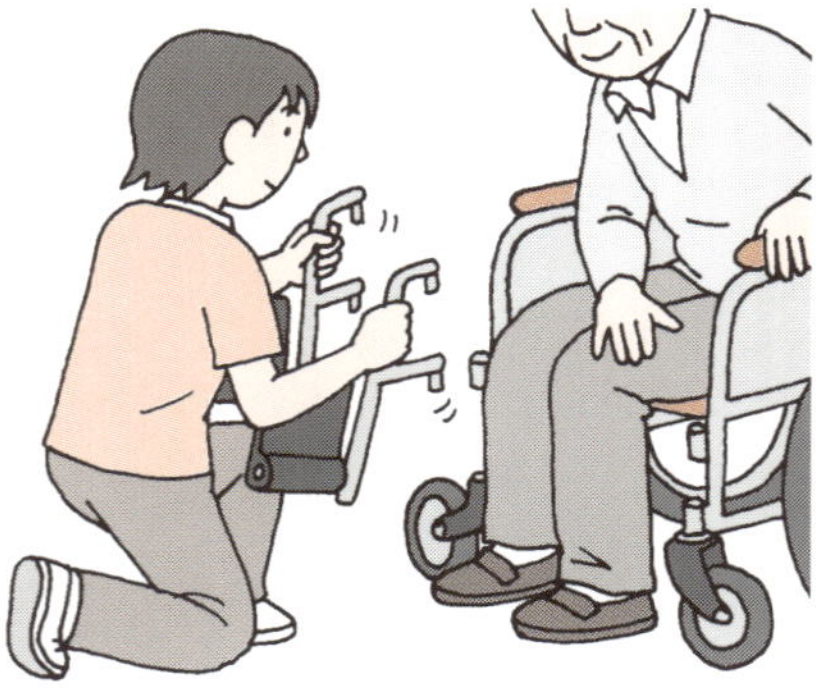

③フットサポートを外す。外れなければしっかりたたんだうえでカバーをかけるとより安心

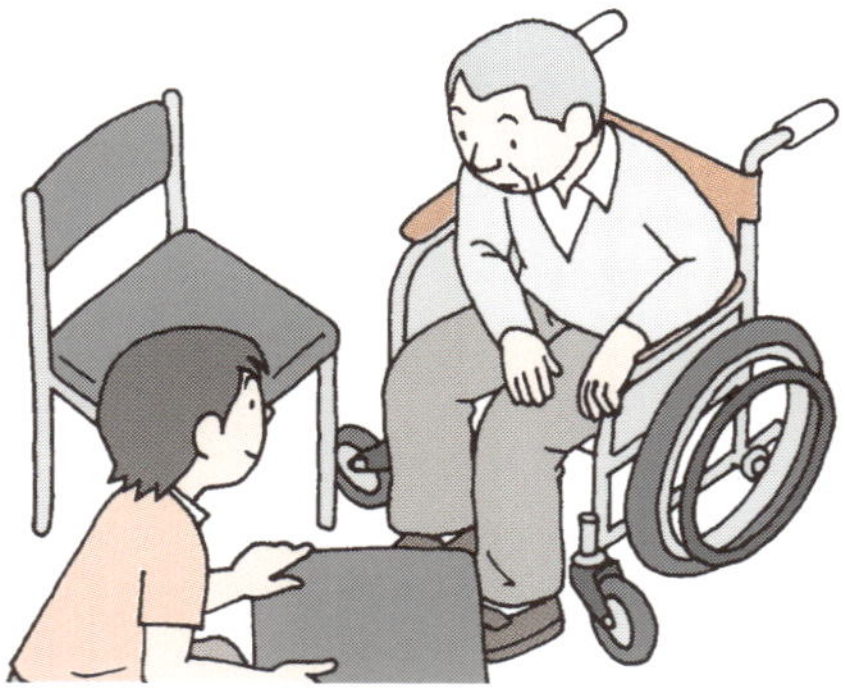

④直角三角形になるよう、椅子と台を配置する

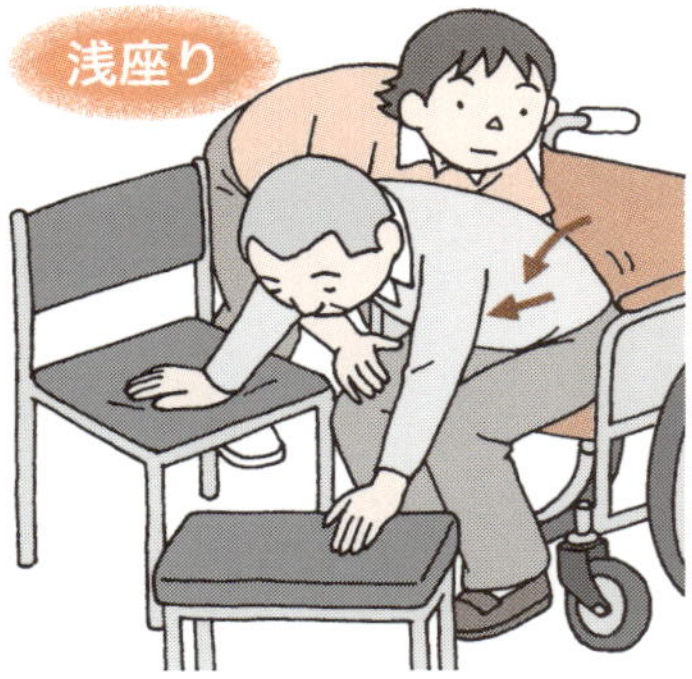

⑤左手は台、右手は椅子の座面についてもらい、まずは浅座り。利用者のお尻を両手で、または右手はひざ、左手はお尻を支えて前かがみを促し、浅座りになってもらう

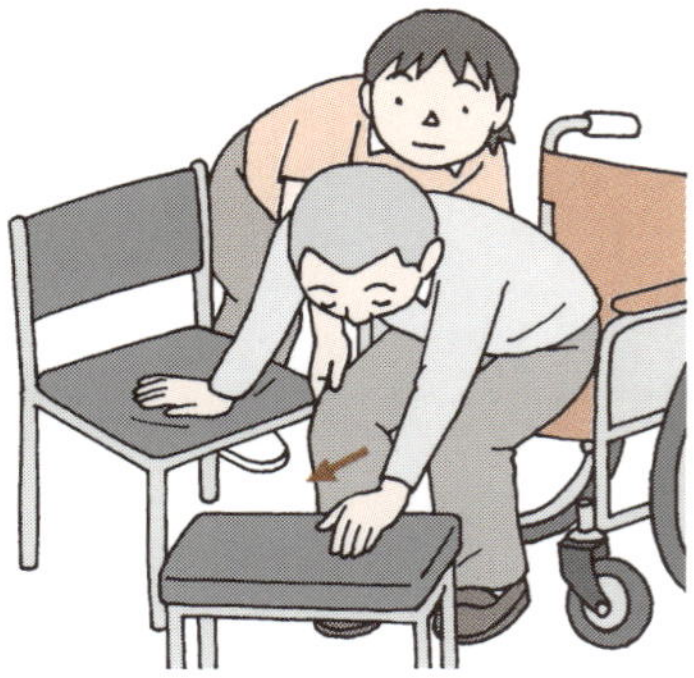

⑥移乗する椅子側の足は、ひざ関節が約90度になるよう前に出し、もう片方の足は引いたままにする。両足とも移乗するほうへかかとを少し回しておく

手をお尻の下に差し入れるときのポイント

お尻を下支えするためには、お尻の下（坐骨結節）までしっかり手を差し入れる必要があります。しかし、利用者がどっしり座っている状態では、手をお尻の下へ差し入れることができません。中途半端な位置に手を添えて持ち上げようとするのではなく、①まずは介助者の体全体で前かがみを促す、②お尻が浮き始めたら素早く手を差し入れる……というようにすると、坐骨結節をしっかり下支えできる場所に手を添えることができます

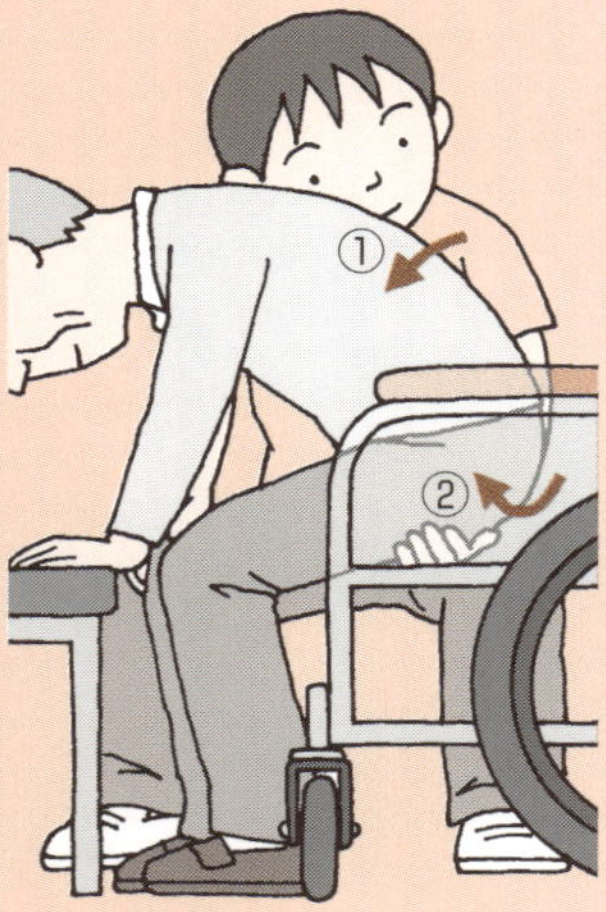

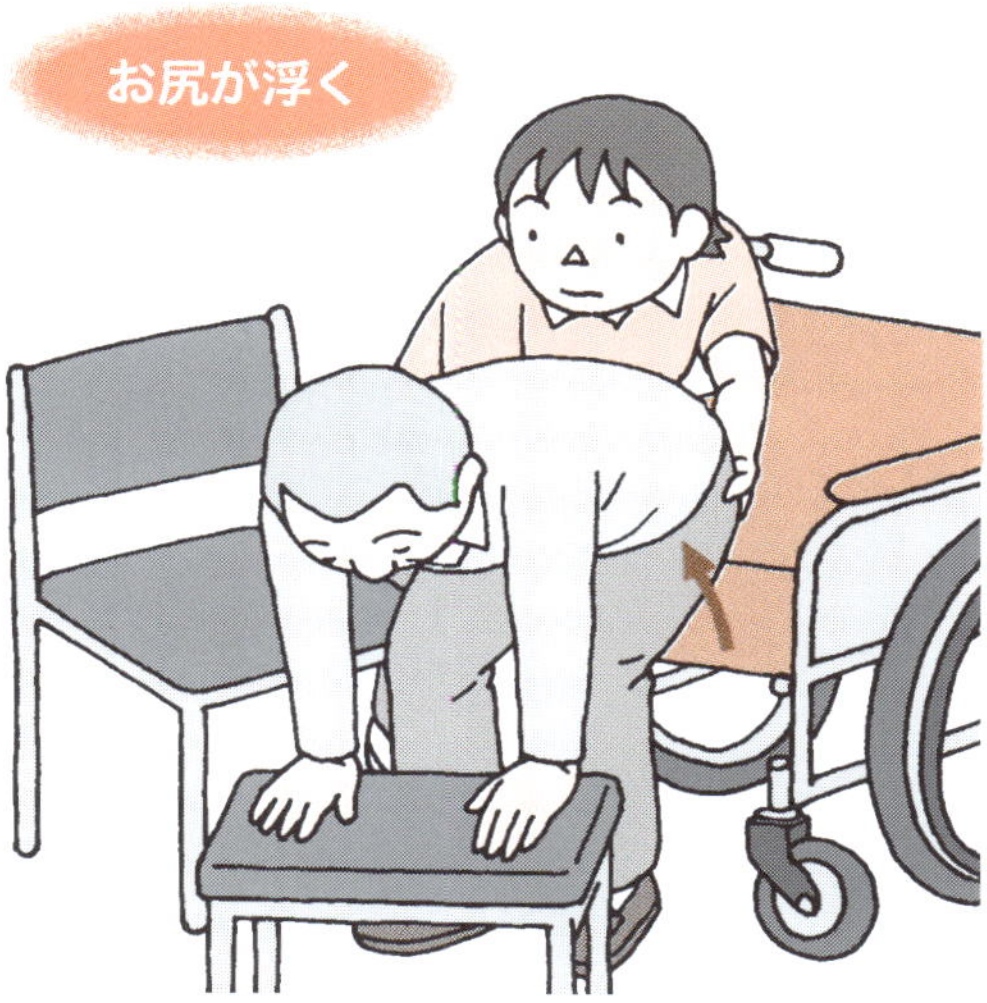

⑦ 介助者が前かがみを促し、足と手にしっかり体重を乗せるとお尻が浮く

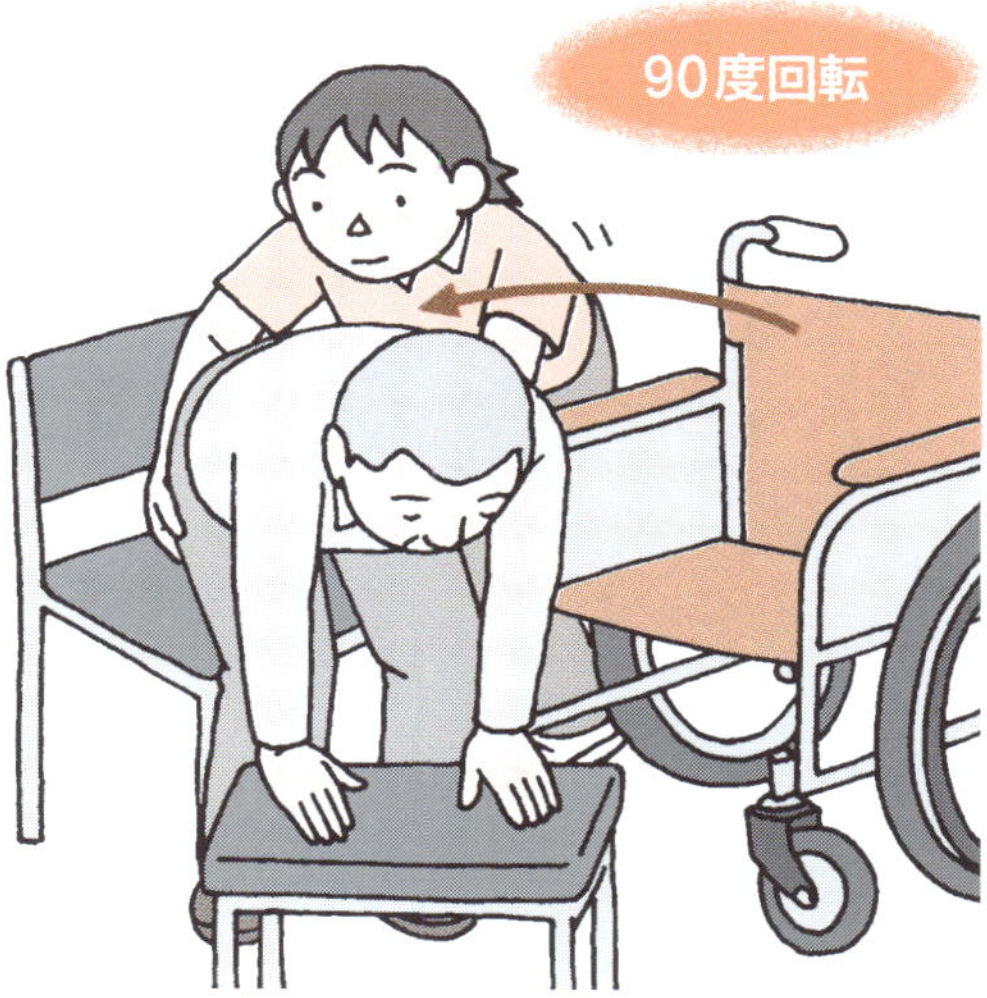

⑧ 手足に体重が乗りバランスがとれたら（よく軸ができたら）ゆっくり90度回転する。介助者はこのとき、90度回転しきるまで利用者のお尻の高さが変わらないよう、しっかり下支えする

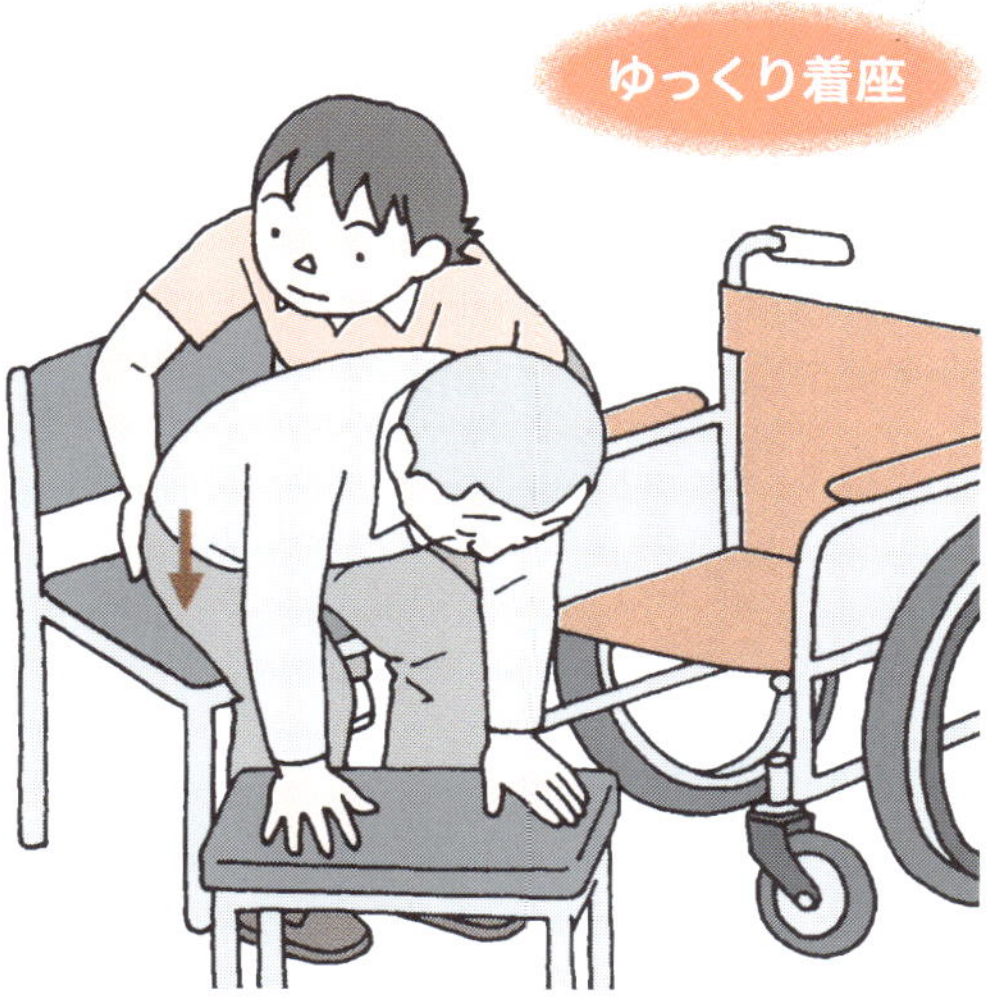

⑨ 90度回転しきってから、しっかり下支えをしてゆっくり静かに着座。このとき、前かがみの姿勢を保ったまま少し浅めに座るのがポイント

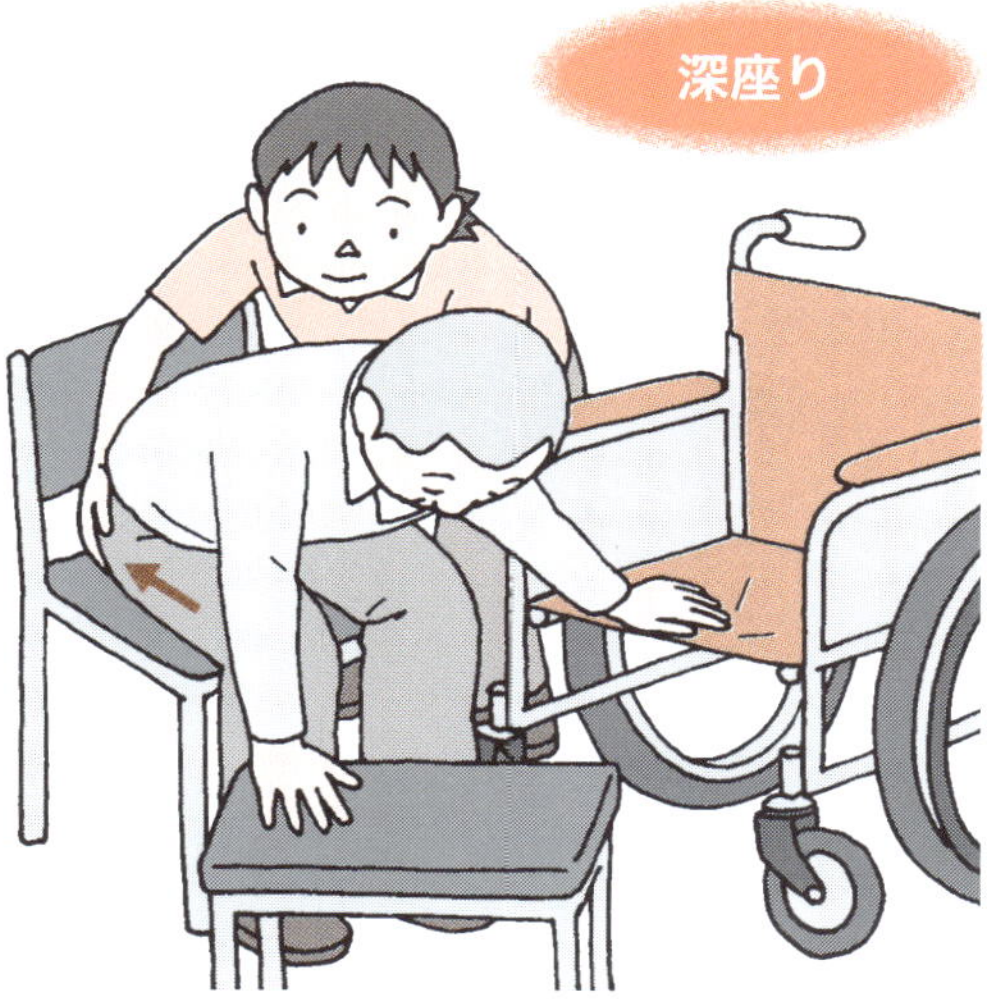

⑩ 右手は台、左手は車イスの座面についてもらい、両足をしっかり引いてもらったら、改めて深座りをする

車イスのアームサポートを掴む移乗方法は危険なのでおすすめできません

自分である程度動け、かつ車イスのアームサポートを押すように（上から体重を乗せるように）使うことができる人なら、アームサポートを使って移乗することに問題はありません。しかし、アームサポートを掴んで手前に引くような動作をする人は、車イスが動いてしまいとても危険です。また、アームサポートに手をつくと、顔が手のほうを向きお尻が逆を向いてしまうので、そこから大きく回転して移乗するのは、バランスを崩すリスクも高く、危険かつ難しい動作になってしまいます。ですから、介助を必要としている人にあえて危険かつ難しい方法をすすめる必要はありません。基本どおり、直角三角形の斜辺に置いた台に手をつき、しっかり前かがみになってから移乗するという方法が、安全かつ合理的な動作なのです

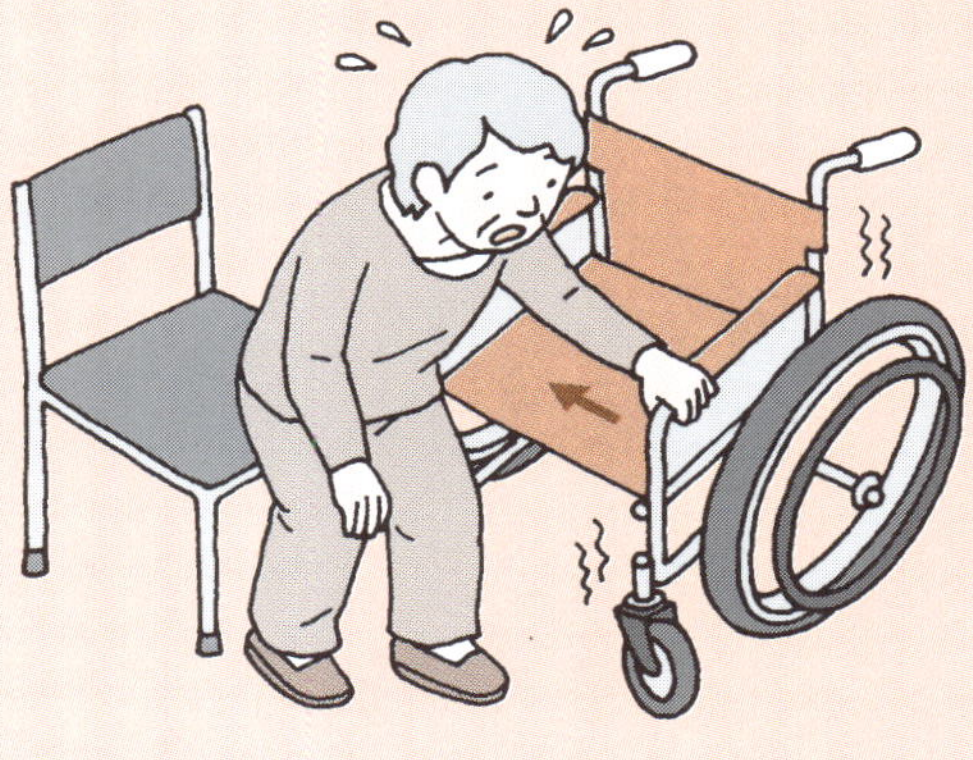

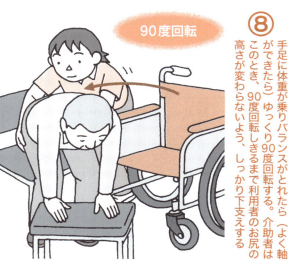

「移乗する」を介助する②

食事のときはテーブルを使うとより楽で安全です

不適切な介助方法

応用／テーブルの前で、車イスから椅子へ移乗する

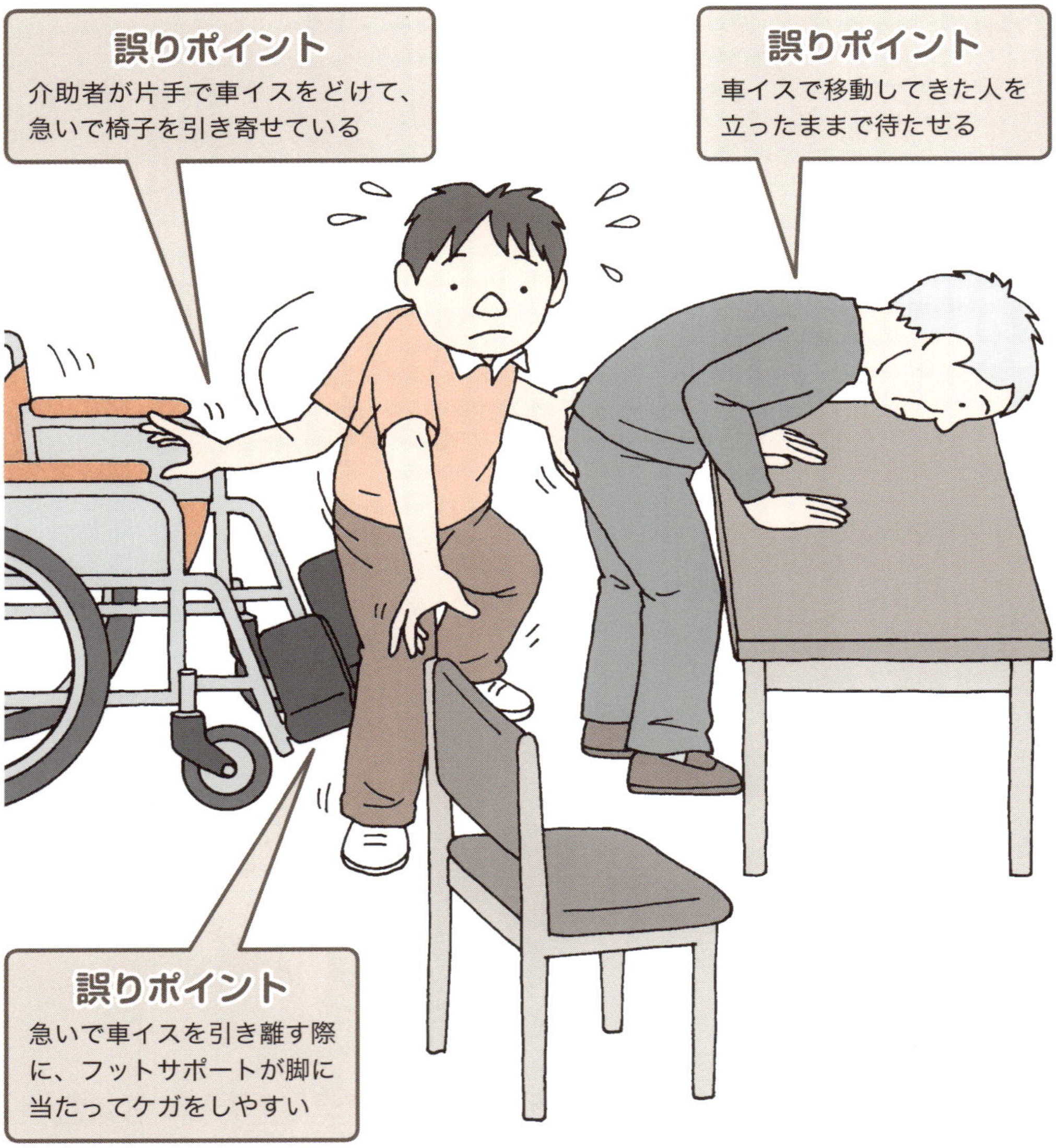
誤りポイント
介助者が片手で車イスをどけて、急いで椅子を引き寄せている
誤りポイント
車イスで移動してきた人を立ったままで待たせる
誤りポイント
急いで車イスを引き離す際に、フットサポートが脚に当たってケガをしやすい

立たせている間の差し替えは禁止！

上のイラストのように、利用者を少しの間立たせておいて、後ろで車イスから椅子に差し替えをしている施設はありませんか。これは、絶対にやってはいけない介助方法です。

お年寄りが立って歩いてきた人であれば、「少しの間立っていられる」保証があります。しかし、通常きちんと歩けないから車イスで来たのであって、歩けない人に立っていられる保証はありません。介助者が急いで差し替えをしている間に力尽きて床にくずれ落ちたり、認知の誤りで座ろうとしてしまったら大変危険です。介助者は片手で作業していますから、いざというときに支えきれません。

移乗介助での差し替えは、絶対にしてはいけません。

テーブル前での移乗介助のポイント

① テーブルの端と椅子の前の位置が一緒になるように置く

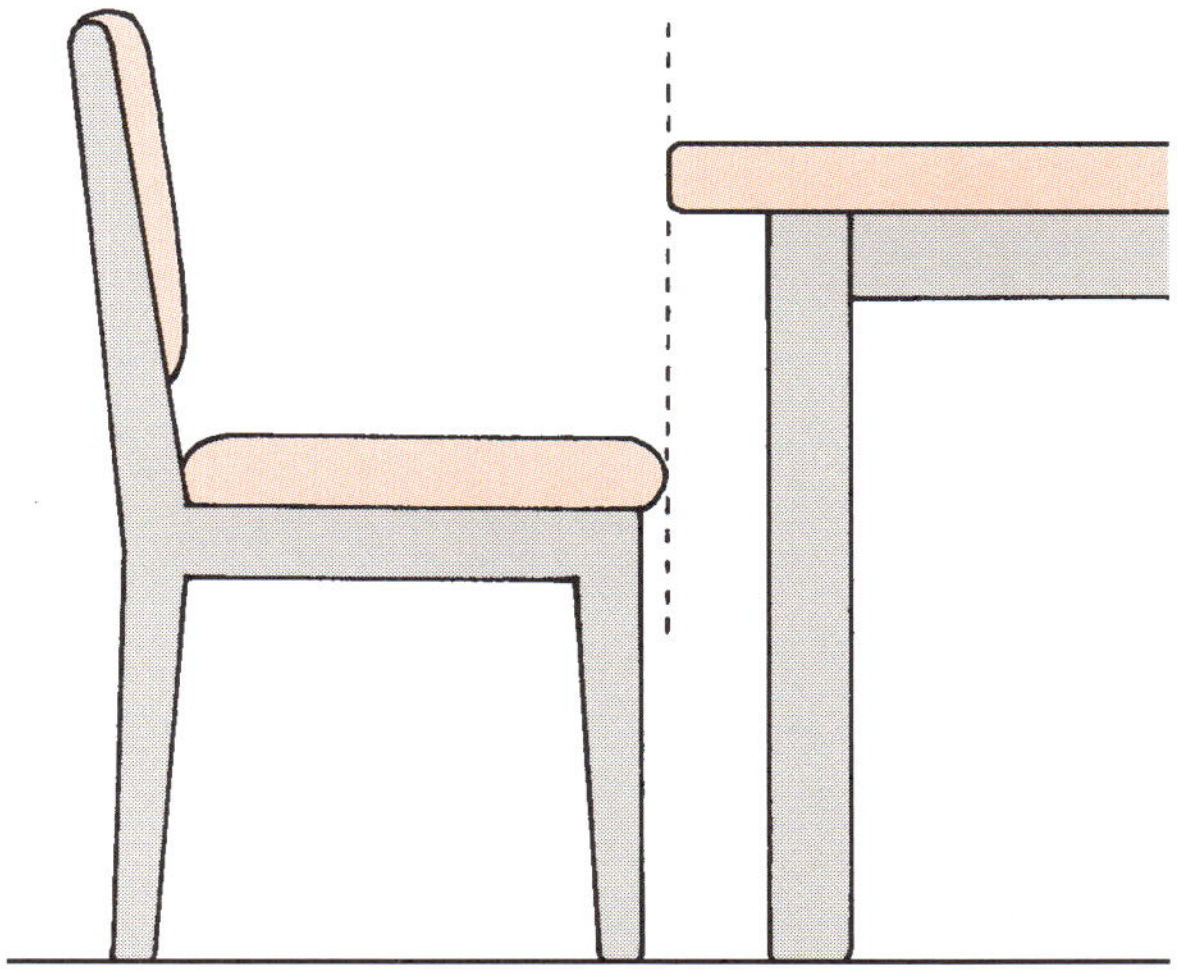

テーブルに対して適切な位置に座ってもらうためには、最初に椅子をセットする位置が大切です。まず、テーブルの端と椅子の前部分が上から見たら重なり合うように椅子を置きましょう

② 椅子の脚一点を軸にして回転させ、車イスと直角三角形をつくる

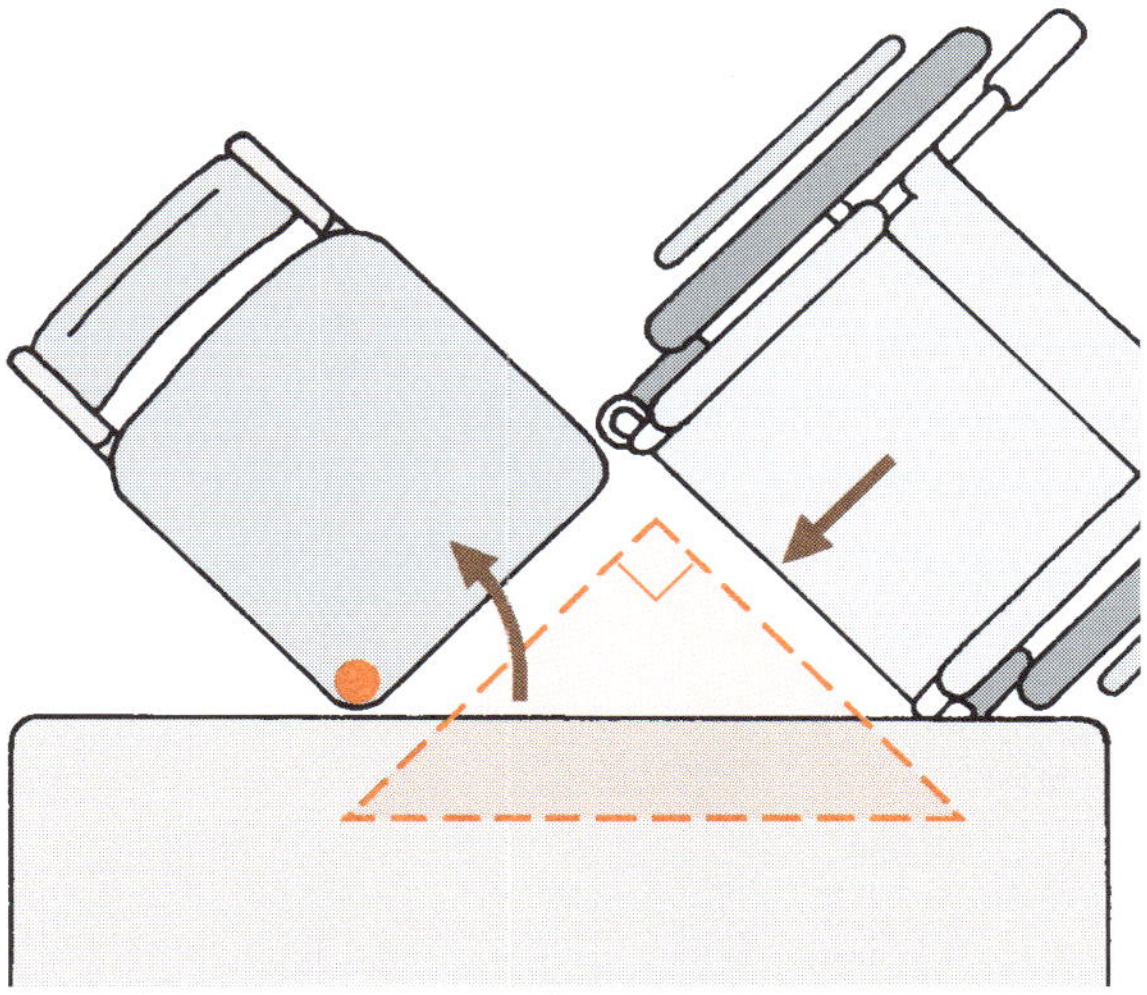

次に、①でセットした椅子の脚一点を軸にして約45度回転させて車イスを入れるスペースをつくり、そこに利用者が乗った車イスを差し入れます。こうすることで、基本の移乗とまったく同じように車イス・椅子・テーブルで直角三角形をつくるのがポイントです

2人がかりでも差し替えは禁止！

1人介助で差し替えが危ないとしても、2人がかりでやれば大丈夫ではないかと考える人がいるかもしれません。しかし、これは2人がかりでも危険なやり方なので禁止です。

たとえば、車イスと椅子を差し替える人が慌てて車イスをどけている間に利用者が大きく動けば、支えきれずに転倒してしまうことも考えられます。そもそも、この抱き上げるような姿勢は、重心の位置が高いので動いたら倒れやすいのです。

人間は物ではないので、当然動きます。利用者に認知症があれば、なおさらじっとしていられません。移乗介助するときは、動いても安全なやり方を採用すべきです。

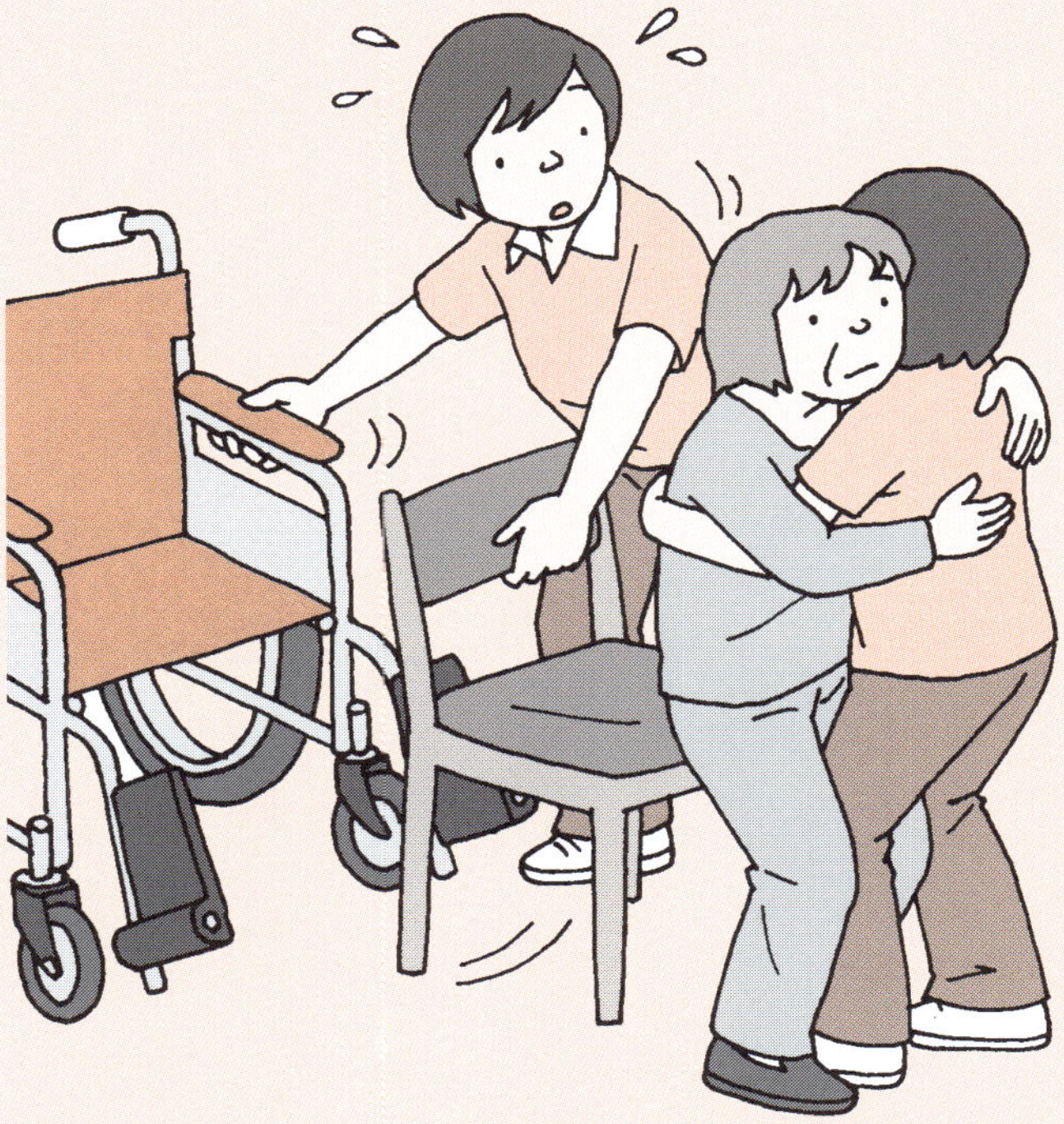

「移乗する」を介助する②

テーブルの前で車イスから椅子へ移乗する

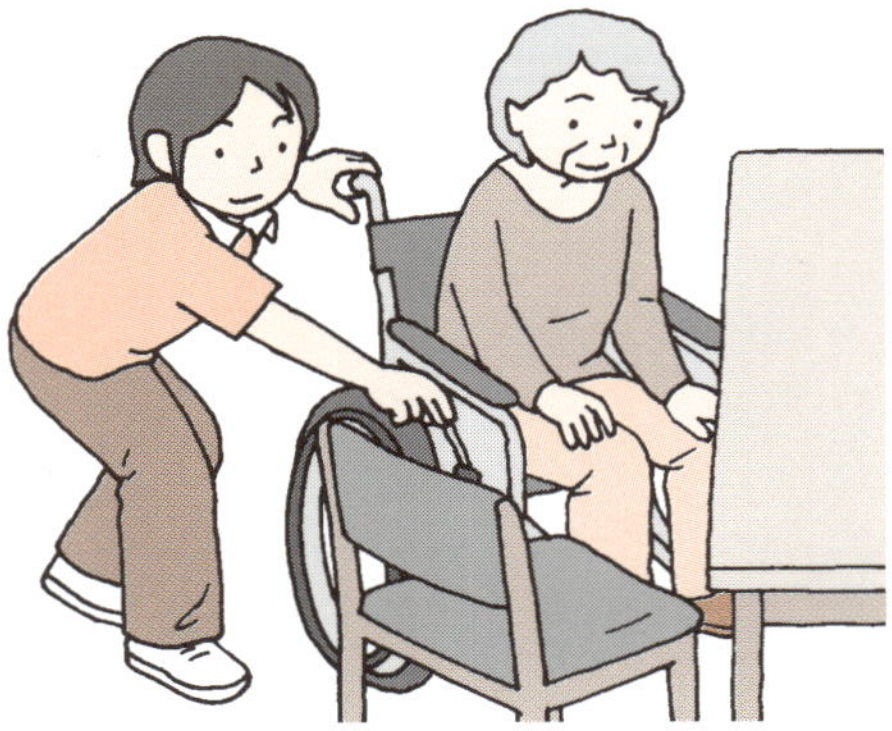

①車イスにブレーキをかけ、固定する

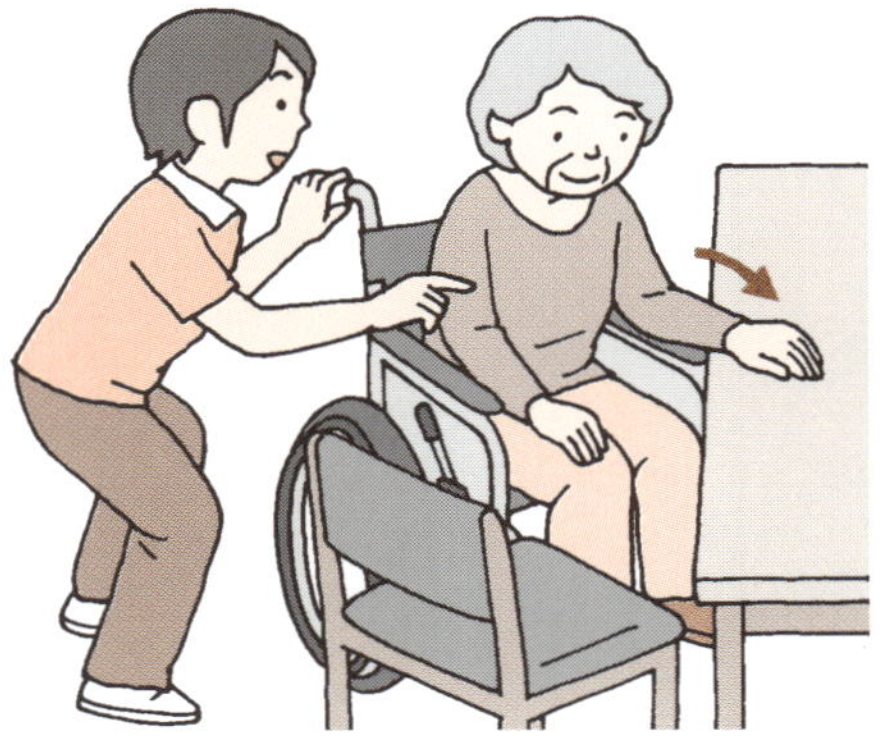

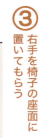

②左手のひじをテーブルに置いてもらう

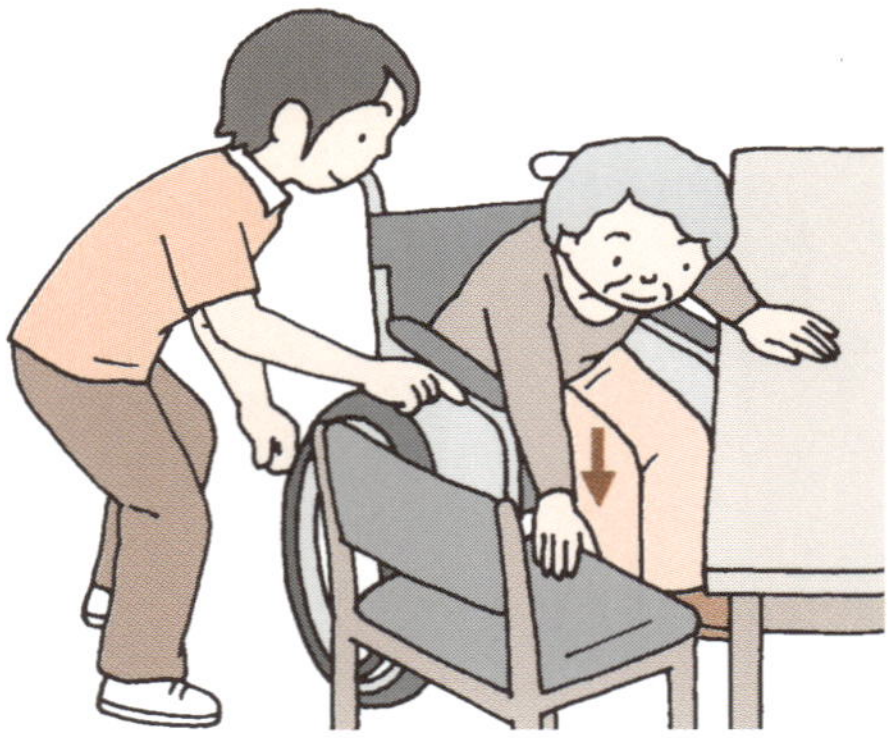

③右手を椅子の座面に置いてもらう

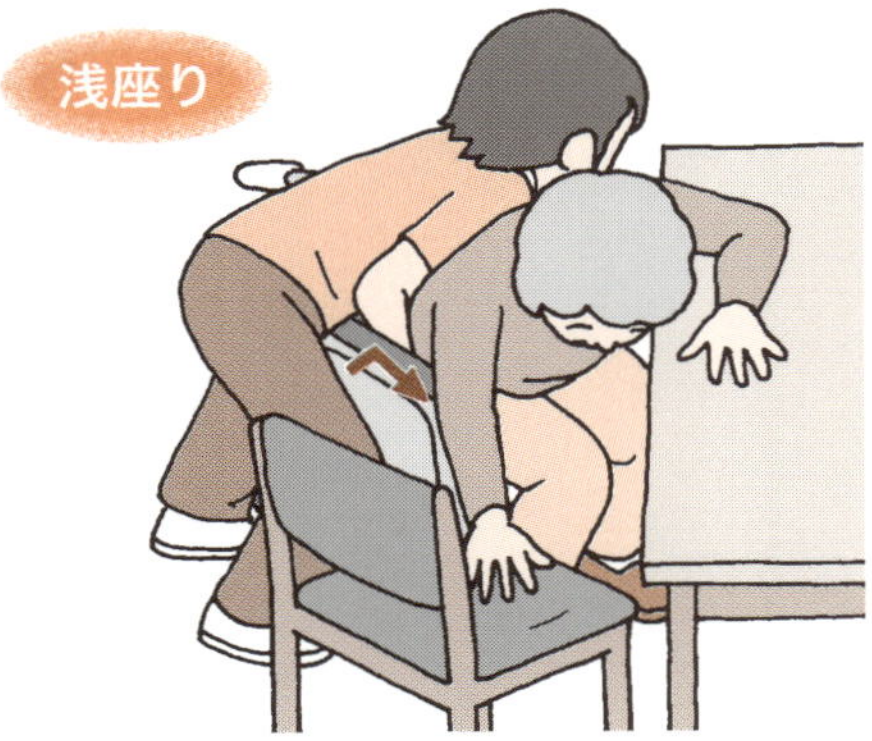

④おじぎをしながら腰を浮かせ、浅座りになる

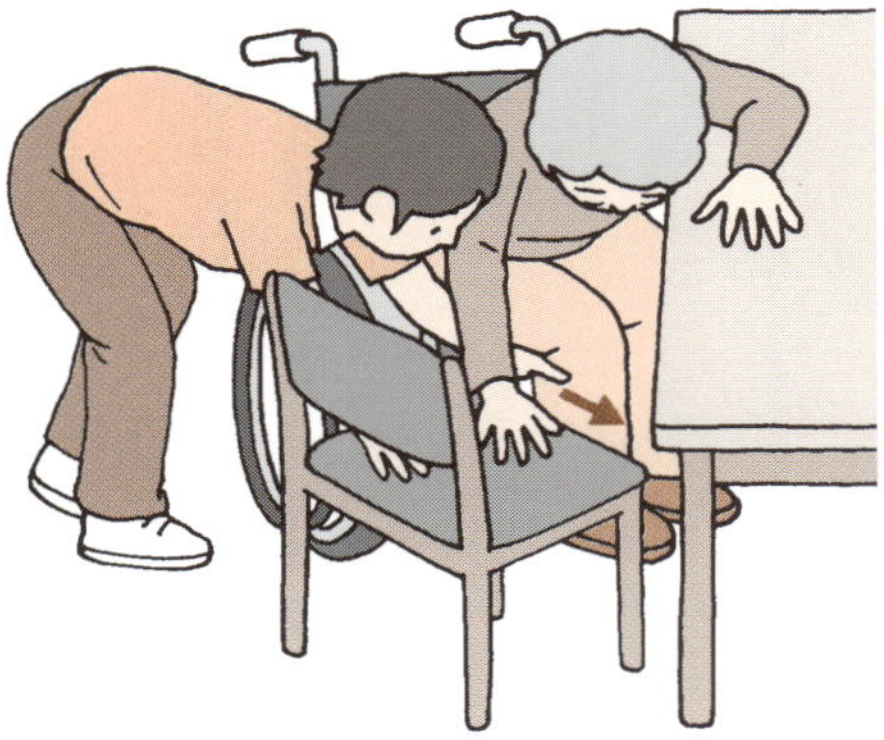

⑤移動しやすいように、足を前に出してもらう

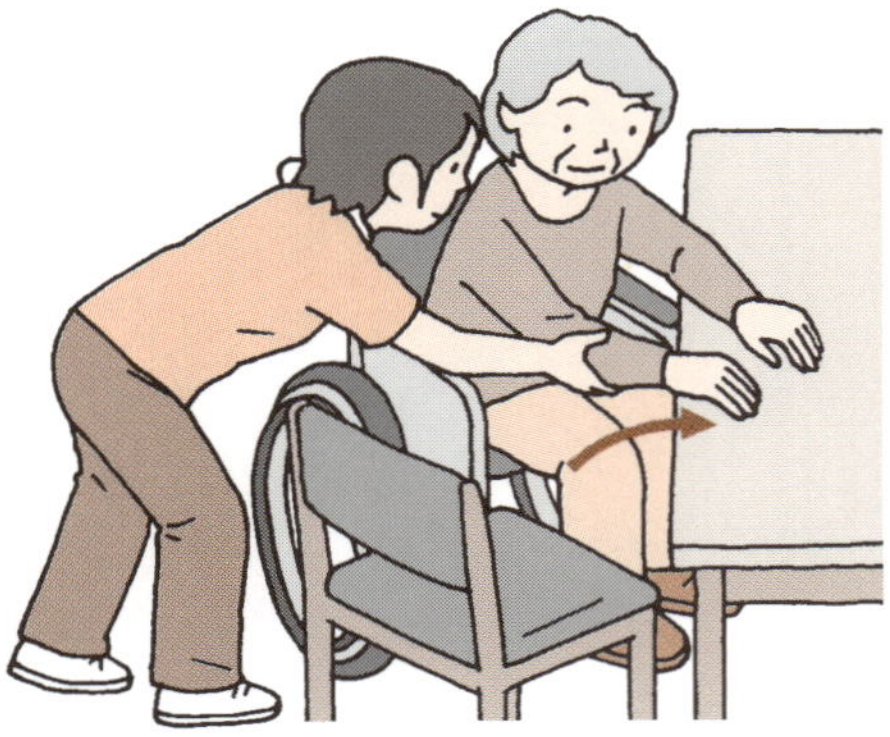

⑥右手をテーブルに置いてもらう

移乗をくり返して筋力を保とう

テーブルを前にした移乗は、食事の前後で重宝する介助方法です。こう言うと、「食事をするのは車イスのままのほうが便利だから移乗させたくない」と思う人もいるかもしれません。しかし、この介助方法を知ることで、食事のたびに車イスから椅子に移乗させる施設が増えてほしいと思います。

すると3食と3時のおやつを含めて、お年寄りは一日に最低8回、足を踏ん張るチャンスが得られます。この「足を踏ん張って移乗する」行為を毎日何度もくり返すことで、自立的な生活を送るために最低限必要な筋力が、数年後まで保てるのです。

面倒だと思っても、こうした日々の積み重ねが寝たきりを回避するカギだと言えます。週に1〜2回のPT訓練だけでは、この筋力は保てないのです。

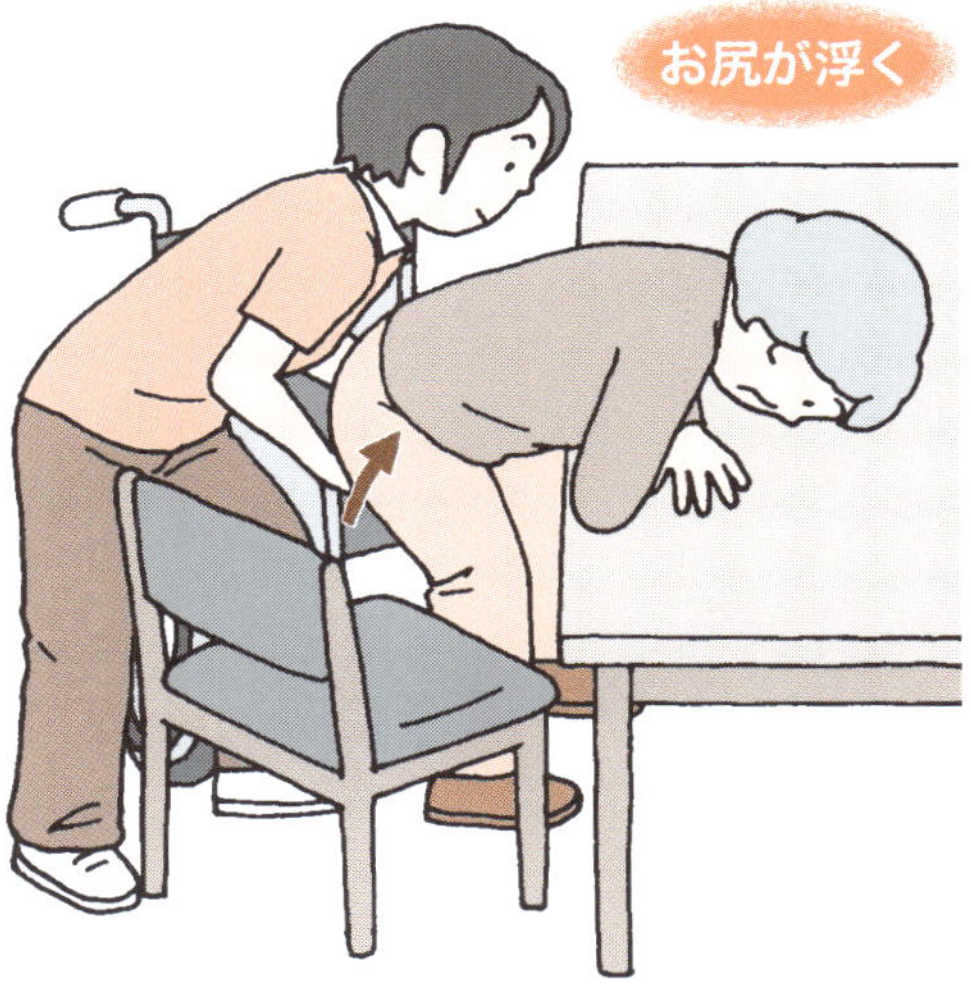

⑦ おじぎをしながら腰を浮かせ、足と前腕（ひじから先）にしっかり体重を乗せる（テーブルに寄りかかるような状態）

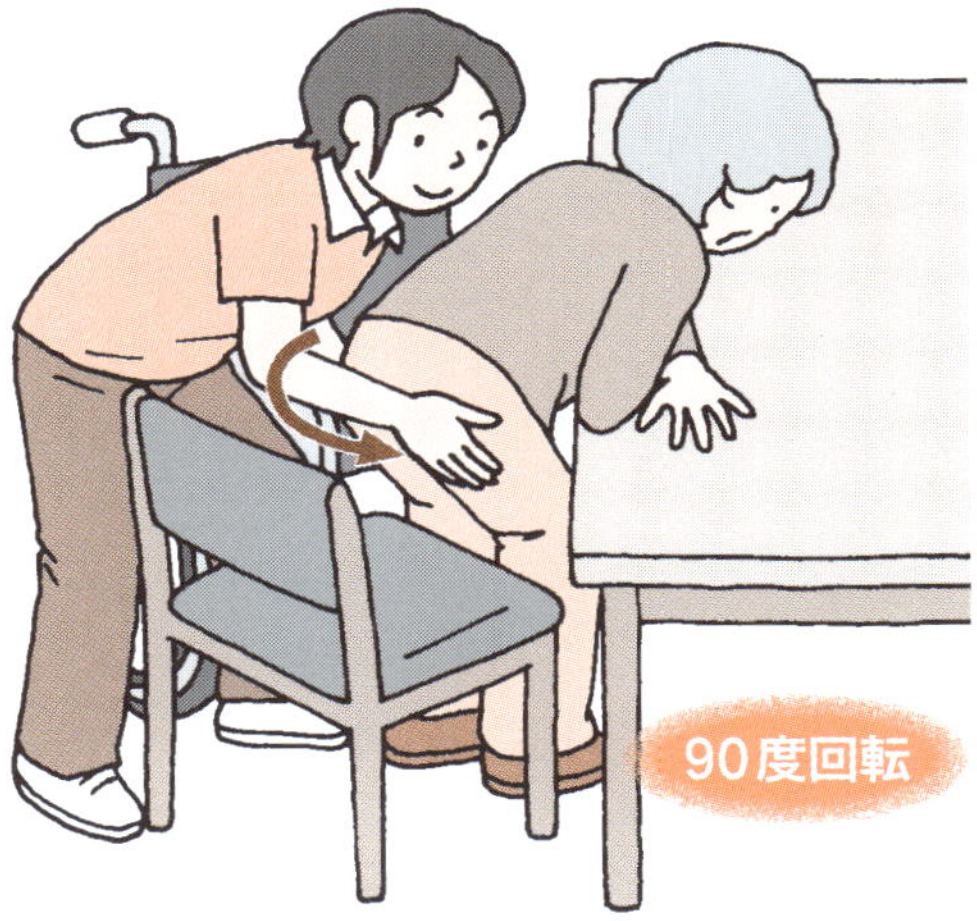

⑧ バランスがとれ軸ができたら、軸を中心に90度回転する

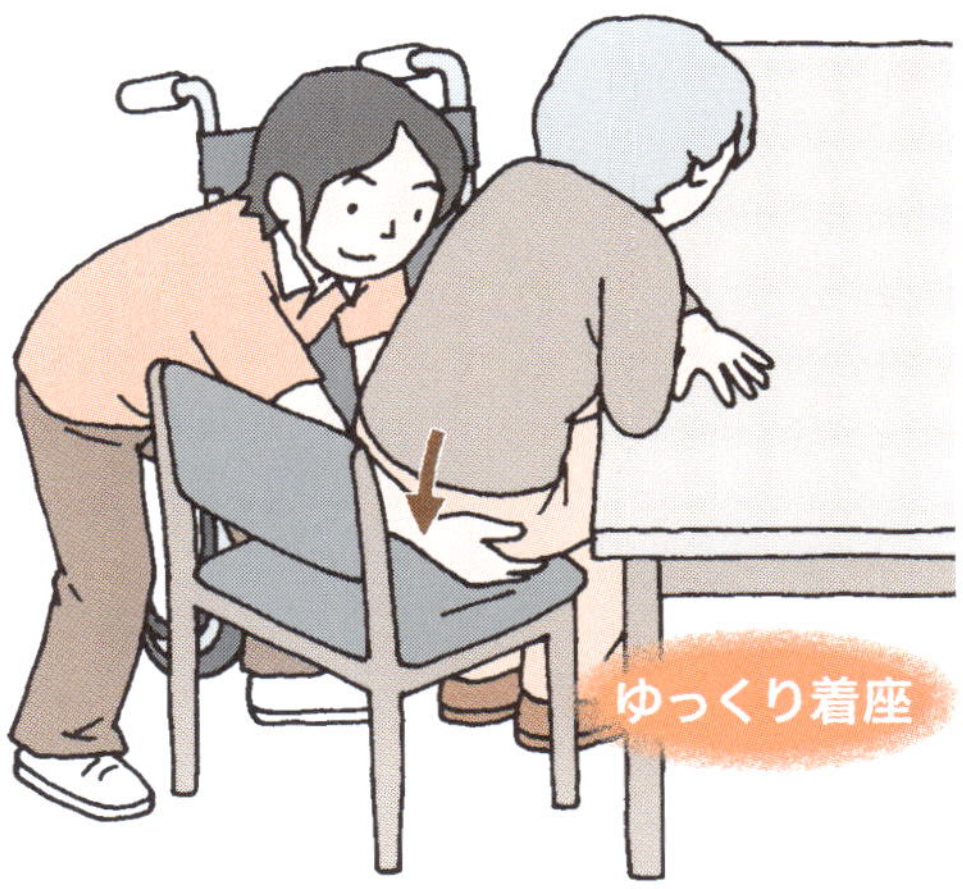

⑨ 椅子にゆっくり静かに腰を下ろす（このときは浅座り）

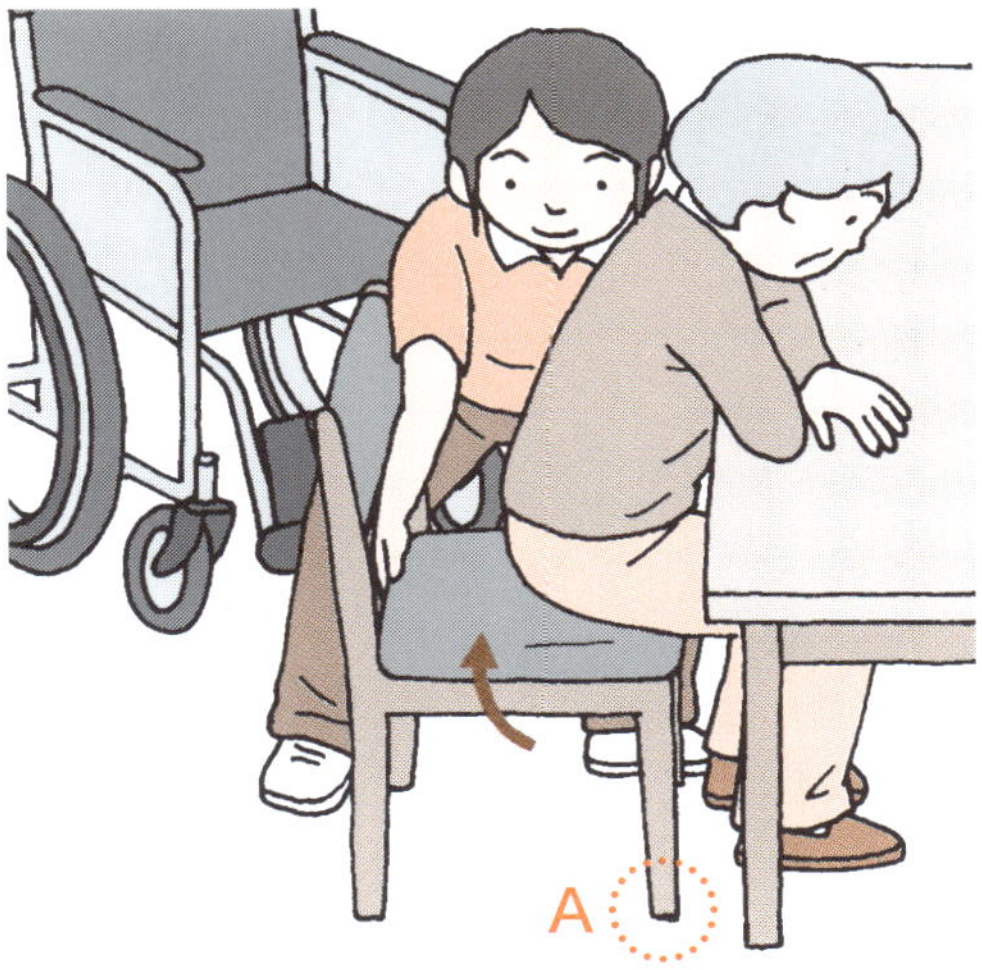

⑩ 車イスを除き、足の位置を直したら、椅子の脚Aを中心に回転させてテーブルの正面に向ける

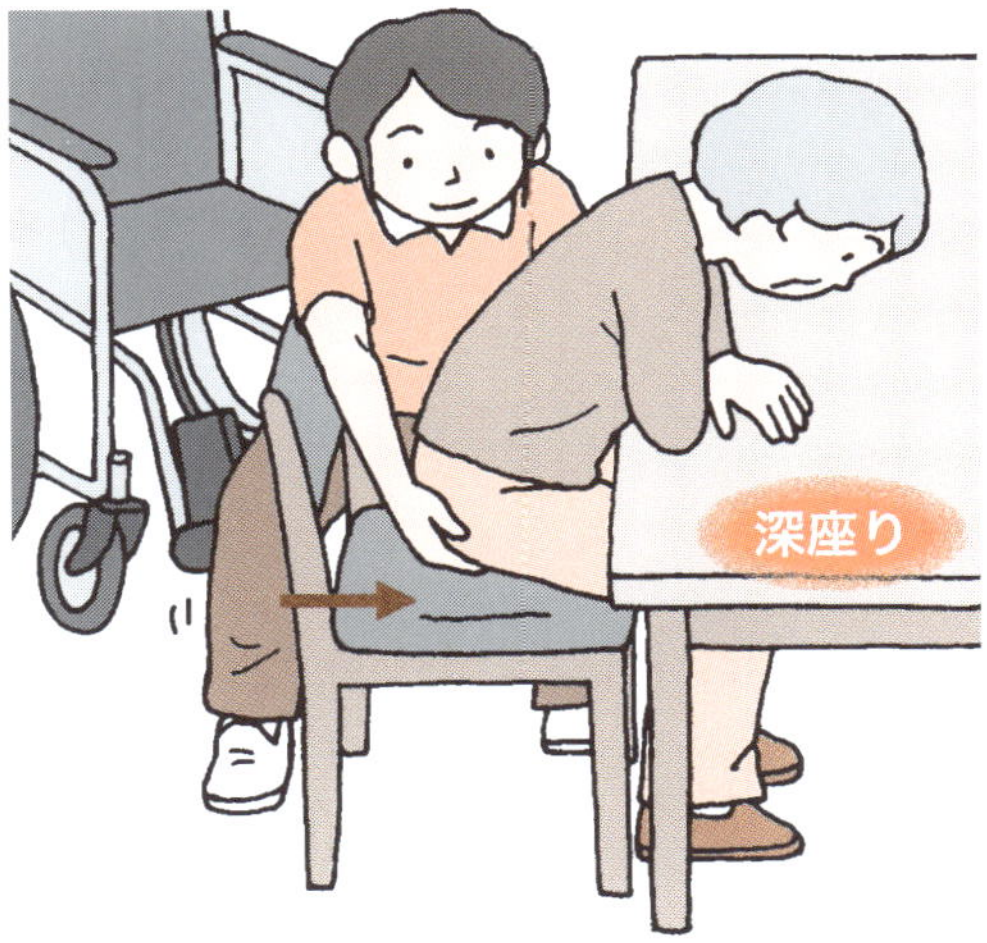

⑪ もう一度おじぎをしてもらいお尻が浮いている間に、介助者は右足の側面で椅子を押し込む

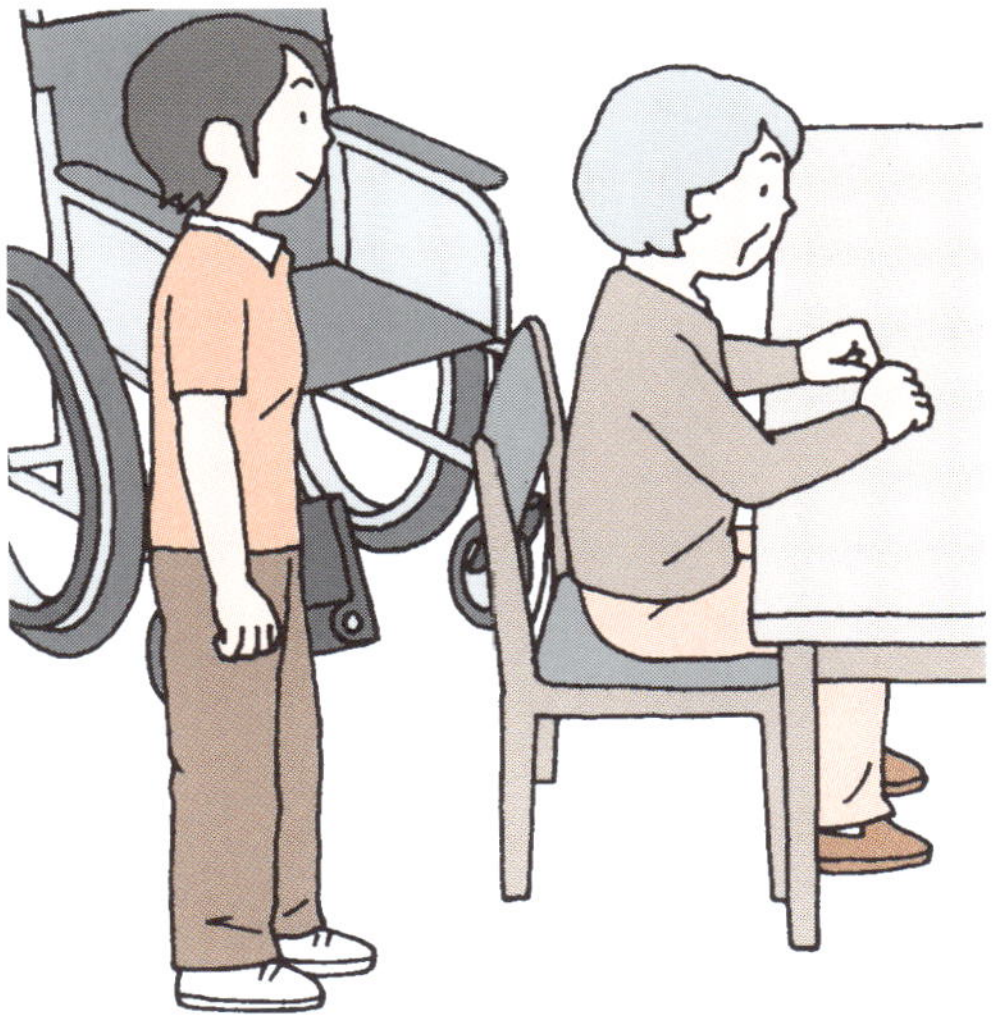

⑫ 食事しやすい座位が完成

「移乗する」を介助する③

毎日必ず行う「ベッド～車イス」間の適切な移乗方法を知りましょう

不適切な介助方法

応用／車イスからベッドに移乗する

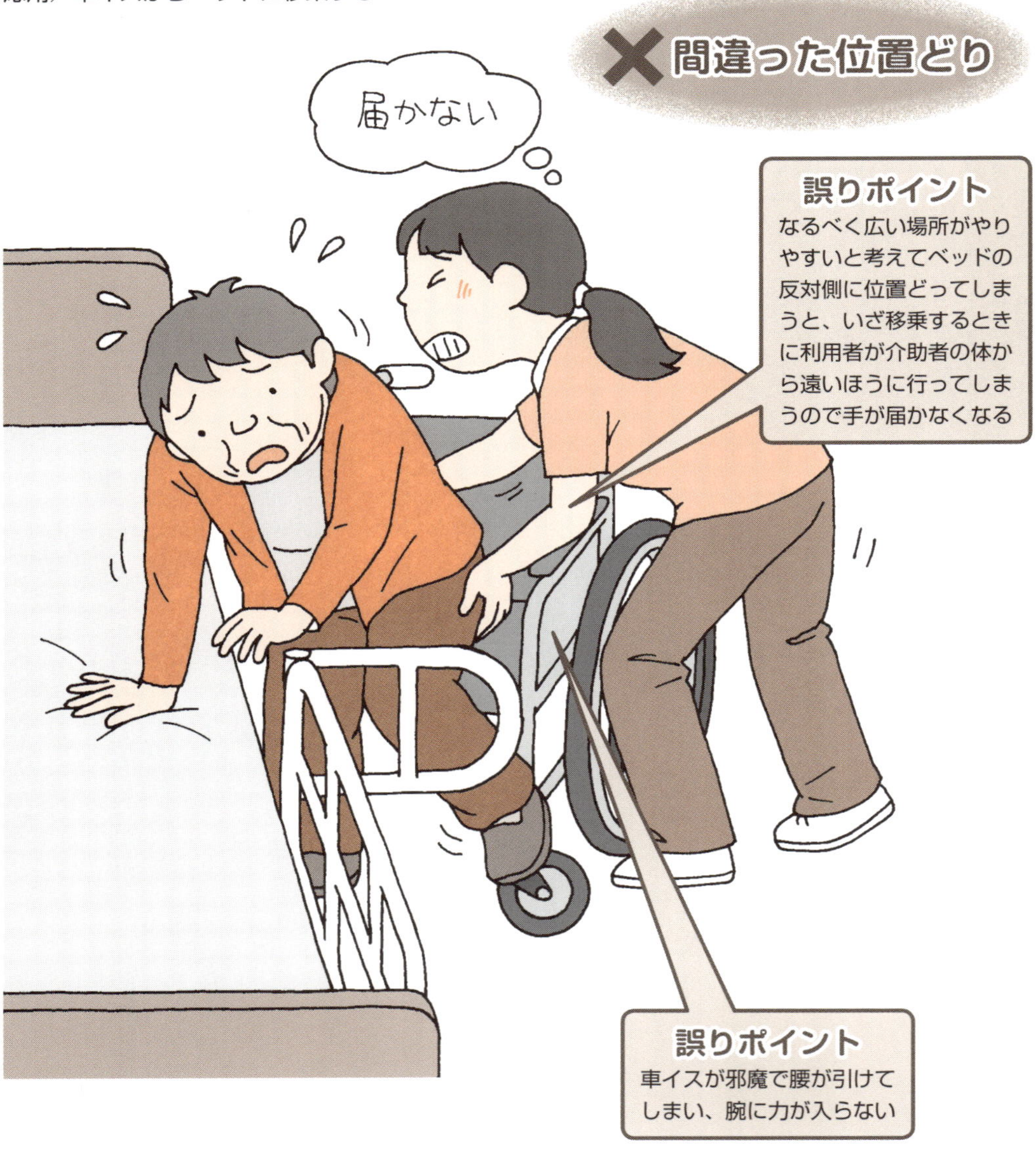
×間違った位置どり
届かない
誤りポイント
なるべく広い場所がやりやすいと考えてベッドの反対側に位置どってしまうと、いざ移乗するときに利用者が介助者の体から遠いほうに行ってしまうので手が届かなくなる
誤りポイント
車イスが邪魔で腰が引けてしまい、腕に力が入らない

意外と難しい介助者の位置どり

移乗の3つ目は、「車イスからベッドへの移乗」です。ベッド周辺での移乗介助は頻度が高いので、適切な介助方法を覚えることが重要になります。

ベッドには「介助バー」と呼ばれる手すりを設置すると、移乗が安全かつ楽になります。ここでは、ベッドと直角に介助バーが設置されている環境での移乗介助をご紹介します。

利用者に手を使ってもらうため、前かがみになるのを邪魔しないために、介助者は決して利用者の前に立ってはいけません。介助バーを使用し、必ず手で掴んでもらいます。と言っても、上のイラストのように車イスの外側に立ったのでは、利用者をしっかり支えることができず、とても危険です。

ベッドへの移乗介助のポイント

○正しい位置どり

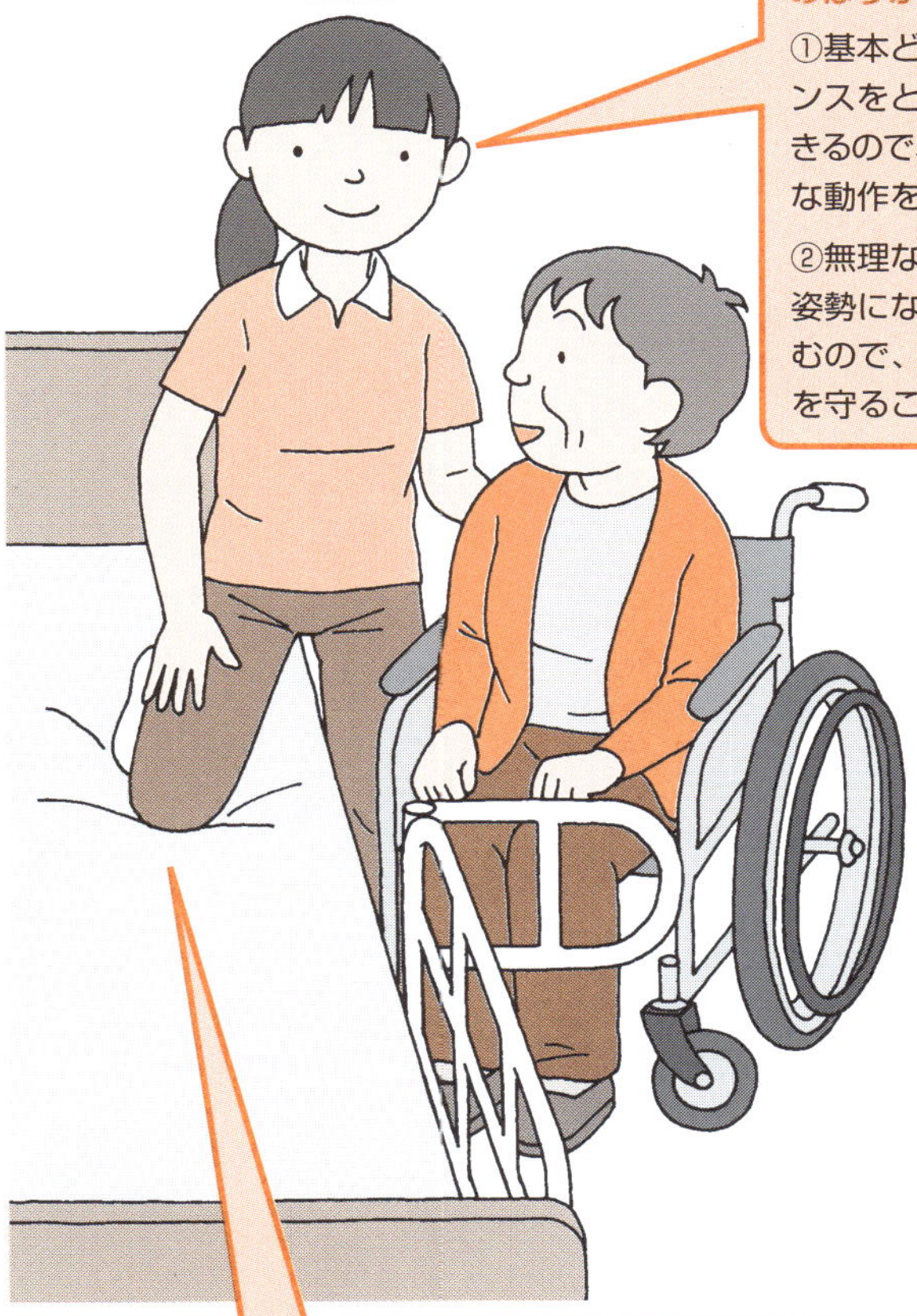

ポイント
一見すると失礼にも思えるが、メリットのほうが大きい

①基本どおりのスタンスをとることができるので、安全で確実な動作を援助できる

②無理な前かがみの姿勢にならなくてすむので、介助者の腰を守ることができる

ポイント
ベッドに片ひざを乗せる。ただし、最低限のルールは必要
- 靴は脱ぐ
- 「失礼します」と声をかける（家族以外は）
- 気になるようならばハンカチかタオルを敷く

基本どおりの直角三角形をつくるのがコツ

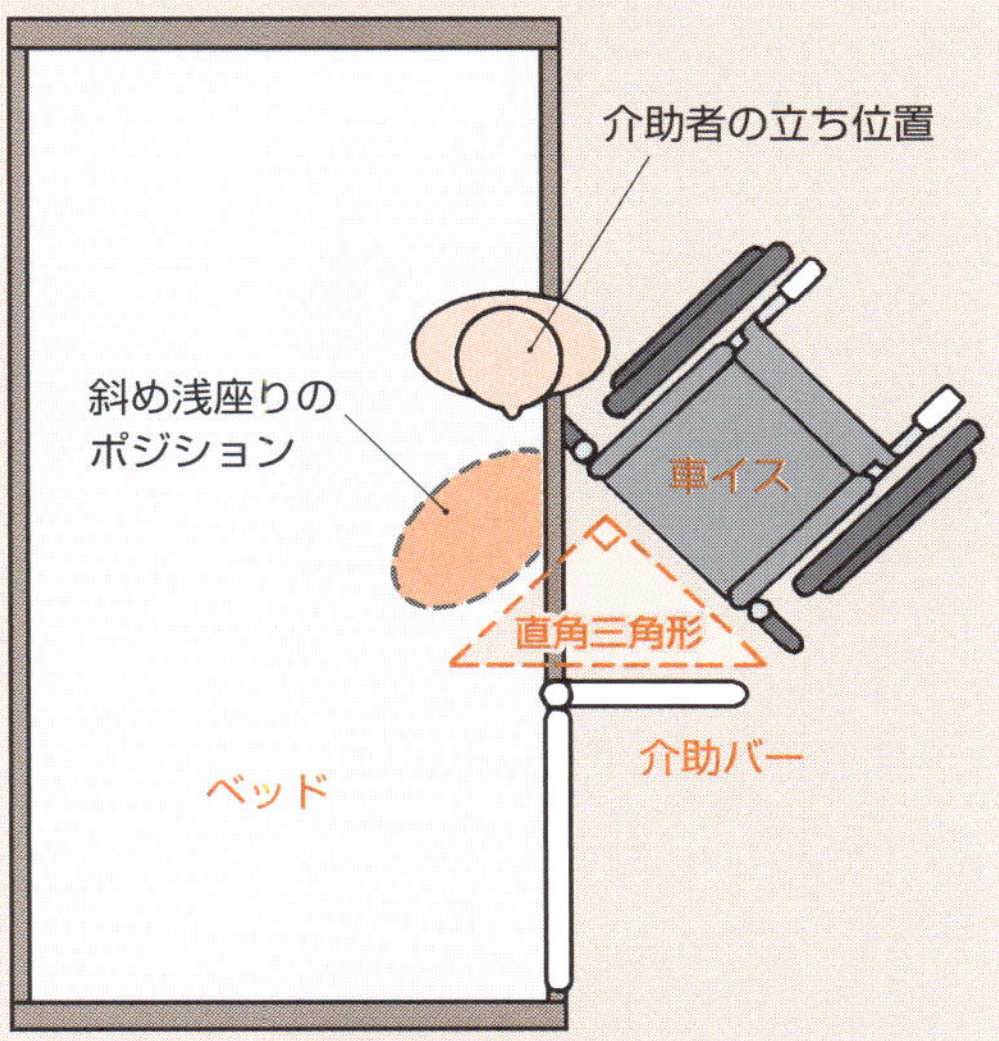

車イスを置く位置と斜め浅座りのポジションについて

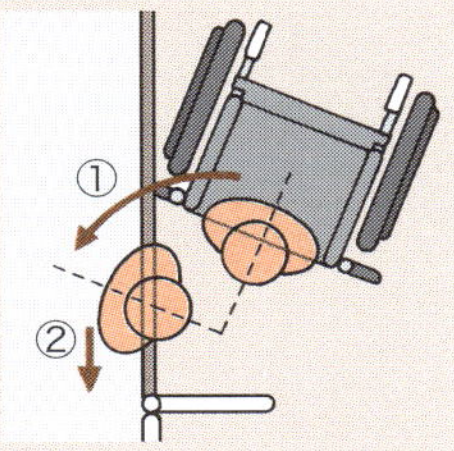

ベッドに対して直角に車イスを置くと、フットサポートが飛び出して危険なうえ、介助者の立ち位置が確保できません。そこで、車イスはベッドに対して少し角度をつけて置くようにします。

ただし、車イスからベッドに移乗するとき、一度に90度以上回転させてしまうと、足首やひざ関節を痛めてしまう恐れがありますので、無理せず基本どおり90度回転してもらうために、①90度回転して「斜め浅座りのポジション」に座ってもらう、②足の位置を直してから改めて介助バーに近い位置に深座りする……という手順で介助します

何より優先すべきは利用者の安全

介助者がいるべき合理的な場所は、上のイラストのように「片ひざをベッドに乗せた場所」です。ひと昔前の介護講習会では「介助者はベッドに乗ってはいけません」と教えられていましたから、違和感のある人もいると思います。しかし、意味もなくひざを乗せるわけではありません。利用者の安全を守り、かつ確実な動作を援助する、必要な手助けをするという明確な目的があります。たとえば、排泄介助のためにトイレに入る、下着の上げ下げをする、入浴介助であれば相手は全裸で、場合によっては陰部に触れるという行為と同様に、介護（援助）をするという目的がある場合は、許される行為なのではないでしょうか。優先すべきは利用者の安全です。

　新人に「どうしてそこでやるのですか？」ときかれたら、「なぜそうするのか、どう安全なのか」を明確に答えられる介護職になりたいものです。

「移乗する」を介助する③

車イスからベッドに移乗する

移乗は3動作で行う

①お尻が浮く
十分前かがみになり、手足に体重移動したらお尻が浮く

②90度回転
バランスがとれた姿勢で90度回転する

③ゆっくり着座
回転しきってから、ゆっくり静かに着座する

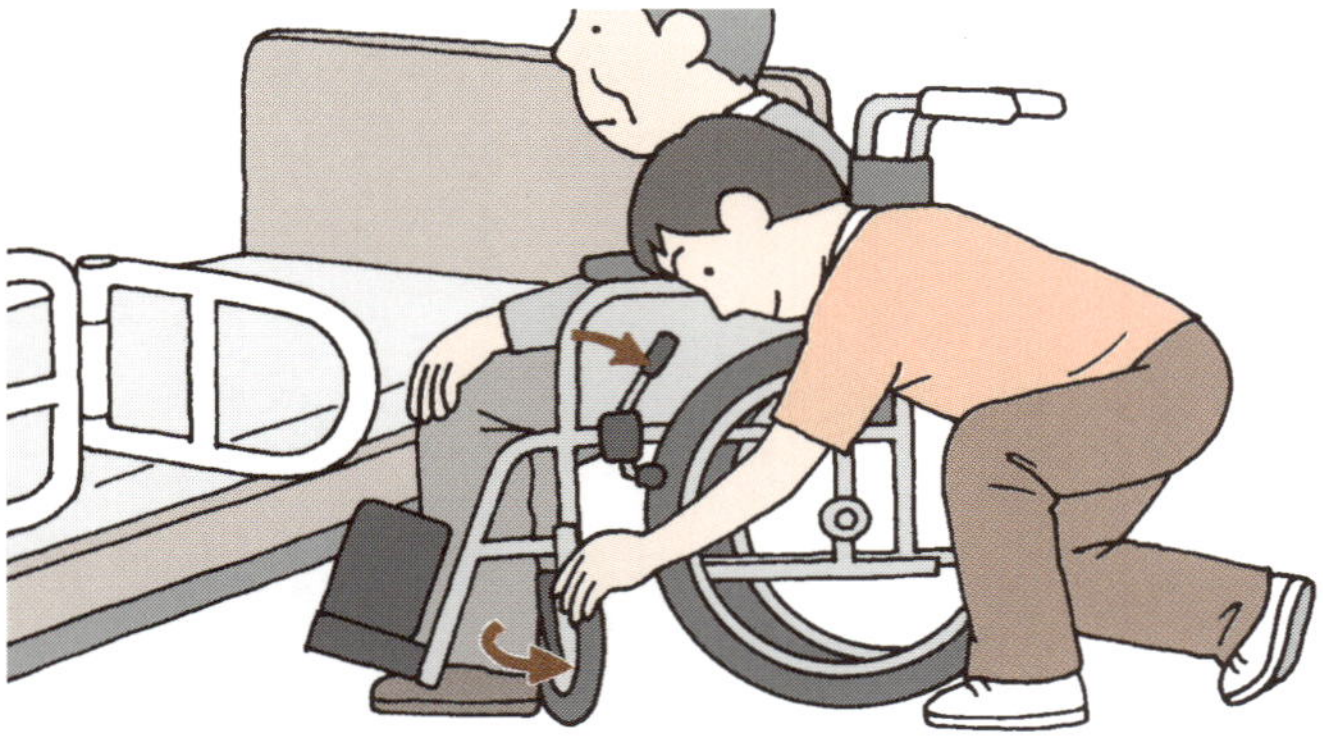

①車イスにブレーキをかけ、固定する

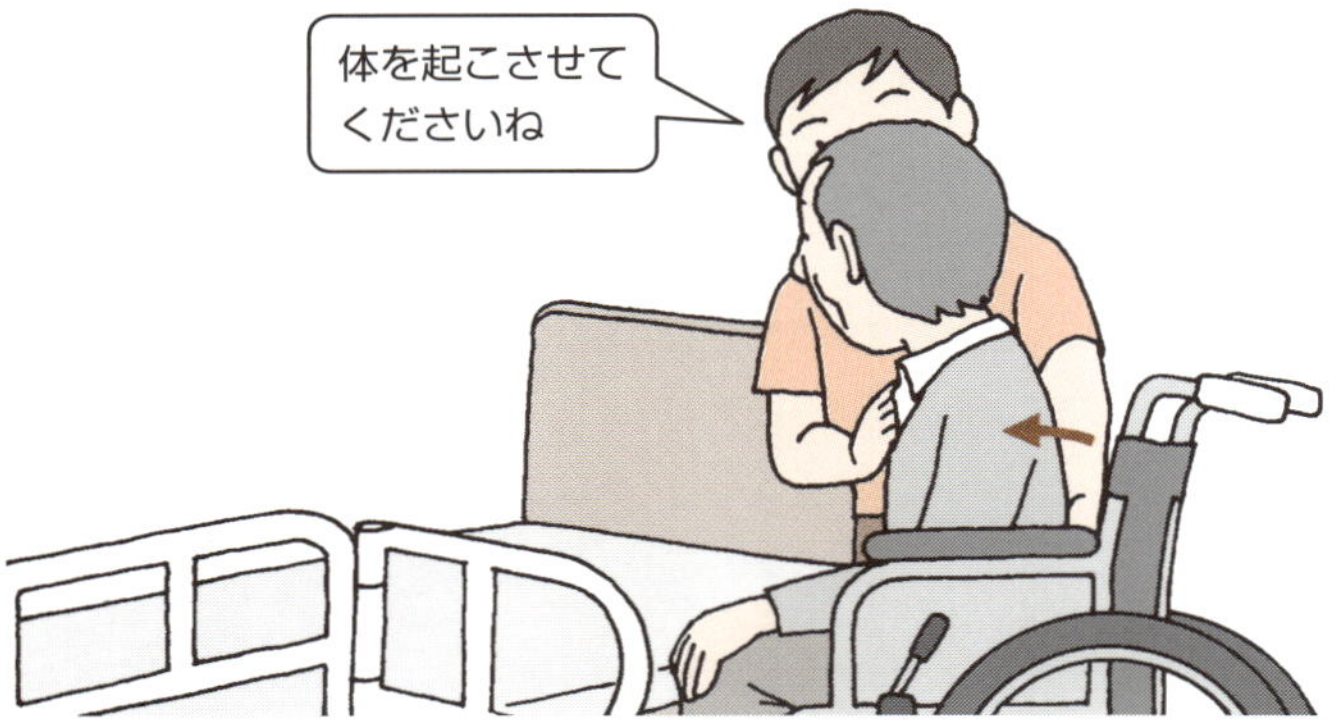
体を起こさせてくださいね

②体を起こしてもらう

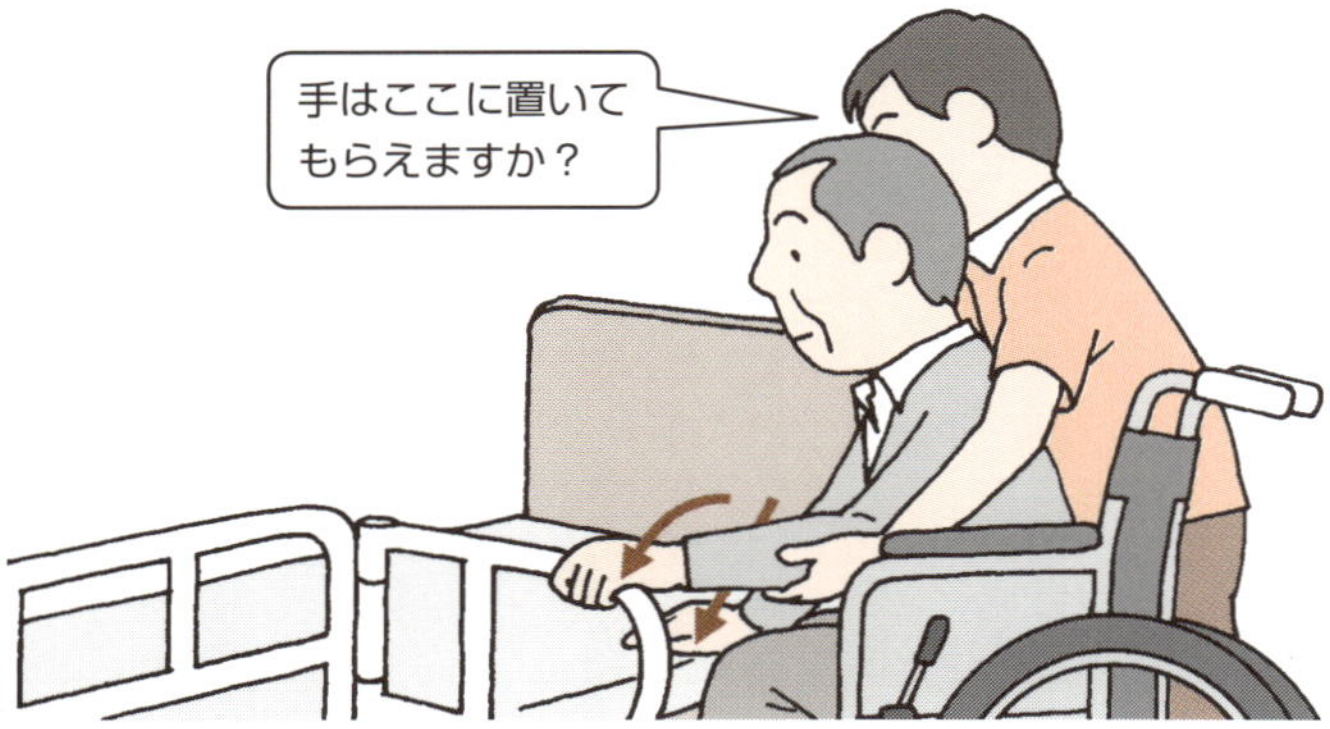
手はここに置いてもらえますか？

③右手はベッド、左手は介助バーを摑んでもらう

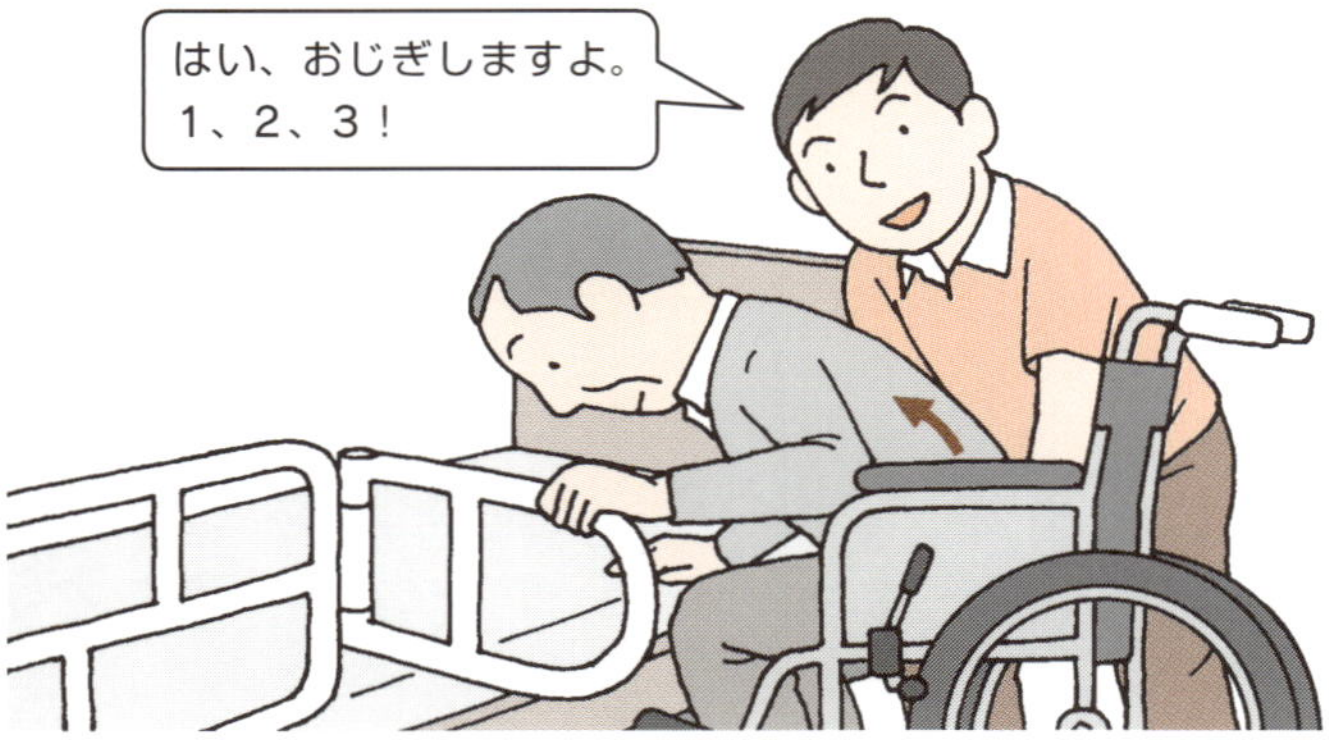
はい、おじぎしますよ。1、2、3！

④おじぎをしながら腰を浮かせ、浅座りになる

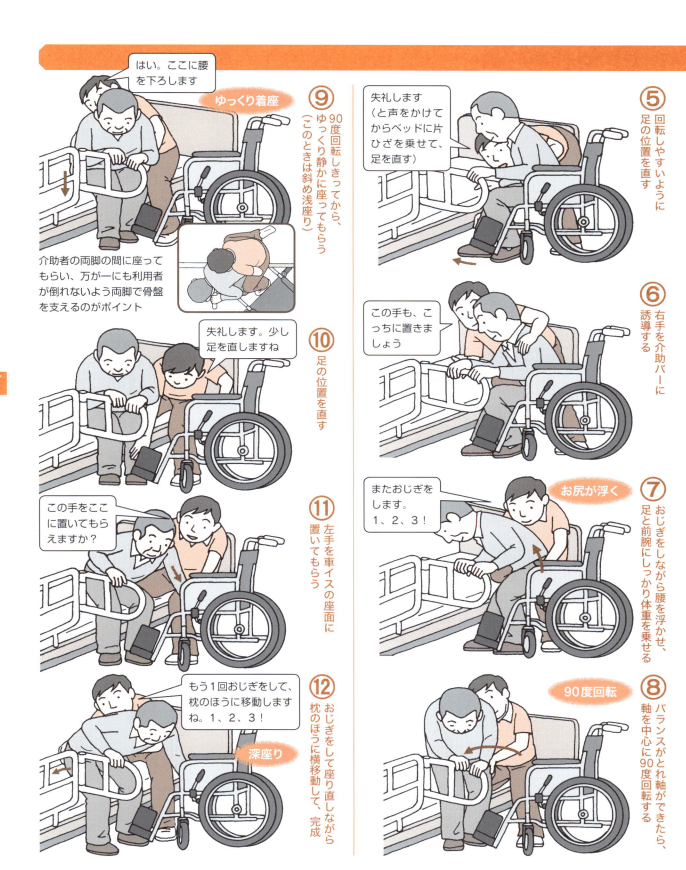

⑤ 回転しやすいように足の位置を直す

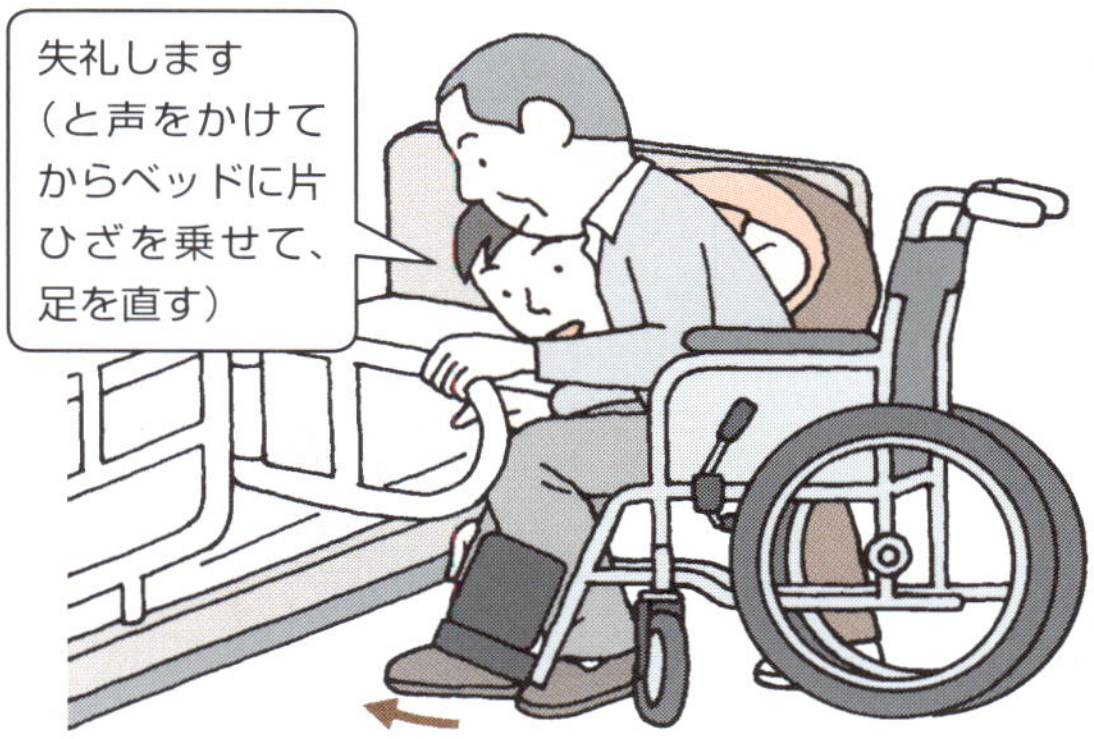

⑥ 右手を介助バーに誘導する

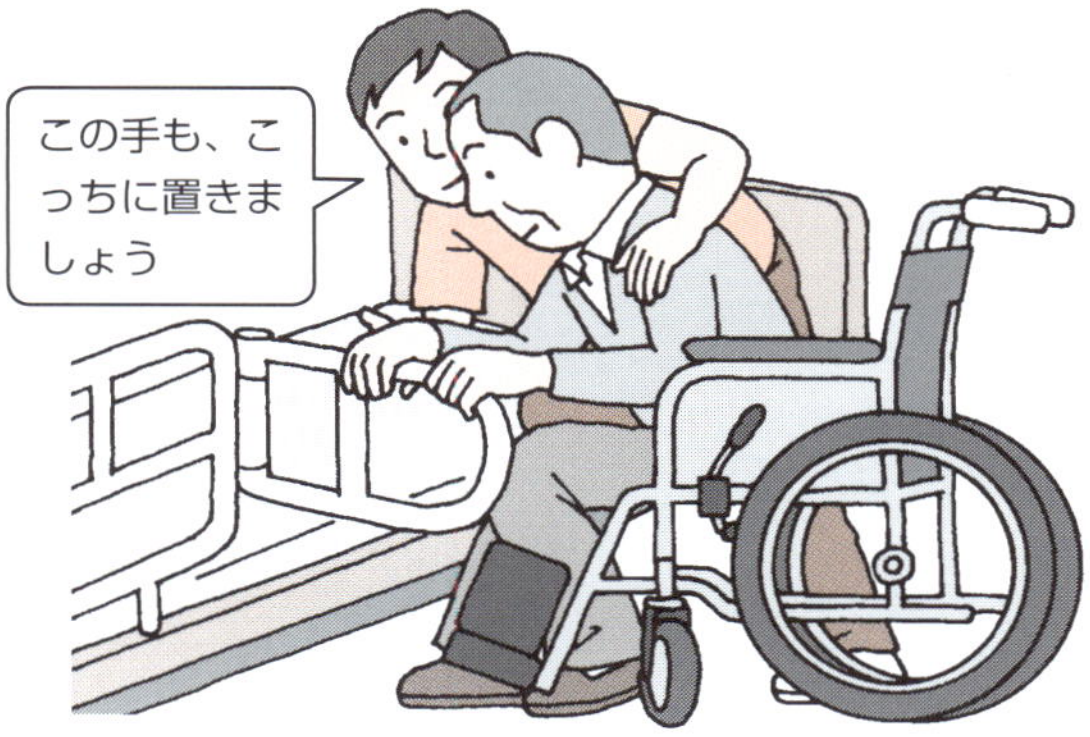

⑦ おじぎをしながら腰を浮かせ、足と前腕にしっかり体重を乗せる

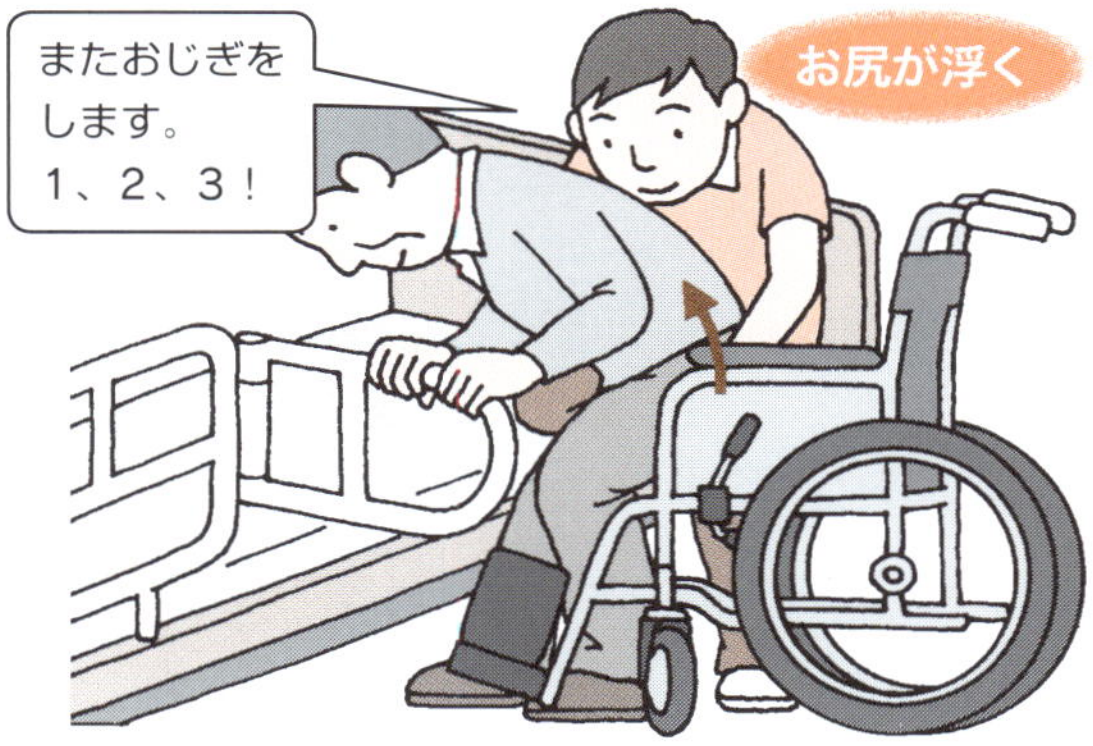

⑧ バランスがとれ軸ができたら、軸を中心に90度回転する

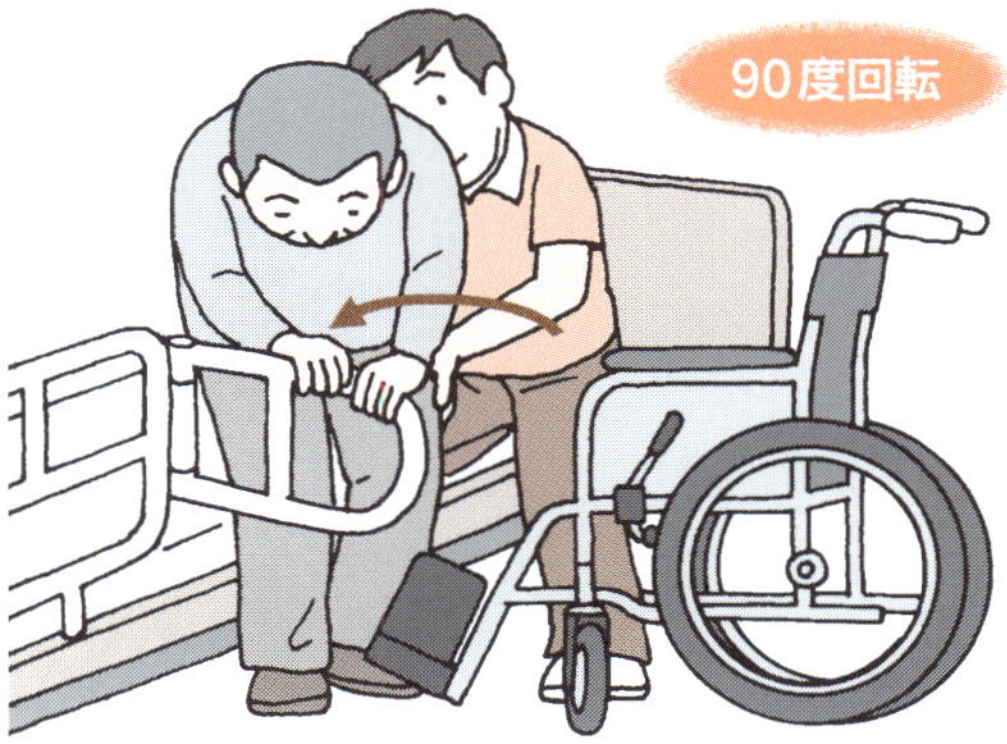

⑨ 90度回転しきってから、ゆっくり静かに座ってもらう（このときは斜め浅座り）

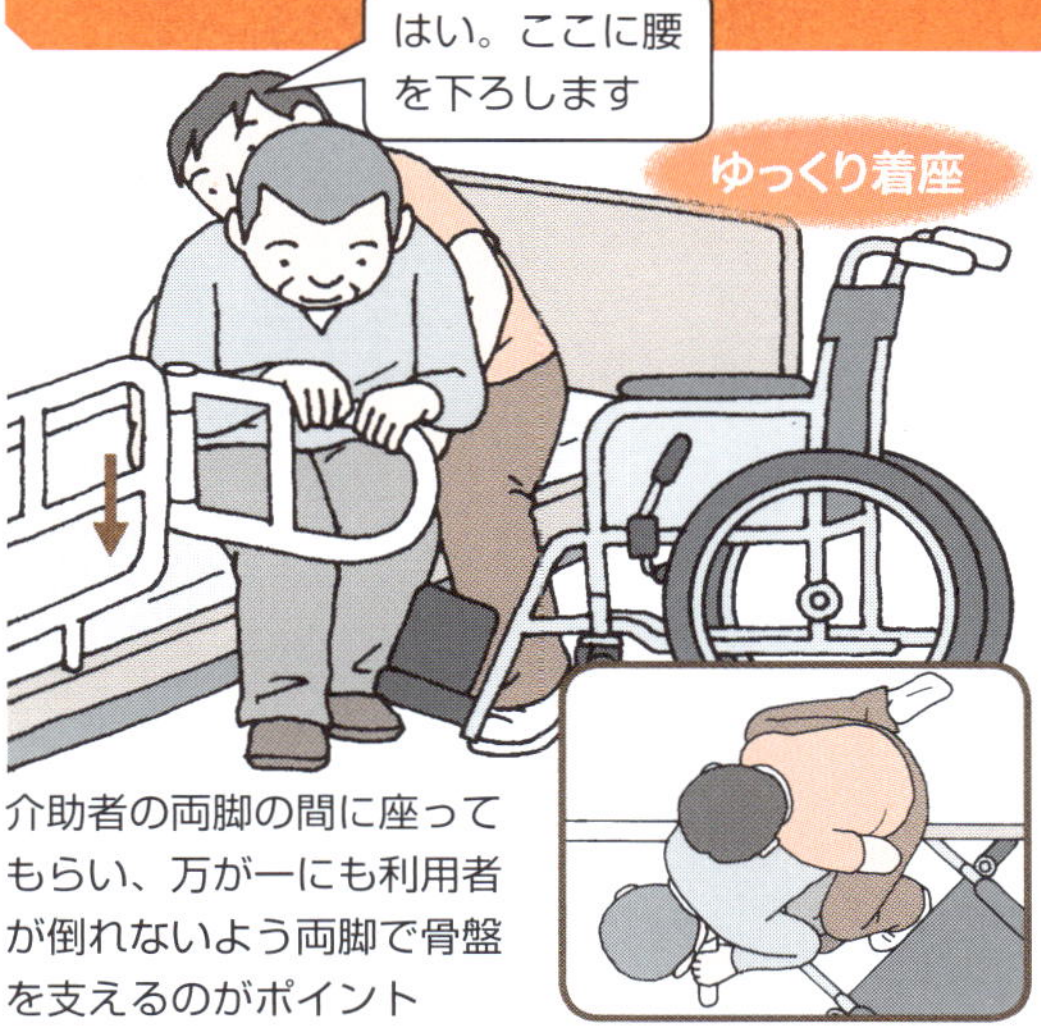

介助者の両脚の間に座ってもらい、万が一にも利用者が倒れないよう両脚で骨盤を支えるのがポイント

⑩ 足の位置を直す

⑪ 左手を車イスの座面に置いてもらう

⑫ おじぎをして座り直しながら枕のほうに横移動して、完成

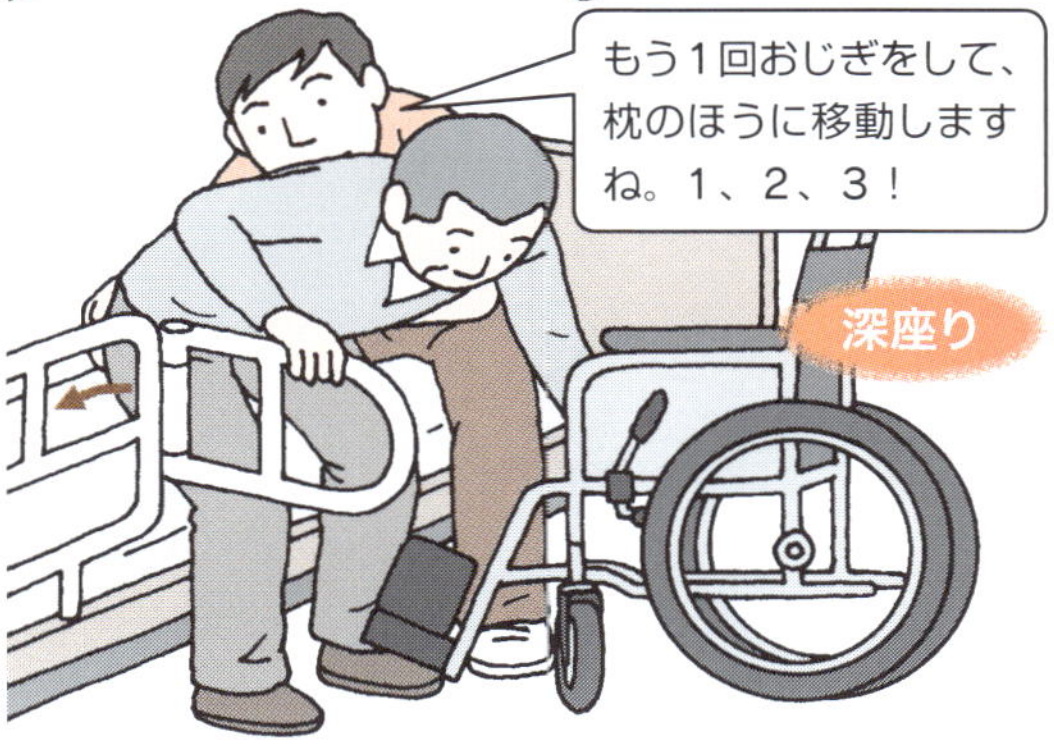

「起居動作（寝返り～起き上がり～座る）」を介助する

人の自然な動きで起き上がってもらう介助方法を知りましょう

不適切な介助方法

1 回す

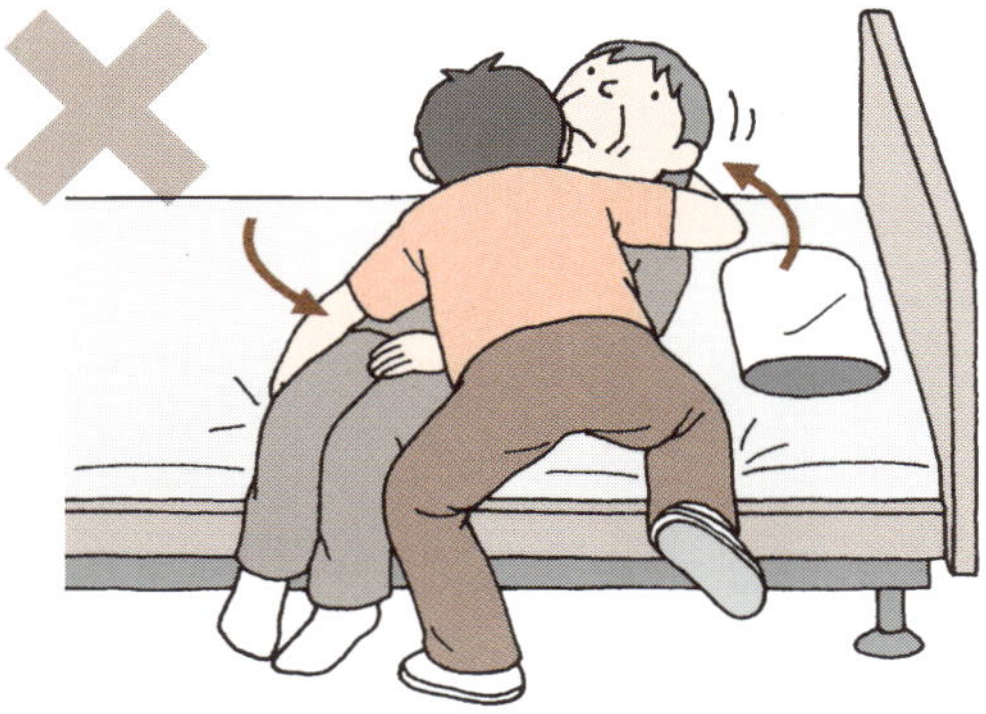

起き上がりの介助方法としてよく行われていますが、腹筋を使い、かつ回転しながら起き上がるのは、お年寄りには難しい動作なので、介助方法としては不適切です

2 まっすぐ起こす

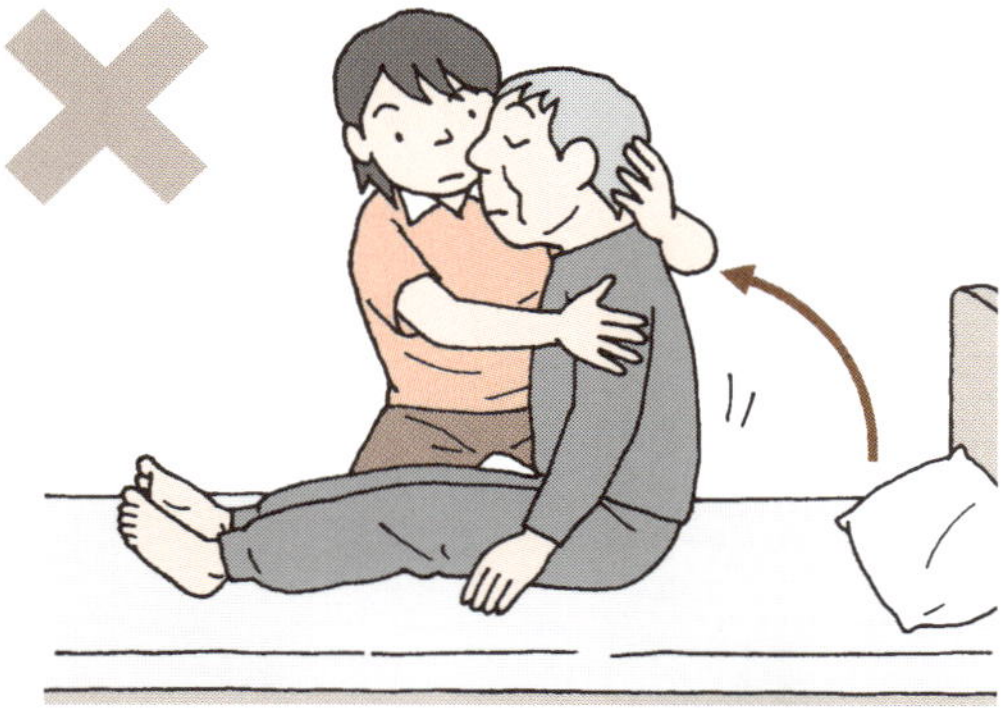

「ベッドが狭いから」などの理由で、利用者を直角に起こしてしまうことがあります。これも、ふつうお年寄りが自分でやらない動きなので、介助方法としては不適切です

3 横向きまでは○、その先、ひじ立ちせずに真横に起こす

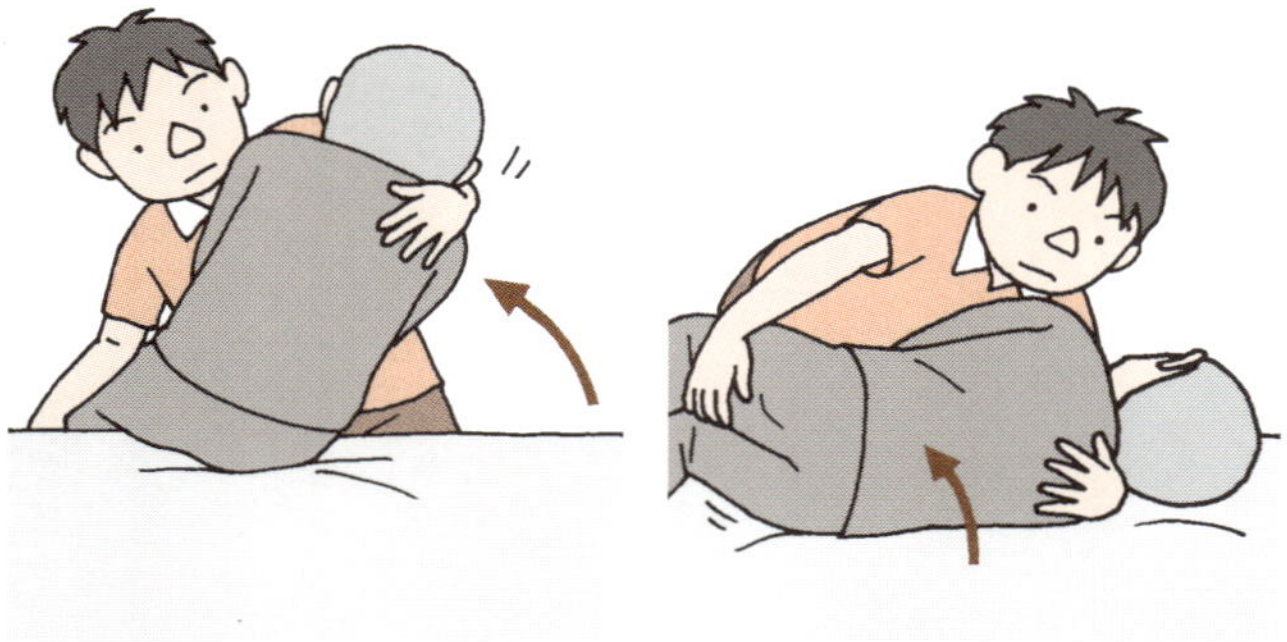

真横に起こす介助方法も、ふつうのお年寄りがやらない動きです。不自然な動きをしたり、無駄な力を使う動き・今の状態に合わない動きを無理にすると、いずれ大きなケガにつながりかねません

不自然な動きをさせてはいけない

起居動作（寝返り～起き上がり～座る）は、毎日くり返し行う動作です。これを完全に他人の介助任せにするのと、なるべく自分の力を使って動くのとでは、あとあと本人の保てる筋力が大きく違ってきます。また、自分の体を自分で動かすことは、精神的な充実感にも大きな影響を与えます。

介助を行う際には、「人の自然な動き（人間の体の本来の動き）」を意識して行うことが大切です。認知症のお年寄りなどは、本来の動きを踏まえた介助を続けているうちに、起き上がり方を思い出すことも考えられます。体が落ち着くと心も落ち着き、怖がらないようになったり、拒否や抵抗をされないようになるものです。

適切な介助方法

自然な動きを知る（私たちがふだん何気なく自然に行っている方法）

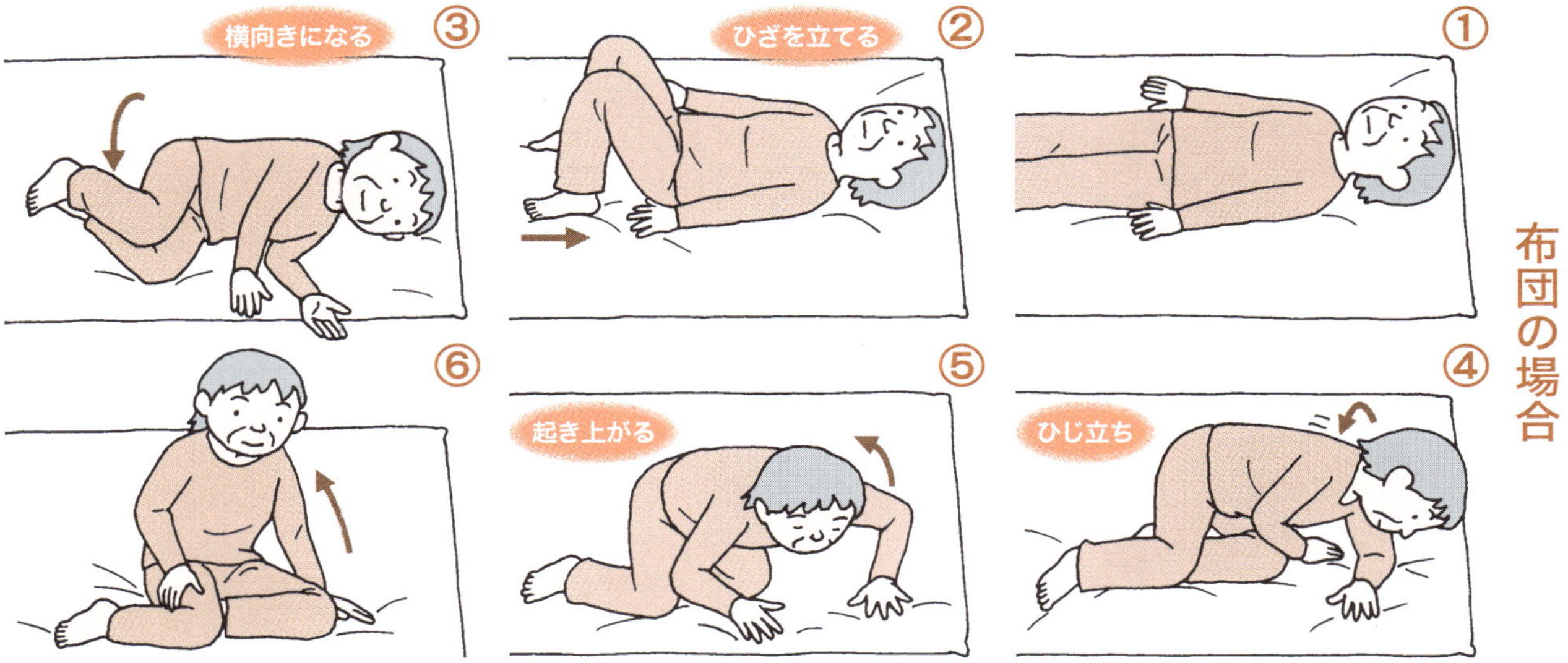

布団の場合
①
②
ひざを立てる
③
横向きになる
④
ひじ立ち
⑤
起き上がる
⑥

※「軽い介助で立ち上がれない・移乗できない」場合や、「いざる・這う」という動作を行っていない人の場合、布団は向きません。布団から離れられず寝たきりになる可能性が大きくなります

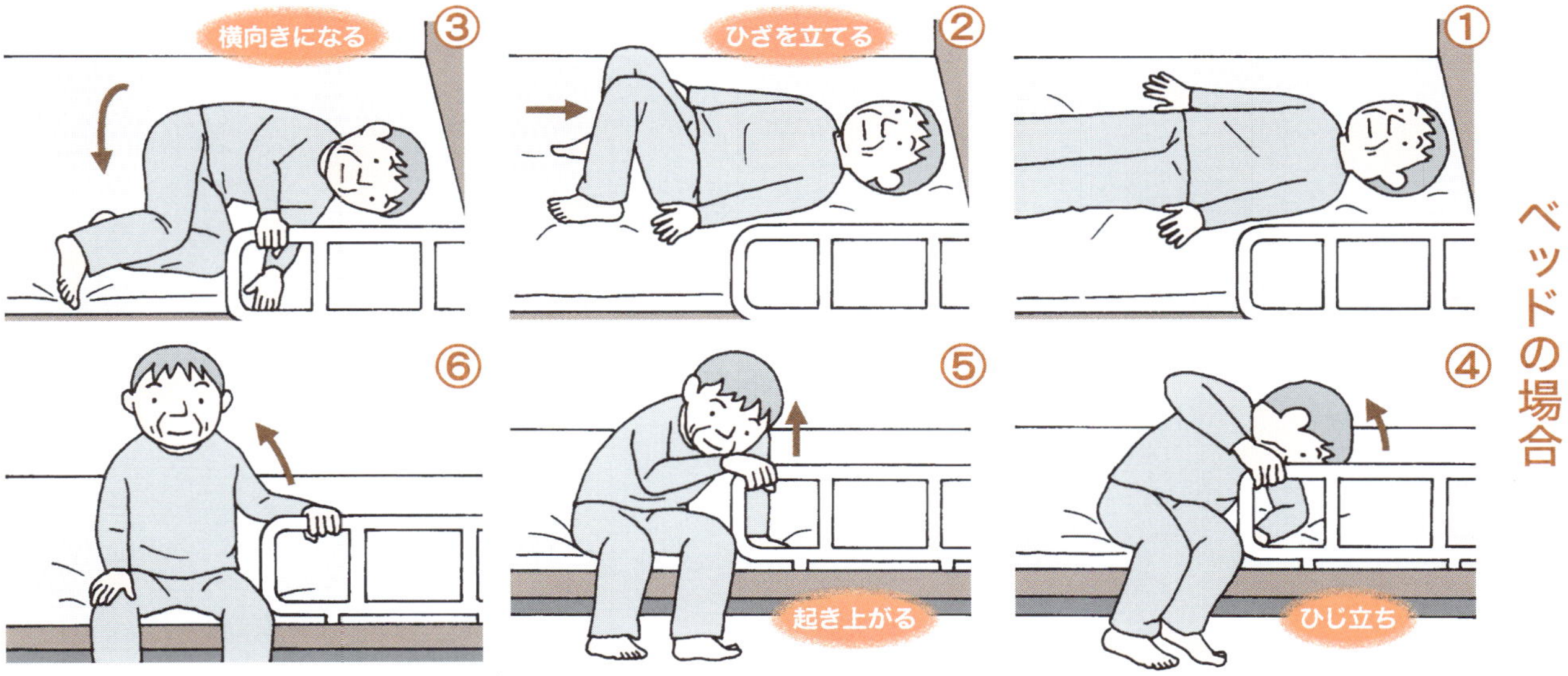

ベッドの場合
①
②
ひざを立てる
③
横向きになる
④
ひじ立ち
⑤
起き上がる
⑥

ベッドの利点

高さ：足を降ろせるので起き上がりやすい／座ったときに姿勢が安定して楽

手すり：手すり等を付けやすいので寝返り、起き上がりが楽／座ったときに姿勢が安定して楽

ギャッチアップ：ギャッチアップ機能を使えば、起き上がりが楽、寝るときも楽

移乗：車イスへの移乗も楽、立つのも楽

ベッドの難点（不利な点）

高さ：ベッドに慣れていない人の場合は、より転落の危険が多い（臥《が》位《い》からの転落もあるが、立位からの転落もある）／身長に合わない（高すぎる）ベッドの場合は、座位から滑り落ちることがある

幅：布団の場合、床面と合わせてスペースを広く使えるが、ベッドでは幅が制限されるので寝返りや起き上がりが難しくなる
介護用ベッドのマットレス幅：83～91cm程度
家庭用ベッドのマットレス幅：シングル97～100cm程度

「起居動作（寝返り〜起き上がり〜座る）」を介助する

臥位からの起き上がりを介助する

① 両手で、左右の手すりを持ってもらう

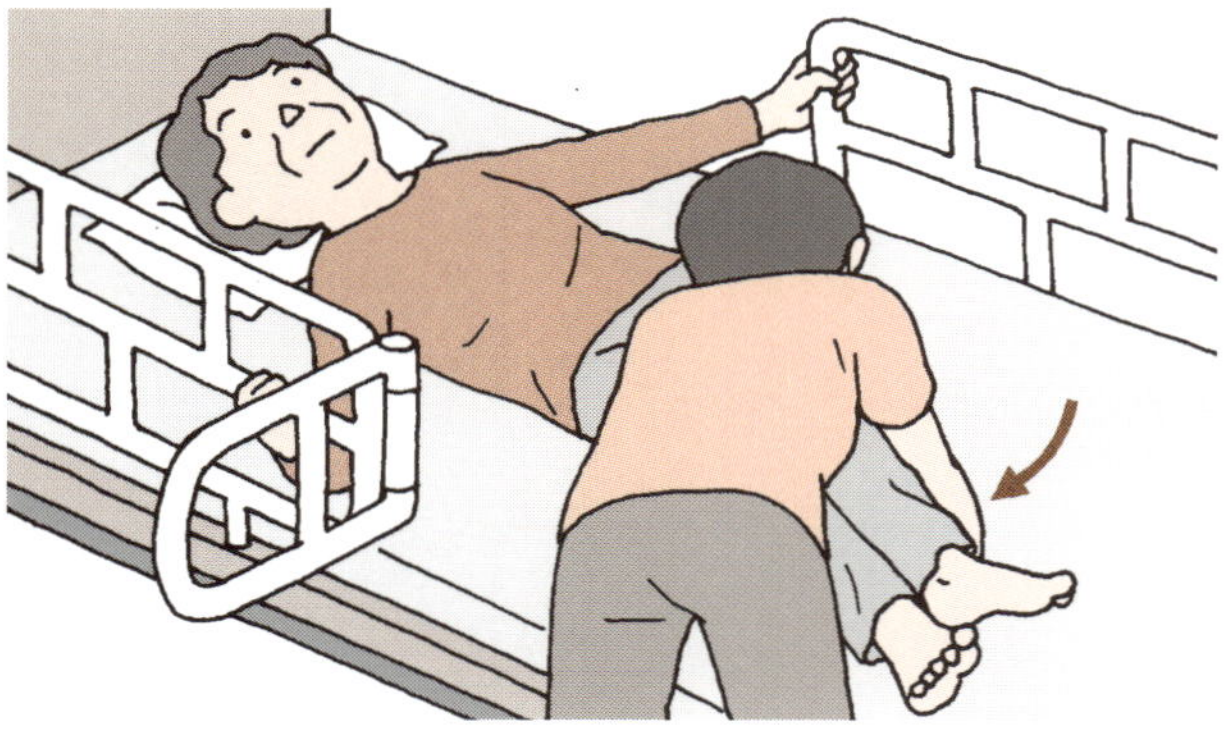

② 足を、起き上がる側（この場合は右側）に寄せてもらう

ちょっと頭を動かしますから、おへそを見るようにしてください

③ 頭を上げてもらって、左側にずらす。ベッドの上で斜めに寝ている状態になる

体を斜めにする理由

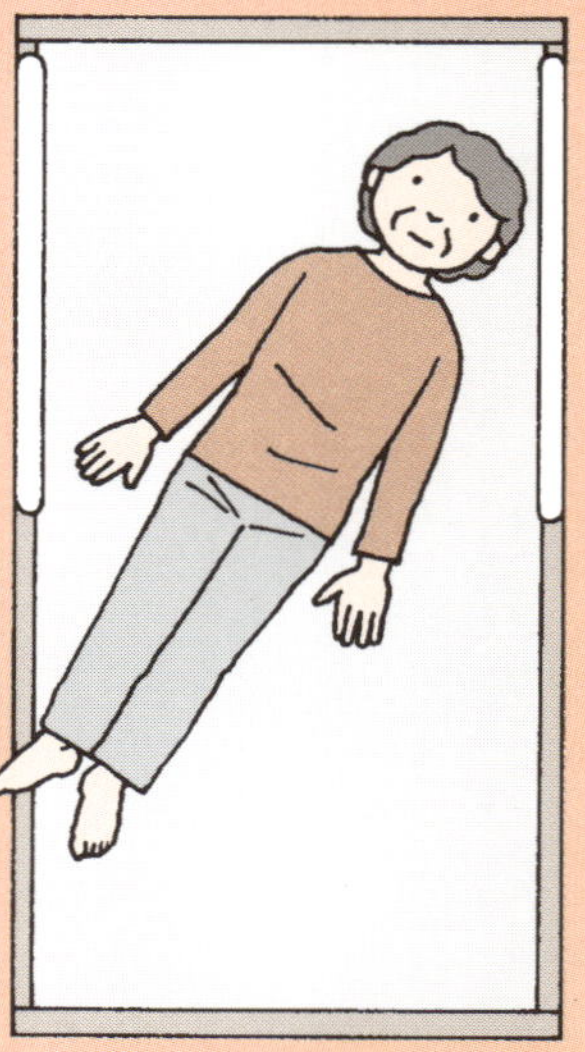

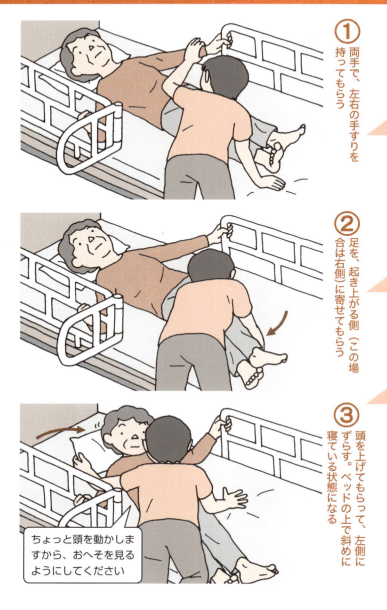

①頭の横の部分にスペースができるので、起き上がる際に頭を介助バー等にぶつける心配がなくなる
②横向きになりひじ立ちをするために必要なスペースをつくる
③足を床に降ろしやすくする

ひじ立ちを経由し起き上がりを援助

「自分で起き上がることができない」というお年寄りの中には、実はベッドの幅が足りなくてうまく起き上がることができない人がいます。そんなときは、上の例のようにベッドの上で体を斜めにしてもらうと、起き上がりに必要な「寝返る（横向きになる）」「わきを十分に開き、ひじ立ちになる」ためのスペースができるので、起き上がり動作が楽になります。

起き上がりの介助は全てに手を貸すのではなく、「ここを握ってください」「頭を上げてください」などと声をかけ、なるべく自分で動いてもらうように心がけましょう。人の自然な動きを意識して誘導することも重要です。必ずひじ立ちで一度止まり、それからおじぎをするように頭の位置を低くして起き上がってくる動きを援助します。

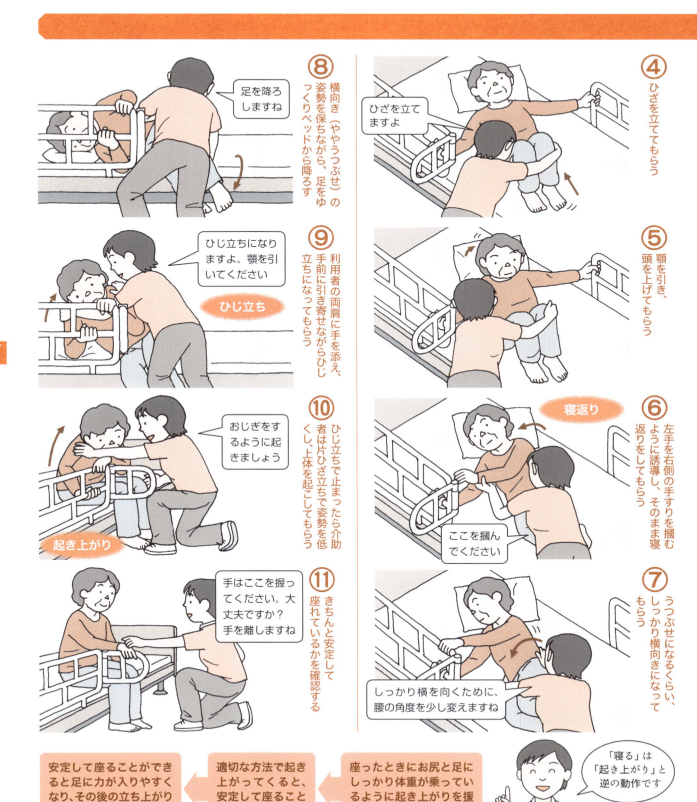

④ ひざを立ててもらう

⑤ 顎を引き、頭を上げてもらう

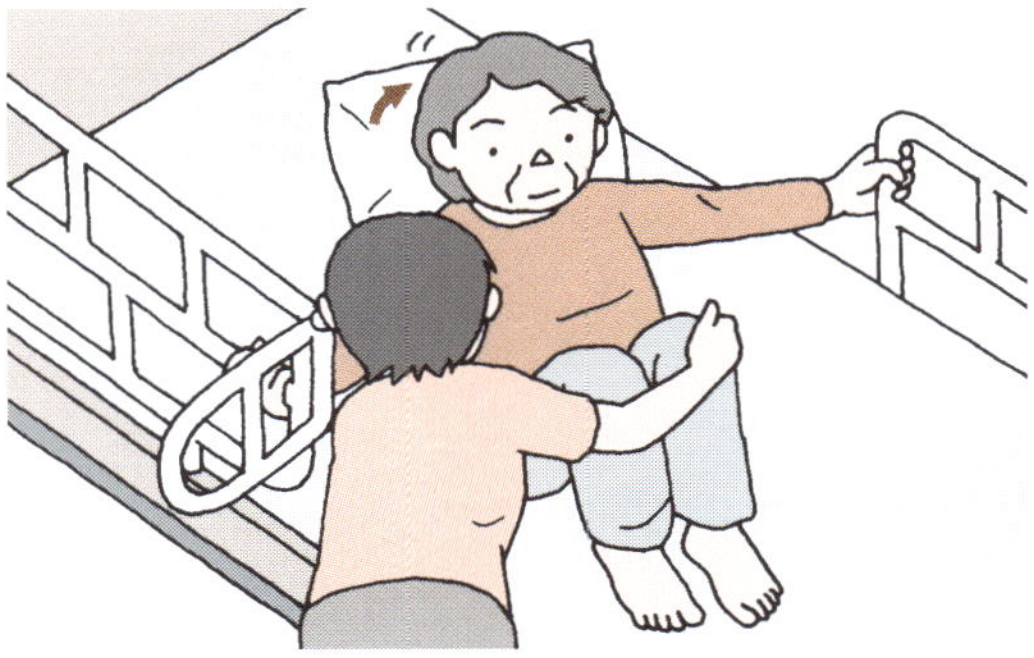

⑥ 左手を右側の手すりを摑むように誘導し、そのまま寝返りをしてもらう

⑦ うつぶせになるくらい、しっかり横向きになってもらう

⑧ 横向き（ややうつぶせ）の姿勢を保ちながら、足をゆっくりベッドから降ろす

⑨ 利用者の両肩に手を添え、手前に引き寄せながらひじ立ちになってもらう

⑩ ひじ立ちで止まったら介助者は片ひざ立ちで姿勢を低くし、上体を起こしてもらう

⑪ きちんと安定して座れているかを確認する

座ったときにお尻と足にしっかり体重が乗っているように起き上がりを援助するのがポイント

→ 適切な方法で起き上がってくると、安定して座ることができる

→ 安定して座ることができると足に力が入りやすくなり、その後の立ち上がりや移乗の動作が安定する

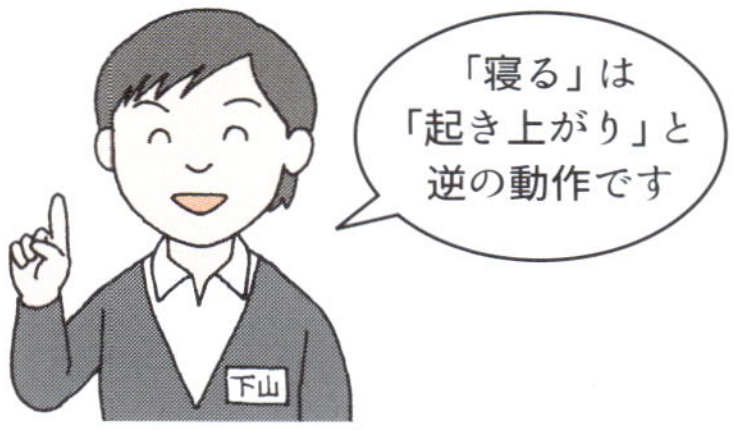

「人の自然な動き」を知り、その自然な動きを援助すること。それが「介護」です。

本書で紹介した介護技術は、あくまでも基本中の基本と考えてください。

それらを応用した介助方法は、ケース別・場面別にたくさんあり、こうした技術で、片マヒ、四肢マヒにも正しく対応することができます。

屈曲拘縮、伸展拘縮、ひざ折れが激しいなどの理由で介助量が多くなったとしても、基本の考え方と介助方法に変わりはないのです。

この章の冒頭でも申し上げたとおり、介護とは決して、持ち上げたり、吊り上げたり、宙を飛ばしたりすることではありません。〝動かす〟のではなく、〝動く〟を援助することこそ介護だということを、あらためて心に刻んでほしいと思います。

索引

※類語を含む。適宜（　）によって補足。

な

は

索引

た

さ

数字・アルファベット

あ

か

【著者】

山田 滋（やまだ しげる）

介護と福祉のリスクコンサルタント。株式会社安全な介護代表取締役。早稲田大学法学部卒業後、現・あいおいニッセイ同和損害保険株式会社入社。介護・福祉施設の経営企画・リスクマネジメント企画立案等に携わる。2006年より現・株式会社インターリスク総研主席コンサルタント。2014年、株式会社安全な介護設立。現場で積み上げた実践に基づくリスクマネジメントの方法論は、「わかりやすく実践的」と好評。各種団体や施設の要請により年間約150回のセミナーをこなす。著書に『改訂版 安全な介護 ポジティブ・リスクマネジメント』（下山名月氏と共著／ブリコラージュ）、『介護事故対応パーフェクトガイド』（日経BP社）、『現場から生まれた 介護福祉施設の災害対策ハンドブック』（中央法規出版）など。

【監修】

三好春樹（みよし はるき）

生活とリハビリ研究所代表。1974年から特別養護老人ホームに生活指導員として勤務後、九州リハビリテーション大学校卒業。ふたたび特別養護老人ホームで理学療法士としてリハビリの現場に復帰。年間150回を超える講演と実技指導で絶大な支持を得ている。著書に『認知症介護 現場からの見方と関わり学』『関係障害論』（以上、雲母書房）、『完全図解 新しい認知症ケア 介護編』『完全図解 新しい介護 全面改訂版』『介護タブー集』『認知症介護が楽になる本 介護職と家族が見つけた関わり方のコツ』『その認知症ケアは大まちがい！』『最強の老人介護』（以上、講談社）など多数。

下山名月（しもやま なつき）

生活とリハビリ研究所研究員。介助技術指導のスペシャリスト。民間デイサービス「生活リハビリクラブ」を経て、現在は講演・講座、施設の介護アドバイザーとして全国で活動。普通に食事・普通に排泄・普通に入浴という、当たり前の生活を支える「自立支援の介護」を提唱し、人間学に基づく精度の高い理論と方法は介護シーンを大きく変えている。著書に『遊びリテーション学』（三好春樹氏、上野文規氏と共著／雲母書房）、『新しい排泄介護の技術』（上野文規氏と共監修／中央法規出版）など。

【編集協力】

東田 勉（ひがしだ つとむ）

1952年生まれ。コピーライターとして制作会社数社に勤務後、フリーライターとなる。2005年から2007年まで介護雑誌の編集を担当。医療、福祉、介護分野の取材や執筆多数。著書に『完全図解 介護のしくみ 改訂第3版』『その認知症ケアは大まちがい！』（以上、三好春樹氏との共著／講談社）、『親の介護をする前に読む本』『認知症の「真実」』（以上、講談社現代新書）、『「認知症」9人の名医』（ブックマン社）など。

介護ライブラリー

完全図解《かんぜんずかい》 介護《かいご》リスクマネジメント

事故防止編《じこぼうしへん》

発行日 2018年2月14日 第1刷発行
2024年12月13日 第5刷発行

著者 山田《やまだ》 滋《しげる》

監修 三好春樹《みよしはるき》 下山名月《しもやまなつき》

編集協力 東田《ひがしだ》 勉《つとむ》

発行者 篠木和久

発行所 株式会社 講談社
〒112-8001 東京都文京区音羽2-12-21

電話 出版 03-5395-3560
販売 03-5395-5817
業務 03-5395-3615

印刷所 TOPPAN株式会社

製本所 株式会社若林製本工場

定価はカバーに表示してあります。

N.D.C.367.7 303p 27cm
ISBN978-4-06-282472-9

KODANSHA